W0188700

Checkliste Pädiatrie

Checklisten der aktuellen Medizin

Herausgegeben von Alexander Sturm
Felix Largiadèr · Otto Wicki

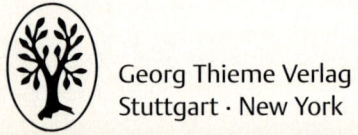

Georg Thieme Verlag
Stuttgart · New York

Checkliste Pädiatrie

Ronald Kurz, Reinhard Roos

55 Abbildungen
56 Tabellen

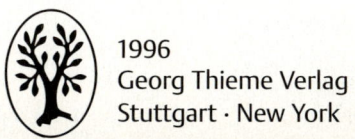

1996
Georg Thieme Verlag
Stuttgart · New York

Zeichnungen: Martina Berge, Erbach/Ernsbach

Umschlaggrafik: Cyclus DTP Loenicker, Stuttgart

Die Deutsche Bibliothek – CIP-Einheitsaufnahme

Kurz, Ronald:
Checkliste Pädiatrie : 56 Tabellen / Ronald Kurz ; Reinhard Roos. – Stuttgart ; New York : Thieme, 1996
(Checklisten der aktuellen Medizin)
NE: Roos, Reinhard:

Wichtiger Hinweis:

Wie jede Wissenschaft ist die Medizin ständigen Entwicklungen unterworfen. Forschung und klinische Erfahrung erweitern unsere Erkenntnisse, insbesondere was Behandlung und medikamentöse Therapie anbelangt. Soweit in diesem Werk eine Dosierung oder eine Applikation erwähnt wird, darf der Leser zwar darauf vertrauen, daß Autoren, Herausgeber und Verlag große Sorgfalt darauf verwandt haben, daß diese Angabe dem **Wissensstand bei Fertigstellung des Werkes** entspricht.

Für Angaben über Dosierungsanweisungen und Applikationsformen kann vom Verlag jedoch keine Gewähr übernommen werden. **Jeder Benutzer ist angehalten,** durch sorgfältige Prüfung der Beipackzettel der verwendeten Präparate und gegebenenfalls nach Konsultation eines Spezialisten festzustellen, ob die dort gegebene Empfehlung für Dosierungen oder die Beachtung von Kontraindikationen gegenüber der Angabe in diesem Buch abweicht. Eine solche Prüfung ist besonders wichtig bei selten verwendeten Präparaten oder solchen, die neu auf den Markt gebracht worden sind. **Jede Dosierung oder Applikation erfolgt auf eigene Gefahr des Benutzers.** Autoren und Verlag appellieren an jeden Benutzer, ihm etwa auffallende Ungenauigkeiten dem Verlag mitzuteilen.

Geschützte Warennamen (Warenzeichen) werden **nicht** besonders kenntlich gemacht. Aus dem Fehlen eines solchen Hinweises kann also nicht geschlossen werden, daß es sich um einen freien Warennamen handele.

Das Werk, einschließlich aller seiner Teile, ist urheberrechtlich geschützt. Jede Verwertung in anderen als den gestzlich zugelassenen Fällen bedarf deshalb der vorherigen schriftlichen Einwilligung des Verlages.

© 1996 Georg Thieme Verlag, Rüdigerstraße 14, D-70469 Stuttgart
Printed in Germany

Satz und Druck: Druckhaus Götz GmbH, Ludwigsburg
Gesetzt auf CCS Textline (Linotronic 630)

ISBN 3-13-139101-4 2 3 4 5 6

Die Checklisten der aktuellen Medizin dienen als übersichtliche und aktuelle Informationsquelle sowie fachspezifische Gedächtnisstütze. Sie sind konzipiert für den klinischen Alltag; in ihrer handlichen Form immer griffbereit, erlauben sie eine rasche Orientierung über

- wesentliche Haupt- und Nebensymptome einer Erkrankung,
- notwendige und wichtige Untersuchungen zur Diagnostik,
- konservative und eventuell chirurgische Therapiemöglichkeiten,
- differentialdiagnostische und differentialtherapeutische Überlegungen bei schwierigen und wesentlichen Krankheitsbildern.

Die Checklisten sind vornehmlich bestimmt für

- Assistenzärzte,
- fortgeschrittene Studenten,
- Klinikärzte, die nicht auf das im einzelnen abgehandelte Fachgebiet spezialisiert sind,
- niedergelassene Ärzte aller Fachrichtungen.

Die Checklisten wollen und können ein Handbuch oder Lehrbuch nicht ersetzen. Zur straffen, aber nicht vereinfachenden Gliederung werden die meisten Angaben nur stichwortartig formuliert. Bewußt wurde zugunsten einer Praxis- und kliniknahen Aktualität in Diagnostik und Therapie der Nachteil fehlender Literaturhinweise und der Verzicht auf die Beschreibung sehr seltener Krankheitsbilder in Kauf genommen. Bisher sind 35 Checklisten aus dem Bereich der konservativen und operativen Medizin erschienen. Die Checkliste „Pädiatrie" ergänzt das breite Spektrum der Themata der Checklisten. Wir sind aufgrund der sorgfältigen Bearbeitung dieses Themas überzeugt, daß auch dieser Band die bisherigen Erfolge der Checkliste fortsetzt.

Unverändert sind wir dem Georg Thieme Verlag, insbesondere den Herren A. Hauff und Dr. Alexander Bob sowie Frau Dr. Bettina Hansen, für die tatkräftige Förderung und Organisation dieses gemeinsam erarbeiteten Konzeptes zu Dank verpflichtet.

Herne/Bochum, Zürich, Wolhusen,
im April 1996

Alexander Sturm
Felix Largiadèr
Otto Wicki

Anschriften

Prof. Dr. med. Ronald Kurz
Leiter der Klin. Abteilung für Allgemeine Pädiatrie
für Kinder- und Jugendheilkunde Universitäts-Klinik
Auenbruggerplatz 30
A-8036 Graz

Prof. Dr. med. Felix Largiadèr
Vorsteher des Departments Chirurgie
und Direktor der Klinik für Viszeralchirurgie
Universitätsspital
CH-8091 Zürich

Prof. Dr. med. Reinhard Roos
Leitender Arzt der Kinderabteilung
Neonatologie/Päd. Intensivmedizin
Städtisches Krankenhaus
Sanatoriumsplatz 2
D-81545 München

Prof. Dr. med. Alexander Sturm
Direktor der Medizinischen Universitätsklinik
Marienhospital, Ruhruniversität Bochum
D-44627 Herne

Dr. med. Otto Wicki
CH-6707 Iragna

Die Checkliste ist kein Lehrbuch, sondern angesichts des enormen und schwer überschaubaren Wissensstoffs der Pädiatrie eine Orientierungshilfe für rasche Entscheidungen bei Diagnose und Therapie. Sie umfaßt das Basiswissen, das jeder Arzt, der Kinder und Jugendliche medizinisch betreut, in die tägliche Praxis mitbringen sollte. Selbstverständlich sollte in unklaren oder schweren Fällen ein pädiatrischer Spezialist hinzugezogen und weiterführende Literatur konsultiert werden.
Bei Untersuchungen und Therapieempfehlungen gibt es oft regionale und nationale Unterschiede. Durch Hinzuziehung neuerer Literatur haben wir uns bemüht, den aktuellen Wissensstand wiederzugeben. Die Beschränkung auf den essentiellen Stoff der Pädiatrie ist schwierig. Wir hoffen, keine wesentlichen Lücken für die tägliche Praxis gelassen zu haben.
Alle Dosierungsangaben der Medikamente wurden sorgfältig geprüft, der Leser kann jedoch nicht von der Pflicht entbunden werden, sie gewissenhaft nachzuprüfen.
Die Pädiatrie umfaßt die innere Medizin des gesamten Entwicklungsalters (einschließlich der Adoleszenz), wobei jede Entwicklungsphase spezifische physiologische und pathologische Besonderheiten aufweist. Die Autoren haben daher in der Phase der Manuskripterstellung Experten mit der Aufgabe betraut, den Inhalt der einschlägigen Bereiche zu überprüfen und zu korrigieren: Allgemeinpädiatrie: Prof. Dr. I. Mutz, Landeskrankenhaus Leoben; Endokrinologie, Diabetes und Adoleszentenmedizin: Prof. Dr. M. Borkenstein, Universitätsklinik für Kinder- und Jugendheilkunde, Graz; Gastroenterologie, Ernährung und Hepatologie: Prof. Dr. E. Rossipal, OA Dr. U. Goriup und Prof. Dr. J. Deutsch, Universitätsklinik für Kinder- und Jugendheilkunde, Graz; Genetik: Prof. Dr. W. Rosenkranz †, Institut für Medizinische Biologie und Humangenetik, Graz; Hämatologie u. Hämostaseologie: Prof. Dr. W. Muntean, Universitätsklinik für Kinder- und Jugendheilkunde, Graz; Immunologie: Prof. Dr. W. Kaulfersch, Universitätsklinik für Kinder- und Jugendheilkunde, Graz; Infektiologie: OA Dr. K. D. Spork, Universitätsklinik für Kinder- und Jugendheilkunde, Graz; Intensivpädiatrie: Prof. Dr. H. M. Grubbauer, Universitätsklinik für Kinder- und Jugendheilkunde, Graz; Kardiologie: Prof. Dr. Beitzke, Universitätsklinik für Kinder- und Jugendheilkunde, Graz; Neonatologie: Ass. Prof. Dr. E. Ritschl, Universitätsklinik für Kinder- und Jugendheilkunde, Graz; Neuropädiatrie: OA Dr. G. Höfler und Doz. Dr. Millner, Universitätsklinik für Kinder- und Jugendheilkunde, Graz; Onkologie: Prof. Dr. E. Ch. Urban, Universitätsklinik für Kinder- und Jugendheilkunde, Graz; Ophthalmologie: Doz. Dr. A. Langmann, Univ.-Augenklinik, Graz; Pneumologie und Allergologie: Prof. Dr. M. Zach, Dr. W. Gruber, Doz. Dr. Ebner und OA Dr. B. Steinbrugger, Universitätsklinik für Kinder- und Jugendheilkunde, Graz; Psychologie: Dr. M. Bäck, Universitätsklinik für Kinder- und Jugendheilkunde, Graz; Psychosomatik und Psychotherapie: Prof. Dr. P. Scheer, Universitätsklinik für Kinder- und Jugendheilkunde, Graz; Rheumatologie: OA Dr. H. Mangge, Universitätsklinik für Kinder- und Jugendheilkunde, Graz; Stoffwechsel: Doz. Dr. E. Paschke, Universitätsklinik für Kinder- und Jugendheilkunde, Graz. Diesen Mitarbeitern möchten wir an dieser Stelle ganz herzlich danken.
Unser Dank gilt auch Herrn Prof. Dr. I. Mutz, Prof. Dr. W. Müller, Doz. Dr. F. Reiterer und Frau G. Jagersberger für wertvolle Ratschläge; Herrn Prof. A. Sturm, Frau Dr. M. Will, Frau Dr. B. Thome und Frau Dr. K. Gäfgen für konstruktive Anmerkungen und hilfreiche Anregungen sowie Frau Martina Berge, die sich mit feinem Einfühlungsvermögen um die bildliche Gestaltung bemühte. Ebenso möchten wir den Mitarbeitern des Georg Thieme Verlags, insbesondere Herrn Dr. A. Bob und Frau Dr. B.

Hansen und Frau E. Elwing, für die gute Zusammenarbeit unseren Dank aussprechen. Besonderer Dank gebührt auch unseren Sekretärinnen, namentlich Frau Franziska Schlacher.

Graz und München, im März 1996

Prof. Dr. R. Kurz
Prof. Dr. R. Roos

Grundlagen

- Die Anamnese erfolgt im allgemeinen mit einem Elternteil, bei Jugendlichen auch ohne Eltern.
- Je besser die Anamnese, desto gezielter die diagnostischen Maßnahmen. Außer in dringenden Fällen sollte der Arzt zuerst mehr zuhören als sprechen und dann gezielte Fragen stellen.

Personaldaten

- Name, Geburtsdatum, Geburtsort, Nationalität, Wohnadresse, Telefonnummer (zu Hause und Arbeitsstätte), Name, Alter und Beruf des Vaters und der Mutter, frühere Visiten und Krankenhausaufenthalte, Religion (z.B. kein Schweinefleisch für Muslime).
- Untersuchungsdatum.
- Hausarzt u.a. behandelnde Ärzte.

Gegenwärtige Erkrankung

- Zuerst spontaner Bericht.
- Gezielte Fragen: Zeitpunkt und Art des Krankheitsbeginns, weiterer Verlauf, spezifische Symptome, bisherige Therapiemaßnahmen, andere Erscheinungen.

Pränatale Anamnese

- Schwangerschaftsverlauf: Kindsbewegungen, Krankheiten (Infektionen, Erbrechen, Blutungen, Traumen, Abortusneigung, Hochdruck, Ödeme u.a.), Vorsorgeuntersuchungen (Ultraschall, Blutgruppe, Antikörper u.a.), Strahlenexposition, Tierkontakt, Medikamente, Genußgifte (Nikotin, Alkohol, Drogen).

Geburtsverlauf

- Wievieltes Kind, Dauer, Verlauf, Art der Entbindung, Kindeslage, Komplikationen, Medikamente, Zustand des Kindes unmittelbar bei Geburt, erster Schrei, therapeutische Maßnahmen, Gestationsalter, Geburtsgewicht, Geburtslänge, Kopfumfang.

Neonatale Periode

- Apgar-Score (s.S.8), Zyanose, Blässe, Geburtstrauma (s.S.161), Art und Zeitpunkt von Komplikationen (Ikterus, Speicheln, Atemnot, Zyanose, Bewegungsauffälligkeiten, Fieber, Blutungen, Krämpfe, Fehlbildungen, Trinkschwierigkeiten, Gewichtsverlust, andere Komplikationen und Krankheiten), Hypoglykämie.

Entwicklung

- Zeitpunkt und Qualität des Kopfhaltens, freies Sitzen, Aufstehen, Laufen mit Hilfe und allein, Sprechen, Harn- und Stuhlkontrolle, weitere körperliche (Perzentilen s.S.612), geistige, emotionale und soziale Entwicklung (s.S.18), Einschulung und Schulerfolg, Verhaltensauffälligkeiten und Bewegungsstörungen, besondere Gewohnheiten. Bei Jugendlichen Menarche, Menses und andere Pubertätszeichen, Sexualaktivität, Kontrazeption.

Ernährung

- Stillen oder Kunstmilch: Voll, teilweise, Dauer, Art, Menge.
- Säfte oder Beikost: Zeitpunkt, Art, Menge. Eisen, Fluor.
- Vitamingaben: Art, Dosis, Dauer (bes. Vitamin K. und D).
- Gewichtsverlauf, Ernährungsprobleme, Abneigungen (z. B. Fruktoseintoleranz s. S. 441), letzte Mahlzeit.
- Stuhl und Harn (Menge, Konsistenz, z. B. wie viele volle bzw. feuchte Windeln/Tag).

Impfstatus

- BCG, Tuberkulintest, Diphtherie, Pertussis, Tetanus, Hämophilus, Poliomyelitis, Masern, Mumps, Röteln, FSME u. a.
- Serumgaben: Rhesus, Tetanus, Immunglobuline.

Frühere Krankheiten

- Operationen (mit, ohne Komplikationen), Traumen.
- Krankenhausaufenthalte: Wann, wo, warum.
- Sogenannte Kinderkrankheiten: Röteln, Scharlach, Masern usw.
- Chronische Krankheiten (Asthma, Allergien, Diabetes u. a.).
- Andere Krankheiten (Tbc, FSME, Borreliose, Rheumatismus, Anfälle u. a.).
- Frühere Behandlungen und derzeitige Medikamentengaben.

Familienanamnese

- Vater, Mutter, Geschwister, evtl. erweiterter Stammbaum.
- Abortus, Totgeburten, plötzlicher Kindstod.
- Krankheiten: Infektionen, Diabetes, Asthma, Hautleiden, Allergien, Epilepsie, Neuropathien, Sinnesstörungen, Psychopathien, Sucht, Fehlbildungen, angeborene Krankheiten, verschiedene Organopathien.

Umgebungs- und Sozialanamnese

- Infektionsinkubation: Wann, womit, wo.
- Pflegeverhältnisse: z. B. Pflegeeltern, alleinstehende Mutter (geschieden, verwitwet u. a.) oder Vater, Doppelberufstätigkeit, Heimkind u. a.
- Wohnverhältnisse, Sozialstatus, Tierkontakt.

Grundlagen

- Die Grundbedeutung liegt in der Schaffung einer Vertrauensbasis, der verständlichen Information, der stützenden Begleitung und der suggestiv heilenden Wirkung. Das erste Wort ist oft entscheidend.
- Grundprobleme der Kommunikation: Gesagt ist nicht gehört – Gehört ist nicht verstanden – Verstanden ist nicht einverstanden – Einverstanden ist nicht angewandt – Angewandt ist nicht beibehalten (K. Lorenz).

Gesprächsverlauf

- Voraussetzungen von seiten des Arztes:
  - Zeitnehmen.
  - Kompetenz und Kenntnis der Materie.
  - Akzeptanz von Kind und Eltern als Partner.
  - Verbalisierung in verständlicher Sprache und regelmäßiges Rückfragen.
  - Mehr Zuhören als Reden und nonverbale Körpersprache beachten.
  - Keine Monologe oder Diktate, jedoch klare und sichere Aussagen.
  - Wiederholung des Gesprächs.
- Erstinformation bei Behinderung des Kindes:
  - Ehrliche Aufklärung sobald als möglich (auch im Wochenbett).
  - Mitteilung an beide Eltern.
  - Ungestörte Umgebung.
  - Sichtbare Akzeptanz des anwesenden Kindes.
  - Auf Fragen und Hilfsmöglichkeiten ausführlich eingehen.
  - Zeit für Rückfragen der Eltern.
  - Beachtung der vier Erlebnisphasen: Schock, Abwehr, Aggression, Resignation, Akzeptanz. Oft bleiben Menschen, die wenig oder schlecht aufgeklärt werden, in der Aggression stecken.
  - Dagegen wirkt nochmals reden, über Schuld reden, Geprächsvermeidung ist keine Hilfe.
- Erstinformation bei malignen Erkrankungen:
  - Ungestörte Umgebung.
  - Offene und ehrliche Aufklärung bei sicherer Diagnose.
  - Mitteilung an beide Eltern.
  - Zeitlassen für Rückfragen.
  - Positive Aspekte und Chancen aufführen.
  - Wiederholte Gespräche über weiteres Vorgehen.
- Das Gespräch bei psychosomatischen Krankheiten: Beschwerden ernst nehmen.
  - Aufklären.
  - Angst abbauen.
  - Keine Schuldzuweisung.
  - Hilfestellung zur Verbalisierung von Ängsten und Problemen.
  - Gemeinsame Suche nach Lösungen der belastenden Situation.
  - Psychische Stabilisierung und Entlastung des Kindes.
  - Weitere ärztliche Begleitung.
- Peer interview mit Kindern und Jugendlichen (s. S. 390).

Grundlagen

- Zuerst Vertrauen des Kindes gewinnen (außer in Notfällen): Empathisches und freundliches Verhalten des Arztes, indirekte Kontaktaufnahme mit dem Kind über das Gespräch mit den Eltern, bei kleinen Kindern über Spielzeug (z. B. Kasperlfiguren).
- Behutsames, geduldiges Vorgehen bei der Untersuchung, in Anwesenheit der Eltern, evtl. auch am Arm oder Schoß eines Elternteils. Zeit lassen, beruhigendes Gespräch, warme Hände und Geräte, kein abruptes Aufwecken.
- **Cave:**
  - Unangenehme oder voraussichtlich schmerzhafte Untersuchungen (Racheninspektion, Ohrenspiegelung, rektale Untersuchung u. a.) am Ende durchführen.
  - Bei Jugendlichen Schamgefühl respektieren, dennoch Untersuchung des Genitales im Beisein dritter Personen.
- Sorgfältiger kompletter Status des entkleideten Kindes.
- In Notfällen zuerst Vitalparameter prüfen und Lebensbedrohung beseitigen. Ruhe bewahren!

Untersuchungsschema

- Allgemeiner Zustand: Schweregrad der Krankheit, Bewußtseinszustand, Vitalparameter (Kreislauf, Atmung), Körpersprache (Schmerzen u. a.), Ernährungs- und Pflegezustand, Dysmorphien und andere auffällige Symptome. Temperatur (z. B. axillär, rektal).
- Körperliche Entwicklung und Ernährungszustand: Anthropometrische Maße (s. S. 612) in Perzentilenkurven eintragen.
- Haut: Farbe, Durchblutung, Gefäßzeichnung, Temperatur, Turgor, Ödeme, Schweiß, Exantheme, Nävi, Pigmentierung, Verletzungen, Schwellungen (Entzündung, Tumoren etc.), Narben, Nagelveränderungen, Behaarung, Haarveränderungen.
- Statische Funktionen und psychomotorische Entwicklung (s. S. 18).
- Kopf: Schädelform, Fontanellen (s. S. 360), Nähte (Mißbildungen s. S. 129, Hydrozephalus s. S. 360), Größe, Umfang (Perzentilen s. S. 609).
- Knochendefekte, Kraniotabes (Rachitis s. S. 436).
- Augen: Form, Lidspalten, Epikanthus, Hypertelorismus, Farbunterschiede, Verziehungen, Verwachsungen, Entzündungen, Bulbi: Strabismus. Pupillen: Konvergenz und Lichtreaktion, Weitenvergleich, Rundheitsprüfung, Katarakt, Konjunktivitis, Kolobome. Augenmuskeln: Lähmungen, Nystagmus, Lichtempfindlichkeit. Sehtest (s. S. 31).
- Nase: Form, Nasenflügeln, Nasensekret, Durchgängigkeit (Sondenprüfung).
- Ohren: Form, äußerer Gehörgang, innerer Gehörgang, Trommelfell (Farbe, Vorwölbung, Ruptur).
  - Hörtest: (s. S. 30), Lärmempfindlichkeit.
- Mund und Rachenhöhle: Form, Fehlbildungen, Lippen, Zunge (Beläge, Entzündungen u. a.), Zähne (Entwicklung, Milchzähne, bleibende Zähne, Farbe, Karies, Zahnfleisch, Zahnstellung u. a.). Schleimhaut (Enanthem, Flecken u. a.), Tonsillen (Größe, Beläge, Entzündungen u. a.), Uvula, Gaumen und Rachenhinterwand, evtl. Epiglottis. Speicheln, Schluckstörungen (Dentition s. Abb. 1).

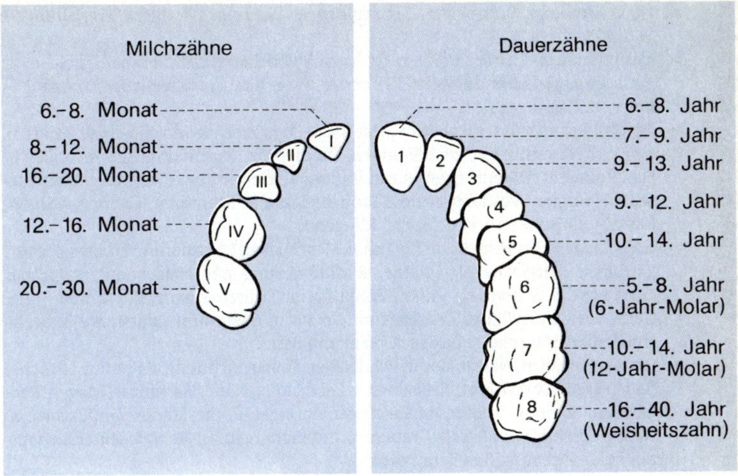

Abb. 1 Schema der Durchbruchszeiten (aus Rossi)

➤ Zu diesen Untersuchungen soll das Kind auf dem Schoß der Mutter sitzen, bei der Untersuchung von Ohren und Mundhöhle soll die Mutter den Kopf halten (Abb. 2).

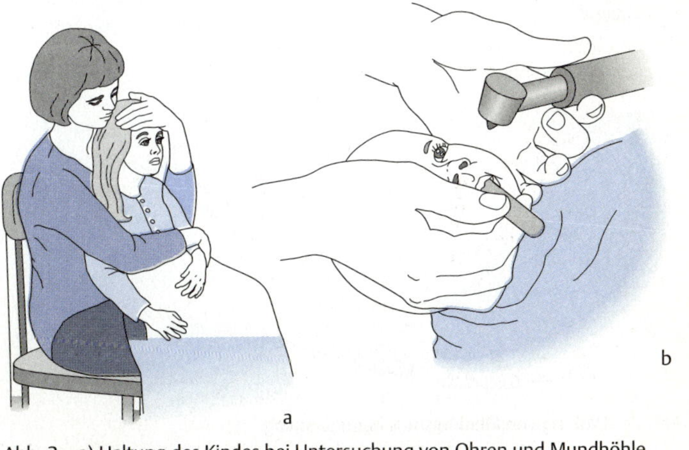

Abb. 2 a) Haltung des Kindes bei Untersuchung von Ohren und Mundhöhle, b) Haltung des Säuglings bei der Untersuchung der Mundhöhle

- Hals: Umfang, Symmetrie, Schwellungen (Struma s.S. 418), Fehlhaltungen (s.S. 403).
- Lymphknoten: Größe, Konsistenz, Verschieblichkeit, Schmerzhaftigkeit, evtl. Ausbreitungen über mehrere LK-Stationen: zervikal, retroaurikulär, supraklavikulär, axillär, inguinal.
- Respirationsorgane: Inspektion, Hautfarbe, Dyspnoe, Stridor (in- bzw. exspiratorisch), Nasenflügeln, Einziehungen, Thoraxform. Perkussion: Seitenvergleich, Schallqualität, Dämpfungen. Auskultation: Seitenvergleich, Atemfrequenz, Abschwächungen, Vesikuläratmen, Bronchialatmen, Brummen, Giemen, Pfeifen, Rasselgeräusche (trocken, feucht, klingend).
- Kreislaufsystem: Inspektion (Zyanose, Herzbuckel, Pulsationen, Trommelschlegelfinger, Uhrglasnägel, Ödeme, Einflußstauung der Halsvenen). Palpation (Spitzenstoß, Schwirren, Pulse). Auskultation (Herzfrequenz, Rhythmus, Töne, Geräusche: Systolikum, Diastolikum, Punctum maximum, Lautstärke in Sechstel, Reibegeräusche). Blutdruck (Arm und Bein).
- Abdomen: Form, Niveau der Bauchdecken, Venenzeichnung, Palpation: Brüche, Bauchdeckenkonsistenz, Resistenzen, Leber, Milz, Niere, Harnblase, Magen. Perkussion: Blähung, Aszites. Auskultation: Darmgeräusche, Stenosegeräusche u. a. Nabel: Fehlbildung (Bruch, Granulom, Entzündung u. a.). Rektale Untersuchung bei jeder abdominellen Symptomatik.
- Genitale: Geschlecht, Behaarung, altersgemäße Entwicklung (s.S. 17). Intersex. Hoden. Deszensus, Schwellungen. Penis: Größe, Fehlbildungen. Labien, Introitus vaginae et urethrae, Hymen, Fluor (Farbe, Beschaffenheit).
- Nervensystem: Motorik, Sensorium, Sensibilität, Reflexe (s.S. 56), Meningismuszeichen: Nackensteifigkeit (Widerstand und Schmerz beim Vorbeugen des Kopfes, gel. Opisthotonus), Kernig-Zeichen (Unfähigkeit zur Streckung des gebeugten bzw. Beugung des gestreckten Beins in Knie- und Hüftgelenk) und Brudzinski-Zeichen (Beugung in Hüft- und Kniegelenken nach passiver Kopfbeugung).

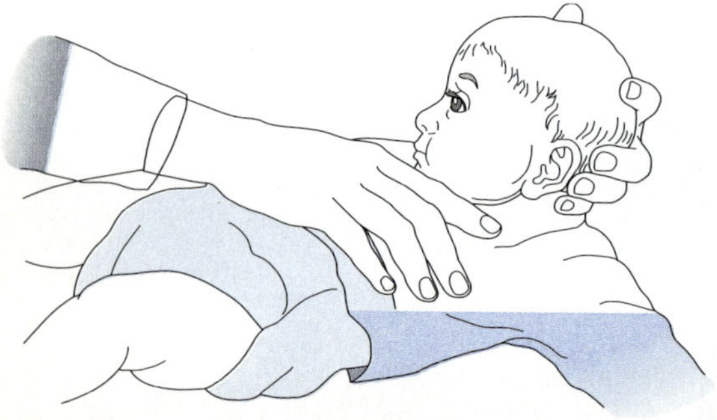

Abb. 3 Prüfung von Meningismus beim Säugling

- Tetaniezeichen: Trousseau-Zeichen (Pfötchenstellung der Hand nach Druck auf den Oberarm), Fibularisphänomen (Hebung und Pronation des Fußes auf Beklopfen des N. fibularis hinter dem Wadenbeinköpfchen), Chvostek-Zeichen (Zucken einer Gesichtshälfte nach Beklopfen des Fazialisstammes vor dem Kiefergelenk).
- Skelettsystem, Bewegungsorgane: Wirbelsäule (Beweglichkeit, Kyphose, Skoliose, Spina bifida u. a.), Hüften (Symmetrie der Oberschenkelspeckfalten?, Abspreizhemmung?, Ortolani-Zeichen: Das in Hüfte und Kniegelenk gebeugte Bein des liegenden Säuglings wird etwas nach dorsal gedrückt und dann abduziert und außenrotiert. Ein hör- und spürbares Schnappen ist ein Frühzeichen für die mögliche Subluxation des Hüftgelenks).
- Extremitäten (Schwellungen, Beweglichkeit, Gangprüfung, Beurteilung der Symmetrie, Knochendicke, Knochenlänge, Verformungen, Faltendifferenz, Beinlängenvergleich, Syndaktylien u. a.).
  Gelenke (aktive und passive Beweglichkeit).
  Muskeln (Tonus, Trophik, Kraft).

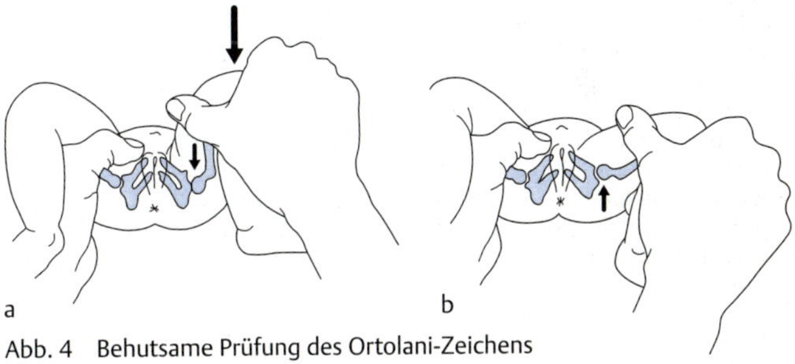
a b

Abb. 4 Behutsame Prüfung des Ortolani-Zeichens

Grundlagen

- Postpartale Beurteilung des klinischen Status mit Apgar-Score, des Aziditätsstatus (kapillärer pH, Nabelarterien-pH) und des Adaptationsstatus. Daraus resultiert die Selektion von Risikokindern und das weitere Vorgehen.
- Alle erhobenen Befunde und Maßnahmen müssen in Formblättern dokumentiert werden.

Tabelle 1 Apgar-Schema = orientierende klinische Untersuchung eines Neugeborenen: 1 bzw. 5 bzw. 10 Min. p.p.

Kriterium	**Punkte** 0	1	2	1'	5'	10'
Farbe	weiß oder blau	Stamm rosig und Extremitäten blau	voll rosig			
Atmung	keine	Schnappatmung oder unregelmäßig	kräftiges Schreien			
Tonus	schlaff	träge Bewegungen	kräftiges Strampeln			
Reflexe beim Absaugen	kein	nur „Grimassen“	Husten, Niesen, Würgen			
Herzschläge	keine	unter 100/Min.	über 100/Min.			
			Summe			
				A_1	A_5	A_{10}

A_1: (8) 9 oder 10 = lebensfrisches Ng
A_1: 6 oder 7 = mäßig bis gering beeinträchtigt
A_1: 4 oder 5 = mäßig bis gering asphyktisch
A_1: 2 oder 3 = schwere Asphyxie
A_1: 0 oder 1 = tot oder schwerste Asphyxie
Protrahierte Asphyxie = A_5 nicht besser als 5: prognostisch ungünstig!

Aziditätsstatus

- Nabelschnurarterien-pH: normal über 7,20. Mäßige Azidose: pH < 7,10, schwere Azidose: pH < 7,00 BE > –18.
- Kapillärer pH aus warmer Ferse: normal nach 15 Min. p.p. > 7,25, nach 1 Std. p.p. > 7,35.

Postnatale Adaptation

- **Atmung:**
  - Atemfrequenz (in Ruhe) um 40/Min.
  - Keinerlei respiratorische Auffälligkeiten, wie z. B. Schniefen, Stöhnen, Nasenflügeln, in- oder exspiratorische Geräusche, Schaukelatmung, Einziehungen etc.

Tabelle 2 Reifezeichen des Neugeborenen (nach Farr u. Mitarb., modifiziert nach Nicolopulos [Amer. J. Dis. Child. 130])

Hautbeschaffenheit
geprüft durch Anheben einer Falte Bauchheut zwischen Finger und Daumen und durch Inspektion
- **0** sehr dünn, fühlt sich gallertartig an dünn und glatt
- **1** glatt und mitteldick. Reizzustände,
- **2** Exantheme und Abschilferungen können vorhanden sein
- **3** leichte Dickenzunahme, fühlt sich steif an, oberflächliche Risse und Abschilferungen besonders an Händen und Füßen
- **4** dick und pergamentartig, oberflächliche und tiefe Risse

Hautfarbe
beurteilt durch Inspektion, wenn das NG ruhig ist, nicht nach dem Schreien
- **0** dunkelrot
- **1** überall rosa
- **2** blaßrosa, regionale Schwankungen der Farbintensität, d. h. einige Körperpartien können blaß sein
- **3** blaß, nirgends richtig rosa, außer an Ohren, Lippen, Fußsohlen und Handflächen

Hautdurchsichtigkeit am Rumpf
geprüft durch Inspektion des Rumpfes
- **0** zahlreiche Venen, Zuflüsse und Venolen sichtbar, bes. am Bauch
- **1** Venen und Zuflüsse sichtbar
- **2** wenige große Blutgefäße am Bauch deutlich sichtbar
- **3** wenige große Blutgefäße undeutlich sichtbar
- **4** keine Blutgefäße

Lanugo über dem Rücken
geprüft über dem Rücken, indem das Kind zum Licht hochgehalten wird
- **0** kein Lanugo oder sehr wenige kurze Haare
- **1** reichlich lange und dichtstehende Haare am ganzen Rücken
- **2** Lanugo fällt aus, besonders über dem unteren Rücken

Ohrform
geprüft durch Inspektion des oberen Teils der Ohrmuschel, oberhalb des Gehörganges
- **0** fast flach und ohne Relief mit geringem oder fehlendem Einrollen des Ohrmuschelrandes
- **1** Einrollung, auch geringgradig, eines Teils des Ohrmuschelrandes
- **2** teilweise Einrollung des ganzen oberen Ohrmuschelrandes
- **3** abgeschlossene Einrollung des vollständig oberen Ohrmuschelrandes

Ohrfestigkeit
geprüft durch Palpation und Faltung der Ohrmuschel zwischen Finger und Daumen
- **0** Ohrmuschel fühlt sich weich an, läßt sich leicht in bizarre Positionen falten, ohne spontan in Ausgangsstellung zurückzuspringen
- **1** Ohrmuschel fühlt sich am Rand weich an, läßt sich leicht falten, kehrt langsam in Ausgangsstellung zurück
- **2** Knorpel ist tastbar bis an den Rand der Ohrmuschel, ist aber dünn, Ohrmuschel springt nach Faltung in Ausgangsstellung zurück
- **3** feste Ohrmuschel, Knorpel erstreckt sich deutlich bis in die Peripherie. Ohrmuschel springt nach Faltung sofort in Ausgangsstellung zurück

Brustdrüsengröße
gemessen durch Anheben des Drüsenkörpers zwischen Daumen und Zeigefinger
- **0** nicht tastbar
- **1** einseitig oder beidseitig tastbar, kleiner als 0,5 cm im Durchmesser
- **2** beidseitig tastbar, ein- oder beidseitig 0,5 – 1,0 cm im Durchmesser

Tabelle 2 (Fortsetzung)

3 wenig Lanugo mit kahlen Stellen
4 mindestens der halbe Rücken ist frei von Lanugo

3 beidseitig tastbar, ein- oder beidseitig größer als 1 cm im Durchmesser

Brustwarze
geprüft durch Inspektion

0 Brustwarze kaum sichtbar, keine Areola
1 Brustwarze gut ausgebildet, Areola vorhanden, aber nicht erhaben
2 Brustwarze gut ausgebildet. Rand der Areola erhaben gegenüber der umgebenden Haut

Fußsohlenfurchung
ermittelt durch Beurteilung der Furchen, die nach Streckung der Sohlenhaut von den Zehen zur Ferse hin bestehen bleiben

0 keine Furche
1 blasse, rote Linien im Bereich der vorderen Hälfte der Sohle
2 deutliche rote Linien im Bereich von mehr als der vorderen Sohlenhälfte durch Furchen nur im Bereich des vord. Drittels
3 wie (2), aber die Furchung reicht über das vordere Drittel hinaus
4 deutliche tiefe Furchung, die über das vordere Drittel der Sohle hinausreicht

Auswertung: Punktzahl/geschätztes Gestationsalter (Wochen)

1	2	3	4	5	6	7	8	9	10
28,1	28,6	29,1	29,6	30,1	30,6	31,1	31,6	32,1	32,6
11	12	13	14	15	16	17	18	19	20
33,1	33,6	34,2	34,7	35,2	35,7	36,2	36,7	37,2	37,7
21	22	23	24	25	26	27	28	29	30
38,2	38,7	39,2	39,7	40,3	40,8	41,3	41,8	42,3	42,8

- Sauerstoffsättigung in der Luft um 95%.
- Kapillärer CO_2 jenseits der 1. Lebensstunde: 35–45 mmHg (warme Ferse).
- Kind bleibt auch beim Schreien rosig.

➤ **Kreislauf:**
- Kind rosig bis in die (warmen) Akren.
- Rekapillarisationszeit 1–2 Sek. (Stethoskopabdruck auf Thorax). RR um 50/35 (MAD 40) am Oberarm und am Unterschenkel.
- Puls (in Ruhe) 120–160/Min.
- Auskultation von Herz und Lunge unauffällig.

➤ **Neurologie** in Ruhe:
- Lockere Finger- und Zehenhaltung sowie lockere Beugehaltung von Armen und Beinen.
- Weitgehend regelmäßige Spontanatmung.
- Bei Manipulationen: Rege alternierende seitengleiche Motorik, einigermaßen gutes Mitnehmen des Kopfes beim Hochziehen zum gehaltenen Sitz, kräftiger Schrei (bohrend-schriller Schrei ist stets sehr verdächtig!), läßt sich prompt beruhigen, normale Neuromotorik.

- **Labor:**
  - Säure-Basen-Haushalt: Bezüglich CO_2 siehe Atmung.
  - Fersenblut-pH jenseits der 1. Stunde p.p. über 7,30, jenseits der 6. Stunde p.p. um 7,40 (warme Ferse!),
  - Blutzucker: über 40 mg/dl, (Hypoglykämie s. S. 438),
  - venöser Hämatokrit: über 45%, unter 65%,
  - Bilirubin: s. Austauschtabelle S. 169, direktes und indirektes Bilirubin.
- **Weißes Blutbild:**
  - Die Leukozytenzahl kann am 1. Lebenstag bis etwa 30000/µl betragen, fällt in den zwei folgenden Tagen jeweils um etwa ein Drittel: Ein Leukozytensturz innerhalb von 24 Std. auf weniger als die Hälfte ist höchst verdächtig auf ein septisch-toxisches Geschehen. Ebenso verdächtig ist eine Leukozytenzahl unter 5000 am 1. Lebenstag.
  - Ein weiterer Hinweis auf eine Infektion ist die sog. I/T-Ratio.
    I = Immatur = die Summe der Stabkernigen (und Myelozyten).
    T = Total = Summe aller neutrophilen Granulozyten.
    I/T-Ratio unter 0,12: normal, zwischen 0,12 und 0,20: verdächtig auf Infektion, über 0,20: Infektion ist wahrscheinlich.
- Bei Verdacht auf Infektion des Kindes: Vaginalabstrich der Mutter (evtl. Streptokokken-B-Screening aller Schwangeren) mikrobiologisch untersuchen lassen.
- Blutgruppe, ggf. direkter Coombs-Test (Morbus haemolyticus neonatorum s. S. 168).
- Am 5. Lebenstag: TSH auf Filterpapier und Guthrie-Test, Stoffwechselscreening f. Phenylketonurie und Galaktosämie (s. S. 64).

Reifezeichen

- S. Tabelle 2.

Erstversorgung von Neugeborenen

Vorbemerkungen

- Neugeborene sind nach der Geburt darauf eingestellt sich ohne Intervention an die extrauterine Situation anzupassen, selbständig ausreichend zu atmen und die Änderung des Kreislaufs von intrauterinen zu extrauterinen Verhältnissen zu erreichen. Eine Reanimation im eigentlichen Sinn erübrigt sich meist.
- Bei Komplikationen während der Geburt oder vorzeitiger Entbindung muß die postpartale Adaptation des Neu- bzw. Frühgeborenen nach einem klaren Stufenplan unterstützt werden.
- Wie auch beim größeren Kind ist die Sicherstellung einer suffizienten Atmung oder Beatmung entscheidend. Einen wesentlichen Anteil daran hat es eine Auskühlung des Neugeborenen zu vermeiden.
- Wichtig ist immer nur mit einem Minimum der Möglichkeiten einzugreifen.
- Danach erübrigt sich in der Regel jede Kreislauftherapie.

Ablauf

- Uhrzeit registrieren sobald Kind abgenabelt ist.
  - Grund: Ab diesem Zeitpunkt zählt die Bewertung nach dem Apgar-Schema.
- Falls notwendig, Absaugen von Mund und Nase; sofort bei jedem beeinträchtigten Neugeborenen:
  - Frühgeborene unter 35 SSW oder < 2000 g,
  - nach Sectio,
  - bei intrauterinem Streß oder Asphyxie,
  - vor Intubation,
  - bei grünem, blutigem oder übelriechendem Fruchtwasser.
  - Sondieren des Magens vor dem ersten Füttern zum Ausschluß einer Ösophagusatresie.
  - Grund: Entfernen von Sekret zum Freimachen der Atemwege. Absaugen der Nase wichtig, da Neugeborenes „Nasenatmer" ist.
- Abtrocknen und Taktile Stimulation
  - Grund: Abtrocknen vermeidet Wärmeverlust, s. u.
  - Vorgehen: Abreiben mit trockenem Tuch oder sanfte Massage der Interkostalräume, dies stimuliert die Eigenatmung.
- Wärmeverluste und Überwärmung vermeiden
  - Grund: Unterkühlung begünstigt Apnoen, Ein unterkühltes Neugeborenes hat einen erhöhten Sauerstoffbedarf. Bei Fieber steigt der Sauerstoffbedarf des Gehirns.
  - Vorgehen: Wärmelampe benutzen, Kind in Tuch einwickeln. Sehr unreife Frühgeborene evtl. frühzeitig mit Plastikfolie abdecken. Rektale Temperaturkontrollen sind wichtig.

Übergang zur Reanimation (s. S. 527)

- Blähen der Lunge mit Druck von 15 – 20 cm H_2O für 10 – 15 Sek.
  - Grund: Unterstützen der Eröffnung der Alveolen, Sicherung des Residualvolumens.
  - Vorgehen: Blähen mit Blubbersystem oder Kuhnschem Beatmungssystem.
- Maskenbeatmung mit 15 – 20 cm H_2O und F_{IO_2} von 1,0 (oder 0,5)
  - Grund: Unterstützung der Eigenatmung. Teilweise wird empfohlen nur $F_{IO_2} = 0{,}5$ zu beatmen, da der dann in der Atemluft enthaltene Stickstoff das Residualvolumen besser erhält.

Für Deutschland:

- U1: Postpartal: Geburt, Schwangerschaft, Apgar, Maße, Reifezeichen, Fehlbildungen, Vitamin-K-Gabe (Credé-Prophylaxe).
- U2: 3.–10. Tag: Fehlbildungen, Anpassung, Stoffwechsel-Screening, Beginn Vitamin-D- und Fluorprophylaxe, Vitamin-K-Gabe, Ultraschall Hüfte.
- U3: 4.–6. Woche: Maße, Ernährung, Entwicklung, Organstatus.
- U4: 3.–4. Monat: Maße, Ernährung, Entwicklung, Organstatus, bes. Hüfte, Beginn der Impfungen.
- U5: 6.–7. Monat: Maße, Ernährung, Entwicklung inkl. Sinnesorgane, Organstatus.
- U6: 10.–12. Monat: Maße, Ernährung, Entwicklung inkl. Sinnesorgane, Sprache, Organstatus.
- U7: 21.–24. Monat: Maße, Entwicklung inkl. Sinnesorgane, Verhalten, Sprache, Organstatus.
- U8: 43.–48. Monat: Maße, Entwicklung inkl. Sinnesorgane, Sprache, Verhalten, Organstatus.
- U9: 60.–64. Monat: Maße, Entwicklung inkl. Verhalten und Sprache, Schulreife, Organstatus.
- Impfungen nach Plan s. S. 620.

Für Österreich:

- 5 obligatorische (fakultativ bis 10) geburtshilfliche Untersuchungen während der Schwangerschaft, teils mit Ultraschall und Labor.
- Entbindung mit Befunden, Geburtsverlauf, Gestationsalter, fallweise Rhesusprophylaxe.
- Neugeborenes nach Geburt: Anamnese, Maße, Apgar, Reifezeichen, Organstatus, Labor (pH, Hkt, Blutzucker), Maßnahmen.
- 1. Lebenswoche: Entwicklung, Organstatus, Beginn Vitamin-K-Prophylaxe, Stoffwechsel-Screening, Ultraschall der Hüfte.
- 4.–6. Lebenswoche: Maße, Ernährung, Beginn Vitamin-D- und Fluorprophylaxe, Entwicklung, Organstatus, orthopädische Untersuchung.
- 3.–5. Monat: Maße, Ernährung, Entwicklung, Organstatus.
- 7.–9. Monat: Maße, Ernährung, Entwicklung inkl. Sinnesorgane, Organstatus, spez. HNO-Untersuchung.
- 10.–14. Monat: Maße, Ernährung, Entwicklung inkl. Sinnesorgane, Sprache, Organstatus, spez. Augenuntersuchung.
- 22.–26. Monat: Maße, Entwicklung inkl. Sinnesorgane, Verhalten, Organstatus, spez. Augenuntersuchung.
- 34.–38. Monat: Maße, Entwicklung, Verhalten, Organstatus.
- 46.–50. Monat: Maße, Entwicklung, Verhalten, Organstatus.
- Danach Untersuchungen durch Schulärzte.
- Impfempfehlungen nach Plan s. S. 620.

Für Schweiz:

(Empfehlungen der Schweizer Gesellschaft für Pädiatrie mit Anleitung und Kommentar)

- 1. Lebenswoche: Anamnese, Maße, Entwicklung, psychosozialer und Organstatus, Stoffwechsel-Screening, Vitamin-K-Prophylaxe.
- 1 Monat: Maße, Ernährung, Beginn Vitamin-D- und Fluorprophylaxe, Entwicklung, psychosozialer und Organstatus.
- 3 Monate: Maße, Ernährung, Entwicklung inkl. Funktion der Sinnesorgane, psychosozialer und Organstatus.
- 6 Monate: Maße, Ernährung, Entwicklung inkl. Funktion der Sinnesorgane, psychosozialer und Organstatus. Fallweise Beginn der Jodprophylaxe.
- 9 Monate: Maße, Ernährung, Entwicklung inkl. Sinnesorgane, psychosozialer und Organstatus.
- 12 Monate: Maße, Ernährung, Entwicklung inkl. Sinnesorgane, Sprache, psychosozialer und Organstatus.
- 18 Monate: Maße, Entwicklung inkl. Sinnesorgane, Sprache, psychosozialer und Organstatus.
- 24 Monate: Maße, Entwicklung inkl. Sinnesorgane, Sprache, psychosozialer und Organstatus.
- 3 Jahre: Maße, Entwicklung inkl. Sinnesorgane, Sprache, psychosozialer und Organstatus.
- 4–4,5 Jahre: Maße, Entwicklung inkl. Sinnesorgane, Sprache, psychosozialer und Organstatus.
- Danach Schularztuntersuchungen.
- Impfungen nach Impfplan, s. S. 622.

Maße, KOF, Knochenalter, Endgröße, Sexualentwicklung

➤ **Anthropometrische Maße:**
 - Gewicht, Größe, Kopfumfang in Wachstumskurven eintragen, die als Referenzmaße für die jeweilige Bevölkerung gelten können (z. B. Züricher Wachstumskurven für Mitteleuropa, s. S. 612). Bei Kontrollen Perzentilenverlauf beachten.
 - Messung mit geeichter Waage, Meßtisch für Säuglingslänge, Meßband für Körpergröße im Stehen.
 - Kopfumfang (Perzentilen s. S. 609) an der größten Zirkumferenz messen.
 - Durchschnittliche Wachstumsgeschwindigkeit der Körpergröße s. Abb. 7.
 - Große vordere Fontanelle schließt gewöhnlich zwischen 10. und 14. Lebensmonat, kleinere hintere Fontanelle im zweiten Lebensmonat.

➤ **Körperoberfläche** nach Nomogramm (s. S. 625); Richtwerte: Neugeborene 0,25 m^2, 1 Jahr 0,5 m^2, 9 Jahre 1 m^2, 18 Jahre 1,75 m^2.

➤ **Knochenalter:** Handwurzelröntgen der linken Hand (Vergleich mit Abbildungen nach Greulich u. Pyle). Kern der oberen Tibiaepiphyse bei Geburt vorhanden.

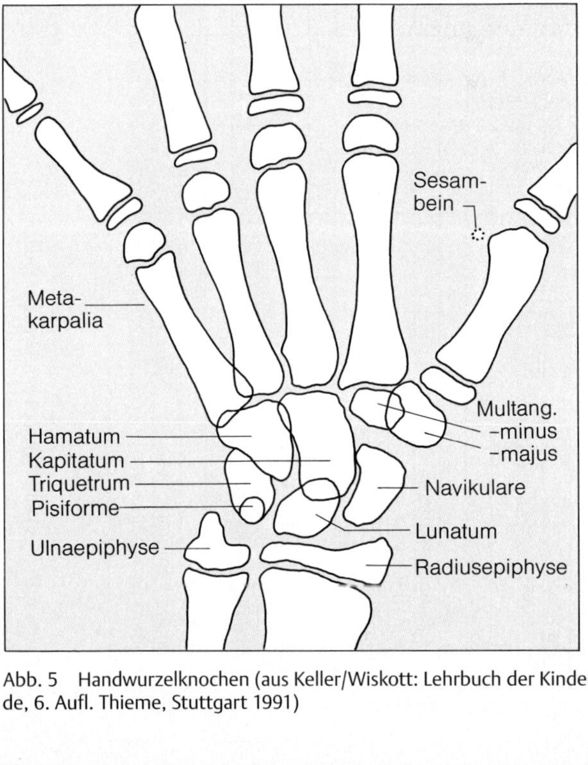

Abb. 5 Handwurzelknochen (aus Keller/Wiskott: Lehrbuch der Kinderheilkunde, 6. Aufl. Thieme, Stuttgart 1991)

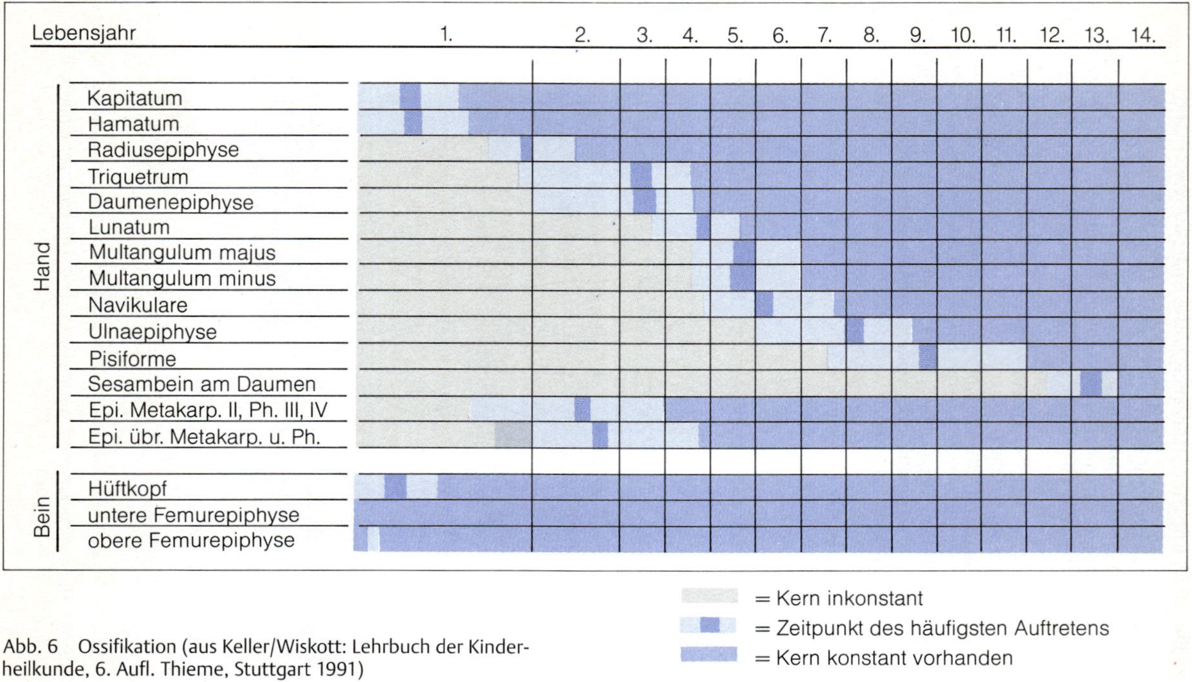

Abb. 6 Ossifikation (aus Keller/Wiskott: Lehrbuch der Kinderheilkunde, 6. Aufl. Thieme, Stuttgart 1991)

- **Endgrößenberechnung** (orientierende Methode):
  - Beurteilung der Werte entsprechend dem Perzentilenverlauf der Wachstumskurve (s. S. 612).
  - Nach Größenmaß der Eltern: Mädchen-Endgröße (cm) = (Vatergröße minus 13 plus Muttergröße): 2 ± 8. Knaben-Endgröße (cm) = (Vatergröße plus Muttergröße plus 13): 2 ± 8.
- **Endgrößenberechnung** (genaue Methode): Prozentanteil der Endgröße mittels aktuellen Knochenalters und Körpergröße aus Tab. von Bayley-Pineau ablesen und Endgröße berechnen.
- **Sexualentwicklung:** Brustentwicklungsstadien nach Tanner (Abb. 7), Hodengröße mit Orchidometer nach Prader (über 3 ml = Pubertätsbeginn), Pubesbehaarung nach Tanner (Abb. 7 a und b). Pubertätsbeginn: Mädchen mit ca. 11 Jahren, Knaben mit ca. 13 Jahren. Parameter der Sexualentwicklung in Wachstumskurven eintragen.

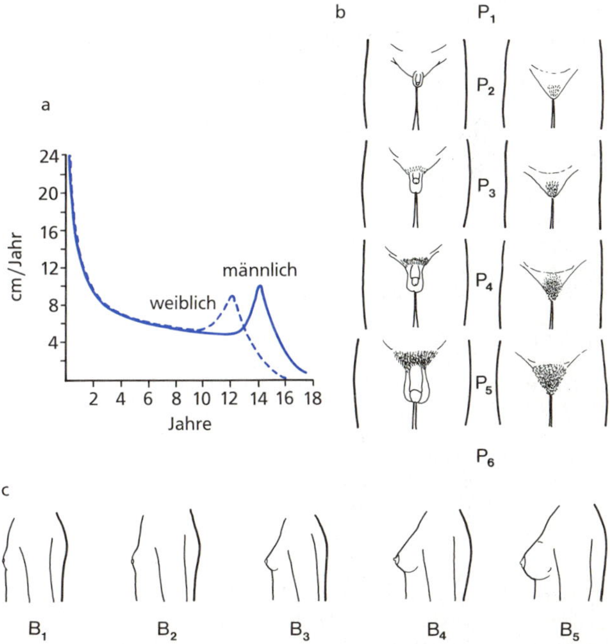

Abb. 7 a) Wachstumsgeschwindigkeit nach J.M. Tanner, b) Pubesbehaarung, c) Brustentwicklung

Psychomotorische und geistige Entwicklung

Grundlagen

- Die Entwicklung des Kindes ist an seinen motorischen, sensorischen, kognitiv-mentalen, sprachlichen, emotionalen und sozialen Leistungen erkennbar, die sich in jeder Lebensphase gegenseitig beeinflussen.
- Folgende Lebensperioden werden unterschieden: Die pränatale Periode bis zur Geburt, die Neugeborenenperiode bis zum Ende der vierten Lebenswoche, die Säuglingszeit bis zum Ende des ersten Lebensjahres, das Kleinkindesalter bis zum 5. Lebensjahr, das Schulalter bis zum 14. Lebensjahr und die Adoleszenz bis zum Erwachsensein.
- Die Beurteilung der Entwicklung erfolgt mittels Anamnese, klinischer Beobachtung und standardisierter Tests. Entscheidend ist die Früherkennung von Störungen, die jedoch aufgrund großer individueller Unterschiede vorsichtig beurteilt werden müssen.
- Bei Frühgeborenen muß das Entwicklungsalter entsprechend korrigiert werden.

Anamnese und klinische Beobachtung

- Orientierte Prüfung einiger Meilensteine der Entwicklung (siehe auch Entwicklungsschema nach Denver S. 20):
- **Motorik** (Reflexe und Bewegungsmuster):
  - bis ca. 3 Monate: unwillentliche Massenbewegungen
  - bis 4. Monat: Kopfkontrolle
  - bis 9. Monat: freies Sitzen
  - bis 15. Monat: freies Gehen
  - bis 3. Jahr: Dreiradfahren
  - bis 4. Jahr: freihändiges Treppauf- u. -abgehen
  - bis 5. Jahr: Hüpfen auf einem Bein
- **Spielverhalten:**
  - bis 1. Monat: Fixieren von Gegenständen
  - bis 6. Monat: Ergreifen von Gegenständen, Handwechsel
  - bis 8. Monat: Pinzettengriff, bewußtes Loslassen
  - bis 12. Monat: Werfen von Gegenständen
  - bis 18. Monat: Ein- und Ausräumen
  - bis 2. Jahr: Imitation u. einfache Rollenspiele
  - bis 3. Jahr: Turmbauen aus acht Klötzchen
  - bis 4. Jahr: Kreis nachzeichnen
  - bis 5. Jahr: ausdauerndes konstruktives Spiel
- **Sprache:**
  - im 1. Monat: Seufzen und Stöhnen
  - bis 3. Monat: spontanes Vokalisieren
  - bis 6. Monat: vokalisierendes Antworten
  - bis 9. Monat: Silbenketten
  - bis 13. Monat: Imitation von Sprachlauten
  - bis 16. Monat: gezieltes Sprechen von Mama u. Papa
  - bis 2. Jahr: Verwendung von mindestens 20 und Kombination von mindestens zwei Wörtern
  - bis 3. Jahr: Verwendung der Mehrzahl
  - bis 4. Jahr: Erzählen von Erlebnissen
  - bis 5. Jahr: fast fehlerfreies Sprechen

- **Sozialverhalten:**
  - Im 2. Monat: Zurücklächeln
  - bis 3. Monat: spontanes Lächeln
  - bis 6. Monat: Freude über Zuwendung
  - bis 9. Monat: „Fremdeln"
  - bis 15. Monat: Trinken aus Tasse
  - bis 2. Jahr: selbständiges Händewaschen
  - bis 2.–3. Jahr: „Trotzphase"
  - ab 4. Jahr: Warumfragen, Freundschaften, Freude an Geschichten, Märchen
  - bis 5. Jahr: Beachtung von Spielregeln, selbständiges Anziehen
- Berücksichtigung einer Seh- oder Hörstörung (s. S. 179–181).
- Beobachtung der Körpersprache als Ausdruck der spontanen emotionalen Kommunikation zwischen Kind und Eltern.
- Cave: Abgabe von Urteilen über Prognose!

Motoskopie

- Beobachtung des Muskeltonus, der Symmetrie, des Ablaufs, der Gleichmäßigkeit und der Häufigkeit der Bewegungen und ihrer altersentsprechenden Funktionen,
- pathologische Hinweise sind Asymmetrie, Steifheit, Schlaffheit, stereotype, verarmte, fehlerhafte Bewegungsmuster, allgemeine oder lokalisierte Muskelhypotonie, Haltung in Streckstellung, Opisthotonus, Schulterretraktion bei Umdrehen oder in Bauchlage, fehlende oder verspätete Kopfkontrolle, fehlerhafter Armstütz, fehlendes oder verspätetes Sitzen, Gehen, Laufen, gestörte Feinmotorik beim Spielen und Zeichnen, starke assoziierte Mitreaktionen bei Tätigkeiten oder im Streß.

Reflexe

- Allgemein ist zur Beurteilung der motorischen und neurologischen Entwicklung die Motoskopie wesentlich wichtiger als das ‚Durchspielen" aller Reflexe.
- Wann die Reflexe physiologischerweise auftreten und wieder verschwinden, können Sie Tab. 3, s. S. 21, und Abb. 9 a–e entnehmen.
- **Neugeborenenreflexe**, obligat ab dem 4. Lebenstag:
  - *Saugreflex:* Durch die Berührung der Lippen und der perioralen Haut auslösbarer Saugreflex, der auf Triebverhalten beruht. Eine Saugschwäche besteht bei Frühgeborenen und perinatal hirngeschädigten Säuglingen. Pathologisch ist ein Fortbestehen über 6 Monate.
  - *Oraler Einstellreflex:* Durch periorale Berührung auslösbarer Saugreflex und Drehen des Kopfes nach der Seite des Reizes, besteht bis zum 3. Lebensmonat.
  - *Greifreflex:* Durch Berührung der Handinnenflächen oder Fußsohlen ausgelöster Handschluß, besteht etwa bis zum 3. Lebensmonat.
  - *Moro-Reflex:* Der im Sitzen gehaltene Säugling wird wenige Grade nach hinten fallengelassen, wobei eine Abduktion der gestreckten Arme, Öffnen des Mundes und anschließende Armadduktion ausgelöst wird. Meist gefolgt von Weinen (stets am Ende der US durchführen) „Schreckreflex". Besteht etwa bis zum 3. Lebensmonat, bei Bestehen über den 6. Lebensmonat hinaus dringender Verdacht auf Zerebralschädigung (s. Abb. 9a+b).

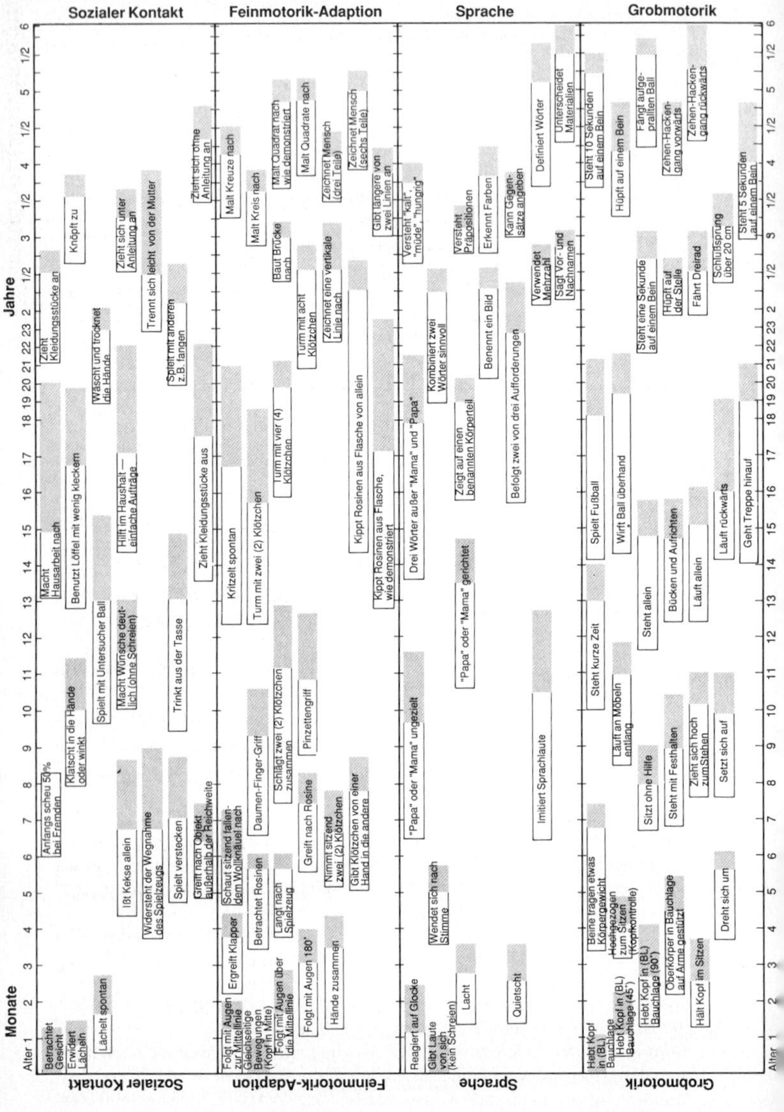

Abb. 8 Denver-Entwicklungsskalen

Tabelle 3 Reflexe und Reaktionen des ersten Lebensjahres (aus Flehmig, I.: Normale Entwicklung des Säuglings und ihre Abweichungen. 4. Aufl. Thieme, Stuttgart 1991).

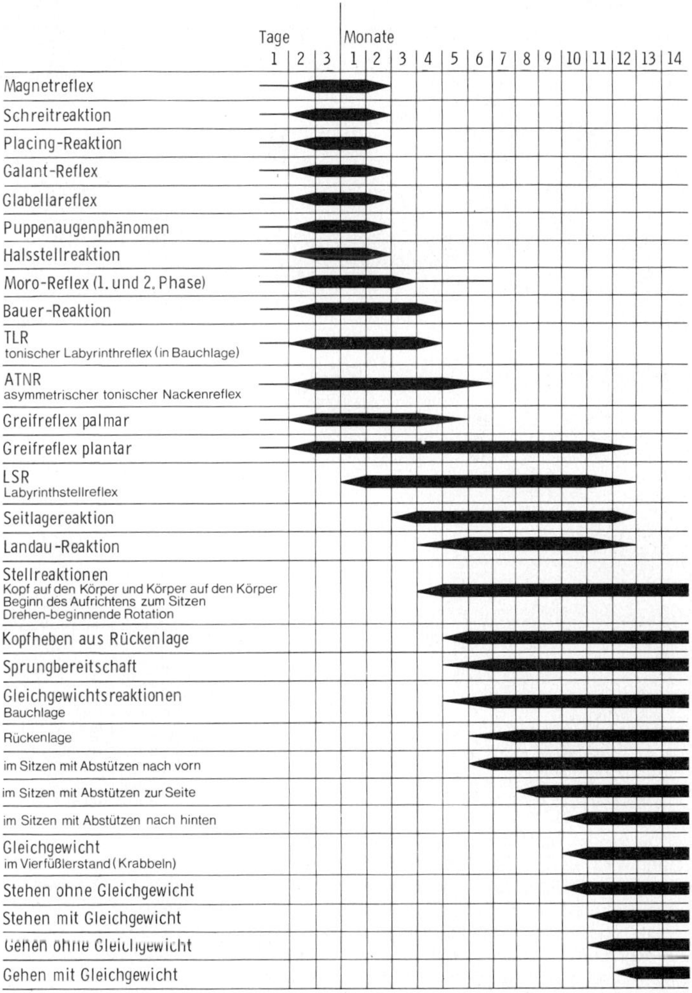

Diese Tabelle ist eine nichtstandardisierte Übersicht

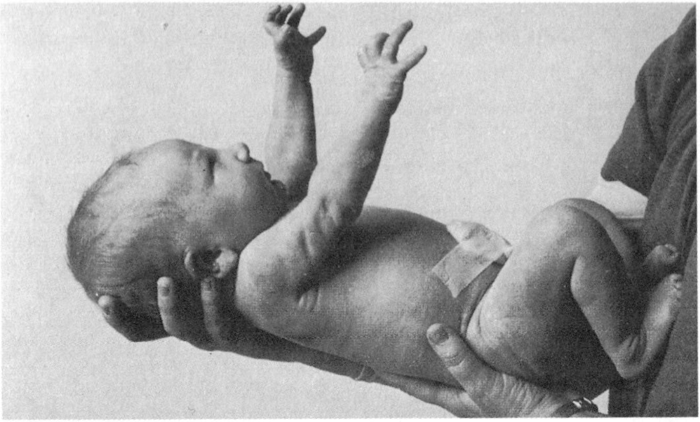
a

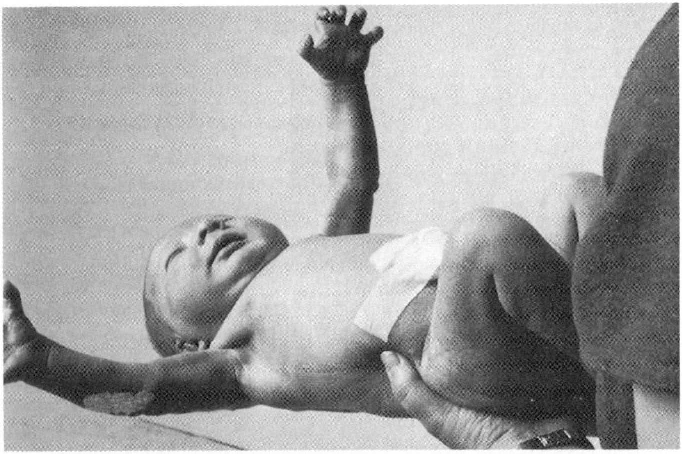
b

Abb. 9a + b Moro-Reaktion (Umklammerungsreflex):
Kind wird auf dem Arm des Untersuchers fixiert, mit der anderen Hand der Kopf unterstützt. Diese Hand wird dann rasch nach unten bewegt: das Kind bewegt die Arme umklammernd nach außen oben und spreizt die Finger (1. Phase). In der 2. Phase ist der Mund geschlossen, die Arme gebeugt und an den Thorax zurückgeführt. Auch durch optische, akustische und starke taktile Reize (oder Erschütterung der Unterlage) auslösbar. Immer am Ende einer Untersuchung durchführen

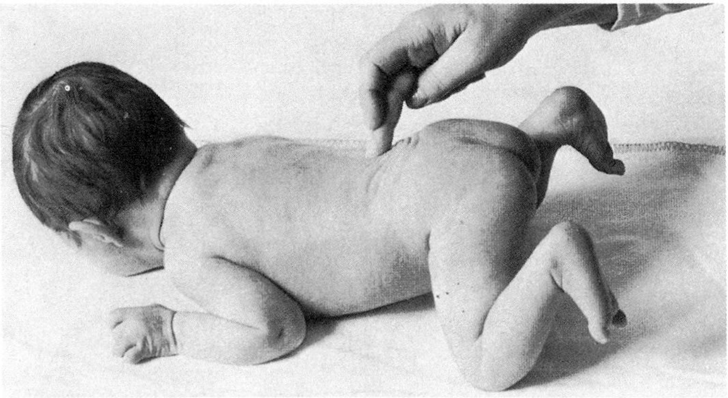

c

Abb. 9c Galant-Reaktion (Rückgratreflex):
Paravertebrale Hautreizung: konkave Bewegung der Wirbelsäule zur Richtung des Stimulus, Anheben des Beckens, Bein und Arm der entsprechenden Seite strecken sich

- *Galant-Reflex:* Der Säugling wird in Bauchlage in der Schwebe gehalten und durch Reizung der Haut in Höhe der Nieren zu einer Wirbelsäulenkrümmung und Beckenwendung gebracht. Besteht bis zum 9. Monat (s. Abb. 9c).
- *Halsstellreflex:* Durch Änderung der Kopf- zur Körperhaltung ausgelöster Stellreflex:
  a) symmetrisch-tonischer Stellreflex: Durch Rückwärtsbewegung des Kopfes Strecken der oberen Gliedmaßen, Beugen der unteren Gliedmaßen. Reflex stets pathologisch;
  b) asymmetrisch-tonischer Stellreflex: Durch Kopfdrehung ausgelöste Streckung der drehseitigen Extremitäten, Beugung der kontralateralen Extremitäten. Bestehen über den 6. Lebensmonat pathologisch.
- *Schreitreflex:* Durch Andrücken einer Fußsohle des aufrecht gehaltenen Säuglings ausgelöstes Anziehen dieses Beines und Strecken des anderen. Besteht etwa bis zum 3. Lebensmonat (s. Abb. 9d).

➤ **Säuglingsreflexe (s. Abb. 9):**
- *Landau-Reflex:* Der Säugling wird in Bauchschwebelage gehalten, wodurch die Streckung von Rumpf, Extremitäten und das Anheben des Kopfes ausgelöst wird. Besteht vom 5. Lebensmonat bis etwa zum 3. Lebensjahr (s. Abb. 9e).
- *Sprungbereitschaft:* Das Kind wird in der Körpermitte gehalten und nach vorne gekippt. Dadurch wird eine Streckung der Arme nach vorne und das Abstützen auf den geöffneten Händen ausgelöst. Ab dem 6. Lebensmonat provozierbar.

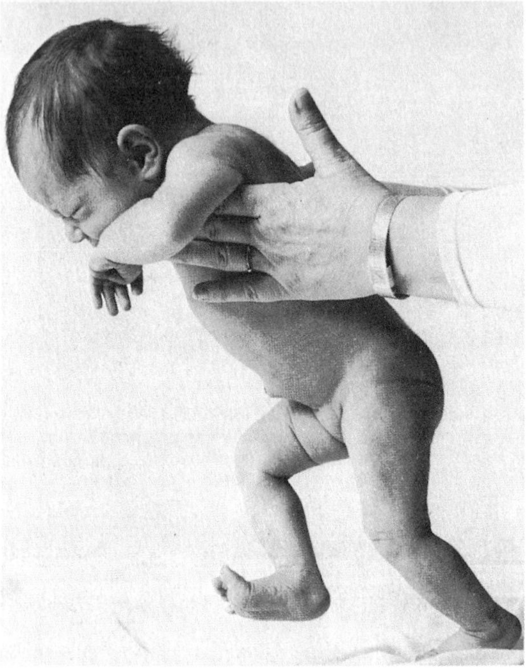

Abb. 9d Schreitreaktion (aus Flehmig, I.: Normale Entwicklung des Säuglings und ihre Abweichungen, 4. Aufl. Thieme 1991):
Nach Druck der Fußsohle auf die Unterlage beugt sich das betreffende Bein, das andere wird gestreckt, berührt damit die Unterlage, wird seinerseits gestreckt, und nun wird das andere gebeugt

- *Stützreaktion:* Das sitzende Kind wird leicht zur Seite gekippt, wodurch eine Streckung des Armes und Abstützen der geöffneten Hand zur Seite des Kippens erreicht wird. Ab dem 7. Monat auslösbar.
- *Babinski-Reflex:* Durch Besteichen des lateralen Fußrandes ausgelöste Dorsalflexion der Großzehe. Bestehen über das 2. Lebensjahr hinaus pathologisch.
- *Muskeleigenreflexe:* Patellarsehnenreflex, Achillessehnen-, Bizepsdehnungsreflex.

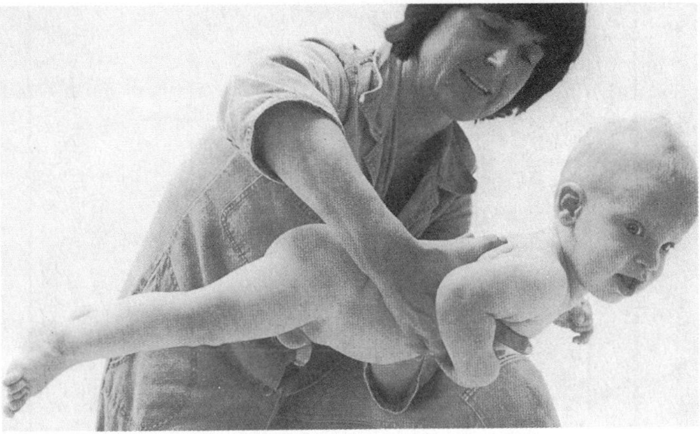

Abb. 9e Landau-Reaktion:
Schwebende Haltung des Säuglings im Thoraxbereich: der Kopf wird gehoben, die Beine gestreckt

Standardisierte Tests

- Haltungs-, Reflex- und Bewegungsmuster beim Neugeborenen nach Schlack (s. Tab. 4)
- Neurologischer Status.
- Optionalitätsscore nach H. Prechtl.
- Denver-Entwicklungs-Screening-Test (0–6 Jahre); s. Abb. 8
- Griffith-Entwicklungstest (0–2 Jahre). (GES, Brandt 1983).
- Münchner funktionelle Entwicklungsdiagnostik (0–3 Jahre).
- Kramer-Intelligenztest (ab 3 Jahre). s. S. 61.
- HAWIK-Intelligenztest (ab 6 Jahre). s. S. 61.
- Seh- und Hörtests. s. S. 30–31.
- Spezielle Tests für sprachfreie Intelligenzprüfung, Teilleistungsstörungen, Sprachstörungen u. a., die von Experten durchgeführt werden sollten.
  - Beachte: Tests sind Momentaufnahme, ihr Ergebnis hängt von der aktuellen körperlichen und psychischen Verfassung, vom Willen zur Mitarbeit und von der Konzentrationsfähigkeit des Kindes ab. Bei Intelligenztests ist das Profil der verschiedenen Leistungen oft wichtiger als der Intelligenzquotient.
- Bewertung des Intelligenzquotienten: Durchschnittlicher IQ = 100 ± 15. Geistige Retardierung: IQ 70–50 = leicht, 49–35 = mäßig, 34–20 = schwer.

Tabelle 4 Schema für eine neurologische Untersuchung im ersten Lebensmonat nach Schlack (Die Untersuchung soll in der Mitte zwischen zwei Mahlzeiten und bei ausreichend warmer Umgebungstemperatur ausgeführt werden.)

Kriterium	normal = 0 Punkte	verdächtig = 1 Punkt	pathologisch = 2 Punkte
Rückenlage			
1. Spontanhaltung	leichte Beugehaltung aller Extremitäten, symmetrisch ☐	a) Froschhaltung (Extremitäten flach auf der Unterlage, gestreckt oder leicht gebeugt), b) sehr starke Beugung aller Extremitäten, c) asymmetrische Gewohnheitshaltung (inkonstant) ☐	a) Opisthotonus (Totalextension), b) konstante asymmetrische Gewohnheitshaltung (z. B. Spontan-ATNR) ☐
2. Spontanmotorik	alternierendes Beugen und Strecken aller Extremitäten, im Ablauf variabel ☐	a) seltene, im Ablauf einförmige Bewegungen, b) Zittern (Spontankloni) ☐	völliges Fehlen von Spontanbewegungen ☐
3. Augen	symmetrische Stellung, koordinierte Bewegungen, Isokorie ☐	Strabismus (konstant), kurzzeitiger Nystagmus ☐	konstanter oder rotatorischer Nystagmus, markante Anisokorie ☐
4. Saugreflex und oraler Einstellreflex	prompt ☐	schwach ☐	fehlend ☐
5. Greifreflex der Hände	kräftig, nach einigen Sekunden spontane Lockerung ☐	schwach (nur angedeutet) ☐	a) fehlend, b) übermäßig stark und anhaltend ☐

Tabelle 4 (Fortsetzung)

Kriterium	normal = 0 Punkte	verdächtig = 1 Punkt	pathologisch = 2 Punkte
6. Widerstand gegen passive Bewegung (Kopf/Hals, Arme, Beine)	kräftig, aber gut überwindlich, gleichmäßig an Armen und Beinen ☐	a) verstärkt, federnd, b) nur angedeutet, c) ungleichmäßig an Armen und Beinen ☐	a) stark herabgesetzt mit einschießenden hypertonischen Phasen, b) starke Differenz zwischen Armen und Beinen ☐
7. asymmetrischer tonischer Nackenreflex (ATNR): passive Kopfdrehung zur Seite bei fixiertem Rumpf	inkonstante Streckung des gesichtsseitigen Armes, weniger des Beines, durch Spontanbewegung moduliert ☐	konstanter, wenig modulierter Reflex mit gleichzeitiger Konvexität des Rumpfes ☐	Dauerstrecktonus des gesichtsseitigen, Beugetonus der hinterhauptsseitigen Extremitäten, konstante Seitendifferenz ☐
8. symmetrischer tonischer Nackenreflex (passive Kopfbeugung)	unverändert leichte Beugung aller Extremitäten ☐	konstanter oder seitendifferenter Strecktonus der Beine ☐	
9. Muskeleigenreflexe (Patellar-, Achilles-, Biceps-Sehnenreflex, Masseter-Reflex)	lebhaft, höchstens einzelne klonische Nachschläge ☐	Hyperreflexie und Kloni bei Hypertonie ☐	Hyperreflexie und Kloni bei Hypotonie ☐
10. Hochziehen an den Armen	wenigstens angedeutetes Mitnehmen des Kopfes, Arme leicht gebeugt ☐	schlaffes Hängen des Kopfes ☐	

Tabelle 4 (Fortsetzung)

Kriterium	normal = 0 Punkte	verdächtig = 1 Punkt	pathologisch = 2 Punkte
11. Moro-Reflex	vollständige Abduktion und Extension, dann Flexion und Adduktion, symmetrisch ☐	a) unvollständige Abduktion und Extension, kein Handöffnen, b) unvollständige Adduktion und Flexion, c) leichte Seitendifferenz ☐	a) keine Durchbrechung des Beugetonus der oberen Extremitäten, b) völliges Fehlen, c) grobe Seitendifferenz ☐
Bauchlage			
12. Spontanmotorik (Kopf symmetrisch!)	kurzes Kopfheben, zumindest prompte Seitwärtsdrehung des Kopfes, Kriechbewegungen ☐	verzögerte Seitwärtsdrehung des Kopfes, kaum Spontanbewegungen ☐	fehlende Seitwärtsdrehung des Kopfes, keine Spontanbewegungen ☐
13. Galant-Reflex (paravertebrales Bestreichen des Rückens)	symmetrische Krümmung mit Konkavität des Rumpfes auf der gereizten Seite ☐	konstant seitendifferente Reizantwort ☐	
14. Ventralsuspension (Schwebelage bei Halt am Thorax)	gleichmäßige leichte Beugung aller Extremitäten, Kopf etwas angehoben ☐	Differenz zwischen links und rechts, Differenz zwischen Armen und Beinen, Kopf kaum angehoben ☐	a) völlig schlaffes Hängen von Kopf und Extremitäten, b) Hyperextension (Opisthotonus) ☐
15. Sitzhaltung (bei Halt an den Schultern)	sekundenlange Kopfbalance in Mittellage, auch bei leichter Kippung des Rumpfes nach links und rechts ☐	nur angedeutetes oder seitendifferentes Kopfhalten ☐	schlaffes Herabfallen des Kopfes nach vorn, hinten oder seitlich, Kopfretraktion ☐

Tabelle 4 (Fortsetzung)

Kriterium	normal = 0 Punkte	verdächtig = 1 Punkt	pathologisch = 2 Punkte
16. Aufstellen auf die Beine (Halt unter den Achseln)	Beine übernehmen etwas Gewicht, Fersen können aufgesetzt werden, Schreitbewegungen ☐	a) überwiegende Streckreaktion der gesamten unteren Extremitäten, keine Schreitbewegungen, b) seitendifferente Streckung ☐	anhaltende tonische Streckung mit Überkreuzung der Beine ☐
17. Verhalten bei der Untersuchung	ruhiges Verhalten mit normaler Haltung und Bewegung (vgl. 1 und 2), Weinen ohne wesentliche Änderung in Haltung und Tonus ☐	starke Erregung mit deutlicher Tonussteigerung, überschießender Dermographismus ☐	Apathie ☐
	Summe:	Summe:	Summe:
		Gesamtpunktzahl:	

Hörtests

- Hörstörungen sollten im ersten Lebensjahr erkannt werden.
- Risikofaktoren: Familiäre Häufung, Chromosomenaberationen, kraniofaziale Fehlbildungen, prä- und neonatale Infektionen, Blutung in Frühschwangerschaft, Geburtsgewicht unter 1500 g, perinatale Asphyxie, neonatale Sepsis, Hyperbilirubinämie, Meningitis, Enzephalitis.
- Wichtiger Hinweis für das Vorliegen eines Hörfehlers ist eine stark verzögerte Sprachentwicklung (nach 2¹/₄ Jahren), undeutliches Nachsprechen und mangelnde Reaktion auf Geräusche.
- Untersuchungen:
  - Neugeborenen-Screening mittels transient evozierter oder akustischer Emissionen (TEOAEs) oder akustisch evozierter Potentiale (AEPs).
  - Befragen der Eltern nach Hören und Sprache.
  - Gehörgangsinspektion.
  - Verhaltensbeobachtung des Neugeborenen und kleinen Säuglings: Nach Stimulation (Sprache, Rassel, Papierknistern u. a.) mit 80 – 90 dB Änderung der Aktivität des Kindes, evtl. Augenzwinkern oder Moro-Reflex.
  - Bei älteren Säuglingen ab 4. LM nach seitlich angebotenen Geräuschen (Glokke, Quietschpuppe, Rassel) konditionierter Orientierungsreflex.
  - Spielaudiometrie ab zweieinhalb Jahren (Kopfhörer werden meist toleriert).
  - Screening-Audiometrie ab dem 5. Lebensjahr: Verdacht auf Hörschaden, wenn in mindestens zwei Frequenzen erst ab 20 – 25 dB gehört wird.
  - Hörweitenmessung mit Umgangssprache im Abstand von 0,25 – 6 m (s. S. 181).
  - Konventionelle Audiometrie durch HNO-Facharzt:
- Bei Verdacht auf Hörstörung immer Untersuchung durch Facharzt mit pädaudiologischer Einrichtung.

Sehtests

- Sehstörungen sollten im ersten Lebensjahr erkannt werden.
- Riskofaktoren: hereditäre Belastung (Schielen, Glaukom), Infektionen in der Schwangerschaft (Röteln, Toxoplasmose), Frühgeburt, Langzeitbeatmung, Meningoenzephalitis.
- Untersuchungen:
  - Befragen der Eltern. Wichtiges Frühzeichen für einen Sehfehler ist das Schielen, meist eines Auges, bei Müdigkeit.
  - Augenstatus s. S. 4, Lichtreaktion ab 1. Monat, Fixation ab 2. Monat, Visuelle Folgereaktion 2–3 Monate, stereoskopisches Sehen ab 6. Monat, Akkommodation ab 4. Monat, Sehschärfe erst im 2. Lebensjahr voll entwickelt. Epikanthus ? s. S. 179. Beobachten des Säuglings im Blickkontakt (Fixieren usw.) und während Abdecktest am gesunden Auge (Unruhe, Weinen des Kindes u. a.).
  - Ab 3. Monat Preferential-Looking-Test oder Teller Acuity Cards, z. B. mit Hyvärinen-Tafeln. Stereoskopische Sehprüfung, die bei schielenden Kindern pathologisch ausfällt.
  - Visusprüfung ab 3. Lebensjahr (verschieden große Figuren werden in 3 m Entfernung angeboten.
  - Visusprüfung mit Snellen-E-Figuren-Test oder Pflüger-E-Test ab dem 5. Lebensjahr (beide Augen getrennt prüfen, sorgfältige Abdeckung!).
  - Schielscreening mit Hirschberg-Test: Beobachtung des Lichtreflexes auf den korrespondierenden Stellen der Hornhaut beider Augen.
  - Im Schulalter Zahlen und Buchstabenreihen.
- Bei Verdacht auf Sehstörung Untersuchung durch Augenfacharzt.

Grundlagen

- **Ausführliche Anamnese über:**
  - Art (z.B. Trauma?, Erbrechen, Diarrhoe, Obstipation, Bauchschmerzen) und Dauer der Erkrankung (akut/chronisch).
  - Art und Ort (Ausstrahlung) der Schmerzen (dumpfer Dauerschmerz im rechten Unterbauch bei Appendizitis, Kolikschmerz bei Cholezystolithiasis, Dysurie bei Harnwegsinfekten etc.).
  - Stuhlfrequenz, Stuhlbeschaffenheit, Stuhlmenge, Schleim oder Blutbeimengungen (Morbus Crohn).
  - Häufigkeit und Menge des Wasserlassens, Farbe und Geruch des Urins (z.B. übelriechender dunkler Urin bei Infektionen, Schäumen bei Proteinurie, Dunkelfärbung bei Porphyrien).
  - Ernährungsart, Ernährungszustand, Größe und Gewicht (Vgl. mit Perzentilen, Malabsorption?).
  - Fieber (bei allen entzündlichen Erkrankungen) und andere extraintestinale Symptome (z.B. Haut- und Atemwegssymptome bei Nahrungsmittelallergien, Colitis ulcerosa und Morbus Crohn).
- **Leitsymptome der abdominellen Untersuchung:**
  - Generalisierte Abwehrspannung der Bauchdecken bei Peritonitis (s.S. 538), lokale Abwehrspannung bei umschriebenen Entzündungen, wie z.B. Appendizitis (s.S. 538), prallelastische Bauchdecken bei Pankreatitis (s.S. 216).
  - Lokaler Druckschmerz (z.B. McBurney, Lanz bei Appendizitis, im rechtsseitigen Oberbauch bei Cholezystitis, -lithiasis s.S. 121), Loslaßschmerz (kontralateral bei Appendizitis), Klopfschmerz der Nierenlager (bei Pyelonephritis s.S. 345).
  - Tastbar vergrößerte Organe (z.B. Hepato- s.S. 123, Splenomegalie s.S. 125), tastbare pathologische Resistenzen (Tumoren s. S 317).
  - Darmgeräusche, lebhafte Peristaltik bei mechanischem Ileus (s.S. 205), Totenstille bei paralytischem Ileus (s.S. 205), Meteorismus.
  - Nässender Nabel bei Omphalitis (Neugeborene).
  - Rektale Untersuchung, Ampulle leer? (z.B. Morbus Hirschsprung s.S. 117), Blut oder Schleim am Fingerling (Morbus Crohn, Colitis ulcerosa s.S. 212), Tast- oder Druckschmerz, Fissuren oder Fisteln (Morbus Crohn s.S. 210).
  - Bruchpforten geschlossen? Sicht- und tastbare Vorwölbung im Bereich des Leistenkanals, evtl. nur bei Bauchpresse (husten lassen) prominent, reponierbar?
  - Hoden vergrößert, akut schmerzhaft und blaurot verfärbt bei Hodentorsion, DD Hydrozele, keine Schmerzen oder Verfärbung, hellrotes Aufleuchten bei Durchleuchten mit Taschenlampe (positive Diaphanoskopie).
  - Ganzkörperstatus, s.S. 4.
  - Monitoring mit RR- und Pulsverlauf bei intestinaler Blutung, Hypovolämie mit Schocksymptomatik.
- **Beachte:**
  - Kleine Kinder projizieren Schmerzen jedweder Art (z.B. Angina, Pneumonien) in den Bauchraum, deshalb bei unklaren abdominellen Beschwerden mit Fieber, ohne organisches Korrelat auch an Thorax-Röntgen denken (sorgfältige Indikation!)
  - Rezidivierende abdominelle Schmerzen sind häufig psychosomatisch bedingt.

- Seltene Ursachen für rezidivierende abdominelle Schmerzen sind hämolytische Krisen bei Sichelzellanämie (s. S. 301), Porphyrien (s. S. 538), Dysmenorrhoe und Extrauteringravidität, blutige Diarrhoe auch bei Purpura Schönlein Hennoch (s. S. 291).
- Bei unklarem Befund stationäre Aufnahme und Beobachtung, DD Erbrechen (s. S. 110), akutes Abdomen (s. S. 538), Diarrhoe (s. S. 112), Abdominalschmerzen .

Apparative und Laboruntersuchungen

- **Labor:**
  - BSG, BB, CRP, Elektrolyte, Glukose, Harnstoff, Kreatinin, Lipase und Amylase, Elektrophorese, Quick, PTT, Bilirubin, GOT, GPT, APH, GGT (bei Verdacht auf Porphyrie Protoporphyrin).
  - Blutgruppe und Kreuzblut bei niedrigem Hb oder Operationsindikation.
  - Bei unklarer fieberhafter Erkrankung: Serologie z. B. Gruber-Widal, Yersinien-AK, Hepatitis-AK.
  - Bei Verdacht auf Resorptionsstörung: Fe, Vitamin. B_{12}, AK gegen Gliadin- und Endomysium- (Zöliakie), AK gegen Kuhmilchproteine (Kuhmilchintoleranz), Galaktose, Aminosäuren.
  - Bei Verdacht auf Malabsorption von Fruktose, Laktose und Saccharose: H_2-Atemtest.
  - RAST (Radio-Allergo-Sorbent-Test) bei Verdacht auf Nahrungsmittelallergien.
  - Bei Verdacht auf Leberfunktionsstörungen: Fruktosebelastungstest, Ammoniak, Beutler-Test.
  - Antikörper gegen Heliobacter pylori bei Oberbauchbeschwerden.
  - Urin auf pathogene Keime, pH, Leukozyten, Erys, Protein, Bilirubin, Amylase, Aminosäuren, organische Säuren, Sediment, (bei Verdacht auf Porphyrie: δ-Aminolävulinsäure, Porphobilinogen, Uro- und Koproporphyrin).
  - Stuhluntersuchungen: pH, Haemoccult, Leukozyten, Pilze, Parasiten, Bakterienkultur, Viren. Fallweise Kalorimetrie, Fettausscheidung (Van-der Kamer), Kerry-Test für reduzierende Substanzen (evtl. Dünnschichtchromatographie), Chymotrypsin, Stuhl-Stickstoff und Wassergehalt.
- **Abdomensonographie:** zur Erkennung von Leber- Milz und Pankreasveränderungen (auch Hämatome!); Fehlbildungen, Entzündungen (Wandverdickung, Schachtung), Steine der Gallenblase; Fehlbildungen, Steine, Stauung der Nieren (Hydronephrosen), Aszites z. B. bei Peritonitis oder intraabdominellen Blutungen, pathologische Kokarden bei Appendizitis, Invagination, Pylorusstenose, Morbus Crohn.
- **Röntgen des Abdomens,** (sorgfältige Indikation wg. Strahlenbelastung):
  - Leeraufnahme: freie Luft unter den Zwerchfellsicheln bei Perforation, stehende Darmschlingen mit Flüssigkeitsspiegeln bei Ileus (s. S. 205).
  - Ösophagus-, Magen-, Darmpassage mit Bariumbrei bei großen Kindern, mit Methylzellulose bei Säuglingen.
  - Kontrastmitteleinlauf, Defäkographie, Cholangiographie (evtl. perkutan transhepatisch).
- Fallweise CT, MR der entsprechenden Region.
- **Endoskopien:** Ösophagus-Magen-Duodenum, Junum, Rektum-Kolon, ERCP (endoskopische retrograde Cholangiopankreatographie).

- Biopsien: Duodenum (bei Zöliakie-Verdacht), evtl. Enzymbestimmungen. Rektum (z. B. bei Morbus Hirschsprung, Colitis ulcerosa u. a.), Kolon (z. B. bei Morbus Crohn), Leber (offene oder Nadelbiopsie), Magenschleimhaut auf Heliobacter pylori.
- Schweißtest (Pilocarpin-Iontophorese) für Mukoviszidosenachweis.
- Duodenalsaft auf Lamblien und Bakterien, Pankreas- und Duodenalfermente.Fallweise PABA-Test und Sekretin-Pankreozymin-Test.
- pH-Metrie für Nachweis des gastroösophagealen Refluxes, Ösophagusmanometrie.
- Rektummanometrie bei Analsphinkterdysfunktionen.
- Isotopenuntersuchungen: Leberscan, gastroösophagealer Reflux mittels ^{99}Tc, BIDA/HIDA für Galleausscheidung, Meckelsches Divertikel mittels ^{99}Tc.

Grundlagen

- **Anamnese:**
  - Dauer und Schwere der Erkrankung (akut/chronisch, Notfall?), bei Neugeborenen: Schwangerschaftsverlauf und -dauer, Geburtsverlauf, Perinatalzeit, Adaptation (Frühgeborenes, Asphyxie, schlechtes Gedeihen).
  - Prodromalsymptome (z.B. Erkältungsbeschwerden vor Bronchitis / Bronchopneumonie, als Prodromalstadium von Masern).
  - Infektionen oder Erkrankungen der Geschwister, Eltern (vor allem bei Verdacht auf vererbte Fehlbildungen), im Kindergarten oder Schule (z.B. Scharlach).
- **Ganzkörperstatus** (s. S. 4).
- **Leitsymptome** der Untersuchung der Respirationsorgane:
  - Dyspnoe:
    - akut bei Pneumonie, Asthma, Mediastinalemphysem, Pneumothorax, Pleuraerguß, Atemnotsyndrom (Neugeborene), Aspiration,
    - chronisch bei Asthma, Mukoviszidose, Fehlbildungen, interstitiellen Lungenerkrankungen, DD Herzvitien, Mediastinaltumoren oder -LK.
  - Zyanose bei allen Ursachen schwerer akuter Dyspnoe, allen Ursachen chronischer Dyspnoe.
  - Stridor: inspiratorisch und exspiratorisch bei Erkrankungen der oberen Atemwege, Epiglottitis, Pseudokrupp, Laryngitis, Tonsillitis, Tracheomalazie, Fremdkörperaspiration, angioneurotisches Ödem.
  - Fieber: bei fast allen infektiösen Erkrankungen.
  - Husten: bei fast allen Erkrankungen des Respirationstraktes, anfallsweise bei Asthma (s. S. 232), asthmoider Bronchitis, stakkatoartig bei Pertussis, chronisch bei Mukoviszidose.
  - Auswurf: gelb-grünlich bei bakteriellen Pneumonien, weißlich bei Virusbronchitis, weiß und zäh bei Asthma, Pertussis, blutig-schaumig (Hämoptyse) bei Lungenödem.
  - Perkussion:
    - einseitige Abschwächung bei Infiltration (z.B. Pneumonie), Pleuraerguß.
    - Hypersonorer Klopfschall beiderseits bei Emphysem (obstruktive Erkrankung) einseitig bei Pneumothorax, Fremdkörperaspiration.
  - Auskultation:
    - Atemgeräusch: beim Neugeborenen Bronchialatmen, sonst Vesikuläratmen normal. Bronchiales AG bei Kleinkindern und Kindern Hinweis für Bronchitis.
    - Rasselgeräusche (trocken, feucht) z.B. bei Pneumonie.
    - Giemen, verlängertes Exspirium, bei Asthma und obstruktiver Bronchitis.
    - Brummen und Pfeifen bei Asthma.
- **Beachten:** Im Kindesalter sind obstruktive Atemwegserkrankungen häufiger. Die Durchführung von Lungenfunktionstests ist nur bei Kooperationsfähigkeit des Kindes sinnvoll. Sorgfältige Indikationsstellung für Röntgenuntersuchung wegen Strahlenbelastung.

Untersuchungsmethoden

➤ Lungenfunktionsdiagnostik
  - Auswertung der Spirometrie nach Nomogrammen.
  - Bei obstruktiven Atemwegserkrankungen FEV_1 vermindert, bei restriktiven Atemwegserkrankungen FVC vermindert. Häufig sind Mischformen.

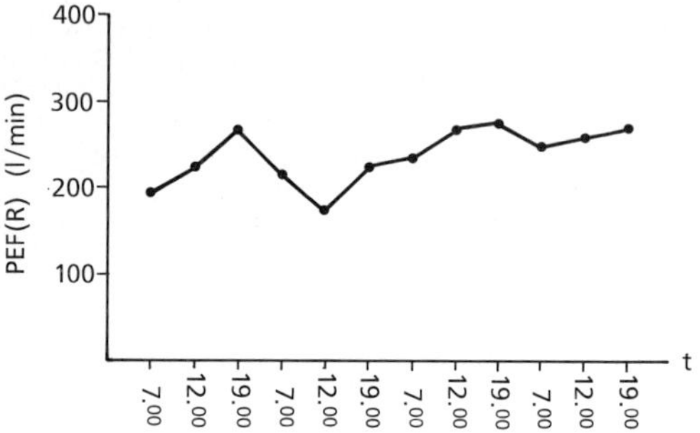

Abb. 10a

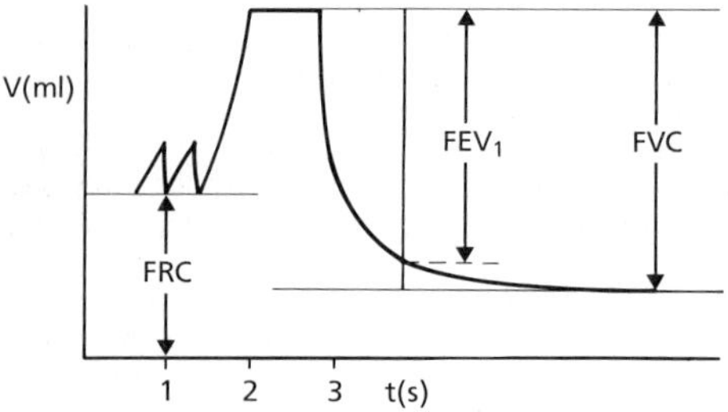

Abb. 10b

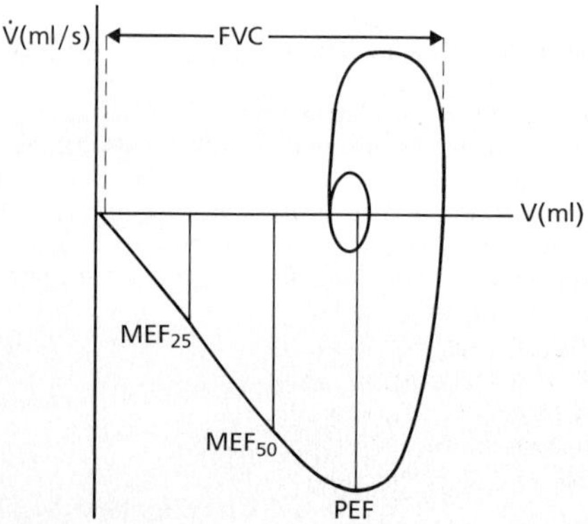

Abb. 10c

Tabelle 5 Lungenfunktionsdiagnostische Methoden

Methoden, die generell einsetzbar sind (Abb. 10)

Methoden	**Meßwerte**
(Heim-)Peak-Flowmetrie	PEFR
Spirometrie	FVC, FEV_1, FEV^1/FVC
Fluß-Volumen-Kurve	FVC, PEF, MEF_0, MEF_{25}
Bronchospasmolyse	FEV_1, MEF_{50}, MEF_{25}
Blutgasanalyse	pH, P_{CO2}, P_{O2}, CO_2, O_2

Methoden, die spezialisierten Zentren vorbehalten sind:

Methoden	**Meßwerte**
Bronchusprovokation	FEV_1, MEF_{50}, MEF_{25}
Ganzkörperplethysmographzie	TGV, R_{aw}
Fremdgas-Volumensmessung (Helium-Einwaschung oder N_2-Auswaschung)	FRC
Ergospirometrie sowie zeit- und personalintensive Methoden, wie Säuglingslungenfunktionsdiagnostik. Registrierung der Atemmuskeltätigkeit mit Oberflächenelektroden, Polysomnographie zur Erfassung zentraler und/oder obstruktiver Atemstörungen.	

  - In der Spirometrie sind Meßwerte unter 80% des Sollwerts, in der Fluß-Volumen-Kurve unter 60% als pathologisch zu interpretieren.
- Röntgenthorax a.-p. und seitlich:
  - indiziert bei Verdacht auf Pneumonie (bei Therapieresistenz oder atypischem Verlauf auch Verlaufskontrollen), Pneumothorax, Aspiration, Mediastinaltumoren, Fehlbildungen, Herzvitien.
- Labor:
  - BSG, Differentialblutbild, Blutgasanalyse,
  - bei Verdacht auf bakterielle Keime Rachenabstrich, Sputum auf pathogene Keime, Blutkultur bei Sepsis,
  - bei Verdacht auf virale Erkrankung, bei schwerem Verlauf Serologie auf pneumotrope Viren,
  - bei Verdacht auf allergische Erkrankung RAST-Test (s. S. 49).
- Tracheobronchoskopie bei Aspiration, Tumoren, Fehlbildungen, Gewinnnung histologischer Proben.
- ECT bei Verdacht auf Tumoren.

◀ Abb. 10a-c Lungenfunktionsdiagnostik. a) Peak-Flow-Protokoll, b) Spirometrie, c) Fluß-Volumen-Kurve
PEF (R) Peak expiratory flow (rate)
FVC forcierte Vitalkapazität
FEV_1 forcierter exspiratorischer Fluß in 1 Sek.
MEF_{50} maximal exspiratorischer Fluß bei 50% Vitalkapazität
MEF_{25} maximal exspiratorischer Fluß bei 25% Vitalkapazität
TGV thorakales Gasvolumen (Ganzkörperplethysmographie)
RI C funktionelle Residualkapazität (Fremdgasmethode)
R_{aw} Resistance der Atemwege

Grundlagen

- **Anamnese:** (s. S. 1)
  - Speziell bei Säuglingen nach postpartalem Gedeihen und Entwicklung fragen, bei angeborenen Herzfehlern oft verzögert.
  - Zyanose nach Anstrengungen, z. B. Trinken oder chronisch.
  - Vorangehende Infektionen bei älteren Kindern (Scharlach s. S. 460, Diphtherie s. S. 461),
  - thorakale Schmerzen?,
  - Atemnot?,
  - Ermüdbarkeit?,
  - Schwäche?,
  - Synkopen?,
  - Schwindel?
- **Ganzkörperstatus** (s. S. 4).
- **Leitsymptome** der kardiovaskulären Diagnostik:
  - Zyanose: DD zentral/peripher, zentral bei Herzfehlern mit Rechts-Links-Shunt s. S. 246, PFC (s. S. 593), Aortenisthmusstenose (s. S. 260) (untere Körperhälfte).
  - Trommelschlegelfinger, Uhrglasnägel bei Fallot-Tetralogie (s. S. 253).
  - Ödeme und obere Einflußstauung bei Herzinsuffizienz (s. S. 272).
  - Palpation: Spitzenstoß physiologisch im 4. ICR außerhalb der MCL bis 4. Lebensjahr; im 4. ICR in der MCL vom 4.–9. Lebensjahr; im 5. ICR in der MCL ab 10. Lebensjahr. Linksverlagerung bei linksventrikulärer Hypertrophie, epigastrische, vermehrte Pulsation parasternal rechts bei rechtsventrikulärer Hypertrophie.
  - Schwirren entspricht dem fühlbaren Anteil der Herzgeräusche, Lokalisation s. dort.
  - Pulsfrequenz: physiologische Entwicklung siehe Tab. 7.
    - P. frequens bei körperlicher oder seelischer Belastung, Fieber, Anämie, Hypovolämie, Tachykardien, Herzinsuffizienz, Perikarderguß, Endokardfibrose, Phäochromozytom, Hyperthyreose, Intoxikationen (s. S. 554).
    - P. rarus bei Vagotonie, Sportlerherz, Anorexie, erhöhtem Hirndruck, Myokarditis, Störungen der Erregungsleitung.
    - P. irregularis bei Herzrhythmusstörungen, Mitralklappenprolaps.
    - P. celer et altus bei Aortenklappeninsuffizienz, aortopulmonales Fenster, PDA, Aortenisthmusstenose.
    - P. parvus bei Aortenstenose, dist. Aortenisthmusstenose, Perikarderguß, Schock.
    - P. alternans bei Kardiomyopathie, Herzinsuffizienz.
    - P. durus bei Hypertonie.
    - P. mollis bei Hypotonie, Herzinsuffizienz.
    - P. paradoxus bei Pericarditis, Links-Rechts-Shunt.
- **Auskultation** der Herztöne:
  - Beim jungen Säugling ist der 2. Herzton (HT) etwa gleich laut wie der 1. HT, später wird der 1. HT lauter.
  - 1. HT: akzentuiert über P. Erb (3. ICR li.), verstärkt nach körperlicher Belastung, abgeschwächt bei Perikarderguß, Myokardschwäche, AV-Block.
  - 2. HT: akzentuiert über P. Erb, verstärkt bei erhöhtem Druck im Pulmonalkreislauf, abgeschwächt bei Aorten- oder Pulmonalstenose.

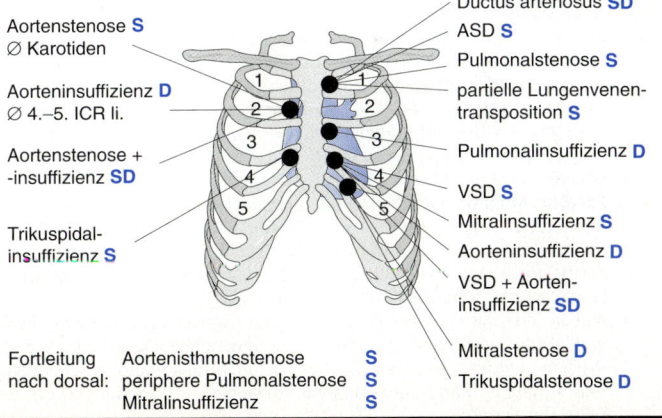

- Spaltung:
  - atemabhängig: physiologisch,
  - atemunabhängig: Überlastung des rechten Ventrikels, ASD, Pulmonalstenose, pulmonale Hypertonie,
- umgekehrt (Aortenschluß vor Pulmunalklappenschluß): Belastung des linken Ventrikels, Aortenstenose, Aortenisthmusstenose.
- 3./4. HT physiologisch bei Kindern, akzentuiert, pathologisch bei Mitralinsuffizienz, Herzinsuffizienz (3. HT), linksventrikulärer Dekompensation, Aortenstenose (4. HT).
- Akzidentelle Herzgeräusche sind bei Kindern physiologisch, meist leises (< 3/6) Systolikum.
- Organische Herzgeräusche:
  - systolisch: ASD, VSD, Pulmonal- und Aortenstenose, Mitral- und Trikuspidalklappeninsuffizienz, Mitralklappenprolaps (spätsystolischer Klick),
  - diastolisch: Mitral- und Trikuspidalklappenstenose, Pulmonal- und Aorteninsuffizienz,

Tabelle 6 Lautstärkegrade der Herzgeräusche (nach Levine)

Grad 1/6:	Sehr leises Geräusch, während einer Apnoe oder nach konzentrierter Auskultation in ruhiger Umgebung hörbar
Grad 2/6:	Leises Geräusch, ohne intensive Auskultation zu hören
Grad 3/6:	Mittellautes Geräusch ohne Schwirren
Grad 4/6:	Lautes Geräusch mit noch zartem Schwirren
Grad 5/6:	Sehr lautes Geräusch mit starkem Schwirren
Grad 6/6:	Geräusch so laut, daß es mit dem Stethoskop bis zu 1 cm Abstand von der Thoraxwand hörbar ist

Auskutationspunkte (Geräuschmaxima) bei kongenitalen Vitien

(**S** Systolikum **D** Diastolikum **SD** systolisch-diastolisches Geräusch 1–5 ICR → Geräuschfortleitung)

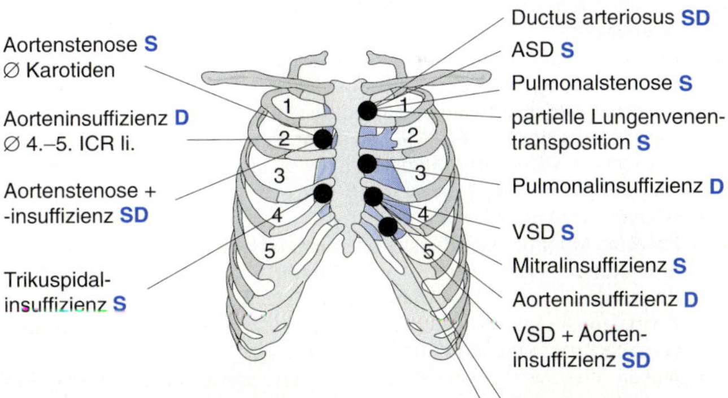

Fortleitung nach dorsal:	Aortenisthmusstenose	S
	periphere Pulmonalstenose	S
	Mitralinsuffizienz	S

  - kontinuierlich: PDA (Maschinengeräusch), a.v. Fisteln, aortopulmonale Fenster/Shunts, Perikarditis (Reibegeräusch).
- Genauere Ausführung siehe Kap. „Erkrankungen des Herz-Kreislauf-Systems", (s. S. 246– S. 276).

Apparative und Laboruntersuchungen

➤ **Blutdruckmessung** nach Riva-Rocci: Beachtung der Manschettenbreite, die als Faustregel zwei Drittel des Oberarms bedecken soll. Bei Säuglingen Flush-Methode
  - Hypertonie s. S. 274, Hypotonie s. S. 276.

➤ **Blutdruckmessung beim Früh- und Neugeborenen**
  - *Indikation:* Bei jedem kranken Neugeborenen und intensivpflichtigem Kind: kontinuierlich:
    - bei Unreife unter 30 SSW, schon im Kreissaal sofort nach Entbindung,
    - bei Schock,
    - bei Beatmung mit hohen Drücken oder hohem O_2-Bedarf,
    - bei PFC-Syndrom.
    - Intermittierend: v.a. auch bei jeder Aufnahmeuntersuchung, postoperativ.
      - Bis zur Stabilisierung stündlich oder noch engmaschiger,
      - danach 3stündliche, später 8stündliche Kontrollen.
  - *Verfahren*
    - *Direkte Blutdruckmessung* mit Drucktransducer über Nabelarterienkatheter oder Arteria-radialis-Katheter:
      - *Vorteile:* Sichere Werte, kontinuierliche Messung.
      - *Nachteile:* Risiken des Arterienkatheters (s. dort); Anordnung anfangs aufwendiger, später einfacher.
    - *Indirekte Blutdruckmessung* mit Ultraschall-Doppler (Arteriosonde, Kontron): als systolischer Druck gilt erste leise Pulsation.
      - Vorteil: gute Übereinstimmung mit direkt gemessenen Werten bis in hypotensiven Bereich (ca. 30 mmHg).
      - Nachteil: nur intermittierende Messung. Bei niedrigen systol. Werten ungenauer, jedoch kein systemat. Fehler. Diastolische Werte wenig zuverlässig.
    - Indirekte Blutdruckmessung mit Oszillographie (Dinamap): Größtmögliche Manschette benutzen (ganzer Oberarm).
      - *Vorteil:* Einfachere Handhabung durch automatisierten Meßvorgang;
      - *Nachteil:* Fehlmessung nicht erkennbar. Falsch zu hohe systolische Werte (bis zu + 20 mmHg), Hypotension wird also nicht sicher erkannt.
  - *Technik der direkten Blutdruckmessung*
    - *Wichtig:* Steril und blasenfrei arbeiten.
    - *Zubehör:* Monitor mit Druckkanal, 2-Wege-Hähne mit Überwurfmutter, druckfester Verbindungsschlauch, 50 cm, 2 mm (Vygon Nr. 1155.05), Drucktransducer mit Druckdom und Flushventil, Perfusor mit Spritze und normalem Perfusorschlauch, Spüllösung: 0,45% NaCl + 1 E Heparin/ml, Spritzen: 2 ml, 5 ml, 20 ml mit Spüllösung.
    - *Aufbau:* erst System ganz zusammenbauen, Spritzen (je eine 2 ml, 5 ml und 20 ml) blasenfrei machen. Mit 20-ml-Spritze über Flush-Ventil zuerst Druckdom füllen, dann restliches System füllen, an Katheter anschließen, Nulleichung zu Beginn der Messung, Nullabgleich (8stündlich): Dom in Höhe Thoraxmitte.

- *Beurteilung der Druckkurve:* die Kurve muß biphasisch / dichrot sein (Aortenklappenschluß), sonst ist die Kurve gedämpft und nur der Mitteldruck verwendbar. Ursachen einer Dämpfung: Luft im System oder Verstopfung. Wenn Luftblasensuche negativ, Versuch der Aspiration eines evtl. Gerinnsels. Wenn erfolglos, Katheter ziehen; nicht hineinspülen.
- *Beurteilung und Therapiemaßnahmen:* Ein Mitteldruck von mindestens **30 mmHg** bei Frühgeborenen ist als Ziel in den ersten Tagen anzustreben. Der Blutdruck korreliert (schwach) mit dem Blutvolumen: Hypotension weist zusammen mit verminderter peripherer Perfusion auf Hypovolämie hin. Dann ist zunächst die Gabe von Volumen z. B. Serum (bis 20 ml/kg) in ($^1/_2$)–1–2 Std. angezeigt, bei weiterbestehender Hypotension muß eine medikamentöse Unterstützung (Dobutamin und/oder Dopamin) erfolgen.

Tabelle 7 Mittelwerte in Ruhe für Atemfrequenz, Pulsfrequenz (aus Betke, K. u. Mitarb.: Elementare Pädiatrie, 4. Aufl. Thieme, Stuttgart 1991

	1. Tag	1. Jahr	6 Jahre	12 Jahre
Atemfrequenz/min	45	35	25	20
Pulsfrequenz/min	130	115	95	85
Blutdruck/systolisch	80	85	90	110
Blutdruck/diastolisch	50	60	90	70

- **Schellong-Test** zur Differenzierung des Orthostasesyndroms: Durchführung und Beurteilung s. Abb. 11.
- **Labor:** BSG, Differentialblutbild, CRP, BGA, Herzenzyme: CKMB, LDH, GOT,
  - bei Verdacht auf Myo-/Pericarditis: Serologie, Blutkulturen, ASL-Titer (nach Scharlach),
  - bei Verdacht auf Herzbeteiligung bei systemischen Kollagenosen Antikörper (Anti - DNA-AK, RF etc.).
- **Elektrokardiographie:**
  - Lokalisation der Elektroden für unipolare Brustwandableitungen und Extremitätenableitungen (s. Tab. 8).
  - Befunde:
    - Herzfrequenz, Normalwerte altersabhängig, s. Tab. 7. Cave: Überinterpretation atemabhängiger Schwankungen, die v.a. in vegetativ labilen Phasen, z. B. Rekonvaleszenz, physiologisch sind.
    - Herzrhythmus: Sinusrhythmus, AV-Knoten-Rhythmus, Kammerersatzrhythmen, supraventrikuläre oder ventrikuläre Extrasystolen, Tachykardien, Bradykardien (Herzrhythmusstörungen s. S. 261).
    - Lagetyp: Bestimmung der Herzachse anhand der Extremitätenableitungen (Tab. 9). Beim Neugeborenen physiologischer Rechtstyp, der sich im Lauf der ersten Lebensjahre in eine Steillage, später in eine Indifferenz- bis Linkslage wandelt.
    - P – Welle: (Vorhofanteil d. Erregungsausbreitung).
      a) physiologisch: P in III häufig negativ,

a Durchführung des Schellong-Tests

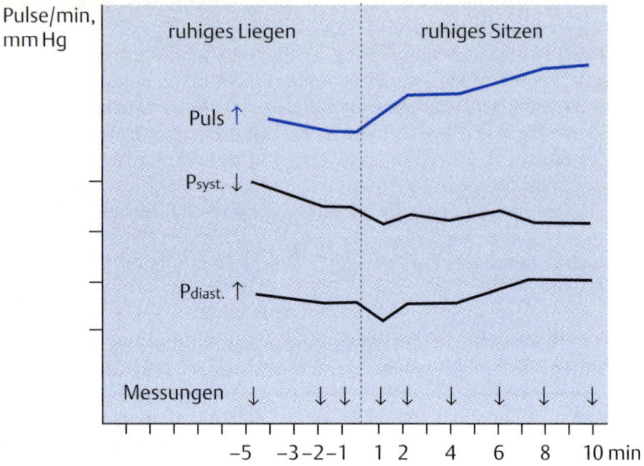

b Beurteilung

Obere Normgrenzen der prozentualen Abweichung vom Ruhewert
(Nach Klimt F., Rutenfranz J. [1976]). Standardisierung von Tests zur Prüfung der orthostatischen Regulationen im Kindes- und Jugendalter. Cardiology 61, Suppl. 1, 199–212 Ä

Lebensalter	3–5 Jahre	6–9 Jahre
Pulsfrequenz ↑	40 %	50 %
$P_{syst.}$ ↓	10 %	10 %
$P_{diast.}$ ↑	–5 →+35 %	–5 →+35 %
P-Amplitude ↓	40 %	50 %

c Schellong-Test: mögliche Reaktionstypen

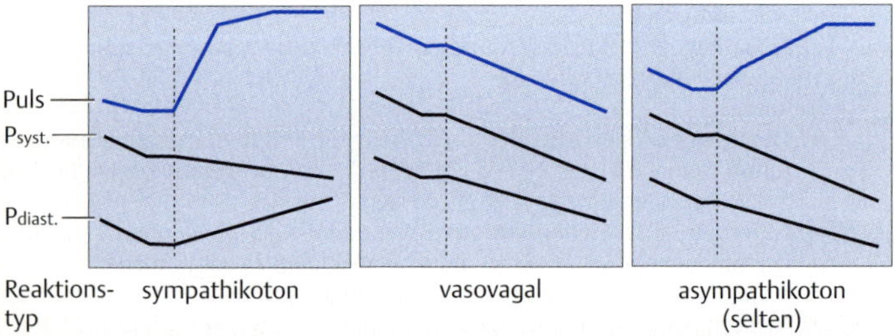

Abb. 11 Schellong-Test

Tabelle 8 Lokalisation der Elektroden bei Brust- und Extremitätenableitungen

Unipolare Brustwandableitungen (Wilson)

Differente Elektrode	Säuglinge		Ältere Kinder
V_1	4. ICR	rechter Sternalrand	4. ICR
V_2	4. ICR	linker Sternalrand	4. ICR
V_3		Mitte zwischen V_2 und V_4	
V_4	4. ICR	Medioklavikularlinie links	5. ICR
V_5	4. ICR	vordere Axillarlinie links	5. ICR
V_6	4. ICR	mittlere Axillarlinie links	5. ICR
V_7	4. ICR	hintere Axillarlinie links	5. ICR
V_8	4. ICR	Medioskapularlinie links	5. ICR

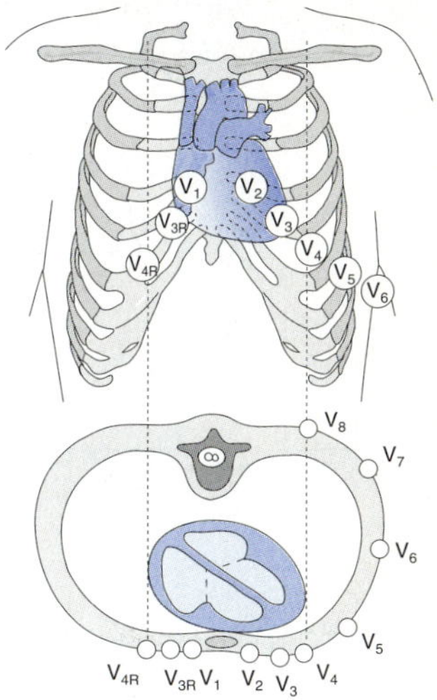

Bei besonderer Fragestellung (z. B. Rechtshypertrophie, Lageanomalien) zusätzliche Ableitungen V_{3R} – V_{8R} spiegelbildlich zu den Ableitungspunkten V_3 – V_8.

Extremitätenableitungen:
Elektrodenpositionen:

rechter Arm:	rot (alternativ R oder 1 Ring)
linker Arm:	gelb (alternativ L oder 2 Ringe)
linkes Bein:	grün (alternativ F oder 3 Ringe)
rechtes Bein:	schwarz (Erdleitung)

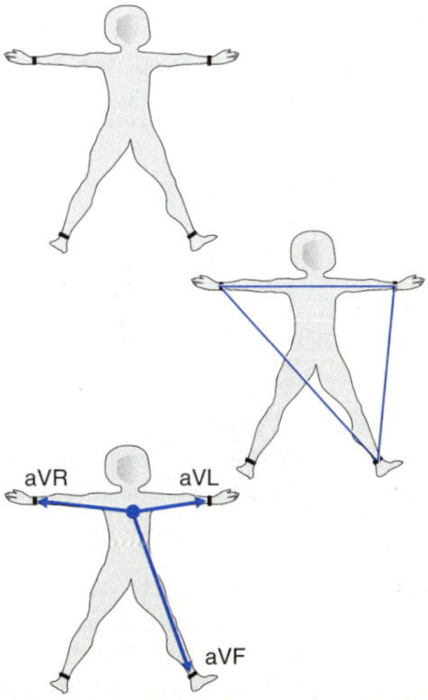

Unipolare Ableitungen (Goldberger) [a(augmented = verstärkt), V(voltage = Spannung)]

Ableitung **aVR**: differente Elektrode = rechter Arm
Ableitung **aVL**: differente Elektrode = linker Arm
Ableitung **aVF**: differente Elektrode = linkes Bein
(indifferente Elektrode = Zusammenschaltung der beiden anderen Elektroden)

Tabelle 9 RS-Charakteristika der EKG-Lagetypen (nach Gutheil)

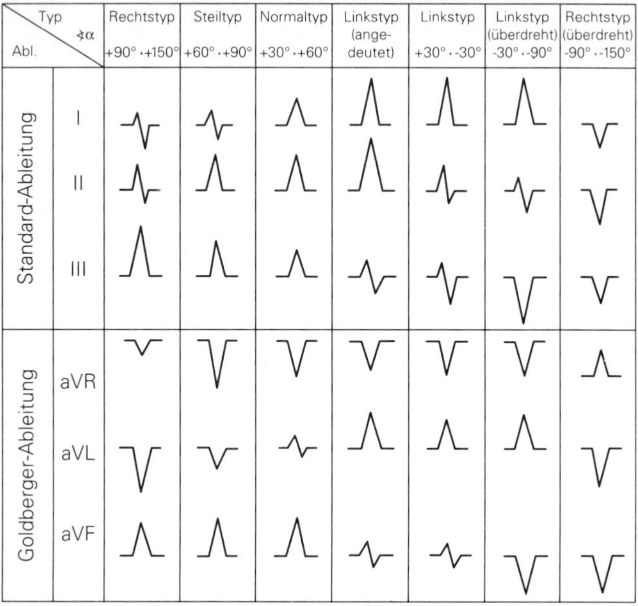
Typ
∢α
Abl.
Rechtstyp +90° - +150°
Steiltyp +60° - +90°
Normaltyp +30° - +60°
Linkstyp (angedeutet)
Linkstyp +30° - -30°
Linkstyp (überdreht) -30° - -90°
Rechtstyp (überdreht) -90° - -150°
Standard-Ableitung
I
II
III
Goldberger-Ableitung
aVR
aVL
aVF

b) pathologisch: wechselndes P (Breite und PQ-Zeit) bei wanderndem-Schrittmacher, sägezahnartiges P bei Vorhofflattern, kein P indentifizierbar bei Vorhofflimmern, SA-Block II und III (Herzrhythmusstörungen s. S. 261).

1. P-dextrocardiale (hochgipflig, in II, III, aVF, V_1) bei Überlastung des rechten Vorhofs, z. B. Fallotsche Trias, Trikuspidal-, Pulmonalstenose, Ebstein-Anomalie.

2. P-sinistrocardiale (doppelgipflig, in I, II, biphasisch in III, V_1), bei Überlastung des linken Vorhofs, z. B. Aorten-Mitralvitien, Hypertonie, Kardiomyopathien.

3. P-biatriale (doppelgipflig in I, aVL, hochgipflig in II, III, aVF, biphasisch in V_1/V_2) bei Überlastung beider Vorhöfe (Trikuspidalatresie, redekompensierte Mitral- oder Aortenvitien, großer ASD).

- PQ-Zeit: (AV-Überleitungszeit):

  a) physiologisch: Verkürzung, (frequenzabhängig, tiefer Erregungsursprung),

  b) pathologisch: Verlängerung bei AV-Block. Verkürzt bei Tachykardie, WPW-Syndrom (Deltawelle), LGL-Syndrom, atriale Reizleitungsstörung.
- QRS – Komplex (Kammeranteil der Erregungsausbreitung):

  a) physiologisch: M-förmige Splitterung in $V_1 - V_2$,

Tabelle 10 Altersabhängiger Normbereich für verschiedene Zeitwerte im EKG

Abweichung vom Lagetyp, QRS-Deformierung (Hypertrophie oder Blochbild) zusammen mit einer Verlängerung der Überleitungszeit sind Hinweise für angeborene Herzfehler, genauere Ausführung in den entsprechenden Kap. S. 246 bis S. 276.

Alter	Herzfrequenz (1/min)	P-Dauer	PQ-Intervall	QRS-Dauer	QR-Zeit	
		in Ableitung I – III			in V_1	in V_6
0 – 2 Mon.	100 – 180	0,05 – 0,07	0,08 – 0,12	0,04 – 0,08	0,01 – 0,03	0,01 – 0,03
2 – 5 Mon.	100 – 180	0,06 – 0,07	0,08 – 0,12	0,04 – 0,08	0,01 – 0,03	0,02 – 0,03
6 – 12 Mon.	100 – 180	0,06 – 0,07	0,09 – 0,13	0,04 – 0,08	0,01 – 0,02	0,02 – 0,03
2 – 3 Jahre	100 – 180	0,05 – 0,07	0,09 – 0,15	0,04 – 0,08	0,01 – 0,03	0,01 – 0,04
4 – 6 Jahre	60 – 150	0,06 – 0,08	0,09 – 0,15	0,05 – 0,09	0,01 – 0,03	0,02 – 0,04
7 – 10 Jahre	60 – 130	0,06 – 0,08	0,10 – 0,18	0,05 – 0,09	0,01 – 0,03	0,02 – 0,04
11 – 16 Jahre	50 – 100	0,06 – 0,08	0,12 – 0,19	0,05 – 0,10	0,01 – 0,02	0,02 – 0,04

Quellen der Normalwerte: Garson A. Gilette PC, McNamara DG (1980) A Guide to Cardiac Dysrhythmias in Children. Grune & Stratton, New York

b) pathologisch:
1. RV-Hypertrophie (Rechtstyp, großes R> 1,5 mV, kleines S in V_1/V_2, kleines R und großes S in V_5/V_6), z. B. Pulmonalstenose, ASD, Fallot-Tetralogie.
2. LV-Hypertrophie (Linkstyp, großes R> 3 mV, kleines S in V_5/V_6, kleines R und tiefes S in V_1/V_2, bei Volumenbel. tiefe Q-Zacke in V_6, I, aVL) z. B. Aortenstenose, VSD.
3. Rechtsschenkelblock (M-förmige Splitterung in V_1/V_2, aVR, Verbreiterung und diskordantes T beim kompletten RSB, normal breit und T unauffällig bei inkomplettem RSB), z. B. ASD.
4. Linksschenkelblock (Deformierung und Splitterung in I und V_6, Verbreiterung und diskordantes T bei komplettem LSB) z. B. Aortenstenose.

- T – Welle (Erregungsrückbildung):
  a) physiologisch: T in III und aVG negativ,
  b) pathologisch: T - flach bei Myokarditis, Hypokaliämie, T - hoch bei Vagotonie, Hyperkaliämie, T - neg. (außer in III) Pericarditis, Myokarditis.
- QT - Zeit (Berechnung QT-Zeit/√ 60/HF 0,35 – 0,44 s) verlängert bei Hypokalzämie, Hypokaliämie, verkürzt bei Hyperkalzämie.
- ST-Strecke: deszendierende Senkung bei Myokarditis, Ventrikelhypertrophie, muldenförmig bei Digitalisintoxikation, Hebung bei Perikarditis, Lungenembolie.

➤ **Röntgenthorax** p.-a. und seitlich:
- Zur Erfassung der Herzgröße (Breite des Herzens/Thoraxbreite an der Herzbasis = Cor-Thorax-Ratio, CTR).
- Beim jungen Säugling kugelige Herzform, horizontale Herzlage (physiologischer Zwerchfellhochstand), CTR 0,6. Cave: Fehlinterpretation: Mediastinum erscheint durch Thymus verbreitert.
- Durch Längenwachstum Senkung des Zerchfells, hierdurch wird die Herzachse schmaler, CTR < 0,5.
- Cave: bei Trichterbrust erscheint das Herz verbreitert.
- Befunde:
  - Vergrößerung des Herzens bei Volumenüberlastung, dilatativer Kardiomyopathie s. S. 270, Herzinsuffizienz s. S. 272.

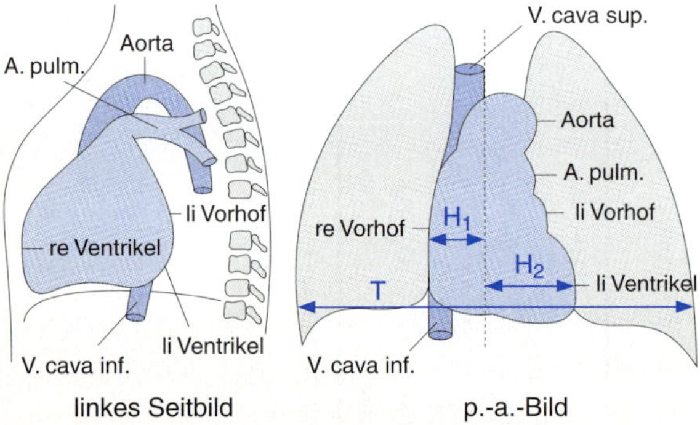

Abb. 12 Auswertungsskizzen für Röntgen-Thorax

- Vergrößerung des Herzens nach links (eingeengter Retrokardialraum) bei linksventrikulärer Hypertrophie, z. B. VSD s. S. 247, Mitralinsuffizienz, Aortenstenose s. S. 259, PDA s. S. 249.
- Vergrößerung des Herzens nach rechts (meist mit angehobener Herzspitze und eingeengtem Retrosternalraum) bei rechtsventrikulärer Hypertrophie, z. B. Pulmonalstenose (s. S. 258), pulmonaler Hypertonie (s. S. 251), ASD (s. S. 248).
- Streifig netzförmige Lungenzeichnung (interstitielles Ödem) oder diffuse Eintrübung (alveoläres Ödem) bei Linksherzinsuffizienz, Mitralklappenfehler.
- Lungengefäßzeichnung verstärkt bei gesteigerter Lungendurchblutung, bei Links-Rechts-Shunt, z. B. VSD, ASD.
- Lungengefäßzeichnung abgeschwächt bei verminderter Lungendurchblutung, bei Obstruktion der Pulmonalarterie, z. B. Pulmonalstenose s. S. 258, Fallot-Tetralogie s. S. 253.
- Kalibersprung der Lungengefäße (periphere Engstellung, zentral weit) bei pulmonaler Hypertonie, z. B. Lungenembolie.

➤ **Fahrradergometrie:** Bestimmung der Belastungsreaktion nach Herzoperation, bei Bluthochdruck u. a., bei Verdacht auf Herzfehler mit verminderter Koronardurchblutung.

➤ **Langzeit-EKG** zur Erfassung von Herzrhythmusstörungen, Abklärung von Synkopen, Apnoen, nach Herzoperationen.

➤ **Phonokardiographie:** Heute kaum mehr verwendet.

➤ **Echokardiographie:** Mit M-Mode-Technik morphologisches Bild und Beweglichkeit der Strukturen. Mit 2-D-Echo tomographische Bilder vorwiegend in 5 Hauptschnitten. Doppler(Farbdoppler)-Methode erkennt laminäre und turbulente Strömungen und Stromrichtung mittels gepulstem (PW-)Doppler, im kontinuierlichen (CW-)Doppler können Druckgradienten, Stenosen und Insuffizienzen bestimmt werden.

➤ **Katheterismus und Angiokardiographie:** Mittels Druckmessung, Bestimmung der O_2-Sättigung sowie O_2-Aufnahme können Herzminutenvolumina, Shuntgrößen und Gefäßwiderstände berechnet werden.
Angiographie mit Kontrastmittel gibt Beschaffenheit der Hohlräume und ihrer Verbindungen wieder. Beide Methoden können weitgehend durch sonographische Methoden ersetzt werden, sind jedoch zur Erstellung der Operationsindikation häufig notwendig (vor allem Druckmessung).

➤ Für spezielle Fälle mit Strukturanomalien MR oder SPECT-Untersuchung, in seltenen Fällen Herzmuskelbiopsie.

Grundlagen

- Primäre Immundefekte sind selten. Sie müssen jedoch von häufig auftretenden rezidivierenden Infekten banaler Natur (bei Kleinkindern durchschnittlich acht pro Jahr) z. B. Tonsillitis, Sinusitis, Otitis (Adenoide?), hyperreagiblem Bronchialsystem, Mukoviszidose, Allergien, Ekzeme abgegrenzt werden.
- Anamnestische und klinische Hinweise auf Immundefizienzen suchen:
  - Familiarität, Blutsverwandtschaft,
  - *polytope*, häufige und schwere Infektionen, z. T. durch opportunistische Keime (Staphylokokken, Candida, Pneumocystis u. a.),
  - kalte Abszesse,
  - Dystrophie,
  - chronische Dermatitiden,
  - rezidivierende Durchfälle,
  - hypoplastische Tonsillen und Lymphknoten,
  - Hepatosplenomegalie,
  - fehlender Thymusschatten (Röntgenthorax),
  - verzögerter Abfall der Nabelschnur (normal 5.–10. Tag),
  - rezidivierendes Quincke-Ödem,
  - Autoimmunphänomene,
  - atypisch verlaufende Infekte,
  - therapieresistente Infekte,
  - selten typische Syndrome (s. dort).

Laboruntersuchungen

- Differentialblutbild: Lympho-, Neutro-, Thrombozytopenien.
- Immunglobuline quantitativ (IgG-, IgA-, IgM-, IgE- und IgG-Subklassen): Generelle oder isolierte Verminderung unter die altersentsprechenden Werte bei B-Lymphozyten-Defekten. Auch erhöhte Werte für IgM bzw. IgE möglich.
- AB0-Isoagglutinine und Antikörperanstieg nach Impfungen.
- Intrakutantests: Tuberkulintest, Multitest Merieux, negativ bei T-Lymphozyten-Defekt.
- T-Lymphozyten-Anteil (OKT3), T-Helfer-(OKT4) und T-Suppressor-(OKT8) Lymphozyten (normale Ratio OKT8: OKT4 < 1) mittels monoklonaler Antikörper: Vermindert bei T-Lymphozyten-Defekt.
- T-Lymphozyten-in-vitro-Stimulation mit Mitogenen (PHA, ConA, PWM) oder Antigenen (Tetanus, Diphtherie, Polio etc.): Vermindert bei T-Lymphozyten-Defekt.
- Granulozytenfunktionstests: Nitroblautetrazoliumtest (NBT) vermindert bei septischer Granulomatose. Fallweise Bestimmung der Adhärenz, Chemotaxis, Phagozytose, Chemolumineszenz oder der quantitativen O_2-Bildung in Speziallabors.
- Komplement: Globaltest des gesamthämolytischen Komplements CH 50 als Screening, evtl. Einzelkomponentenbestimmung (C_3, C_4).
- Spezialtests: Fallweise HLA-Antigene, Adenosin-Deaminase, Purin-Nukleosid-Phosphorylase, Transcobalamin II, C_1-Esterase-Inhibitor.
- Molekularbiologischer Nachweis des Gendefekts in Einzelfällen.
- AIDS-Test bei Verdacht auf HIV-Infektionen (s. S. 487).
- Abdomensonographie s. S. 33: Hepatosplenomegalie.
- Röntgenthorax s. S. 46: fehlender Thymusschatten.

Grundlagen

- **Anamnese:** Auftreten der Allergiesymptomatik (s. S. 284) nach Kontakt mit inhalativen (Pollen, Milben, Tiere, Schimmelpilze), oralen (Nahrungsmittel, Medikamente), parenteralen (Arzneimittel, Insektengifte) Antigenen. Jahreszeitlich rezidivierendes Auftreten der Symptome (z. B. allerg. Rhinokonjunktivitis zur Baum- oder Wiesenblüte).
- Ganzkörperstatus s. S. 4.
- **Leitsymptome** und Formen allergischer Erkrankungen s. S. 284 ff.

Allergietests

- Blutbild: Eosinophilie (nicht obligat).
- Hauttestung:
  - Typ-I-Reaktion: Vorwiegend Prick-Test, (Allergenlösung auf Unterarm auftropfen, mit Lanzette durch den Tropfen hindurch stechen, nach 15 Min. ablesen, Quaddelbildung?) selten Intrakutantest (bei Penicillin und Insektengift), intrakutane Injektion.
  - Typ-IV-Reaktion: Epikutantest Kontaktallergene (Reibetest direkt mit dem nativen Material).
- RIST (Radio-Immuno-Sorbent-Test): Gesamt-IgE-Bestimmung im Serum (altersabhängige Normwerte). Erhöhte Spiegel weisen auf atopische Erkrankung hin.
- RAST (Radio-Allergo-Sorbent-Test): Nachweis allergenspezifischer IgE-Antikörper.
- IgG-RAST: Nachweis allergenspezifischer IgG-Antikörper. Cave: häufig falsch positiv.
- RAST-Inhibition, gekreuzte Immunelektrophorese, Immunoblot u. a. zum Nachweis der Allergenaktivität.
- Basophilen-Degranulationstest und allergeninduzierter Histaminfreisetzungstest: Quantitative Messung der anaphylaktischen Reaktionsbereitschaft.
- ECP-(eosinophil cationic peptide)Test.
- Provokationstests: Exposition eines betroffenen Organs mit dem fraglichen Allergen nur nach sorgfältiger Indikationsstellung.
- Konjunktivaler Provokationstest: Diagnose einer vermuteten Sensibilisierung und Nachweis des Effekts einer Hyposensibilisierung. Beurteilung nach klinischer Symptomatik.
- Nasaler Provokationstest: Beurteilung der klinischen Symptomatik und rhinomanometrische Messung.
- Bronchialer Provokationstest: Nachweis einer spezifischen bronchialen Reaktivität gegenüber inhalativer Allergene. Beurteilung der konsekutiv durchgeführten Lungenfunktionsmessungen und klinischen Symptome.
- Orale Provokation nach Allergenkarenz: Nachweis von Allergien auf Nahrungsmittel und Nahrungszusatzstoffen. Beurteilung klinischer Symptome, Hauttests und Antikörpernachweis sind dafür zu unsicher.
- Lymphozytentransformationstest.
- Messung der bronchialen Reaktivität (s. S. 232).
- Hautbiopsien in Ausnahmefällen.

Grundlagen

- **Anamnese:** Bei Anämie erhöhte Infektionsneigung, rasche Ermüdbarkeit, Interesselosigkeit, Appetitlosigkeit, Kopfschmerz, Schlafstörungen, Dyspnoe und Zyanose bei körperlicher Belastung. Gezielt fragen nach: Ernährung, z.B. Eisenmangelanämie (v.a. Säuglinge), megaloblastäre Anämie. Herkunft (Thalassämie), Medikamente (aplastische Anämie), vorangegangene Infekte (Infektiös-toxische Anämie), Gastroenteritis (hämolytisch-urämisches Sydrom), bei Neugeborenen nach Geburtsverlauf fragen (Plazentablutungen, etc.).
- **Ganzkörperstatus** (s. S. 4).
- **Leitsymptome** bei hämatologischen Erkrankungen:
  - Fieber.
  - Ikterus bei hämolytischen Anämien.
  - Mundwinkelrhagaden, brüchige Nägel und Haare, Haarausfall bei Eisenmangelanämie.
  - Tachykardie, Hypotonie (Hypertonie nur bei hämolytisch-urämischem Syndrom, HUS) und EKG-Abweichungen bei Anämie.
  - Petechien, Ekchymosen, Hämatome, v.a. an den körperabhängigen Partien, Fußsohlen bei ALL, AML, DD Vasopathien (s. S. 291), Thrombozytopathien (s. S. 311), DD großflächige Blutungen, Sugillationen und Gelenkblutungen bei Koagulopathien (s. S. 313).
  - Lymphknotenschwellungen (ALL), Hepatosplenomegalie (hämolytische Anämien, AML, ALL).
  - Abdominelle Krisen (Sichelzellenanämie, hämolytische Krisen, HUS).
  - Fehlbildungssyndrome (Fanconi-Anämie, s. S. 137).
  - Malabsorptionssyndrome (Sprue, Zöliakie bei megaloblastärer Anämie).

Apparative und Laboruntersuchungen

- Komplettes Blutbild mit Thrombozyten und Retikulozyten sowie Blutausstrich mit Morphologie der Blutkörperchen.
- Knochenmark: Punktion (s. S. 95), evtl. Biopsie und Differenzierung der KM-Zellen bei aplastischer Anämie, Leukämie.
- Bei hämolytischer Anämie: Erythrozytenmorphologie, LDH, Bilirubin, Haptoglobin, osmotische Resistenz, Autohämolysetest, Heinz-Körper-Test, Coombs-Test, Hämoglobin-Elektrophorese bei Verdacht auf Thalassämie, Erythrozytenenzyme bei Verdacht auf Erythrozyten-enzymdefekt.
- Bei hypochromer Anämie: Eisenspiegel, Transferrinsättigung Ferritin, Hämoglobin-Elektrophorese (Normwerte s. S. 601) bei Verdacht auf Thalassämie.
- Zur Differenzierung Eisenmangel- Tumor- oder Infektanämie:

	Fe	Transferrin	Ferritin
Eisenmangel	↓	↑	↓
Tumor- oder Infektanämie	↓	↓	↑

- Bei megaloblastischer Anämie: LDH, Vitamin-B_{12}- und Folsäurespiegel, Schilling-Test (normal: > 10%-Ausscheidung des 57-Cyanocobalamin im Harn), evtl. Parietalzellen-Antikörper.

- Bei aplastischer Anämie: s. S. 297).
- Bei myeloproliferativen Erkrankungen und akuten Leukämien: Zytochemische Färbungen, immunologische, evtl. molekularbiologische Phänotypisierung des Zellklons, Knochenmarkbiopsie, Chromosomenuntersuchung).
- Bei Blutungsneigung: Gerinnungsstatus, zuerst Globaltests, danach gezielte Einzel- oder Funktionsanalysen.
- Bei hämolytisch-urämischer Anämie: Kreatinin, Harnstoff, RR-Kontrolle (Hypertonie). Urin: Hämaturie, Proteinurie, Zylinder im Sediment. Stuhl auf Escherichia coli.
- Abdomensonographie (s. S. 33): Hepatosplenomegalie, Gallensteine (bei hämolytischer Anämie), Nierenparenchym- oder Lebererkrankungen.

Grundlagen

- **Epidemiologie:** Malignome stehen an zweiter Stelle der Todesursachen bei Klein- und Schulkindern.
- Entscheidend für die Prognose ist die möglichst frühe Diagnose. Charakteristische Symptome im Frühstadium sind selten ausgeprägt. Die Tumorabklärung sollte durch Experten geleitet und im Hinblick auf die Therapie geplant werden.
- **Anamnese:** Fieber, Nachtschweiß, Interesselosigkeit, Appetitlosigkeit, Abgeschlagenheit, Gewichtsverlust, Infektionsneigung (B-Symptomatik). Oft aber auch gutes Allgemeinbefinden.
- Immer Ganzkörperstatus (s. S. 4).

Leitsymptome bei Tumoren:

- Sicht- oder tastbare Tumormassen (z. B. abdominell bei Wilms-Tumor, rote und überwärmte Schwellung bei Knochentumoren, DD Osteomyelitis).
- Schmerzen und Beschwerden je nach Lokalisation und Art des Tumors:
  - Dyspnoe und Stridor bei pulmonalem Befall (v.a. Metastasen) oder Trachealeinengung durch Lymphknoten (Morbus Hodgkin).
  - Bauchschmerzen, Erbrechen, Hämaturie bei Wilms-Tumor.
  - Kopfschmerzen, Nüchternerbrechen, zerebrale Krampfanfälle und Herdsymptome bei Hirntumoren.
  - Hauteffloreszenzen bei Histiocytosis X.
  - Hypertonie bei Neuroblastom und Wilms-Tumor.
  - Lymphknotenschwellungen bei Morbus Hodgkin, NHL, ALL, AML.

DD Lymphknotenschwellung:

entzündlich	*maligne*
weiche, entzündliche Konsistenz	harte Konsistenz
druckdolent	indolent
verschieblich gegen die Unterlage	verbacken mit der Unterlage oder untereinander

Genauere Ausführung s. Kap. Tumoren, S. 317 – S. 336.

- Zurückhaltende Palpation von Tumoren um Ausstreuung von Tu- Zellen zu vermeiden.
- Metastasensuche, v.a. Lunge, Leber, Lymphknoten, Knochen.

Apparative und Laboruntersuchungen

- Immer: BSG, CRP (erhöht), Differentialblutbild (häufig Anämie und Lymphozytose), LDH erhöht (Korrelation zu Tumormasse bei NHL), Harnsäure erhöht, Immunglobuline.
- Bei allen Tumoren Metastasensuche, Röntgenthorax in zwei Ebenen, CT, MRT
- Bei Nephroblastom (Wilms-Tu): Kreatinin, Harnstoff, Urin (Mikrohämaturie), Sonographie (Hydronephrose), i. v.-Pyelogramm (Deformation d. Pyelons), bei Verdacht auf Einbruch in die V. renalis: Kavographie, CT.
  RR – Kontrolle (Hypertonie).
- Bei Neuroblastom: Ferritin, neuronspezifische Enolase, Katecholamine und Metaboliten im Serum und 24-Stunden-Sammelurin (ansäuern!), Leber- und Nierenwerte, bei neurologischer Symptomatik Lumbalpunktion.

Abdomensonographie, Abdomenübersicht (Verkalkungen im Nierenparenchym) CT, MRT, Knochenmark.

- Bei Hepatoblastom: GOT, GPT, APH, γ-GT, Bilirubin, CHE, Quick, Leberfunktionstests, α_1-Fetoprotein und β-HCG, Abdomensonographie, Röntgenleeraufnahme, CT.
- Bei Osteosarkom: APH, Röntgen in zwei Ebenen (osteolytische/sklerosierende Destruktion, Auftreibung), Szintigraphie, CT, MRT, offene Knochenbiopsie durch chirurgischen Experten!
- Bei Ewing-Sarkom: Leukozytose, Anämie, Röntgen in zwei Ebenen (Mottenfraßdestruktion, Periost zwiebelschalenförmig abgehoben), Knochenmarkpunktion, Knochenbiopsie durch Experten.
- Bei Hirntumoren: Augenhintergrund (Stauungspapille), bei Säuglingen Sonographie durch die große Fontanelle, EEG (Herdbefund), Röntgen Schädel (offene Schädelnähte, Wolkenschädel, intrakranielle Verkalkungen), CT, MRT, Lumbalpunktion (Zytologie).
- Bei Tumoren des lymphatischen Systems (Morbus Hodgkin, NHL): Molekularbiologische und zytochemische Bestimmung des Zelltyps, Röntgenthorax p.-a., seitlich (Tumormassen mediastinal), Abdomensonographie (Hepatosplenomegalie, intraabdominelle LK), Skelett-szintigraphie, Knochenmarkbiopsie, Lumbalpunktion (zerebrale oder meningeale Mitbeteiligung), bei vorhandenem Pleuraerguß Punktion und Zytologie.
- Weitere Abklärung sind Biopsien immer in Zusammenarbeit mit spezialisiertem Zentrum.

Prognostische Risikokriterien

- Klinische Klassifizierung (Staging) entsprechend dem Ausbreitungsgrad, im Kindesalter spezifisch für jede Tumorart.
  - TNM – Klassifikation:

  T = Ausdehnung des Primärtumors,
  N = Fehlen / Existenz / Ausdehnung regionaler Lymphknotenmetastasen,
  M = Fehlen / Existenz von Fernmetastasen.
- Histologische Klassifizierung (Grading) spezifisch für jede Tumorart.

Grundlagen

- **Anamnese:**
  - Fragen nach den Symptomen Dysurie, Pollakisurie, Polyurie, Oligo-, Anurie z. B. beim Säugling: wie viele nasse Windeln pro Tag.
  - Flüssigkeitsaufnahme?, Polydipsie bei Diabetes mellitus, Diabetes insipidus, psychogen, Flüssigkeitsverlust z. B. bei Erbrechen und Durchfällen.
  - Bauch- oder Flankenschmerzen, Koliken?
  - Medikamenteneinnahme: nephrotoxische Antibiotika (Aminoglycoside, Sulfonamide), Zytostatika (Cyclosporin A, Metothrexat), ASS, Indometacin.
- **Ganzkörperstatus** (s. S. 4).
- **Leitsymptome:**
  - Fieber bei allen entzündlichen Erkrankungen, Exsikkose.
  - Hypertonie bei parenchymatöser Schädigung der Nieren.
  - Ödeme bei Glomerulonephritiden, nephrotischem Syndrom.
  - Anämie bei chronischer Niereninsuffizienz, hämolytisch-urämischen Syndrom (HUS).
  - Minderwuchs und körperliche Leistungsminderung bei chronischer Niereninsuffizienz.
  - Oligurie ($>200\,ml/m^2$ KO/d), Anurie ($<50\,ml/m^2$ KO/d) bei Exsikkose, Schock, akuter Glomerulonephritis und terminalem Stadium der chronischen Glomerulonephritis, nephrotoxischen Schädigungen (Medikamente), HUS, Obstruktion d. Ureteren (Blase leer), bzw. Urethra (Blase prall voll).
  - Polyurie ($>1500\,ml/m^2$ KO/d) bei Polydipsie (Diabetes mellitus, Diabetes insipidus centralis bzw. renalis, psychogen), polyurische Phase der chronischen Niereninsuffizienz, akute Niereninsuffizienz, bei Ödemausschwemmung, renale Glukosurie.
  - Dysurie und Pollakisurie v.a. bei Harnwegsinfekten, Obstruktion der Urethra, Entleerungsstörung bei neurogener Blase, Balanitis, Phimosenoperation.
  - Proteinurie ($>1000\,mg/m^2$ KO/d) bei nephrotischem Symdrom, Glomerulonephritis, geringere ($<1000\,mg/m^2$ KO/d) bei Pyelonephritis, Zystennieren, HUS aber auch bei fieberhaften Infekten, Streß, Exsikkose.
  - Hämaturie (Mikro- >5 Erythrozyten/mm^3, Makrohämaturie >1 ml Blut/l Urin) bei Glomerulonephritiden, nephrotischem Syndrom, Purpura Schönlein-Henoch, HUS, Pyelonephritis, Stein, Tumor, Mißbildungen, nach Trauma.
  - Leukozyturie (>20 Leukozyten/mm^3) bei Harnwegsinfektionen, Nierensteinen.

Apparative und Laboruntersuchungen

- Harn: Gewinnung als Mittelstrahlharn (verkehrter Toilettensitz) oder im Klebebeutel nach sorgfältiger Reinigung oder in Zweifelsfällen als Katheterharn bei Mädchen bzw. durch Blasenpunktion bei Knaben. Technik der Katheterisierung und suprapubischen Blasenpunktion S. 101.
- Chemische Befunde: Mittels Teststreifen Eiweiß, Zucker, Bilirubin, Urobilinogen, pH, Azeton, Hämoglobin, Nitrit, Leukozyten. Mit Flammenphotometer Na^+, K^+, Cl^-, Ca^{2+}, P^{2+}, Mg^{2+}, Kreatinin. Osmolalität (>600 bei Oligurie, <100 bei Polyurie), spezifisches Gewicht (>1020 bei Oligurie, <1005 bei Polyurie). Zellbefunde: Erythrozyten (normal $0-5\,\mu/l$ in Fuchs-Rosenthal-Zählkammer), Erythrozytenmorphologie nach Färbung mit Brillantgrün (evtl. Phasenkontrastmikroskopie).

Leukozyten (normal 0–20/ μl).
Sediment: Zylinder, Kristalle, Keime, Blutkörperchen, Epithelien, Wurmeier u. a.

- Uricult bzw. Harnkultur (normal bis 10^3 Keime/ μl, steril nach Blasenpunktion) und Erregerempfindlichkeit (Antibiogramm).
- Sammelurin über 24 Std.: Erfassung der Gesamtmenge, Minimum 50 ml/m^2 KO/d, Ausscheidung von Protein, Glukose, Elektrolyten, harnpflichtigen Substanzen bei Glomerulonephritiden, Niereninsuffizienz, akutem Nierenversagen, Tubulopathien.
- Serochemie: Harnstoff, Kreatinin, Harnsäure, Na^+, K^+, Cl^-, Ca^{2+}, P^{2+}, Mg^{2+}, alkalische Phosphatase, Blutgasanalyse, Osmolalität. BB, BSG, Gesamteiweiß, Glukose.
- Harnelektrophorese: Zur Differenzierung einer Proteinurie.
- Immunologie: Im Serum C_3, C_4, antinukleäre Antikörper, Immunkomplexe.
- Nierenfunktionsprüfungen: 24-Stunden-Harnausscheidung verschiedener Substanzen. Durstversuch (Osmolalität bis 800 mosmol/l im Harn).
  - Glomueruläre Filtration:
    Kreatinin-Clearance ($C_{cr} = \frac{U_{cr} \times \text{min. Vol} \times 1{,}73}{P_{cr} \times KO}$ [80–120, Säuglinge 50 bis 80 ml/Min./1,73 m^2, Neugeborene 20–40 ml/Min./1,73 m^2]).
  - Tubuläre Phosphatrückresorption ($TRP = 100 \times 1 - \frac{P_{cr} \times U_{po4}}{P_{po4} \times U_{cr}}$, normal = 85–95%
  - Säure-Basen-Titration.
- Glomeruläre Filtration: Isotopenuntersuchungen: Statisches Nierenszintigramm mit ^{99}Tc-DMSA, funktionelles Nephrogramm mit ^{123}J-Hippuran oder ^{99}Tc-MAG 3, auch Clearance-Berechnung möglich.
- Sonographie: Anatomische Organdarstellung (Mißbildungen, Zysten, Steine, Harnstau, Hydronephrose u. a.), funktionelle Lasix-Sonographie, Restharnbestimmung, Farbdoppler-Sonographie.
- I.v.Pyelogramm: Anatomische und funktionelle Darstellung des oberen Harntrakts.
- Miktionszystourethrographie (MCU): Anatomische und funktionelle Darstellung der Blase (besonders vesikoureteraler Reflux) und der Urethra (s. Abb. 46, S. 346).
- Zystoskopie: Anatomische Darstellung der Blase und Urethra.
- Angiographie: Darstellung der Nierenvenen bzw. Arterien.
- Computertomogramm oder MRT: Vorwiegend bei Tumoren.
- Nieren-Feinnadelbiopsie: Differenzierung akuter und chronischer Parenchymerkrankungen.
- Vasopressintest.

Grundlagen

- **Anamnese:** akute oder chronische Erkrankung (s. u.), klare oder eingetrübte Bewußtseinslage (Glasgow-Coma-Scale s. S. 567), psychomotorische Entwicklung (abrupter Stillstand oder chronische Retardierung), Krampfanfälle, familär gehäufte Erkrankungen, wie Epilepsie, Migräne, vererbliche neuromuskuläre Erkrankungen. Immer auch nach Geburts- und Schwangerschaftsverlauf fragen, nach Perinatalzeit und Medikamenteneinnahme.
- Ganzkörperstatus s. S. 4, psychomotorische Entwicklung s. S. 18, Motoskopie u. Reflexe s. S. 18.
- **Leitsymptome:**
  - *Kopfumfang* (Hydro-, Mikrozephalus s. S. 360).
  - *Kopfschmerzen:*
    - akut als Begleitsymptom bei HNO-Infekten, Meningitis u. Enzephalitis (Fieber, Meningismus), Schädel-Hirn-Trauma, Tumor (Frühzeichen!),
    - chronisch bei chronischer Sinusitis, Visusanomalien, Zervikalsyndrom, nach Trauma,
    - rezidivierend bei Migräne (Begleitsymptome!), Epilepsie, Hypertonie.
  - *Krampfanfälle* (DD Fieberkrämpfe, Hypoglykämien, BNS-, Grand-mal-Epilepsie etc. s. S. 376).
  - *Psychomotorischer Entwicklungsrückstand:*
    - Von Geburt an bei Embryopathien (z. B. Röteln, Alkohol), Mißbildungssyndromen (z. B. Morbus Down), prä- und perinatalen Hirnschäden.
    - Nach Meningitiden, Enzephalitiden.
    - Progredient bei neuromuskulären Erkrankungen.
    - Entwicklungsknick nach ursprünglich normaler Entwicklung bei Stoffwechselerkrankungen. Differenzierung: globaler – definierter Entwicklungsrückstand (Verständnis, Sprache, Motorik, Koordination, psychosoziales Verhalten).
  - *Paresen:*
    - Peripher (einzelner Nerv oder Plexus), z. B. Fazialisparese postpartal oder nach Meningitiden, bei Tumoren, isolierten Entzündungen, heredodegenerativen Erkrankungen.
    - Zentral (Muskelgruppen) z. B. intrakranielle Tumoren, Z.n. Infektion, Blutung, neurometabolischer Erkrankung.
    - Muskulär, DD kleine Haltemuskeln (Lid) bei Myasthenia gravis, symmetrischer Ausfall bei Speicherkrankheiten, parainfektiös.
  - *Hirnnervenausfälle:*
    - N. opticus: Visusprüfung, Perimetrie, Augenhintergrunduntersuchung.
    - N. oculomotorius: pathologische Lichtreaktion (symmetrisch?), Pupillen mydriatisch (starr, asymmetrisch?), Auge steht nach außen, unten, Oberlid hängt.
    - N. abducens: Auge steht nach innen.
    - N. trochlearis: Doppelbilder bei Blick nach unten.
    - N. trigeminus: Sensibilitätsstörungen der Gesichtshaut je nach betroffenem Ast, Geschmacksstörungen der vorderen Zunge und Lähmung des M. masseter bei III. Ast, Kornealreflex abgeschwächt bei I. Ast.
    - N. facialis: periphere Lähmung: einseitige Gesichtsmuskulaturlähmung mit Stirnmuskulatur, zentral: einseitige Lähmung ohne Stirnmuskulatur (wird von der anderen Seite mitversorgt).

  - N. statoacusticus: Hörprüfung und Gleichgewichtsprüfung pathologisch, Nystagmus?
  - N. glossopharyngeus, N. vagus: Gaumensegelparese, Heiserkeit.
  - N. accessorius: Parese des M. sternocleidomastoideus (Kopfseitwärts-Drehung) und M. trapezius (Hochziehen der Schulter).
  - N. hypoglossus: Deviation der Zunge zur gelähmten Seite.
- *Skelettmuskelhypotonie:* „floppy infant", später Kraftlosigkeit:
  - periphere Kraft und MER herabgesetzt bei kongenitalen Myopathien, Polyneuritis, spinaler Muskelatrophie,
  - gute Kraft bei Tonusverminderung, MER gesteigert, Fremdreflexe abgeschwächt bei zerebralen Paresen, Down-Syndrom, Hypothyreose, Morbus Addison.
- *Spastik und Rigor* (Zahnradphänomen) bei Schädigung des motorischen Kortex oder Rückenmarks (ICP, Morbus Wilson) mit gesteigerten MER, abgeschwächten Fremdreflexen.
- *Bewegungsstörungen:* Ausprägung je nach Lokalisation der Schädigung, z. B. Hyperkinesie (motorischer Kortex), Myoklonien (pyramidal, extrapyramidal, spinal).
- *Chorea* (Striatum), *Athetose* (Stammhirn), *Dystonie* (zerebral), *Ataxie* (Kleinhirn), *Faszikulationen* (muskulär).
  - Ursachen: ICP, heredodegenerative Erkrankungen, Tumoren, Enzephalitiden, Meningitiden, perinatale Asphyxie, Blutungen, Kernikterus, Morbus Wilson, Intoxikationen, Fehlbildungen, Embryopathien.

Apparative und Laboruntersuchungen

- ➤ **Schädel-Röntgen** a.-p. und seitlich: Veränderung der Knochenstruktur des Schädels oder Verkalkungen des Gehirns, prämature Synostosen.
- ➤ **Lumbalpunktion** und Liquoruntersuchung: Veränderung der Liquorfarbe, der Zellzahl (normal bis 10/3 in Fuchs-Rosenthal-Kammer) und Zellart, des Eiweißgehalts (normal bis 40 mg/dl, der Glukose (normal 60–70% der Blutglukose). Direkter Erregernachweis, Versuch der Kultivierung von Bakterien und Viren, fallweise Polymerase-Kettenreaktion. Liquorzytologie (z. B. Suche nach Speicher-, Tumorzellen). Liquorelektrophorese, evtl. Neopterin.
- ➤ **Echoenzephalographie:** Besonders geeignet bei offener Fontanelle mit Sektorschallkopf. Signalveränderungen bei intrazerebralen Prozessen. Auswirkung der Liquorräume (Hydrozephalus). Zweidimensionale Doppler-Sonographie der Hirngefäße mit Fließgeschwindigkeit.
- ➤ **Elektroenzephalographie:** Darstellung der lokalisierten oder generalisierten pathologischen Summenpotentiale der Großhirnrinde bei Anfällen oder Zerebralschaden. Das EEG wird im ruhigen Wachzustand durchgeführt.
- ➤ **Evozierte Potentiale** (visuell, akustisch, somatosensorisch): Veränderte Peaklatenzen bei Störungen der Seh-, Hör- und langen Leitungsbahnen.
- ➤ **Computertomographie** (CT): Signalveränderungen bei allen intrakraniellen und spinalen Prozessen. Bessere Abgrenzung der Strukturen durch Kontrastmittelgabe.
- ➤ **Magnetresonanztomographie** (MRT, Magnetic Resonance Imaging oder MRI): Verbessertes Auflösungsvermögen gegenüber CT, besonders in hinterer Schädelgrube und Spinalkanal. Keine Strahlenbelastung.

Tabelle 11 Pathologische EEG-Veränderungen

Kriterium	Veränderung	Ursachen
Generalisierte:		
Grundaktivität	Verlangsamung (= Allgemeinveränderung)	Hypoxie Ischämie Hirnödem Hyper-, Hypoglykämie Kontusion Enzephalitis Meningitis akute Infektionskrankheiten Elektrolytimbalance Antikonvulsiva Neuroleptika
	Diffuse β-Wellen-Aktivierung	Neuroleptika Barbiturate Benzodiazepine
	Suppression bei unreifen und reifen Neugeborenen (extrem flaches EEG, Burst-suppression-Muster)	metabolische Störung Infektionen Asphyxie
Fokale (Herdbefunde):		
δ-Wellen-Fokus	1. Strukturelle Läsion 2. Funktionelle Störung	Jede ZNS-Schädigung
	EEG-Fokus und ZNS-Struktur nicht zwangsläufig identisch	
Lokale Depression	(+ Frequenz ↓, Amplituden ↓)	Epidurales/subdurales Hämatom, Porenzephalie
Grundrhythmusaktivierung	(Amplituden ↑, Frequenz ↓)	Zwischenstadium in der Heilung fokaler Prozesse
Intermittierende δ-Rhythmen		Hirnstamm: Trauma Enzephalitis Blutung Absencenepilepsie
Paroxysmale langsame Wellen		interiktal

Tabelle 12 Pathologische EEG-Muster mit Spikes und/oder Sharp waves (kontinuierliches, paroxysmales, generalisiertes oder fokales Auftreten)

Typ	Merkmale	Vorkommen
Hypsarrhythmie	hohe polymorphe Theta-Delta-Wellen Spikes und Sharp waves mit wechselnder Lokalisation eingestreut	West-Syndrom
Spike-wave-variant-Muster	Komplex aus steiler + langsamer Welle, 1,5–5 Komplexe/s Polymorphie der Komplexe	myoklonisch-astatische Anfälle
3/s Spike-wave-Paroxysmen	Spitze + Langsame-Welle-Komplex Frequenz 2,5/s–3,5/s, meist 3/s, generalisierte Rhythmus-Dauer	Absencenepilepsie
Polyspike-wave-Paroxysmen	Spitze- + Langsame-Welle-Komplex Frequenzvariabilität: Spitzen bis 15/s, Wellen bis 4/s	Impulsiv-Petit-mal
Irreguläre Spike-wave-Paroxysmen	SW-Komplexe, Frequenz (2,5/s–3,5/s), Amplitude und Form innerhalb eines Paroxysmus variabel	symptomatische/idiopathische Epilepsie
Sharp und Slow waves	Sharp- + Slow-wave-Komplex Frequenz in den Rhythmen 1,5/s–2/s	Dämmerzustände, atypische Absencen
Periodische Komplexe steiler und langsamer Wellen (Radermecker)	Sharp wave, gefolgt von 1/s–2/s langsamen Wellen, Komplexdauer 1 s. Wiederholung in fast regelmäßigen Abständen	subakute sklerosierende Panenzephalitis
Periodische SW-Komplexe	Spikes oder Sharp waves, fakultativ gekoppelt mit polymorphen 2–3/s-Wellen. Komplexe variabel, Auftreten temporal	Herpes-simplex-Enzephalitis

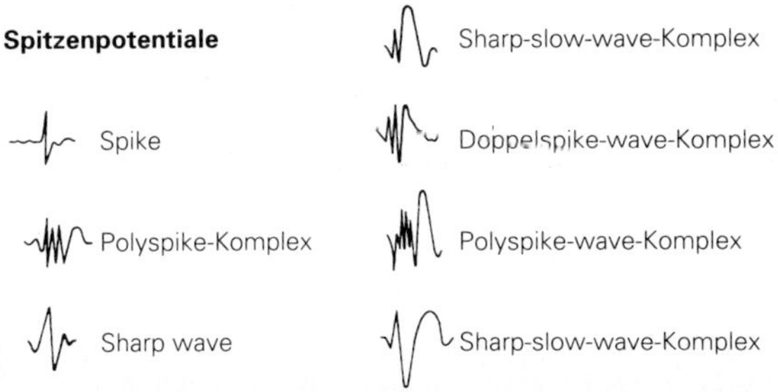

- **Myelographie:** Weitgehend durch CT und MRT ersetzt.
- **Zerebrale Angiographie:** Darstellung von Gefäßveränderungen, evtl. ergänzt durch MR-Angiographie (nicht invasiv).
- **Elektromyographie** und Nervenleitgeschwindigkeit: Veränderte Aktionspotentiale lassen Differenzierung zwischen myogener (myastenische, myotone) und neurogener (Polyneuropathie, Neuritis, periphere Nervenläsion) Genese zu.
- **Muskel- und Nervenbiopsien:** Lichtoptische, elektronenoptische, histochemische und biochemische Veränderungen bei vielen neuromuskulären Erkrankungen.
- Metabolische Untersuchungen bei degenerativen Neuro- oder Myopathien (s. S. 376/377).

Grundlagen

- Untersuchungen zur Abklärung von Störungen der Persönlichkeit, des Verhaltens, der Leistungsfähigkeit sowie Untersuchungen von psychischen Veränderungen und Leidenszuständen.

Untersuchungen

- Interview mit Eltern: Zuerst am besten mit Eltern (außer bei Jugendlichen) und mit Kind und Beobachtung der nonverbalen Interaktionen, später Einzel- oder Gruppeninterview je nach Situation. Ruhige Gesprächsführung mit möglichst wenig direkten und eindringlichen, sondern mit vorwiegend indirekten Fragen, die auch das Umfeld der Familie einschließen. Vertrauensgewinnung durch tolerantes, respektvolles und geduldiges Verhalten. Mehr Zuhören als Sprechen, zur Eigenverbalisierung der Klagen animieren, emotionale Ausbrüche zulassen. Wiederholungsgespräche!
- Interview mit dem Kind: Kleineren Kindern Spielzeug anbieten und beim Mitspielen beobachten. Mit größeren Kindern „peer interview", d. h. Gespräch über die Wünsche oder Erlebnisse des Kindes (nicht nur über Krankheitssymptome). Jugendliche wie Erwachsene behandeln (s. S. 390).
- Anschließend übliche Anamnese mit den Eltern (s. S. 1).
- Kompletter Status und Abklärung somatischer Krankheiten.
- Voraussetzung für Tests: Ruhige, vertrauenserweckende Atmosphäre, spielerisches Übergehen auf den Test.
- Tests und Fragebögen:
  - Intelligenztest: Hamburger-Wechsel-Intelligenztest für Kinder (HAWIK-R), Grundintelligenztest-Skala 1, Kaufmann-Assessment-Battery for Children (KAB-C).
  - Objektive Persönlichkeitstests:
    Persönlichkeitsfragebogen. Kinder 9 – 14 (PFK 9 – 14). Projektive Persönlichkeitstests: Zeichnungen (Baum, Familie), Szenotest, „verzauberte Familie" u. a.
  - Konzentrationstest: d_2-Test.
  - Schulreifetests und Schulleistungstests.
  - Tests für Lern- und geistig Behinderte.
  - Klinische Tests und Fragebögen: z. B. Diagnostik des hyperkinetischen Syndroms, des Angstsyndroms, der Anorexie, des Autismus, des Sozialverhaltens, der sozialen Interaktion, der familiären Situation u. a.

Endokrine Diagnostik

Grundlagen

- Hinweise: Störungen des Wachstums und der Entwicklung müssen bei entsprechender spezifischer Anamnese, familiärer Häufung und Klinik an Endokrinopathien denken lassen.
- Klinische Befunde, anthropometrische Maße, Sexualentwicklung, Knochenalter bei allen Patienten erheben.
- **Anamnese**: Wachstums- und Entwicklungsstörungen (s. S. 176), Psychomotorische Retardierung (Hypothyreose), Adipositas (Morbus Cushing), Leistungsabfall und schlechtes Allgemeinbefinden (Morbus Addison), Abweichungen der Sexualentwicklung (z. B. Virilisierung weiblicher Feten beim AGS).
- Ganzkörperstatus (s. S. 4).
- **Leitsymptome** siehe entsprechende Krankheitsbilder,
  - ‚Endokrinopathien" S. 412 – S. 435,
  - Anthropometrische Maße S. 609,
  - Sexualentwicklung S. 17.

Labordiagnostik

- Kleinwuchs (s. S. 126), Großwuchs (s. S. 128).
- **Hypophysenvorderlappen:** Hypophysen-Kombi-Test mittels gleichzeitiger Stimulation mit TRH (5 μg/kg/min i. v.), LHRH (50 μg/m^2/min i. v.) und Insulin (0,1 E/kg/min i. v.). Messung der Basalwerte und Stimulationswerte von Wachstumshormon TSH, LH, FSH, Glukose. Mangelnde Stimulation bei HVL-Insuffizienz.
- **Hypophysenhinterlappen:** Serumelektrolyte, Harnvolumen, spezifisches Gewicht und Osmolalität in Serum und Harn. Vasopressintest (0,05 ml Minirin intranasal), evtl. Vasopressin-Clearance. Bei Diabetes insipidus centralis Ansprechen auf Vasopressin (spez. Gewicht und Osmolalität des Harns steigen), bei Diabetes insipidus renalis kein Ansprechen auf Vasopressin.
- **Gonaden:** Basalwerte von Östrogen, Testosteron und nach Stimulation mit LHRH-Test. LH-Stimulation mit HCG-Test.
- **Schilddrüse:**
  - Neugeborenenscreening, Basalwerte von TSH, T_3, T_4, oder fT_4, fT_3.
  - Stimulationen mit TRH-Test:

	TSH bas.	**TSH stim.**	**T_4**	**T_3**
Hypothyreose	↑	↑↑	↓	↓
Hyperthyreose	↓	–↓	↑	↑

Schilddrüsenszintigraphie oder Sonographie.

- **Nebennierenrinde:**
  - Morbus Cushing: Glukose erhöht, pathologische Glukosetoleranz, Elektrolyte erhöht, Cortisol im Serum und 24-Stunden-Sammelurin erhöht, Tagesprofil aufgehoben (8, 12, 24): DD NNR-Hyperplasie zu zentralem (Hypophysenadenom) Morbus Cushing:

	NNR-Hyperplasie	Hypophysenadenom
ACTH im Serum	supprimiert	erhöht

  Dexamethasonhemmtest (s. S. 425),
  - Conn-Syndrom: Im Serum und 24-Stunden-Sammelurin Aldosteron und Na erhöht, K erniedrigt, metabolische Alkalose.

- AGS: Im Serum 17 α-OH-Progesteron, Androstendion, DHEA-S, ACTH erhöht, Cortisol und Aldosteron erniedrigt. Im 24-Stunden-Sammelurin Cortisol erniedrigt, 17-Ketosteriode erhöht. Je nach Lokalisation des Enzymdefekts in der Cortisolbiosynthese mit oder ohne Salzverlust, entsprechende Vorstufen des Cortisols im Serum erhöht. (s. S. 423).
- Morbus Addison: Cortisol und Metabolite im Serum und 24 h-Sammelurin erniedrigt. ACTH bei der sekundären Form erniedrigt, bei der primären Form erhöht. Hypoglykämie, Hyponatriämie, Hypokaliämie, metabolische Azidose, Lymphozytose.
  Bei Verdacht auf Autoimmunadrenalitis: AK gegen NNR, bei Verdacht auf kombinierte Autoimmunerkrankung (z. B. Schmidt-Syndrom) AK auch gegen Schilddrüse und Pankreasinselzellen.
  - Metopirontest: durch Metopiron wird die Cortisolsynthese über die 11β-Hydroxylase gehemmt. Dadurch wird ACTH stimuliert, es fallen vermehrt Zwischenprodukte der Cortisolsynthese bis zur 11β-Hydroxylase an, z. B. 17 α-OH-Progesteron, Substanz S. Auswertung s. Tabelle 13.

Tabelle 13 Metopirontest 15 mg/kg/24 h oral

Primäre NNR-Insuffizienz	Sekundäre NNR-Insuffizienz (Hypophysär)
Anstieg von ACTH > 200 μg/l Substanz S > 170 μg/l	Kein Anstieg von ACTH und Substanz S

- **Parathyreoidea:** Serumkalzium, P, Mg, alkalische Phosphatase, P-Clearance, cAMP-Parathormon-Stimulationstest (200 IE i. v.). Bei Überfunktion Kalzium und Parathormon erhöht, PO_4 vermindert. Bei Unterfunktion Kalzium und Parathormon erniedrigt, PO_4 erhöht.
- **Pankreas-β-Zellen:** Basalwerte von Glukose mit Tagesprofil, Insulin, c-Peptid (zeigt Aktivität der β-Zellen).
  - Bei Verdacht auf Prädiabetes: Oraler Glukosetoleranztest (1,75 g/kg KG, max. 75 g) evtl. mit Insulinbestimmung, HbA_{1c}.
  - Glukosetoleranztest und Bestimmung der First phase insulin secretion.
  - AK gegen Insulin und Inselzellen, bei Verdacht auf kombiniertes Autoimmunsystem: auch AK gegen NNR, Schilddrüse.

Grundlagen

- Die etwa 3000 verschiedenen monogen verursachten Erkrankungen (etwa 5–8% des pädiatrischen Krankengutes) sind nur zu etwa 10% biochemisch geklärt. Ihre klinischen Manifestationen betreffen alle Disziplinen der Pädiatrie. Es kommen zwei Grundkonzepte der Diagnosestrategie zur Anwendung:

Massenscreening bei gesunden Neugeborenen

- **Anwendung** bei wenigen ausgewählten Erkrankungen. Kriterien: 1. irreversible Schäden vor dem Auftreten erkennbarer Symptome. 2. Verfügbarkeit einer kausalen Therapie bzw. 3. verläßliche Labormethoden für große Probenzahlen. 4. Ausreichende Häufigkeit. Derzeit meist Phenylketonurie bzw. Hyperphenylalaninämie, Galaktosämie, Hypothyreose, gelegentlich auch Biotinidasemangel, Ahornsirupkrankheit, Homozystinurie, Argininosuccinase-Mangel.
- **Zentral organisierte Durchführung:** Bei jedem Neugeborenen am 3. bzw. 4. Lebenstag Abnahme mehrerer Blutstropfen auf Saugpapier. Einsenden an Zentrum, wo geeignete Tests (z. B. mikrobiologische Hemmtests „Guthrie-Test“, ELISA u. a.) erfolgen. Rückmeldung.
  - *Achtung:* Schwere Verlaufsformen (z. B. Galaktosämie) können vor Rückmeldung des Befundes akute Schädigungen verursachen! In diesem Fall geeignete selektive Tests anwenden (z. B. „Beutler“-Test; s. unten).

Selektives Screening

- Schrittweise Sicherung von Indizien für das Vorliegen einer Stoffwechselerkrankung; Definition von Risikogruppen, Durchführung bei klinisch manifester Erkrankung.
- **1. Krisenhafte Erkrankungen**
  - *Symptome* einer Intoxikation durch Akkumulation „organischer Säuren“ (Zwischenprodukten des Intermediärstoffwechsels). Bei Neugeborenen, meist nach Erstzufuhr von Nahrung: Erbrechen, Nahrungsverweigerung, Gewichtsstillstand, Muskelhypotonie, Apnoen, Krämpfe, Bewußtseinsstörungen, evtl. Hepatopathie, Reye-Syndrom-artige Krisen, Icterus prolongatus, Hepatomegalie, auffallender Geruch des Urins. Bei älteren Kindern unter Belastung wie Streß (Operationen!), Infekte, exogene Proteinbelastung (s. auch Organoazidurien).
  - *Routinelabor:* Metabolische Azidose (z.B. Laktat), erhöhter Aniongap (> 20 mval/l), Ketonurie, Hypoglykämie (DD s. S. 438), Hyperammonämie, erhöhte Transaminasen, Panzytopenie.
  - *Orientierende Tests in Harn (H) bzw. Serum (S):* Dinitrophenylhydrazin-(DNPH-)Test für α-Ketosäuren (H), Harnstreifentest für Ketonkörper (H), Aminosäuremuster qualitativ (H, S). Im Vollblut: „Beutler“-Test auf Galaktosämie.
  - *Spezialanalytik:* Nachweis organischer Säuren, Carnitin und Orotsäure im Harn (10–20 ml Spontanharn), Aminosäuren quantitativ, evtl. nach Gabe von Glukose, Protein, Allopurinol oder nach Nahrungskarenz. Enzymdiagnostik in kultivierten Hautfibroblasten (Hautstanze, Material im Speziallabor anfordern), selten in Leber oder Muskelgewebe.

- *Praktisches Vorgehen* im Verdachtsfall: Durchführung der Routineuntersuchungen, Kontaktaufnahme mit Analysenlabor (Telefon!), Einsenden von Harn und Serum unter Mitteilung bisheriger Befunde und Ernährungsbedingungen. Wichtig (!!): Sicherung diagnostischen Materials (Serum, Harn, evtl. Hautbiopsie) vor Therapie (speziell vor proteinfreier Ernährung) oder post mortem!

➤ **2. Neurodegenerative Erkrankungen**
- *Symptome:* Progredienter Entwicklungsabbau oder Leistungsknick mit Verlust erworbener Fähigkeiten ohne augenfällige Ursache. Ataxie, Spastizität, Proteinvermehrung im Liquor spricht für primäre Schädigung der weißen Substanz, psychomentale Regression, Sehstörungen, Krämpfe für Defekte der grauen Substanz. Wichtig sind pathognomonische Hinweise, z. B. kirschroter Makulafleck bei Lipidosen, Kornealring bei Morbus Wilson, etc.
- *Klinische Diagnostik:* Bildgebende Verfahren (NMR, CT), Nervenleitgeschwindigkeit, EEG, evozierte Potentiale, ophthalmologische Untersuchungen (Retina, brechende Medien).
- *Weiterführende Diagnostik:* Vakuolisierte Lymphozyten und Speicherzellen im peripheren Blutbild bzw. Knochenmark, beim Fehlen biochemischer Hinweise elektronenoptische Untersuchung von Biopsien aus Haut, Konjunktiva, Rektum und Nerven.
- *Biochemische Tests:* Nachweis spezifischer Metabolite im Harn, z. B. Oligosaccharide (Spontanharn) und/oder Sphingolipide (lysosomale Speichererkrankungen; Harnsediment eines 24-Stunden-Harns), N-Acetylasparaginsäure (Morbus Canavan; Spontanharn). Phytansäure, überlangkettige Fettsäuren (Serum; peroxisomale Störungen). Enzymdiagnostik in Serum, Leukozyten (10 ml Heparinblut) oder Fibroblasten (Hautstanze in Zellkulturmedium; anfordern).
- *Cave:* Große biochemische Heterogenität, viele biochemisch ungeklärte Krankheitsbilder. Genaue Information aller an der Abklärung beteiligten Stellen, sorgfältige interdisziplinäre Zusammenarbeit!

➤ **3. Dysmorphie**
- *Symptome:* untypisch sind dysplastische Mißbildungen wie Lippen-Kiefer-Gaumen-Spalten, Myelomeningozele und multiple Mißbildungen. Neonatal erkennbare Dysmorphie gelegentlich bei z. B. Zellweger-Syndrom, Morbus Hurler, Mukolipidose III, G_{M1}-Gangliosidose, typisch sind progredient zunehmendes Auftreten von Kleinwuchs, Dysostosis multiplex (Wirbel-, Handskelett, Fazies), Trübung der brechenden Medien (Hornhaut, Linse) etc. bei lysosomal verursachten Heteroglykanosen (Mukopolysaccharidosen, Mukolipidosen).
- *Biochemische Tests:* Phytansäure und überlangkettige Fettsäuren im Serum bei peroxisomalen Störungen. Dünnschichtchromatographie auf Oligosaccharide (Spontanharn), Ausscheidung von Mukopolysacchariden (24-Stunden-Harn). Enzymatische Diagnostik in Leukozyten oder kultivierten Fibroblasten.

- ➤ **4. Viszeromegalie**
  - *Symptome:*
    - Selten isolierte Organomegalie ohne gleichzeitige Beteiligung von Skelett oder ZNS.
    - Hepatosplenomegalie bei viszeralen Glykogenosen (Typ I, III, VI): Hypoglykämien, Laktatazidose, Hyperurikämie, Hyperlipidämie.
    - Bei Sphingolipidosen (Morbus Gaucher, Morbus Niemann-Pick, Cholesterinester-Speichererkrankung): Speicherzellen in peripherem Blutbild und Knochenmark, Enzymdiagnostik in Leukozyten und Fibroblasten.
    - Bei kardialer Symptomatik (EKG-Veränderungen, hypertrophische Kardiomyopathie, Glykogenose Typ II (Enzymdiagnostik in Fibroblasten).

Grundlagen

- **Vorbemerkung:**
  - Der Erreger einer Infektion ist so irgend möglich zu identifizieren.
  - Die mikrobiologische Diagnostik kann nur so gut sein, wie die Qualität der zur Untersuchung entnommenen Probe.
  - Bei jedem Keim ist zur Bewertung der klinischen Bedeutung immer zwischen einer Infektion, Kontamination und einer echten Infektion zu unterscheiden
- **Anamnese:** Pathognomonische Symptome und Beschwerden siehe einzelne Krankheitsbilder, Kap. „Infektionskrankheiten"(S. 458 – S. 499). Schmerzlokalisationen und -charakter? Impfungen? Bei unklarem Fieber immer auch nach Infektionen im Kindergarten, Schule, bei Geschwistern und Eltern fragen. Auslandsaufenthalte? Zeckenbiß? Kontakt mit Tieren?
- **Ganzkörperstatus** s. S. 4
- **Leitsymptome:**
  - Fieber bei fast allen Infektionserkrankungen, DD Exsikkose, Leukämie, rheumatische Erkrankungen, Kollagenosen, entzündliche Darmerkrankungen.
  - LK-Schwellungen (DD s. S. 52).
  - Exantheme, DD s. Tab. 14.
  - Bei lokalen Infektionen (z. B. Abszeß, Osteomyelitis) klassische Entzündungszeichen: Rötung, Schwellung, Überwärmung, Schmerzen, Funktionseinschränkung.
  - Bei Verdacht auf Meningitis Meningismuszeichen (s. S. 481) , Augenhintergrund (Stauungspapille).

Tabelle 14 Übersicht exanthematischer Erkrankungen (Beispiele siehe Farbtafeln)

Krankheit	Lokalisation	Morphe	Verlauf
Varizellen	Generalisiert, auch am behaarten Kopf + Schleimhäuten	Kleine blaßrote Flekken, die sich rasch zu Bläschen und Pusteln umwandeln	Schubweiser Verlauf, alle Stadien sind gleichzeitig zu finden (Sternenhimmelphänomen)
Masern	Generalisiert, beginnend hinter den Ohren, dann zentrifugal über Stamm und Extremitäten ausbreitend	Stark gerötete, etwas unregelmäßig geformte, bis ca. 1 cm große auch konfluierende Flekken, in seltenen Fällen hämorrhagisch	Bei Beginn des Ex. Fieberschub. Verschwindet in derselben Reihenfolge, wie es auftritt
Röteln	Generalisiert, im Gesicht beginnend, zentrifugale Ausbreitung über Stamm und Extremitäten	Oft nur leicht gerötet, kleinfleckig, makulös, ganz leicht erhaben, Einzeleffloreszenz etwa stecknadelkopfgroß, nicht konfluierend	Begleitend nuchale Lymphknoten. Verschwindet in derselben Reihenfolge, wie es auftritt

Tabelle 14 (Fortsetzung)

Krankheit	Lokalisation	Morphe	Verlauf
Scharlach	Beginn meist zentral; Leisten-, Hals-, Schulterregion; im Gesicht bleibt die Perioralregion blaß	Meist relativ stark gerötet, feinstfleckig, teilweise zu großen Flächen konfluierend, besonders in zentralen Körperregionen	Ausbreitung vom Stamm aus, nach Abklingen unterschiedlich ausgeprägte, teils groblamelläre Schuppung
Pfeiffersches Drüsenfieber	Generalisierte, meist schnelle Ausbreitung ohne charakteristischen Beginn	Masern- oder rötelnähnlich. Ausgeprägt rote Flecken, gelegentlich mit lividem Zentrum, besonders bei begleitendem Arzneimittelexanthem	(Exanthem nur bei 15%!), oft gleichzeitig Juckreiz, oft zögerlich abklingend
Arzneimittelexanthem	Bei Kindern meist generalisiert, bei Jugendlichen auch lokalisiert; je nach Auslöser, meist durch Ampicillin/Amoxycillin oder Co-Trimoxazol	Masernähnlich bis großfleckig, dann polyzyklisch oder konfluierend, mit kokardenförmigen zentral lividen Effloreszenzen	Je nach Auslöser innerhalb von Stunden bis wenigen Wochen abklingend bei Kindern nur selten allergisch!
Ringelröteln	Wangenerythem! Generalisiert, bevorzugt Oberarmstreckseite, Unterarmbeugseite	Bis zu münzgroße ringförmige, teils miteinander verbundene landkartenähnliche Figuren	Oft wenig intensiv, bleibt ein bis mehrere Wochen
Exanthema subitum	Rumpf, dann Ausbreitung auf die Extremitäten	Feinfleckig, oft nur diskret gerötet	Sehr flüchtig, manchmal nur wenige Stunden sichtbar. Auftreten bei bzw. kurz nach Entfieberung
Kawasaki-Syndrom	Generalisiert, bes. intensive Rötung der Handinnenflächen, auch Fußsohlen	Makulopapulös, polymorph, relativ uncharakteristisch	Andauerndes hohes Fieber, Konjunktivitis, in der 2. Krankheitswoche Schuppung an Fingern und Zehen

Apparative und Laboruntersuchungen

- Blutbild: Leukozytose, Linksverschiebung der Neutrophilen und toxische Granulation sprechen eher für bakterielle Infektion (Ausnahme Pertussis!).
- Blutsenkungsreaktion und CRP sind höher bei bakteriellen Infektionen, aber auch nach Operationen.
  C-reaktives Protein reagiert rascher als BSG.
- Harnstatus: Bei jedem unklaren Fieber nach Harnwegsinfekt suchen!
- Ausschluß Exsikkose: Eletrolyte, Kreatinin, Harnstoff, Blutbild (BB) (Hkt erhöht).
- **Erregernachweis:**
  - *Bakterien:* je nach klinischem Befund Bakteriennachweis aus Nasen-, Rachenschleimhaut, Stuhl, Eiter (auch Anaerobier), Körperflüssigkeiten (Harn, Liquor, Pleuraerguß u. a.). Blutkultur. Fallweise Färbung nach Gram, Ziehl-Nelsen u. a. Spezielle mikrobiologische Schnelltests mit Latexagglutination, oder Gegenstromelektrophorese (B-Streptokokken, Meningokokken, Pneumokokken, Haemophilus influenzae).

Tabelle 15 Material, Gewinnung und Versand von Material zur bakteriologischen Diagnostik:

Material	Fragestellung	Gewinnung	Transport
Abstriche	Aerobier und Anaerobier	Auftragen von Eiter auf sterile Watteträger oder Alginattupfer	bei Raumtemperatur in Transportmedium Anaerob. mit Luftabschluß in Transportmedium
Blutkultur	Aerobier	sterile Venenpunktion	bei 37 °C möglichst Verhältnis Blut : Medium 1 : 10 Flasche belüftet
	Anaerobier	sterile Venenpunktion	Flasche nicht belüftet
Liquor	Aerobier/Anaerobier	s. Lumbalpunktion	bei 37 °C in sterilen Röhrchen
Urin	Aerobier	Mittelstrahlurin Katheterurin suprapubische Blasenpunktion	gekühlt bei + 4 °C
Stuhl	Enteritiserreger Besiedelung	via naturalis	rasch, evtl. gekühlt oder tiefgefroren
Sputum	Pneumonieerreger	expektoriertes Material	Zimmertemperatur, rasch
nur purulentes Material	Aerobier/Anaerobier Tbc?	Trachealabsaugung bronchoalveoläre Lavage	klinische Angaben bei Tbc

- *Virennachweis:* aus Rachenspülwasser, Stuhl, Urin, Liquor, Blut, Hauteffloreszenzen (z. B. bei Herpes simplex).
  - Methoden zum Antikörpernachweis bei Virusinfektionen: Komplementbindungsreaktion (KBR), Haemagglutinationshemmtest (HAH), enzyme linked immunosorbent assay (ELISA), Radioimmunoassay (RIA), Immunfluoreszenztest (IFT), Westernblot.
- *spezielle Verfahren:*
  - Mononukleose-Spot-Test.
  - Elektronenmikroskopische Untersuchung (Rotaviren u. a.).
  - Enzymimmunoassays (Rotaviren, Enteroviren, RSV, Chlamydien u. a.).
  - Immunfluoreszenz (RSV).
  - Immunoperoxidase-Reaktion (Pertussis u. a.).
  - Polymerase-Kettenreaktion (Herpesvirus, Zytomegalievirus u. a.) = PCR.
  - RNA-Test bei Tuberkulose.
  - Westernblot (HIV).
  - Indirekter serologischer Nachweis mit spezifischen Antikörpern: Serum-IgM-Antikörper bei rezenten Infektionen, evtl. IgG-Antikörper mit Titerverläufen. Bei speziellen ZNS-Infektionen IgG- und IgM-Nachweis aus dem Liquor (Borreliose u. a.).
  - Für eine Diagnose als beweisend gelten in der Regel ein vierfacher Titeranstieg in zwei Serumproben in 14 Tagen, ein einzelner besonders hoher Titer der IgG-Klasse, der Nachweis spezifischer Ak der IgM-Klasse.

➤ Hauttests: z. B. für Tuberkulose.

➤ Apparative Diagnostik: Je nach klinischer Symptomatik Röntgenuntersuchungen (Thorax, Skelett u. a.), Ultraschalluntersuchungen (Nieren, Herz, Weichteile u. a.), CT oder MRT (Hirn u. a.), Szintigraphie (Skelett u. a.).

Grundlagen

- Der Unfall ist die häufigste Todesursache im Kindesalter (in Mitteleuropa 10–15 pro 100000 Kinder). 10% aller Kinder benötigen ärztliche Hilfe nach Unfall. Unfälle sind vermeidbar, wenn die verursachende Gefährdung erkannt und ihr vorgebeugt werden kann. In Schweden haben gezielte präventive Maßnahmen die tödlichen Unfälle um 60% gesenkt.
- Risikofaktoren: Mangelnde Perzeptions-, Konzentrations- und Diskriminierungsfähigkeit des Kindes. Mangelnde Berücksichtigung der entwicklungsspezifischen Gefährdung des Kindes durch die Erwachsenen. Selbstüberschätzung der Jugendlichen. Aggressivität häufiger bei Knaben. Körperliche Schwächen wie Müdigkeit, Hunger, Überforderung, Krankheiten, psychosoziale Belastung durch Streß, Probleme in Schule und Familie. Siehe Checkliste.
- Unmittelbare Unfallursachen: Stürze, Vergiftungen, Verbrennungen, Sportverletzungen, Ertrinken, Verkehrsunfälle, Maschinenunfälle.

Vorbeugungsmaßnahmen

- Erziehung und Motivierung zur Selbstverantwortung: Informationsbroschüren, Merkblätter, Medienberichte, Veranstaltungen, Sicherheitserziehung in Kindergarten und Schulen, Unfallkomitees in verschiedenen Berufsgruppen, Sozialarbeiter als Familienberater, Beratung im Rahmen der Gesundenuntersuchungen, Reanimationskurse für Erwachsene und Kinder ab zwölf Jahren.
- Gesetzliche Maßnahmen des Kinderschutzes: Bauschutzverordnungen, Verkehrsgesetze, Normierung der Herstellung und Aufschriften an Geräten, Maschinen, Behälter u. a.
- Versicherungsklauseln: Sicherung von Geräten und Betrieben ist Voraussetzung für Versicherungsabschluß.
- Passive Sicherung der Umgebung des Kindes: Kontrolle mittels Checklisten für Eltern, die in den Praxen der Ärzte oder zu Hause ausgefüllt werden können.

Tabelle 16 Checkliste der Unfallvorbeugung im Kindesalter

Im Haushalt

1. Sichere Treppengeländer
2. Fenstersicherungen und -gitter
3. Gesicherte Steckdosen, gesicherte elektrische Geräte
4. Wasserhähne mit gesicherten Thermostaten
5. Heiße Kochgeräte und Behälter sicher aufstellen, Schutzbarrieren an Herden
6. Medikamente sicher aufbewahren
7. Rauchwaren, Streichhölzer, Feuerzeuge sicher aufbewahren
8. Gifte und ätzende Chemikalien und Flüssigkeiten sicher aufbewahren
9. Scharfe Gegenstände sicher aufbewahren
10. Schutz vor Haushaltsmaschinen und großen verschließbaren Kühlschränken
11. Sichere Konstruktion von Kinderbetten und Kinderwagen
12. Ungefährliche Spielzeuge anschaffen
13. Plastiktüten sicher aufbewahren

Tabelle 16 (Fortsetzung)

Im Freien

14. Schutzgeländer um Teiche und Swimmingpools
15. Überprüfung von Spielplätzen

Im Sport

16. Diszipliniertes Verhalten
17. Sichere Ausrüstung
18. Sichere Sportgeräte

In der Landwirtschaft

19. Schutz vor Wirtschaftsmaschinen (Sägen, Mähmaschinen etc.)
20. Schutz vor landwirtschaftlichen Geräten (Sensen etc.)
21. Schutz vor Silos, Jauchengruben etc.
22. Schutz auf Traktoren (Sitze, keine Inbetriebnahme durch Kinder etc.)
23. Aufschrift auf alle gefährlichen Stoffe und Gegenstände: „Außer Reichweite von Kindern aufbewahren"

Im Verkehr

24. Straßenbegleitung bis Schulalter
25. Sichere Schulwege aussuchen
26. Verkehrsreife nicht vor dem 12. Lebensjahr
27. Sichere Konstruktion von Fahrrädern (Lenkstangen, Speichenschutz)
28. Sicherheitssitze auf Fahrrädern und in Autos
29. Schutzhelme auf Mopeds und Fahrrädern
30. Sicherheitsmaßnahmen auf Zufahrtsstraßen
31. Verkehrserziehung!
32. Beachtung anderer lokaler Gefahrenmomente

Indikation

- BGA (zur Überwachung) einer respiratorischen Störung, – lediglich der P_{CO2} und der pH sind zuverlässig zu bewerten, wenn zuvor das Hautareal, aus dem die Blutprobe entnommen wird, gut gewärmt ist, der P_{O2} ist unzuverlässig).
- BZ-Bestimmung zur Überwachung einer Hyper- oder Hypoglykämie.
- BB.
- Guthrie-Test.
- TSH-Bestimmung auf Filterpapier.

Material

- Sterile Einmallanzetten, Hautdesinfektionsmittel.
- Heparinisierte Glaskapillaren für BGA.
- Für Guthrie-Test und TSH-Bestimmung genormte Filterpapiere.
- EDTA-Röhrchen für BB.
- Natriumfluorid-Röhrchen für BZ.

Vorgehen

- Lokaldesinfektion.
- Punktionsstellen: Fußsohle am medialen oder lateralen Teil der Ferse beim Neugeborenen und Säugling; sonst seitliche Fingerkuppe des 3., 4. und 5. Fingers und Ohrläppchen.
- Dabei darauf achten, daß nicht in den Knochen gestochen wird (Osteomyelitisgefahr !!!) sondern man im Gewebe bleibt. Dazu Gewebe durch seitlichen Druck „auffalten".
- Lieber einmal kräftig zustechen (und zügig das Blut in die Kapillare aufnehmen) ansonsten muß man mehrfach stechen, ersten Tropfen abwischen.
- Bei BGA darauf achten, daß keine Luft in der Kapillare ist.
- Auf ausreichende Blutstillung achten.

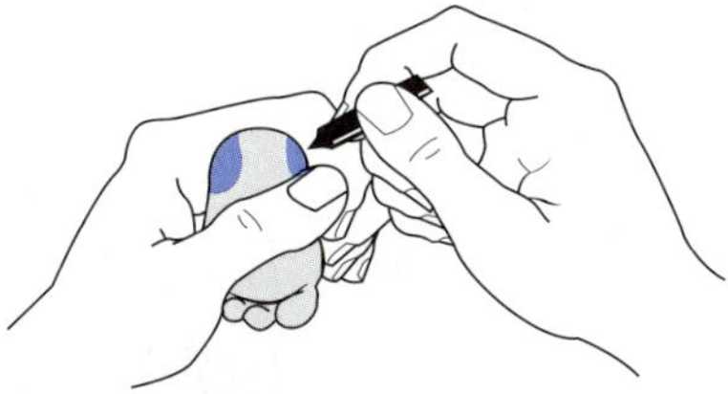

Abb. 13 Kapilläre Blutabnahme

Komplikationen und Fehlerquellen

- Infektion (Osteomyelitis)
- Schlechte Beurteilbarkeit aufgrund der Abnahmeschwierigkeiten z. B. bei verzögerter Rekapillarisierungszeit.
- Hämatome bei häufigen Abnahmen.

Punktion peripherer Venen zur Blutentnahme oder Infusion

Indikationen

- Gewinnung von Blutproben für diagnostische Zwecke.
- Abnahme von Blut zur Hämodilution.
- Applikation von Medikamenten.
- Infusionstherapie.

Methodik

- Cave Punktionsstelle: Verwechslung mit Arterien. Lokalisation zur Punktion geeigneter Venen siehe Abb. 14.

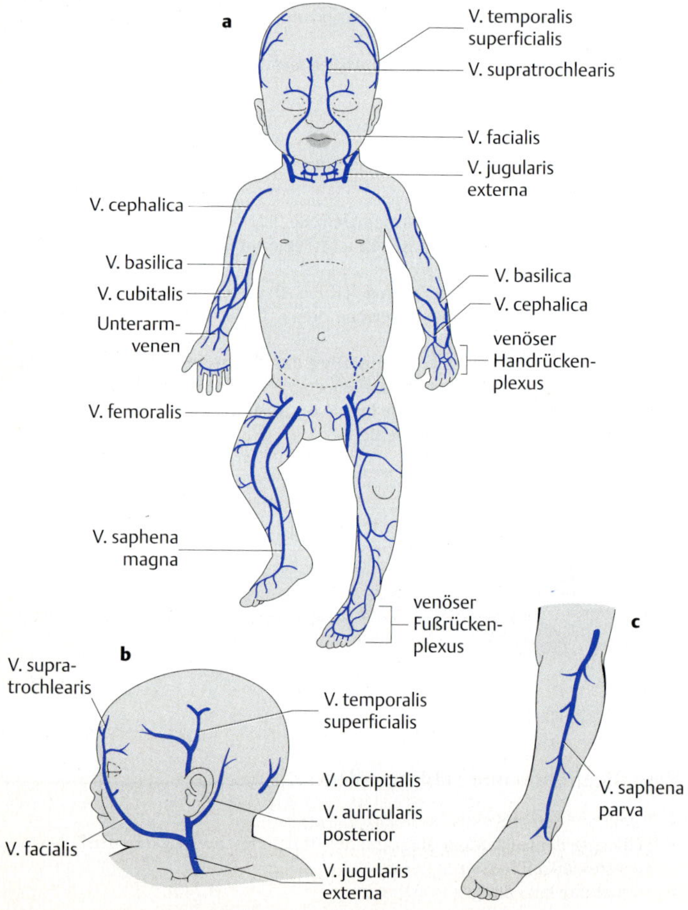

Abb. 14 Zur Venenpunktion und Infusion geeignete Venen

- **Instrumentarium:**
  - Zur Blutentnahme: 1er Stahlkanüle.
  - Zur Applikation von Medikamenten oder Infusion:
    - Butterfly-Stahlkanüle Größe 19, 21, 23 oder 25 je nach Alter.
      Vorteil: Punktion mit steifer Kanüle einfacher.
      Nachteil: Höhere Perforationsgefahr, dadurch geringere Haltbarkeit bei Dauerinfusion.
    - Verweilkanüle aus Plastik.
      Vorteil: Geringere Perforationsgefahr → längere Verweildauer möglich.
      Nachteil: Plastikkanülen sind biegsam, etwas geringere Kontrolle der Einstichstelle.
      Cave: Plastikkanülen haben dieselbe Potenz, Infektionen auszulösen wie zentrale Venenkatheter. Deswegen tägliche Kontrolle der Einstichstelle auf Rötung oder Phlebitis.
- **Desinfektion der Punktionsstelle:**
  - mit 70% Alkohol und sterilem Tupfer,
  - auf ausreichende Einwirkzeit achten,
  - zum Eigenschutz Handschuhe verwenden (HIV-, Hepatitisrisiko).
- **Vorbereitung:**
  - Zügiges Arbeiten, Streß fürs Kind minimieren, Kleinkinder und Schulkinder wahrheitsgemäß auf Stich vorbereiten.
  - Vor allem bei Säuglingen und Kleinkindern gute Fixierung durch 2. Person!!
  - Beruhigung des Kindes so gut wie möglich.
  - Extremität vor Punktion gut anwärmen.
  - Bei Frühgeborenen ist manchmal Transillumination mit Kaltlichtquelle von Vorteil.
  - Stauung der Venen mit Druck unterhalb des diastolischen Blutdrucks durch Bandage oder (besser) durch Hilfsperson. Stauung nicht zu lange aufrechterhalten – Schmerzen!
- **Punktion:**
  - Einstichstelle durch Haut einige Millimeter distal der Punktionsstelle der Vene.
  - Zügig durch die Haut stechen, danach die Nadel langsam vorschieben.
  - Sobald Blut kommt, Stahlnadel in Venenverlauf vorsichtig vorschieben bzw. Mandrin der Plastikkanüle wenige Millimeter zurückziehen und Verweilkanüle vorsichtig möglichst weit vorschieben.
  - Stauung der Extremität beenden.
  - Bei Verweilkanüle: Injektion einer kleinen Dosis von 0,9% NaCl-Lösung, um intravasale Lage der Kanüle zu beweisen.
- **Fixierung der Verweilkanüle:**
  - Wichtig ist gute Fixierung zur Vermeidung eines Extravasates. Technik: Siehe Abb. 15
  - Einstichstelle soll durch Pflaster nicht überdeckt werden. Visuelle Kontrolle ist ständig erforderlich!
  - Zusätzlich immer Fixierung einer Sicherheitsschleife (s. Abb. 15).
  - Legen einer Verweilkanüle in Gelenknähe vermeiden; wenn dies nicht möglich ist, gute Fixierung der Extremität.
  - Verweilkanüle nach Medikamentenapplikation (ohne Dauerinfusion) mit 0,1 – 0,3 ml Heparinlösung (100 E Heparin pro ml) füllen.

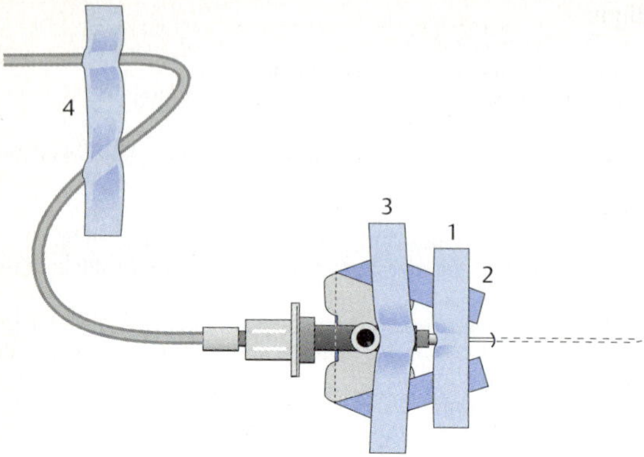

Abb. 15 Fixierung von Verweilkanülen mit 4 Pflastern

Mögliche Komplikationen

- Phlebitis: Gefahr vor allem bei Plastikkanülen aufgrund längerer Verweildauer hoch. Deswegen tägliche Inspektion der Einstichstelle erforderlich.
- Hämatom.
- Paravasat.
- Venöser Spasmus.
- Luftembolie: gilt vor allem für Punktion herznaher Venen, z.B. V. jugularis externa. Deswegen bei Punktion dieser Venen prinzipiell Kopftieflage.
- Gangrän bei Paravasat.
- Verkalkungen subkutan bei Paravasat von Kalzium oder fetthaltiger Lösungen.

Indikation

- Monitoring von Blutgasen bei beatmeten Patienten.
- Invasive Blutdruckmessung bei Intensivpatienten.

Methodik

- Punktionsstellen A. radialis, A. tibialis posterior, A. temporalis superficialis (siehe Abb. 16 a–c).
- Bei Bedarf Lokalisation der Arterie durch Transillumination mit Kaltlicht oder mit Dopplersonographie
- **Instrumentarium:**
  - Sterile, talkumfreie Handschuhe.
  - 70% Alkohol zur Desinfektion.
  - 0,45% NaCl-Lösung zur Spülung und Dauerperfusion.
  - 25er Plastikkanüle (bei Neugeborenen), 23er bis 19er Kanüle bei Kindern.
- **Desinfektion der Punktionsstelle:**
  - Mit 70% Alkohol und sterilem Tupfer, ausreichende Einwirkzeit!
  - Zum Eigenschutz Handschuhe verwenden (HIV-, Hepatitisrisiko).
- **Punktion:**
  - Sichere Fixation der Hand bzw. des Fußes zur Punktion.
  - Bei Punktion der A. radialis leichte (!) Dorsalflexion der Hand.
  - Sorgfältige Palpation des Verlaufs der Arterie.
  - Bei A. radialis Kollateralkreislauf der A. ulnaris überprüfen: Abdrücken der A. radialis führt nicht zur Ischämie der Finger.
  - Punktion der Arterie im Winkel von 10–15 Grad zur Hautoberfläche. Nadel langsam vorschieben; wenn Blut zurückfließt, Mandrin ziehen und Nadel vorsichtig und langsam (!) – cave Arteriospasmus - mit 0,45% NaCl-Lösung mit 2-ml-Spritze freispülen.
- **Fixierung und Sicherung** des arteriellen Zugangs:
  - Perfusion der Nadel mit 0,45% NaCl-Lösung, Flußrate mindestens 0,3 ml/h.
  - Absolut sichere Fixation der Plastikkanüle wie bei Venenpunktion (Abb. 15).
  - Sichere Ruhigstellung des Hand- bzw. Sprunggelenks mit Schiene!!!
  - Ständige Beobachtung der Finger bzw. Zehen auf gute Perfusion.
  - Anschluß der Nadel an Druckmonitor mit engen Alarmgrenzen für diastolischen und systolischen Druck. Grund: Diskonnection (Blutungsgefahr) oder Verstopfen der Nadel wird über Druckalarm sofort erkannt.

Komplikationen

- Thromboembolie, Vasospasmus:
  - Hautnekrosen.
  - Nekrose von einzelnen Fingern.
- Infektion (Gefahr geringer als bei venöser Verweilkanüle).
- Hämatom und Blutung.
- Schädigung eines peripheren Nervs, z. B.:
  - N. medianus bei Punktion der A. radialis,
  - N. ulnaris bei Punktion der A. ulnaris,
  - N. tibialis posterior bei Punktion der A. tibialis posterior.

Punktion peripherer Arterien

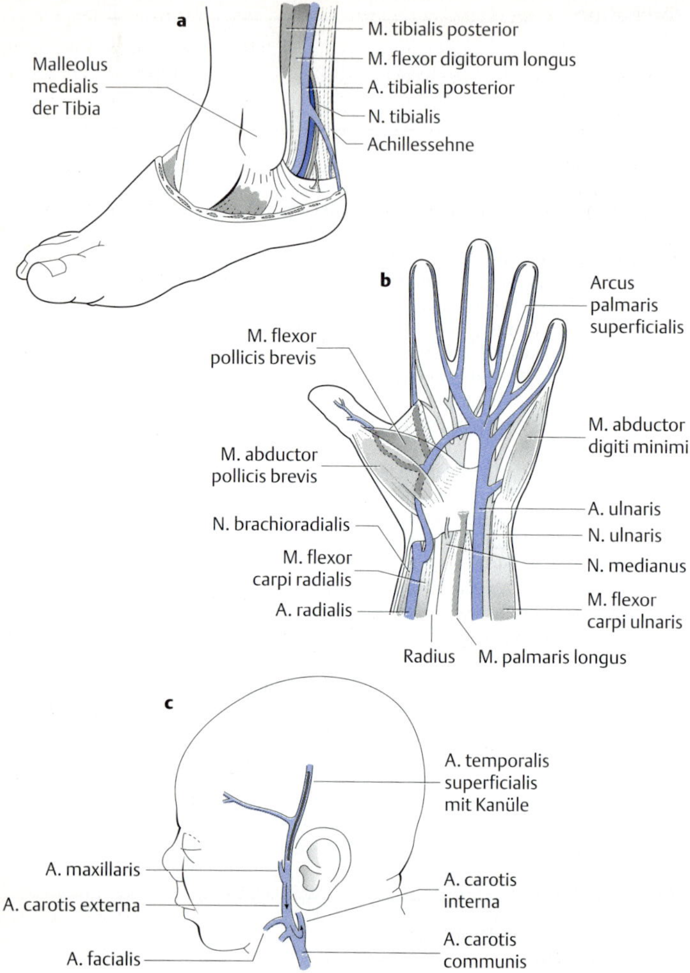

Abb. 16 a – c Anatomische Lage zur Punktion geeigneter oberflächlicher Arterien

- Pseudoaneurysma.
- Hyper-, Hyponatriämie oder Hypervolämie durch ständiges Spülen der Nadel bei Frühgeborenen.

Prinzip

➤ Ein zentraler Venenkatheter geht immer mit einer Gefährdung des Patienten durch Infektion, Diskonnection oder Perforation einher. Die Indikation zum Legen eines zentralen Venenkatheters soll also immer streng gestellt sein, die Verweildauer so kurz wie möglich sein.

Indikationen

➤ Sicherer venöser Zugang zur Applikation von Notfallmedikamenten bei Intensivpatienten.
➤ Messung des zentralen Venendruckes.
➤ Langzeitig erforderliche parenterale Ernährung oder Infusionstherapie.
➤ Langfristig erforderliche Chemotherapie.

Zugang und Indikationen zur Punktion

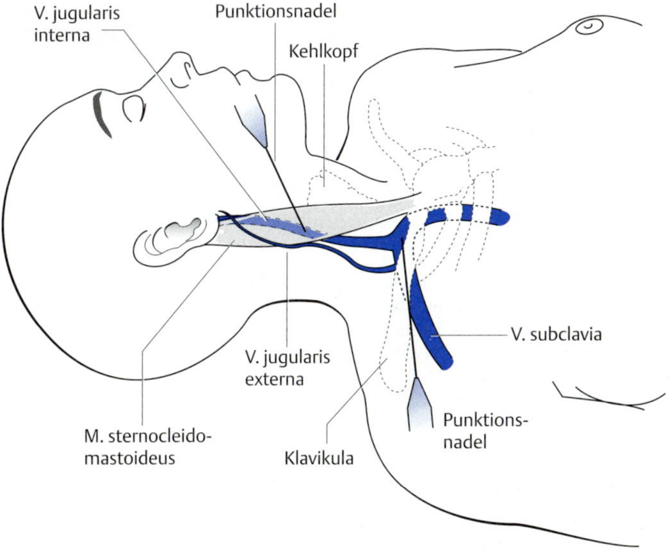

Abb. 17 Zugang für Vena-subclavia- bzw. Vena-jugularis-interna-Katheter

➤ **V. cubitalis:**
  - *Indikation:* vor allem bei Neu- und Frühgeborenen mit Einschwemmkatheter.
  - *Vorteil:* einfacher komplikationsarmer Zugang.
  - *Komplikation:* nicht selten Thrombose der Kubitalvene.
➤ **V. subclavia:**
  - *Vorteile:* rasche Punktion auch bei Schock zugänglich, keine Einschränkung der Beweglichkeit des Patienten.

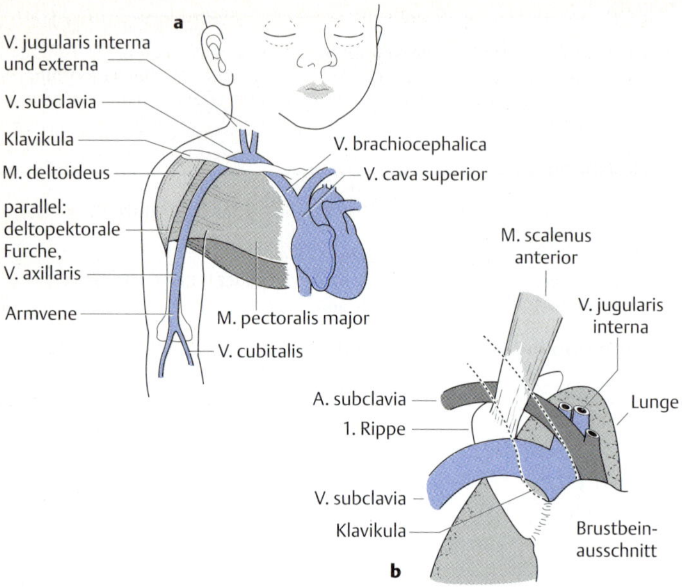

Abb. 18 Anatomie der V. subclavia, V. jugularis interna

- *Komplikation:* Gefahr von Pneumothorax, Hämatothorax und Infusothorax, vor allem bei beatmetem Patienten. Beim Säugling schwierig zu legen.
- *Kontraindikation:* bei fibrinolytischer Therapie.
- Vorsicht bei beatmetem Patienten!!

➤ **V. jugularis interna:**
- *Vorteil:* relativ geringe Komplikationsrate.
- *Nachteil:* zum Legen ist Erfahrung erforderlich.

➤ **V. jugularis externa:**
- *Vorteil:* relativ einfache Punktionstechnik, häufig noch zugänglich, auch bei Patienten mit Hypovolämie.
- *Nachteil:* bei Legen eines Katheters bleibt dieser häufig beim Eintritt in die V. subclavia hängen.

Instrumente

- ➤ Venenkatheter.
- ➤ Staubinde, Desinfektionsmittel, evtl. Lokalanästhesie (z.B. Emla-Salbe).
- ➤ Für Einschwemmkatheter bei Frühgeborenen: feine sterile Pinzetten.
- ➤ Steriles Abdecktuch.
- ➤ Sterile talkumfreie Handschuhe.
- ➤ Als Spüllösung sterile NaCl-Lösung (für Frühgeborene in 2-ml-Spritze).

Punktionsstellen und Lagerung

- V. basilica an Ellenbeuge nach Stauung.
- V. jugularis externa. Kind lagern mit Polster unter obere Thoraxhälfte. Kopf muß etwas überstreckt sein, Gesicht zur abgewandten Seite. V. jugularis findet sich oberhalb der Klavikula, meist etwas lateral vom M. sternocleidomastoideus.
- V. jugularis interna: Patient in Kopftieflage positionieren, Gesicht zur Gegenseite drehen, sorgfältige Desinfektion. Punktion lateral der palpierten A. carotis, in Höhe des Kehlkopfes, evtl. zwischen den beiden Schenkeln des M. sternocleidomastoideus in 45 Grad zur Oberfläche einstechen. Oft wird die V. jugularis erst durchstochen, erst beim Zurückziehen der Nadel kommt Blut.
- V. subclavia infraklavikulär: In Klavikulamitte Nadel in Richtung auf den Oberrand des Sternoklavikulargelenkes vorschieben.

Komplikationen

- Verletzung benachbarter Arterien.
- Verletzung von Pleura und Lunge und nachfolgender Pneumothorax oder Infusothorax.
- Katheterembolisation beim unsachgemäßen Zurückziehen des Katheters bei liegender Nadel.
- Katheterfehllage in V. jugularis, Halsgefäßen oder V. axillaris der Gegenseite.
- Katheterfehllage im rechten Vorhof: Folgen können sein:
  - Herzrhythmusstörungen,
  - Herzwandperforation und Herzbeuteltamponade,
  - auch ohne Perforation Herzbeuteltamponade, deswegen muß die Katheterlage unmittelbar nach Legen des Katheters radiologisch kontrolliert werden!
- Katheterinfektion. Die Häufigkeit der Katheterinfektion beginnt mit dem ersten Tag des Liegens des Katheters. Bei Verdacht auf Katheterinfektion: Blutkultur aus dem Katheter und durch Punktion aus getrennter Vene. Ein identischer Keimnachweis in beiden Blutkulturen oder Keimnachweis am gezogenen Katheter beweist eine Katheterinfektion. Therapie ist meist nur nach Ziehen des Katheters erfolgreich. Der Versuch einer Katheter- „sanierung“ durch antibiotische Therapie ist meist nur vorübergehend erfolgreich.
- Thrombose eines Gefäßes.

Pflege des Katheters

- Strenge Indikation des Legens eines Katheters.
- Sachgerechte und sterile Punktionstechnik.
- Tägliche Überprüfung, ob Katheter weiterhin benötigt wird.
- Radiologische Lagekontrolle unmittelbar nach Legen des Katheters.
- Gute Fixation des Katheters durch sterilen Verband.
- Tägliche Kontrolle, ob Eintrittsstelle sich infiziert (Rötung, Schwellung).
- Hygienisch einwandfreies Arbeiten beim Zuspritzen, Wechsel der Infusionsleitungen etc.
- Es ist nicht erwiesen, daß der Zusatz von 1 E Heparin/ml Infusionslösung das Thrombose- oder Infektionsrisiko senkt.

Einschwemmkatheter bei Frühgeborenen

- **Vorbereitung:**
  - Abmessen der Länge mit Maß entlang dem vorgesehenen Verlauf.
  - Herrichten von Silastikkatheterset, sterilem Abdecktuch, sterilen Tupfern, steriler Irispinzette oder feiner gebogener Pinzette, Glukose 5% + Vetren zum Durchspülen des Katheters, 2-ml-Spritze.
  - Sterile Handschuhe (mit Aqua dest. abspülen wegen Talkum), besser talkumfreie Handschuhe.
  - Gutes Licht.
- **Vorgehen:**
  - bevorzugter Punktionsort: Ellenbeuge. Beinvenen, wann immer möglich, vermeiden.
  - Genaue Inspektion beider Ellenbeugen (cave: über die V. cephalica läßt sich der Silastik oft schlecht vorschieben, bleibt meist in der V. axillaris hängen). Zuerst immer erst die V. cubitalis oder V. basilica versuchen (vom Fuß [V. saphena magna] nur im Notfall).
  - Steriles Arbeiten: gutes Desinfizieren des Armes, dann abdecken.
  - Gründliches Absprühen der Ellenbeuge mit Alkoholspray, einwirken lassen, Abtupfen und Trocknen.
  - Gut stauen evtl. durch 2. Person.
  - Silastikkatheter (vorher durchgespült!) ca. 4 cm in das Lumen der Punktionskanüle einführen.
  - Vene punktieren (bei Erfolg tropft Blut durch Kanüle)
  - Kanüle gut fixieren und vorsichtig den Silastik mit der Pinzette vorschieben bis zur richtigen Markierung (+ 5 cm für die Nadel).
  - Falls Silastik hakt, vorsichtiges Hin- und Herbewegen der Nadel bzw. des Armes, evtl. „Massieren“ des Armes durch 2. Person,
  - Wichtig ist RUHE und GEDULD.
  - Bei richtiger Lage des Silastik Herausziehen der Punktionsnadel (cave: den Silastik nicht mit herausziehen), blaues Verbindungsstück lösen und Nadel abziehen.
  - Danach Verbindungsstück wieder schließen (cave: Dichtungsplättchen).
  - Auf Punktionsstelle mit sterilem Tupfer drücken, bis kein Blut mehr nachkommt.
  - Verbindungsstück gepolstert am Kind befestigen, um Zug am Silastik zu vermeiden.
  - Lagekontrolle durch Röntgen, dabei Arm parallel zum Körper, dann erst Infusion anschließen (evtl. auch vorher, wenn leicht Blut zu aspirieren ist) und mit Klebefolie steril abdecken.

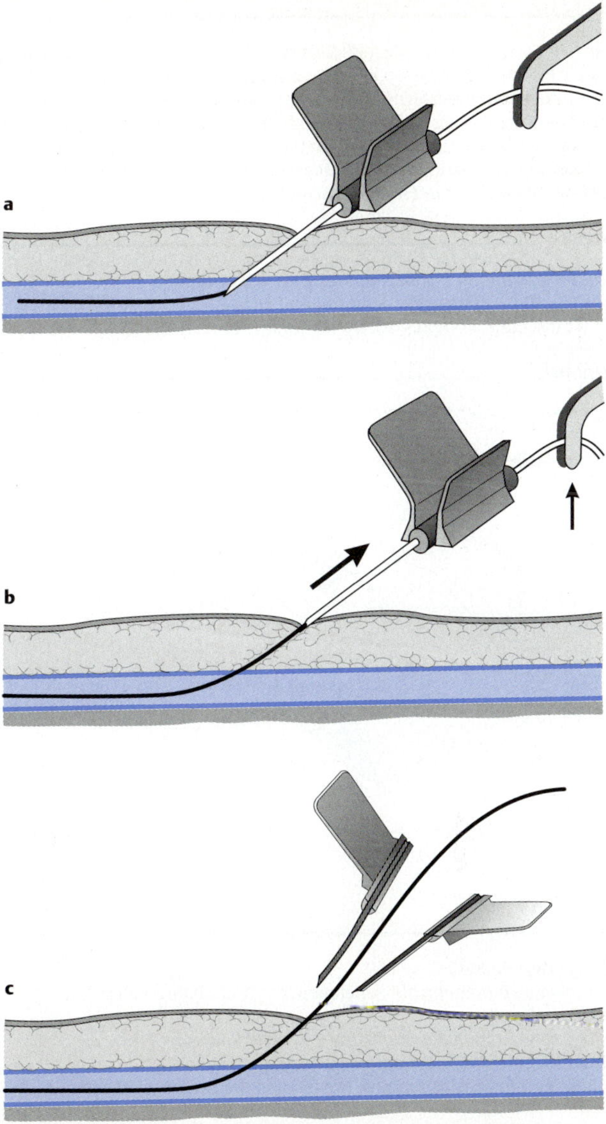

Abb. 19 Legen eines Silastikkatheters (Einschwemmkatheter)
a) Punktion einer größeren Vene, Einführen des Katheters
b) Zurückziehen der Nadel
c) Entfernen der Nadel

Intraossärer Zugang

Prinzip

- Vor allem bei Kleinkindern in der präklinischen Notfallversorgung, bei denen im Schock die Punktion einer peripheren Vene praktisch unmöglich und das Legen eines zentralen Katheters nicht möglich, zu gefährlich oder zu zeitraubend ist, ist der intraossäre Zugang oft lebensrettend. Über die intraossär liegende Nadel können alle Notfallmedikamente und die Infusion zur Volumensubstitution appliziert werden. Die Infektionsgefahr ist gering. Ein Kompartmentsyndrom mit Nekrose der Muskulatur ist (selten) beschrieben.

Instrumente

- Intraossäre Nadeln mit Mandrin und großem Widerlager.
- Notfalls 16 – 18-G-Stahlnadeln (Strauss-Kanülen).
- Sterile Handschuhe, Kompressen, Desinfektion etc.

Punktionsort

- Ca. 2 cm unterhalb der Tuberositas tibiae an der medialen planen Tibiavorderfläche.
- Alternativ: Malleolus medialis der Tibia.

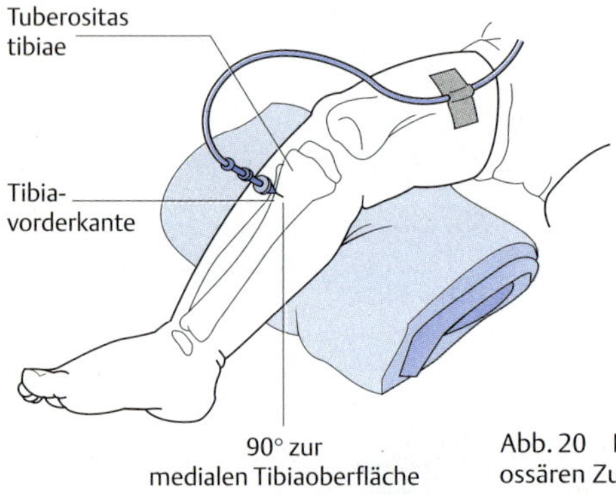

Abb. 20 Punktionsstelle für intraossären Zugang

Vorgehen

- Sorgfältige Desinfektion.
- Durch drehende Bewegung mit zunehmendem Druck bohrt man sich durch die Kortikalis.
- Bei Erfolg ist Aspiration des dunkelroten Knochenmarks möglich.
- Die Nadel sitzt absolut fest ohne jede Bewegungsmöglichkeit.
- Anschluß der Infusionslösung bzw. Applikation der Notfallmedikamente.

Anatomische Voraussetzungen

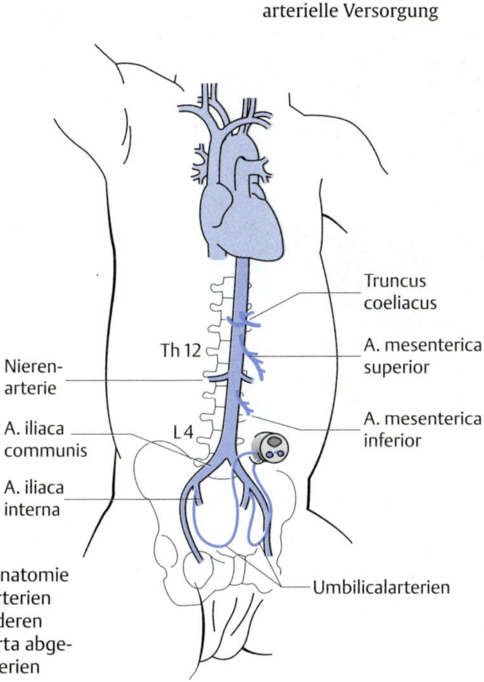

Abb. 21 Anatomie der Nabelarterien und der anderen von der Aorta abgehenden Arterien

Indikation

- **Indikation für Nabelarterienkatheter:**
  - in der Regel Frühgeborene unter 30 SSW, schweres Atemnotsyndrom, Mekoniumaspirationssyndrom,
  - kontinuierliche Blutdruckmessung,
  - häufige Blutgasanalysen (v.a. beatmete Kinder mit O_2-Bedarf)
  - falls Blutentnahmen öfter erforderlich zur Schonung der Frühgeborenen.
- **Indikation für Nabelvenenkatheter:**
  - Notfallzugang für Flüssigkeitszufuhr und Medikamentengabe bei schlechten Venenverhältnissen.
  - Darf nicht länger als 24 Stunden belassen werden (Gefahr der Pfortaderthrombose); falls doch, schriftlich dokumentieren, warum!
  - Messung des zentralen Venendruckes.
  - Für Austauschtransfusion oder Hämodilution.

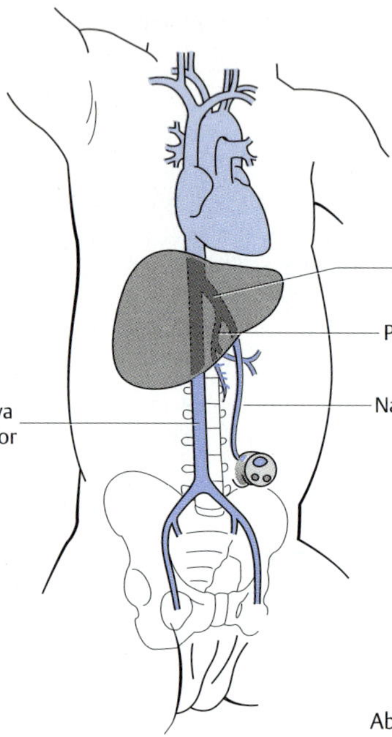

Abb. 22 Anatomie der Nabelvene

Vorbereitung und Durchführung

- Nabelkatheterset: Spritzen (1 ml, 2 ml und 5 ml), 3-Wege-Hahn, Nabelarterienkatheter 3.5 (FG < 500 g evtl. 2.5), Nabelvenenkatheter 5 Char, Skalpell, Nahtmaterial 2–0, spitze Irispinzetten, dünne Knopfsonde, steriles Nabelbändchen.
- NaCl 0,9%+Vetren, (bei Frühgeborenen < 32 SSW NaCl 0,45%+Vetren) zum Durchspülen des Nabelkatheters!
- Kind in Rückenlage lagern und warm halten (Kinder unter 1000 g mit Plastikfolie abdecken).
- Gutes Licht. Steril arbeiten!
- Aus Tabelle entnehmen, bis zu welcher Markierung der Katheter geschoben werden soll (Länge des Katheters zählt ab Bauchwand, also die Länge des Nabelschnurrestes dazuzählen).
- *NAK*-Spitze: Unterkante LWK 3.
- *NVK*-Spitze: ca. 1 cm unterhalb des Zwerchfells in der V. cava inf.
- Handschuhe mit sterilem Wasser spülen (Talkum ist thrombogen), besser talkumfreie Handschuhe.
- Abdecken mit Lochtuch, das nur Nabel und Gesicht frei läßt.
- Kein Alkoholspray auf die unreife Haut Frühgeborener sprühen, da Gefahr der Nekrosenbildung und des Auskühlens.

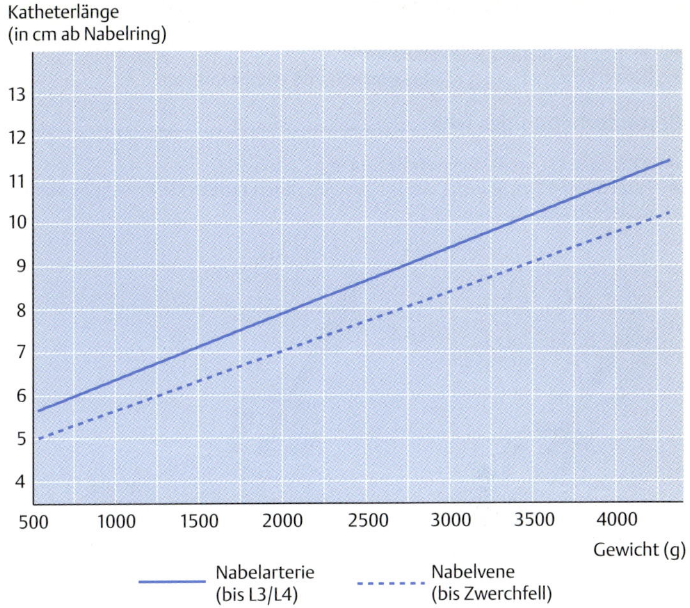

Abb. 23

➤ Nabelschnur gut mit Alkohol absprühen lassen, dann Nabelbändchen um Nabelschnur kurz oberhalb der Haut (nicht um Hautnabel) legen, Alkohol von Haut entfernen !!

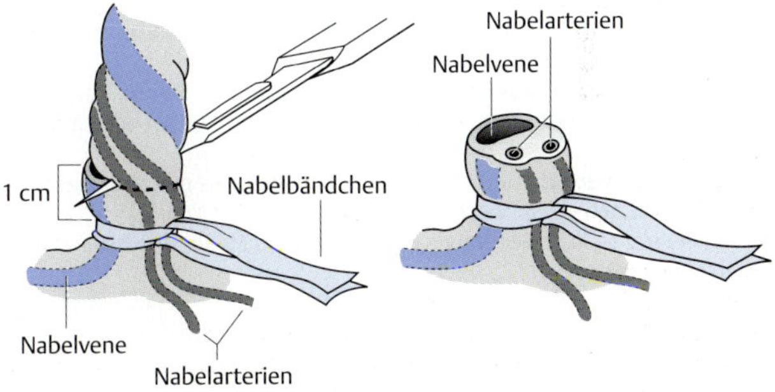

Abb. 24 Vorbereitung zum Legen eines Nabelkatheters

- Mit Skalpell oder Schere Nabelschnur ca. 1 cm oberhalb des Bändchens glatt durchtrennen.
- Bei Blutung Bändchen fester ziehen.
- Dieses Vorgehen gilt für Nabelarterien- und -venenkatheter.

Besonderheiten des NAK

- 2 Arterien (?), weiß, dickwandig und eng (s. Abb. 25).
- Lumen mit einer Branche der Irispinzette durch rotierende Bewegung weiten, ca. 0,5 cm tief.

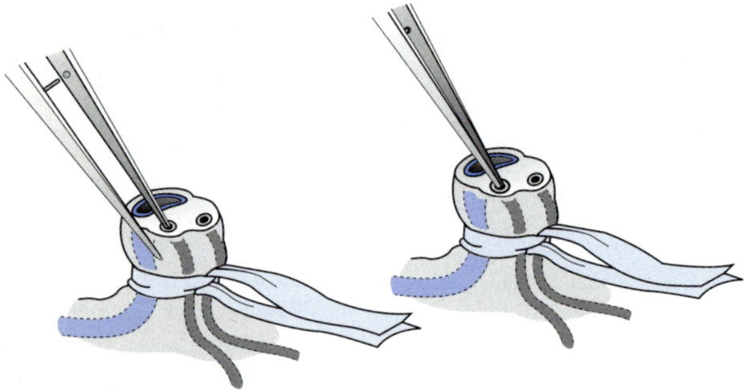

Abb. 25 Sondieren und Dilatation der Nabelarterien

- Katheter vorsichtig einführen (vorsichtig, um keine Via falsa zu bohren) und vorschieben: cave 2 Engen zu überwinden: am Nabelring und in Blasenhöhe (nach ca. 4–5 cm).
- Richtige Markierung. Blutaspiration zur Überprüfung der richtigen Position (Anhaltswerte s. Abb. 23).
- Bei Mißerfolg andere Arterie versuchen.
- Beine, Bauch und Zehen beobachten. Bei Abblassen (Gefäßspasmus) anderes Bein wärmen, falls kein Erfolg, Katheter unbedingt ziehen.
- Nachblutung durch Tabaksbeutelnaht um Nabelstumpf verhindern, Katheter fixieren (Faden durch Luftknoten 1 cm distal um Katheter knoten oder mit Pflaster gut fixieren).
- Röntgen-Kontrolle (Babygramm!) auf Station: Katheter darf nur zurückgezogen werden oder muß neu gelegt werden.
- Katheter sollte nur so kurz wie möglich liegen (max. 1 Woche), d. h. die Indikation täglich neu überprüfen!

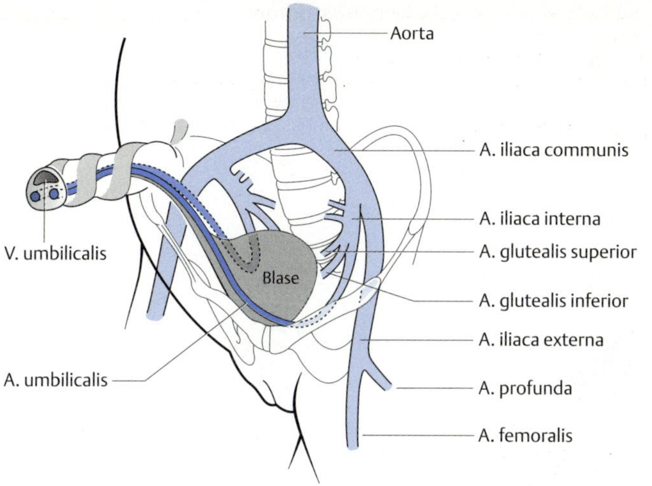
Aorta
A. iliaca communis
A. iliaca interna
V. umbilicalis
A. glutealis superior
Blase
A. glutealis inferior
A. iliaca externa
A. umbilicalis
A. profunda
A. femoralis

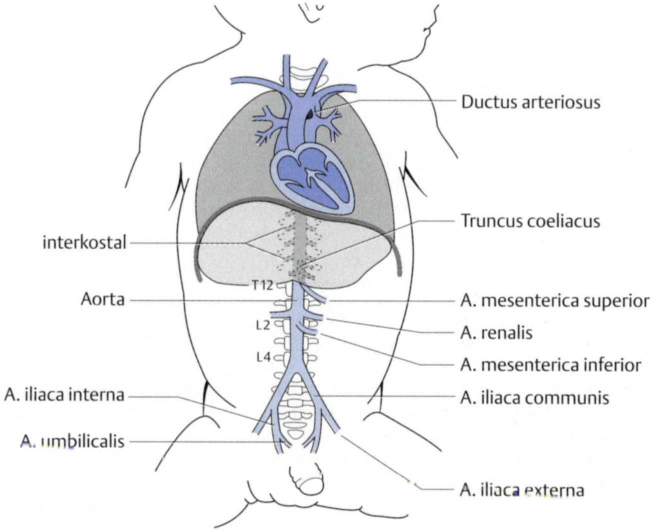
Ductus arteriosus
Truncus coeliacus
interkostal
T12
Aorta
A. mesenterica superior
L2
A. renalis
L4
A. mesenterica inferior
A. iliaca interna
A. iliaca communis
A. umbilicalis
A. iliaca externa

Abb. 26 + 27 Anatomie der Nabelarterie

Besonderheiten des Nabelvenenkatheters

- Eine Vene, dünnwandig, weitlumig, kann bei vitaler Indikation nach der Geburt aufgefunden und bis zu 1 Woche oder länger katheterisiert werden.
- Katheter (3,5 – 5 Charr oder größer) vorsichtig einführen (nach ca. 1 cm muß oft Widerstand vorsichtig überwunden und bis zur richtigen Markierung vorgeschoben werden.

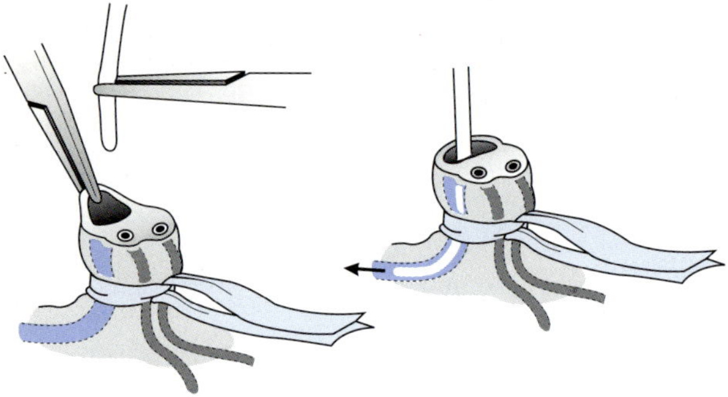

Abb. 28 Sondieren der Nabelvene

- Bei federndem Widerstand nach 5 – 7 cm (cave: Fehlposition in der Portalvene) Zurückziehen des Katheters um einige cm und unter Drehung wieder vorschieben. Falls wieder Fehlposition, erneut versuchen oder Legen eines 2. Katheters durch dasselbe Gefäß und damit Erreichen der V. cava über den Ductus venosus.
- Venenkatheter üblicherweise nicht länger als 24 Std. (außer bei vitaler Indikation) liegen lassen, da die Gefahren der Thrombusbildung in der V. portae, der portalen Hypertension und von Ösophagusvarizen drohen!

Allgemeine Risiken

- Infektion kann nur durch strikt steriles Arbeiten, gutes Fixieren (Luftknoten nicht locker) und tägliches Überdenken der Indikationsstellung vermieden werden.
- Vasospasmen bei NAK häufige Kontrolle der Durchblutung der unteren Extremität (Zehen!, nie Socken anziehen!!), NAK nicht zu hoch legen wegen Nierenarterien, kann zu Stenosen und damit zu Hypertension führen.
- Thrombosen: bei Lage des NVK in der Pfortader nur isotone Lösungen oder Blut infundieren.
- Blutung: zentrale Katheter nie unfixiert liegen lassen, bei Transport stets den Katheter im Auge behalten und den 3-Wege-Hahn zum Kind schließen.

Indikation

- Liquorgewinnung:
  - diagnostisch: für mikrobiologische oder sonst. Fragestellungen z.B. v.a. Meningitis, Enzephalitis, Subarachnidalblutung.
  - therapeutisch z.B. Druckentlastung bei Hydrozephalus des FG., Applikation von Zytostatika (Leukämie).

Vorbereitung

- **Material:** Lumbalpunktionsnadel, sterile Tupfer, breites Pflaster, EDTA-Röhrchen (mit 1 ml Liquor füllen für klin. Chemie), steriles Röhrchen (einige Tropfen Liquor für die Bakteriologie). Gefärbter Alkoholspray. Sterile Unterlage und sterile Handschuhe.
- **Lagerung:** entweder Seitenlagerung (v.a. bei sehr kleinen und beatmeten Kindern) oder sitzend bei größeren Kindern. Wirbelsäule läßt sich dann leichter gerade halten.

Vorgehen:

- Kind von erfahrener Person halten lassen, in Ruhe die richtige Punktionsstelle palpieren, evtl. markieren (Abb. 29).

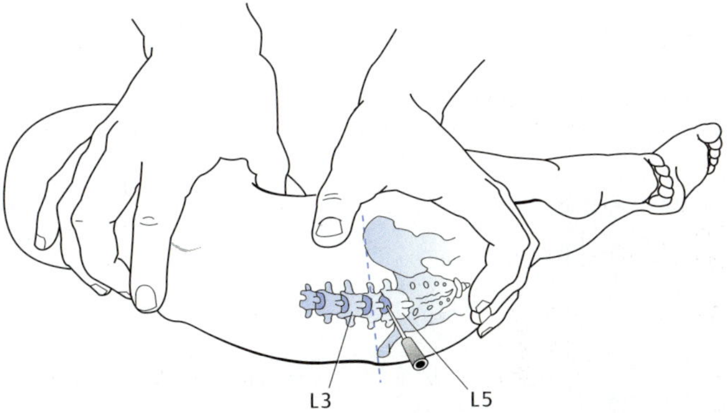

Abb. 29 Fixation eines Säuglings zur Lumbalpunktion. Punktionsstelle.

- Mit Alkoholspray gründlich absprühen.
- Sterile Handschuhe anziehen und sterile Unterlage unterlegen, mit sterilen Tupfern die Punktionsstelle abtupfen, nochmals absprühen (Schwester) und abtrocknen!
- Erneut den richtigen Zwischenwirbelraum ertasten, dann rechts und links der Wirbelsäule mit 2 Fingern eingrenzen, dazwischen mit der Nadel gerade eingehen und dann in Richtung Nabel (d.h leicht nach kranial) vorschieben (bei Frühgeborenen spürt man beim Durchstechen des Lig. flavum oft nicht das „Plopp"), Zurückziehen des Mandrins und bei richtiger Lage der Nadel Abtropfenlassen des Liquors.

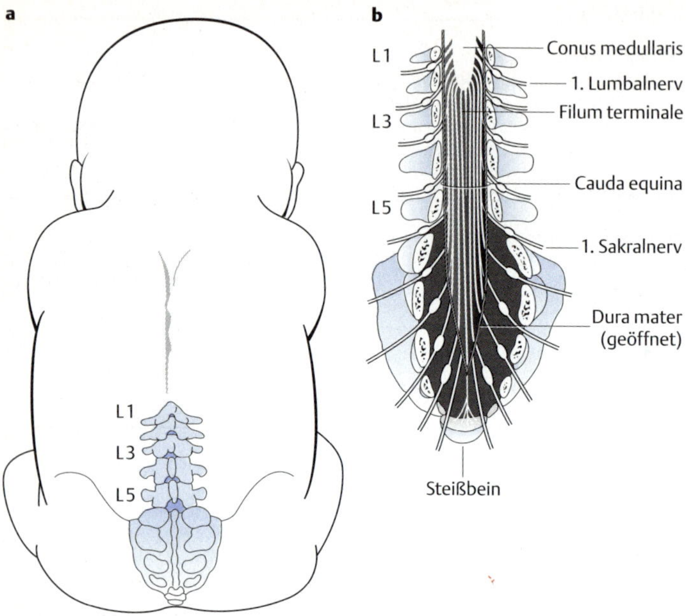

Abb. 30 Anatomische Verhältnisse im Spinalkanal $L_1 - L_8$

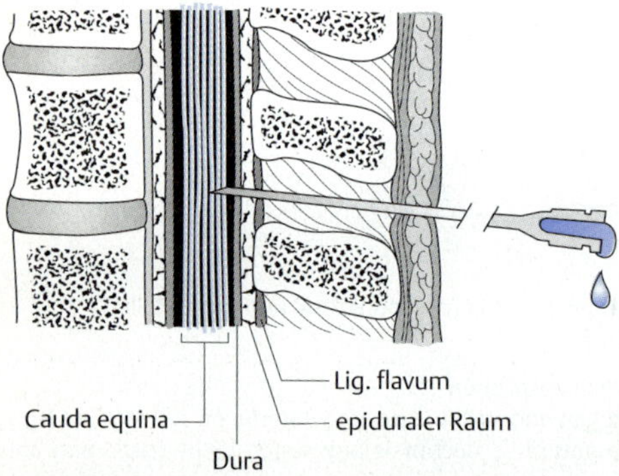

Abb. 31 Anatomie des Spinalkanals mit Cauda equina

- Falls kein Liquor kommt, vorsichtiges Drehen an der Nadel und dabei zurückziehen.
- Massieren der großen Fontanelle hilft bei Neugeborenen, wenn zu wenig Liquor gewonnen werden kann.

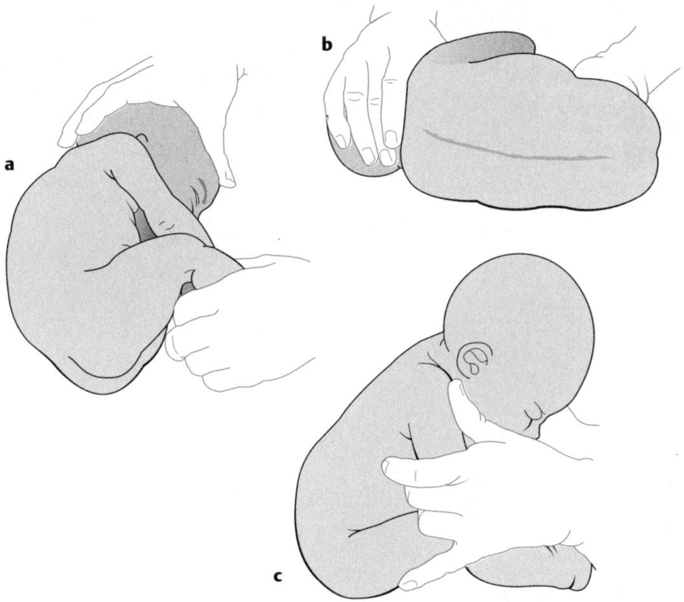

Abb. 32 Halten eines Neugeborenen in liegender und sitzender Position für Lumbalpunktion

- Nach Liquorgewinnung den Mandrin zur Hälfte zurückstecken und Nadel rasch herausziehen (aus dem Konus der Nadel können noch einige Tropfen Liquor gewonnen werden!).
- Sterilen Tupfer mit Druck befestigen.
- Kinder sollen ca. 24 Std. flach liegen bleiben.

Beurteilungen

Tabelle 17 Normwerte

	Frühgeborenes	Neugeborenes	Kinder
Glucose	25–65 mg/dl	45–130 mg/dl	40–90 mg/dl
Liquor/Blut	55–105%	45–130%	ca. 40%
Protein	65–150 mg/dl	20–170 mg/dl	bis 30 mg/dl
Leukozyten	0–25/mm^3	0–22/mm^3	bis 5
Granulozyten	ca. 60%	ca. 60%	ca. 60%

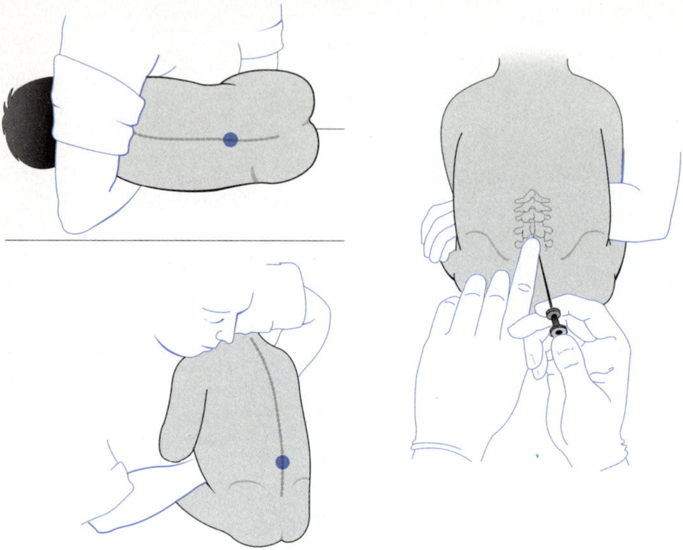

Abb. 33 Halten eines Klein- oder Schulkindes in liegender und sitzender Position zur Lumbalpunktion

Indikationen

- Diagnostik einer Leukämie.
- Metastasensuche bei Malignom.
- Differenzierung einer Anämie, Thrombozytopenie.
- Differenzierung von Speichererkrankungen.
- Knochenmarkkultur z. B. bei Brucellose.

Instrumentarium

- Knochenmarkpunktionsnadel.
- Desinfekton 70% Alkohol, steriler Verband.
- Heparin (ca. 100 E/ml) für Versand, falls erforderlich.
- Glasplatte, Objektträger.

Punktionsorte

- Spina iliaca anterior, superior oder posterior (s. Abb. 34 a).
- Sternum ca. Höhe Th 3–4.
- Tibia medial und distal der Tuberositas tibiae bei Säuglingen (s. Abb. 34 b).

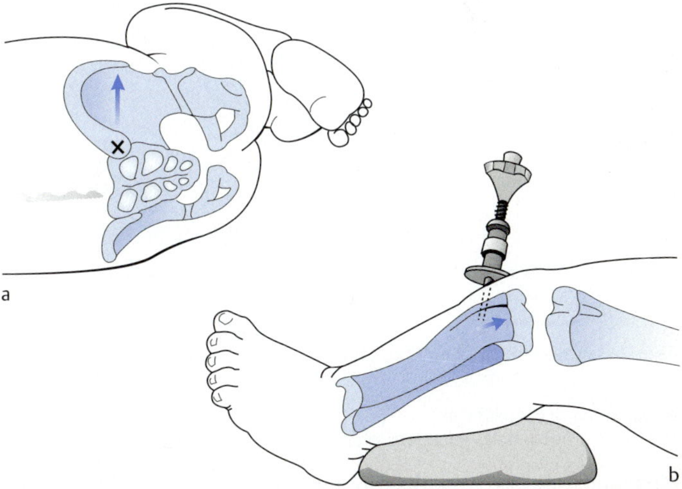

Abb. 34 a, b Zugang für Knochenmarkpunktion

Vorbereitung

- Wahrheitsgemäße Aufklärung, soweit Verständnis vorhanden.
- Analgosedierung:
  - Midazolam (Dormicum) i. v. ca. 0,1–0,2 (-0,4) mg/kg ED (cave: Atemdepression)

- und Pentazocin (Fortral) 0,5 mg/kg i.v. ED.
- Alternative: Kurznarkose: Ketanest 2 mg/kg i.m. plus Diazepam 0,2 – 1 mg/ kg i.v. ED.

➤ Desinfektion wie bei Venenpunktion (s. dort).

Punktion

➤ Lokalisation des Punktionsortes und Straffen der Haut über Knochen.
➤ Penetration der Kortikalis senkrecht zur Oberfläche, evtl. unter drehender Bewegung der Punktionsnadel.
➤ Aspiration von ca. 0,5 ml (für reinen Ausstrich) Knochenmark mit 20-ml-Spritze.
➤ Spritzeninhalt auf Glasplatte entleeren.
➤ Knochenmarkbestandteile (Gewebebröckel) mit Objektträger aufnehmen und ausstreichen (wird erleichtert durch Kippen der Glasplatte und Abfließen der nicht benötigten Blutbestandteile). (s. Abb. 35).

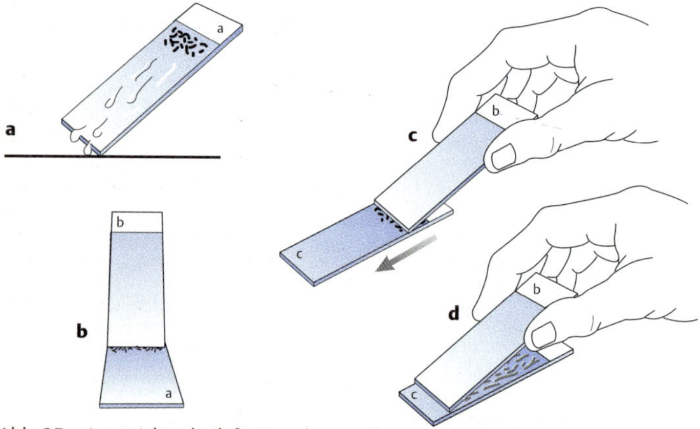

Abb. 35 Ausstrichtechnik für Knochenmark

➤ Färben nach Pappenheim.
➤ (Druck-) Verband des Punktionsortes.

Nachkontrolle und Komplikationen

➤ Monitorüberwachung des Patienten.
➤ Hämatom.
➤ Lokale Infektion (tritt fast nie auf).

Indikation und Klinik

- Zur Entlastung eines Spannungspneus oder eines Pneumothorax (v. allem bei beatmeten Neugeborenen und Jugendlichen, bei Patienten mit Brochiektasen).
  - Klinische Zeichen: Dyspnoe, Zyanose, Blutdruckabfall, fehlendes oder abgeschwächtes Atemgeräusch, Atemnot und tiefstehende Leber, vorgewölbtes Abdomen.
- Zur Ableitung eines Ergusses (z. B. Chylothorax).

Vorgehen bei Spannungspneumothorax im Notfall

- den Thorax mit dicker Plastikkanüle z. B. Braunnüle, mit Dreiwegehahn oder (bei Neugeborenen) 1er Nadel mit 20 ml Spritze mit 5 ml NaCl 0,9% in der vorderen Axillarlinie 4. ICR (oberer Rippenrand!) punktieren.
- Beim Durchstechen der Thoraxwand Hand abstützen, nicht "hineinfallen".
- Metallmandrin sofort zurückziehen. Dann Kanüle flach unter Rippen ca. 2–5 cm vorschieben
- Mit Spritze Luft oder Flüssigkeit abziehen.
- Eingeschnitttenen Fingerling auf die Kanüle, oder mit einem Schlauch die Luft unter Wasser ableiten um Eindringen von Luft in Thoraxraum zu verhindern.

Vorbereitung zum Legen einer Thoraxdrainage

- **Material:** sterile Handschuhe, sterile Tupfer, Thoraxdrainagen Größe Charr 10 oder Charr 12 bei Neugeborenen > 2000 g Charr 12, > 2000 g Charr 10 je kleiner die Drainage, desto leichter verstopft sie, möglichst dicke Drainage bei Kindern, sterile gebogene Klemme, spitzes Skalpell, 2 lange und 2 kurze Pflasterstreifen, Drainagenset mit Sogvorrichtung.
- **Lokalanästhesie:** Das Legen einer Thoraxdrainage ist sehr schmerzhaft, daher für die Punktionsstelle Scandicain 1% herrichten und dem Kind vorher Morphin 0,1 mg/kg oder Dolantin 1 mg/g i. v. geben.
  - Cave: Hypotonie und Atemdepression, bei sehr unreifen Kindern evtl. nur 0,05 mg/kg Morphin.

Vorgehen:

- **Punktionsstelle beim Pneumothorax:**
  - 2. ICR in der Medioklavikularlinie (kosmetisch unschöne Stelle bei Mädchen),
  - oder im 4./5. ICR in der vorderer Axillarlinie (nicht die Mamille verletzen).
- **Punktionsstelle bei Erguß:**
  - 4.–5. er ICR in der hinteren Axillarlinie.
- Hautareal desinfizieren.
- Lokalanästhetikum subkutan bzw. subpleural spritzen.
- Schmale Hautinzisur (ca. 1 cm) setzen, versetzt dazu am Oberrand der Rippe die Muskulatur durchtrennen.
- Mit gebogener Klemme stumpf bis auf Pleura präparieren.
- Die Drainage durch den vorpräparierten Tunnel schieben und dann die Pleura durchstoßen (unter Abstützung mit der Hand).

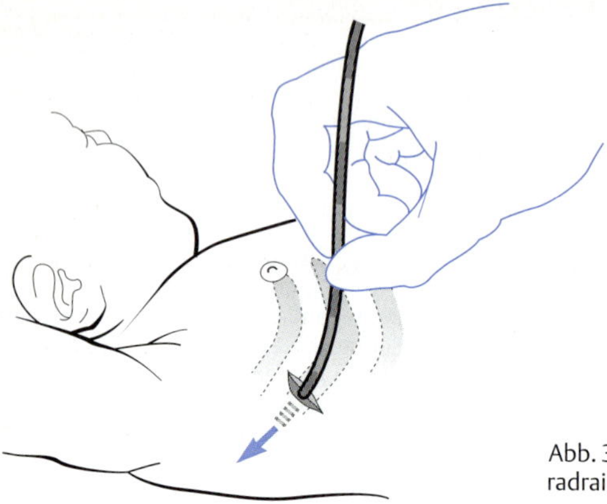

Abb. 36 Legen einer Pleuradrainage

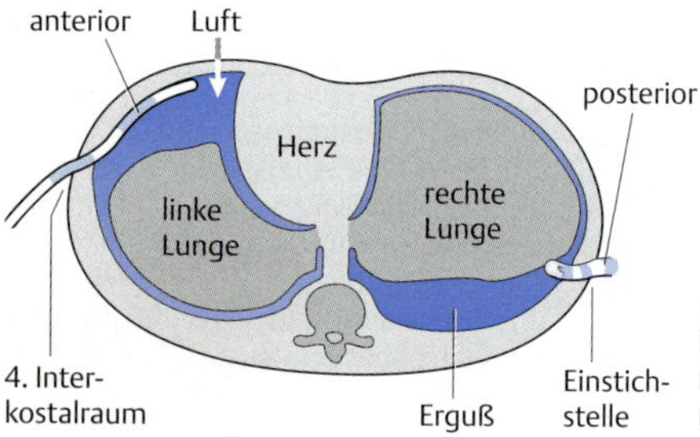

Abb. 37 Korrekte Lage der Pleuradrainage bei Pneumothorax (links) und Pleuraerguß (rechts)

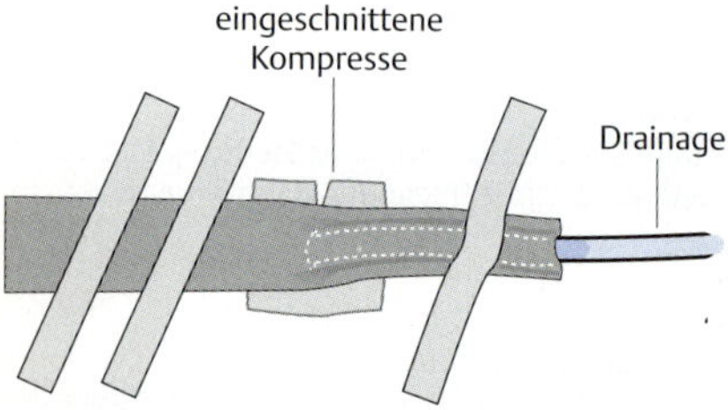

Abb. 38 Fixierung der Drainage mit Pflaster

- Drainage vorschieben, sie muß beim Pneumothorax unter der vorderen Thoraxwand liegen. Dies ist oft einfacher zu erreichen, wenn während des Vorschiebens das Kind auf die von dem Pneu abgewendete Seite gedreht und gehalten wird; dadurch kann das freie Ende der Drainage mehr parallel zur Thoraxvorderwand des Kindes geführt werden. Bei Erguß Punktion von hinterer Axillarlinie, Drainage nach dorsal vorschieben.

- Nach richtiger Positionierung anschließen an Sog (ca. 5 cm H_2O).
- Mit Pflaster fixieren, Tabaksbeutelnaht ist unnötig und führt zu kosmetisch unschönen Nähten (siehe Abb. 38).
- Röntgenkontrolle a.-p. und seitlich in Rückenlage (Pneumothoraxseite anliegend).
- Bei mehreren Drains eindeutige Markierung!

Probleme beim Legen einer Pleuradrainage:

- Falls Drain nicht fördert: liegt er hinter der Lunge? Ist subkutan (zu flach) punktiert worden? Ist der Drain zu tief eingeführt oder stößt medial an? Ist er abgeknickt oder verstopft? Ist Sog angeschlossen und korrekt?
- Falls nach der ersten Entlastung die Lunge nicht entfaltet ist bzw. ein Rezidiv auftritt: Pleuradrainage verstopft? Dann neuen Katheter durch dasselbe Loch.
- Ggf. zweiter Drain 2. ICR medioklavikular.
- Drain fördert übermäßig, nicht atemsynchron: Leck im System? Liegt nicht tief genug? Liegt intrapulmonal?

Entfernen der Thoraxdrainage, Nachbehandlung

- Bei ausgeprägtem interstitiellem Emphysem offene Drainage belassen, auch wenn kein Pneumothorax mehr besteht (hohes Rezidivrisiko!).
- 48 Std. nach voller Entfaltung der Lunge und klinisch dichtem Leck Drain abklemmen.
- 1 Tag nach Abklemmen Röntgenkontrolle, Drain ziehen.
- Streifenförmiger Randpneumothorax nach Entfernen des Drains meist harmlos, aber kontrollbedürftig.
  - Cave: Nach jedem Pneu besteht Rezidivgefahr!
- Nach Spontanpneumothorax bei Jugendlichen keine schweren körperlichen Belastungen für ca. 3 Monate wegen hoher Rezidivgefahr.

Punktion des Peritoneums

Indikation

- Zur Diagnostik (Aszitesuntersuchung, Abklärung Perforation).
- Zur Therapie (Entlastungspunktion bei Aszites, Luft im Bauch, etc.).
- Zur Peritonealdialyse.

Vorgehen

- Lokalanästhesie
- Punktionsnadel (16 Gauge) unter sterilen Bedingungen möglichst am linken Unterbauch am Punkt zwischen mittlerem und unterem Drittel der Linie Nabel – Spina iliaca anterior superior in Richtung Douglas-Raum vorsichtig unter Aspiration eingehen (dabei Nadel nach Durchtrennen der Haut um ca. 0.5 cm versetzen, um späteres Lecken der Punktionsstelle zu vermeiden).
- Bei Erscheinen von Flüssigkeit in der Spritze Mandrin zurückziehen und Flüssigkeit abziehen.
- Nach Entnahme Nadel rasch entfernen und mit sterilem Tupfer abdecken.

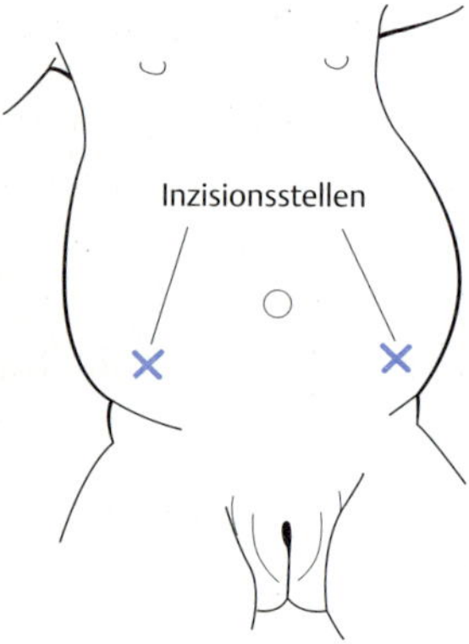

Abb. 39 Punktionsstellen für Aszitespunktion und Peritonealdialyse im Notfall

Komplikationen

- Hypotension bei zu vielem oder zu schnellem Abziehen von Flüssigkeit.
- Infektion (Peritonitis).
- Darmperforation bei zu tiefem oder fehlplaziertem Eingehen.

Blasenkatheter

➤ **Indikation**
- Nachweis von Leukozyten, Erythrozyten, Zylindern bei Verdacht auf Harnwegsinfektion.
- Gewinnung von Urin zur Isolierung von Erregern einer Harnwegsinfektion.
- Harnableitung bei Intensivpatienten zur exakten Bilanzierung.

➤ **Durchführung**
- Steril arbeiten mit sterilen Handschuhen, ideal mit 2 Handschuhen an der arbeitenden Hand, 2. Handschuh nach Desinfektion ausziehen.
- Genitale desinfizieren mit z. B. Betaisodona-Lösung:
  - bei Buben > 2 Jahre Präputium möglichst zurückschieben und Glans penis desinfizieren,
  - bei Mädchen Labien spreizen und zwei bis dreimal mit steriler Kompresse Genitale von vorn nach hinten desinfizieren, dabei jeweils frische Kompresse verwenden.
- Katheter mit Gleitmittel einstreichen.
- Vorsichtiges Einführen des Katheters möglichst mit steriler Pinzette. Bei Buben wird dies durch leichtes Strecken des Penis erleichtert.
- Auffangen des Urins in sterilem Gefäß, bei geplanter weiterer Ableitung, Blockade des Katheters mit ca. 2 ml steriler NaCl-Lösung.
- Sofort steriles Verbinden des Katheters mit Urinableitsystem.

Urindiagnostik

Tabelle 18 Kriterien für eine Harnwegsinfektion

Keimnachweis	normal	verdächtig	pathologisch
Mittelstrahlurin	$< 10^4$	$10^4 - 10^5$	$> 10^5$
Katheterurin	$< 10^3$	$> 10^3$	$> 10^3$
Punktionsurin	steril		jeder Keimnachweis
Leukozyten/ml	bis 20	20–50	> 50
Erythrozyten/ml	bis 5	5–10	> 10

Suprapubische Blasenpunktion

➤ **Indikation/Kontraindikation:**
- Zur sterilen Uringewinnung.
- Zur Druckentlastung bei Harnabgangsstörung unterhalb der Blase (z. B. Urethralklappen).
  Beachte: aufgrund der Gefahr einer Makrohämaturie sollte bei Thrombozytenwerten $< 20\,000/mm^2$ und anderen schweren Gerinnungsstörungen nicht punktiert werden.

➤ **Durchführung:**
- Sonographie der Harnblase, dabei ausreichende Füllung feststellen (soll gut bis über Symphyse stehen).
- Desinfizieren der Punktionsstelle mit Alkohol, steril abtupfen.

- Cave: Kältereiz ist oft schon ausreichend, um eine Kontraktion der Harnblase und Miktion zu erwirken;
- cave: nie Alkoholtupfer auf unreifer Haut Frühgeborener liegen lassen (Gefahr der Entstehung von Hautnekrosen).
- Beine des Kindes in Froschposition fixieren.
- Sterile Handschuhe anziehen.
- Mit steriler Spritze und Nadel Nr. 1 oder Nr. 17 ca. 0,5 cm oberhalb des Symphysenrandes im 90-Grad-Winkel zur Bauchhaut eingehen (s. Abb. 40).
- Während des Vorschiebens aspirieren, bis Urin in die Spritze fließt.
- Nicht zuviel Urin abziehen, da sonst Gefahr der Verletzung oder Perforation der hinteren Blasenwand besteht.
- Nach dem Herausziehen der Nadel mit sterilem Tupfer für eine Weile auf die Punktionsstelle drücken.

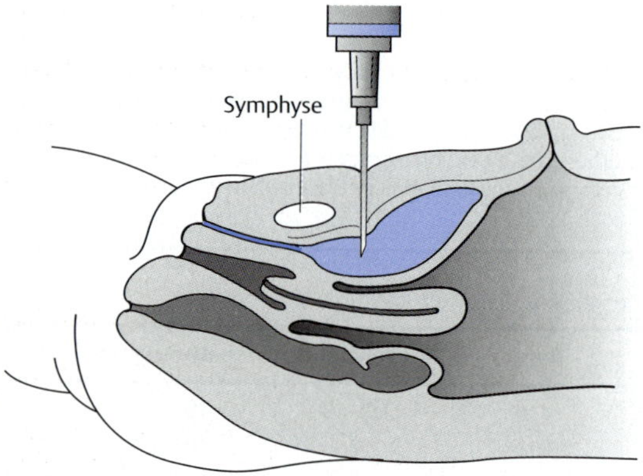

Abb. 40 Suprapubische Blasenpunktion

Grundlagen

- **Definitionen:**
  - *Fieber:* rektal gemessene Körpertemperatur von über 38 °C.
  - *Subfebrile Temperatur:* rektal gemessene Körpertemperatur bis zu 38 °C, „erhöhte Temperatur".
- **Allgemeines:**
  - Besonders bei Kindern ist Fieber ein sehr unspezifisches und häufig auftretendes Symptom.
  - *Ursachen:* meistens Infektionen, aber auch Kollagenosen, Malignome, Durstfieber, Medikamente, Hitzschlag u. a.
  - *Komplikationen:* Fieberkrampf, Exikkose, Hyperpyrexie.
- **Fiebertypen:**
  - *Kontinua:* über Tage bis Wochen anhaltend hohes Fieber, meist über 39 °C (z. B. Typhus abdominalis, Paratyphus).
  - *Remittierendes Fieber:* Tagesschwankungen von mehr als 1 °C, jedoch immer über Normaltemperatur (z. B. Sepsis).
  - *Intermittierendes Fieber:* stärkere Tagesschwankungen von mehr als 2 °C, dabei Fieberspitzen wechselnd mit Normaltemperatur (z. B. Sepsis).
  - *Undulierendes Fieber:* über Tage bis Wochen wellenförmiger Temperaturverlauf mit fieberfreien Perioden (z. B. Pel-Ebstein-Fieber bei Morbus Hodgkin).
  - *Periodisches Fieber:* regelmäßiger Wechsel zwischen kurzen Fieberperioden und mehrere Tage anhaltenden fieberfreien Intervallen (z. B. Malaria).

Differentialdiagnostisches Vorgehen

- **Anamneseerhebung:** Kontakt mit Infektionsquellen (Menschen, Tiere), Auslandsreisen, Medikamente, Vorerkrankungen, Begleitsymptome.
- **Klinische Untersuchung:** Nasen-Rachenraum, Thorax, Abdomen, LK-Status, evtl. Hautveränderungen, gesamter Status!
- **Laboruntersuchungen:** Blutbild mit Differentialblutbild (Leukozytose oder Leukopenie?, Linksverschiebung?), BSG, CRP, evtl. Blutkulturen, Harnstoff, Kreatinin, Urinstatus, Erregernachweis (z. B. von Nasen-Rachen-Abstrich, aus Harn, Liquor, Stuhl, Eiter u. a.).
- **Sonographie des Abdomens** (pathologische Veränderungen der Bauchorgane/ableitenden Harnwege?).
- **Röntgenuntersuchung.**

Vorkommen

- **Erkrankungen, die eine sofortige Intervention erfordern:**
  - *Meningitis* (s. S. 481):
    - Klinik: meist akut einsetzende Krankheitssymptome, Opisthotonus, Nackensteifigkeit (positives Kernig-/Lasègue-/Brudzinski-Zeichen), Kopf- und/oder Rückenschmerz, oft Übelkeit, Fieber, Schüttelfrost, Somnolenz.
    - Schon bei Verdacht unverzügliche Einweisung in Kinderkrankenhaus!
    - Diagnostik: Liquordiagnostik, evtl. CT, EEG.
    - Therapie: nach Liquorpunktion Beginn der antibiotischen Therapie bei noch unbekanntem Erreger mit Ceftriaxon 1 x 80 mg/kg/Tag i. v. oder alternativ Cefotaxim 150 – 200 mg/kg/Tag in 3 ED i. v. Nach Identifizierung des Erregers gezielte Weiterbehandlung.

- *Enzephalitis* (S. 483):
  - Klinik: akut einsetzende Allgemeinsymptome, häufig nach vorausgehender katarrhalischer Vorerkrankung. Kardinalsymptome: Fieber, Kopfschmerzen, Bewußtseinsstörung bis zum Koma, neurologische Reiz- und Ausfallserscheinungen.
  - Schon bei Verdacht unverzügliche Klinikeinweisung!
  - Diagnostik: Liquordiagnostik, CT, MRT (Hirnödem?).
  - Therapie: nach Liquorpunktion Beginn der Antibiose bei noch unbekanntem bakteriellem Erreger. Bei Verdacht auf Herpesenzephalitis Aciclovir 3 x 10 mg/kg/Tag i. v.
- *Sepsis* (S. 458):
  - Klinik: abhängig vom Alter des Kindes, Erreger, Ausgangsherd des septischen Geschehens. Sowohl fulminanter als auch schleichender Krankheitsverlauf möglich.
  - Diagnostik: Laborparameter, BSG, CRP, dreifache Blutkulturen (aerob/anaerob), Herdsuche.
  - Therapie: nach Entnahme der Blutkulturen Beginn der antibiotischen Therapie mit Cefotaxim 150 – 200 mg/kg/Tag, Piperacillin 150 – 300 mg/kg/Tag in 3 Einzeldosen i. v. oder alternativ Ampicillin 100 – 150 mg/kg/Tag kombiniert mit einem Aminoglykosid (Gentamicin, Netilmicin, Amikacin). Nach Bekanntwerden des Erregers gezielte Weiterbehandlung nach Antibiogramm.
- *Harnwegsinfekt/Urosepsis* (S. 345):
  - Klinik: im Säuglings- und Kleinkindalter häufig nur Allgemeinsymptome wie hohes Fieber, Erbrechen, bei Urosepsis auch Schocksymptomatik. Bei älteren Kindern Dysurie, Pollakisurie, Fieber, evtl. klopfdolente Nierenlager.
  - Diagnostik: Mittelstrahlurin oder Blasenpunktion: mehr als 10^5 Bakterien/ml und mehr als 50 Leukozyten/µl, Sonographie zum Ausschluß von Harnwegsanomalien.
  - Therapie: bei unkomplizierten Harnwegsinfektionen Cotrimoxazol 6 mg/kg oral; bei Urosepsis hochdosierte parenterale Therapie mit Cephalosporinen und Aminoglykosiden.
- *Osteomyelitis* (S. 411).

➤ **Häufig auftretende mit Fieber einhergehende Erkrankungen:**

- *Infektionen des Respirationstraktes* (S. 218): häufig viral (Parainfluenza-, RS-, Rhino-, Adenoviren).
  - Klinik: alters- und erregerabhängig, bei Säuglingen und Kindern mit Immundefizienz häufig schwerer Verlauf (Bronchitis, Pneumonie), bei älteren Kindern je nach Erreger als Bronchitis, Pharyngitis, Schnupfen.
  - Therapie: bei viraler Genese symptomatisch.
- *Otitis media* (S. 220): bakteriell oder viral, häufig durch fortgeleitete Infektion des Rachenraums verursacht.
  - Klinik: häufig Fieber, starke Schmerzen.
  - Therapie: symptomatisch, bei bakterieller Infektion Antibiotika (z. B. Makrolid-Antibiotika oder Cephalosporine) für 7 – 10 Tage.
- *Gastroenteritiden* (S. 112): viral (häufig Rotaviren), bakteriell oder durch Protozoen verursacht.
  - Klinik: Diarrhoe, Bauchschmerzen, Erbrechen, Inappetenz, Exikkose, Fieber. Je jünger das Kind, desto schwerer Symptomatik und Krankheitsverlauf.
  - Therapie: Substitution von Flüssigkeit und Elektrolyten, Diät.

- **Sonstige Fieberursachen:** Nach Ausschluß o.g. Erkrankungen an folgende seltenere Erkrankungen als Fieberursache denken:
  - *Autoimmunerkrankungen:* z.B. Lupus erythematodes, Dermatomyositis.
  - *Mykosen.*
  - *Tropenkrankheiten:* Malaria, Leishmaniosen, Leptospirose, Amöben.
  - *Malignome:* Leukämie, sonstige Tumoren.
  - *Erkrankungen des rheumatischen Formenkreises:* Rheumatoide Arthritis.
  - *Sonstige:* Sarkoidose, Medikamente, Impfreaktion, Endokarditis, Mittelmeerfieber.
- **Antipyretische Therapie**
  (S. 494)

Kopfschmerzen

Grundlagen

- **Definition:** Diffuse oder lokalisierte Schmerzen im Bereich des Kopfes oder des Nackens mit Einstrahlung in den Kopfbereich.
- **Allgemeines:** Im Hirngewebe selbst befinden sich keine Schmerzrezeptoren. Sie befinden sich im Kopfbereich an Kopfhaut, -muskulatur und -faszien, Dura (teilweise), meningealen und extrakraniellen Arterien, venösen Sinus, Hirnnerven V, VII, IX, X und den oberen Zervikalnerven.

Differentialdiagnostisches Vorgehen

- Anamnese:
  - Kopfschmerzanalye: Dauer, Lokalisation, Intensität, Art.
  - Begleitsymptome, vorangegangenes Trauma?
  - Physische und/oder psychische Belastungen?
- Klinische Untersuchung:
  - Gründliche körperliche Untersuchung im Hinblick auf Entzündungszeichen, Erkrankungen von Augen (Sehtest!), HNO-Bereich, Zähnen, Kiefer.
  - Eingehende neurologische Untersuchung (Ausfälle?, Meningismus?, Hirndruck?).
- Laboruntersuchung: evtl. Entzündungszeichen.
- Liquorpunktion: bei Verdacht auf entzündliche Erkrankungen des Gehirns und der Hirnhäute.
- Röntgenuntersuchung: bei Verdacht auf intrakranielle Raumforderung, Sinusitis, Trauma.
- CCT: bei Verdacht auf intrakranielle Raumforderung, Trauma.
- EEG: bei Verdacht auf Anfallsleiden, Tumoren etc.

Vorkommen

- **Diffuse Kopfschmerzen:**
  - *Meningitische Reizung* (Meningitis [S. 481], Enzephalitis [S. 483], Subarachnoidalblutung, Hitzschlag): häufig akuter Beginn, Fieber, evtl. neurologische Begleitsymptome, Bewußtseinstörung.
  - *Intrakranielle Drucksteigerung* (zerebrale Tumoren [S. 322], Abszeß, Trauma, Hydrozephalus occlusus [S. 360]): progrediente Zunahme des Kopfschmerzes, Benommenheit, Schwindel, Erbrechen, neurologische Begleitsymptome.
  - *Posttraumatische Kopfschmerzen* (SHT): evtl. mit Erbrechen, Schwindel, Benommenheit einhergehend.
  - *Intrazerebrale Gefäßdilatation* Hypoxie, Hypoglykämie (S. 438), Hypertonie (S. 274): Unruhe, Schwindel, Schwächegefühl.
  - *Begleitkopfschmerzen* bei Infektionen.
  - *Psychovegetative Kopfschmerzen.*

- **Lokalisierte Kopfschmerzen:**
  - *Halbseitenkopfschmerzen* (Migräne [S. 370]): bei Kindern eher selten.
  - *Kopfschmerzen im Gesicht/Wangenbereich* (Sinusitis [S. 219], Tumoren der Nasennebenhöhlen / Epipharynx, Zahnerkrankungen): ggf. Zunahme der Schmerzen bei Vornüberbeugen.
  - *Kopfschmerzen im Bereich der Ohren:* Otitis media (S. 220), Parotitis (S. 221), Mumps (S. 478).
  - *Kopfschmerzen im Bereich der Augen:* Strabismus, Visusanomalien.
  - *Kopfschmerzen okzipital/Nackenbereich:* Muskelverspannungen, z. B. durch schlechte Sitzhaltung.

Therapie

- Bei Kopfschmerzen im Kindesalter keine probatorische Verabreichung von Analgetika!
- Ausführliche Diagnostik (s. o.), Behandlung der Grunderkrankung!

Gelenkschmerzen

Grundlagen

- Gelenkschmerzen (Arthralgien) im Kindesalter können ja nach Ätiologie in einem oder mehreren Gelenken akut, subakut, rezidivierend oder chronisch auftreten.
- Gelenkschmerzen können sowohl Hinweis auf eine lokale Erkrankung eines Gelenkes als auch Symptom einer Systemerkrankung sein.

Differentialdiagnostisches Vorgehen

- **Anamnese:**
  - Beginn, Dauer, Art der Gelenkschmerzen, Begleitsymptome, Vorerkrankungen?
  - Familiäre Disposition: HLA-assoziierte Erkrankungen, Erkrankungen des rheumatischen Formenkreises, Autoimmunerkrankungen?
- **Klinische Untersuchung:** Ganzkörperuntersuchung!
  - Untersuchung der Gelenke: Beweglichkeit, Entzündungszeichen, Veränderungen (z. B. Rheumaknötchen).
  - Untersuchung von Haut/Fingernägeln auf Exantheme, charakteristische Veränderungen.
  - Untersuchung der Augen (häufige Augenbeteiligung bei rheumatischen Erkrankungen).
- **Laboruntersuchung:**
  - Blutbild/Differentialblutbild, ggf. Blutkulturen.
  - BSG, CRP, Antistreptolysintiter, Komplementfaktoren (C_3, C_4).
  - Transaminasen, LDH, Kalzium, Phosphat, AP, CK, Harnsäure, Kreatinin, Serumgesamteiweiß.
  - Immunelektrophorese.
  - Rheumafaktoren, Antinukleäre Antikörper, HLA-Typisierung.
  - Urinstatus.
- Röntgenuntersuchung der betroffenen Skelettabschnitte.
- Gelenkpunktion, Laboranalyse der Gelenkflüssigkeit.
- Haut-/Muskelbiopsie bei entsprechender Verdachtsdiagnose.
- Knochenszintigramm bei Verdacht auf Tumoren, Knochenaffektionen.

Vorkommen

- Traumatische Gelenksverletzung: Gelenkschwellung, evtl. Erguß.
- Beinachsenfehlstellungen, Fehlhaltungen.
- Gelenkblutung bei Gerinnungsstörung.
- Septische Arthritis durch Staphylokokken, Hämophilus influenzae, Osteomyelitis (S. 411).
- Tumoren: Knochen- und Knorpeltumoren (S. 335), Neuroblastom (S. 325), Leukämie (S. 307), Histiozytose (S. 321).
- Aseptische Knochennekrosen (S. 404): Morbus Perthes (Femurkopf), Epiphysiolysis capitis femoris, Osteochondritis dissecans (meist Kniegelenk), Morbus Osgood-Schlatter (Tibiaapophyse).

- Juvenile rheumatoide Arthritis (JRA) (S. 408): Beginn vor dem 16. Lebensjahr, Ätiologie unbekannt (Autoimmunerkrankung?), häufig zusätzlich Uveitis, verschiedene Formen:
  - Polyartikuläre Form (rheumafaktornegativ/rheumafaktorpositiv).
  - Oligoartikuläre Form (oft Gonarthritis).
  - Systemische Form: Morbus Still.
- Rheumatisches Fieber (S. 406): Poststreptokokkenerkrankung (Betahämolysierende Streptokokken der Gruppe A), Polyarthritis (meist große Gelenke der unteren Extremität), Karditis, Chorea minor, Erythema marginatum, Rheumaknötchen.
- HLA-B27-assoziierte Spondylarthritis (Syn.: ankylosierende Spondylitis, Morbus Bechterew): Beginn der Erkrankung im Kindesalter möglich, Arthritis großer Gelenke, Sakroiliitis, Spondylitis der lumbodorsalen Wirbelsäule, Uveitis.
- Reiter-Syndrom: Arthritis (oligoartikulär, besonders große Gelenke), Urethritis, Augenbeteiligung (Keratitis, Iritis oder Konjunktivitis).
- Psoriasisarthritis (S. 510): Auftreten im Kindesalter sehr selten! Asymmetrische Arthritis, besonders der Interphalangealgelenke, Haut- und Nagelveränderungen.
- Reaktive Arthritis (S. 409): Oligoartikuläre Arthritis nach gastrointestinalen Infektionen durch Yersinien, Salmonellen, Borrelien, Shigellen u. a.
- Arthritis bei entzündlichen Darmerkrankungen (Morbus Crohn [S. 210], Colitis ulcerosa [S. 212]): besonders große Gelenke betroffen.
- Kollagenosen, s. S. 289 (Systemischer Lupus erythematodes, Dermatomyositis, Sklerodermie, Sharp-Syndrom): DNA-Antikörper positiv.

Therapie

- Therapie der Grunderkrankung!

Erbrechen

Grundlagen

- **Pathogenese:** Gestörte Ösophagusmotorik oder Reizung des Brechzentrums (von Verdauungstrakt, Abdominalorganen, Pharynxwand, Hirn und Hirnhäuten, durch Toxine und Stoffwechselprodukte im Blut).
- **Formen:** Farbloses, blutiges, galliges Erbrechen.

Ätiologie und Symptome

- **Farbloses Erbrechen ohne Magensaft**: Ösophagusstenosen (nach Verätzung oder Ösophagitis), Kardiachalasie. Ösophagusatresie (Neugeborenes).
- **Farbloses Erbrechen angedauter Nahrung ohne weitere Symptome**: Ernährungsfehler, iatrogen (Zytostatika), rezidivierend bei gastroösophagealem Reflux (Kardiachalasie), Hiatushernie (Neugeb.-Erwachsene), sog. azetonämisches Erbrechen und psychogene Ursachen (Kleinkind, Schulkind), funktionell (Neugeborenes).
- **Farbloses Erbrechen mit akuten Krankheitssymptomen**: Prodromi verschiedener Infektionskrankheiten, Gastroenteritiden, Otitis, Harnwegsinfektionen, Hepatitis, Pankreatitis, Gastritis, Ulzera, Steinkoliken, Appendizitis, Tumoren.
- **Farbloses Erbrechen, rezidivierend** bei chronischen Erkrankungen des Magentraktes: Intoleranzen (z. B. Kuhmilch-), Malabsorption (z. B. Zöliakie), chronische Infektionen, Hepatopathien, Nephropathien, Bulimie, spastisches gußartiges Erbrechen bei hypertrophischer Pylorusstenose (1. Wo. – 6. Mon.), Magenfehlbildungen und adrenogenitalem Salzverlustsyndrom, Aminoazidurien, Organoazidurien (Neugeb.-Säugl.).
- **Farbloses Erbrechen mit zentralnervösen Symptomen:** Akut bei Meningitis, Enzephalitis, Schädel-Hirn-Traumen, Migräne (Schulkind), Vergiftungen, Medikamenten (Digitalis), diabetischem Koma, Reye-Syndrom. Rezidivierend bei Tumoren, subduralen Hämatomen (postpartal-Erwachsene), Hydrozephalus, Stoffwechselerkrankungen. Kernikterus (Neugeb.-Säugling). Sonnenstich.
- **Hämatemesis**: Bei Ösophagitis, Ösophagusvarizen, erosiver Gastritis, blutendem Ulkus (nach 1. Lj.), Gerinnungsstörungen.
- **Galliges Erbrechen**: Alle angeborenen und erworbenen Darmobstruktionen, Atresien, Stenosen, Malrotation, Volvulus, Morbus Hirschsprung, Duplikaturen, Mesenterialzysten. Mit Schocksymptomen bei Invagination, Volvulus, Peritonitis, Darmperforation, nekrotisierender Enterokolitis des Neugeborenen, paralytischer Ileus. Mekoniumileus (Neugeborenes).
- **Komplikationen**: Dehydration, hypochlorämische Alkalose oder auch metabolische Azidose, Hypokaliämie, Komplikationen der Grundkrankheiten.

Untersuchungen

- Blutbild, Harnstatus.
- Serum auf sekundäre metabolische Störungen: Natrium, Chloride, Kalium evtl. vermindert, Blutgasanalyse: häufig Alkalose. Fallweise Harnstoff, Kreatinin, GOT, GPT, γ-GT, Bilirubin, Amylase, Lipase.

- Bei Verdacht auf:
  - Zöliakie: Gliadin-AK,
  - Reye-Syndrom oder Hepathopathie: Ammoniak,
  - Nahrungsmittelallergie: RAST, IgG – AK gegen Kuhmilch,
  - adrenogenitales Syndrom: 17-OH-Progesteron,
  - Stoffwechselstörung: Galaktose, Aminosäuren,
  - Intoxikation: Medikamentenspiegel.
- Stuhl auf Blut und pathogene Keime (Ulkus ?, Enterokolitis).
- Bei Ileus Abdomenleeraufnahme im Hängen (Obstruktion, Spiegelbildung, s. S. 205).
- Neurologische Abklärung (s. S. 56) bei Verdacht auf zentralnervöse Ursache.
- Kinderchirurgisches Konsilium bei Ileus, Hämatemesis, abdominellem Tastbefund, akutem Abdomen, dringlich bei Schock.
- Weitere apparative Maßnahmen: Sonographie, Röntgenkontrastmitteldarstellungen, pH-Metrie, Endoskopien, Manometrie, CT u. a., je nach klinischem Befund.

Therapie

- Nahrungskarenz, evtl. kleine häufige Gaben von Glukose-Elektrolytlösung, bei Dehydration (größer als 5% des KG) parenteraler Flüssigkeitsersatz (s. S. 201).
- Bei galligem Erbrechen sofort Magensonde legen, Magensaft ableiten, par-enterale Flüssigkeits- und Elektrolytzufuhr.
- Kinderchirurgisches Konsilium: s. oben.
- Antiemetika nur bei schwerem funktionellem Erbrechen (Zytostatikatherapie, Migräne), z. B. mit Chlorpromazin oder Promethazin 0,5 mg/kg/Dosis i.m., evtl. alle 6 Std. Bei Zytostatikatherapie s. S. 337. Bei Metoclopramid hohes Risiko des dyskinetischen Syndroms. Alternative (außer bei Säuglingen): Dimenhydrithat.
- Grundleiden behandeln (konservativ oder chirurgisch).

Akute Durchfallerkrankung

Grundlagen

- **Definition:** Akute, virale oder bakterielle Entzündungen des Darms.
- **Ursache:** Durch Adhärenz oder/und Invasion toxinproduzierender Keime entstehen eine gesteigerte Wasser- und Elektrolytsekretion in den Darm und/oder Resorptionsstörungen durch Mukosaschäden.
- **Erreger:** Am häufigsten Rotaviren, neben Adeno- und ECHO-Viren, 5 % Bakterien (Salmonellen s. S. 446, Yersinien, Hospitalismuskeime. Shigellen, Campylobacter), enteropathogene Escherichia coli (EC) (Säuglingsdyspepsie, Reisediarrhoe), enterotoxische EC, enteroinvasive EC (blutige Diarrhoe), Choleravibrionen (enterotoxisch), Lamblien und Amöben. Clostridium diff. unter Antibiotika bei pseudomembranöser Enterokolitis.
- **Symptome:** Plötzlicher Beginn meist mit Erbrechen, dann wäßrige Durchfälle (Enteritis), ggf. blutig-schleimig (Enterokolitis). Häufig Fieber, Bauchschmerzen, Gewichtsabnahme. Meist geblähtes, manchmal druckschmerzhaftes Abdomen mit gesteigerter Darmperistaltik.
- **Komplikationen:** Dehydration mit Elektrolytentgleisung und Azidose bis Toxikose (Formen und Schweregrade s. S. 583). Selten Durchwanderungsperitonitis und Perforation. Chronische Verlaufsformen, Postenteritissyndrom.

Untersuchungen

- Blutbild: Hämatokrit, häufig kurzzeitige ausgeprägte Leukozytose und Linksverschiebung. Evtl. Blutgasanalyse.
- Serum: Elektrolyte, ggf. Transferasen, Harnstoff, Kreatinin u. a.
- Erregernachweis: ELISA-Schnelltest auf Rotaviren, Adenoviren. Für Parasiten- und Bakteriennachweis frischen Stuhl in das Labor. Bei hartnäckigen und blutigen Stühlen auch Antikörper auf Yersinien und Campylobacter.
- Klostridientoxin bei Verdacht auf pseudomembranöse Enterokolitis.

Differentialdiagnose und andere Ursachen

- Weiche Stühle unter Muttermilch.
- Durchfall bei extraintestinalen Infektionen wie Otitis, Atemwegsinfektion, Harnwegsinfektion, Sepsis, hämolytisch-urämisches Syndrom u. a.
- Fehlernährung, paradoxe Durchfälle bei Obstipation (Morbus Hirschsprung s. S. 163).
- Vergiftungen (z. B. Nahrungsmittel, Staphylokokkentoxin).
- Intestinale Erkrankungen: Malabsorption, Maldigestion s. S. 114, Colitis ulcerosa, Morbus Crohn u. a. s. S. 210.
- Nahrungsmittelunverträglichkeit.
- Appendizitis häufig im Anschluß an akute Enteritis.
- Angeborene Stoffwechselstörungen, intestinales Lymphom, Neuroblastom.

Therapie

- Rehydration mit oraler Glukose-Elektrolyt-Lösung (Na 60 mval/l, Glukose 75 – 110 mmol/l, Gesamtosmolarität 200 – 250 mosmol/l) 50 – 100 ml/kg über 6 – 8 Std., verteilt auf zahlreiche, kleine Einzelportionen, plus Ersatz von zusätzlichen Verlusten.
- Bei Dehydration > 8 – 10 % i. v. Rehydrierung (s. S. 549).

- Realimentation:
  - Säugling < 6 Monate: Voll Stillen (nie Abstillen) oder gewohnte Milchnahrung verdünnt in einer Konzentration von 1 : 3, nach 6 - -8 Std. 2 : 2, nach weiteren 6 – 8 Std. 3 : 1 mit vollständigem Nahrungsaufbau nach 32 – 48 Std. Die Verdünnung der Milch erfolgt mit „Stoppdiät", z. B. Karottensuppe.
  - Säuglinge > 6 Monate: je nach Schwere des Durchfalls gewohnte Milchnahrung unverdünnt oder verdünnt (wie oben), dazu Beikost (Reis, Kartoffeln, Gemüse, Bananen, Semmeln).
  - Bei schweren Formen Semielementarkost mit Aufbau auf Normalkost.
  - Bei größeren Kindern Aufbau nach Rehydrationsphase rascher Nahrungsaufbau über Reisschleim, Karotten-, Bananen-, Kartoffelpüree, Gemüse, Weißbrot ohne Einschränkung der Milch.
- Tägliche Gewichtskontrollen, fallweise öfter.
- Antibiotika nur in Ausnahmefällen:
  - Bei Shigellen und Yersinien Trimethoprim 8 mg/kg und Sulfamethoxazol 40 mg/kg/Tag.
  - Bei Campylobacter Erythromycin 40 mg/kg/Tag.
  - Bei Amöben und Lamblien Metronidazol 15 – 50 mg/kg/Tag.
  - Bei Salmonellen, nur septischen Fällen und bei Säuglingen < 3 Monaten Trimethoprim-Sulfomethoxazol oder Ampicillin 50 – 150 mg/kg/Tag oral oder i. v. (längere Keimausscheidung unter Antibiotika).
  - Bei Clostridium difficile Vancomycin 20 – 40 mg/kg/Tag.
- Antiemetika oder Motilitätshemmer sind nicht indiziert!
- Meldepflicht bei Cholera, Salmonellen, Shigellen.

Prognose

- Unkomplizierte Fälle ohne Gefahr, lebensbedrohlich sind Toxikosen und hypernatriämische Dehydration.

Malabsorptionssyndrom, chronische Durchfälle

Grundlagen

- **Definition und Ursachen:** Funktionelle oder morphologische Defekte der Darmschleimhaut führen zu vermehrten Stühlen und fallweise zu isolierten oder generellen Resorptionsstörungen.
- **Formen:** Exokrine Pankreasinsuffizienz (Mukoviszidose s. S. 244, Shwachman-Syndrom s. S. 244), Zöliakie s. S. 203, enteropathische Kuhmilchallergie s. S. 202, erworbener und hereditärer Disaccharidasemangel (Laktase u. a.) s. S. 204, Monosaccharidmalabsorption (Fruktose-), Enterokinasemangel, chronische spezifische Enterokolitis (Tbc, Lambliasis, Amöbiasis, Candida, Salmonellose, Shigellose), „unspezifische" Enterokolitis (Morbus Crohn s. S. 210, Colitis ulcerosa s. S. 212), Postenteritissyndrom, Kurzdarmsyndrom, Contaminated small bowel syndrome nach Darmoperation, Acrodermatitis enteropathica s. S. 520, Apudome (hormonaktive Tumoren), Nahrungsmittelallergien s. S. 286, hämolytisch-urämisches Syndrom s. S. 302.
- **Symptome:**
  - Bei exokriner Pankreasinsuffizienz, Zöliakie und Kuhmilchallergie sind die Stühle leicht vermehrt, massig, glänzend (Steatorrhö), übelriechend, die Gewichtsabnahme ist deutlich, der Appetit meist schlecht, Gedeihstörung.
  - Bei den anderen Formen sind die Stühle stark gehäuft (6 – 20), meist flüssig, schäumend, manchmal schleimig oder blutig; Gewicht, Größe und Appetit außer bei Morbus Crohn meist weniger beeinträchtigt.
- **Komplikationen:**
  - Intractable diarrhea, besonders bei Kuhmilchallergie.
  - Eiweiß- und Vitaminmangel bei Pankreasinsuffizienz, Zöliakie, Kuhmilchallergie, Morbus Crohn und Kurzdarmsyndrom (Resorptionsstörung abhängig von fehlendem Dünndarmabschnitt, proximal für Eiweiß, Elektrolyte, Kohlenhydrate, wasserlösliche Vitamine, distal für Fette, fettlösliche Vitamine, Gallensäuren, Vitamin B_{12}, Folsäure).
  - Toxikose s. S. 583.
  - Exsikkose.

Untersuchungen

- Blutbild: Hypochrome Anämie vor allem bei Zöliakie, Morbus Crohn und Colitis ulcerosa. BSG erhöht bei spezifischen und unspezifischen Enterokolitiden. Fe ↓, Ferritin ↓, Transferrin ↑.
- Serum: Eiweiß vermindert bei Zöliakie, Kuhmilchallergie, evtl. bei Morbus Crohn, Colitis ulcerosa, Postenteritissyndrom und Kurzdarmsyndrom, Elektrophorese, IgE bei Nahrungsmittelallergie.
- Quick-Wert vermindert bei Zöliakie, Morbus Crohn, Colitis ulcerosa, Kurzdarmsyndrom.
- Kreatinin (HUS), Ca, PO_4, aP, Vit. B_{12}, Vitamin A, D, E.
- Stühle:
  - Erregernachweis bei spezifischen Enterokolitiden.
  - Blut positiv bei Enterokolitiden, besonders Morbus Crohn, Kolitis und ggf. bei Zöliakie und Kuhmilchallergie.
  - Chymotrypsin erniedrigt bei Mukoviszidose und Shwachman-Syndrom.

- Stuhl-pH unter 5,2 bei Disaccharidasemangel, evtl. Postenteritissyndrom und Kurzdarmsyndrom.
- Schweißtest, Pankreasfunktion bei exokriner Pankreasinsuffizienz.
- Dünndarmbiopsie bei Verdacht auf Zöliakie.
- Röntgenpassage, Kolonoskopie plus Biopsie bei Morbus Crohn und Colitis ulcerosa, allergischer Kolitis.
- Disaccharidbelastung, H_2-Atem-Test, evtl. Enzymbestimmung (Laktase, Saccharase) in Dünndarmmukosa (Biopsie) bei Verdacht auf Enzymmangel, Laktose und Fruktose.
- Hypokaliämie, Hypochlorämie, VIP, Gastrin, Somatostatin im Serum; Vanillinmandelsäure, 5-Hydroxyindolessigsäure bei hormonaktiven Tumoren.

Therapie

- Siehe einschlägige Erkrankungen.
- Bei Exsikkose: Rehydration (s. akute Durchfallerkrankungen).

Akute Obstipation

Grundlagen

- **Definition:** Akute Verhärtung und Entleerungsstörung des Stuhls.
- **Ursachen:** Hungern, einseitige Ernährung (weihnachtliche oder österliche Schokoladezeit), Flüssigkeitsentzug durch Dursten oder Fieber, Änderung der Lebensgewohnheiten auf Reisen, schmerzhafte Stuhlverhaltung bei abdominellen Erkrankungen (Volvulus, Invagination, Sigmatorsion) oder bei Analrhagaden, Medikamentengabe.
- **Symptome:** Im Zusammenhang mit obengenannten Ursachen auftretende Stuhlverhaltung bzw. seltene, evtl. schmerzhafte Entleerung harter, knolliger Stuhlmassen. Rektale Untersuchung: volle Ampulle. Bei Sigmatorsion akute Schmerzen und Druckschmerz im linken Unterbauch.
- **Komplikationen:** Ileus bei organischer Passagestörung (Volvulus, Invagination u. a.). Übergang in chronische Obstipation.

Untersuchungen

- Rektal: Ampulle voll Stuhl.
- Bei Ileussymptomen Abdomenleeraufnahme, Sonographie und kinderchirurgisches Konsilium.

Differentialdiagnose

- Pseudoobstipation: Tagelang kein Stuhl ohne Beschwerden, besonders bei Frauenmilch.
- Appendizitis, Harnwegsinfekt.

Therapie

- Glyzerinzäpfchen oder Klysma mit hypertoner Phosphatlösung (gebrauchsfertig, z. B. Microklist), bei Sigmatorsion Einlauf mit physiologischer Kochsalzlösung.
- Erhöhte Flüssigkeitszufuhr.
- Ernährung normalisieren.
- Bei Analrhagaden anästhesierende Salbe und Stuhl weich halten mit Laktulose oder Malzextrakt.
- Organische Krankheiten beseitigen, bei Ileusverdacht immer Chirurgen hinzuziehen.

Grundlagen

- Kinder setzen im allgemeinen täglich Stuhl ab, aber auch Pausen von mehreren Tagen ohne Beschwerden können physiologisch sein.
- Chronische Stuhlentleerungsstörungen sind meistens durch Stuhlpausen von drei und mehr Tagen gekennzeichnet, aber auch kleine Stuhlmengen sprechen nicht dagegen, z.B. bei Enkopresis (Stuhlschmieren) infolge Überlaufinkontinenz. Typisch sind Begleitbeschwerden.
- **Ursachen:**
  - Funktionell: Ursachen der akuten Obstipation mit dauerhafter schmerzbedingter Stuhlretention, Fehlernährung, zu wenig Flüssigkeit, psychogen, zu frühes und zwanghaftes Sauberkeitstraining, kortikale Hirnschäden, Rückenmarksläsionen, genetische Darmträgheit, chronischer Laxantienabusus, intestinale Pseudoobstruktion, Zytostatika (Oncovin).
  - Metabolisch: Hypothyreose, Hypoparathyreoidismus, Vitamin-D-Intoxikation, Hypokaliämie, tubuläre Azidose, Diabetes insipidus, Myopathien.
  - Organisch: Darm- und Analstenose s.S.205, Gastroschisis, Dolichokolon, Morbus Hirschsprung u.a.
- **Symptome:** Rezidivierende Stuhlretention, intermittierende Bauchschmerzen (meist Nabelgegend), seltener schmerzhaftes Absetzen harter Stuhlknollen oder häufiges Stuhlschmieren, das die Kinder oft nicht spüren. Öfter Kombination mit Enuresis. Tastbare Skybala. Rektal: Ampulle voll (bei Morbus Hirschsprung leer, außer bei ultrakurzem Segment). Häufig Blässe und Müdigkeit. Symptome der Grundkrankheiten.
- **Komplikationen:** Idiopathisches Megakolon bei funktioneller Obstipation, Ileus bei Morbus Hirschsprung und intestinaler Pseudoobstruktion, Analprolaps bei Spina bifida.

Untersuchungen

- Genaue Anamnese: Erziehung, Ernährung, Stuhlverhalten, Konflikte, obige Grundkrankheiten.
- Rektal-digitale Untersuchung: Veränderungen, Lage des Anus, Fissuren, Sphinktertonus.
- Blutbild, Harn.
- Metabolische Grundkrankheit abklären bei klinischer Symptomatik.
- Sonographie des Abdomens.
- Defäkographie, evtl. komplette Irrigoskopie.
- Rektumbiopsie, evtl. Rektummanometrie bei Verdacht auf Morbus Hirschsprung bzw. Kolondysplasie.

Differentialdiagnose

- Pseudoobstipation: 1 – 3 (bis 7) Tage kein Stuhl ohne Beschwerden.

Chronische Obstipation, Enkopresis

Therapie

- Gute Aufklärung über psychische Entwicklung (anale Phase) über Sauberkeitserziehung, Körperhaltung bei Defäkation. WC-Phobien, mögliche Konfliktsituationen.
- Körperliche Bewegung.
- Anästhesierende Salbe um den Anus oder Suppositorien.
- Ausgiebige Entleerung mit Einläufen (physiologische NaCl-Lösung, Paraffinöl oder hypertone Phosphatlösung à 125 ml – kein reines Wasser, keine Seifen!).
- Grundkrankheiten behandeln.
- Ausreichende Flüssigkeitszufuhr.
- Ernährung: faserreich: Vollkornbrot, rohes Obst, Feigen, Datteln, Säfte, Gemüse, Salate. Vermeiden von Teigwaren, Brotsorten aus feinem Mehl, Süßwaren, Kakao. Stimulation des gastrokolischen Reflexes, z. B. nüchtern mit einem halben Glas warmen Wassers. Dieses Einüben des Defäkationsreflexes sollte zu jener Tageszeit erfolgen, in der das Kind Zeit hat (nicht unbedingt nur am Morgen).
- Medikamente: Laxativa wie Laktulose (ca. 3 × 1 Eßlöffel durch mehrere Wochen), evtl. kurzzeitige Kombination mit Präparaten aus Agar, Kleie, Leinsamen oder Methylzellulose. Einnahme von Paraffin kann zur Aspiration führen. Salinische Mittel (Magnesiumsulfat) oder Kontakt-Kathartika sind nur selten nötig, keine Anthrachinone (Senna, Aloe etc.). Bei schwerer Obstipation (Oncovin, Mukoviszidose) Versuch mit Gastrografineinläufen.
- Bei idiopathischem Megakolon Langzeittherapie mit Dihydroergotamin 3 × 1 mg/Tag oder Cisaprid 0,2 mg/kg/Dosis 4 × tgl.
- Bei psychischen Ursachen Gesprächstherapie, keine Fokussierung auf den Stuhlgang! Förderung des Körperschemas in spielerischer Weise und Hebung des Selbstwertgefühls (Belohnungen). Evtl. Psychotherapie durch Experten.
- Operative Behandlung von Fehlbildungen (z. B. Morbus Hirschsprung), sehr selten ist die Resektion eines extremen idiopathischen Megakolons nötig.
- Bei intestinaler Pseudoobstruktion Cisapride 0,2 mg/kg/Dosis (4 – 8mal täglich).
- Regelmäßige Kontrollen.

Prognose

- Rückfälle sind relativ häufig bei mangelnder Compliance.

Grundlagen

- **Obere GI-Blutung:**
  - Formen: Hämatemesis (hellrotes Blut oder Hämatin), Teerstuhl (Meläna), nur bei massiver Blutung analer Abgang hellroten Blutes.
  - Ursachen: Ösophagitis, Ösophagusvarizen, Mallory-Weiss-Syndrom, Fremdkörper, hämorrhagische Gastritis, Magen- und Duodenalulzera, DD verschlucktes Blut bei verletzten mütterlichen Brustwarzen bei gestillten Säuglingen, Nasen-, Zahnfleisch- und Rachenblutungen (keine abdominellen Beschwerden).
- **Untere GI-Blutung:**
  - Formen: Blutbeimengungen, -auflagerungen (bei Blutung aus Analgegend).
  - Ursachen: Invagination, Volvulus (s. S. 205), Polypen, Enterokolitiden (s. S. 112), Meckelsches Divertikel, Morbus Crohn, Colitis ulcerosa (mit Schleimbeimengung) (s. S. 210), Anomalien oder Thrombosierungen der Mesenterialgefäße, Tumor, Fremdkörper, Analfissuren, Hämorrhoiden.
- **Hämorrhagische Diathesen mit intestinaler Lokalisation:**
  - Formen: je nach Lokalisation geringe bis variable Blutmenge,
  - Erkrankungen: Angeborener Mangel an Gerinnungsfaktoren (Hämophilie, s. S. 313) oder als Begleiterkrankung (z. B. Zöliakie, Hepatopathie), Vasopathien (z. B. anaphylaktoide Purpura Schönlein-Henoch s. S. 291), Thrombozytopenien (z. B. M. Werlhof, s. S. 311, aplastische Anämie, s. S. 297, Leukämie, s. S. 307).
- **Komplikationen:** Schock, schwere Blutungsanämie.

Untersuchungen

- Klinische Untersuchung mit HNO-Status, rektaler Untersuchung, Vitalparameter.
- Blutbild: Anämie, Thrombozytopenie bei Morbus Werlhof etc. Blutgruppe und Kreuzprobe. Elektrolyte und Kreatinin (v.a. bei Schock).
- Gerinnungsstatus (Hämophilie?), bei Verdacht auf Hepatopathie Transaminasen, GGT, Bilirubin, CHE, Ammoniak.
- Rumple-Leede-Test positiv bei Morbus Schönlein-Henoch.
- Magensonde: Hämatin im Magensaft bei oberer GI-Blutung.
- Abdomensonographie: Pathologische Kokarden bei Invagination, Morbus Crohn, Colitis ulcerosa.
- Abdomenübersichtsaufnahme (Röntgen) bei Fremdkörpern, Invagination:
  - Kontrasteinlauf bei Invagination, Volvulus,
  - Angiographie bei Verdacht auf Gefäßmißbildungen oder -thrombosierungen.
- Gastroskopie mit Biopsien bei Ösophagitis, Ösophagusvarizen, Gastritis, Ulzera, Fremdkörpern.
- Koloskopie mit Biopsien bei chronisch entzündlichen Darmerkrankungen, Polypen, Tumoren, Fremdkörpern.
- Stuhlkulturen bei Enterokolitiden (DD s. S. 112).
- Szintigraphie bei Meckelschem Divertikel.

Therapie

- Bei lebensbedrohlicher Blutung mit Schock Plasmaexpander und Erythrozytenkonzentrate (Schocktherapie s. S. 543).
- Bei Hepatopathie und Blutungsneigung Konakion 5 – 10 mg i.m., Frischplasma.
- Bei oberer GI-Blutung kinderchirurgisches Konsilium, endoskopische Blutstillung, Sengstaken-Sonde, Vasopressin, Somatostatin, bei Fremdkörpern Versuch der endoskopischen Entfernung.
- Therapie der Grunderkrankung bei Morbus Crohn und anderen Kolitiden, bei hämorrhagischen Diathesen, Invagination und Volvulus etc.

Grundlagen s. auch Icterus neonatorum

- **Formen:**
  - Prähepatozelluläre Formen: hämolytische Anämien (s. S. 299).
  - Hepatozellulärer Ikterus.
  - Cholestatischer Ikterus (konjugierte Hyperbilirubinämie)
- **Hepatozellulärer Ikterus**
  - Hereditäre Hyperbilirubinämien (angeborene funktionelle Störung der Konjugation oder Exkretion des Bilirubins)
    Unkonjugierte Hyperbilirubinämien:
    - Morbus-Crigler-Naijar, Ikterus ab dem 1. Lebenstag permanent, Typ I autosomal rezessiv, schwerer Verlauf, Typ II autosomal dominant unterschiedliche Penetranz, sonst meist ab dem Jugendalter permanent oder intermittierend.
      Cave: Kernikterus bei Typ I.
    - Morbus Lucey-Priscoll, passager verlaufender Ikterus mit wechselnder Hepatomegalie.
    - Morbus Gilbert-Meulengracht: Ikterus intermittierend meist ab Schulkindesalter, Provokation durch Fasten, Bauchschmerzen und Abgeschlagenheit.

    Konjugierte Hyperbilirubinämien:
    - Dubin-Johnson-Syndrom: Müdigkeit, Bauchschmerzen, Durchfälle.
    - Rotor-Syndrom: Müdigkeit, Bauchschmerzen, Durchfälle.
  - Infektiöse Hepatitiden (gemischte Hyperbilirubinämien).
  - Virushepatitiden akut oder chronisch (Hep. A, B, C, D, Zytomegalie, Epstein-Barr-Virus, Röteln s. S. 472), Autoimmunhepatitis.
  - Leptospirose, Toxoplasmose (s. S. 463).
  - Begleitsymptom bei Sepsis, Pyelonephritis.
  - Leberzirrhose (s. S. 213).
  - Angeborene Stoffwechselerkrankungen: Galaktosämie (s. S. 440), Fruktoseintoleranz (s. S. 441), α_1-Antitrypsin-Mangel, Mukoviszidose (s. S. 244), Glykogenosen (s. S. 446), Morbus Wilson, Hämochromatose (s. S. 455).
  - Toxische Hepatitis: Paracetamol, Hydantoine, Phenothiazine, Halothan, Pilze.
  - Bei langer parenteraler Ernährung, Medikamente (Sulfonamide, Hormone).
- **Cholestatischer Ikterus** (konjugierte Hyperbilirubinämie), (acholische Stühle, Vitaminmangel)
  - Gallengangsatresien und -hypoplasien, z. B. Alagille-Syndrom intra- u. extrahepatisch, Gallengangsstenosen.
  - Choledochuszysten: intermittierender Ikterus, Oberbauchschmerzen, tastbarer Tumor.
  - Cholangitis: Primär sklerosierend, bakteriell (Zustand nach Operation, ERCP).
  - Cholelithiasis: Koliken, rechtsseitiger Oberbauchschmerz, intermittierender Ikterus.
  - Obstruktion durch Tumoren, Zysten, Pankreatitis, hypertrophe Pylorusstenose.

Untersuchungen

- Bilirubin gesamt im Serum erhöht, Differenzierung direktes und indirektes Bilirubin, Anteil des indirekten Bilirubins $>90\%$ bei Morbus Crigler-Naijar und Morbus Gilbert-Meulengracht, 25 – 75% bei Morbus Dubin-Johnson, 15% bei Rotor-Syndrom.
- Blutbild mit Retikulozyten, Ausstrich, Coombs-Test, Haptoglobin, LDH (bei Hämolyse erhöht), Resistenzbestimmung der Erythrozyten zum Ausschluß einer hämolytischen Anämie (s. S. 299).
- Urinuntersuchung:
  - Bilirubinurie bei hepatozellulärem und cholestatischem Ikterus.
  - Bei vollständigem Verschluß der Gallenwege fehlen bei pos. Bilirubinprobe die Urobilinkörper.
  - Nitrit und Leukozyten bei Pyelonephritis positiv.
  - Reduzierende Substanzen bei Galaktosämie und Fruktoseintoleranz nachweisbar.
- Serum:
  - Transferasen, γ-GT., CHE, Elpho (Albumin erniedrigt).
  - Gerinnung, bei Verdacht auf Leberzellschaden.
  - BSG und CRP bei Verdacht auf entzündliche Ursache (Hepatitis, Cholangitis).
  - Alk. Phosphatase bei Cholangitis, Cholelithiasis erhöht.
- Bei Hepatitis Abklärung mittels Serologie auf Hepatitis A, B, C, D, Zytomegalie, Epstein-Barr-Virus, Röteln, Toxoplasmose, Herpes, Lues, Listeriose; ANA, SMA bei Verdacht auf Autoimmunhepatitis.
- Abklärung der Speichererkrankungen und Stoffwechselerkrankungen S. 436.
- α_1-Antitrypsin Serumspiegel und Phänotypisierung, Mukoviszidose s. S. 244.
- Abdomensonographie: Hepatomegalie?, Zirrhose?, Gallenwegsanomalien, -stenosen, -tumoren, (auch Pankreas, hypertrophe Pylorusstenose), -steine, Splenomegalie bei Hepatopathie, hämolytischer Anämie.
- Bei cholestatischem Ikterus (LPX ↑): Szintigraphie evtl. Cholangiographie, ERCP
- Bei unklarem Befund auch CT der Leber und Milz.

Therapie

- Morbus Crigler-Naijar: Blutaustauschtransfusion, Phototherapie (s. S. 168), Zinn-Protoporphyrin, Phenobarbital bei Typ II, evtl. Lebertransplantation.
- Bei den anderen hereditären Hyperbilirubinämien ist meist keine Therapie nötig.
- Andere Erkrankungen siehe einschlägige Kapitel.

Grundlagen

- **Pathogenese:** Primäre oder sekundäre Erkrankungen der Leber. Kombination mit Splenomegalie grundsätzlich möglich.
- **Definition:** Tastbarkeit des Leberrandes unter dem Rippenbogen, bei Säuglingen mehr als 2 cm: genauere Größenbestimmung mit Sonographie.

Krankheitsursachen und Symptome

- **Infektiöse Hepatitis A, B, C, D:** Übelkeit, Erbrechen, Myalgie, Arthralgie, evtl. Ikterus, druckschmerzhafte Lebervergrößerung, Fieber, bierbrauner Harn (s. S. 484).
- **Chronische Hepatitis:** Verlauf > 6 Monate, Hepatitis B, C, Autoimmunhepatitis.
- **Andere Hepatitiden:** Sepsis (z. B. Urosepsis), Herpes, Reoviren, Mononukleose (Angina, generalisierte Lymphknotenschwellung, weiche Hepatosplenomegalie), Amöbenruhr, Typhus, abdominelle Tuberkulose (Durchfälle), Brucellose, Leptospirosen, Tularämie, Histoplasmose (Tierkontakt!), Toxokariasis, Malaria u. a.
- **Riesenzellhepatitis** des Neugeborenen infolge besonderer Gewebsreaktion bei konnatalen Infektionen (Rubella-Syndrom, Zytomegalie, Toxoplasmose, Herpes, Lues, Listeriose u. a.: Häufig septisch-toxisches Krankheitsbild mit Blutungen, evtl. extramedulläre Blutbildungsherde der Haut, sog. blueberry muffins). Bei Cholestasen (s. u.), bei toxischen Hepatopathien (Medikamente u. a.), bei angeborenen Stoffwechselerkrankungen (s. u.).
- **Cholestasen:** Ikterus, (in)konstante acholische Stühle, Vitaminmangel. Kommt vor bei extrahepatischen Gallengangsatresien und -hypoplasien, familiären Cholestasen, Alagille-Syndrom (Gesichtsdysplasie, Augenfehlbildungen, periphere Pulmonalstenose, Wirbelfehlbildungen, intrahepatische Gallengangshypoplasie), intrahepatische Gallengangshypoplasien, Gallensteinen, Gallengangsstenosen, Choledochuszyste u. a. Fehlbildungen, angeborener Leberfibrose, bei Entzündungen, Cholangitis, Riesenzellhepatitis, bei parenteraler Langzeiternährung besonders in Kombination mit Sepsis und bei Frühgeborenen, bei angeborenen Stoffwechselstörungen (s. u.).
- **Traumen:** Anamnese, akutes Abdomen, Blutungsschock, zunehmender Bauchumfang.
- **Tumoren:** Hepatoblastom, hepatozelluläres Karzinom, Neuroblastom u. a.
- **Leberzirrhose:** Häufig Aszites, Caput medusae, Ödeme und Ösophagusvarizen. Kommt vor bei allen chronisch verlaufenden primären Lebererkrankungen, Stoffwechselstörungen (Mukoviszidose, α_1-Antitrypsin-Mangel, Morbus Wilson, Indian childhood cirrhosis).
- **Kardiale und vaskuläre Erkrankungen:** Schmerzen, Ödeme, Aszites. Kommt vor bei kongenitalen Herzfehlern, erworbener Herzinsuffizienz, konstriktiver Perikarditis, Lebervenenthrombosen (Budd-Chiari-Syndrom), veno-occlusive disease (nach Radiotherapie).
- **Hämolytische Anämien:** Flavin-Ikterus, Blässe, Milzvergrößerung.
- **Hämoblastosen:** Generalisierte Lymphknotenvergrößerungen, Blutungen, Milzvergrößerung.
- **Langerhans-Zell-Histiozytose** (Abt-Letterer-Siwe-Erkrankung) mit Hautinfiltrationen und Milzvergrößerung.
- **Septische Granulomatose:** Rezidivierende Infektionen, Hauteiterungen.

- **Kollagenosen:** Chronischer Rheumatismus (Morbus Still), systemischer Lupus erythematodes u. a.
- **Angeborene Stoffwechselstörungen:** Morbus Wilson, α_1-Antitrypsin-Mangel, Mukoviszidose, Glykogenosen (Typ I – IV, VI, VIII – X), Galaktosämie, Fruktoseintoleranz, Tyrosinose, Morbus Gaucher, Morbus Niemann-Pick, Mukopolysaccharidosen (Typ I – IV, VII, I – cell disease), peroxisomale Störungen.

Untersuchungen

- Komplettes Blutbild: Anämie (Blutung, Hämolyse, Aplasie), Neutrophilie (bakterielle Entzündung, Sepsis), Neutropenie (Hepatitis), Eosinophilie (Toxokariasis), Lymphozytose (virale Entzündungen, Mononukleose), Leukämie, Vakuolisierung (Speicherkrankheiten).
- Harnstatus: Bilirubin erhöht (Hepatitis, Cholestase), Urobilinogen erhöht (Hämolyse). Evtl. 24-Stunden-Harn auf Metaboliten (Speicherkrankheiten u. a. Enzymopathien).
- Serum: Direktes Bilirubin, Transferasen erhöht und Cholinesterase und Quick-Wert vermindert (hepatozelluläre Schädigung), alkalische Phosphatase, γ-GT, LPX erhöht (Cholestase), Laktatdehydrogenase erhöht (Hämolyse). Fallweise spezifisches IgM erhöht (konnatale u. a. Infektionen, z. B. Epstein-Barr-Virus), Hepatitis-Marker, evtl. Erregernachweis (Tbc, Zytomegalie, Malaria, Amöben u. a.).
- Sonographie (fallweise CT der Leber und Milz): Tumoren, Zirrhose, kardiale und vaskuläre Anomalien, Gallenwegsanomalien, Traumen u. a.
- Von Anamnese und Befunden abhängig weitere gezielte Maßnahmen.
- LPX vor und nach Cholestyramin sowie Choleszintigraphie bei Cholestase mit acholischen Stühlen.
- Leberbiopsie bei Verdacht auf Gallengangsatresie vor dem 60. Lebenstag!, bei chronischer Hepatitis ($>$ 6 Monate), Leberzirrhose, Speicherkrankheiten und zur Enzymdiagnostik (z. B. Fruktoseintoleranz), fallweise Laparoskopie.
- α_1-Fetoprotein und Katecholamine bei Tumorverdacht.
- Differenzierung der hämolytischen Anämie (s. S. 299).
- Knochenmark (Punktion, fallweise Biopsie) bei Hämoblastosen, Histiozytose und Tumoren.
- Abklärung kardialer und vaskulärer Erkrankungen mit Doppler-Sonographie.
- Bei Verdacht auf Kollagenosen antinukleäre und antimitochondriale Antikörper.
- Bei Verdacht auf Stoffwechselerkrankungen (s. S. 436). Je nach klinischem Befund Schweißtest (Mukoviszidose), α_1-Antitrypsin, Coeruloplasmin (Morbus Wilson), Kupferausscheidung im Harn (Indian childhood cirrhosis).

Grundlagen

- **Definition:** Tastbarkeit der Milz unter dem linken Rippenbogen, bei Säuglingen mehr als 1 – 2 cm.
- **Pathogenese:** Primäre oder sekundäre Erkrankungen der Milz, evtl. kombiniert mit Hepatomegalie.

Differentialdiagnostisches Vorgehen

- **Anamneseerhebung:** Kontakt mit Infektionsquellen, Auslandsreisen, Vorerkrankungen, Begleitsymptome.
- **Klinische Untersuchung:** Palpation des Abdomens (zusätzlich Hepatomegalie?), LK-Status.
- **Laboruntersuchungen:** Blutbild mit Differentialblutbild, BSG, Transaminasen, LDH, Bilirubin, Virusserologie, direkter Coombs-Test (Hämolyse?), evtl. Malariadiagnostik.
- Sonographie des Abdomens

Ätiologie/Vorkommen

Tabelle 19 Ursachen von Splenomegalien bei Kindern

Störungen der Milzblutzirkulation	Pfortaderkavernom Leberzirrhose Herzinsuffizienz
Infiltration des Milzgewebes	Speichererkrankungen extramedulläre Blutbildung (Thalassämie, Osteoporose) Neoplasien (Metastasen)
Hyperplasie des Monozyten/Makrophagensystems der Milz	Infektionen (EBV, HIV) bakterielle Sepsis, Endokarditis, Pilzinfektionen
immunologisch bedingte Erkrankungen	juvenile rheumatoide Arthritis (Still-Syndrom) Lupus erythematodes
verstärkte Blutzellsequestrierung	Membrandefekte der Erythrozyten Sichelzellanämie Rh- und AB0-Erythroblastose

Kleinwuchs

Grundlagen

- **Definition:** Verminderung des Längenwachstums unter die 3. Perzentile der Altersnorm. Perzentilenkurven finden Sie auf den Seiten 612 bis 619.
- **Formen:** Siehe Tab. 20.

Tabelle 20 Ursachen für Kleinwuchs

– Alimentär-intestinal	Malnutrition, bes. Eiweißmaldigestion, Rachitis, gastrointestinale Fehlbildungen, Erkrankungen
– Hypothalamisch	hormonell Hirnschädigung
– Hypophysär	autosomal rezessiv Kraniopharyngeom
– Thyreogen	Hypo- oder Athyreose
– Dysgenital	Pubertas-, Pseudopubertas praecox
– Adrenal	adrenogenitales Syndrom, Morbus Cushing, Diabetes mellitus
– Chronische Krankheiten	Leber, Niere, Hypoxämie, Speicherkrankheiten
– Skelettanomalien	Achondroplasie, Osteogenesis imperfecta, epi-/metaphysäre Dysplasien
– Primordial	genetisch, Small for date
– Syndrome	Russel-Silver-Syndrom u. a.
– Konstitutionell	Entwicklungsverzögerung
– Psychogen	

- **Symptome:**
  - Primärer oder sekundärer proportionierter oder dysproportionierter Wachstumsrückstand mit Zeichen der Grundkrankheit oder Fehlbildungen.
  - Hypophysärer Kleinwuchs mit Wachstumsretardierung (proportioniert) ab dem ersten Lebensjahr (Wachstumsrate kleiner als 4 cm/Jahr), Puppengesicht, hohe Stimme.
  - Konstitutionelle Verzögerung des pubertären Wachstumsschubs mit verzögertem Auftreten der sekundären Geschlechtsmerkmale (s. S. 17).

Untersuchungen

- Familienanamnese besonders beachten (Elterngröße).
- Evaluierung des Wachstums und der Entwicklung (s. S. 15) mit Endgrößenbestimmung, siehe auch Perzentilenkurven.
- Abklärung der Grundkrankheit (s. dort), z. B. Stoffwechseluntersuchungen bei entsprechendem Verdacht.
- Hypophysenfunktionstest (s. S. 62) in unklaren Fällen; bei Verdacht auf Hypo-, Athyreose: T_4, T_3, TSH.

Therapie

- Grundkrankheit behandeln.
- Bei hypophysärem Minderwuchs rekombinantes Wachstumshormon (12 E/m^2 KO/Woche subkutan).
- Bei konstitutioneller Entwicklungsverzögerung bei Knaben Beratung nach Endgrößenbestimmung, evtl. Testosteron für drei Monate. Längere Behandlung beschleunigt evtl. Epiphysenschluß.
- Psychologische Betreuung, wenn nötig.

Prognose

- Aufholwachstum möglich nach kausaler Therapie, außer bei genetisch determinierten, nicht hormonellen, kausal unbeeinflußbaren Formen.

Großwuchs

Grundlagen

- Vermehrtes Längenwachstum über der 97. Perzentile (Wachstumskurven) der Altersnorm.
- **Formen:**
  - Primordialer Großwuchs (genetisch, familiär, bei Syndromen, z. B. Marfan-Syndrom [s. S. 135], Klinefelter-Syndrom [s. S. 133 u. a.),
  - konstitutionell, alimentär („Adiposogigantismus"),
  - neurohormonal (hypophysär bei Adenom, Testosteronmangel mit eunuchoidem Hochwuchs, Hyperthyreose [s. S.416], Längere Behandlung beschleunigt evtl. Epiphysenschluß,
  - zerebraler Großwuchs bei dienzephaler Regulationsstörung (z. B. Sotos-Syndrom).
- **Symptome:** Primärer oder sekundärer Wachstumsvorgang mit Zeichen der Grundkrankheit oder Fehlbildungen.
  - Konstitutioneller Großwuchs, oft kombiniert mit Adipositas.
  - Bei hypophysärem Großwuchs Akromegalie nach Epiphysenschluß.
  - Bei zerebralem Großwuchs Dolichozephalus, Hypertelorismus, Prognathie, besonders große Hände und Füße, unterschiedlich ausgeprägte mentale Retardierung.
  - Bei Syndromen disproportionierter, eunuchoider Großwuchs.

Untersuchungen

- Familienanamnese.
- Evaluierung des Wachstums und der Entwicklung (s. S. 15).
- Abklärung der Grundkrankheit (s. dort).
- **Labor:** Erhöhte Hormonspiegel von HGH; Somatomedin C bei hypophysärem Großwuchs; Glukosebelastung unterdrückt nicht HGH-Produktion; Testosteronmangel bei eunuchoidem Hochwuchs.

Therapie

- Grundkrankheit behandeln, z. B. Adenomresektion.
- Adipositasbehandlung, s. S. 193.
- Testosteron bei Hypogonadismus.
- Zurückhaltende Indikation der Wachstumsbremsung bei hochwüchsigen Mädchen mit Endgrößenprognose > 190 cm. Zuerst eingehende Beratung, bei eventueller Therapie Kombination von Östrogenen und Norethisteron am Pubertätsbeginn (beschleunigter Epiphysenschluß). Überwachung durch Experten.
- Psychologische Beratung, wenn nötig.

Prognose

- Abhängig von Symptomen der Grundkrankheit (z. B. Marfan-Syndrom).
- Mit hormoneller Wachstumsbremsung bis 10 cm Endgrößenverminderung bei konstitutionellem Großwuchs.
- Zerebraler Riesenwuchs nur während der Kindheit (von Geburt an), Endgröße zwischen 175 und 185 cm.

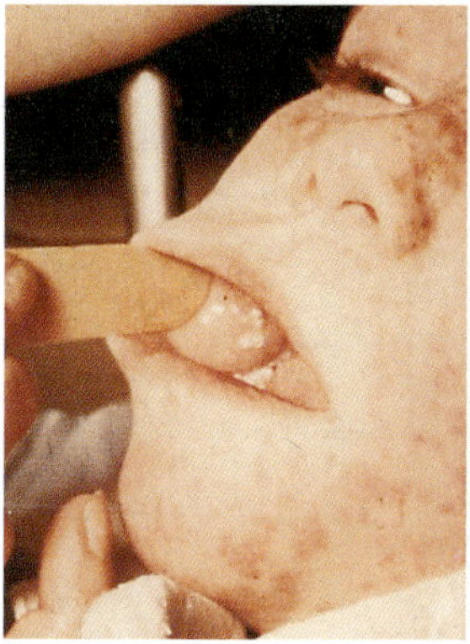

a

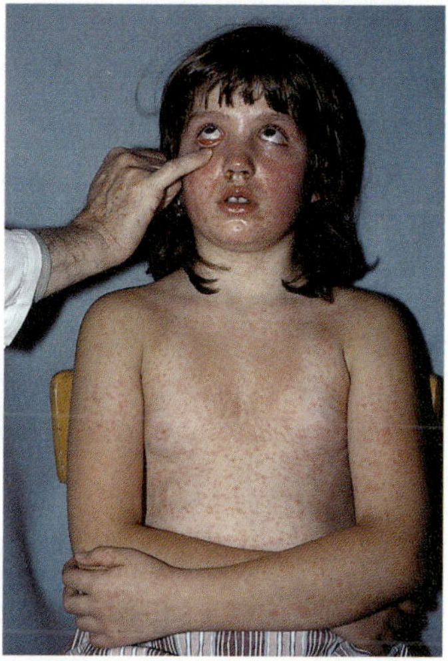

b

Abb. 1 a/b Morbilli (Masern). Prodromi mit katarrhalischen Erscheinungen, Konjunktivitis, Lichtscheu und Koplikschen Flecken („Kalkspritzer") an Wangenschleimhaut (a). Makulopapulöses, konfluierendes, zuerst hellrotes, dann evtl. bräunlich abblassendes Exanthem (b), beginnend hinter den Ohren und auf den ganzen Körper übergreifend. (Bild a aus Farbatlas der Infektionskrankheiten, RTD Emond).

Abb. 2 a/b Rubella (Röteln). Fein- bis mittelfleckiges, hellrotes, makulopapulöses, vorwiegend nicht konfluierendes Exanthem, beginnend hinter den Ohren, über den ganzen Körper sich ausdehnend.

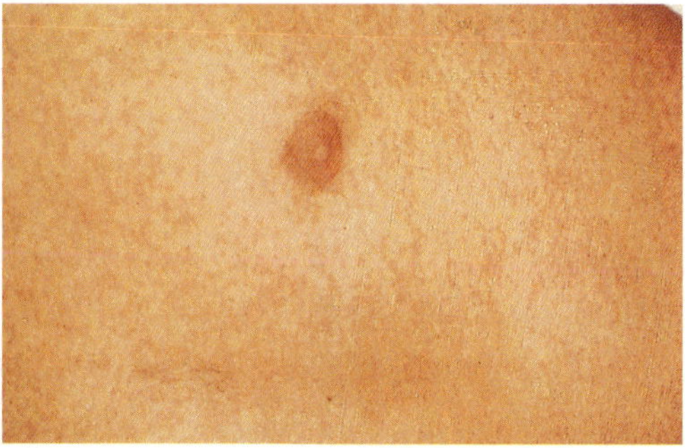

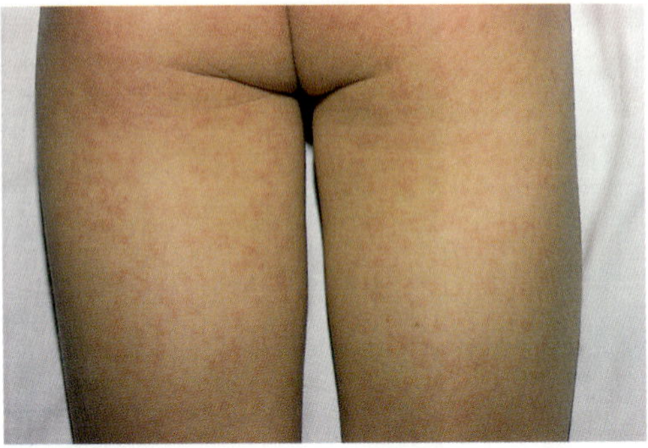

Abb. 2b

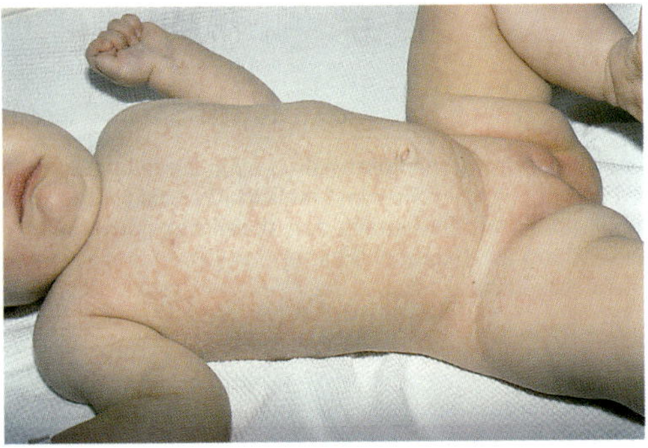

Abb. 3 Exanthema subitum (Dreitagefieber). Im Anschluß an Fieberabfall kleinfleckiges, blaßrötliches, teilweise konfluierendes Exanthem, zuerst am Stamm und rasch über ganzen Körper sich ausbreitend.

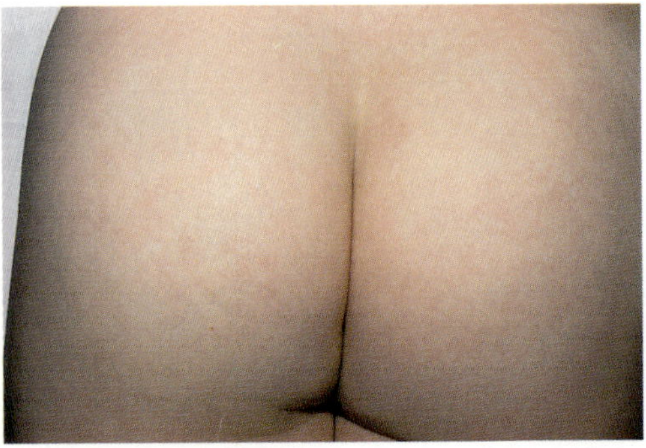

Abb. 4a/b Erythema infectiosum (Ringelröteln). Im Anschluß an eine schmetterlingsförmige, erysipelartige Rötung der Wangen, eher diskretes makulopapulöses Exanthem mit girlandenförmigem Muster am Stamm (Gesäß) (a) und Unterarmbeugeseite (b). Später livide Verfärbung zentraler Partien.

Abb. 4b

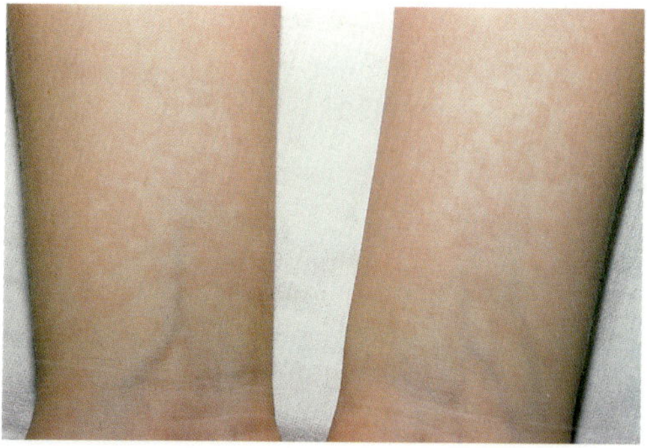

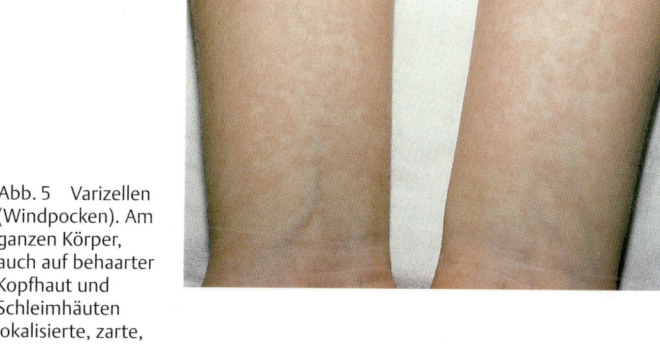

Abb. 5 Varizellen (Windpocken). Am ganzen Körper, auch auf behaarter Kopfhaut und Schleimhäuten lokalisierte, zarte, verschieden große, anfangs mit heller, später auch trüber Flüssigkeit gefüllte, manchmal zentral eingedellte Bläschen auf gerötetem Grund, die mit Krusten abheilen. Verlauf in Schüben, daher Nebeneinander von unterschiedlichen Stadien. Narben nach Superinfektion.

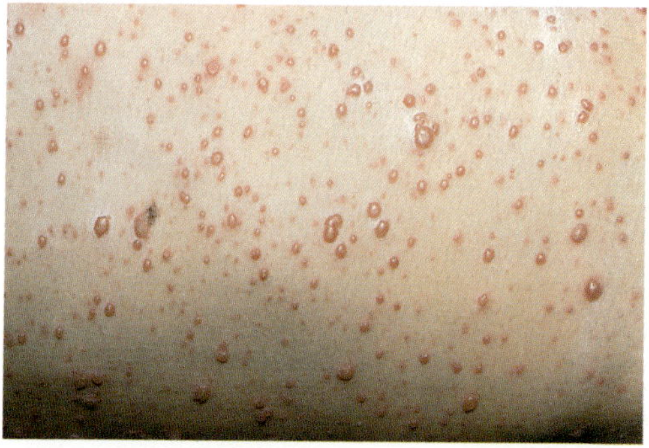

Abb. 6a/b Herpes zoster (Gürtelrose). Meist streng einseitig, auf ein oder mehrere Dermatome beschränkte, in Gruppen angeordnete Papeln, die sich rasch in Bläschen (a), später in Pusteln verwandeln und mit Krustenbildung abheilen. Selten Überschreiten der Mittellinie wie auf Bild b.

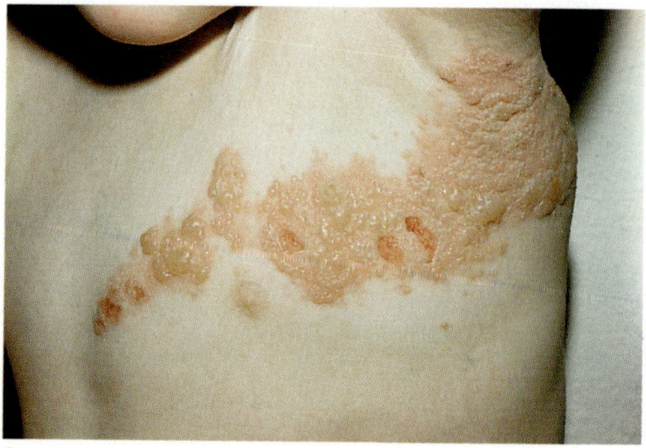

6a

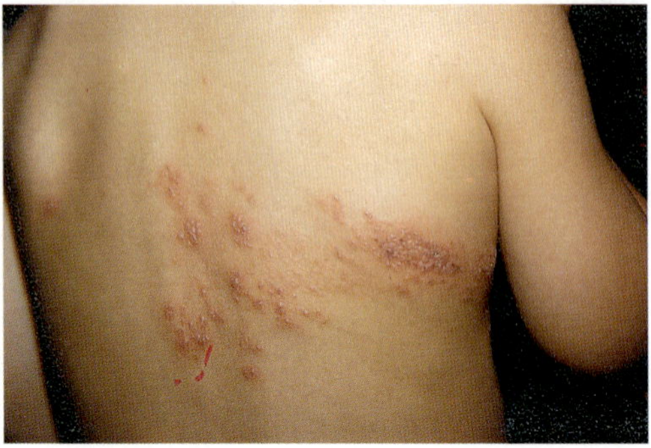

6b

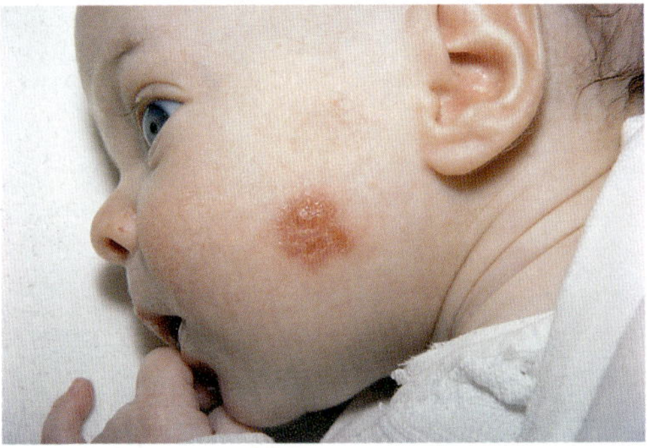

Abb. 7 Herpes simplex. An allen Körperstellen mögliche, typisch in Gruppen stehende, bis linsengroße Bläschen, die mit Krustenbildung abheilen.

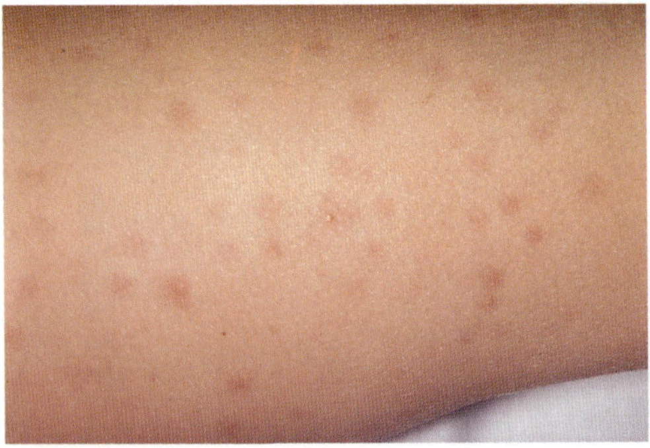

8a

Abb. 8 a – d Exantheme bei Coxsackie- und ECHO-Viren.
a) Roseolaähnliches, meist diskretes, manchmal papulöses (auch petechiales) Exanthem, hier im Rahmen einer Bornholmschen Erkrankung.
b) Hand-Mund-Fuß-Krankheit: Vorwiegend bläschenförmiges Exanthem auf gerötetem Grund an Handinnenflächen und Fußsohlen (c), sowie ulzeröse Effloreszenzen im vorderen Mundbereich (d).

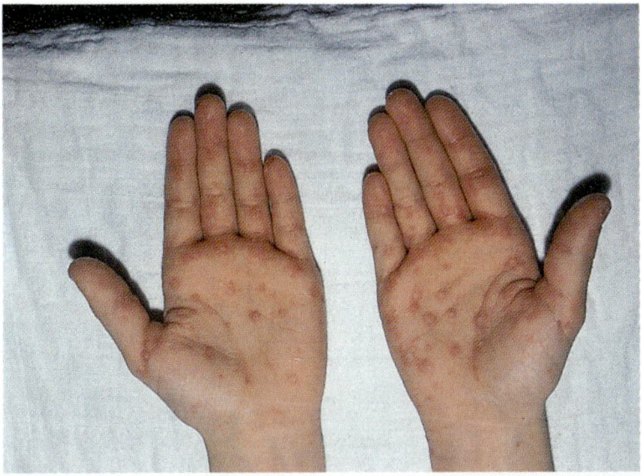

8 b

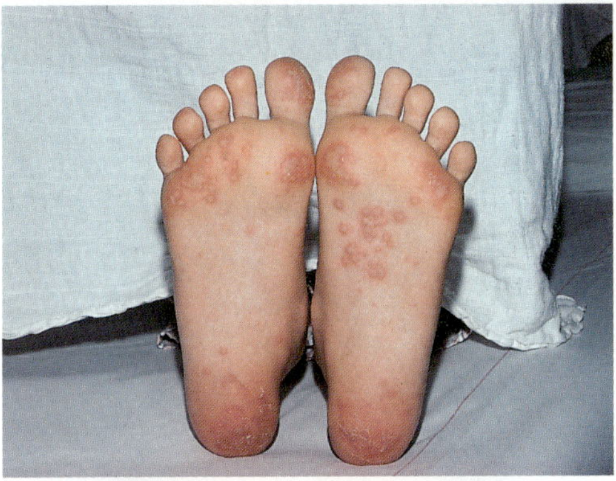

8 c

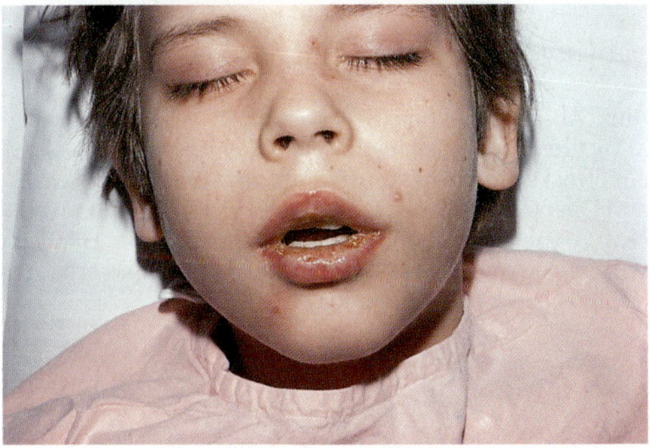

8 d

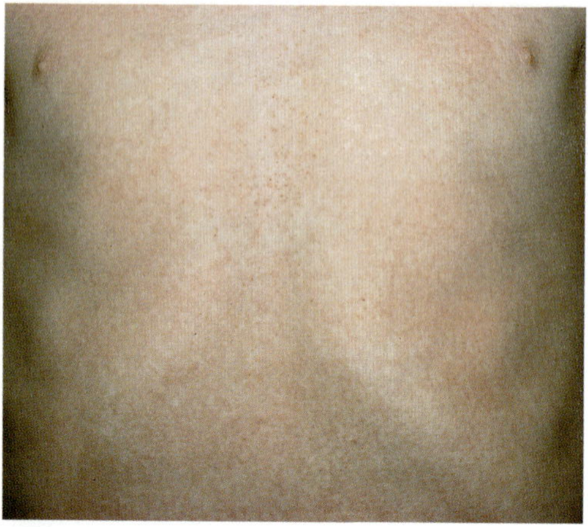

9a

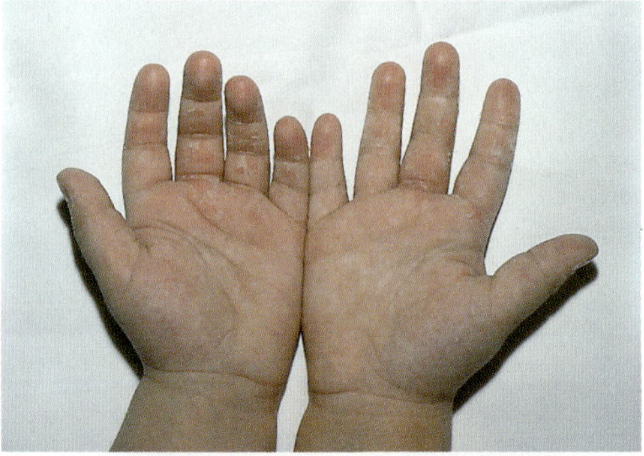

9b

Abb. 9a–c Scarlatina (Scharlach).
a) Dichtes, rauhes, kleinstfleckiges Exanthem, an Hals und Stamm übergreifend auf Streckseiten der Extremitäten, am stärksten in Achsel- und Leistenbeugen und Oberschenkelinnenseiten. Im Gesicht nur Fieberrötung mit perioraler Blässe. b) Unbehandelt groblamellöse Schuppung an Händen und Füßen. c) Nach Verschwinden des weißlichen Belags Rötung und erhabene Papillen der Zunge (Erdbeer- oder Himbeerzunge).

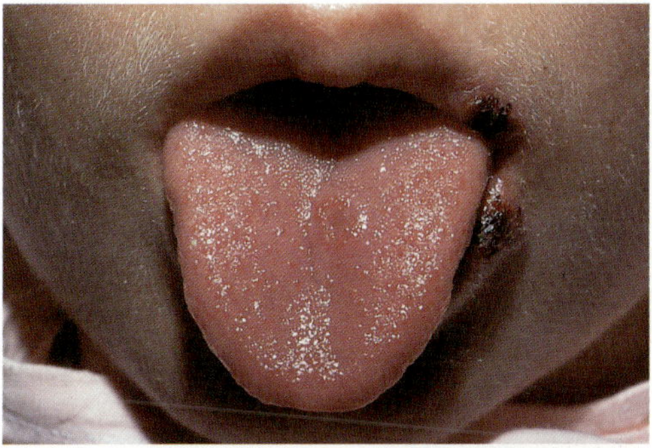

9c

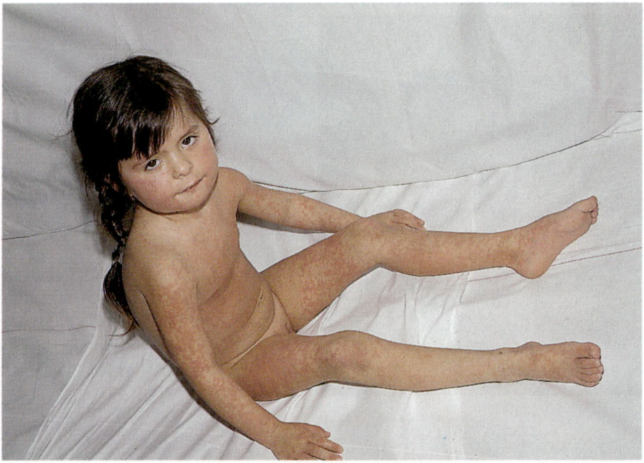

Abb. 10 „Unspezifisches" Virusexanthem. Morbilliformes Exanthem an Stamm und Extremitäten im Verlauf eines „grippalen Infektes" mit Rhinopharyngitis. Negativer Antikörpernachweis für häufige Viruserkankungen, Medikamentengabe nicht eruierbar.

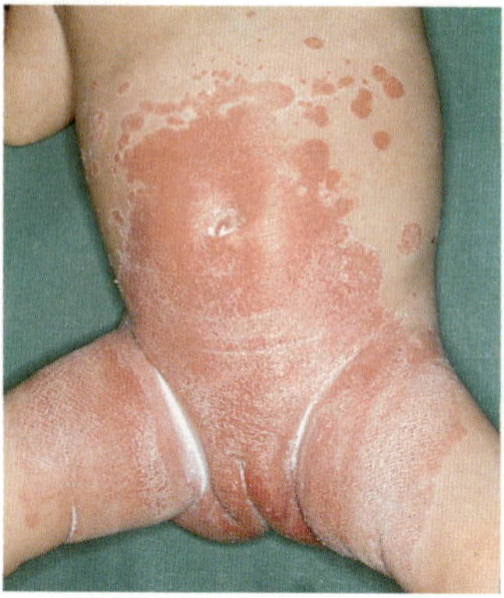

Abb. 11 Soor-Dermatitis. Säugling mit vor allem im Windelbereich lokalisierter erythematöser, stellenweise nässender, bogenförmig begrenzter, herdförmig fortschreitender Entzündung der Haut. Weißliche Ränder mit Schuppung. Im Bild Salbenreste an den intertriginösen Stellen.

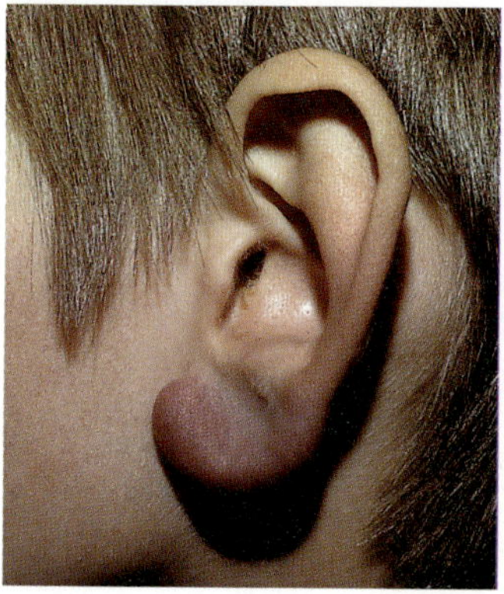

Abb. 12 Akutes Lymphozytom. Nach Zeckenbiß livide Rötung und Schwellung des Ohrläppchens, häufig schmerzlos. (Frühstadium der Borreliose analog zum Erythema chronicum migrans).

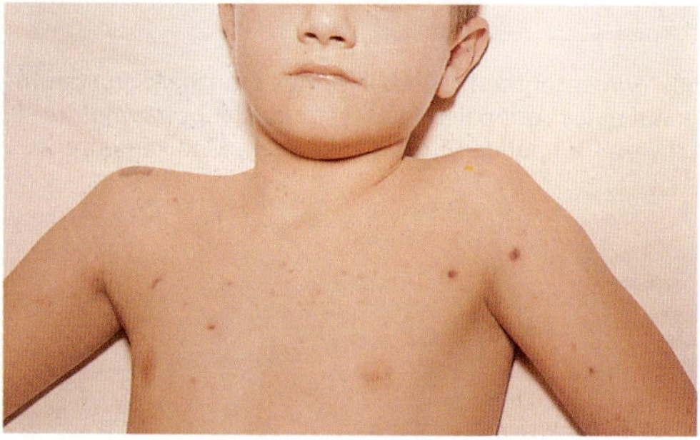

Abb. 13 Meningokokkensepsis. Petechiale Blutungen mit Übergang in verschieden große zackig begrenzte Hautnekrosen. Schwerer Krankheitszustand, meningeale Symptome.

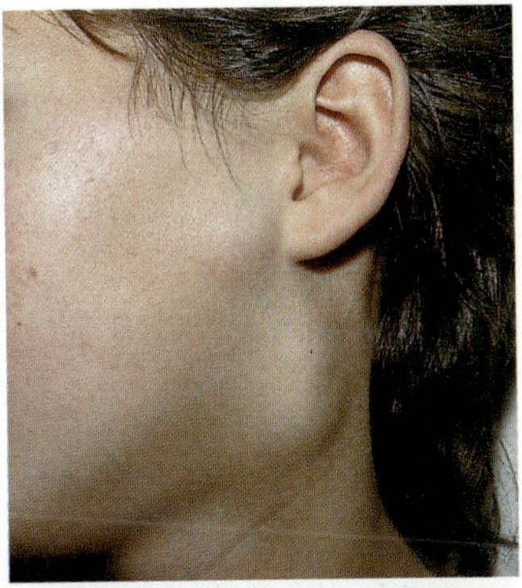

Abb. 14 Katzenkratzkrankheit. Mäßig druckdolente, im Kieferwinkel und präaurikulär lokalisierte, vergrößerte Lymphknoten. Anamnestisch zwei Wochen früher Katzenkratzspuren an Hals und Gesicht. Später ist Einschmelzen und Fistelbildung möglich.

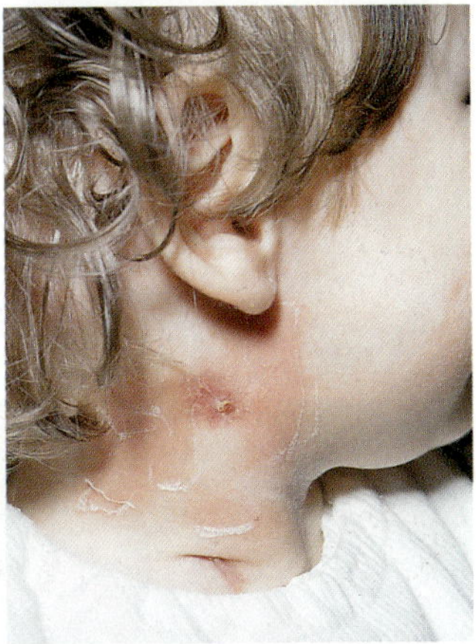

Abb. 15 Lymphknotentuberkulose. Am Hals seitlich wenig schmerzhafte und miteinander sowie mit der Haut verbackene vergrößerte eingeschmolzene Lymphknoten mit chronischer Fistelbildung.

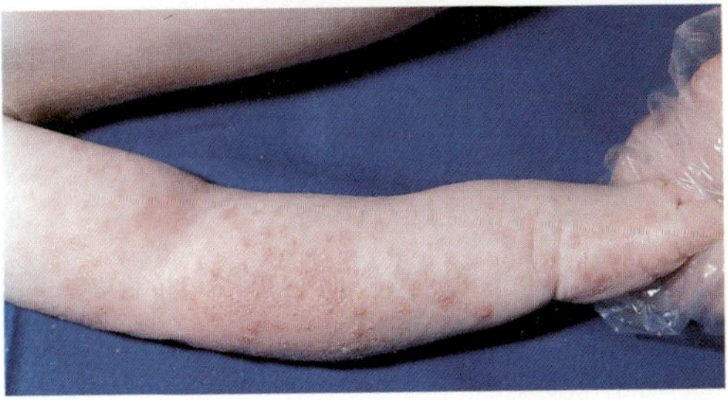

Abb. 16 Skabies. Impetiginisierte und ekzematisierte Haut mit Papeln und Vesikeln am Ende von leicht aufgeworfenen Gängen (Milbengänge und „Milbenhügel“).

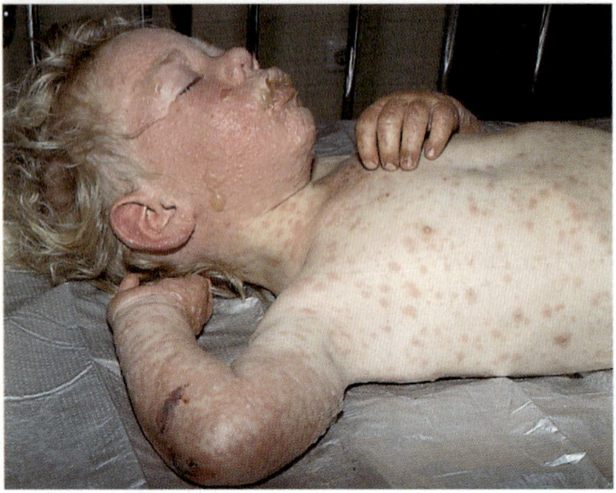

Abb. 17 Staphylogenes Lyell-Syndrom (Staphylococcal scalded skin syndrome). Großfleckig konfluierendes Erythem mit großen schlaffen Blasen und großflächiger Ablösung der Haut.

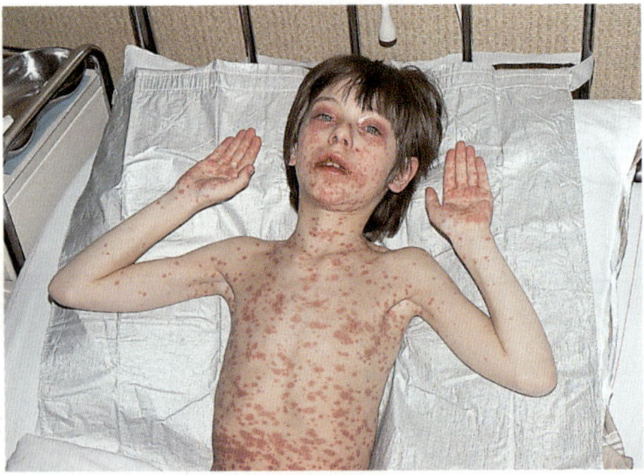

Abb. 18 Erythema exsudativum multiforme in Form des Steven-Johnson-Syndroms. Urtikariell-papulös-bullöses, stellenweise konfluierendes Exanthem mit Kokarden- und Girlandenfiguren. Besonderer Befall der Körperöffnungen und der Schleimhäute.

Abb. 19 a/b Kawasaki-Syndrom. Langdauerndes hohes Fieber, Konjunktivitis, Lacklippen, Himbeerzunge, polymorphes Exanthem, Erythem und Ödem der Handflächen mit groblamellären Schuppungen an den Fingern.

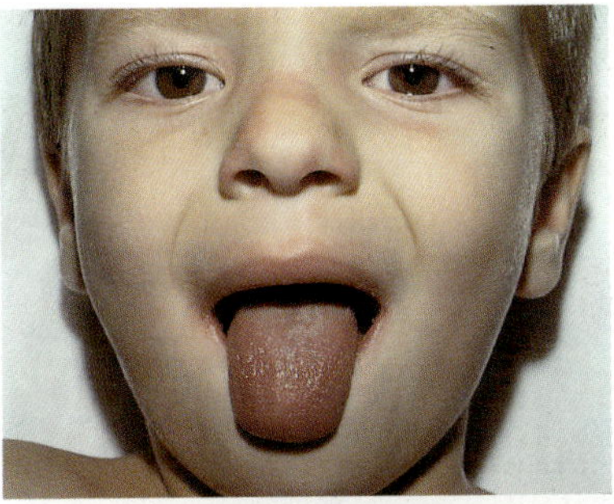

a

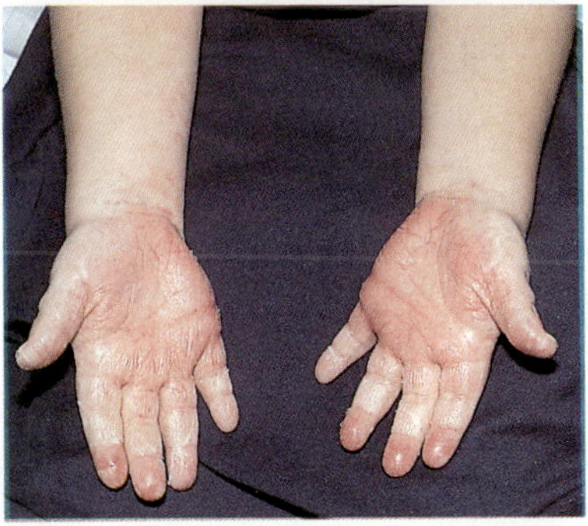

b

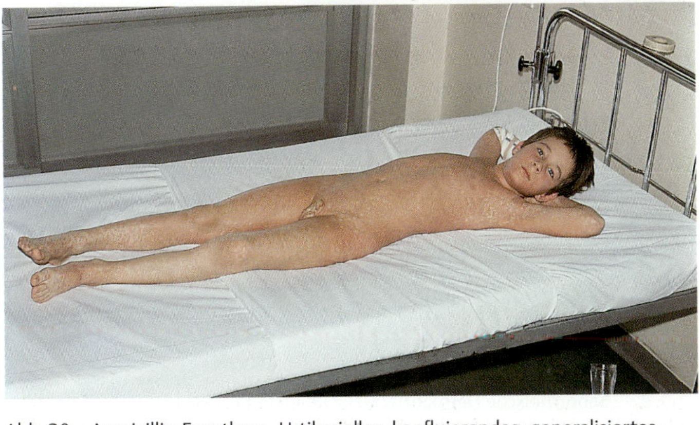

Abb. 20 Ampicillin-Exanthem. Urtikarielles, konfluierendes, generalisiertes Exanthem mit Fieber, ca. 9 Tage nach Beginn einer Ampicillin-Therapie.

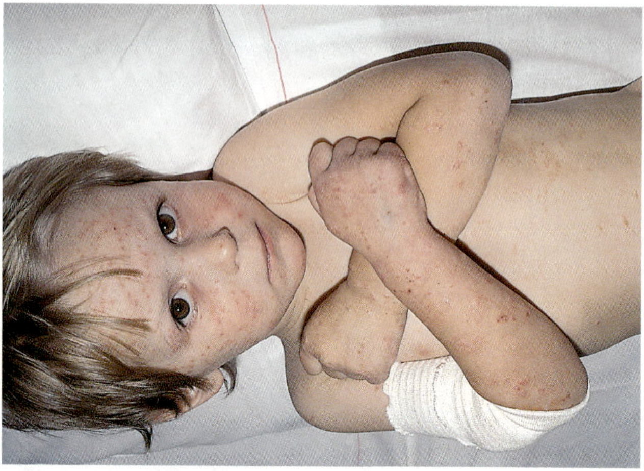

Abb. 21 Strophulus infantum. Rezidivierend oder chronisch auftretende urtikarielle, stellenweise mit Vesikeln versehene, stark juckende, locker disseminierte Papeln.

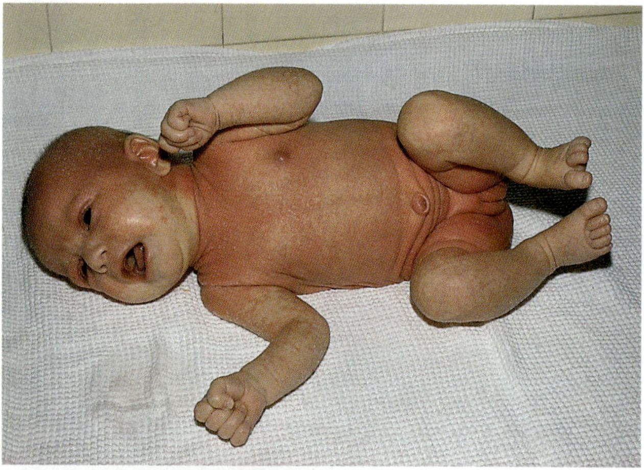

Abb. 22 Seborrhoische Dermatitis. Meist im ersten Lebensmonat beginnende gelbe, fettglänzende, schuppige Hautveränderungen vorwiegend am Kopf und Stamm.

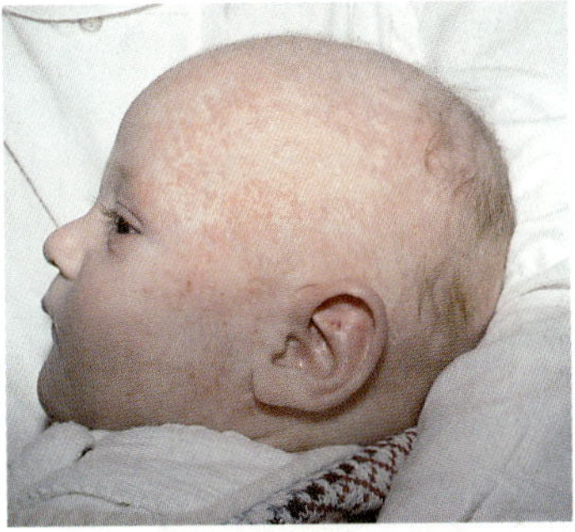

Abb. 23 Atopische Dermatitis des Säuglings. Meist nach dem 2. Lebensmonat auftretende, ekzematös veränderte, juckende mit Kratzspuren versehene Hautareale im Gesicht. Atopie der Eltern.

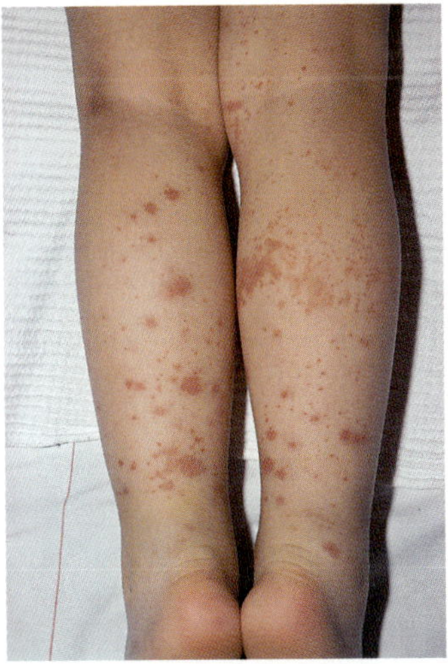

24

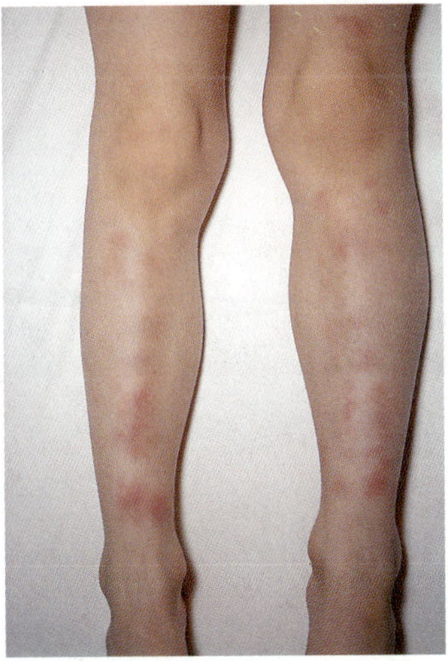

25

Abb. 24 Anaphylaktoide Purpura (Schönlein-Henoch). Makulopapulöses, rötliches, später bräunliches Exanthem vorwiegend der unteren Extremitäten, stellenweise hämorrhagisch imbibiert. Schmerzhafte Schwellung der Sprunggelenke. Vorausgegangener Infekt der oberen Luftwege.

Abb. 25 Erythema nodosum. Livid rote, schmerzhafte, überwärmte Knoten an beiden Streckseiten der Unterschenkel.

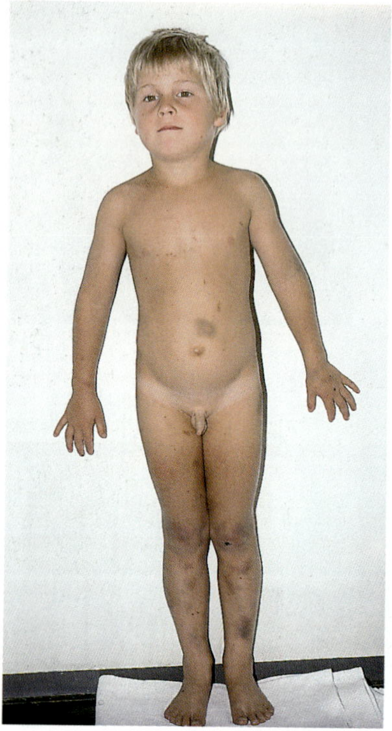

Abb. 26 Idiopathische thrombozytopenische Purpura. Hautblutungen, die von Petechien bis zu Ekchymosen variieren können, vorwiegend an abhängigen Körperpartien.

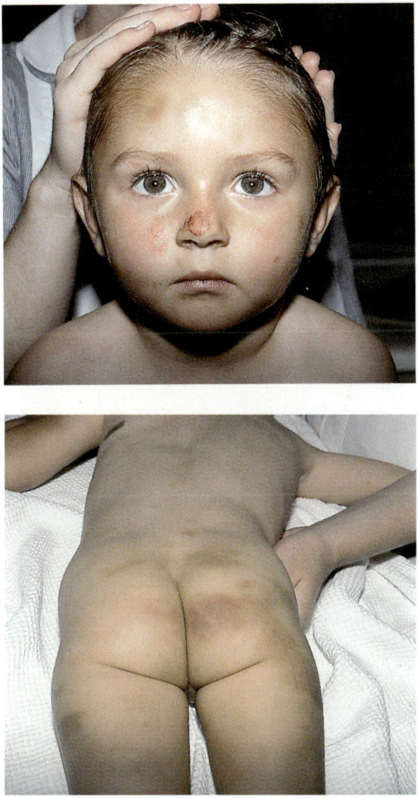

a

b

Abb. 27 a/b Kindesmißhandlung (Battered child). Hämatome, stellenweise striemenartig unterschiedlichen Alters an verschiedenen Körperpartien, Exkoriationen der Haut. Häufig Widerspruch zwischen Befund und Schilderung der Ursache.

Grundlagen

- Über das Vorgehen zur Abklärung genetischer Erkrankungen entscheidet bei Dysmorphien die Familienanamnese und der Phänotyp (Diagnostik der angeborenen Stoffwechselerkrankungen s. S. 64). Voraussetzung für spezielle genetische Methoden sind die genaue Anamnese und der subtile Status.
- Anamnese: Stammbaum über drei Generationen (Abb. 41), exakte Schwangerschafts-, Geburts-, Entwicklungs- und Umgebungsanamnese.
- Klinischer Befund mit subtiler Erhebung der Körpermaße. Photographie der Dysmorphien. Bei Neugeborenen Untersuchung der Plazenta.

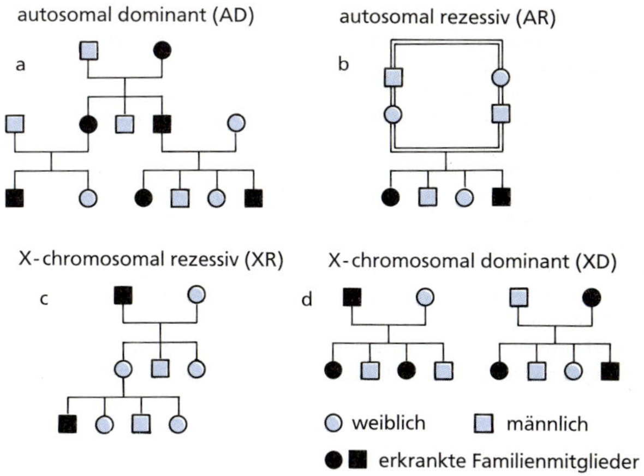

Abb. 41 Erbgang/Stammbaum

Indikationen zur Chromosomen- oder Stoffwechselanalyse

- **Pränatale Analyse:**
  - Bei bekannter Erbkrankheit oder Chromosomenaberration eines Geschwisters, eines Elternteils oder Verwandten.
  - Bei vorhergegangenen gynäkologisch, endokrinologisch oder andrologisch nicht erklärbaren Fehl- oder Totgeburten.
  - Bei blutsverwandten Ehepaaren mit Kinderwunsch.
  - Alter der Mutter über 35 Jahre.
  - Disposition eines oder beider Eltern für chemische oder radiobiologische Chromosomenstörung.
  - Auffälliger Niss-test (pränatales Screening auf Down-Syndrom).
  - Sonographischer Verdacht auf Dysplasie bei Vorsorgeuntersuchungen (z. B. Nackenödem in der 12. SSW).

- **Postnatale Analyse:**
  - Phänotypischer Verdacht auf eine Chromosomenaberration (Dysplasien, Retardierung).
  - Intersexuelles äußeres Genitale.
  - Ausbleibende sekundäre Geschlechtsentwicklung.
  - Leukämietypisierung.

Laboruntersuchungen

- **Chromosomenanalyse aus Lymphozytenkulturen:** Normal sind 46 Chromosomen, 22 Autosomenpaare, 2 Gonosomen (XX, XY).
  - Bänderungsmethoden: Giemsa-(G-), Quinacrin-(Q-) und Reversed-(R-) Bänder zum Nachweis numerischer und struktureller Chromosomenanomalien.
  - Spezielle Methoden: High resolution banding, In-situ-Hybridisierung.
- **Molekulargenetische Analysen:**
  - Direkte Gendiagnose: Nachweis der Mutation.
  - Indirekte Gendiagnose: Untersuchung des mutierten Gens mit eng gekoppeltem Marker.
    - Methoden: DNA-Isolierung, Verdauung mit Restriktionsendonukleasen, gelelektrophoretische Auftrennung, Southern-Hybridisierung mit definierten DNA-Sonden, PCR (Polymerase-Kettenreaktion), Analyse der amplifizierten DNA, Nukleotidsequenzanalyse.
    - Ziel: Diagnose, Heterozygotentest bei AR und XR-Erbgängen. Bisher über 700 Erbkrankheiten chromosomal lokalisiert und zum Großteil molekulargenetisch untersucht.
- **Pränatale Diagnose:** Mittels Enzymdiagnostik oder DNA-Analysen aus Chorionzottenbiopsien oder nach Amniozentese.

Grundlagen

➤ Sichtbare Veränderungen an den Chromosomen, die ihre Zahl oder Struktur betreffen, meist sporadisch auftreten (Ausnahmen z. B. Translokationen u. a. Strukturanomalien) und in der Regel schwere Fehlbildungssyndrome verursachen. Häufigkeit 0,5 – 0,7 % aller lebendgeborenen Kinder.

Trisomie 21 (Down-Syndrom)

➤ **Vorkommen:** Häufigste Chromosomenanomalie (1 : 650), das Risiko steigt mit dem Alter der Mutter (über 30 Jahre).

➤ **Leitsymptome:**
- Psychomotorischer und geistiger Entwicklungsrückstand, IQ unterschiedlich, je nach Ausprägung, meist < 50 %.
- Kleinwuchs, Akromikrie (betrifft Hände, Füße, Nase und Ohren), Vierfingerfurche Klinodaktylie Digitus V, Sandalenfurche (großer Abstand der 1. und 2. Zehe).
- Brachyzephalus mit mongoloider Lidachsenstellung, Epikanthus, Hypertelorismus, Makroglossie, meist offenstehender Mund.
- Brushfield-Spots (weißliche Sprenkel im Außenbezirk der Iris), Strabismus (23 %), selten Kolobome, Nystagmus, Glaukom.
- Generalisierte Muskelhypotonie und Überstreckbarkeit der Gelenke (31 %).
- Weit ausladende Darmbeinschaufeln, Horizontalstellung der Hüftgelenkpfannen und bds. Coxa valga.
- Knochenalter jünger als chronologisches Alter.

➤ **Fehlbildungen innerer Organe:**
- Herzbeteiligung bei 50 %, häufig Septumdefekte, AV-Kanal, Fallot-Tetralogie, Endokardkissendefekte.
- Gastrointestinale Atresien und Stenosen, Pancreas anulare, Morbus Hirschsprung, Eingeweidebrüche.
- Hypogonadismus und Infertilität bei Männern, Fertilität bei Frauen.
- Immundefizienz, daher erhöhte Infektanfälligkeit der oberen Luftwege. ALL zwanzigmal häufiger als in der Normalbevölkerung.

➤ **Therapie:**
- Krankengymnastik bei Muskelhypotonie.
- Heilpädagogik.
- Frühförderung und Unterstützung der Familie.
- Unterricht in Sonder- oder Integrationsschulen.
- Evtl. operative Korrektur der Makroglossie und der inneren Fehlbildungen.
- Antibiose bei Infektionen.

➤ **Prognose:**
- Nur etwa 8 % werden älter als 40 Jahre. Todesursachen: Innere Fehlbildungen, Infekte, Leukämien.
- Meist eingeschränkte Berufsfähigkeit in geschützten Werkstätten.

Trisomie 13 (Patau-Syndrom)

- **Häufigkeit:** 1 : 5000 aller Lebendgeborenen.
- **Leitsymptome:**
  - Schwerer psychomotorischer Entwicklungsrückstand
  - Mikrophthalmie, mongoloide Lidachse, Lippen-Kiefer-Gaumen-Spalte, tiefsitzende dysplastische Ohren, Defekte an der Schädelhaut.
  - Hexadaktylie an der ulnaren Seite des Fußes. Fauststellung der Hand.
  - Kapilläre Hämangiome.
- **Mißbildungen innerer Organe:**
  - Herzfehler
  - Hirnmißbildungen, die u. a. Krampfanfälle verursachen können.
  - Polyzystische Nieren.
  - Malrotation des Darmes.
  - Hämoglobinsynthese retardiert, embryonales und fetales Hämoglobin persistieren.
- **Therapie:** Keine.
- **Prognose:** Sehr schlecht, über 40% versterben im ersten Lebensmonat, 70% im ersten halben Lebensjahr.

Trisomie 18 (Edwards-Syndrom)

- **Häufigkeit:** 1 : 5000 aller Lebendgeborenen.
- **Leitsymptome:**
  - Typische Handstellung: Beugung der Finger, wobei Digitus II über Digitus III und Digitus V über Digitus IV geschlagen ist.
  - Langer, schmaler Schädel, Ohrmuscheldysplasie, Mikrognathie.
  - Dorsalflexion des Hallux, vorspringende Ferse.
  - Kurzer Stamm, kleine Mamillen.
- **Fehlbildungen innerer Organe:**
  - Herzfehler bei 90%.
  - Nierenanomalien.
  - Gastrointestinale Atresien.
- **Therapie:** Keine.
- **Prognose:** 50% sterben bis zum 2. Lebensmonat, nur 10% überleben das erste Lebensjahr.

Partielle Monosomie 5 p (Katzenschreisyndrom)

- **Häufigkeit:** 1 : 50 000, unabhängig vom Alter der Mutter.
- **Leitsymptome:**
  - Schwerer psychomotorischer und geistiger Entwicklungsrückstand, IQ im Erwachsenenalter unter 20%.
  - Charakteristisches katzenartiges Schreien.
  - Mikrozephalie, rundes Gesicht, tiefstehende Ohren, Mikrognathie.

Klinefelter-Syndrom, XXY-Syndrom

- Männlicher Phänotyp.
- **Häufigkeit:** 1 : 1000, Erstdiagnose meist in der Pubertät.
- **Leitsymptome:**
  - Hypergonadotroper Hypogonadismus, Hypoplasie von Penis und Testes, Aspermie, erniedrigtes Testosteron, Fehlen der sekundären männlichen Behaarung.
  - Eunuchoider Hochwuchs, Adipositas, Gynäkomastie.
  - Leichte Entwicklungsverzögerung, IQ unterdurchschnittlich, infantiler Habitus.
- **Therapie:** Androgensubstitution.

Turnersyndrom, X0-Syndrom

- Weiblicher Phänotyp.
- Häufigkeit: 1 : 2500.
- **Leitsymptome:**
  - Bei der Geburt Lymphödeme an Hand- und Fußrücken.
  - Kleinwuchs, Pterygium colli, Epikanthus, Hypertelorismus, tiefer Haaransatz.
  - Schildthorax, breiter Mamillenabstand, Metacarpalia Digitus IV und V verkürzt.
- **Fehlbildung innerer Organe:**
  - Herzfehler (Aortenisthmusstenose, Transposition großer Gefäße).
  - Nierenfehlbildungen, häufig Hufeisennieren.
  - Ovarien nicht angelegt, primäre Amenorrhoe, hypoplastisches inneres und äußeres Genitale.
- **Therapie:**
  - Evtl. operative Korrektur der Fehlbildungen.
  - Östrogensubstitution zur sekundären Geschlechtsentwicklung.

Verschiedene seltene Formen

- XXX-Syndrom
- XXY-Syndrom

Prader-Labhart-Willi-Syndrom, (Deletion 15 p 11)

- **Leitsymptome:**
  - Beim Säugling Trinkfaulheit und Muskelhypotonie.
  - Hypothalamisch bedingter Minderwuchs, Hypogonadismus.
  - Progrediente Adipositas, Diabetes mellitus Typ II ab 20. Lebensjahr.
  - schwerer Entwicklungsrückstand, IQ vermindert.

Verschiedene seltene Formen

- 4 p Syndrom.
- Trisomie – 8 - Mosaik.
- Ringchromosomen.
- Translokationen

Grundlagen

- Vererbte Fehlbildungssyndrome, die auch bei Heterozygotie des betroffenen Genpaares phänotypisch sichtbar werden. Gewöhnlich ist ein Elternteil befallen, durchschnittlich sind 50% der Kinder krank, Söhne und Töchter in gleicher Häufigkeit. Die Häufigkeit liegt bei 1‰. Dominant vererbte Stoffwechseldefekte und neurokutane Fehlbildungssyndrome siehe einschlägige Kapitel.
- Besonderheiten: Neumutation (sporadische Fälle), Spätmanifestationen, Penetranz- und Expressivitätsschwankungen.

Achondroplasie

- Generalisierte Störung der enchondralen Ossifikation.
- **Leitsymptome:**
  - Primordialer dysproportionierter Minderwuchs mit verkürzten proximalen Extremitätenanteilen.
  - Relativ großer Hirnschädel, Hypoplasie des Mittelgesichts mit eingesunkener Nasenwurzel.
  - Verstärkte lumbosakrale Lordose, Genua vara, Streckhemmung des Ellbogens, Dreizackhand.
  - Meist verzögerte Entwicklung bei normaler Intelligenz.
- **Prognose:** Endgröße 120 – 130 cm.

Osteogenesis imperfecta

- Störung der Osteoblastentätigkeit, endostale und periostale Ossifikation gestört.
- Vererbung bei Typ I (Lobstein) und Typ IV dominant, bei Typ II (Vrolik) und Typ III rezessiv.
- **Leitsymptome:**
  - Frakturen bei Typ II und III schon intrauterin, bei Typ I und IV später auftretend. Postpubertär keine Frakturen mehr.
  - Blaue Zähne, bei Typ I zusätzlich blaue Skleren.
  - Innenohrschwerhörigkeit.
  - Skoliose.
  - Blutungsneigung.
  - Bei Typ II auch intrauterine Rippenfrakturen und daraus resultierende Atemstörungen.
- **Therapie:** Prophylaxe der Knochenfrakturen.
- **Prognose:** schlecht.

Marfan-Syndrom (Arachnodaktylie)

- **Leitsymptome:**
  - Hochwuchs, Fettmangel.
  - Spinnenfingrigkeit und Überstreckbarkeit der Gelenke.
  - Pectus carinatum oder excavatum.
  - Muskelhypotonie.
  - Linsenluxation.
  - Aortenklappeninsuffizienz, Aortenaneurysma, Mitralklappenprolaps.

Dysostosis mandibulofacialis (Franceschetti-Syndrom)

- **Leitsymptome:**
  - Gesicht fisch- oder vogelähnlich.
  - Antimongoloide Augenstellung.
  - Unterlidkolobome.
  - Unterkieferhypoplasie.
  - Gebiß- und Ohrenanomalien.
  - Meist normale Intelligenz.
- **Prognose:** Entwicklung vom Erfassen der Hörstörung abhängig.

Dysplasia cleidocranialis

- **Leitsymptome:**
  - Großer, breiter Hirnschädel.
  - Persistierende Fontanelle.
  - Tiefe breite Nasenwurzel.
  - Proximaler schmaler Brustkorb.
  - Hängende und zusammenklappbare Schultern infolge Hypo- oder Aplasie der Klavikel (Röntgen).

Dysostosis craniofacialis (Crouzon-Syndrom)

- **Leitsymptome:**
  - Turmschädel.
  - Exophthalmus,
  - Optikusatrophie.
  - Papageiennase infolge prämaturer Synostose, besonders der Kranznaht.
- Röntgenaufnahme: Wolkenschädel.

Akrozephalosyndaktylie (Apert-Syndrom)

- **Leitsymptome:**
  - Turmschädel.
  - Flaches Gesicht mit Exophthalmie und kleiner, schnabelförmiger Nase.
  - Hochgradige Syndaktylien an Händen und Füßen.
  - Prämature Knochennahtssynostosen.

Andere monogen bedingte autosomal dominante Fehlbildungen

- Isolierte Polydaktylien und Syndaktylien.
- Seltenere Fehlbildungssyndrome: z.B. Holt-Oram-Syndrom, Robinson Syndrom, Stickler-Syndrom.
- Andere Erbkrankheiten: z.B. Phakomatosen (z.B. Neurofibromatosis Recklinghausen s.S. 358 „ etc.), Stoffwechselkrankheiten (s.S. 436), Morbus Huntington, polyzystische Nieren.

Grundlagen

- Vererbte Fehlbildungssyndrome, die nur bei Homozygotie des betroffenen Genpaares zutage treten. Eltern sind heterozygot, meist gesund. 25% der Kinder sind krank, zwei Drittel der gesunden Geschwister sind heterozygote Erbträger. Dieser Vererbungsmodus findet sich vorwiegend bei Stoffwechselstörungen (s. einschlägige Kapitel).
- Fehlbildungssyndrome ohne bekannten Stoffwechseldefekt sind eher selten.

Fanconi-Anämie

- Kongenitale aplastische Panmyelopathie mit starker Hautpigmentierung und verschiedenen Fehlbildungen.
- **Leitsymptome:**
  - Panzytopenie selten schon im 1. Lebensjahr, meist erst nach Jahren.
  - Intrauteriner und postnataler Kleinwuchs.
  - Mikrozephalie, Mikrophthalmie, Strabismus, Ohrenanomalien.
  - Nierenfehlbildungen.
  - Hypogenitalismus.
  - Skelettanomalien, häufig Radius- oder Daumenaplasie.
  - Nävi und Hyperpigmentierungen.
  - Häufig Kombination mit Chromosomenanomalien (Brüche).
  - Persistierend erhöhtes HbF.
- Therapie: Knochenmarktransplantation.
- Prognose schlecht.

Andere wichtige autosomal rezessive Fehlbildungen:

- Gangliosidosen (s. S. 450).
- Sphingolipidosen (s. S. 450).
- Mukoviszidose (s. S. 244).
- Angeborene Taubheit.
- Verschiedene seltene Syndrome: z. B. Cockayne-Syndrom, Jeune-Syndrom, Carpenter-Syndrom.
- Fehlbildungen mit Stoffwechseldefekt, z. B. Zellweger-Syndrom (s. S. 457).
- **Andere Fehlbildungen:** Albinismus, AGS (s. S. 423), Homozygote α- und β-Thalassämie, Morbus Niemann-Pick, metachromatische Leukodystrophie.

Dubowitz-Syndrom

- **Leitsymptome:** Minderwuchs, Schwachsinn, Mikrozephalie, Hypertelorismus, Blepharophimose, Augenbrauen lateral hypoplastisch, Mikrognathie u. a.

Seckel-Syndrom (genetisch uneinheitlich)

- **Leitsymptome:** Prä- und postnataler Minderwuchs, Schwachsinn, Mikrozephalie, „Vogelgesicht“ mit großen Augen, fliehender Stirn und Mikrognathie, Anomalien der Extremitäten u. a.

Monogen bedingte autosomal rezessive Fehlbildungen

Smith-Lemli-Opitz-Syndrom

- **Leitsymptome:** Minderwuchs, psychomotorische Retardierung, Mikrozephalie, Ptosis, „Steckkontaktnase", Mikrognathie, Hypospadie u. a.

Ellis-van-Creveld-Syndrom

- **Leitsymptome:** Disproportionierter kurzgliedriger Minderwuchs, Hexadaktylie, Nagelhypoplasie, Alveolarfortsatz mit Oberlippen verwachsen, Dysodontie, Vitium cordis u. a. Röntgenaufnahme der Hand: knöcherne Fusionen, distal zunehmende Fingerhypoplasie.

Diastrophische Dysplasie

- **Leitsymptome:** Zwergwuchs, Kurzgliedrigkeit mit multiplen Gelenkkontrakturen, abgespreizte Daumen und Großzehen, Ohrmuschelanomalie, Gaumenspalte, thorakolumbale Kyphoskoliose. Röntgenaufnahme des Skeletts: schwere meta-/epiphysäre Dysplasien u. a.

Laurence-Moon-Bardet-Biedl-Syndrom

- **Leitsymptome:** Minderwuchs, Adipositas, Schwachsinn, Polydaktylie, Hypogenitalismus, Retinitis pigmentosa u. a.

Grundlagen

- Vererbtes Fehlbildungssyndrom, dessen merkmalbedingendes Gen auf einem X-Chromosom lokalisiert ist. Frauen sind häufiger, aber meist leichter betroffen als Männer. Manchmal im hemizygoten Zustand letal wirkend (Incontinentia pigmenti). 50% der Kinder kranker Frauen sind betroffen (Knaben meist schwerer). Alle Töchter eines kranken Mannes sind krank, seine Söhne immer gesund.

Vitamin-D-resistente Rachitis (s. S. 436)

Incontinentia pigmenti (Bloch-Sulzberger, s. auch S. 503)

- Letal beim männlichen Geschlecht, daher nur Mädchen betroffen.
- **Symptome:**
  - Im Neugeborenenalter Erytheme und blasige, später papulös sich umwandelnde Effloreszenzen, die dann in Pigmentierungen im Verlauf der Blaschko-Linien übergehen. Begleitmißbildungen an ZNS, Zahnanlagen, Augen u. a.
- **Therapie:** symptomatisch.

Andere Erkrankungen

- Orofaziodigitales Syndrom.
- Fokale dermale Hypoplasie.
- Chondrodystrophia calcificans.

Monogen bedingte X-chromosomal rezessive Fehlbildungen

Grundlagen

- Vererbtes Fehlbildungssyndrom, dessen merkmalbedingendes Gen auf einem X-Chromosom lokalisiert ist. Es kommt im homozygoten und hemizygoten Zustand zur Ausprägung, daher sind Knaben häufiger betroffen als Mädchen.
- 50% der Söhne von heterozygoten Frauen (Konduktorinnen) erkranken, und 50% der Töchter sind wieder Konduktorinnen. Gelegentlich haben heterozygote Frauen betroffene Brüder oder Onkel mütterlicherseits.
- Sporadische Erkrankungen sind nicht selten die Folge von Neumutationen während der Gametogenese der Mutter oder deren Eltern. Daher sind Heterozygotentests wichtig.

Hämophilie A (s. S. 313)

- Genort Xq^{28}.
- Ca. 20% Neumutationen.

Hämophilie B (s. S. 313)

- Genort $Xq^{27.1-27.2}$.

Muskeldystrophie Duchenne und Becker (s. S. 377)

- Genort Xp^{21}.
- **Häufigkeit:** 1 : 3000 Knaben, ca. ein Drittel Neumutationen.

Fragiles X-Syndrom (Martin-Bell)

- **Häufigkeit:** 1 : 2000 Knaben.
- **Symptome:** Im Kleinkindesalter Hochwuchs und Makrozephalie, Gesichtsdysmorphien, große dysplastische Ohren. Große Hoden, Hyperkinesie, Hypersensibilität, Autismus, Überstreckbarkeit der Gelenke, Aortenbogen dilatiert, Mitralklappenprolaps, IQ < 60.
- **Genlocus:** Fragile Stelle Xp^{28}.

Wiskott-Aldrich-Syndrom

- Defekt der Megakaryozyten und der lymphozytären Stammzellen im Knochenmark.
- **Symptome:** Trias: Thrombozytopenische Blutungen, Infektionen, Ekzeme.
- **Therapie:** Knochenmarktransplantation.

Monogen gedingte X-chromosomal rezessive Fehlbildungen

Lesch-Nyhan-Syndrom

- **Symptome:**
  - Hyperurikämie, erhöhte Harnsäureausscheidung, Gichttophi, Harnsäuresteinbildung.
  - Manifestation gegen Ende der Säuglingszeit, psychomotorische Retardierung, Dystonie, Spastik, Choreoathetose.
  - Im Kleinkindesalter Aggressivität und Selbstverstümmelungen.
  - Häufig megaloblastäre Anämie.
- **Therapie:** Allopurinol 150 – 250 mg/Tag, Adenin (6x250 mg/Tag).

Andere Erkrankungen:

- Rot-Grün-Farbsinnstörung.
- X-chromosomale Retinitis pigmentosa u. a.

Polygen und multifaktoriell bedingte Fehlbildungen

Grundlagen

- Bei polygener Vererbung Zusammenwirken mehrerer Genorte bei der Merkmalsausprägung.
- Bei multifaktoriell bedingten Fehlbildungen sind auch nichtgenetische (peristatische) Faktoren (Ernährung, Noxen) mitbeteiligt.
- Im Gegensatz zu monogen bedingten Fehlbildungen sind diese relativ häufig (s. Tab. 21). Sie sind gelegentlich ein Symptom eines Syndroms.

Formen und Häufigkeit

Tabelle 21 Häufigkeitsabschätzung einzelner multifaktoriell bedingter Monofehlbildungen bzw. betroffener Organsysteme pro Lebendgeborene. Bayern 1968 bis 1980 (nach Angerpointner 1986)

Kongenitale Vitien	1 : 300	Omphalozele/Gastroschisis	1 : 7500
Lippen-/LKG-Spalten	1 : 900	Dünndarmatresie/-stenose	1 : 8000
Hydrozephalus	1 : 1250	Megacolon congenitum	1 : 9000
Nierenbecken/Ureter	1 : 1500	Augen/Lider/Orbita	1 : 10000
Hypospadie	1 : 1600	Gehirnfehlbildungen (einschl. Anenzephalus u. Enzephalozele)	1 : 10000
Hüftgelenk	1 : 1800	Nieren	1 : 15000
Gefäße	1 : 2000	Respirationstrakt	1 : 15000
Fußfehlstellungen	1 : 2000	Gallengänge u. Leber	1 : 17000
Poly-/Syndaktilien/Reduktionsanomalien	1 : 2500	Hiatus oesophageus	1 : 20000
Gaumenspalten	1 : 2500	Zwerchfelldefekt	1 : 20000
Ohr/Gesicht/Hals	1 : 3300	Blase	1 : 25000
Spina bifida	1 : 3300	Urethra (ohne Hypospadie)	1 : 25000
Pylorus	1 : 3800	Kraniofaziale Anomalien	1 : 25000
Thoraxwand	1 : 5000	Wirbelsäule/Sakrum	1 : 33000
Mikrozephalus	1 : 5000		
Anal-/Rektumatresie/stenose	1 : 5600		
Gesichts-/Schädeldefekte	1 : 6000		

Unter 1 : 50000
Dickdarmatresie/-stenose, Pankreas, weibl. Genitale (ohne adrenogenitales Syndrom), Epispadie, Chondro-Osteodystrophie, Prune-Belly-Syndrom.

Untersuchungen

- Pränatale Sonographie!
- Gezielte Untersuchungen entsprechend der Fehlbildung.
- Chromosomen- oder Genanalysen sind bei isolierten Formen selten zielführend.

Differentialdiagnose

- Phänokopien: Rein teratogene Schädigungen (z. B. Thalidomid-Embryopathie, Alkoholembryopathie u. a.) s. S. 153.
- Komplexe Fehlbildungssyndrome (z. B. Trisomie mit begleitender Lippen-Kiefer-Gaumen-Spalte u. a.).
- Assoziationen: z. B. VATER(VACTERL)-Assoziation, (Kombination von vertebralen, analen, kardialen, gastroösophagealen, renalen und Giedmaßendefekten).

Therapie

- Art des Erstgesprächs ist entscheidend für Annahme des Kindes durch die Eltern.
- Die meisten Fehlbildungen sind operativ korrigierbar.

Prognose

- Abhängigkeit der Korrigierbarkeit von Art, Schwere und Kombination der Defekte, von Rechtzeitigkeit der Entdeckung, vom qualifizierten Teamwork der Experten, von der Nachbetreuung und der psychosozialen Unterstützung (Compliance der Eltern!).
- Wiederholungsrisiko: Genetische Beratung durch Experten und Fachliteratur.

Fehlbildungen mit uneinheitlicher Ätiologie

Grundlagen

- Fehlbildungssyndrome, deren Ätiologie uneinheitlich, z.T. unbekannt ist. Dasselbe Krankheitsbild kann durch Neumutation eines dominant wirkenden Gens oder durch ein autosomal rezessiv wirkendes Gen oder multifaktoriell bedingt sein.

Formen

- **Noonan-Syndrom:** Merkmale wie bei Turner-Syndrom (s.S. 133) ohne Chromosomenveränderungen („männliches Turner-Syndrom“ bzw. weibliches Pseudo-Turner-Syndrom).
- **William-Beuren-Syndrom** (Elfin-Face-Syndrom): Minderwuchs, geistige Retardierung, „Kobold“-Gesicht mit Mittelgesichtshypoplasie, kurze Lidspalte, Stupsnase, Hypodontie, valvuläre Aortenstenose, Hyperkalzämie, Hypogenitalismus.
- **Pierre-Robin-Syndrom:** Hochgradige Mikrognathie, Glossoptose mit Stridor, Atemnot und thorakalen Einziehungen, mediane Gaumenspalte, Kombinationen mit anderen Syndromen.
- **Cornelia-de-Lange-Syndrom:** Minderwuchs, Schwachsinn, typische Gesichtsdysmorphie mit buschigen, zusammenwachsenden Augenbrauen, Hypertelorismus, antimongoloider Lidachse, „Stupsnase“, vorgewölbtes Philtrum, schmale Lippen, tiefer Haaransatz, tiefe Stimme, Hirsutismus, tiefansetzender Daumen, Vierfingerfurche, Muskelhypotonie, ulnare Reduktion der Finger- und Zehenstrahlen, Herzvitien u.a.
- **Rubinstein-Taybi-Syndrom:** Minderwuchs, geistige Retardierung, Mikrozephalus, breite Nasenwurzel, buschige Brauen, Epikanthus, große Nase mit vorgelagertem Nasensteg, hoher Gaumen, Mikrognathie. Breite Endphalangen der Daumen und Großzehen, Nieren- und Herzvitien u.a.
- **Russell-Silver-Syndrom:** Primordialer Minderwuchs, unproportioniert großer Hirnschädel mit Hirnhöckern, kleines Dreiecksgesicht, großer Mund, Mikrognathie, hohe Stimme, Körperasymmetrie, Hemihypertrophie, Klinodaktylie fünfter Finger, Kryptorchismus u.a.
- **Progerie-Syndrom:** Minderwuchs ab erstem Lebensjahr, frühzeitige Vergreisung mit Verlust der Haare, des subkutanen Fetts, Kontrakturen der Gelenke, „Vogelgesicht“. Fortschreitende Arteriosklerose.
- **Sotos-Syndrom:** Konnatale Makrosomie, psychomotorische Retardierung, postnataler somatischer Gigantismus mit Makrozephalus, hohe Stirn u.a.
- **Exomphalos-Makroglossie-Gigantismus**-(EMG-) Syndrom (Wiedemann-Beckwith): Konnatale Makrosomie, Exophthalmus, Mittelgesichtshypoplasie, Makroglossie, „Kerbenohren“, Omphalozele (oder großer Nabelbruch), Organomegalie (Leber, Niere, Herz etc.), beschleunigtes Wachstum, Hypoglykämien, Hyperinsulinismus, evtl. Hemihypertrophie mit Neigung zu Wilms-Tumor.
- **Seckel-Syndrom:** (s.S. 137).
- **Thanatophore Dysplasie** (Maroteaux-Lamy-Robert-Syndrom): Makrozephalie, eingesunkene Nasenwurzel, Exophthalmie, enger schmaler Thorax, Atemnotsyndrom, ausgeprägte Mikromelie. Röntgenaufnahme des Skeletts: Platyspondylie, verkürzte verbogene Röhrenknochen, kurze Rippen.

- **McCune-Albright-Syndrom:** Landkartenartige Hyperpigmentierung, polyostotische fibröse Knochendysplasie, Pubertas praecox (Mädchen).
- **Ollier-Syndrom:** Multiple Enchondromatose.
- **Klippel-Feil-Syndrom:** Kurzhals, Thorax faßförmig, Rundbuckel. Röntgenaufnahme des Skeletts: Block-, Keil-, Halbwirbel der HWS, Rippenanomalien.
- **Verschiedene seltene Syndrome:** z.B. Weaver-Syndrom, Marshall-Syndrom, Goldenhar-Syndrom, Larsen-Syndrom, Poland-Syndrom u.a.

Praktische Durchführung

- Terminvereinbarung mit genetischer Beratungsstelle bzw. Arzt des Vertrauens: Vorher Information über Daten der Familie und Verwandtschaft und Besorgung ärztlicher Berichte: Begleitung durch Partner.
- Erhebung der genetischen und medizinischen Anamnese mit Aufstellen des Stammbaums (s. S. 129).
- Vervollständigung der klinischen Untersuchung und Diagnostik soweit nötig: z. B. Amniozentese, Chromosomenanalyse, Stoffwechselanalysen (s. S. 175).
- Feststellung des genetischen Risikos entsprechend dem zugrundeliegenden Defekt und dem Vererbungsmodus (empirische Risikoziffer bei multifaktorieller Vererbung).
- Mitteilung des genetischen Risikos in anschaulicher Form und Hinterfragen des Verständnisses bei den Ratsuchenden.
- Gemeinsame Suche nach Lösungswegen und Entscheidungshilfe im Gespräch unter Berücksichtigung der psychosozialen Situation, der Grundeinstellung, Weltanschauung, Erfahrung, emotionalen Grundstimmung und Risikobereitschaft.
- Ausführliche Darstellung der Behandlungsmöglichkeiten eines erbkranken Kindes.
- Beachtung elementarer Aspekte des ärztlichen Gesprächs (s. S. 3).
- Möglichkeiten der Fortpflanzungsplanung bei hohem genetischem Risiko: Bei fehlendem Wunsch auf eigenes Kind: Verzicht, Adoption, Kontrazeption, heterologe Insemination, Sterilisation.
  Bei Wunsch auf eigenes Kind: Pränatale Diagnose evtl. Schwangerschaftsabbruch bei krankem Kind oder Eingehen des Risikos ohne pränatale Diagnose.
- Weitere Begleitung der Ratsuchenden unabhängig von deren Entscheidung.

Grundlage

- Frühe transplazentare Infektionen bis zum 4. Schwangerschaftsmonat können zum Abort führen oder intrauterin mit Organfehlbildungen (Embryopathien) abheilen. Spätere Infektionen können ohne Folgen abheilen, zur Früh- oder Totgeburt führen oder beim Neugeborenen Organschäden verursachen (Fetopathien). Allgemein gilt, je früher eine Infektion stattfindet, desto schwerer sind die Fehlbildungen.
- Konnatale generalisierte Infektionen besonders bei Röteln, Zytomegalie, Toxoplasmose, Listeriose, Lues, Herpes gehen mit Hepatosplenomegalie, Ikterus, petechialen Blutungen, Lymphadenopathie, Blue berry muffin skin (Rubella-Syndrom), Zeichen der Pneumonie, Myokarditis und Meningoenzephalitis einher.
- Komplikationen: Schock, multiples Organversagen, Verbrauchskoagulopathie, Hirnschäden.

Rötelnembryopathie

- **Formen:** Embryo-, Fetopathie, konnatales Rubellasyndrom.
- **Symptome:**
  - Icterus praecox.
  - Herzfehlbildungen (offener Ductus Botalli, Pulmonal- und Aortenstenose, VSD).
  - Augendefekte (Katarakt, Glaukom, Retinopathie).
  - Innenohrschwerhörigkeit.
  - Mikrozephalie, intrakranielle Verkalkungen, psychomotorische und geistige Retardierung.
  - Konnatal: generalisierte Infektion „blue berry muffin skin".

Toxoplasmose

- **Symptome:**
  - Hydrozephalus, Intrakranielle Verkalkungen.
  - Chorioretinitis.
  - Icterus prolongatus.
  - Hepatosplenomegalie.
  - Thrombozytopenie.

Zytomegalie

- **Symptome:**
  - Hydro- oder Mikrozephalus, intrakranielle Verkalkungen, Meningoenzephalitis.
  - Chorioretinitis.
  - Hepatosplenomegalie.
  - Autoimmunhämolytische Anämie.

Lues

- **Übertragung:** ab dem 5. Schwangerschaftsmonat
- **Symptome:**
  - Luetisches Pemphigoid, makulopapulöses Exanthem, Rhagaden.
  - Serös-eitriger, blutiger Schnupfen (Koryza syphilitica).

- Periostitis, Osteochondritis mit Pseudoparalyse.
- Hepatosplenomegalie.
- Anämie.

Herpes simplex, Typ I labial, Typ II genital

- **Vorkommen:** Embryopathie selten.
- **Symptome:**
  - Mikozepohalie, intrakraniellen Verkalkungen.
  - Chorioretinitis.
  - Hepatosplenomegalie.
  - Anämie.
  - Thrombozytopenie.
  - Typ I: Stomatits.
  - Typ II, wird bei der Geburt übertragen: Sepsis (Symptome s. o. unter konnataler generalisierter Infektion).

Andere Intrauterine Infektionen

- Embryopathien: Varizellen (abgeheilte Effloreszenzen), Mumps, Masern u. a.
- Fetopathien: Listeriose, Coxsackie, Enteroviren, Hepatitis.

Untersuchungen

- Einhaltung der Schwangerschaftskontrollen mit Antikörperbestimmung auf Toxoplasmose und Röteln, evtl. Lues, vor Geburt auch Hepatitis B, außerdem gezielt bei entsprechendem Infektionsverdacht (z. B. HIV).
- Histologie der Plazenta.
- Bei Neugeborenen mit entsprechenden Symptomen Nabelschnur-IgM (> 20 mg/dl) und spezifisches IgM auf wahrscheinliche Infektionen.
- Zusätzlich Erregernachweis aus Körperflüssigkeiten (Harn, Liquor u. a.) bei Herpes, Zytomegalie, Enteroviren, Röteln, Toxoplasmose, Listeriose, Lues.
- Blutbild, Harn, Gerinnung, Leberfunktionen.
- Gezielte Untersuchungen: Thoraxröntgen (Pneumonie), Schädelröntgen (Verkalkungen), Sonographie (Hydrozephalus), EKG (Myokarditis), Fundi (Chorioretinitis), Skelettröntgen (Periostitis), Liquor (Meningoenzephalitis), Schädel-CT (Enzephalitis, Mikrogyrie, Verkalkungen u. a.).

Differentialdiagnose

- Fehlbildungssyndrome (s. S. 129).
- Neonatale Infektionen (s. S. 172).
- Angeborene Stoffwechselstörungen (s. S. 175).
- Morbus haemolyticus neonatorum (s. S. 168).
- Peripartale Asphyxie (s. S. 588).
- Hepatosplenomegalie anderer Ursache (s. S. 123).

Therapie

- Impfplan einhalten, d. h. aktive Immunisierung gegen Röteln aller Mädchen vor Erreichen der Pubertät (in der Schwangerschaft kontraindiziert, da Lebendimpfstoff)
- Schwangere bei Serokonversion bzw. erkennbarer Infektion mit
  - Toxoplasmose: Rovamycin für 4 Wochen bis zum Ende der 15. Schwangerschaftswoche, danach mit Sulfonamid (im 3. Trimenon wegen der Gefahr des Kernikterus und hämolytischer Anämie, nur bei Toxoplasmose strenge Indikationsstellung) und Pyrimethamin für vier Wochen.
  - Herpes und Varizellen bzw. Herpes Zoster: mit Aciclovir. Dosis s. S. 499.
  - Zytomegalie: mit Ganciclovir. Dosis s. S. 499.
  - Listeriose: mit Ampicillin. Dosis s. S. 501.
  - Lues: mit Penicillin. Dosis s. S. 501.
  - Röteln u. a. Virusinfektionen: mit Hyperimmunglobulin zur Verhütung bzw. Verminderung der Virämie (sehr unsicher).
- Neugeborene:
  - Toxoplasmose mit Pyrimethamin 1 mg/kg/Tag für einen Monat (evtl. bis zu einem Jahr), kombiniert mit Sulfadiazin 100 mg/kg/Tag plus Leukovorin 5 – 10 mg/kg 2mal wöchentlich.
  - Herpes und Varizellen mit Aciclovir 30 mg/kg/Tag i. v.
  - Listeriose mit Ampicillin 200 mg/kg/Tag i. v.
  - Lues mit Penicillin (einschleichende Dosierung wegen Herxheimer-Reaktion) von 1000 Einheiten/Tag steigern bis 100 000 Einheiten/Tag durch 10 Tage mit Anschluß einer zweiten Sicherheitskur.
  - Bei Hepatitis B der Mutter aktive und passive Immunisierung des Kindes am ersten Lebenstag und Vollendung der Grundimmunisierung.
- Bedarfsweise Intensivpflege bzw. -therapie (Schocktherapie, Beatmung u. a.).
- Bei Hirnschädigung heilpädagogische Frühförderung mit frühzeitiger Physiotherapie.

Prognose

- Abhängig von der Organschädigung.

Medikamentös teratogene und fetale Schäden

Grundlagen

- Das Ausmaß der Schädigung ist vom Zeitpunkt des Einwirkens der Noxe abhängig.
  - 1.–14. Tag (Blastenphase): Bei starker Schädigung Abort, bei begrenzter Schädigung Kompensation durch die gesunden Zellen (Alles-oder-nichts Reaktion)
  - 2. Woche bis 4. Monat (Embryonalperiode): „Sensible Phase“, erhöhte Vulnerabilität in der Zeit der Organdifferenzierung. Mißbildungen und Funktionsstörungen je nach Zeitpunkt der Einwirkung und unterschiedlicher Empfindlichkeit der entstehenden Organe auf die jeweilige Noxe.
  - Ab 4. Monat (Fetalperiode): Organdifferenzierung abgeschlossen, unspezifische funktionelle Störungen, Wachstumsretardierung, Adaptionsstörungen des Neugeborenen.

Noxen und Symptome

Ionisierende Strahlen (ab 10 rem = 100 mJ/kg): Mikrozephalie, Retardierung, Augenschäden, Minderwuchs.

Thalidomid:
1. Schwangerschaftsmonat: Anotie, Gesichtsnervenlähmung
2. Schwangerschaftsmonat: Phokomelien
3. Schwangerschaftsmonat: Herz-Darm-Nieren-Fehlbildungen

Gebräuchliche Medikamente und Noxen s. Tab. 22.

Tabelle 22 Typische Risiken für Embryo, Fetus und Neugeborenes bei Anwendung bestimmter Arzneimittel in der Schwangerschaft

Chemotherapeutika	
Tetracycline	Störung der Dentition und des Knochenwachstums, Kataraktbildung
Aminoglykoside	Schädigung des 8. Hirnnervs beim Fetus
Chloramphenicol	Grey-Syndrom
Sulfonamide	Hämolyse bei G6PD-Mangel, Kernikterus
Griseofulvin	tierexperimentell teratogen u. embryotoxisch
Chinin	Fruchttod, Wehenauslösung, Taubheit, Extremitäten- u. Eingeweidefehlbildungen
Primaquin	Hämolyse bei G6PD-Mangel
Amantadin	tierexperimentell teratogen
Chloroquin	Taubheit, Chorioretinitis
Lindan	ZNS-Toxizität beim Fetus
Zytostatika	Fruchttod, Fehlbildungen, Embryotoxizität
Hormone	
Glukokortikoide	Gaumenspalten (evtl.), Wachstumshemmung, NNR-Insuffizienz

Tabelle 22 (Fortsetzung)

Hormone	
Thyreostatika	Struma, Kretinismus
Jodid	Struma, Thyreotoxikose
Androgene, Anabolika	Virilisierung (Fusion der Labien, Klitorishypertrophie), vorzeitige Skelettreifung
Diethylstilbestrol	Adenokarzinome in Zervix und Vagina
Orale Kontrazeptiva	gegengeschlechtliche Prägung, Anomalien von Gliedmaßen, Herz, Ösophagus, Trachea, Nieren
Clomifen	ZNS-Fehlbildung
Antidiabetika	
Sulfonylharnstoff-Derivate	Fruchttod, div. Fehlbildungen(?)
Antikoagulantien	
Vitamin-K-Antagonisten	Fruchttod, Skelett- und ZNS-Anomalien, Mikrozephalie, Hämorrhagien
Anästhetika	
Halothan, Stickoxydul	Fruchttod und div. Fehlbildungen
Lidocain, Mepivacain	Atemdepression, Bradykardie
Hypnotika, Antiepileptika, Tranquilizer	
Barbiturate	Atemdepression
Benzodiazepine	Atemdepression, Hypothermie, Hypotonie, evtl. Entzugssyndrom
Hydantoine	Gaumen- und Lippenspalten, kraniofaziale Dysmorphie, Phalangenhypoplasie, Wachstumsretardierung, Störung der geistigen Entwicklung
Trimethadion	ähnlich Hydantoin
Valproinsäure	Mikrozephalie, kraniofaziale Dysmorphie, Neuralrohrdefekte
Analgetika	
Salizylate	Blutungsneigung
Phenacetin	Methämoglobinämie
Phenylbutazon	Hyperbilirubinämie, Kernikterus
Opioide	Atemdepression, evtl. Entzugssyndrom
Psychopharmaka	
Benzodiazepine	s. o.
Appetitzügler	kardiovaskuläre u. a. Mißbildungen(?)
Lithium	kardiovaskuläre Anomalien
Amantadin	exp. teratogen

Tabelle 22 (Fortsetzung)

Antihypertensiva	
Diuretika	Wachstumsretardierung
Propranolol	Wachstumsretardierung, Hypoglykämie, Ventilationsstörungen
Vitamine	
Vitamin A	ZNS-, Augen-, Gaumen-, urogenitale Mißbildungen
Vitamin B	supravalvuläre Aortenstenose
Genußmittel	
Tabak	Wachstumsretardierung, erhöhte Abortrate und perinatale Mortalität, evtl. vermehrt Lippen-Kiefer-Gaumen-Spalten

Komplikationen

- Erhöhte Abortus- und Frühgeburtenrate.
- Mentale Retardierung u. a. in Abhängigkeit von Fehlbildung.
- Asphyxie.

Untersuchungen

- Sorgfältige Anamnese über Medikamenteneinnahme, Genußmittel in der Schwangerschaft, strenge Indikationsstellung für riskante Arzneimittel.
- Regelmäßige Sonographien im Rahmen der Vorsorgeuntersuchungen der Schwangerschaft.
- Neugeborenes: Sonographie, Röntgenaufnahme evtl. CT des Schädels, Entwicklungsstatus, Augenuntersuchungen u. a. je nach Fehlbildung.

Differentialdiagnose

- Polygenetische kongenitale Fehlbildungen, z. B. Mikro-, Hydrozephalie, Spina bifida.
- Infektiöse Embryopathie: z. B. Röteln, Zytomegalie, Toxoplasmose mit Mikro-, Hydrozephalie, Augenanomalien, Herzfehler. S. S. 246.
- Kongenitale Stoffwechselstörungen: Z.B. Zellweger-Syndrom. S. S. 457.

Therapie

- Rehabilitative Frühförderung je nach Funktionsdefekt.

Prognose

- Abhängig vom Grad der inneren Fehlbildungen.

Grundlagen

- **Häufigkeit:** Häufigste teratogene Schädigung, deren Ausprägung von der Dauer und Menge der Alkoholaufnahme der Mutter abhängt. Toxische Dosis über 60–90 g täglich während der Organogenese. Häufigkeit ca. 1 : 250 in Mitteleuropa.
- **Formen:** Die Merkmalsausprägung wird in Grade eingeteilt: I, II, III. Die Ausprägung der Symptomkombinationen bei I (mittlerer IQ 91) und II (mittlerer IQ 79) sind nicht pathognomonisch beweisend, Anamnese der Mutter notwendig. Grad III zeigt ausgeprägte Merkmale (mittlerer IQ 66).
- **Symptome:** Charakteristisch ist die typische Fazies (niedrige Stirn, enge Lidspalten, Ptose, verkürzter Nasenrücken, nach vorn weisende Nares („Steckdosennase"), langes, flaches Philtrum, schmales Oberlippenrot, verstärkte Nasolabialfalte, Retrogenie). Dazu bestehen intrauteriner und bleibender Minderwuchs, Mikrozephalie, geistige Retardierung, Muskelhypotonie, Hyperexzitabilität. Fallweise Herzfehler (ASD, VSD u. a.), Anomalien des äußeren Genitales, Hernien, Hüftluxation, Hämangiome u. a.

Untersuchungen

- Entwicklungstests, EQ, IQ (s. S. 61).
- Schädel: Röntgen, evtl. CT.
- Weitere Untersuchungen je nach Fehlbildung (Herz u. a.).

Differentialdiagnose

- Minderwuchs anderer Ursache.
- Mikrozephalie und Retardierung anderer Ursache.
- Polygenetische konstitutionelle Anomalien.

Therapie

- Heilpädagogische Frühförderung.
- Behandlung der Fehlbildungen.

Prognose

- Bei Alkoholkrankheit der Mutter erleiden zwischen 20 und 40% der Kinder mentale Schädigung.

Diabetogene Embryofetopathie

Grundlagen

- **Häufigkeit:** eine von 200 Schwangerschaften wird durch Diabetes kompliziert, davon 3% Gestationsdiabetes. Embryopathierisiko abhängig von Priscilla-White-Klassifikation, d.h. von Manifestation (Schwangerschaftsdiabetes?), Dauer, Komplikationen (Mikroangiopathie, renale Schädigung) und bisherigen geburtshilflichen Mißerfolgen (habituelle Aborte, Totgeburten).
  - Fetopathie mit Makrosomie steht in direkter Korrelation mit Glukosekonzentration (ab 130 mg/dl) der Mutter mit konsekutivem Hyperinsulinismus des Fetus.
- **Symptome:** Geburtsgewicht über 4500 g infolge Vergrößerung der kindlichen Organe (Makrosomie) und Adipositas, Vollmondgesicht, Plethora.
- **Komplikationen:** Fehlbildungen (Herz, Aorta, Urogenitalsystem, kaudales Regressionssyndrom, Hypoglykämie, Hypokalzämie, Hypomagnesiämie, Polyzythämie, hyalines Membransyndrom, Nierenvenenthrombose.

Untersuchungen

- Blutbild: Polyzythämie (venöser Hämatokrit > 65).
- Blutglukose: Dextrostix innerhalb von 45 Min., Hypoglykämie (< 40 mg/dl) infolge Hyperinsulinismus beim Kind.
- Hypokalzämie (< 7 mg/dl), Hypomagnesiämie (< 1,5 mg/dl). Hyperbilirubinämie.
- Thoraxröntgen und Herzsonographie: Kardiomegalie, Ventrikelseptum-hypertrophie, IRDS.
- Weitere Befunde je nach Fehlbildung.

Differentialdiagnose

- Andere Ursachen der Hypoglykämie des Neugeborenen.
- Konstitutionelle Makrosomie.
- EMG-Syndrom (s. dort).

Therapie

- Optimale Einstellung des Diabetes vor und während der Schwangerschaft.
- Screening auf Gestationsdiabetes zwischen 24. und 28. Schwangerschaftswoche: Blutglukose > 160 mg/dl 1 Std. nach 75 g Glukose oral (oraler Glukosetoleranztest, OGTT).
- Intensivüberwachung des Neugeborenen.
- Hypoglykämie: 200 mg/kg Glukose (bei Blutglukose < 25 mg/dl) i.v. als Bolus, anschließend 8 mg/kg/Min.
  Hypokalzämie: 1 – 2 ml/kg 10% Kalziumglukobionat i.v. oder 50 – 60 mg/kg oral.

Prognose

- Unbehandelter Diabetes der Schwangeren: 50% Mortalität der Kinder, unter adäquater Behandlung normale Überlebenschance.

Grundlagen

- Bei voraussehbarer Risikogeburt sollte ein Pädiater bei der Geburt anwesend sein.
- Jede geburtshilfliche Abteilung sollte über folgende Überwachungsmöglichkeiten und Einrichtungen verfügen: Inkubatoren, EKG- und Atemmonitor, Pulsoxymetrie, RR, Reanimationseinheit, Sonographie, Röntgen, Basislabor (Blutgasanalyse u. a.), siehe auch Reanimation und Erstversorgung des Neugeborenen.
- Voraussehbares Risiko besteht bei: EPH-Gestosen, intrauteriner Asphyxie, chirurgischer bzw. instrumenteller Geburtshilfe, Rhesusinkompatibilität, Diabetes der Mutter, vorzeitigem Blasensprung (> 24 Std.), Fieber (> 38½ sub partu), Mehrlingen, Frühgeburt, Mangelgeburt, Übertragung, Blutung, Dysmaturität, groben sonographischen Anomalien beim Fetus (Herzfehler u. a. Fehlbildungen, Tumoren u. a.).

Indikationen für Überweisung an neonatologische Station

- Schwere Asphyxie: Kriterien: Apgar 1: < 3 und/oder Apgar 5: < 6 und/oder Apgar 10: < 7 und/oder Nabelarterien pH: < 7,00.
  - Begründung: Neurointensivtherapie! Möglichkeit von Krämpfen und Atemregulationsstörung.
  - Entwicklungskontrollen.
  - Erstmaßnahmen: siehe Asphyxie, S. 588, und Reanimation, S. 527.
- Adaptationsstörungen: Kriterien: Abweichungen von normaler Adaptation, S. 8.
  - Begründung: Selbst diskrete Auffälligkeiten (z. B. geringes Stöhnen, „schlechte" Hautfarbe, Berührungsempfindlichkeit, kalte Akren bei normaler oder erhöhter Kerntemperatur etc.) können Vorboten einer Infektion, eines Pneumothorax, eines Surfactant-Mangels, eines Herzfehlers u. a. sein.
  - Sofortmaßnahmen: Kind nackt im Inkubator beobachten, mit Pulsoxymeter überwachen, bei Verschlechterung überweisen.
- Spezifische Auffälligkeiten: Anämie, Icterus praecox, Frühgeburt unter 35 SSW bzw. Geburtsgewicht < 1800 g. Schock, Zyanose, Herzgeräusch, Apnoen, Apathie, Hyperirritabilität, Krämpfe, starkes Speicheln, Ileus, blutige Stühle, Infektionen, Schwellungen, Tumoren, Organomegalien, Gewichtsverlust > 10% und andere Störungen, die einer spezifischen Diagnostik, Observanz und Therapie bedürfen.
- Verlegung des Kindes in Fachklinik nach Erstversorgung (s. Transport, S. 529).

Indikationen für Überweisung einer Schwangeren zur Entbindung in einem Perinatalzentrum

- Drohende Frühgeburt vor 32 SSW.
- Drohende Zwillingsgeburt vor 35 SSW.
- Mehrlingsschwangerschaften.
- Fehlbildung oder Erkrankung des Feten.
- HELLP-Syndrom.
- Insulinpflichtiger Diabetes.

Frühgeburt

Grundlagen

- **Epidemiologie:** Frühgeburtlichkeit ist Hauptursache für > 50% der neonatalen Todesfälle und für ca. 30% der Zerebralparesen.
- **Häufigkeit:** 5 – 6% der Neugeborenen in Europa.
- **Definition:** Schwangerschaftsdauer unter 38 Wochen.
- **Mögliche Ursachen:** Niedriges Alter und Gewicht der Mutter, Nikotin, Drogen, Blutungen, frühere Fehlgeburt, vorzeitiger Wehenbeginn (z. B. infolge Amnionitis), bei gestörter Infektabwehr der Vaginalschleimhaut und der Amnionflüssigkeit, z. B. gegen Bacterium fragilis, Mykoplasma, Gardnerella vaginalis, Fusobakterien, intrauterine Infektionen (s. S. 147), fetale Fehlbildungen, Uterusanomalien und verschiedene Krankheiten der Frucht und der Mutter.
  Bedeutung haben auch belastende psychosoziale Faktoren: Alleinstehende Frauen, seltene Untersuchungen, geringe Schulung, Streß, besonders bei Berufstätigkeit, gestörte Grundhaltung zum Kind, psychische und soziale Notlagen.
- **Symptome:** Fehlen der körperlichen Reifezeichen (s. Tab. nach Farr S. 9). Im allgemeinen Geburtsgewicht unter 2500 g, Geburtslänge unter 48 cm und Kopfumfang unter 32 cm (Eintragen in Wachstumskurve und zusätzliche intrauterine Dystrophie beachten!). Gewicht unter 1500 bedeutet „very low birth weight infant".
- **Komplikationen:** Funktionelle Unreife,
  - der Lunge (Surfactant-Mangel, Atemnotsyndrom),
  - des Hirnstamms (Apnoen mit Hypoxie, gestörte Saugfunktion u. a.),
  - der ZNS-Kapillaren (periventrikuläre Blutungen sind häufigste Ursache für den Tod bzw. für Hirnschädigung mit psychomotorischer Behinderung),
  - der Netzhaut (Retinopathie im Zusammenhang mit Hypoxie bzw. therapeutischer Hyperoxie),
  - des Ductus arteriosus (Persistenz),
  - der Leber (Hypoglykämien infolge Glykogenmangels), besonders bei dystrophen Neugeborenen). Hyperbilirubinämie infolge Glukuronyltransferasemangels),
  - des Immunsystems (Infektionsgefahr),
  - der Nieren (Tubulopathien),
  - der Haut (Hypothermie),
  - des Gastrointestinaltrakts (Adaptationsstörungen u. a.).

Untersuchungen

- Beobachtung des nackten Kindes im Inkubator: Atmung, Hautfarbe, Motorik.
- Blutbild, Harn, Blutglukose mit Dextrostix, Blutgasanalysen, Ca^{2+}, P, Na, K. Bilirubin.
- Bei jeder Atemauffälligkeit: Thoraxröntgen und Blutgasanalyse, Oxykardiorespirographie u. a.
- Transfontanelle Sonographie des Gehirns (Blutungen u. a.).
- Funduskopie, besonders nach O_2-Therapie spätestens nach 6 Wochen p. p.
- Nachuntersuchungen auf psychomotorische Entwicklungsstörungen bei allen zerebralen Risikopatienten.

Differentialdiagnose

- Small for date (Mangelgeburt): oft kombiniert.

Therapie

- Transport kranker und gefährdeter Frühgeborener (alle unter 1800 g < 35 SSW) im Transportinkubator mit ärztlicher Begleitung an neonatologisches Zentrum.
- Inkubatorpflege unter möglichst aseptischen Bedingungen bei Krankheit und unter 1800 g Geburtsgewicht.
- Infusionen mit 10 %iger Glukose (Blutzuckerkontrollen!) und Ernährungsaufbau über Sonde bei Geburtsgewicht unter 1800 g. Pasteurisierte Mutter- bzw. Frauenmilch mit vorsichtiger Steigerung (Magenrestmengen vor neuer Mahlzeit prüfen), Anreicherung mit Kalzium und Phosphat.
- Vitamin K_2 1 mg p.o. am 1., 4. und 24. Lebenstag oder z. B. bei NG unter 1500 g 1 mg i.m. am 1. Lebenstag.
- Kardiorespiratorisches Monitoring bei allen Frühgeborenen mit Komplikationen (Achtung auf Hyperoxie unter O_2-Therapie oder Hypoxie im Rahmen von Schlafapnoen achten).
- Behandlung der Komplikationen:
  - Atemnotsyndrom (s. S. 589).
  - Bei zentralen oder obstruktiven Apnoen, Hypoxämie und Bradykardie (Entzündungen, Hirnblutungen und Stoffwechselstörungen ausschließen!): Langzeitmonitoring, Aminophyllin 3x3 mg/kg/Tag für 4 – 6 Wochen.
  - Bei Hypoglykämie 10 – 20 %ige Glukose-Infusion.
  - Bei indirekter Hyperbilirubinämie: Phototherapie, Blutaustauschgrenze sinkt in Abhängigkeit von Unreife und Komplikationen (s. Tab. 23, s. S. 168).
  - Hirnblutung (s. S. 592).
  - Infektionen (s. S. 172).
  - Frühgeburtenanämie: Erythrozytenkonzentratgabe bei Hämoglobin unter 8 g%.
  - Phosphatmangelrachitis: Vitamin D_3 plus Phosphat.
- Vitamin-D_3-Prophylaxe: 500 Einheiten Vitamin D_3 täglich für ein Jahr.
- Eisenprophylaxe: Ab sechster Lebenswoche 5 mg Eisen täglich oral nur bei Eisenmangel.
- Sofortige Einleitung von Rehabilitationsmaßnahmen bei Bewegungsstörung und psychomotorischer Behinderung.

Prophylaxe der Frühgeburtlichkeit

- Gesunde Lebensführung, vitaminreiche Ernährung, körperliche und psychische Streßvermeidung (Familie, Arbeitsplatz).
- Wenn möglich monatliche Schwangerschaftsvorsorgeuntersuchung einschließlich Ultraschall, im Minimum viermal.
- Genaue Information und adäquate Kontrollen von Risikoschwangeren.
- Hilfe in psychosozialen Notsituationen.
- Behandlung der Krankheiten der Mutter, im besonderen Penicillintherapie bei B-Streptokokken im Harn bzw. Vaginalabstrich peripartal (insbesondere bei vorausgegangener Streptokokken-B-Sepsis bei Amnioninfektionssyndrom oder Frühgeburtlichkeit).

Frühgeburt

Prognose

- Derzeit bei Gestationsalter 25–27 Wochen 70% Überleben und 15% Behinderung; bei 28–31 Wochen 95% Überleben und 10% Behinderung; über 31 Wochen 98%iges Überleben und 2% Behinderung.

Grundlagen

- **Definition:** Als „Mangelgeburt“ oder pränatale Dystrophie oder Small for date (SFD) oder Small for gestational age wird ein Neugeborenes mit einem Geburtsgewicht unter der altersentsprechenden 10. Perzentile definiert.
- Ursachen:
  - Intrauterine Mangelernährung infolge Plazentainsuffizienz (Gestose, Nikotinabusus u. a.).
  - Schädigende Noxen, die auf den Fetus einwirken (Infektionen, Alkohol u. a.).
  - Genetische Faktoren (Chromosomenanomalien u. a. Fehlbildungen).
- **Symptome:** Körpergewicht unter der 10. Perzentile (mit vermindertem oder normalem Kopfumfang) bei reifen Neugeborenen.
  Vermindertes Fettgewebe. Fallweise Infektionszeichen, Fehlbildungssymptome.
- **Komplikationen:** Asphyxie, Hypoglykämie, Hypokalzämie, Hypothermie, Polyzythämie mit oder ohne Hyperviskositätssyndrom, erhöhte Infektionsanfälligkeit, verzögerte statomotorische Entwicklung. Mekoniumaspiration s. S. 541, Trinkschwäche.

Untersuchungen

- Anthropometrische Maße, Fehlbildungssuche.
- Blutbild, Hämatokrit, Harn, Blutglukose (stündlich, bis BZ stabil über 40 mg/dl), Kalzium, Phosphat, Bilirubin.
- IgM und spezifische Immunglobuline je nach klinischem Befund.
- Bei Verdacht auf genetische Faktoren: Chromosomenuntersuchung.
- Immer Makro- und Mikroskopie der Plazenta.

Therapie

- Erstversorgung wie Risikogeburt (s. S. 155), Inkubatorpflege.
- Parenterale Zusatzernährung (10% Glukose, Aminosäuren, fallweise Fett).
- Hypoglykämie: 0,2 – 0,4 g/kg Glukose 20% langsam i. v., mit folgender 10 – 15%iger Glukose-Dauertropfinfusion, stündliches Glukosemonitoring (s. o.).
- Hypokalzämie: 2 ml/kg 10% Kalziumglukobionat langsam i. v., dann (oral oder) i. v. 5 – 10 ml/kg/Tag 10% Kalziumglukobionat, bei Kombination mit Hypomagnesiämie 0,1 – 0,2 ml/kg 50%iges Magnesiumsulfat i. v.
- Asphyxie (s. S. 588), Hyperviskosität (s. S. 591), Mekoniumaspiration (s. S. 541), Infektionen (s. S. 172).

Prognose

- Abhängig von Grundkrankheit und Komplikationen, besonders von intra-uteriner nutritiver Versorgung des Gehirns. In meisten Fällen Aufholwachstum und normale Intelligenz, Risiko für psychomotorische Retardierung.

Schwangerschaftsreaktionen

Grundlagen

- Veränderungen, die durch Östrogene maternoplazentaren Ursprungs entstehen.
- **Formen:**
  - Mastopathia neonatorum: Meist beidseitige Brustdrüsenschwellung bei ca. 15% der Knaben und Mädchen. Maximum um 10. Lebenstag. Rückbildung kann Wochen dauern. Keine Manipulation wegen Gefahr einer Mastitis!
  - „Hexenmilch“: Sekretion von weißlichgelber, dem Kolostrum der Mutter ähnliche Flüssigkeit aus den Brustdrüsen (Prolaktineffekt).
  - Milien: Feine weiße Punkte der Haut infolge zystisch gefüllter Ausmündungen der Talgdrüsen, besonders an der Nase. Knaben bevorzugt. Selten Bildung von
  - Komedonen durch Infektion (Acne neonatorum).
  - Scheidenblutung: Gegen Ende der ersten Lebenswoche, dauert wenige Tage. Differentialdiagnose zur Vulvovaginitis desquamativa mit Entleerung von grauweißem klebrigem Schleim.

Untersuchungen

- Nur bei Komplikationen.

Therapie

- Keine.
- Evtl. Wattewickel bei starker Brustdrüsenschwellung.

Grundlagen

- **Formen und Symptome:**
  - Haut: Neben der Geburtsgeschwulst (Caput succedaneum) und Gesichtsstauung sind Hämatome häufig. Zangenmarke.
  - Skelett: Am häufigsten Kephalhämatom (Blutung zwischen Schädelknochen und Periost, durch Schädelnähte begrenzt) und Klavikulafraktur (Krepitation, Kallus ab 3. Tag tastbar). Selten Röhrenknochen und knöchernes Skelett betroffen. (Oberarmfraktur), bei Epiphysenlösung Pseudoparalyse und Außenrotation der Hüfte.
  - Muskulatur: Einriß des M. sternocleidomastoideus mit tumorartiger Auftreibung und Schiefhals (erkennbar meist ab 3. Lebenswoche).
  - Bauchorgane: Leber- und Milzrupturen mit akutem Abdomen und Bauchauftreibung, evtl. livide Verfärbung der Bauchdecke.
  - Nervensystem: Hirnkontusion, subdurales Hämatom, Falx- und Tentoriumriß. Rückenmarkläsionen mit Querschnittsymptomen. Fazialislähmung. Erb-Lähmung (oberer Plexus brachialis) mit Parese der Schulter- und Bizepsmuskeln (Fehlen des Armhebens, der Außenrotation, der Pronation und Streckung), manchmal Kombination mit Zwerchfellähmung. Klumpke-Lähmung (unterer Brachialisplexus) mit Parese der Handmuskeln (Greifreflex fehlt), manchmal Kombination mit Horner-Syndrom.
- **Komplikationen:** Hyperbilirubinämie bei Hämatomen, spätere Gesichtsasymmetrie bei Schiefhals, Schock bei intraabdomineller Blutung. Bei Hirnblutung s. S. 592.

Untersuchungen

- Bei Blutungen: Hkt, Bilirubin, Gerinnungsstatus.
- Röntgen bei Frakturverdacht, Zwerchfellmotilität.
- Sonographie bei inneren Verletzungen, evtl. CT.

Differentialdiagnose

- Hypoxämische subependymale und intraventrikuläre Blutungen.
- Infektionen mit Organschwellungen.

Therapie

- Großes Kephalhämatom: Abwarten, Hämatokritkontrollen!
- Frakturen: Versorgung durch Kinderchirurgen.
- Leber-Milz-Ruptur: Rasche chirurgische Intervention.
- Hirnblutungen (s. S. 592).
- Plexus brachialis: Lagerung in Mittelstellung der Gelenke, nach zehntem Tag Physiotherapie zur Kontrakturvermeidung.

Neugeborenenkrämpfe

Grundlagen

- **Ursachen:** Geburtstraumatische Hirnschädigung (Hypoxie, Blutung), Fehlbildungen, Entzündungen, Kernikterus, Intoxikation, Drogenentzug. Stoffwechselstörung: Hypoglykämie (s. S. 438), Hypokalzämie, Hypomagnesiämie, Hypernatriämie, Vitamin-B_6-Mangel oder -B_6-Abhängigkeit, Hyperammonämie, Amino-, Organoazidopathien, Infektionen.
- **Symptome:** Seltener generalisiert tonisch-klonische Krämpfe, häufiger diskrete fokale klonische Zuckungen oder Apnoe mit Blässe, Trinkunlust, Apathie (je unreifer das Kind, desto uncharakteristischer der Anfall). Symptome einer Grundkrankheit.
- **Komplikationen:** Status epilepticus mit Hirnödem, zerebraler Schädigung, Atemstillstand.

Untersuchungen

- Blutbild, Harn, CRP.
- Blutglukose (zuerst Dextrostix) erniedrigt bei Reifgeborenen < 30 mg/dl, bei Frühgeborenen < 20 mg/dl.
- Im Serum Kalzium (< 3,5 mmol/l), ionisiertes Kalzium (< 1 mmol/l), Phosphat, alkalische Phosphatase, Magnesium, Natrium, Kalium, Harnstoff, Bilirubin.
- Beutler-Test (auf Galaktosämie).
- Ammoniak.
- Blutgasanalyse.
- Liquor: Entzündung, Blutung.
- Sonographie des Gehirns, evtl. CT, MR.
- 24-Stunden-Harn: Organische Säuren, Aminosäuren.
- Bei Entzündungen spezifisches IgM auf konnatale Infektionen.

Therapie

- Hypoglykämie: 0,2 – 0,5 g/kg Glukose 20% langsam i.v. mit folgender 10 – 15%iger Glukose-Dauertropfinfusion, anfangs stündliches Glukosemonitoring, s. S. 439.
- Hypokalzämie: 2 ml/kg 10%iges Kalziumglukobionat langsam i.v., dann täglich 50 mg/kg/Tag Kalzium zusätzlich zum Tagesbedarf von ca. 200 mg/kg/Tag oral oder parenteral (s. S. 579).
- Bei unbekannter Ätiologie 2 x 50 mg Vitamin B_6 i.v.
- Antikonvulsiva: Phenobarbital bis 15 mg/kg i.v., initial dann 5 mg/kg und Tag oder Diazepam 0,5 mg/kg i.v. oder Clonazepam 0,1 – 0,3 mg/kg i.v.
- Allgemeinmaßnahmen: Kardiorespiratorisches Monitoring, im Notfall Intubation, Hyperventilation.
- Behandlung der Grundkrankheit.

Prognose

- Hohes Risiko für psychomotorische Retardierung in Abhängigkeit von Grundkrankheit und Hirnschädigung.

Passagehindernisse des Verdauungstrakts bei Neugeborenen

Grundlagen

- **Vorbemerkung:** Fehlbildungen sind in allen Abschnitten des Verdauungstraktes möglich, erworbene Erkrankungen sind seltener.
- **Angeborene Formen**: Ösophagusatresie und -stenosen,
  - Kardiaachalasie,
  - Pylorusatresie, Duodenalstenosen und -atresien, Pancreas anulare, Dünndarmatresien,
  - innere Hernien,
  - Malrotation mit Volvulus,
  - Kolonatresien,
  - Mekoniumileus bei Mukoviszidose,
  - Morbus Hirschsprung,
  - Analatresie.
- Erworbene Formen: Paralytischer Ileus bei nekrotisierender Enterokolitis (NEC) s. S. 172, Small-left-colon-Syndrom (bei Diabetes der Mutter), Mekoniumpfropfsyndrom bei Mukoviszidose s. S. 244, Sepsis und Peritonitis.
- Symptome:
  - Hydramnion bei angeborenen proximalen Verschlüssen, Magensondierung nicht möglich.
  - Bei Verschlüssen oberhalb des Zwerchfells: Auffallend starkes schaumiges Speicheln, asphyktische Anfälle, Aspiration, Regurgitation bei Trinkversuchen.
  - Bei weiter distalen Verschlüssen Ileussymptome: Galliges Erbrechen (außer bei Verschluß oberhalb der Papilla Vateri), aufgetriebenes Abdomen (um so stärker, je tiefer der Verschluß), verzögerter Mekoniumabgang (um so ausgeprägtere Stuhlverhaltung, je tiefer der Verschluß). Normale Mekoniumentleerung innerhalb 24 Std. p. p. Entwicklung eines akuten Abdomens mit glänzender Bauchhaut, relativ geringer Bauchdeckenspannung, evtl. Skrotalödem (bei Perforation und Peritonitis) und septisch-toxisches Zustandsbild. Schleimig-blutige Stühle als Zeichen der nekrotisierenden Enterokolitis, Blutabgang bei Gefäßverschlüssen (Volvulus).
- Komplikationen: Dehydration, Azidose, Elektrolytentgleisungen, Schock, Nierenvenenthrombose, Verbrauchskoagulopathie.

Untersuchungen

- Pränataler Ultraschall: Polyhydramnion
- Bei jedem Neugeborenen Magensondierung. Kein Trinkversuch bei abnormem Befund!
- Blutbild, CRP: Sepsiszeichen (s. S. 458).
- Harn: Hämaturie bei Nierenvenenthrombose, Oligurie bei Schock.
- Röntgenaufnahme des Abdomens im Hängen:
  - Spiegelbildung bei Ileus (bei Duodenalverschluß Double-bubble-Phänomen und sonst luftleeres Abdomen). Um so ausgeprägtere und tieferreichende Spiegelbildung, je tiefer der Verschluß sitzt.
  - Pneumatosis intestini bei nekrotisierender Enterokolitis (sechsstündige Kontrollen bei Verdacht auf NEC).
  - Subphrenische Luftsichel bei Perforation.
  - Verkalkungen bei Mekoniumperitonitis.

- Blutgasanalyse, Natrium, Kalium, Chlor, Kalzium, Phosphat, Magnesium, Harnstoff, Kreatinin, Albumin, Blutglukose (Dextrostix), fallweise Gerinnungsstatus.
- Probelaparotomie bei unklarer Ileusgenese nach Kreislaufstabilisierung und Azidose- und Elektrolytkorrektur.
- Kontrastmitteleinläufe (Meglumin oder Jopanidol) bei tiefer mechanischer Wegsamkeitsstörung.
- Schleimhaut-Saugbiopsie aus Rektum bei Verdacht auf Morbus Hirschsprung, neuronaler Kolondysplasie u. a. Innervationsstörungen.
- Erregernachweis (aus Magensaft, Blutkultur, Stuhl, Aszites u. a. (bei entzündlichen Prozessen).
- Immunreaktives Trypsin aus dem Blutstropfen (Neugeborenenscreening auf Mukoviszidose).

Therapie

- Grundsätzlich gemeinsam mit dem Kinderchirurgen.
- Dauersog im Ösophagusblindsack bei Ösophagusatresie.
- Magensonde mit Dauersog bei abdominellem Verschluß.
- Parenterale Flüssigkeits- und Elektrolytzufuhr und Schocktherape (s. S. 543).
- Möglichst rascher Transport an neonatologisches oder kinderchirurgisches Zentrum nach Stabilisierung vitaler Funktionen.
- Korrektur von Dehydration (s. S. 548), Azidose (s. S. 583) und Elektrolytentgleisungen.
- Laparotomie bei Ileus.
- Konservativer Versuch bei Morbus Hirschsprung, Mekoniumpfropfsyndrom, Mekoniumileus mit Einläufen mit nichtionischem, isotonem Röntgenkontrastmittel (Achtung Flüssigkeitsersatz!).
- Therapie der Mukoviszidose nach Mekoniumileus (s. S. 244).

Prognose

- Mortalität des Ileus heute unter 10%.

Grundlagen

- Physiologischer Ikterus des Neugeborenen: Beginn am dritten Lebenstag, Dauer maximal 8 Tage, Maximum bis 12 mg/dl indirektes Bilirubin im Serum, bei Frühgeborenen bis 15 mg/dl mit Dauer des Ikterus von 14 Tagen.
- Pathologischer Ikterus:
  - Icterus praecox innerhalb der ersten 36 Stunden p.p. > 12 mg/dl.
  - Icterus prolongatus länger als 8 Tage (> 14 Tage bei Frühgeborenen).
  - Icterus gravis mit Gesamtbilirubin > 20 mg/dl (125 μmol/l) bzw. bei Frühgeborenen über 15 mg/dl (256 μmol/l), direktes Bilirubin > 1,5 mg/dl (25 μmol/l) oder > 15% des Gesamtbilirubins während der ersten zwei Lebenswochen, danach > 0,5 mg/dl (8,5 μmol/l).

Ursachen des pathologischen Ikterus

- Vermehrte Hämolyse (s. Morbus haemolyticus neonatorum, S. 168).
- Funktionelle Bilirubin-Ausscheidungsstörungen (hereditäre Hyperbilirubinämien s. S. 121).
- Polyglobulie (Hkt > 65%, nach chronischer Hypoxie, bei maternalem Nikotinabusus, EPH-Gestose, plazentofetaler oder fetofetaler Transfusion, Herzvitien).
- Belastungsikterus (nach perinatalen Komplikationen, mütterlichem Diabetes, Kephalhämatom und anderen Blutungen).
- Frühgeborenenikterus.
- Brustmilchikterus (Muttermilch enthält Inhibitor d. Glukuronyltransferase).
- Hypothreose.
- Hepatozellulärer Ikterus:
  - bei perinatalen Infektionen meist durch Bakterien wie E. coli, B-Streptokokken, Listerien, Staphyluococcus aureus (s. S. 172),
  - konnatalen Hepatitiden, neonatalen Hepatitiden (Riesenzellhepatitis) meist mit Cholestase infolge Zytomegalie, Hepatitis A und B, Herpes-, Coxsackie-, ECHO-, Epstein-Barr-Virus-Infektion, Röteln, Toxoplasmose, Lues (s. S. 147),
  - Stoffwechselstörungen: Galaktosämie, Fruktoseintoleranz, α_1-Antitrypsin-Mangel, Speicherkrankheiten,
  - Fehlbildungen: Intra und extrahepatische Gallengangsatresien, Choledochuszysten, intestinale Obstruktionen
  - Verschiedenes: Mukoviszidose s. S. 244, Medikamente s. S. 150, Hypoxämie s. S. 588, parenterale Ernährung.

Symptome

- Leitsymptom Ikterus der Haut und Skleren.
- Bei hämolytischen Anämien Blässe, Hepatosplenomegalie, evtl. Hydrops, evtl. Schock bei schwerer Rh-Inkompatibilität.
- Bei funktionellen Hyperbilirubinämien (vorwiegend bei Frühgeborenen): meist nur Ikterus, fallweise geburtsmechanisch bedingte Hämatome oder anamnestische Hinweise für Asphyxie, Stillen, Familienanamnese.
- Bei hepatozellulärem Ikterus: Hepatomegalie, mit und ohne Splenomegalie, Dystrophie, acholische Stühle (in Abhängigkeit von Kombination mit Cholestase).
- Bei Gallengangsatresie: neuerlicher Ikterus nach vorübergehendem Abblassen oder Icterus prolongatus.

Komplikationen

- Bei hoher indirekter Hyperbilirubinämie Kernikterus mit zerebraler Bewegungsstörung, Hörschäden, Apnoen, Krämpfe, mentale Retardierung.
- Bei direkter Hyperbilirubinämie Cholestase, Leberzirrhose.

Untersuchungen

- Blutbild mit Thrombozyten, Retikulozyten, CRP, Polyzythämie (venöser Hämatokrit > 65 %, Anämie (venöser Hämatokrit < 30 %), Hämolyse (Erythroblasten, Sphärozyten u. a. Membrananomalien), septische Zeichen (s. S. 173).
- Harn: Ubg. erhöht oder Bilirubin erhöht.
- Im Serum:
  - Erhöhung des direkten Bilirubins bei hepatozellulärem Ikterus und Cholestase,
  - des indirekten Bilirubins bei Hämolyse und funktionellen Störungen,
  - Erhöhung der Transferasen, der alkalischen Phosphatase und Erniedrigung der Cholinesterase bei hepatozellulärem Ikterus,
  - Erhöhung der LDH bei Hämolyse.
  - Bei Cholestase erhöhtes LP-X, Mangel an Thrombin, Ca, Mg, Zink, T_4/TSH, Albumin.
- Blutgruppen bei Mutter und Kind, direkter Coombs-Test.
- Weitere Abklärung des hämolytischen Ikterus (s. S. 299), der funktionellen Hyperbilirubinämien (s. S. 121).
- Differentialdiagnose bei direkter Hyperbilirubinämie: Bestimmung des LP-X, wenn erhöht, LP-X-Cholestyramintest (Abfall des LP-X bei sekundärer Cholestase), Sonographie (Nachweis einer Choledochuszyste) und Choleszintigraphie. Bei fehlendem LP-X-Abfall oder fehlender Galleausscheidung Durchführung der Leberbiopsie. Bei Verdacht auf Gallengangsatresie diagnostische Laparotomie vor dem 42. Lebenstag!
- Gleichzeitige unverzügliche Suche nach infektiöser Ursache (Abstriche, Blutkultur, spezifisches IgM auf konnatale Infektionen u. a. (s. S. 173) und nach metabolischen Störungen (Blutzucker, Beutler-Test, α_1-Antitrypsin, Speichervakuolen u. a. (s. S. 175).

Therapie

- Prophylaktische Maßnahmen, z. B. Rhesusprophylaxe (s. S. 168) und Hepatitisprophylaxe (s. S. 149).
- Hämolytische Anämie s. S. 299, hereditäre Hyperbilirubinämie s. S. 121.
- Brustmilch-Ikterus (> 17 mg/dl): Vorübergehendes Aussetzen, jedoch weiter Abpumpen der Muttermilch und Weiterstillen nach Abblassen des Ikterus.
- Frühgeborenen- und Belastungsikterus:
  - Phototherapie (Indikation Tab. 23 S. 169, cave, nicht bei Erhöhung des direkten Bilirubins, wegen der Gefahr des Bronzebabysyndroms, Einlagerung von braunschwarzem Pigment in Haut, Serum, Urin) oder Blutaustauschtransfusion (Indikation Tab. 23 S. 169).
  - Albumininfusion bei Hypalbuminämie zur Reduktion des Risikos für einen Kernikterus.
- Infektiöse Ursachen s. S. 149.
- Metabolische Störungen s. S. 175.

- Extrahepatische Gallengangsatresie: Operation nach Kasai und Suruga, evtl. Lebertransplantation.
- Cholestase. Cholestyramin, Substitution von Vitamin A, D, E, K, Zink, Kalzium und Magnesium.
- Leberversagen s. S. 215.
- Polyzythämie und Hyperviskosität: partieller Blutaustausch nach der Formel:

Blutvolumen (85 ml/kg KG) × (aktueller Hkt – gewünschter Hkt) = aktueller Hkt

= abgezogenes, durch Humanalbumin 5 % oder Serum zu ersetzendes Blut.

Morbus haemolyticus neonatorum

Grundlagen

- **Ursachen** einer vermehrten Hämolyse bei Neugeborenen sind v.a.:
  - Rhesusinkompatibilität bei Rh-neg. sensibilisierten Müttern Rh-pos. Kinder (IgG-AK Passage über Plazenta → Hämolyse beim Kind).
  - AB0-Inkompatibilität, häufig bei mütterlicher BG 0, kindlicher BG A oder B (Keine Sensibilisierung nötig, primäre AK IgM nicht plazentagängig, nur IgG-AK gegen noch nicht vollständig entwickelte AB-Rezeptoren auf Erythrozyten → geringere Hämolyse als bei Rh-Inkomp.).
  - Angeborene Erythrozytenmembrandefekte (autosomal dominant vererbte Sphärozytose, Elliptozytose, Pyknozytose, Stomatozytose).
  - Angeborene Erythrozytenenzymdefekte (Glukose-6-Dehydrogenase-Mangel, Pyruvatkinasemangel u. a.).
  - Sepsis, Toxine, Hämoglobinopathien, autoimmunhämolytische Anämien.
- **Symptome:** Icterus praecox und gravis (s. S. 165), Blässe, Anämie, variable Hepatosplenomegalie, Hydrops fetalis mit generalisierten Ödemen bei schwerer Rh-Inkompatibilität.
- **Komplikationen:** Intrauteriner oder postnataler Tod bei schwerer Anämie, Kernikterus mit zerebralen Bewegungsstörungen, besonders Choreoathetose, Hörschäden, Apnoen, Krämpfen, evtl. mentaler Retardierung (begünstigt durch Unreife, Hypoxämie, Hypoalbuminämie, Hypoglykämie, Azidose u.a. perinatale Komplikationen).

Untersuchungen

- Pränatal: Blutgruppe und Antikörperbestimmung der Mutter.
- Bilirubinbestimmung im Fruchtwasser.
- Ultraschalluntersuchung (Hydrops?).
- Blutbild mit Retikulozyten. Mikrosphärozyten können durch relativ große Erythrozyten der Neugeborenen maskiert sein. Anämie und Erythroblastose.
- Indirektes Serumbilirubin und LDH erhöht (6- bis 24stündige Bilirubinkontrollen!). Blutglukose, Albumin und Kalzium manchmal erniedrigt.
- Blutgruppen bei Mutter und Kind, direkter Coombs-Test bei Rh-Inkompatibilität und autoimmunhämolytischer Anämie positiv.
- Osmotische Resistenz vermindert bei Sphärozytose.
- Fallweise Erythrozytenenzyme, Hb-Elektrophorese.

Differentialdiagnose

- Andere Ikterusformen, s. S. 121.
- Andere Anämien (Blutung, fetomaternale Transfusion, toxisch).

Prophylaxe und Therapie

- Prophylaxe der Rh-Inkompatibilität: Bei Rh-negativer Mutter und Rh-positivem Neugeborenen 250 μg Anti-Rh-Gammaglobulin i.m. oder i.v. an die Mutter innerhalb von spätestens 72 Std. postpartal, auch nach Abortus.
- Phototherapie (blaues Licht mit 460 nm Wellenlänge) mit Augenschutz, wenn Bilirubin 80 μmol/l (2–4 mg/dl) unter der Austauschgrenze liegt (s. Tab 23).
- 500 mg/kg Immunglobulin-Inf., einmalig, bei Coombs-pos. Ikt. neon.

Tabelle 23 Blutaustauschtransfusion (BAT) nur bei Morbus haemolyticus neonatorum (modifiziert nach B. Newman u. J. Maisels, Pediatrics 1992).

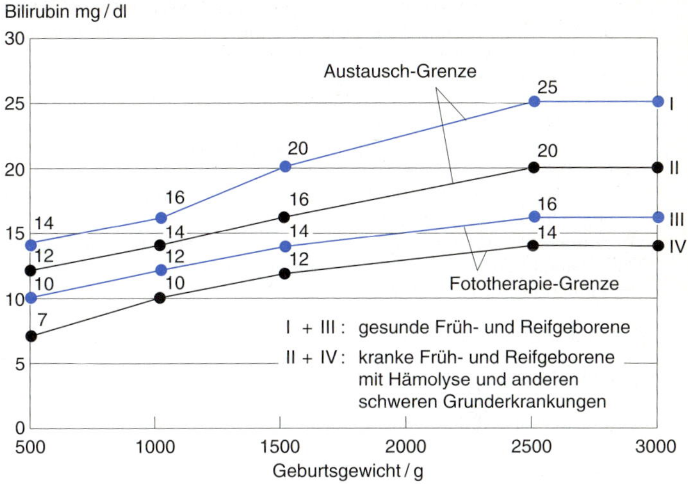

Tabelle 24 Auswahl des Spenderblutes

Konstellation Mutter	**Kind**	**Blutgruppe des Spenderblutes**
Rhesus (D) negativ	Rhesus (D) positiv	Rh-negative Erythrozyten, AB0 wie Kind bei unbekannter Blutgruppe: 0-Erythrozyten in AB-Plasma
0 (selten B)	A_1	Rh wie Kind A_2 oder 0 arm an Anti-A-Lysin oder 0-Erythrozyten in AB-Plasma
0 (selten A)	B	Rh wie Kind 0 arm an Anti-B-Lysin oder 0-Erythrozyten in AB-Plasma
0 (selten A oder B)	AB	Rh wie Kind Blut arm an Anti-A- und Anti-B-Lysin oder 0-Erythrozyten in AB-Plasma

- Blutaustauschtransfusion: Arteriovenös simultane Zweiwegtechnik über Nabelvenenkatheter. Dauer etwa 6 Std. AT-Volumen: 200 ml/kg. Bei Rh- oder AB0-Inkompatibilität: Auswahl des Austauschblutes s. Tab. 24.
  Zubereitung: Erythrozytenkonzentrat, aufgeschwemmt in FFP, Hkt ca. 55%.
- Intrauterine Erythrozytenkonzentrate (über Punktion der V. umbilicalis) vor der 32. Schwangerschaftswoche.
- Frühzeitige Entbindung.

Morbus haemorrhagicus neonatorum

Grundlagen

- **Ursache:**
  - Die Vitamin-K-Speicher des Neugeborenen sind infolge geringer Plazentapassage schlecht gefüllt. Mangelnde Vitamin-K-Zufuhr mit Nahrung infolge geringer Trinkmengen kann bei 1–5% der Neugeborenen um den 3.–7. Lebenstag zu manifestem Mangel führen (klassische Form).
  - Die Einnahme Vit.-K-beeinflussender Medikamente (Phenobarbital, Phenytoin, Rifampicin, Isoniazid, Phenylbutazon) während der Schwangerschaft kann bereits bei Geburt schwere Blutungen verursachen (frühe Form).
  - Bei nur gestillten Kindern ohne Vitamin-K-Prophylaxe nach Geburt treten vereinzelt Blutungen um die 4.–12. Woche auf (späte Form), da Muttermilch relativ Vitamin-K-arm ist
- **Symptome:** Bei früher und klassischer Form vorwiegend Meläna, Bluterbrechen, Hautblutungen; bei später Form vorwiegend Hirnblutungen. S. S. 592.
- **Komplikationen:** Schock, Verbluten, Hirnschädigung.

Untersuchungen

- Blutbild (Anämie).
- Blutgruppe.
- Thrombozyten und Gerinnungsfaktoren: Vitamin-K-abhängiger Prothrombinkomplex vermindert (Faktoren II, VII, IX, X). → Quick-Wert erniedrigt.
- Schädelsonographie.
- Haemoccult.

Differentialdiagnose

- Geburtstraumen, besonders Hirnblutungen bei Frühgeborenen.
- Verschlucktes mütterliches Blut (häufigste Ursache für Melaena neonatorum): Alkalitest nach Kleihauer.
- Streßblutungen, z. B. Magenulkus bei Neugeborenen (extrem selten!).
- Transplazentare Thrombozytenantikörper bei Morbus Werlhof der Mutter bzw. Allo-Immun-Thrombozytopenie.
- Angeborener Faktorenmangel.
- Verbrauchskoagulopathie bei DIC infolge Sepsis, Schock etc.: Verminderung der Thrombozyten, des Faktors V, Fibrinogen, Antithrombin III.

Therapie

- Infusion von Fresh frozen plasma (10 ml/kg).
- Bluttransfusion.
- Vitamin K: 1 mg/kg KG i. v. (maximal 5 mg).

Prophylaxe

- Oral: 2 mg Vitamin K mit erster Mahlzeit und Wiederholung am 4. Lebenstag und in 4. Lebenswoche.
- Intramuskulär 0,5 – 1 mg Vitamin K nach der Geburt, wenn keine orale Gabe möglich und bei Frühgeborenen.

Prognose

- Todesfälle nur noch bei später Form.

Grundlagen

- Eine bei Neugeborenen manifeste Infektion kann prä-, intra- und postnatal erworben sein.
- Pränatale transplazentar erworbene Infektionen können als konnatale Infektionen auf das Neugeborene übergehen; pränatale Infektionen werden auf S. 147 beschrieben.
- Intrapartale (aszendierende) Infektionen erfolgen durch vorzeitigen Blasensprung (> 24 Std.) oder während der Passage der Geburtswege.
  - Intrapartal erworbene Infektionen treten meist bis zum dritten Lebenstag auf (early-onset-Infektion).
  - Erreger sind meist aus der Flora des mütterlichen Genitaltraktes: Escherichia coli, B-Streptokokken, Enterokokken, Staphylokokken, Haemophilus influenzae, Listerien, Herpes simplex.
  - Risikofaktoren sind frühzeitiger Blasensprung, Frühgeburtlichkeit.
- Postnatale Infektionen entstehen durch Ansteckung durch Mutter oder Pflegepersonal (Hände!), Geräte, Tuben und Katheter, Flüssigkeiten, Nahrungsmittel (nosokomiale Infektionen), besonders bei schwerkranken Intensivpatienten und invasiven Techniken. Eintrittspforten sind der Nabel, die vulnerable Haut und Schleimhäute. Erhöhtes Risiko infolge eines noch „unerfahrenen" Immunsystems, vor allem bei Frühgeborenen.
  - Auftreten meist nach dem dritten Lebenstag (Late-onset-Infektion).
  - Erreger sind meist Hospitalkeime: Pseudomonas aeruginosa (Beatmung), Staphylococcus aureus (oft durch Katheter), Enterobacher, Candida (nach Antibiose).

Manifestation und Erreger

- Sepsis (bei 2% der Neugeborenen) mit Escherichia coli, hämolysierenden B-Streptokokken, Klebsiellen.
- Meningitis bei bis zu 25% der Sepsisfälle mit Escherichia coli, hämolysierenden B-Streptokokken u. a.
- Omphalitis (meist Staphylococcus aureus).
- Osteomyelitis (meist Staph. aureus, Streptokokken u. a.).
- Staphylodermien (Pemphigus neonatorum, Dermatitis exfoliativa oder SSSS = staphylococcal scalded skin syndrome).
- Pneumonien (wie Sepsis).
- Blenorrhö durch Gonokokken oder Chlamydien.
- Virusinfektionen durch Zytomegalie.
- Entero-, Adenoviren, Herpes simplex Typ II, Hepatitis B, HIV, Pilze, (Mundsoor und Dermatitis). Nekrotisierende Enterokolitis durch Mitwirken von Anaerobiern.

Symptome

- Sepsis (s. S. 458): Meist unspezifische Veränderungen des Allgemeinzustandes mit Trinkunlust, Erbrechen, Meteorismus, Apathie, eher Hypothermie, seltener Fieber, Apnoen, graue Blässe, Marmorierung, verlängerte Rekapillarisationszeit, evtl. Ikterus und Hepatosplenomegalie.
- Bei nekrotisierender Enterokolitis zusätzlich blutig-schleimige Stühle und akutes Abdomen, evtl. galliger Magenrest.

- Meningitis: Zusätzlich Opisthotonus, vorgewölbte Fontanelle, Krämpfe.
- Omphalitis: Nabel und Umgebung ödematös und gerötet.
- Osteomyelitis: Gelenknahe Schwellungen (uni- oder multilokulär), Pseudoparalysen, Bewegungsschmerz, manchmal nur geringe Entzündungsreaktionen.
- Pneumonien mit Atemnotsyndrom (s. S. 589).
- Pemphigus neonatorum: Große, trübseröse, leicht platzende Blasen mit nässendem Grund. SSSS: Großflächige, unscharf begrenzte Erytheme mit positivem Nikolski-Phänomen (Ablösen der Haut beim Reiben).
- Virusinfektionen oft von septischem Charakter, häufig Hepatosplenomegalie, fallweise Enzephalitis. HIV-Manifestation nach 6 – 12 Monaten.

Komplikationen

- Schock,
- metabolische Azidose.
- Sek. Surfactant-Verbrauch („Schocklungensyndrom") mit Atemnotzeichen (s. S. 589).
- Disseminierte intravasale Gerinnung und Verbrauchskoagulopathie (s. S. 316).
- Hypo- oder Hyperglykämie.
- Hydrozephalus.
- Hirnschädigung.
- Knochendestruktionen.

Untersuchungen

- Blutbild mit Thrombozyten: Sepsisverdacht bei Leukozytose oder Leukopenie $< 5000/cm^3$ mit erhöhter IT-Ratio (= Verhältnis der immaturen Granulozyten zum Gesamtgranulozytenwert; über 0,2 besteht hochgradiger Verdacht auf Sepsis), Anämie, Thrombozytopenie. CRP jenseits des 2. Krankheitstages meist erhöht.
- Serum: Bilirubin, Transferasen, γ–GT, Harnstoff, Kreatinin, Blutgasanalyse, Gerinnungsstatus, Na, Blutzucker, PO_4
- Harn: Leukozyturie bei Infektionen mit urogenitalen Fehlbildungen.
- Erregernachweis: Bakterien und Pilze aus Blutkultur, Wunden, Hautstellen, Nabel, Körperflüssigkeiten (Harn, Liquor, Rachen- oder Magensaft, Eiter u. a.) und Stühlen. Viren (z. B. Herpes aus Liquor, Zytomegalievirus aus Harn mittels Polymerase-Kettenreaktion).
- Bei Verdacht auf intrapartale Infektion Erregernachweis bei Mutter (Vaginalabstrich). Histologische und bakteriologische Untersuchung der Plazenta.
- Unspezifisches Nabelschnur-IgM > 20 mg/dl ist ein Infektionshinweis.
- Spezifische IgM-Antikörper bei Mutter und Kind.
- Bei bekannter Erkrankung der Mutter gezielter Antigen-und Antikörpernachweis (z. B. Hepatitis, AIDS u. a.).
- Röntgenaufnahmen: Gezielt je nach Symptomen (Lunge, Skelett, Abdomen bei Verdacht auf NEC u. a.).
- Ganzkörperszintigraphie mit ^{99}Tc bei Osteomyelitisverdacht.

Differentialdiagnose

- Geburtstraumen mit inneren Blutungen (Sonographie) (S. S. 161).
- Hirnblutungen (Sonographie) (S. S. 592).

- Metabolische Störungen (Hypoglykämie, Galaktosämie u. a.) (S. S. 436).
- Atemnotsyndrome anderer Genese (S. S. 589).
- Hypoplastisches Linksherzsyndrom (Sonographie) (S. S. 254).
- Morbus haemolyticus neonatorum (S. S. 168).

Prophylaxe und Therapie

- **Prophylaxe:**
  - Regelmäßige Schwangerschaftsüberwachungen,
  - Behandlung mütterlicher Infektionen (Streptokokken, Herpes, Toxoplasmose u.a), vor allem bei mütterlichen Risikofaktoren für kindliche Infektionen (Sepsis).
  - Adäquate aseptische Neugeborenenpflege, vor allem bei Frühgeborenen.
  - Credé-Prophylaxe mit 1 % Silbernitrat in die Bindehautsäcke. Antibiotikaprophylaxe nur in Ausnahmefällen (z. B. vorzeitiger Blasensprung, massive Kontamination bei Gastroschisis u. a.).
  - Bei bekannter Hepatitis B der Mutter aktive und passive Immunisierung sofort nach der Geburt (s. S. 149).
- **Therapie:**
  - Bei Verdacht auf Sepsis, Meningitis und Pneumonie intravenöse Antibiotikakombination, z. B. Ampicillin oder Amoxicillin oder Mezlocillin (150–200 mg/kg in 2–3 Dosen) mit Aminoglykosid (z. B. Gentamicin 5 mg/kg in zwei Dosen).
  - Bei Infektionen der Haut und des Skelettsystems Kombination eines Aminoglykosids mit Flucloxacillin (25–50 > mg/kg in 2–3 Dosen).
  - Bei Intensivpflege Aminoglykosid mit Ticarcillin oder Azlocillin (150–200 mg/kg in 2–3 Dosen).
  - Bei NEC Aminoglykosid mit Acylureidopenicillin plus Flucloxacillin. Nahrungskarenz und Magensonde, parenterale Ernährung, bei Darmperforation Laparotomie.
  - Bei bekanntem Erreger gezielter Antibiotikaeinsatz. – Erregerkontrollen!
  - Orale Antibiotikagaben nur bei leichten Formen von Chlamydieninfektionen und Pertussis mit 30 mg/kg Erythromycin-Estolat, von Harnwegsinfektionen mit Amoxycillin (30 mg/kg/Tag), von
  - Otitis media mit Cefaclor (30 mg/kg), von Hautinfektionen mit Cloxacillin (50 mg/kg).
  - Immunglobulin i. v. bei schweren septischen Infektionen, evtl. Austauschtransfusion.
  - Intensivpflege und bedarfsweise symptomatische Behandlung (Schocktherapie, Beatmung u. a.).
  - Substitution von AT III, FFP, Thrombos bei DIC.

Prognose

- Letalität der Sepsis heute unter 10 %, abhängig vom Reifezustand des Neugeborenen. (Bei Streptokokken-B-Sepsis bis 50 %!)

Grundlagen

- **Definition** der Hypoglykämie: Termingeborene in den ersten 3 Tagen < 30 mg/dl, später < 40 mg/dl, Früh- und Mangelgeborene < 20 mg/dl.
- **Formen:**
  - Erworbene Formen: Hypoglykämie (s. S. 438), Hypokalzämie (s. S. 579), metabolische Azidose bei Hypoxämie, Hirnblutung, Sepsis, Schock.
  - Angeborene Formen: Akuter Beginn bei Amino- und Organoazidopathien, s. S. 443, Kohlenhydratstoffwechselstörungen (Glykogenose Typ I, Galaktosämie) s. S. 440, Harnstoffzyklusstörungen s. S. 445. Chronischer Verlauf bei lysosomalen Speicherkrankheiten. Häufigkeit 1‰.
- **Symptome** (s. auch einschlägige Krankheiten): Akuter, meist nahrungsabhängiger Beginn: Trinkunlust, persistierendes Erbrechen, Gewichtsabnahme, sepsisähnliches Bild, Hypotonie, Tremor, Krämpfe, Apnoen, Bewußtseinsstörung, Hepatomegalie, Harngeruch! Chronischer Verlauf: Gedeihstörung, Entwicklungsstillstand, Krämpfe, Hepatomegalie, ggf. Dysmorphien, häufiges Schreien.
- **Komplikationen:** Atemstillstand, Leberzirrhose, psychomotorische Retardierung.

Untersuchungen

- Unselektives Massenscreening bei allen Neugeborenen (s. S. 64).
- Blutbild: Speichervakuolen in Lymphozyten und Monozyten.
- Harn: Ketonurie. 24-Stunden-Harn für Aminosäuren und organische Säuren.
- Blutgasanalyse: Metabolische Azidose.
- Anionenlücke erhöht: $(Na^+ + K^+) - (Cl^- + HCO_3^-) > 20$ mval.
- Hypoglykämie (< 40 mg/dl), Laktazidose (> 20 mg/dl), Hyperammonämie (> 120 mg/dl), Leberwerte (Transferasen und γ-GT erhöht).
- Selektives Screening und gezielte Diagnose (s. einschlägige Krankheiten und S. 64).

Differentialdiagnose

- Konnatale und neonatale Infektionen, Sepsis.
- Hirnblutung, Hypoxämie.
- Krämpfe anderer Ursache.
- Hepatomegalie anderer Ursache.
- Malnutrition, Malabsorption.

Therapie

- Absetzen der Nahrung bei akutem Beginn und Glukoseinfusion.
- Behandlung der Hypoglykämie (s. S. 438), der Azidose (s. S. 583).
- Fallweise Hämofiltration toxischer Stoffwechselprodukte (Hyperammonämie, Hyperaminoazidämie).
- Diätaufbau nach Diagnose (s. einschlägige Krankheiten) und Kontrollen im Stoffwechselzentrum.

Konstitutionelle Entwicklungsverzögerung

Grundlagen

- **Definition:** Verspätetes Eintreten in die Pubertät. Anamnestisch häufig „Spätentwickler" in der Familie. Vorwiegend bei Knaben.
- **Symptome:** Pubertätswachstumsschub bleibt zum üblichen Zeitpunkt aus, Größe fällt aus dem bisherigen Verlauf der Perzentilenkurve heraus. Verzögerte Ausbildung der sekundären Geschlechtsmerkmale (Wachstum von Hoden, Pubes, Achselhaare, Pollutionen). Sonst keine Symptome.
- **Komplikationen:** Psychische Probleme.

Untersuchungen

- Familienanamnese: ähnliches Wachstumsverhalten bei einem Elternteil
- Größe und Gewicht außerhalb des familiären Zielbereichs.
  Knochenalter retardiert, Pubertät verzögert.
- In unklaren Fällen Wachstumshormonstimulationstest, der normal ausfällt, spontanes Wachstumshormon normal bis niedrig.

Differentialdiagnose

- Andere Minderwuchsformen s. S. 126.
- Pubertas tarda, s. S. 412 und 414.

Therapie

- Wachstumsprognose mittels Endgrößenberechnung (s. S. 15).
- Meist genügt beruhigende Beratung. Aufklärung über wahrscheinliche Endgrößenprognose und psychische Stützung bis zum verspäteten Pubertätseintritt.
- In schweren Fällen, bei großen psychischen Problemen und ungünstiger Endgrößenprognose evtl. ab Knochenalter von $12^1/_2$ – 13 Jahren bei Knaben Testosteronenanthat 50 mg monatlich i.m. über drei Monate. Bei Mädchen meist keine medikamentöse Therapie, falls doch indiziert: ab Knochenalter von $10^1/_2$ – 11 Jahren Äthinylöstradiol 100 mg/kg/Tag für sechs Monate.

Prognose

- Endgröße im präpuberalen Perzentilenbereich. Wenn kein Pubertätseintritt der Mädchen nach 16 Jahren, bei Knaben nach 18 Jahren erfolgt, dann weitere Abklärung.

Grundlagen

- **Definition:** Meist kombinierte Verzögerung der intellektuellen, psychosozialen und motorischen Entwicklung bis zum 6. Lebensjahr.
- **Häufigkeit** ca. 3%.
- **Ursachen:** Prä-, peri- und postnatale Hirnschädigung (s. auch geistige Retardierung) auf der Basis erblicher (z. B. Stoffwechselkrankheit s. S. 175) und erworbener (z. B. Hypothyreose, s. S. 414) Krankheiten und Leiden. Häufig unbekannt. Soziale Deprivation.
- **Symptome:** Nichterreichen der altersgemäßen Leistungen im Bereich der Motorik, des Spielverhaltens, der Sprache und des Sozialverhaltens (Meilensteine s. S. 18). Häufig Kombination mit zerebralen Bewegungsstörungen, Seh- und Hörstörungen und psychischen Veränderungen. Bei chronischen und degenerativen Krankheiten Zunahme des Rückstandes bzw. Abbau erworbener Leistungen.

Untersuchungen

- Anamnestische und klinische Hinweise auf definierte Krankheitsbilder: Syndrome, Stoffwechselstörungen, degenerative Erkrankungen, anamnestische Schwangerschafts- und Geburtskomplikationen, Entzündungen, Traumen u. a. ZNS-Krankheiten, soziale Deprivation.
- Motoskopie und Reflexe (s. S. 19).
- Neurologischer Status.
- Gezielte Abklärung von klinischen Verdachtsdiagnosen (Stoffwechseltests, Liquor, EEG, CT, NMR etc.).
- Objektivierung und Klassifizierung der Entwicklungsstörungen mittels standardisierter Tests (s. S. 25).
- Objektivierung und Klassifizierung von begleitenden Bewegungs-, Seh- und Hörstörungen (s. dort).

Therapie

- Behandlung der Grundkrankheit.
- Heilpädagogische Frühförderung: Psychosoziale Anleitung der Eltern im häuslichen Milieu zur Bewältigung des Alltags und zum Erlernen fördernder Interaktionen (s. S. 185).
- Rehabilitationsmaßnahmen in Abhängigkeit von der Art der Entwicklungsstörungen, aufgrund der häufigen Mehrfachbehinderung multidisziplinäre Teambetreuung.
- Physiotherapie (s. S. 364).
- Ergotherapie (s. S. 184).
- Logopädie (s. S. 182).
- Fallweise Seh- und Hörschulung, Verhaltenstherapie, Musiktherapie, spezifische Rehabilitationsmaßnahmen in heilpädagogischen Kindergärten bzw. später in Sonderschulen oder Integrationsschulen.

Geistige Retardierung

Grundlagen

- **Definitionen:** Angeborene (Oligophrenie) oder erworbene (Demenz) Einschränkung kognitiver Leistungsfähigkeit (Intelligenzverminderung).
- **Häufigkeit:** Bei ca. 30% der Kinder.
  Schweregrade: Durchschnittlicher IQ 100 ± 15, leicht = IQ 70 – 50, mäßig = IQ 49 – 35, schwer = IQ 34 – 20, schwerst = IQ < 20.
  Ursachen: Chromosomal bedingt, genetisch bedingt (familiär, zahlreiche Dysmorphiesyndrome, Stoffwechselstörungen, heredodegenerative Erkrankungen des ZNS, Hypothyreose u. a.), intrauterin (infektiöse und chemische Noxen u. a.), perinatal (Traumen, Hypoxie), postnatal (Hirnerkrankungen, Traumen u. a.), psychosozial (Deprivation), primäre Sinnesstörungen (Blindheit, Taubheit) ohne Frühförderung.
- **Symptome:** Verlangsamung oder Verlust der psychomotorischen Entwicklung, der Sprache, des Lernvermögens (fehlende Schulreife), des Wahrnehmens und des logischen Denkens, des Sozialkontakts. Primitivreaktionen. Neurologische u. a. Symptome der Grundkrankheit.
  Teilleistungsstörungen oder minimale zerebrale Dysfunktion mit Störungen des Sprachverständnisses, der Ausdrucksfähigkeit, des logischen und rechnerischen Denkens, des Lesens und Rechtschreibens, der visuellen Form- und Raumerfassung, der Merkfähigkeit, der Aufmerksamkeit und Konzentrationsfähigkeit, der Kreativität. Manchmal Kombination mit Hyperaktivität (s. S. 382).

Untersuchungen

- Meilensteine der psychomotorischen Entwicklung (s. S. 18).
- Abklärung der Grundkrankheit.
- Intelligenztest: z. B. nach Hawik (ab 6 Jahre), s. S. 25.
- Seh- und Hörtest.
- Spezielle Tests auf Teilleistungsschwächen durch Experten (z. B. Bender-Test, Labyrinthtest, psycholinguistischer Entwicklungstest u. a.).

Therapie

- Behandlung der Grundkrankheit.
- Heilpädagogische Frühförderung, später schulische Förderung in Sonderschule oder Integrationsklasse mit begleitenden Rehabilitationsmaßnahmen je nach Behinderung (Logopädie, Ergotherapie), Physikotherapie, Seh- und Hörschulung u. a.
- Hyperkinesiesyndrome s. S. 382.

Grundlagen

- **Definition:** Angeborenes oder erworbenes Fehlen bzw. Verminderung der visuellen Entwicklung und Differenzierung (ca. 12% der Schulkinder).
- Lokalisation:
  - Lider- und Tränenwege: Fehlbildungen (Ptosis, Kolobome, Tränenwegsaplasie, Tränenwegsstenose), Tumoren (Rhabdomyosarkome, Hämangiome), Entzündungen (präseptale Zellulitis).
  - Augenmuskeln: Strabismus (DD: Augenmuskellähmungen).
  - Bulbi: Anomalien (Mikrophthalmus, Anophthalmus), Myopie, Hyperopie, Astigmatismus, Buphthalmus.
  - Hornhaut: Anomalien (Mikrokornea, Makrokornea, Keratokonus), Verletzung, Entzündungen, Dystrophien und Degenerationen.
  - Linse: Katarakt, Luxation.
  - Glaskörper: Primär persistierender Glaskörper, Blutungen.
  - Retina: Kolobom, Retinopathia praematurorum, Tumoren, Phakomatosen, Einlagerungen und Dystrophie u.a. bei Stoffwechselkrankheiten, Entzündung, Ablösung.
  - Nervus opticus: Kolobom, Entzündung, Tumor, Phakomatosen, Atrophie (neurodegenerativ, toxisch, entzündlich, vaskulär, traumatisch), Stauungspapille (Verschluß der Fontanellen).
  - Orbita: Tumor, Entzündung (Folge = Exophthalmus).
- **Symptome:** Störung der Fixation und Folgebewegung, Verrollung der Augen, Nystagmus, „Augenbohren", Reiben der Augen, Blinzeln, Grimassieren, Kopfzwangshaltung, Epiphora, Photophobie, Diplogie, fehlende Hand-Auge-Koordination, Zephalgie.
- **Folgen:** Ungeschicklichkeit, Danebengreifen, rasches Ermüden, allgemeines Desinteresse, verzögerte allgemeine Entwicklung, Schulschwierigkeiten, Betrachten eines Gegenstandes „vor dem Auge", häufig Kombination der Sehbehinderung mit zerebraler Retardierung und dadurch zentraler Sehstörung.

Untersuchungen

- Anamnese, Beobachtung der Reaktionen des Kindes bei wechselnder Okklusion eines Auges und Prüfung des Pupillenreflexes.
- Sehprobe (monokular) ab 3. Lj. mit preferential looking, ab 3. Lj. mit Kinderbildern (Löhlein), ab 4. Lj. mit Pflüger-Haken, Landolt-Ringen, ab 6. Lj. mit Buchstaben/Zahlen (Reihen).
- Screening bei Schielverdacht: Hirschberg-Test (Vergleich des Lichtreflexes auf beiden Pupillen), Abdecktest (alternierend, monolateral), Prüfung der Motilität (Puppenkopfphänomen), Skiaskopie (Refraktionsbestimmung), Stereosehen (Lang-Test).
  - Cave: bei Schielverdacht immer ophthalmologische Untersuchung, da Erstsymptom bei Retinoblastom.
- Ophthalmologische Untersuchung: Orthoptischer Status, Untersuchung der brechenden Medien (Spaltlampe, manchmal in Narkose indiziert), Untersuchung des Augenhintergrundes.
- Spezialuntersuchungen je nach Fragestellung: Elektroophthalmologische Untersuchung (ERP, VECP, MEP, EOG), Echographie, Perimetrie, Gonioskopie.

Therapie

- Diagnose und Therapie immer durch Augenarzt (so rasch als möglich).
- Seh-Frühförderung bei visueller Retardierung und organischen Anomalien bzw. zentraler Sehstörung (zerebrale Kapazität im 1. – 3. Lj. am größten).
- Fehlsichtigkeit: Korrektur je nach Ausmaß und zusätzlicher Schielstellung ab dem Zeitpunkt der Diagnose (auch vor dem 1. Lj).
- Strabismus: Refraktionsausgleich, Okklusion sobald als möglich (manifestes Schielen darf in keinem Lebensalter nachweisbar sein – bedarf einer sofortigen Diagnose und ggf. Therapie zur Verhinderung einer Amblyopie) – vor dem 1. Lebensjahr. Schieloperation: Nach Erzielung der Funktionsgleichheit beider Augen zwischen dem 2. und 5. Lj. (je nach Schielwinkel).
- Je nach der Grundkrankheit operative oder konservative Behandlung.

Grundlagen

- **Definition:** Angeborenes oder erworbenes Fehlen oder Einschränkung des Erkennens akustischer Signale.
- **Häufigkeit:** etwa 6% der Schulkinder.
- **Lokalisation:**
  - Äußeres Ohr: Gehörgangsatresie, Fremdkörper, Cerumen obturans, Tumoren.
  - Mittelohr: Otitis media chronica, Cholesteatom, Seromukotympanon, Adenoide, Tubeninsuffizienz.
  - Innenohr: dominante und rezessive Vererbung, Embryopathien z. B. Röteln s. S. 147, perinatale Asphyxie und Hirnblutung, Icterus gravis, Meningitis, Enzephalitis, Tumoren, psychogen, medikamentös bei Streptomycin, Aminoglykosiden u. a.
- **Symptome:** Reaktionsarmut und mangelnde Lautbildung beim Säugling, gestörte Sprachentwicklung. Später erschwertes Verstehen, wiederholtes Nachfragen bis Reaktionslosigkeit, Verschlechterung der Artikulation bis Unverständlichkeit. Symptome der Grundkrankheit, z. B. nasale Sprache, Facies adenoidea, neurologische Störungen, Fehlbildungen.
- **Komplikationen:** Regression der Sprachentwicklung, geistige Retardierung.

Untersuchungen

- Diagnose im ersten Lebenshalbjahr erforderlich! Grundkrankheit!
- Anamnese auch bezügl. Schwangerschaft und Geburt und Beobachtung der Reaktion des Säuglings nach Anruf, Papierknistern, Uhrenticken, auropalpebraler Reflex (akustischer Lidreflex).
- Untersuchung von Gehörgang, Trommelfell, Nase, Pharynx.
- Screening-Methoden für Hörstörungen: s. S. 30, akustisch evozierte Potentiale oder otoakustische Emissionen bei Neugeborenen mit Risikofaktoren (s. S. 155), konditionierte Orientierungsreflexe bei Säuglingen, Spielaudiometrie ab 3. Lebensjahr, Beachtung der altersgemäßen Reaktionsschwellengrenzwerte, Hörweitenmessung mit Umgangssprache.
- Spezifische pädaudiologische Untersuchungen, z. B. konventionelle Audiometrie (Hörschaden bei Hören über 20 – 25 dB), elektrische Reflexaudiometrie, Messung akustisch evozierter Potentiale (ab Neugeborenenalter), Elektrokochleographie, Hirnstammaudiometrie. HNO-Facharzt!

Differentialdiagnose

- Motorische, geistige, psychische, soziale, sprachliche Entwicklungsstörung mit Reaktionsverminderung.

Therapie und Prognose

- Schalleitungsstörungen konservativ und operativ.
- Innenohrschwerhörigkeit mit Hörgeräten, bei frühkindlichen Formen wegen Sprachentwicklung ab 6. Monat beginnend, kombiniert mit heilpädagogischer Hausfrühförderung und Sprachtherapie.
- Kochlearimplantation
- **Prognose:** Abhängig von Lokalisation, Ursache und Schweregrad der Hörstörung und vom Behandlungsbeginn.

Sprachstörungen, Logopädie

Grundlagen

- **Ursachen:** Häufig unbekannt, Hirnfunktionsstörungen infolge genetisch bedingter oder prä-, peri- und postnataler Hirnschädigung, besonders im Zusammenhang mit Hörstörungen, sowie psychogen (Belastungen, Deprivation, Beziehungsstörungen). Störungen der Sprechorgane (z. B. LKG-Spalte s. S. 142 etc.).
- **Formen:**
  - Sprachentwicklungsverzögerung: Verzögerter Beginn der Sprachleistung, Einschränkung des Sprachverständnisses und des Wortschatzes (Einfluß des Elternhauses!).
  - Dyslalie: Lautbildungsfehler, auch nach dem 3. Lebensjahr.
  - Dysgrammatismus: Grammatik und Syntax auch nach dem 4. Lebensjahr fehlerhaft.
  - Rhinophonie: Sprechen durch die Nase, z. B. bei Adenoiden oder Gaumenspalte.
  - Audiogene Dyslalie: Verzögerter Sprachbeginn, verwaschene Sprache.
  - Dysarthrie: Teil einer zerebralen Bewegungsstörung.
  - Aphasie: Vorhandene Sprache geht verloren (z. B. Hirntrauma).
  - Stottern: Sprechhemmung, auch nach dem 6. Lebensjahr mit Störungsbewußtsein.
  - Poltern: Überhastete Sprechweise ohne Störungsbewußtsein.
  - Mutismus: Verweigerung der Lautäußerung.
  - Autismus: Unfähigkeit zur Kommunikation.

Untersuchungen

- Vorsorgeuntersuchungen bereits beim Säugling auf Entwicklungsstörung (s. S. 13).
- HNO-Status mit Hörprüfung.
- Logopädische Austestung: Ab dem 3. – 4. Lebensjahr.

Therapiebeginn

- Rhinophonie: Gleich nach organischer Abklärung.
- Hörstörungen: Bereits nach Verdachtsdiagnose (im ersten Lebensjahr!)
- Lippen-Kiefer-Gaumen-Spalte: 1. Lebensmonat (Mundmotorik).
- Zerebralparese, Dysarthrie: Gleich nach Erkennen (Mund- und Eßtherapie):
- Sprachentwicklungsverzögerung: 2 bis 2 1/2 Jahre.
- Dyslalie, Dysgrammatismus: 2 bis 2 1/2 Jahren, evtl. mit 5 Jahren in leichten Fällen.
- Stottern, Poltern: Elternberatung früh, Therapie mit 4 – 6 Jahren.
- Aphasie: Von körperlichem Zustand abhängig.
- Stimmtherapie: Indikation durch HNO-Arzt.

Therapieformen und -ziele

- Therapie durch Logopäden mit Elternberatung und Instruktion.
- Verbesserung oder Behebung von Artikulationsfehlern und grammatikalischen Fehlern.
- Verbesserung des Sprachverständnisses, der akustischen Aufmerksamkeit und der Begriffsbildung.
- Erreichen einer freien Atmung und Stimmgebung.

- Positive Beeinflussung von Stottern und Poltern.
- Verbesserung der Mundmotorik und der Nahrungsaufnahme.
- Therapiefrequenz meist einmal pro Woche.
- Eltern werden als Kotherapeuten geschult, ihr Mitwirken ist für den Erfolg wesentlich.
- Unterschied zu Sprachschullehre: Pädagogische Betreuung von 6- bis 15jährigen.
- Keine Indikation bei geistig und motorisch schwerst behinderten und psychisch schwer auffälligen Kindern.
- Beendigung der Therapie: Bei zufriedenstellendem Status, bei Ausbleiben eines weiteren Erfolgs, bei Interesselosigkeit der Eltern.

Ergotherapie

Grundlagen

- In der Ergotherapie wird versucht, dem Kind Situationen zu schaffen, in denen es spielerisch lernen kann, auf seine Umgebung und deren Anforderungen adäquat zu reagieren.
- Die Zielgruppe besteht aus Kindern, die motorische Störungen (z. B. Zerebralparesen, juvenile Polyarthritis, Nervenläsionen) und/oder Probleme in der Reizverarbeitung haben, psychomotorisch verlangsamte Entwicklung, z. B. Hypothyreose.
- Diese Kinder können auffallen durch:
  - eine allgemeine Entwicklungsverzögerung,
  - inadäquates Aktivitätsniveau,
  - auffälliges Spiel- und Sozialverhalten,
  - Konzentrations- und Aufmerksamkeitsstörung,
  - Eßprobleme und verzögerte oder gestörte Sprachentwicklung,
  - Schwäche im grobmotorischen Bereich (Tollpatschigkeit),
  - Schwäche im fein- und graphomotorischen Bereich.
- Es gibt Überlappungen mit Indikationen für Physiotherapie, Logopädie und Heilpädagogik. Prinzipiell können Kinder ab der Geburt ergotherapeutisch betreut werden.

Therapiemaßnahmen

- Ergotherapeutische Abklärung mit Hauptaugenmerk auf die basalen Sinnessysteme (vestibuläres, taktiles und propriozeptives System).
- Festsetzen der Therapieschwerpunkte, wobei die Verbesserung der basalen sensomotorischen Funktionen im Vordergrund steht, da diese die Voraussetzung für eine „normale" Entwicklung darstellen. Erfolge werden durch die Besserung oder das Verschwinden von Symptomen sichtbar, ohne daß direkt an diesen gearbeitet wurde.
- Therapiemittel ist das Spiel, auch gestalterische Techniken können zum Einsatz kommen.
- Bei Mehrfachbehinderungen erfolgt entsprechende Zusammenarbeit mit anderen Therapeuten und Institutionen.
- Einen wichtigen Stellenwert hat die Beratung der Eltern, damit sie die Probleme ihres Kindes besser verstehen und so ihren Umgang im Alltag entsprechend verändern können.
- Bei rein motorischen Störungen stehen die Schienenversorgung und die funktionelle Therapie im Vordergrund.

Grundlagen

- Heilpädagogik im weiteren Sinn sind alle Rehabilitationsmaßnahmen, die mit pädagogischen Mitteln durchgeführt werden. Heilpädagogik im engeren Sinn beschäftigt sich mit mentalen Entwicklungsstörungen, im besonderen mit Lernproblemen, Konzentrationsstörungen, Ungeschicklichkeiten und Teilleistungsstörungen im Alter von ca. 4 – 12 Jahren.

Therapiemaßnahmen

- Voraussetzung ist die Objektivierung durch standardisierte Untersuchungstechniken, da der klinische Eindruck irreführend sein kann (s. S. 25).
- Behandlung durch heilpädagogische Experten.
- Beratungsgespräch: Bekanntgabe des Untersuchungsergebnisses und gemeinsame Überlegung mit Eltern des Behandlungszieles und des Behandlungsfahrplanes. Gespräche mit Kindergärtnerinnen und Lehrern.
- Optimale Integration durch Eingliederung in heilpädagogische Kindergärten. Später Versuch der Eingliederung in sog. Integrationsschulen mit unterstützenden Therapiemaßnahmen oder in schwereren Fällen in Sonderschulen.
- Heilpädagogische Einzeltherapie: Training der Konzentration, der visuellen Perzeption, des Lesens und Rechtschreibens, des Körperschemas, der Feinmotorik, des Spielens.
- Musiktherapie.
- Gruppentherapie: Rhythmik für Vorschulkinder.
- Bei Mehrfachbehinderung Kombination mit Logopädie, Ergotherapie, Physiotherapie. Fallweise Zusammenarbeit mit Institutionen für Seh- und Hörstörungen.
- **Interdisziplinäre Frühförderung** für Kinder mit Behinderung im Vorkindergartenalter: Vor allem psychologisch-pädagogisch-soziale Unterstützung und Anleitung der Eltern in der gewohnten häuslichen Umgebung in Zusammenarbeit mit Therapeuten. Infolge der erhöhten Plastizität des Gehirns des Kleinkindes ist eine möglichst frühe therapiebegleitende ganzheitliche psychosoziale Stimulation des entwicklungsgestörten Kindes angezeigt. Durch gezieltes Anbieten verwertbarer Sinnesreize (sensorische Stimulation) werden soziale Beziehungen angebahnt, Fehlreaktionen abgebaut, eine situationsgerechte Sprache erlernt, Eigeninitiative angeregt, Zuversicht vermittelt und die Voraussetzungen für therapeutische Erfolge geschaffen. Später Überführung in heilpädagogischen Kindergarten.

Stillen

Grundlagen

- **Physiologie:** Während der Schwangerschaft stimulieren Östrogen und Progesteron der Plazenta die präsekretorische Brustdrüsenbildung. Das ebenfalls ansteigende Prolaktin des Hypophysenvorderlappens wird noch blockiert, führt jedoch am 1. – 3. Tag post partum zum Einschießen der Milch. Oxytocin aus dem Hypophysenhinterlappen fördert die Milchsekretion durch Kontraktion der Drüsenläppchen. Je früher und häufiger der Saugreiz, desto besser die Milchbildung.
- **Vorteile des Stillens:** Optimale Zusammensetzung und Resorbierbarkeit der Nahrung, Infektionsschutz (sekretorisches IgA, Lysozym u. a.), nicht allergisierendes Eiweiß, Förderung der emotionalen Bindung, der Kieferbildung und Uterusinvolution, geringe Kosten.
- **Stilldauer:** Vollstillen bis 4. (6.) Lebensmonat, dann allmählicher Ersatz durch Beikost.
- **Stillprobleme:**
  - Schlechte psychosoziale Voraussetzungen: Tabus und Fehlvorstellungen, mangelnde Information und Vorbereitung, Ernährungsfehler, Ängste, Unerfahrenheit, gesellschaftliche Hindernisse, psychische Probleme, mangelnde Unterstützung durch Partner, Stillrivalität, Streß.
  - Stillhindernisse bei der Mutter: Schwere Krankheit (Tbc, Hepatitis, AIDS, Sepsis, Operation. Zwingende Medikamenteneinnahme (s. u.), Flachwarzen, Hohlwarzen, Agalaktie und Hypogalaktie, Mastitis (Keime $> 10^3$/ml), Alkoholismus, Drogensucht, Psychose.
  - Stillhindernisse beim Kind: Frühgeborene < 36. Woche, schwere Krankheit, Operation, Fehlbildungen des Kiefers und Verdauungstrakts.
- **Fremdstoffe in Muttermilch:**
  - Medikamente: Antidiabetika, Antithrombotika, Zytostatika, Immunsuppressiva, Sulfonamide, Thyreostatika, Radioisotope, Sedativa, Psychopharmaka, Antibiotika wie Gyrasehemmer, Chloramphenicol.
  - Andere Noxen: Nikotin, Alkohol, Insektizide, Dioxin, Schwermetalle, Aflatoxin (bisher keine sicheren Schäden unter normalen Bedingungen).

Prophylaxe von Stillschwierigkeiten

- Vorbereitung in der Schwangerschaft: Information, Stillberatung, Abhärtung und Pflege der Brust durch tägliche Massagen, ggf. Tragen von Brustschildern bei Warzenanomalien.
- Frühzeitiges Anlegen des Kindes, möglichst bald nach der Geburt, spätestens nach 4 Std.
- Brustpflege (beide Brüste) beim Stillen. Viel Luft und Sonne, Vermeidung von Seifen, Alkohol, Borwasser. Evtl. vorsichtig Höhensonne.
- Stillberatung (La Lèche League).
- Vermeidung von Streß, Mutterkornalkaloiden, Genußmitteln, Östrogenen.

Therapie der Stillschwierigkeiten

- **Wunde Brustwarzen:** Abhärten (s. o.), häufiges Anlegen, Stillzeit verkürzen (ca. 5 Min.), Stillhütchen, Heilsalben, evtl. Abpumpen. Kein Alkohol, kein Borwasser.
- **Milchstau:** Leichte Massage und Ausdrücken (besser nicht abpumpen), Zeit lassen beim Stillen, Dunstumschläge, Oxytocin-Nasenspray oder Tabletten.
- **Hypogalaktie:** Häufiges Anlegen stimuliert Prolaktin, ggf. TRH nasal 4 × 1 Sprühstoß täglich oder Metoclopramid 1 × 10 mg oral durch sieben Tage. Optimierung der psychischen Einflüsse.
- **Saughindernis des Kindes:** Abpumpen der Milch und mit Sonde verabreichen.
- **Mastitis:** Hochbinden der Brust und kühle Umschläge, frühzeitig Bromocriptin 3–2,5 mg oral, evtl. Antibiotika (Oxacillin). Häufiges Weiterstillen mit gesunder Brust, bei Keimzahl $< 10^3$ wieder mit beiden Brüsten. Bei Abszeßbildung Abstillen.

Nahrungsbedarf

- Der Energiebedarf beträgt beim Säugling 100 – 120 kcal/kg/Tag, bis zum 3. Lj. bei 100 kcal/kg/Tag, in der Folge sinkt der Bedarf bis zum Jugendalter auf 60 kcal/kg/ Tag. Mädchen liegen 5 – 10% unter dem Bedarf der Knaben.
- Der Anteil der Nahrungsmittel an der Energiezufuhr beträgt für Eiweiß ca. 10 – 12%, für Fett ca. 35 – 40%, für Kohlenhydrate ca. 50 – 55%. Die Proteinzufuhr bewegt sich beim Säugling um 1,5 – 1,8 g/kg/Tag, beim Kleinkind um 1,2 g/kg/Tag, beim Jugendlichen um 1,0 g/kg/Tag. Die Fettzufuhr sinkt von 3,5 g/kg/Tag beim Säugling, auf 2,5 g/kg/Tag (Linolsäure 3 – 5%) beim Jugendlichen, die Kohlenhydratzufuhr von 12 auf 7 g/kg/Tag.

Ernährung des Säuglings

- Der Säugling reguliert unter der Voraussetzung des Stillens oder der Anfangsnahrungen (früher volladaptierte Milchen) den Appetit selbst (Ad-libitum-Ernährung). Stillen ist vorzuziehen (Besonderheiten und Vorteile, s. S. 186). Die Einübung eines Rhythmus auf 5 Mahlzeiten ist ab dem 2. Lebensmonat empfehlenswert. Keine Kuhmilchzwischenmahlzeiten bei vollgestillten Kindern, auch besonders nicht in der Neugeborenenperiode, sondern Ersatz mit 10 – 13% Dextrinmaltose. Bei ungestörtem Verlauf genügen einwöchige Gewichtskontrollen. Falls Stillen nicht möglich ist, Ersatz durch industriell hergestellte Produkte, die einen der Muttermilch angeglichenen Gehalt an Fetten und Eiweiß (Kaseinreduktion) haben und durch Vitamine und Mineralstoffe angereichtert sind. Diese sog. Anfangsmilchen (volladaptiert) enthalten fast ausschließlich Laktose als Kohlenhydrat. Sog. Folgemilchen (teiladaptiert), die ab dem 5. Lebensmonat gegeben werden, enthalten teilweise Di-, Oligo-, Polysaccharide (Dextrinmaltose, Stärke) und mehr Proteine, um einen höheren Sättigungsgrad zu erreichen. Bei erhöhtem Atopierisiko (familiäre Belastung) empfiehlt sich eine allergenreduzierte Milch auf Proteinhydrolysatbasis, die sog. „HA"-Präparate. Sojamilchprodukte eignen sich bei Kuhmilchunverträglichkeit und Galaktosämie (enthalten keine Laktose und kein Kuhmilchprotein).

  Bei Flaschennahrungen, vor allem mit Folgemilchen bzw. mit selbsthergestellter Halb- oder Zweidrittelmilch ist auf die richtige Zubereitung und Trinkmenge zu achten (keine zu konzentrierten Nahrungen!).
- Ab dem 5. Monat ist Beikost nötig (Gemüse, Fleischbrei), ab 6. Monat Obstbrei, ab dem 7. Monat können auch glutenhaltige Getreidebreie angeboten werden. Eisen ist vor allem in Fleisch und Eidotter enthalten.

  Im 5. Monat sollte eine Milchmahlzeit durch einen Gemüse-Fleischbrei ersetzt werden. Ab Ende des 6. Monats sollte eine zweite Löffelmahlzeit mit Obstbrei verabreicht werden.

  Gegen Ende des ersten Lebensjahres soll das Kind modifizierte Erwachsenenkost (nicht zu salzig oder scharf gewürzt) erhalten.
- Vitamin-D-Prophylaxe: Ab dem 4. Lebenstag bis zum Ende des 1. Lebensjahres 400 IE/Tag. Zusammen mit Fluor in der Bundesrepublik Deutschland z. B. D-Fluoretten (s. auch Hypovitaminosen S. 192).

Ernährung des Klein- und Schulkindes

- Eine ausgewogene und abwechslungsreiche Kost fördert Appetit und Wachstum am besten. Einseitige (z. B. vegetarische) Kostformen decken nicht den Bedarf an hochwertigen Proteinen, an Kalzium und fettlöslichen Vitaminen. Das Verhältnis von tierischem zu pflanzlichem Eiweiß sollte 70 : 30 betragen. Pflanzliche Fette sind vorzuziehen. Biologisch wertvolle Kohlenhydratquellen sind Obst, Gemüse, Graubrot (enthalten auch nötige Ballaststoffe) und Milch (ca. ein halber Liter pro Tag deckt 60 – 80 % des Kalziumbedarfs).
- Verteilung der Energiezufuhr: Frühstück und Abendessen je 10 – 25 %, zwei Zwischenmahlzeiten 10 – 15 %, Mittagessen 30 – 35 %.
- Die Schadstoffbelastung der Nahrung übersteigt derzeit in Europa nicht die WHO-Grenzwerte. Ausnahmen sind Stellen mit vermehrter Trinkwasserverunreinigung (Nitrat durch Abwässer, Blei durch Wasserrohre, verschiedene Gifte durch Mülldeponien).

Kariesprophylaxe

Grundlagen

- Die ersten Lebensjahre sind entscheidend. Grundlage für Karies sind die Plaques: Kohlenhydrate werden durch Bakterien (bes. Streptococcus mutans und Laktobazillen) zu Säuren abgebaut, die den Schmelz demineralisieren. Kausale Faktoren sind Ernährungsverhalten, Mundhygiene, Fluoridzufuhr und endogene Bedingungen (Oberflächenrauhigkeit, Speicherfaktoren).

Prophylaktische Maßnahmen

- **Ernährungsberatung:** Zuckerkonsum nicht über 50 g/Tag. Stärker kariogen sind Saccharoselösungen, gesüßte Breie, Kindertees, (Dauernuckeln), Limonade, süße Marmelade, süßer Kuchen, Karamel, Schokolade u. a. Süßigkeiten, Cornflakes und Kartoffelchips. Für Zwischenmahlzeiten sollten ungesüßte Getränke, Topfen (Joghurt), Käse und frisches Obst bevorzugt werden.
- **Mundhygiene:** Bereits in den ersten Lebensjahren notwendig. Vorbildwirkung der Erwachsenen ist entscheidend. Bereits erste Zähne mit Wattebausch, später mit Bürste und Zahncreme reinigen. Bei Klein- und Schulkindern mithelfen, damit das Kind die Technik lernt, alle Zähne systematisch zu reinigen. Zähne bürsten nach, nicht vor kariogenen Mahlzeiten, besonders wichtig vor dem Schlafengehen. Verwendung einer Kurzkopfzahnbürste mit dichtstehenden Borsten aus weichem Kunststoff mit abgerundeten Spitzen. Elektrische Zahnbürsten haben gleichen Effekt. Zusätzlich Verwendung von Zahnseide ab dem Schulalter. Professionelle Zahnreinigung in individuellen Abständen durch den Zahnarzt.
- **Fluoride:** Sie schützen den Schmelz vor Plaques durch Bildung von Kalziumfluoridpräzipitaten. Anwendung systemisch: Verschiedene Empfehlungen in verschiedenen Ländern und in Abhängigkeit vom natürlichen Fluoridgehalt des Trinkwassers. Ab einem Fluoridgehalt von über 0,7 mg/l Trinkwasser keine zusätzliche Fluoridgaben, unter 0,3 mg/l im allgemeinen 0,25 mg Fluorid/Tag bei Säuglingen bis Ende des 2. Lebensjahres, 0,5 mg zwischen 2. und 3. Lebensjahr und 0,75 – 1 mg zwischen 4. und 13. Lebensjahr zwischen 0,3 – 0,7 mg/l halbe Dosis.

  Anwendung lokal: Gele, Spülungen, Lacke nach Verordnung durch den Zahnarzt.
- Fissurenversieglung, Fissurenfüllung alle 6 Monate durch den Zahnarzt.
- Frühbehandlung von Karies auch an Milchzähnen.

Grundlagen

- Wasserlösliche Vitamine: Thiamin B 1, Riboflavin B 2, Niacin B 3, Pyridoxin B 6, Folsäure, Cobalamin B 12, Vitamin C, Biotin (Vitamin H): rasche Resorption im Dünndarm.
  Fettlösliche Vitamine: Vitamin A,D,E,K: Resorption über Lipoidresorption.

Ursachen für Hypovitaminosen

- Hypovitaminosen entstehen durch Malnutrition, Maldigestion (z.B. Zöliakie, s.S. 203, Mukoviszidose, s.S. 244).
- Störungen der Speicherung oder Umwandlung der Provitamine (Hypothyreose) bei chronischen Darmerkrankungen (z.B. Morbus Crohn, s.S. 210) und konsumierenden Erkrankungen als Begleiterkrankung.
- Meist sind mehrere Vitamine davon betroffen.
- Ausgeprägte Mangelerscheinungen wie Skorbut (Vitamin-C-Mangel) und Rachitis (Vitamin-D-Mangel) sind selten.
- Wichtig ist die Erkennung des latenten Vitaminmangels, die sich vorwiegend durch erhöhte Infektionsneigung, Ermüdbarkeit, Konzentrationsschwäche, Interesselosigkeit und Entwicklungsrückstand manifestiert.

Vorkommen und Mangelerscheinungen

- **Vitamin A** (in Eigelb, Milchfett, Leber, Gemüse; Bedarf: 1500 – 5000 IE/Tag): Hyperkeratosen der Konjunktiven, Hornhäute (Xerophthalmie), weißliche schuppige Verdickungen in der Kornea (Biotsche Flecken), Keratomalazie, Hyperkeratosen der Schleimhäute und Haut. Gedeihstörungen, Störungen d. Hämatopoese.
- **Vitamin C** (in frischem Obst und Gemüse, cave: nicht in Kuhmilch, Bedarf: 30 – 80 mg/Tag): Häufung zwischen 6. – 24. Lebensmonat, Vasopathie mit erhöhter Blutungsneigung und Berührungsempfindlichkeit. Hämatome, Petechien, Zahnfleisch- und Nasenbluten, Pseudoparalyse mit Stellung der Beine in Außenrotation durch gelenknahe, subperiostale Blutungen. Gestörte enchondrale Ossifikation mit Ausbildung fibrösen, nicht belastbaren Gewebes an den Metaphysen (Rö: Trümmerfeldzone), Auftreibung der Knorpel-Knochen-Grenze an den Rippen, eingesunkenes Sternum.
- **Vitamin D:** Siehe Rachitis S. 436.
- **Vitamin E** (in Pflanzenöl, Keimen, Eier, Muttermilch, Leber, Gemüse; Bedarf: 5 – 15 mg/Tag): Hämolytische Anämie, Ödeme, neuromuskuläre Erkrankung mit Ataxie und Augenmotilitätsstörungen.
- **Vitamin K** (in Blattgemüsen, Schweineleber, Bildung durch intestinale Darmflora; Bedarf: 27 µg/Tag): Blutungsneigung s. S. 315.
- **Vitamin B_1** (in Getreide, Hefe, Leber, Milch, Gemüse; Bedarf: 0,5 – 1,5 mg/Tag): Beriberi (2. – 4. Monat, vor allem bei vollgestillten Kindern, deren Mütter B_1-Mangel haben), Herzinsuffizienz, Aphonie, Fehlen der tiefen Sehnenreflexe. Irritabilität, Krämpfe, Koma, periphere Neuritis.
- **Vitamin B_2** (in Milch, Eiern, Fleisch, Obst, Blattgemüse; Bedarf: 0,6 – 1,7 mg/Tag): Photophobie, Konjunktivitis, Infiltration der Kornea, Stomatitis und Atrophie der Zunge, Mundwinkelrhagaden, seborrhoische Dermatitis.

Vitamine

- **Vitamin B_3** (in Leber, Hefe, Geflügel, Gemüse; Bedarf: 8 – 20 mg/Tag): Pellagra Dermatitis, bevorzugt an lichtexponierten und mechanisch beanspruchten Stellen, Pigmentierung, gelegentlich Superinfektion. Durchfälle mit Malabsorption, Stomatitis. Depressionen, psychische Störungen mit Verwirrtheit und Koma.
- **Vitamin B_6** (in Leber, Gemüse, Obst, Vollkorngetreide, Fleisch; Bedarf: 0,4 – 2,0 mg): Erhöhte Empfindlichkeit gegen äußere Reize, Hyperaktivität, Krämpfe, Cheilosis, Stomatitis, Anämie, Dermatitis, Neuropathie.
- **Vitamin B_{12}** (in Milch, Eiern, Fisch, Fleisch): häufig im 6. – 24. Lebensmonat Megaloblastäre Anämie (s. S. 296), gelegentlich Hepatosplenomegalie, Bauchschmerzen. Funikuläre Myelose (DD reine megaloblastäre Anämie bei Folsäuremangel) mit Verlust des Vibrationsempfindens, Hyperreflexie, Spastik, Depression und Irritierbarkeit.

Diagnostik

- **Vitamin-A-Mangel:** Erniedrigung des Retinol-Serumspiegels.
- **Vitamin-C-Mangel:** Vitamin C in Serum und Leukozyten erniedrigt, Röntgen: Osteoporose, dünne Kortikalis, verbreiterte, inhomogen strukturierte Metaphysen, Hyperostosen.
- **Vitamin.-D-Mangel:** siehe Rachitis S. 436.
- **Vitamin-E-Mangel:** Hämolytische Anämie, gesteigerte Empfindlichkeit der Erythrozyen gegenüber H_2O_2. Tocopherol im Serum erniedrigt.
- **Vitamin-K-Mangel:** Prothrombinzeit erhöht, Faktoren II, VII, IX, X erniedrigt.
- **Vitamin-B $_1$-Mangel:** Thiamin im Urin erniedrigt, Pyruvat im Blut erhöht.
- **Vitamin-B $_2$-Mangel:** Riboflavin im Urin erniedrigt.
- **Vitamin-B $_3$-Mangel:** N‹ – Methylniazinamid und Pyridon im Urin erniedrigt.
- **Vitamin-B $_{12}$-und Folsäuremangel:** Anämie, MCV > 100, Aniso-, Poikilozytose, Retikulozyten erniedrigt, Thrombozytopenie, Leukopenie, hypersegmentierte Granulozyten. Cobalamin im Serum erniedrigt.
  Knochenmarkpunktat: Megaloblasten.

Therapie

- Alle Hypovitaminosen sprechen auf Substitution der entsprechenden Vitamine an. Bei einseitiger Kost (vegetarisch etc.) Aufklärung der Mutter über Diät.
- **Vitamin A:** 25 000 IE/Tag für 1 – 2 Wochen cave Überdosierung (Hirndrucksteigerung, Apathie, Anorexie, brüchige Haare und Nägel).
- **Vitamin C:** 100 mg/Tag.
- **Vitamin D:** s. Rachitis S. 436.
- **Vitamin E:** 0,5 mg/kg/Tag i.m. α-Tocopherol bei Langzeittherapie (Mukoviszidose) 30 mg/Tag oral bei Frühgeborenen.
- **Vitamin K:** Phytomenadion (Vitamin. K1) s.c. oder i.m. (z. B. postpartal) s. S. 12
- **Vitamin B_1:** Akuter Mangel: 10 mg i.v., dann 2 x 10 mg/Tag i.m. über 3 Tage, 10 mg/Tag oral für 6 Wochen.
- **Vitamin B_2:** Riboflavin 0,5 mg/Tag oral für mehrere Wochen.
- **Vitamin B_3:** Nicotinamid 10 – 25 mg oral 3 x /Tag für 2 Wochen.
- **Vitamin B_6:** Pyridoxin 0,5 mg /Tag oral für 2 Wochen.
- **Vitamin. B_{12}:** 10 – 500 μg/Tag im 2 – 4 x /Woche, bis zur Besserung, zuerst tritt BB-Änderung ein, erst nach Monaten (bis zu 18 Mon.) auch Einfluß auf funikuläre Myelose.

Grundlagen

- **Definition:** Mehr als 20% über dem Sollgewicht. Hautfaltendicke meist über der 75. Perzentile.
- **Multifaktorielle Pathogenese:** Genetische Prädisposition, Eßgewohnheiten in der Familie, Überprotektion, psychische Faktoren, Störung der Thermogenese, insgesamt Mißverhältnis zwischen Kalorienzufuhr und Kalorienverbrauch.
- **Symptome:** Übergewicht und übermäßiger Fettansatz, meist überdurchschnittliche Größe (Adiposogigantismus), RR häufig erhöht, Hypogenitalismus durch Fettpolster vorgetäuscht. Geringe körperliche Spontanaktivität, geistig normal bis überdurchschnittlich begabt.
- **Komplikationen:** Hypercholesterinämie, Hypertonie, Diabetes mellitus, Gelenkerkrankungen, Verhaltensstörungen.

Untersuchungen

- Anthropometrische Maße: Fehlender Kleinwuchs spricht gegen „Drüsenerkrankung".
- Glukosebelastung, Lipidstatus.
- Knochenalter: Oft beschleunigt.
- Gezielte Befunde je nach Symptom (s. Differentialdiagnose).

Differentialdiagnose

- Hypothyreose (s. S. 414) Morbus Cushing (s. S. 425).
- Prader-Willi-Labhart-Syndrom (s. S. 134), Laurence-Moon-Bardet-Biedl-Syndrom (s. S. 138).
- Fröhlich-Syndrom (hypogonadotroper Hypogonadismus bei Hypothalamusläsion).

Therapie

- Primär Motivation zur Gewichtsreduktion, z. B. im Rahmen von Jugendgruppen, Ferienlagern.
- Versuch der Änderung von Familiengewohnheiten.
- Kalorienreduktion: Ca. 1000 Kalorien im Schulalter mit ausgewogenem eiweißreichem Speiseplan. Keine Nulldiät.
- Steigerung der körperlichen Aktivität.
- Fallweise Psychotherapie (s. S. 394), keine Medikamente.
- Regelmäßige Kontrollen, viel Geduld.

Prognose

- Ungünstig, 70% bleiben adipös.

Malnutrition

Grundlagen

- **Definition:** Mangelhafte Energiezufuhr, die zur Gedeihstörung mit Untergewichtigkeit führt.
- **Formen:** Dystrophie bedeutet Gewichtsabnahme unter die doppelte Standardabweichung (3. Perzentile) der altersentsprechenden Gewichtskurve. Atrophie ist die schwerste Form der Dystrophie. Marasmus bedeutet eine Kalorienmangelernährung mit einem Gewichtsdefizit von mehr als 60%.
- **Ätiologie:** Primärer Mangel durch Mangelernährung, sekundärer Mangel bei Malabsorptionssyndromen und Maldigestion, chronische Krankheiten verschiedener Natur, Malignome, Morbus Crohn, Colitis ulcerosa, Kardiopathien, chronische Niereninsuffizienz, soziale Deprivation, psychische Eßstörungen bei Säuglingen und Kleinkindern (Belastungsfaktoren: Unerfahrenheit, Unsicherheit, Ängstlichkeit der Mutter, Eßstörungen, Deprivation, Mißhandlung in Familie u. a.). Anorexia nervosa s. S. 392.
- **Symptome:** Anfänglich Gewicht erheblich unter dem individuellen Längensollgewicht, später zusätzlich Wachstumsretardierung. Vermindertes Unterhautfettgewebe, Haut dünn, künstliche Hautfalten verstreichen (im Gegensatz zu Dehydration), Tabaksbeutelfalten am Gesäß, „Greisengesicht", verminderte Muskelmasse. Bei Eiweißmangel auch Ödeme, Hepatomegalie (Kwashiorkor). Bei psychischen Ursachen: Heftiger Widerstand gegen jedes Nahrungsangebot. Beobachtung psychischer Ursachen: Interaktionsstörungen.
- **Komplikationen:** Hyperkeratose, Pigmentverschiebungen, Vitaminmangel (Osteoporose, Blutungsneigung, Xerophthalmie u. a.), schwere Infektionen (T-Zell-Mangel), psychomotorische Retardierung im frühen Säuglingsalter, Apathie.

Untersuchungen

- Anthropometrische Maße (Gewicht, Länge und Kopfumfang) in Perzentilenkurven eintragen, fallweise Hautfaltendicke und Armumfang.
- Blutbild: Häufig Anämie, Eisenmangel.
- Serum: Gesamteiweiß, Albumin, Präalbumin, ggf. retinolbindendes Protein. Cholinesterase, Transferrin, Quick-Wert, fallweise erniedrigt.
- Immunologie: Verminderung der Zahl und Funktion der T-Lymphozyten, verminderte Komplementaktivität und Neutrophilenfunktionen, Hautanergie.

Therapie und Prognose

- **Primäre Malnutrition:** Energie- und proteinreiche Kost, Substitution von Polyvitaminen und Mineralien. Fallweise antiinfektiöse Behandlung.
- **Sekundäre Malnutrition:** Behandlung der Grundkrankheit.
- **Psychische Ursache:** therapeutisches Familiengespräch, Vermeiden zwanghafter Manipulationen, Ablenken und Entspannung der Mutter bei Trink- und Eßversuchen. Sondenernährung in Notfällen.
- Anorexia nervosa s. S. 392.
- **Prognose:** In der dritten Welt sterben bis zu 50% der Kinder an den Folgen der Malnutrition.
- Sonst Prognose je nach Grundkrankheit.

Akute Gastroenteritis

➤ s. S. 112 (akute Durchfallerkrankungen)

Malabsorptionssyndrom

➤ s. S. 114 (chronische Durchfälle)

Chronische Obstipation, Enkopresis

➤ s. S. 117

Gastrointestinale Blutungen

➤ s. S. 119

Ikterus

➤ s. S. 121

Hepatomegalie

➤ s. S. 123

Akutes Abdomen

➤ s. S. 538

Gastroösophagealer Reflux, Hiatushernie

Grundlagen

- **Ursache:** Mangelnder Verschlußmechanismus der Kardia, daher auch Kardiachalasie genannt, mit Rückfluß des Mageninhalts in den Ösophagus. Bei Neugeborenen in ca. 20% vorhanden, „Ausreifung" in 95% bis zum 6. Lebensmonat. Fließender Übergang zur Hiatushernie, die durch mangelnde Fixation am Zwerchfell entsteht.
- **Formen:** Kardiachalasie, zentrale Gleithernie, Paraösophagealhernie, Upside-down stomach (Großteil des Magens im Thorax).
- **Symptome:** Von Geburt an vermehrtes Speien bis schlaffes Erbrechen, bei Hiatushernie selten blutig. Gedeihstörung. Bei älteren Kindern Sodbrennen, Schmerzen retrosternal und im Epigastrium.
- **Komplikationen:** Ösophagitis (Schmerzen, Mißlaunigkeit, Appetitlosigkeit) mit späterer Stenosierung, Barrett-Ulkus, Aspiration im Schlaf mit rezidivierenden Bronchitiden, Apnoen, evtl. Auslöser für SIDS.

Untersuchungen

- Blutbild: Hypochrome Anämie bei chronischem Blutverlust. Hämofec, Haemoccult.
- Sonographie, ggf. Röntgen-Schluckakt mit Refluxprüfung (Siphonmethode).
- pH-Metrie (pH-Abfall unter 4,10% der Meßzeit, evtl. Ösophagus-Dreipunkt-Manometrie, auffällig lange Refluxphasen.
- Ösophagoskopie (mit Biopsie) bei Ösophagitisverdacht.
- Polysomnographie bei zusätzlichen Apnoen im Schlaf.

Differentialdiagnose

- Schluckstörungen (Ösophagusmanometrie, Röntgen-Schluckakt).
- Jedes rezidivierende Erbrechen anderer Genese (s. S. 110).
- Infektiöse Ösophagitis.

Therapie

- Konservativ bei Achalasie und zentraler Gleithernie mit Eindicken der Nahrung, Neutralisation des Magensafts und Hochlagerung des Oberkörpers (ca. 30 Grad). Falls medikamentöse Therapie notwendig: Cisapride 0,2 mg/kg/Dosis. Keine Bauchlage im Schlaf wegen SIDS-Risiko. Kontrolle nach 6 Monaten. Bei schwerer Refluxösophagitis H_2-Blocker (strenge Indikationsstellung).
- Überwachung des Therapieerfolges mit pH-Metrie auch nach Absetzen der Medikamente.
- Operativ bei Ösophagitis und Paraösophagealhernie mittels Fundoplicatio. Bougierung von Stenosen.

Prognose

- Gut bei rechtzeitiger Diagnose und Überwachung.

Grundlagen

- **Ursache:** Hypertrophie der Pylorusmuskulatur mit Stenosierung des Pyloruskanals nach der Geburt.
- **Häufigkeit:** ca. 3‰, öfter bei Knaben.
- **Symptome:** Beginn zwischen 2. und 4. Lebenswoche mit zunehmendem gußartigem, bogenförmigem, farblosem, saurem Erbrechen. Sichtbare Magenperistaltik, besonders nach einer Mahlzeit, Pylorusolive häufig tastbar. Angespannte Mimik.
- **Komplikationen:** Dystrophie, Dehydration, hypochlorämische Alkalose mit oberflächlichem Atmen, Hypokaliämie, Ikterus.

Untersuchungen

- Blutbild, Hämatokrit, Harnstatus (evtl. Chlorgehalt).
- Blutgasanalyse (metabolische Alkalose).
- Serum: Natrium, Kalium ↓, Chlorid ↑, Bilirubin.
- Sonographie des hypertrophierten Pylorusmuskels.
- Röntgen mit Kontrastmittel in unklaren Fällen.

Differentialdiagnose

- Adrenogenitales Syndrom (Azidose, Hyperkaliämie, Hypochlorurie).
- Gastroösophagealer Reflux und Hiatushernie (schlaffes Erbrechen, Sonographie, pH-Metrie, Ösophagusmanometrie, Röntgenpassage). Roviralta-Syndrom: Kombination von Pylorusstenose und Kardiachalasie.
- Funktioneller Pylorospasmus (Sonographie).
- Antrum- und Pylorusatresie (Sonographie, evtl. Röntgen).

Therapie

- Korrektur der Dehydration und Elektrolytstörung, s. S. 548.
- Konservativer Therapieversuch mit häufigen, kleinen, dünnflüssigen Milchmengen bei geringer Stenose oder Pylorospasmus über 24 Std.
- Pyloromyotomie nach Weber-Ramstedt, anschließend vorsichtiger Aufbau zuerst mit Tee, dann mit Milchnahrung für 3 Tage. Bei nochmaligem Erbrechen Magenspülung mit physiologischer Kochsalzlösung.

Prognose

- Sehr gut.

Gastritis und Ulkuskrankheit

Grundlagen

- **Definition:** Peptisches Ulkus vorwiegend im Duodenum lokalisiert.
- **Vorkommen:** Familiär gehäuft, bei Knaben siebenmal häufiger, meist nach dem 10. Lebensjahr. Zusammenhang mit HLA-B5-Konstellation, Infektion durch Helicobacter pylori, vermehrte Magensäureproduktion und psychischen Konflikten. Streßulzera des Magens bei Intensivpatienten und Steroidtherapie. Virusinfekte. Bei Säuglingen häufig bei Intensivpflege, nach Operation, Symptom ist dann meist nur erhöhte Irritabilität.
- **Symptome:** Rezidivierende Oberbauchschmerzen, Nachtschmerz. Nausea, Erbrechen, manchmal blutig. Epigastrischer Druckschmerz.
- **Komplikationen:** Akute Blutungen mit Teerstühlen bis Schock, Perforation, Peritonitis.

Untersuchungen

- Blutbild: Evtl. Blutungsanämie. Serum: H.-pylori-Antikörper.
- Blutnachweis im Stuhl.
- Hämatinnachweis per Magensonde.
- Gastroduodenoskopie, Nachweis von H. pylori, selten Magen-Duodenum-Rö-Passage.
- Abdomenleeraufnahme bei Perforationsverdacht (Luftsichel unter dem Zwerchfell).
- Gastrin im Serum bei Verdacht auf Zollinger-Ellison-Syndrom.

Differentialdiagnose

- Duodenitis (Ausschluß durch Gastroduodenoskopie).
- Zollinger-Ellison-Syndrom: Multiple Geschwüre, erhöhte Nüchtern-Gastrinwerte, in Biopsie vermehrte gastrinproduzierende Zellen im Antrum.
- Andere Oberbaucherkrankungen: Pankreatitis, Hepatitis, Hiatushernie, Magenanomalien, Gallensteine.
- Appendizitis, Nabelkoliken, Volvulus, Meckelsches Divertikel, Morbus Crohn.
- Vom Thorax fortgeleitete Schmerzen (Ösophagitis u. a.).

Therapie

- Magenschonkost. Vor allem Vermeiden von Fleischbrühe, Snacks, Tee, Kaffee, Gewürzen und karbonathaltigen Getränken. Keine schleimhautreizenden Medikamente (sowohl bei Gastritis als auch bei Ulkus).
- H_2-Rezeptoren-Blocker, z. B. Cimetidin 30 mg/kg/Tag mit den Mahlzeiten (nur bei Ulkus).
- Intervalltherapie mit Antazida, z. B. Aluminiumhydroxid 15 – 30 ml 1- bis 3stündlich über 6 Wochen.
- Bei Nachweis von Helicobacter pylori: Amoxicillin 50 mg/kg/Tag + Metronidazol 20 mg/kg/Tag je in 3 ED, Wismutsalz 15 mg/kg/Tag über 4 Wochen. In Zukunft: Alternative: Omeprazol (1 – 2 mg/kg/Tag max. 80 mg/Tag) mit Amoxicillin (50 mg/kg/Tag).
- Streßulkusprophylaxe bei ZNS-Trauma, langer Intensivpflege, schweren Verbrennungen.

- Magenblutung: Eiskaltes NaCl durch Sonde, evtl. Vasopressin 0,3 E/1,73 m^2 KO/Min. i.v. durch 48 Std.
- Chirurgischer Eingriff bei unstillbaren Blutungen und Perforationen.

Prognose

- Rezidiv in 30%.

Sondendiäten (Elementarkost)

Grundlagen

- **Indikation:** Wenn eine Normalkost (d. h. aus üblichen Nahrungsmitteln zusammengesetzte Kost oder Diät) nicht vertragen wird, aber die Verabreichung der Nahrung über den Verdauungstrakt möglich ist, und bei speziellen Erkrankungen (siehe Formen). Sie ist der parenteralen Ernährung vorzuziehen und kann per os, falls dies nicht möglch ist, über Sonden (Magen-, Jejunalsonde) im Bolus oder als Dauertropf verabreicht werden.
- **Eigenschaften:** Wasserlöslich, leicht verdaulich, rasch resorbierbar, ballaststofffrei, antigenarm.

Formen

- Chemisch definierte Diät: Elementarkost im engeren Sinn, z.B. Eiweiß bis zu Aminosäuren aufgeschlüsselt. Hohe Osmolarität, schlechter Geschmack, praktisch keine Indikation beim Kind. Produkte: Vivasorb, Nutri 2000, BSD, AKV.
- Peptiddefinierte Diät: Enthält Di- und Tripeptide sowie Oligosaccharide und hochwertige Fette. Niedrigere Osmolarität, besser verträglich.
  - Indikation: besonders bei Malabsorptionssyndromen, Kurzdarmsyndrom u. a.
  - Produkte: Pregomin, Pregestimil, Alfare und Peptison sind bedarfsdeckend. Survimed, Peptisorb, Pepti 2000 sind besonderen Indikationen vorbehalten.
- Bilanzierte nährstoffdefinierte Diät: Enthält intaktes Eiweiß, hochwertige Fette und Glukosepolymere. Niedrige Osmolarität, gute Verträglichkeit.
  - Indikation: Erhöhter Nährstoffbedarf oder gesteigerter Stoffwechsel, z. B. bei Tumoren, Untergewichtigkeit, chronisch-entzündliche Darmerkrankungen, nach Operationen, Verbrennungen.
  - Präparate: Nutrison, Fusorbin, Biosorbin u. a.
- Zusatznahrungen: Zur Anreicherung der Normalkost.
  - Beispiele: Fortimel, LAD, Nutrical, Precitene u. a.

Praktische Durchführung

- Auswahl der Diät je nach Krankheit bei Langzeiternährung.
- Energieverteilung zwischen Eiweiß, Fett und Kohlenhydraten beachten.
- 1 g Eiweiß benötigt 25 Kalorien aus Nichteiweißquellen.
- Anteil der essentiellen Fettsäuren muß mindestens 2% der kcal betragen.
- Bedarfsdeckende Zusammensetzung auch hinsichtlich Eisen, Vitamin- und Spurenelementen beachten.
- Zu Beginn einschleichende Bolusmengen.
- Auf Mangelerscheinungen achten.
- Regelmäßige Kontrollen der anthropometrischen Maße (s. S. 609).

Grundlagen

- **Indikationen:** Wenn innerhalb von drei Tagen eine enterale Ernährung nicht möglich ist. Bei langfristiger totaler parenteraler Ernährung Verabreichung über zentralen Venenkatheter (z. B. Subklavia).

Zusammensetzung

Tabelle 25 Zusammensetzung der parenteralen Ernährung

	Menge/kg pro Tag	0–1 Jahr	1–7 Jahre	7–11 Jahre	11–16 Jahre
Ges. Flüssigkeit	ml	140–100	120–80	80–60	60–40
Energie	kcal	120–90	100–75	75–60	60–30
	kJ	502–377	419–314	314–251	251–126
Glukose (10–20%)	g	15–20	15	10	5–10
L-Aminosäure	g	2	1,5–2	1–1,5	1
Intralipid	g	2–3	2	2	1–2
Na′ + Cl	mval = ml	2–2,5	1,5–2	1,5–2	1,5
K′ + H_2PO_4	mval = ml	2,5–3,0	2,0	2,0	2,0
Ca-Gluk. 10%	ml	2–3	2	2	0,5–1
Mg-Gluk. 10%	ml	0,3	0,2	0,1	0,1
Spurenelemente	bis 3 Jahre z. B. Ped. El 4 ml/kg/Tag, > 3 Jahre z. B. Addamel 0,2 ml/kg/Tag				
Wasserl. Vitam.	z. B. Multibionta 1–2 ml/Tag oder Soluvit 0,5 ml/kg/Tag				
Fettlösl. Vitam.	z. B. Vitalipid 1 mg/kg/Tag				

Praktische Durchführung

- Beginn mit einem Drittel der Dosis an Glukose, Aminosäuren und Fett und sukzessive Steigerung unter Kontrolle von Gewicht, Blutgasanalyse, Blutglukose, Gesamteiweiß, Harnstoff, Ammoniak, Triglyzeriden und Elektrolyten.
- Bei parenteraler Langzeiternährung Infusion über zentralen Venenkatheter unter strengen sterilen Kautelen, Infusionsgeschwindigkeit mittels Pumpe konstant halten, z. B. bei Fett nie mehr als 0,15 g/kg/Std. (auf Trübung im Hkt-Röhrchen achten).
- Kontrolle der Diurese, Gewicht (Ödeme?), Blutgasanalyse, Blutzucker, Gesamteiweiß, Harnstoff, Ammoniak, Eletrolyte, Triglyzeride.

Komplikationen

- Von seiten des Katheters: Sepsis, Thrombose, Extravasate.
- Von seiten der Lösungen: Ödeme, osmotische Diurese, Hypo-, Hyperglykämie, metabolische Azidose, Hyperammonämie, Cholestase, Hyperlipidämie, Mangelzustände (Eiweiß, Fettsäuren, Elektrolyte), Vitamine, Spurenelemente bei Unterdosierung.

Enteropathische Kuhmilchallergie

Grundlagen

- **Ursachen und Formen:** Kuhmilchprotein-Allergie manifestiert sich im Gastrointestinaltrakt als milchinduzierte Kolitis, als Malabsorptionssyndrom oder als allergische Gastroenteritis, extraintestinal als Urtikaria, selten als Neurodermitis, Atopie, Rhinitis oder Asthma.
- **Symptome:** (Genaue Ernährungsanamnese)
  - Milchinduzierte Kolitis: Meist vor dem 6. Lebensmonat mit Erbrechen und rezidivierend schleimig-blutigen Durchfällen, Exsikkose, ggf. mit Schock. Selten auch bei gestillten Kindern bei reichlich Kuhmilchverzehr der Mutter.
  - Malabsorptionssyndrom: Rezidivierende, große, fettig glänzende Stühle, Gedeihstörung. Häufig nach vorhergehender Schleimhautschädigung (Enteritis, Operation). Dystrophie, Erbrechen, Durchfall.
  - Allergische Gastroenteritis: Häufig nach Sensibilisierung im Neugeborenenalter bei späterer neuerlicher Milchzufuhr mit Erbrechen, Durchfällen, Anaphylaxie.
  - Hauterscheinungen: Akute Urtikaria, atopische Dermatitis.
  - Rezidivierende Rhinitiden, asthmoide Bronchitiden.
  - **Komplikationen:** Schock, Eiweißmangel, Intractable diarrhea.

Untersuchungen

- Blutbild (häufig Anämie, Leukozytose, Eosinophilie), Quick-Wert oft erniedrigt.
- Serum: Eiweiß und Elektrolyte vermindert, Azidose.
- Stuhlkultur zur Differentialdiagnose, Blut im Stuhl möglich.
- Evtl. Koloskopie, Dünndarmbiopsie.
- Nachweis von Kuhmilchantikörpern (IgG-AK gegen Kuhmilchprotein) im Serum oder positiver Pricktest sind nicht pathognomonisch, negativer RIST oder RAST schließt die Diagnose nicht aus.
- Karenz und Exposition.

Differentialdiagnose

- Malabsorptionssyndrom und chronische Durchfälle.
- Colon irritabile.
- Andere Ursachen für blutige Stühle (s. S. 119), Erbrechen (s. S. 110), Dystrophie (s. S. 126).
- Muttermilch induziert blutige Stühle bei sonst gesundem Säugling infolge anderer Nahrungsmittelallergene (Nuß, Apfel, Zitrusfrüchte, Fisch etc.) aus der mütterlichen Ernährung.

Therapie

- Absetzen der Kuhmilchproteinzufuhr (Milch und -produkte), Verabreichung von Frauenmilch oder Semielementarkost (kleine Peptidgröße, freie AS ↑, z. B. Pregomin, Alfaré), (s. S. 200).
- In normalisiertem Zustand milliliterweise Belastung mit Kuhmilch unter strenger Überwachung. Bei pathologischer Reaktion weiter Diät bis zum Ende des 1. Lebensjahres. Dann neuerliche Belastung. Abheilung meist zwischen Ende des 1. und 2. Lebensjahres.
- Prophylaxe: Bei Atopieanamnese der Eltern stillen oder hypoallergene Säuglingsmilch von Geburt an (s. S. 186). Wenn auch darunter die Kuhmilchproteinallergie manifest wird, umstellen auf Semielementarkost (s. o.).

Grundlagen

- **Ursache und Physiologie:** Vermutlich polygen vererbte Glutenintoleranz, die zur Mukosaatrophie des Dünndarms und zum Malabsorptionssyndrom führt. Wahrscheinlich immunologische Pathogenese, über 80% der Patienten sind HLA-B8-, HLA-DR3-und/oder HLA-DR7-Antigen-positiv.
- **Symptome:** 1 – 6 Monate nach Beginn mit glutenhaltiger Nahrung (Weizen, z. B. in Grieß, Roggen, Gerste, Hafer), meist innerhalb der ersten Lebensjahre (je früher, desto schwererer Verlauf). Großes vorgewölbtes Abdomen infolge Meteorismus, gehäufte massige, lehm-/breiartige, glänzende, übelriechende Stühle (Steatorrhö). Anorexie, Gewichtsabnahme, Dystrophie, Erbrechen. Blässe, Wachstumsretardierung. Auffällige Mißmutigkeit. Muskelhypotonie. Auch monosymptomatische Formen und Schwachformen.
- **Komplikationen:** Eisenmangelanämie, Ödeme bei Hypoproteinämie, Dehydration, Schock, Azidose, Hyponatriämie, Hypomagnesiämie, Blutungsneigung, hypokalzämische Tetanie, neurologische Störungen.

Untersuchungen

- Blutbild: Hypochrome, selten hyperchrome Anämie (Eisen- oder Folsäuremangel). Gerinnungsstatus (Prothrombin).
- Serum: Natrium ↓, Kalium ↓, Clorid ↓, Kalzium ↓, Phosphat, Magnesium, alkalische Phosphatase. Hypovitaminosen (Vitamin A, D, E, K), Eiweißmangel (Elektrophorese) Hypalbuminämie.
- Röntgenaufnahme des Skeletts: Osteoporose, Osteomalazie.
- Dünndarmsaugbiopsie: Subtotale Zottenatrophie im Auflichtmikroskop. Histologische Untersuchung.
- Endomysium- und Gliadin-Antikörper. (IgA, IgG)

Differentialdiganose

- Gastroenteritis, Postenteritissyndrom.
- Colon irritabile.
- Mukoviszidose, Kuhmilchallergie, Disaccharidintoleranz, Lambliasis, Immundefizienz, Enteropeptidasemangel.
- Protein-loosing-Enteropathie (51 Cr-Cl-Test, > 1% im Stuhl während drei Tagen).

Therapie

- Glutenfreie Diät lebenslang: Achtung auf verstecktes Gluten in Fertigprodukten. Erlaubt sind Kartoffeln, Reis, Mais, Milch, Fleisch, Obst, Gemüse, Eier, Gebäck aus Maismehl, glutenfreie Spezialprodukte.
- Polyvitaminpräparate, Elektrolyte.

Prognose

- Sehr gut bei konsequenter Diät. Bei 10% transitorische Glutenintoleranz (Glutenbelastung mit 3 – 5 Jahren).

Laktasemangel

Grundlagen

- **Definition und Pathogenese:** Angeborener oder erworbener Enzymmangel der Dünndarmmukosa, führt zur Hyperosmose im Dünndarm und Gärung im Dickdarm.
- **Formen:** Angeboren sehr selten, beim Neugeborenen manifest, häufiger „adulte" Form manifest ab dem 3. Lebensjahr (Abschalten der Genaktivität). Erworben häufig nach Enteritis (Postenteritissyndrom), bei Zöliakie, Kuhmilchallergie, nach Operationen.
- **Vorkommen:** sog. „adulte" Form bei 5–15% Europäern, bis 100% bei Asiaten und Afrikanern.
- **Symptome:** Nach Disaccharideinnahme (z.B. Laktose in der Milch), Meteorismus, Bauchschmerzen postprandial, profuse wäßrige, gärende Durchfälle, evtl. gestörtes Gedeihen. Wiederkehrende Durchfälle beim Ernährungsaufbau nach Enteritis. Chronische Durchfälle nach Darmresektion, erschwerter Nahrungsaufbau bei Zöliakie und Kuhmilchallergie.

Untersuchungen

- Laktosebestimmung im Stuhl mit Dünnschichtchromatographie.
- Laktose-Belastungstest: Kein Glukoseanstieg (falsch negative Ergebnisse möglich).
- H_2-Atem-Test: H_2-Konzentration der Ausatemluft nach Einnahme von 5 g Laktose (über 20 ppm H_2 pathologisch).
- Disaccharidaseaktivität in der Dünndarmschleimhautbiopsie in unklaren Fällen.

Differentialdiagnose

- Saccharose-Isomaltase-Mangel.
- Chronische spezifische Enteritis, unspezifische Enteritis, Colon irritabile.
- Malabsorptionssyndrom, Immundefizienzen, Enterokinasemangel, Glukose-Galaktose-Malabsorption.
- Chronisch-rezidivierende Bauchschmerzen (Nabelkoliken).

Therapie

- Laktosefreie Nahrung, z.B. laktosefreie Sojamilch beim Säugling, später milch- und milchproduktfreie Nahrung. (Humana SL)
- Sekundärer Laktasemangel: Laktosearme Diät, evtl. Semielementarkost durch mehrere Wochen bei Postenteritissyndrom, nach Darmresektion, bei Zöliakie des Säuglings und Kuhmilchallergie.

Prognose

- Gut unter konsequenter Diät.

Grundlagen

- **Formen:**
  - Angeboren: Mekoniumileus (häufig Erstmanifestation der Mukoviszidose), Malrotation des Darmes (evtl. mit Volvulus), Atresien und Stenosen, Fixationsanomalien des Darmes (s. „Passagehindernisse des Verdauungstraktes bei Neugeborenen", S. 163).
  - Erworben:
    - Mechanischer Ileus durch Fremdkörper, Bezoar, Kotsteine, Askariden, Invagination, Volvulus, Tumor, Polyp, Strikturen (Morbus Crohn), Adhäsionen nach Peritonitis.
    - Paralytischer Ileus bei endzündlichen Erkrankungen (Enteritis, Peritonitis), reflektorisch bei Pneumonie, postoperativ, nach Bauchtrauma, metabolisch bei Hypokaliämie, Porphyrie.
- **Symptome:** Bauchschmerzen häufig ohne Lokalisation, Erbrechen gallig-fäkulent je nach Höhe der Obstruktion, je höher die Obstruktion, desto früher das Erbrechen. Abgang von Blut oder Schleim (Volvulus) rektal, Obstipation. Schockzeichen (Invagination), Dehydration. Abwehrspannung lokal (Invagination) oder diffus (Peritonitis), pathologische Resistenzen (Invaginat, Tumoren, Darmschlingen), Operationsnarben, Hernien. (Schwellung bei Schreien und Husten, DD Hydrozele, Leistenhoden, Lymphadenitis) Darmgeräusche lebhaft klingend bei mechanischem Ileus, „Totenstille" bei paralytischem Ileus.
- **Komplikationen:** Dehydration, Schock, Darmgangrän, Perforation.

Untersuchungen

- Bei vitaler Gefährdung RR, Puls, Atmung, Hydrationszustand überwachen.
- BSG, BB (Blutungsanämie?, Leukozytose) Gerinnung, CRP, Elektrolyte, Kreatinin, Harnstoff, GOT, GPT, LDH, GGT, Bilirubin, alkalische Phosphatase, Blutgasanalyse (metabolische Alkalose), Blutgruppe (Kreuzprobe).
- Urinstatus.
- Abdomensonographie: pathologische Kokarden, freie Flüssigkeit oder Luft, Tumoren, Cholezystolithiasis, Nephrolithiasis.
- Röntgen:
  - Abdomenübersicht: stehende Darmschlingen mit Flüssigkeitsspiegeln, freie Luft oder Flüssigkeit, Fremdkörper,
  - Thorax im Stehen: Luftsichel unter den Zwerchfellen, Pneumonie, Pleuritis.
  - Kontrastmitteleinlauf bei Verdacht auf Invagination, Megacolon congenitum (s. S. 33).

Therapie

- Bei Schock und schwerer Dehydration venöser Zugang und Ausgleich des Flüssigkeitsdefizits, Kreislaufstabilisierung.
- Magensonde, Magen entleeren und Nahrungskarenz.
- Bei Mekoniumileus: konservativ mit Einläufen oder Gabe von nichtionischem Röntgenkontrastmittel, das den Mekoniumpfropf löst. Operation, wenn Einläufe erfolglos.
- Bei Invagination: konservativ; wenn keine Komplikationen und nicht älter als 24 Std.: Kolonkontrasteinlauf (Sedierung), hydrostatische Reposition, Kontrolle röntgenologisch, Therapieerfolg bei freiem Reflux in Ileum, danach 48 Std. Beobachtung. Wenn konservativ erfolglos, Operationsindikation.
- Paralytischer Ileus: Grunderkrankung behandeln, hohe Einläufe, Darmrohr, Neostigmin (0,01 mg/kg/h i. v.) und Ceruletid (2 ng/kg/min i. v.).
- Hernien: sanfter Repositionsversuch (Sedierung), Operationsindikation, dringlich bei Inkarzeration.
- Bei Peritonitis oder anderer entzündlicher Ursache Antibiotika.

Grundlagen

- **Definition:** Häufiger werdendes Erscheinungsbild, das auch mit „unruhiger Säugling", „screaming baby" oder „baby with colics" umschrieben wird.
- **Ursachen:**
  - Psychische Ursachen: Beziehungsstörung durch Beeinträchtigung der Mutter-Kind-Interaktion infolge Unwissenheit, Unsicherheit oder falscher Tradition in bezug auf Grundbedürfnisse des Kindes oder emotionale soziale Belastungen, Überforderung, Interesselosigkeit, Ablehnung, Krankheit u. a.
  - Körperliche Ursachen: Verschieden schmerzhafte Krankheiten (Ohren, Atem-, Harnwege u. a.), zerebrale Schädigung, Verdauungsstörungen (Meteorismus, Hunger, Enteritis, Obstipation, Fehlernährung, Unverträglichkeit gegen Kuhmilch und blähende Substanzen – evtl. auch in der Muttermilch –, gastroösophagealer Reflux, Aerophagie u. a.).
- **Symptome:** Meist auf das erste Trimenon limitierte täglich auftretende Schreiperioden, häufig am späteren Nachmittag, oft nach Mahlzeiten mit Blässe, Schwitzen, Anziehen der Beine. Oft sichtbarer Meteorismus und Besserung nach Abgehen von Winden. Fallweise Befunde der Grundkrankheit.
- **Komplikationen:** Fixierte Interaktionsstörungen, z. B. psychogene Gedeihstörung, Mißhandlung.
- **Differentialdiagnose:** Invagination.

Untersuchungen

- Ausführliche Anamnese in psychischer und somatischer Richtung.
- Beobachtung der Mutter-Kind-Interaktion.
- Laboruntersuchungen: Blutbild, Harn u. a. Untersuchungen je nach Anamnese und klinischem Befund (z. B. Stuhl, pH-Metrie des Ösophagus, Kuhmilchproteinantikörper u. a.).

Therapie und Prophylaxe

- Ernährungsberatung: Menge, Art, Zubereitung, Technik, Saugerloch.
- Bei Meteorismus: Keine blähenden Speisen und weniger als 1/2 l Milch an stillende Mütter. Bauchlage des Kindes nach dem Essen. Versuch mit Dimethylpolysiloxan (z. B. Sab simplex) 2 ml vor jeder Mahlzeit oder Karminativa.
- Gezielte Behandlung der Grundkrankheit (Obstipation, Kuhmilchallergie u. a.).
- Psychische Beratung: Beruhigung und verständnisvolle Aufklärung ohne Schuldzuweisung, Anleitung zu lustvoller Mutter-Kind-Interaktion mit intensivem Körperkontakt, evtl. Familiengespräch, Familientherapie, Psychotherapie.

Nabelkoliken

Grundlagen

- **Definition:** Funktionelle, meist psychovegetative, chronisch-rezidivierende Bauchschmerzen über einen Zeitraum von mindestens 3 Monaten.
- **Ursachen:** Konstitutionelle Reaktionsbereitschaft zu vermehrten Darmspasmen unter psychischem Streß (Familie, Schule u. a.).
- **Symptome:** Wiederholte akute Schmerzattacken in der Nabelgegend mit Blässe (Kinder leiden wirklich!) ohne Tastbefund. Häufig Zusammenhang mit chronischer Konfliktsituation. Kombination mit Orthostasezeichen, Nervosität, Handschwitzen, Farbwechsel, Kopfschmerzen. Betrifft meist ehrgeizige, brave, empfindliche Kinder, die alles genau nehmen. Oft Durchfall oder Verstopfung.
- **Komplikationen:** Somatisation: Chronische Obstipation, chronische Gastritis, peptisches Ulkus, Colon spasticum.

Untersuchungen

- Ausführliche Anamnese! Kompletter Status!
- Blutbild, Harn, BSR, Sonographie des Abdomens.
- Je nach anamnestischem oder klinischem Organhinweis weitere gezielte Untersuchungen:
  Leber-Nieren-Pankreas-Funktion, Endoskopien, Stuhlkulturen, Röntgenbefunde u. a.

Differentialdiagnose

- Appendizitis, Lymphadenitis mesenterica, Darmentzündungen.
- Obstipation, Sigmatorsion, Colon irritabile, Meckelsches Divertikel, Ulkus, Choledochuszyste.
- Laktoseunverträglichkeit, Nahrungsmittelallergien.
- Verschiedene intraabdominelle Organkrankheiten (Pyelitis u. a.).
- Verschiedene extraabdominelle Störungen (Hyperlipidämie, zerebrale Anfälle u. a.).

Therapie

- Aufklärung über die besondere vegetative Disposition.
- Hilfe zur Verbalisation möglicher kausaler Konflikte.
- Ernstnehmen, aber Angst abbauen, keine Schuldzuweisung.
- ‚Nonformale" Gesprächstherapie zur psychischen Stabilisierung und eventuellen Systemänderung, bei schweren Problemen Psychotherapie durch Experten.
- Lokal Dunstwickel, in Ausnahmefällen Schmerzmittel.
- Therapie der Somatisation (Obstipation, Ulkus u. a.).

Prognose

- Chronische Psychosomatose beim Erwachsenen in ca. 10%.

Grundlagen

- **Synonyma:** Irritable bowel syndrome, toddler's diarrhea, peas and carrots syndrome.
- **Ursache:** Meist Hyperperistaltik oder vermehrte Flüssigkeitssekretion bei Genuß von bestimmten Speisen (häufig Apfelsaft, Hülsenfrüchte) im Alter zwischen 6 und 36 Monaten. Keine Verdauungs- oder Resorptionsstörung. Verstärkung unter seelischer Belastung.
- **Symptome:** Vermehrte voluminöse, weiche Stühle über mehr als vier Wochen ohne Beeinträchtigung des Allgemeinzustandes, ohne Schmerzen oder Gewichtsabnahme.
- **Komplikationen:** Keine, dennoch ist die Beunruhigung der Eltern ernstzunehmen, evtl. chronische Mangelernährung durch überflüssige diätetische Restriktion.

Untersuchungen

- Blutbild, Harn, BSR normal.
- Einfache Differentialdiagnose zu Malabsorptionssyndromen und chronischen Durchfällen: Anthropometrische Maße, Serumeiweiß, Quick, Elektrolyte normal.
- Stühle: Erreger, Blut, pH, Disaccharidausscheidung normal.
- In hartnäckigen Fällen Dünndarmbiopsie, Schweißtest, Röntgenpassage u. a. Untersuchungen auf Malabsorption.

Differentialdiagnose

- Postenteritissyndrom (s. S. 112).
- Nahrungsmittelallergie, besonders Kuhmilchproteinintoleranz, Disaccharidasemangel.
- Andere Malabsorptionssyndrome (Zöliakie, Mukoviszidose u. a.).

Therapie

- Beruhigung der Eltern, keine Krankheit.
- Normale Kost, nur Weglassen peristaltikstimulierender Speisen (s. oben).
- In hartnäckigen Fällen zweiwöchiger Versuch mit wasserbindender Karottensuppe oder Phyllium-Präparaten, evtl. Cholestyramin 240 mg/kg/Tag in Ausnahmefällen.

Prognose

- Ausgezeichnet, selbstlimitierend.

Morbus Crohn (Ileocolitis granulomatosa)

Grundlagen

- **Definition:** Granulomatöse, regional verteilte chronische Entzündung aller Wandschichten im gesamten Verdauungstrakt, vorwiegend im terminalen Ileum mit angrenzendem Kolon mit diskontinuierlicher Ausbreitung. Genese unbekannt.
- **Manifestationsalter:** Beginn meist nach dem 10. Lebensjahr.
- **Symptome:**
  - Schleichender, schubweiser Verlauf mit Fieber. Bauchschmerzen, Druckschmerz und manchmal walzenartige Resistenz, vorwiegend im Unterbauch rechts. Schleimige, teilweise blutige Durchfälle, Erbrechen, Anorexie und zunehmender Gewichtsverlust mit Wachstumsretardierung. Fallweise Stomatitis mit Aphthen und perianaler Entzündung mit Rhagaden, Abszessen, Ulzera, Fisteln.
  - Extraintestinal Arthritis, Erythema nodosum, Hepatopathie, Uveitis.
- **Komplikationen:** Darmstenose bis Ileus, Perforation, Bauchwandfisteln, fehlender Pubertätsbeginn, erhöhtes Karzinomrisiko.

Untersuchungen

- Anamnese: Stuhl? Blutbeimengung spricht für Kolonbeteiligung.
- Körperliche Untersuchung: auf Stomatitis und Analveränderungen achten.
- Blutbild: Anämie. Leukozytose mit Linksverschiebung im Schub. BSR, CRP und Orosomukoid erhöht.
- Serum: Evtl. Verminderung von Eisen, Protein, Zink, Folsäure, Vitamin B_{12}, Transferrin normal, CHE ↓, α_2-Globulin ↑.
- Sonographie: Darmwandverdickungen, Kokarden.
- Röntgen-Darmpassage oder Irrigoskopie: Segmental starre unregelmäßige Schleimhaut, Stenosen, Pflastersteinmuster.
- Endoskopie: Unregelmäßig verteilte Wandvergröberung, Erosionen, Fissuren und längliche Ulzera.
- Biopsie: Histologisch alle Darmwandschichten durchdringende granulomatöse Entzündung, lymphozytäre Infiltration, Ulzera.
- CT bei Verdacht auf Fisteln und Abszesse.
- Abklärung extraintestinaler Manifestationen: z. B. Röntgen der Hand (Mineralisation), augenärztliche Untersuchung.

Differentialdiagnose

- Chronische Appendizitis, Tumoren, andere rezidivierende Durchfälle (s. S. 114), besonders Colitis ulcerosa (das Ileum ist dann nicht befallen).
- Rheumatoide Arthritis.
- Anorexia nervosa, Minderwuchs, Pubertas tarda.

Therapie

- Hohe Aktivität: Hyperalimentation mit nährstoffdefinierter ballastfreier Sondendiät, Prednisolon 2 mg/kg/Tag 4 – 6 Wochen, bei Ineffektivität dazu Azathioprin 2 – 4 mg/kg/Tag. Bei Fisteln und Stenosen Semielementarkost, Metronidazol 10 – 15 mg/kg/Tag. Substitution von Eiweiß, Vitaminen u. a.
- Niedere Aktivität: Salazosulfapyridin oder 5-ASA 40 mg/kg/Tag.
- Operation und lokale Resektion bei Ileus, konservativ nicht behandelbaren Fisteln, Perforationen, Blutung.

Prognose

- Starke Rezidivneigung, bis 5 % Letalität bei Erwachsenen.

Colitis ulcerosa

Grundlagen

- **Definition:** Unspezifische chronische Entzündung des Kolons unbekannter Ätiologie, meist ab Schulalter. HLA-B27-assoziiert, kontinuierliche Ausdehnung auf Mukosa beschränkt.
- **Symptome:** Beginn meist akut, seltener schleichend, mit blutig-schleimigen Durchfällen und begleitenden Tenesmen, Anorexie, Erbrechen, Fieber, Gewichtsabnahme, psychische Labilität, chronisch-rezidivierende Verläufe. Extraintestinal Arthralgien, Iridozyklitis, Hepatopathie u.a. Häufig konflikthafte Spannungen in der Familie.
- **Komplikationen:** Toxisches Megakolon mit Dehydration, Sepsis, Hypokaliämie, Hypoproteinämie, evtl. massive Blutung. Analprolaps, Aphthen, Analfissuren, Proktitis, Strikturen, Perforation, Polyposis, erhöhtes Karzinomrisiko. Verspätete Pubertät.

Untersuchungen

- Blutbild: Anämie, Leukozytose, BSR und CRP erhöht.
- Serum: Albumin vermindert, Natrium-, Kalium-, Chloridverluste, Eisen vermindert, Eisenbindungskapazität normal bis erhöht, Magnesium vermindert, Leberwerte erhöht.
- Koloskopie: Schleimhaut vom Rektum aufwärts in unterschiedlicher Ausdehnung hyperämisch, leicht blutend, granuliert, meist oberflächliche landkartenartige Ulzera, erosive Entzündung. Kontinuierliche Ausbreitung. Eine unauffällige Rekto- oder Sigmoidoskopie schließt eine Colitis ulcerosa aus.
- Biopsie: Histologisch auf Mukosa beschränkte entzündliche Infiltrationen, Epithelnekrosen, Kryptendeformierung, Ulzera. Hinweis auf immunologische Faktoren.

Differentialdiagnose

- Akute und chronische Enterokolitiden: Besonders Salmonellen, Shigellen, Amöben, Campylobacter, Yersinien.
- Andere chronische Durchfälle: Morbus Crohn, Intoleranzen u.a. (s. S. 114).
- Andere Darmblutungen: Meckelsches Divertikel, Polypen u.a.). Purpura Schoenlein-Henoch.

Therapie

- Salazosulfapyridin oder 5-Aminosalizylsäure (5-ASA) 40 mg/kg/Tag im Schub und Intervall, faserarme Diät, Bettruhe. Bei mittelschweren Fällen dazu Prednisolon 1 – 2 mg/kg/Tag durch ca. ein halbes Jahr mit allmählichem Ausschleichen. Substitution von Eiweiß, Blut, Folsäure u.a. Vitamine, Magnesium. In schweren Fällen dazu Semielementarkost bzw. parenterale Ernährung. Bei Steroidabhängigkeit Versuch mit 6-Mercaptopurin 2 mg/kg/Tag.
- Partielle oder totale Kolektomie bei refraktären Verläufen.
- Fallweise Psychotherapie.

Prognose

- Rezidive. Kumulatives Krebsrisiko von 25% nach 20 Jahren.

Grundlagen

- **Definition:** Endstadium von chronischen Leberkrankheiten, definiert durch Umbau des Lebergewebes, Bildung von Regenerationsknoten, Bindegewebsvermehrung und Narbenbildung.
- **Formen:** Biliäre Zirrhose bei intra- und extrahepatischer Gallengangsatresie, Mukoviszidose, chronischer Cholangitis. Hämochromatose.
  Postnekrotische Zirrhose nach fulminantem Leberzellschaden, z. B. Hepatitis B, C, D, Autoimmunhepatitis, angeborenen Stoffwechselstörungen, Medikamenten, Giften, venöse Stauung (Budd-Chiari), u. a.
- **Symptome:** Milder bis schwerer Ikterus, Hepatosplenomegalie, Gedeihstörung, Pruritus, Aszites, Ödeme, evtl. Trommelschlegelfinger. Spider-nävi, Palmarerythem. Bei postnekrotischer Zirrhose sehr langsam schleichende Verläufe.
- **Komplikationen:** Pfortaderhypertension (Caput medusae), Ösophagusvarizenblutung, Malabsorption, Vitaminmangel (A, D, E, K), hepatorenales Syndrom, intrapulmonale Shunts mit Hypoxie. Foetor hepaticus, spontaner Ikterus, Spontanblutungen, Ödeme, Aszites, Anämie.
  Spätfolgen: Gallensteine. Peritonitis, Enzephalopathie, Koma, Hepatome.

Untersuchungen

- Blutbild: Anämie, Akanthozytose, Thrombozytopenie.
- Harn: Gallenfarbstoffe vermehrt.
- Serum: Transferasen und alkalische Phosphatase normal bis erhöht, Hypoalbuminämie, Immunglobuline erhöht, γ-gT erhöht, GLDH erhöht, Cholinesterase normal bis erniedrigt, hepatische Gerinnungsfaktoren normal bis vermindert.
- Ammoniak mit fortschreitender Dekompensation erhöht.
- Sonographie: Hepatosplenomegalie, unregelmäßige Densitäten, Varizen, hepatofugaler Flow in gestaute V. portae, Aszites.
- Leberbiopsie.
- Grundkrankheiten abklären: Hepatitismarker, Coeruloplasmin, Kupfer, α_1-Antitrypsin, Schweißtest u. a.
- Gastroskopie bei Verdacht auf Ösophagusvarizen.

Differentialdiagnose und Ursache

- Alle chronischen Lebererkrankungen.

Therapie und Prognose

- Grundkrankheiten, Therapie und Prävention weiterer Schäden.
- Leberinsuffizienz mit Enzephalopathie (s. S. 215).
- Ernährung: anreichern mit Maltodextrin, MCT-Öle, Vitaminsubstitution A, D, E, K oral hochdosiert oder parenteral unter Spiegelkontrollen.
- Aszites u. Ödeme: Natriumrestriktion, Furosemid 1 mg/kg 2 × oder öfter täglich (i. v. oder oral) und Spironolacton 2 – 4 mg/kg/Tag oral, Albumin i. v., Punktion nur bei Atemnot.
- Anämie: Fe, Vitamin E.
- Ösophagusvarizenblutung: Sengstaken-Sonde, Bluttransfusion, Dissektionsligatur oder Sklerosierung, evtl. Shunt-Operation. Cimetidin, evtl. Vasopressin.
- Lebertransplantation (vor Dekompensation).
- **Prognose:** Meist progredient, beim Kind Rückbildung möglich.

Reye-Syndrom

Grundlagen

- **Definition:** Akute und nicht entzündliche Enzephalopathie (Ödem) mit fettiger Degeneration der Leber, nach viralen Infekten (Influenza B, Varizellen u.a.) besonders in Kombination mit Salizylaten. Vermutlich mitochondrialer Basisdefekt.
- **Symptome:** Beginn mit grippeartigem Infekt der oberen Luftwege oder Gastroenteritis. Nach 3 – 5 Tagen Intervall mäßige Hepatomegalie, Erbrechen, Somnolenz (Stadium I – II), s.S. 567, Stupor bei Stadium III. Hirndruckzeichen.
- **Komplikationen:** Bei einem Drittel der Patienten Hyperreflexie, Hyperventilation, Krämpfe, Hirnstammeinklemmung, Dekortikationshaltung (Stadium III), später Dezerebrationshaltung (Stadium IV), schließlich Areflexie, Apnoe, Reaktionslosigkeit (Stadium V).

Untersuchungen

- Serum: Transferasen erhöht, Hypoprothrombinämie, unterschiedliche Elektrolytverschiebungen, Hypalbuminämie, CHE ↓ Hypoglykämie, Hyperammonämie; freie Fettsäuren, organische Säuren und Aminosäuren erhöht, Hypourikämie, Hypophosphatämie. Oft Erhöhung von Kreatinkinase, Laktatdehydrogenase, Amylase und Lipase bei Pankreasbeteiligung erhöht. Bilirubin kaum erhöht.
- BGA: metabolische Azidose.
- Harn: Aminoazidurie, Organazidurie.
- Hepatitisserologie negativ.
- Liquor: Pleozytose.
- CT, MR: Hirnödem.
- Sonographie: Leberstruktur unregelmäßig.
- Leberbiopsie: Fettige Degeneration, abnorme Mitochondrien.

Differentialdiagnose

- Koma anderer Ursache bei Hypoxie, Hypoglykämie.
- Intoxikation (Blei, Aspirin, Knollenblätterpilz).
- Angeborene Stoffwechselstörung (Harnstoffzyklus, Fruktoseintoleranz, Karnitinmangel).

Therapie

- Stadium I und II: Genaue Überwachung der Klinik, der Laborwerte und hämodynamisches Monitoring. Flüssigkeitsrestriktion.
- Ab Stadium III: Intubation, Hirndruckmessung und Hirnödemtherapie (s.S. 567).
- Korrektur der Hypoglykämie (s.S. 438), der Elektrolytentgleisungen (s.S. 583) und der Hyperammonämie (Peritonealdialyse oder Hämofiltration).

Prognose

- Letalität bei 75% in den Stadien IV – V.

Grundlagen

- **Formen:** akut und chronisch.
- **Ursachen:** Infektionen (Hepatitis A, B, C, Epstein-Barr-Virus u. a.), Stoffwechselerkrankungen (Reye-Syndrom, Morbus Wilson, Galaktosämie u.a.), Medikamente (Paracetamol, Anästhetika, Salizylate, Strahlen u.a.), Gifte (Tetrachlorkohlenstoff, Alkohol, Knollenblätterpilz), Ischämie (Schock, Hitzschlag, akute Lungeninsuffizienz u. a.) u. a. chronische Leberkrankheiten.
- **Symptome:** Ikterus, Erbrechen, Anorexie im Verlauf einer Lebererkrankung. Bewußtseinseintrübung, Unruhe, Desorientiertheit → Coma hepaticum, Aszites, spontane Blutungen.
- **Untersuchungen:** siehe Reye-Syndrom S. 214.

Therapie

- Grundsatz: Systemische Auswirkungen beseitigen bzw. vorbeugen, spontane Regeneration der Leberzelle fördern.
- Hochprozentige Glukose in Dauertropf mit Blutzuckerkontrollen.
- Parenterale Ernährung mit 15 – 20% Glukose und spezifischen L-Aminosäure-Gemischen über zentralen Venenkatheter. Elektrolytausgleich.
- Vitamin K 5 – 10 mg/Tag i. v. für drei Tage, danach 1 – 2 mg/Tag, wenn Prothrombin weiterhin niedrig.
- Gegen Enzephalopathie: Nahrungspause, Darmentleerung mit Laktulose 1 ml/kg alle sechs Stunden, evtl. plus Neomycin 50 mg/kg/6 Stunden.
- Nasogastrale Sonde: Früherkennung von Blutungen und Medikamentenapplikation.
- Keine Sedativa.
- Gerinnungsstörung mit Fresh frozen plasma, Faktorenkonzentraten korrigieren.
- Ödeme: Natriumarme Ernährung, Furosemid 1 mg/kg zweimal täglich und Spironolacton 2 – 4 mg/kg/Tag oral, bei Hypoalbuminämie Albumininfusion 0,5 g/kg in 4 – 6 Std.
- Bei Hirnödem: Hirndruckmonitoring.
- Niereninsuffizienz (s. S. 354).
- Aggressive Infektionsbehandlung.
- Lebertransplantation vor irreversiblen Schäden anderer Organe.

Kontrollen

- Gewicht, Blutbild, Harnstatus und -bilanz, Gerinnung, Leberfunktionswerte, Serumalbumin, Elektrolyte, Blutglukose, Ammoniak, Harnstoff, Kreatinin, Blutgasanalyse.

Pankreatitis

Grundlagen

- **Ursache:** Meist akute, selten chronische Entzündung des Pankreas.
- **Formen:**
  - Akute oder akut rezidivierende Pankreatitis, verursacht durch Infektionen (Mumps u.a.), toxische Substanzen (z.B. L-Asparaginase, Alkohol, Schock, Proteinmangel, Diabetes u.a.), Gallenwegsfehlbildungen (Trauma, Obstruktion, Mukoviszidose u.a.). Pankreasfehlbildungen (P. divisum), Pankreastraumen.
  - Chronische Pankreatitis: Hereditäre oder idiopathische juvenile Form und chronischer Verlauf akuter Ursachen.
- **Symptome:** Schmerzen im Oberbauch gürtelförmige Ausstrahlung, verstärkt durch Nahrungsaufnahme, Erbrechen, Fieber, Druckschmerz und Abwehrspannung im linken Oberbauch, akutes Abdomen, verminderte Peristaltik bei Ileus, Schock. Resistenz bei traumatischer Pseudozyste. Symptome der Grundkrankheit (Mumps, Mukoviszidose, Eiweißmangel, Leukämie u.a.). Chronische Verläufe mit Gedeihstörung, Meteorismus, Aufstoßen, Unverträglichkeit fetter Speisen.
- **Komplikationen:** Nekrotisierende Pankreatitis mit Schock und Tod. Eitrige Pankreatitis, DIC, Hyper-, Hypoglykämie, Hypokalzämie. Steatorrhö nach 90% Gewebszerstörung.
  Fieber, Pleuraergüsse, Dyspnoe, Aszites, Oligo-Anurie

Untersuchungen

- Erhöhung der Serumamylase und -lipase sowie Harnamylase (nicht immer vorhanden), fallweise Hyper-Hypoglykämie, Ca ↓.
- Sonographie: Schwellung, Strukturveränderungen (Pseudozysten), Nekrosestraßen. CT: bei Pseudozysten und Nekrosestraßen.
- Schweißtest bei Verdacht auf Mukoviszidose.
- Röntgen: Röntgenaufnahme des Abdomens, ERCP nur bei größeren Kindern, bei Verdacht auf Pleuraerguß Röntgen-Thorax a.-p.
- Chymotrypsin im Stuhl (vermindert), evtl. Paraaminobenzoesäure-(PABA)Test (< 20% Harnausscheidung), Stuhlfett (> 4 g/Tag). Stuhlstickstoff (> 1 g/Tag).

Differentialdiagnose

- Für akute Pankreatitis: Ulkus, Cholezystitis, Hepatitis, Milzruptur, Peritonitis, basale Pneumonie und Pleuritis, Pyelonephritis.
- Für chronische Pankreatitis: Angeborene Enzymdefekte, Shwachman-Diamond- Syndrom, Tumoren (Nesidioblastose, Zollinger-Ellison-Syndrom).

Therapie

- Akute Pankreatitis:
  - Nahrungs- und Flüssigkeitskarenz, Magensonde, parenterale Ernährung mit Ausgleich des Flüssigkeitsdefizits, der Elektrolytverschiebung, der Hypoglykämie.
  - Schockprophylaxe mit Plasmaexpandern.
  - Schocktherapie s.S. 543.
  - Analgetika: Procainhydrochlorid, kein Morphin.

  - Hemmung der Magensäuresekretion: Cimetidin 20 mg/kg/Tag, Ranitidin 2 mg/kg/h.
  - Antibiose bei bakterieller Superinfektion.
  - Operative Maßnahmen bei großen Zysten (> 5 cm), bei Nekrosestraßen und bei Abszessen, je nach kinderchirurgischem Konsil.
  - oraler Kostaufbau nach Schmerzfreiheit und normaler Amylase/Lipase mit fett- und eiweißreduzierter Schonkost.
- Behandlung der Grundkrankheit (Fehlbildungen u. a.).
- Chronische Pankreatitis: Fettarme Diät, Pankreasenzyme (Kreon 2 – 4 Kps. vor den Mahlzeiten), Vitamine A, D, E, K.

Prognose

- Lebensgefahr bei nekrotisierender Pankreatitis, Defektheilungen.

Rhinopharyngitis

Grundlagen

- **Definition:** Eigenständige oder begleitende Infektion des Nasen-Rachen-Raums, oft Ausbreitung auf andere Luftwegsabschnitte.
- **Erreger:** Meist Viren (RS-, Rhino-, Adeno-, Coxsackie-, ECHO-, Parainfluenzaviren u. a.), seltener Bakterien (Streptokokken, Haemophilus influenzae, Pneumokokken u. a.).
- **Symptome:** Beginn mit Kratzen im Pharynx und Niesen, Rötung der Schleimhäute, behinderte Nasenatmung, zuerst wäßriger, später schleimiger, bei bakteriellen Infektionen eitriger Schnupfen. Manchmal Schleimstraße an Rachenhinterwand. Fieber nicht obligat. Symptome einer eventuellen Grundkrankheit (Masern, Röteln, Scharlach u. a.).
- **Komplikationen:** Trinkschwierigkeiten und obstruktive Schlafapnoen mit SIDS-Gefahr bei Säuglingen, die vorwiegend durch die Nase atmen. Sinusitis maxillaris, ethmoidalis, selten frontalis. Otitis media, Epistaxis.

Untersuchungen

- Blutbild, sonst keine Laboruntersuchungen bei unkompliziertem Verlauf.
- Erregernachweis im Nasen-Rachen-Abstrich bei heftiger Entzündung, eitrigem Schnupfen und bei Komplikationen.
- Objektivierung etwaiger Grundkrankheiten (s. o.).

Differentialdiagnose

- Chronisch-rezidivierende Rhinitis bei trockener Luft, Allergie (s. S. 284), Adenoiden (s. S. 223), Sinusitis (s. S. 219), Fremdkörper (s. S. 230), Septumdeviation, Fehlbildungen, Polypen, Tumoren, vasomotorische Rhinitis, Immundefekt (polytope Infektion!).
- Wasserklare Liquorrhö nach frontobasaler Fraktur (Dextrostix).

Therapie

- Abschwellende Nasentropfen bei behinderter Atmung, Trinkstörungen und Komplikationen: Oxymethazolin (0,025 % und 0,05 %) oder Naphazolin 0,2 % maximal durch 7 Tage wegen Rebound-Effekts mit Schleimhautödem. Cave: Überdosis!
- Luftbefeuchtung bzw. Nasentropfen mit physiologischer NaCl-Lösung.
- Behandlung der Grundkrankheit.

Grundlagen

- **Definition:** Bakteriell bedingte Entzündung der Schleimhäute der Sinus maxillaris, frontalis (ab 10. Lebensjahr), ethmoidalis (ab Säuglingsalter), meist im Gefolge von Rhinopharyngitis, begünstigt durch Nasenwegsobstruktionen z. B. Adenoide, Mukoviszidose, Immundefekt, immotiles Ziliensyndrom.
- **Erreger:** Meist Haemophilus influenzae, Pneumokokken, Staphylokokken, Moraxella catarrhalis, Streptokokken, auch Anaerobier.
- **Symptome:** Rhinitis (häufig chronisch), Spontan- und Klopfschmerz über den entsprechenden Nebenhöhlen, selten Fieber oder Weichteilschwellung, auch unspezifische Kopfschmerzen. Lokal evtl. Schleimeiterstraße im Nasengang und Oropharynx.
- **Komplikationen:** Chronische Sinusitis, Osteitis, Zellulitis (z. B. Orbitalphlegmone bei Ethmoiditis), selten Meningitis, Hirnabszeß.

Untersuchungen

- Blutbild, BSG, ggf. CRP.
- Röntgenbilder der Nasennebenhöhlen: Verschattungen, Schleimhautverdikkung > 5 mm, Spiegelbildung.
- Ultraschall (kann Röntgen ersetzen).
- Fallweise Rhinoskopie mit Zytologie und Erregernachweis
- Fallweise CT, MR bei Therapieresistenz.
- Nasale Endoskopie und Punktion nur in Sonderfällen.

Differentialdiagnose

- Schleimhautschwellung im Rahmen von Atopie und Infektionen der unteren Luftwege (keine spezielle Therapie).
- Zahnwurzeleiterungen.
- Tumoren: Z.B. Rhabdomyosarkom, Fibrome u. a.

Therapie

- Abschwellende Nasentropfen: Oxymethazolin (0,025% oder 0,05%) oder Naphazolin (0,2%), evtl. kombiniert mit Antihistaminika.
- Luftbefeuchtung.
- Antibiotika: Siehe wie bei Otitis media (s. S. 220) bzw. nach Antibiogramm.
- Behandlung begünstigender Krankheiten, z. B. Adenoidektomie.
- Punktion und Drainagen in Sonderfällen.

Otitis media acuta

Grundlagen

- **Definition:** Ein- oder beidseitige, seröse bis eitrige Entzündungen des Mittelohrs, meist im Zusammenhang mit Rhinopharyngitis, über Tuben aufsteigend, begünstigt durch Obstruktion der Tuben (z. B. Adenoide).
- **Erreger:** Pneumokokken, Haemophilus influenzae, Streptokokken, Moraxella catarrhalis, selten Viren (Influenza, Masern), bei Hospitalinfektionen, Mukoviszidose und immunsupprimierten Patienten auch Pseudomonas aeruginosa.
- **Symptome:** Greifen an das Ohr, bei klopfenden, stechenden Schmerzen, Schmerzreaktionen: Schreien bei Säuglingen, Unruhe bei älteren Kindern, Fieber (50%) hoch, Tragusdruckschmerz, retro- und infraaurikulär, Perforation des Trommelfells: spontanes Nachlassen des Schmerzes und eitriger Ohrfluß (auch nach Parazentese).
- **Komplikationen:** Chronisch-rezidivierende Otitis, chronische Perforation, Hörverlust, Mastoiditis, Labyrinthitis (mit Ataxie), Fazialisparese, Cholesteatom, Meningitis concomitans, Sinusthrombose, Hirnabszeß.
  Gradenigo-Syndrom: Mastoiditis mit Sinusthrombose, Stauungspapille, Abduzens-, evtl. Fazialisparese.

Untersuchungen

- Blutbild, BSG, evt. CRP.
- Bakteriennachweis nur aus Eiter nach Perforation oder Parazentese sinnvoll.
- Bei Mastoiditisverdacht Röntgen nach Schüller-Stenvers, ggf. CT oder MR, fallweise Liquor. Hörprüfung bei chronischem Verlauf und Komplikationen.
- Otoskopie: Verschwinden des Lichtreflexes, Verdickung des Trommelfells mit umschriebender oder diffuser Rötung, evtl. Vorwölbung, ggf. Eiter im Gehörgang, daher Gelbfärbung. Bei Pseudomonas bläulich-grünliches Sekret im Gehörgang.

Differentialdiagnose

- Seromukotympanon: Nicht entzündlicher Mittelohrerguß.
- Rötung des Trommelfells nach Entfernung von Zerumen, bei hohem Fieber und starkem Weinen.
- Gehörgangsentzündung mit Myringitis, häufiger nach Baden und Tauchen.
- Fortgeleitete Schmerzen, z. B. bei Angina, Mumps u. a.
- Andere Erkrankungen: Tumoren (Rhabdomyosarkom, Langerhans-Zelltumor), Fremdkörper u. a.).

Therapie

- Antibiotika: Amoxycillin 50 mg/kg KG/Tag, in schweren Fällen mit Clavulansäure oder Erythromycin 20 – 40 mg/kg/Tag, Cefaclor oder andere orale Cephalosporine. Dauer 10 – 14 Tage. Bei Pseudomonas 30 – 80 mg Ceftazidim i. v., 2 – 3 ED.
- Ohrtropfen: Nur bei starken Schmerzen als Antiphlogistika.
- Schmerzmittel: Paracetamol, Azetylsalizylsäure.
- Parazentese, Drainagen, Adenotomie u. a.: Indikationsstellung zusammen mit HNO-Facharzt.
- NMR bei Verdacht auf Mastoiditis und Gradenigo-Syndrom.

Grundlagen

- **Ursachen:** Die häufigsten Ursachen sind Entzündungen (Parotitis epidemica (s. S. 478), rekurrierende idiopathische Parotitis, eitrige Parotitis) und gutartige Tumoren (Lymphhämangiom, Mischtumoren), seltener maligne Erkrankungen (Leukämie, Lymphome).
- **Symptome:**
  - Schwellung des Drüsenkörpers, bei Parotitis epidemica meist beidseitig, schmerzhaft bei Entzündungen, sonst indolent.
  - Hämangiome meist innerhalb der ersten Lebenswochen, oft an Hautmitbeteiligung erkennbar, manchmal rasch wachsend.
  - Bei eitriger Entzündung Eiter aus dem Ductus ausdrückbar.
  - Bei malignen Tumoren weitere Krankheitszeichen.

Untersuchungen

- Meist an der Klinik erkennbar, evtl. Antikörper.
- BSR, CRP erhöht, Leukozytose bei eitriger Parotitis, Bakteriennachweis.
- Bei unklaren Schwellungen Nadelbiopsie bzw. Suche nach Grundkrankheit.

Differentialdiagnose

- Lymphknotenschwellungen präaurikulär oder im Kieferwinkel.
- Ödeme.
- Pneumoparotitis bei Spielen eines Blasinstrumentes.

Therapie

- Mumps und idiopathisch rekurrierende Parotitis: Trockene Wärme, evtl. Analgetika, Antipyretika.
- Eitrige Parotitis: Antibiotika (meist Staphylokokken). S. Antibiotika
- Hämangiome: Bei raschem Wachstum Kortikosteroide.
- Lymphangiome: Exstirpation.
- Prophylaxe von Mumps durch Lebendimpfung.

Prognose

- Bis zu 10% Rezidive bei idiopathischer Form.

Tonsillitis (Angina)

Grundlagen

- **Definition:** Eigenständige oder begleitende Entzündung der Tonsillen.
- **Erreger:** β-hämolysierende Streptokokken der Gruppe A, auch Staphylokokken u. a., Viren (Adeno-, Coxsackie-, Herpes-, Epstein-Barr-Virus u. a.).
- **Symptome:** Halsschmerzen, Rötung und Schwellung der Tonsillen, Schluckbeschwerden, meist Fieber, Schwellung der Kieferwinkellymphknoten.
- **Formen:** Angina catarrhalis mit Rötung, Angina follicularis mit Stippchen, Angina lacunaris mit weißlichen Belägen in den Krypten.
  - Tonsillitis tritt auch auf als katarrhalische Begleitentzündung banaler Virusinfekte (Rhinopharyngotonsillitis),
  - als charakteristische Entzündung bei Scharlach (follikulär-lakunäre Beläge), Mononukleose (weißgelbe haftende Beläge), Diphtherie (grauweiße festhaftende „pseudomembranöse" Beläge), Angina agranulocytotica (schmierige Ulzera/Nekrosen, Foetor ex ore); Angina Plaut-Vincenti (oft einseitig, grauweißer Belag, Nekrosen schmierig, leicht blutende Ulzera); Tuberkulose, Hand-Mund-Fuß-Krankheit (Coxsackie-Viren, Aphthen an Zunge und Mundschleimhaut, palmare, plantare und interdigitale Bläschen) und bei Herpangina (Coxsackie-Viren, Aphthen auf Tonsillen, Uvula und Gaumenbögen), Soor (weiße punktförmige Beläge).
- **Komplikationen:** Rheumatisches Fieber und Glomerulonephritis nach Streptokokkenangina. Tonsillar- und Retropharyngealabszeß, Sepsis. Chronische Tonsillitis (selten). Abszedierende Lymphadenitis.

Untersuchungen

- Blutbild, Harn, evtl. CRP.
- Erregernachweis von Tonsillenabstrich.
- AST > 400 E, Tuberkulintest.
- Objektivierung etwaiger Grundkrankheiten (Mononukleose u. a.).

Differentialdiagnose

- Tonsillenhyperplasie: Verstärkte Stimulation des Immunsystems ohne Entzündungszeichen.
- Tumoren des lymphatischen Systems im Bereich der Tonsillen bzw. der zervikalen Lymphknoten (Biopsie bei unklarer Genese!).

Therapie

- Bei Streptokokkenangina Penicillin G 3 × 200 000 bis 400 000 E oral durch 10 Tage oder Benzathin-Depot-Penicillin 600 000 bis 900 000 E als einmalige Gabe i.m. oder Erythromycin 30 – 50 mg/kg KG oral bzw. andere Makrolide durch 10 Tage.
- Behandlung der Grundkrankheit.
- Keine Tonsillektomie im Akutstadium. Indikation nur bei beträchtlicher Luftwegsobstruktion.
- Bei Retropharyngealabszeß, Peritonsillar- : Abszeßspaltung.

Grundlagen

- **Definition:** Häufige Vergrößerung der Rachenmandel, meist verstärkte physiologische Reaktion des Immunsystems.
- **Symptome:** Bei obstruierender Hyperplasie behinderte Nasenatmung, offenstehender Mund, Rhinolalie, Schnarchen, Deformierung des Gaumens (Facies adenoidea), gestörter Schlaf mit obstruktiven Apnoen, Appetitlosigkeit, Gedeihstörung, Reizhusten.
- **Komplikationen:** Chronisch-rezidivierende Rhinitis, Sinusitis, Otitis media, Hörstörung, Adenoiditis (meist Streptokokken). In seltenen Fällen schwere obstruktive Apnoen bis zur nächtlich betonten Hypoventilation, Thoraxdeformierung, pulmonale Hypertension und Cor pulmonale.

Untersuchungen

- Posteriore Rhinoskopie oder nasale Endoskopie.
- Hörprüfung.
- Evtl. Polysomnographie auf obstruktive Apnoen.

Differentialdiagnose

- Rezidivierende allergische Entzündungen.
- Tumoren: Polypen, Lymphome u. a.
- Fremdkörper in der Nase.
- Mißbildungen des Nasopharynx (Spaltbildungen, Zysten, Choanalatresie).
- Schlafapnoesyndrom zentraler Ursache.

Therapie

- Indikationen zur Adenoidektomie: Obstruktion des Nasopharynx mit Atembehinderung bzw. oben genannte Komplikationen und rezidivierende Adenoiditis. Durchführung meist nicht vor dem 5. Lebensjahr nötig, bis dahin häufig spontane Regression.
- Therapie der Komplikationen.

Laryngitis stenosans, Kruppsyndrom

Grundlagen

- **Synonyma:** Pseudokrupp, Kruppsyndrom.
- **Formen** und **Charakteristika:** s. Tab. 26

Tabelle 26 Ätiologien und Charakteristika des Pseudokrupps

Krankheitsbild	Ätiologie	Klinische Charakteristika
Akuter infektiöser Krupp (Laryngitis hypoglottica, virale Laryngotracheitis, Pseudokrupp im engeren Sinne)	Parainfluenzaviren (RS-, Adeno-Influenzaviren)	Beginn mit Erkältung während 1 – 3 Tagen, inspiratorischer Stridor, bellender Husten, Heiserkeit, Einziehungen
Spastischer Krupp („spasmodic croup“, „recurrent croup“)	allergisch-infektiöse Genese wahrscheinlich	nächtlicher Befall aus vollem Wohlbefinden mit Atemnot, bellendem Husten und inspiratorischem Stridor
Bakterielle Laryngotracheobronchitis	Staphylococcus aureus, Pneumokokken, Haemophilus influenzae	rasch progredienter Verlauf mit hohem Fieber, Stridor, Einziehungen, Husten, Heiserkeit, gelegentlich Schluckschmerzen

- **Ursachen:** s. Tab. 26, zusätzlich:
  Einfluß von Schadstoffen in der Luft (auch Rauchen!) als Schleimhautirritans und Wegbereiter. Altersgipfel zwischen 1. und 4. Lebensjahr.
- **Symptome und Stadien:** Unter fieberhaftem Infekt der oberen Luftwege meist nachts rasch zunehmender bellender Husten, Heiserkeit und Stridor.
  - Stadium I: Bellender Husten, Heiserkeit.
  - Stadium II: Zusätzlicher inspiratorischer Stridor, leichte Einziehungen.
  - Stadium III: Konstanter Stridor, starke Einziehungen, Blässe, Tachykardie, Dyspnoe.
  - Stadium IV: Zusätzlich Zyanose oder Blässe, rasche respiratorische Dekompensation. Scheinbares Ruhigerwerden mit oberflächlicher Atmung kann eine Besserung vortäuschen!
- **Komplikationen:** Ersticken.

Untersuchungen

- Vorsichtige Racheninspektion: Ausschluß einer Epiglottitis.
- Blutbild, BSR, evtl. CRP: Ausschluß einer bakteriellen Infektion.
- Blutgasanalyse.
- Thoraxröntgen mit Halseinschluß bei Persistenz der Symptome für >1 Tag: Evtl. Hinweise auf Fremdkörperaspiration, Komplikationen.

Differentialdiagnose

- S. Tabelle 27 und 28

Tabelle 27 Differentialdiagnose des Pseudokrupps

Krankheitsbild	Ätiologie	Klinische Charakteristika
Epiglottitis (Laryngitis epiglottica, Supraglottitis)	Haemophilus influenzae	rasch progredienter Verlauf; Beginn mit „Angina", Dysphagie, Speichelfluß, hohes Fieber, karchelnde Atmung, typische Schonhaltung
Fremdkörperaspiration		plötzlicher Beginn mit Husten und Stridor, FK-Anamnese
Echter Krupp	Corynebacterium diphtheriae	langsame Zunahme der Atembehinderung im Rahmen einer Diphtherie

Tabelle 28 Differentialdiagnose Epiglottitis und akuter infektiöser Krupp

	Epiglottitis	akuter infektiöser Krupp
Alter (meist)	2–7 J.	1/2–2 J.
Vorbestehende virale Infektionen	– (bis +)	+
Verschlechterung	rasch	variabel
Körperstellung	sitzend	nicht typisch
Inspiratorischer Stridor	– bis +++	+++
Fieber	+++	+ bis +++
Blässe	+++	+
Schluckakt schmerzhaft	+++	–
Dysphagie	+++	–
Kloßige Sprache (hot potato voice)	+++	–
Speichelfluß	+++	–
Heiserkeit	–	+++
Bellender Husten	–	+++

- Epiglottitis (s. S. 575 und 227 und Tabelle 28).
- Stridor laryngis congenitus.
- Fehlbildungen (Pierre-Robin-Syndrom, Spaltbildungen u. a.).
- Stimmbandlähmung.

Laryngitis stenosans, Kruppsyndrom

Therapie

- Luftbefeuchtung: Z.B. Wasserdampf im Badezimmer oder frische kalte Luft.
- Ab Stadium II Krankenhauseinweisung.
- Micronefrininhalation (Epinephrin-Razemat): 0,4 ml auf 4 ml Aqua destillata ab Stadium II.
- Kortikosteroide bei Erkrankungsprogredienz trotz Micronefrintherapie (Dexamethason) i. v. oder Rectodelt 100 mg Supp. ab Stadium III.
- Sedierung nur in Sonderfällen.
- Ab Stadium IV: Intubation, bis dahin Beutelbeatmung während des Transports ins Krankenhaus.
- Antibiotika bei Laryngotracheobronchitis.

Grundlagen

- **Definition:** Akute phlegmonöse Entzündung mit massivem Ödem der Epiglottis meist im Rahmen einer Haemophilus influenzae-Infektion. Altersgipfel 3.–7. Lebensjahr.
- **Symptome:** meist fulminanter Verlauf, beginnend mit Hals- und Schluckschmerzen, Nahrungsverweigerung, meist kein Husten. Rascher Fieberanstieg, septisches-toxisches Zustandsbild. Kloßige Sprache, Speichelfluß. „Karchelnde Atmung", Einziehungen und Dyspnoe. Kind sitzt nach vorn gebeugt mit abgestützten Armen. Geschwollene Halslymphknoten. Evtl. glasige, kugelig prominente Epiglottis mit hochroter Umgebung sichtbar. Immer Lebensgefahr.
- **Komplikationen:** Ersticken, Lungenödem.

Untersuchungen

- **Cave:** bei Verdacht auf akute Epiglottitis sind eine Racheninspektion und Manipulationen wegen der Gefahr massiver Ödemzunahme unbedingt zu vermeiden!
- Blutbild, BSR und CRP (Sepsiszeichen).
- Blutkultur auf Haemophilus influenzae.
- Blutgasanalyse.
- Thoraxröntgen.

Differentialdiagnose

- Siehe Tabellen 27 und 28, S. 225.
- Septische Angina.

Therapie

- Zügiger sitzender Transport des Kindes in Intubationsbereitschaft mit Notarztwagen.
- Die endotracheale Intubation sollte nur in Extremfällen durchgeführt weden, nur erfahrener Intubateur (Intubationsschwierigkeiten!).
- Sauerstoffinsufflation 4–6 l/Min.
- Ggf. assistierte Beutelbeatmung (ist immer möglich!).
- Bei Atemstillstand und drohender Hypoxie Maskenbeatmung. Später evtl. bei Unmöglichkeit der Intubation transtracheale Kanülierung bzw. Konitomie.
- Antibiotika: Ampicillin i. v. 200–300 mg/kg KG/Tag über 8–10 Tage oder Ceftriaxon i. v. 80 mg/kg KG/Tag (1 Dosis).

Prognose

- Gut bei rechtzeitiger Diagnose.

Thymushyperplasie, DD Mediastinalerkrankungen

Grundlagen

- **Definition:** Vor allem im Säuglingsalter häufige ein- oder beidseitige Vergrößerung des Thymus, die sich meist spontan zurückbildet.
- **Symptome:** Meist symptomloser Zufallsbefund.
- **Komplikationen:** Persistierende Thymushyperplasie.

Untersuchungen

- Blutbild: Meist altersgemäße Lymphozytose
- Thoraxröntgen: Im a.-p. Bild ein- oder beidseitige segelartige Verbreiterung des Mediastinums, im seitlichen Bild Verschattung des Retrosternalraums.
- Bei Persistenz (s. Differentialdiagnose) Knochenmark, CT, Tumormarker, evtl. histologische Untersuchung nach Biopsie oder Resektion.

Differentialdiagnose

- Andere Prozesse des vorderen Mediastinums: Persistierender Thymus, Thymom, Lymphom, Teratom. Thyreoideatumor oder -vergrößerung.
- Prozesse des hinteren Mediastinums: Neuroblastom (Katecholamine), Duplikaturen des Verdauungstrakts.
- Prozesse des oberen Mediastinums: Zystisches Hygrom, Hämangiom, Struma (Scan).
- Prozesse des mittleren Mediastinums: Reaktive Vergrößerung von Lymphknoten, Lymphome, bronchogene Zysten, perikardiale Zysten oder Tumoren, Aortenaneurysma, Fehlbildungen der großen Gefäße, Mediastinitis (Sonographie).

Therapie

- Keine bei symptomloser Thymushyperplasie.
- Bei Persistenz oder progredientem Wachstum operative Entfernung.

Grundlagen

- **Formen:**
  - Agenesie, Aplasie und Hypoplasie.
  - Lungensequestration.
  - Kongenitales Lobäremphysem.
  - Kongenitale Lungenzysten.
  - Bronchogene Zysten und Stenosen (Tracheomalazie).
  - Zystisch-adenomatoide Malformation.
- **Symptome:** Vom Ausmaß der Fehlbildung und von der Verdrängung des gesunden Lungengewebes abhängige chronische Atemnot, evtl. bereits Asphyxie bei Geburt. Asymmetrische Atmung, ggf. Thoraxdeformation. Neigung zu Infektionen.

Untersuchungen

- Blutgasanalyse (unverändert oder respiratorische Azidose).
- Thoraxröntgen: Fehlendes Lungengewebe oder mono- bzw. multizystische Aufhellungen und unregelmäßig begrenzte Verschattungen oder multiple emphysematöse Bezirke mit Verziehung bzw. Verdrängung des Mediastinums.
- Wahlweise CT, Angiographie, Bronchoskopie, Bronchographie, Isotopenuntersuchungen.
- Lungenfunktionsprüfungen.

Differentialdiagnose

- Entzündliche Infiltrationen, Lungenabszeß.
- Atelektasen.
- Zwerchfellhernie.
- Pneumothorax.
- Kombinierte Fehlbildungssyndrome mit Lungenhypoplasie: Potter-Syndrom, asphyxierende Thoraxdystrophie u. a.

Therapie

- Beobachtung (kleinere Fehlbildungen ohne respiratorische oder infektiöse Komplikationen).
- Operative Resektion der Zysten, der Sequestration und des Lobäremphysems.
- Fallweise Pneumoniebehandlung.

Fremdkörperaspiration

Grundlagen

- **Definition und Ursache:** Vorwiegend im Kleinkindesalter Aspiration von Nüssen (50%), Erbsen, Bohnen, verschiedene Nahrungsmittelteile, kleine Spielsachen (z.B. Lego), kleine Münzen u.a. Rezidivierende Speiseaspiration bei Zerebralschädigung.
- **Symptome:** Plötzlicher Hustenanfall, Atemnot, Zyanose, manchmal pfeifende Atmung besonders nach dem Essen oder beim Spielen. Häufig symptomfreies Intervall mit neu einsetzenden Symptomen, evtl. nach Wochen. Perkutorisch hypersonorer Klopfschall bei Überblähung infolge Ventilmechanismus auf Aspirationsseite und asymmetrisches Atemgeräusch.
- **Komplikationen:** Atelektase, Pneumonie, Ersticken.

Untersuchungen

- Trachealpalpation in Fossa suprasternalis (seitliches Trachealwandern bei einseitigem Ventilmechanismus).
- Thoraxröntgen a.-p. und seitlich: Transparenzunterschied, ggf. Atelektase, Medialstinalverschiebung.
- Thoraxdurchleuchtung: Mediastinalwandern.
- Tracheobronchoskopie: Immer bei begründetem Verdacht!

Differentialdiagnose

- Laryngotrachealtrauma.
- Asthma, obstruktive Bronchitis mit Schleimpfropf.
- Jede akute Atemnot.
- Therapieresistente Pneumonie, Fehlbildung.
- Pseudokrupp (s. Tabellen 27 und 28)

Therapie

- Extraktion des Fremdkörpers mittels Endoskopie möglichst frühzeitig.
- Thoraxphysikotherapie, besonders bei Atelektasen.
- Antibiotika bei Pneumonie (Anaerobier bei massiver Aspiration berücksichtigen).
- Erstickungsanfall: Bei Säuglingen Hängelage mit Kopf nach unten, 3 Schläge mit Hand zwischen Schulterblätter, dann Lagerung auf feste Unterlage und 3 Thoraxkompressionen wie bei Herzmassage. Bei größeren Kindern evtl. Heimlich-Handgriff mit Umfassen des Kindes von hinten, Faust stoßartig in Epigastrium nach hinten und oben drücken. Cave: Erbrechen. Künstliche Beatmung.

Grundlagen

- **Definition:** Eigenständige oder begleitende Infektion der Bronchialschleimhaut, Einbeziehung aller Luftwegsabschnitte, bei Säuglingen oder Kleinkindern häufig mit Bronchialobstruktion, als Bronchiolitis im 1. Lebensjahr besonders schwer verlaufend
- **Erreger:** 90% Viren (s. Rhinopharyngitis), bei Bronchiolitis meist RS-Viren.
- **Symptome:** Beginn mit Schnupfen, dann trockener Reizhusten. Auskultation: Fein-, mittel- bis grobblasige, nicht klingende Rasselgeräusche (RG). Bei obstruktiver Bronchitis verschiedengradige Obstruktionssymptome wie exspiratorisches Giemen und Brummen, Überblähung.
  Bei Bronchiolitis schlechter Zustand, Nasenflügeln, Einziehungen, schwere Tachy- und Dyspnoe, auskultatorisch frühinspiratorische klingende RG, Zyanose.
- **Komplikationen:** Häufig begleitende Bronchopneumonie, respiratorische Dekompensation, beim jungen Säugling Apnoe. Rezidivierende oder chronische Bronchitis (3 Mo. kontinuierliche RG), Übergang in Asthma, bakterielle Superinfektion meist nur in Sonderfällen (CF).

Untersuchungen

- Blutbild, BSG, evtl. CRP.
- Thoraxröntgen: Überblähung, Atelektasen, ggf. bronchopneumonische Infiltrate, nur bei Verdacht auf andere Lungenerkrankung indiziert.
- Viraler Erregernachweis: aus Rachensekret.
- Blutgasanalyse bei schweren Formen.

Differentialdiagnose

- Pneumonie.
- Fremdkörperaspiration, Fehlbildungen, mechanische Obstruktionen (Tumor u. a.), Herzfehler, Mukoviszidose, Bronchiektasien, Immotiles-Zilien-Syndrom, Immundefekt, chemische Reize.
- Bei chronischem oder rezidivierendem Husten mit Obstruktion: Asthma bronchiale, exogen allergische Alveolitis und obengenannte Ursachen.

Therapie

- Einfache Bronchitis: Luftanfeuchten, in Sonderfällen Hustensedativa, Sekretolytika. Keine Kombination von Hustensäften, (Ambrexol, Bromhexin, ACC mit Codein!)
- Obstruktive Bronchitis: β_2-Sympathikomimetika, evtl. Prednisolon wie bei Asthmatherapie (s. S. 233) in Abhängigkeit von der Schwere der Krankheit, Chronizität der Symptome und ggf. vorhandenem Asthmaverdacht.
- Bei Bronchiolitis: Krankenhauseinweisung, parenterale Flüssigkeitszufuhr, O_2, evtl. Beatmung.
- Antibiotika nur bei bakteriellen Infektzeichen.
- Thoraxphysikotherapie bei Atelektasen.
- Vermeiden unspezifischer Reize (s. Asthma).

Asthma bronchiale

Grundlagen

- **Häufigkeit:** Häufigste chronische Erkrankung des Kindesalters (4–10% aller Kinder).
- **Ätiologie:** Chronische, immunologisch getragene Entzündung der Bronchialmukosa mit bronchialer Hyperreaktivität. Asthmaanfall kann ausgelöst werden durch Allergene (Pollen, Hausstaubmilbe, Tierepithelien, Eiweiß des Katzenspeichels), Kälte, Staub, chemische und osmotische Reize, Anstrengung (exercise-induced asthma) oder psychische Belastung. Infekte und Smog (NO, SO_2, Ozon und Staub) schädigen die Schleimhäute und können Wegbereiter für Allergien werden.
- Pathogenese: Bronchiale Hyperreaktivität plus exogener Auslösefaktor triggern die asthmatische Reaktion. Diese besteht aus Hypersekretion der Schleimhautdrüsen, Ödem der Mukosa und Spasmus der Bronchialmuskulatur. Alle drei Faktoren führen zur intrathorakalen Luftwegsobstruktion.
- **Symptome:**
  - Erstmanifestion oft schon beim Säugling, oft auch im 2.–4. Lebensjahr mit rezidivierenden obstruktiven Bronchitiden oder mit protrahiertem „Wheezing", bei älteren Kindern trockener Husten, anfallsartige Dyspnoe, Bauchschmerzen, glasiger, zäher Schleim. Im Anfall Unruhe, Bewußtseinstrübung, Zyanose, Hypertonus, paradoxer Puls. Bei über 90% der Fälle symptomfreie Intervalle.
  - Perkussion im Anfall mit hypersonorem Klopfschall, auskultatorisch verlängertes Exspirium, exspiratorisches Giemen und Brummen, trockene bis feinblasig feuchte RG.Häufige Kombination mit anderen atopischen Erkrankungen (allerg. Rhinitis, Neurodermitis) und mit positiver Atopie-Anamnese in der Familie.
  - In chronischen Stadien: Faßthorax.
- **Komplikationen:** Atelektase, Pneumothorax, Pneumomediastinum, Hautemphysem, respiratorische Dekompensation, sog. „plötzlicher Asthmatod".

Untersuchungen

- Genaue Anamnese (Familie, Auslöser (siehe Ätiologie), saisonale Häufung, bisherige Therapie, Komplikationen?
- Im Anfall: Blutbild, evtl. CRP, Blutgasanalyse, Elektrolyte.
- Thoraxröntgen: tiefstehendes Zwerchfell und überblähte Lungen beiderseits, Superinfektion?, Pneumothorax?
- Im Anfall: Überwachung der Vitalparameter, Atemfrequenz, RR, Puls.
- Im Intervall: RIST (Gesamt-IgE im Serum), RAST (allergenspezifische IgE-Antikörper), Hauttests ab ca. 4. Lebensjahr.
- Lungenfunktionsprüfung: Obstruktion und Überblähung, in symptomarmen Phasen Lungenfunktion oft fast normalisiert. Bronchialer Provokationstest (mit Kaltluft, Methacholin oder Histamin): Bronchiale Hyperreaktivität.
- Peak-Flow.

Differentialdiagnose

- Chronische und rezidivierende Bronchitiden anderer Ursache: Mechanische Obstruktion, Fehlbildungen, Mukoviszidose, immotiles Ziliensyndrom, Immundefekt, chemische Reize(Abklärung siehe entsprechende Kapitel).

- Exogen-allergische Alveolitis (z. B. Farmer's lung) u. a.
- Akute respiratorische Insuffizienz (ARI) verschiedener Genese: Fremdkörperaspiration, dekompensierte Kardiopathie, idiopathische Lungenhämosiderose etc.

Therapie

- **Allgemeines:** Zur medikamentösen Behandlung der Erkrankung kann der geschilderte pathogenetische Mechanismus an verschiedenen Stellen medikamentös beeinflußt werden:
  - *Sympathikomimetika: Salbutamol*: Verneblerlösung (0,5%ig): 0,02 ml/kg/Dosis 3 – 4mal/Tag, Pulverkapsel (200 µg): 3 – 4 mal/Tag, Dosieraerosol: 3 x/Tag 1 – 2 Hübe.
  - *Terbutalin:* Verneblerlösung (1%ig): 0,03 ml/kg/Dosis 3 – 4mal/Tag, Dosieraerosol: 3 x/Tag 1 – 2 Hübe. Suprarenin: 0,01 mg/kg subkutan; evtl. Wiederholung nach 30 Min.
  - *Aminophyllin:* Oral bevorzugt Retard-Präparate: Beginnend mit 16 mg/kg/Tag; danach Steigerung nach Serumspiegelkontrollen. Aminophyllin i. v.: 7 mg/kg KG (= 5,1 mg/kg Theophyllin) als Kurzinfusion, danach 0,9 mg/kg/Std.
  - *Dinatriumcromoglykat* (DNCG) als Mastzellstabilisator: In Verneblerlösung 3 x 1 Ampulle täglich oder 3 x 1 Pulverkapsel Inhalation aus Spinhaler, evtl. in Kombination mit β_2-Sympathikomimetikum.
  - *Kortikosteroide:* Topisch: (Beclomethason/Budesonide): 200 – 600 µg/kg/Tag in zwei Einzeldosen (Pulverinhalation oder Dosieraerosol). Systemisch: Z. B. Dexamethason 4 x 0,2 mg/kg/Tag oder Prednisolon 1 – 2 mg/kg/Tag.
- Therapie des Status asthmaticus: s. S. 552.
- **Asthma-Anfall**
  Zunächst Lagerung (Oberkörper hoch/sitzen), beruhigende Ansprache und dann medikamentöse Therapie:
  - 1. Inhalatation eines β_2-Mimetikums, vorzugsweise über ein elektrisches Inhalationsgerät (Pari-Inhalierboy), z. B. Salbutamol (0,02 ml/kg KG in 2 ml 0,9% NaCl-Lösung oder wenn nicht verfügbar über eine Inhalationshilfe, z. B. Salbutamol 2 – 4 Hübe über Volumatik.
    - Wenn die Inhalation bei Säuglingen und Kleinkindern nicht möglich ist, ist die subkutane Gabe eines Sympathomimetikums z. B. Noradrenalin (1 : 1000 verdünnt) 0,1 ml/kg KG die wirksamste Alternative.
    - Am wenigsten wirksam sind orale Gaben von Terbutalin 0,1 mg/kg oder Salbutamol 0,1 mg/kg pro Dosis oder rektale Gaben, z. B. ½ Salbutamol-Supp. pro Dosis.
  - 2. Bei ungenügendem Ansprechen auf β-Mimetika im 1. Lebenshalbjahr Inhalation von Ipratropiumbromid über ein elektrisches Inhalationsgerät (z. B. 0,125 mg Ipratropiumbromid in 2 ml 0,9% NaCl-Lösung).
  - 3. Bei ungenügendem Ansprechen in jedem Lebensalter vorzugsweise intravenöse Gabe von Dexamethason 0,2 mg/kg pro Dosis 4 x täglich i. v. Wenn intravenöse Verabreichung nicht verfügbar, orale Gabe von Prednisolon 1 – 2 mg/kg KG pro Tag in 2 – 3 Dosen.

➤ **Medikamentöse Dauertherapie:**

- *Stufe 1:* Bei leichten nur gelegentlich auftretenden Beschwerden symptomatische Behandlung mit inhalativen β-Mimetika, z. B.
  - Salbutamol 2 mg, entsprechend 2 Hüben des Dosieraerosols bzw. 1 Kapsel des Puderinhalators (Riskhaler) oder
  - Terbutalin 0,5 mg (2 Hübe).
    Bei Säuglingen / Kleinkindern kann Terbutalin-Elixier 0,75/1,5 mg oral gegeben werden.
- *Stufe 2:* Bei ausgeprägten Asthmabeschwerden oder bei β-Mimetika-bedarf häufiger als 3mal/Woche regelmäßige Prophylaxe mit Cromoglicinsäure für mindestens 6 – 12 Monate, z. B.
  - Cromoglykat 3 x 2 mg (3 x 2 Hübe) oder
  - Cromoglykat 1 %ige Inhalationslösung 3 x 20 mg (3 x 2 ml) oder
  - Cromoglykat in Kapseln 3 x 20 mg (3 x 1 Kapsel).

  Die Cromoglicinsäure- und Salbutamol-Inhalationslösungen können gemischt werden. Broncholyse immer vor der Prophylaxe durchführen.
- *Stufe 3:* Bei Nichtansprechen auf Cromoglycinsäure inhalative (topische) Kortikosteroide:
  - Budesonid 2 x 0,2 mg (2 x 1 Hub unbedingt über Nebulator) oder
  - Beclomethason 2 x 0,2 mg (2 x 4 Hübe unbedingt über Volumatik).
    Nach der Kortikoidinhalation jeweils den Mund ausspülen (Soorprophylaxe).
    Klinische Ermittlung der minimalen Dosis.

  Bei ungenügender Stabilisierung höhere Dosierung der typischen Steroide, z. B.
  - Budesonid 2 x 0,6 – 0,8 mg oder
  - Beclomethason 2 x 0,75 – 1,0 mg.
- *Stufe 4:* Zusätzlich Theophyllin als Retardpräparat oral:
  - 1 – 12 Jahre bis 20 mg/kg KG pro Tag in 2 Dosen und
  - über 12 Jahre 16 mg/kg KG pro Tag in 2 Dosen.

  Bei vorwiegend nächtlichen Beschwerden besonders lange wirksames Retardpräparat als Einzeldosis von 9 mg/kg KG abends. Nebenwirkungen: Unruhe, Herzklopfen, Schlafstörung, Übelkeit, Kopfschmerzen, Erbrechen, Durchfall, Muskeltremor, Krampfanfälle. Kontrolle des therapeutischen Theophyllinspiegels: Bereich 10 – 20 mg/l.
  Cave: Interaktion mit anderen Medikamenten z. B. Erythromycin.
- *Stufe 5:* Bei weiteren bestehenden Beschwerden zusätzlich orale Kortikosteroide, z. B.
  - Initial Prednisolon 1 mg/kg KG pro Tag als Einzeldosis morgens durch 3 – 4 Wochen.
  - Anschließend Reduktion auf 0,5 mg/kg KG/Tag innerhalb von 4 Wochen.
  - Danach Reduktion auf alternierende Therapie innerhalb von 4 Wochen und
  - Ermittlung der minimalen Erhaltungsdosis.

- **Inhalationshilfen:**
  Wenn irgend möglich, inhalative Applikation der Medikamente. Für das Kindesalter sind geeignete Inhalationshilfen geschaffen worden:
  - Säuglinge und Kleinkinder: Pari-Boy, Babyhaler, Volumatik mit Laerdal-Gesichtsmaske Nr. 2.
  - Kleinkinder ab 5 Jahre: Spacer (Volumatik, Nebulator).
  - Kinder ab 7 Jahre: Pulverinhalatoren (Spinhaler, Turbohaler, Riskhaler, etc.) und
  - Schulkinder ab 10 Jahre: Dosieraerosole für β-Mimetika evtl. auch ohne Inhalationshilfe, topische Steroide immer mit Inhalationshilfe.
- **Ablauf der Inhalation** (ab ca. 4. Lebensjahr):
  - Spray schütteln.
  - Tief ausatmen, Inhalationshilfe in den Mund nehmen (Patrone nach oben).
  - Zu Beginn der Inspiration Spray betätigen.
  - Tief einatmen.
  - Einige Sekunden die Luft anhalten.
  - Langsam durch die Nase ausatmen.

  Bei Spasmolytika: vor 2. Hub 5 Min. Pause, bis Broncholyse eingetreten ist.
- Behandlung psychischer und sozialer Begleitprobleme.
- Expositionsprophylaxe: Beachtung des saisonalen Pollenwachdienstes, Hausstaubsanierung (Entfernung von Staubfängern, häufiges Saugen und Wischen, Bettinhalt auf Kunststoffbasis, keine hochflorigen Bodenbeläge u.a.). Keine Haustiere.
- Vermeiden unspezifischer Reize, besonders Rauchen in geschlossenen Räumen. Zu trockene und zu kalte Luft, zu feuchte Räume (Hausstaubmilbe, Schimmelpilze), Infektschutz. Bei starker Smogbelastung Vermeiden von Anstrengung, richtiges Heizen.
- Abhärtung und Kräftigung durch Aufenthalte am Meer oder im Gebirge sowie Sport (Kuraufenthalte).
- Physiotherapie und Atemtherapie (Lippenbremse ...)
- Hyposensibilisierung: Subkutane Injektion von spezifischen Antigenlösungen in steigender Dosierung. Dabei Überwachung des Patienten, Bereithalten des Notfallsets. Für orale Hyposensibilisierung Effekt nicht gesichert.

Prognose

- Lebenslange atopische Disposition und Asthmaneigung. Remission in oder um Pubertät in weniger als 50% der Fälle. Oft residuale Luftwegshyperreaktivität und spätere neuerliche Asthmasymptome. Fraglicher Übergang in chronisch-obstruktive Lungenerkrankung des Erwachsenen.

Pneumonie

Grundlagen

- **Definition:** Primäre oder im Rahmen einer Luftwegserkrankung sekundäre Lungenentzündung, am häufigsten Bronchopneumonie, die in Abhängigkeit vom Alter des Kindes und der Art des Erregers unterschiedliche Formen hervorrufen kann.
- **Erreger:**
  - Neugeborene: Meist grampositive Kokken, vor allem Streptokokken der Gruppe B und gramnegative Enterobakterien.
  - 1 Monat bis 5 Jahre: Vorwiegend Viren (RSV, Influenza, Parainfluenza, Adeno-, ECHO-, Coxsackie-, Rhino-, Picornaviren), Chlamydien (zwischen 5. und 16. Woche), Staphylococcus aureus (Säuglinge), Pneumokokken und Haemophilus influenzae.
  - 5 Jahre und älter: Pneumokokken, Haemophilus influenzae, Mycoplasma pneumoniae u. a.
  - Bei Immunsuppression (Chemotherapie, AIDS) Pneumocystis carinii, Candida, Aspergillus, Herpes, CMV, Varizellen und ubiquitäre Keime.
  - Nosokomiale Infektionen auf Intensivstationen (Pseudomonas, Klebsiellen, Staphylococcus aureus u. a.).
  - Nach Aspiration und Verletzungen (Anaerobier).
  - Sekundäre Pneumonie bei Pertussis, Masern, Varizellen u. a.
  - Tuberkulosebakterien.
- **Formen:** s. Tabelle 29
- Typische Symptome: Fieber, Husten, Dyspnoe, Tachypnoe, Nasenflügelatmen, evtl. Zyanose. Fallweise Bauchschmerzen.
- **Besondere Symptomatik:**
  - Neugeborenenpneumonien: Wie idiopathisches Atemnotsyndrom (septisches Blutbild).
  - Chlamydienpneumonie: Allmählicher Beginn im 2. Lebensmonat, gelegentlich nach Konjunktivitis, geringer physikalischer Befund bzw. fein klingende RG und Giemen, langwieriger Verlauf, pertussisartiger Husten, Tachypnoe, Apnoen.
  - Mykoplasmapneumonie: Oft lange Fieberperiode, starker Reizhusten, Kopfschmerzen, oft zusätzliche Bronchialobstruktionssymptome, wenig kontagiös, Exantheme, Polyarthritis, Myokarditis.
  - Tuberkulose (s. S. 468).
- **Komplikationen:** Pleuritis (s. S. 240), Abszeß, Pneumothorax, Pneumatozele, Atelektase, Sepsis, chronische Pneumonie.

Untersuchungen

- Blutbild, BSG, CRP (virale, bakterielle Genese – nicht immer verläßlich).
- Thoraxröntgen a.-p. und seitlich:
  - Bronchopneumonie: meist kleine herdförmige Verschattungen, vorwiegend Viren.
  - Segment- und Lobärpneumonie: homogene, scharf begrenzte Verschattungen, vorwiegend Pneumokokken.
  - Interstitielle Pneumonie: verstärkte, streifige bzw. retikuläre Zeichnung, Viren, Mykoplasmen, Pneumocystis carinii u. a..

Tabelle 29 Klinische Formen der Pneumonie

Symptome	Bronchopneumonie	Lobärpneumonie	Interstitielle Pneumonie
Husten	anfangs trocken, später produktiv	oft fast pertussiform	trockene, kurze Hustenattacken
Atemnot	meist nicht	gelegentlich	meist anfallsweise
Zyanose	meist nicht	gelegentlich	während Hustenattacken
Atemfrequenz	normal	leicht erhöht	stark erhöht
Fieber	unterschiedlich, meist mittelhoch	oft sehr hoch	je nach Ätiologie
Sputum, Sekret	wechselnd, eher wenig	„Rostbraun"	weißlich, schaumig
Auskultation	RG, Befund sehr variabel, bei Sgl. verstärktes Bronchialatmen	Knistern im Beginn, feinblasige RG	vermindertes, leises AG, feinblasige RG
Perkussion	normal	lokale Dämpfung	normal
Ursache/Auslöser	Viren und Bakterien (Superinfektion)	Pneumokokken u. andere Bakterien	Viren, Bakterien, immunologische Auslöser
Alter	jedes, bes. Kleinkinder	jedes	infektbedingt: Sgl., nicht infektbedingt: Schulkinder

Illing, S., S. Spranger: Klinikleitfaden Pädiatrie 2. Aufl. Jungjohann Verlagsgesellschaft Neckarsulm, Stuttgart 1993

  - Abszedierende Pneumonie: großflächige, oft auch runde, dichte Verschattungen, manchmal mit Flüssigkeitsspiegel, meist Staphylococcus aureus, Anaerobier.
  - Pleurale Mitreaktion besonders bei Staphylokokkenpneumonie.
  - Röntgen-Kontrolle nach 7 – 10 Tagen.
- Tuberkulintest; fallweise Magensaft auf säurefeste Stäbchen und Tbc-Kultur.
- Bei schwerem Verlauf: BGA.
- Erregernachweis: Influenza-, RS- und Adenoviren aus Nasensekret. Bakterien, Pilz- und Pneumocystis-carinii-Nachweis bei tiefer Aspiration des Bronchialschleims oder aus Pleurapunktat oder Lungenbiopsie (in kritischen Fällen, z. B. Immunsuppression). Blutkultur bei septischem Verlauf.
- Antikörper: Wertvoll für Mykoplasma, Streptokokken, Chlamydien, Legionellen, Rickettsien.

Differentialdiagnose

- Aspirationspneumonie (Mageninhalt, Öl u. a.).
- Mukoviszidose, allergische und Autoimmunerkrankungen (Alveolitis, Kollagenosen).
- Eosinophiles Infiltrat (Löffler) durch Askariden (Eosinophilie).
- Idiopathische Lungenhämosiderose, alveoläre Proteinose.
- Sarkoidose, Histiozytose, Metastasen (Wilms-Tumor, osteogenes Sarkom u. a.).
- Fehlbildungen (Sequester, Scimitar-Syndrom u. a.).
- Lungenödem, Schocklunge, Fettembolie, Blutungen u. a.

Therapie

- Symptomatisch: Luftbefeuchtung, Sauerstoff bei Dyspnoe, Bettruhe.
- Hospitalisation: bei Säuglingen, bei größeren Kindern mit respiratorischer Insuffizienz und schlechtem Zustand. Bei atypischen Verläufen.
- Antibiotika: Keine Antibiotika bei vermutlich viralen Formen (enge Kontrollen).
  - Spezifische Therapie für Neugeborene (s. S. 172) und Tuberkulose (s. S. 470).
  - Bei mittelschweren Formen Ampicillin 100 mg/kg/Tag oder Amoxicillin mit Clavulansäure 50 mg/kg/Tag oder Cefuroxin 75 mg/kg/Tag oder Erythromycin 30 – 50 mg/kg/Tag (vor allem bei Chlamydien und Mykoplasmen). Bei schweren Formen bzw. Verdacht auf Staphylokokkeninfektion, Kombination mit Flucloxacillin 200 mg/kg/Tag, bei nosokomialen Infektionen mit Acylureidopenicillinen. Verabreichung anfangs parenteral, später oral für 2 – 3 Wochen. Pilze (s. S. 500), Pneumocystis carinii (s. S. 339).
- Bei begleitender Bronchitis (s. S. 231), Pleuritis (s. S. 240).
- Physikotherapie bei Atelektasen.
- Thoraxröntgen-Kontrollen je nach Verlauf, bei fehlender Besserung vor allem an Tuberkulose, Fremdkörper und Mukoviszidose denken.

Formen und Symptome

- Exogen-allergische Alveolitis (Farmer‹s Lung, Taubenzüchterkrankheit): Interstitielle Pneumonitis infolge Allergisierung mit verschiedenen Allergenen (Pilze, Staub, Exkremente, Luftbefeuchter u.a.). Rezidivierend akutes Fieber mit Dyspnoe und Husten, 4–6 Std. nach Exposition, auch chronisch mit Gewichtsabnahme, zunehmende Lungenfibrose. Auskultatorisch feinblasige RG.
- Idiopathische Lungenfibrose: Gewöhnlich infaust, meist im Säuglingsalter beginnend, mit zunehmend respiratorischer Insuffizienz und Rechtsherzdekompensation. Besonders rasch progressive Form: Hamman-Rich-Syndrom.
- Idiopathische Lungenhämosiderose: Vermutlich Autoimmunkrankheit mit Attacken von Fieber, Dyspnoe, Husten und Hämoptyse (Goodpasture-Syndrom: mit Glomerulonephritis), letztlich meist infaust.
- Alveoläre Proteinose: Ähnlicher Verlauf wie bei idiopathischer Lungenfibrose.

Untersuchungen

- Thoraxröntgen: Meist perihilär beginnende, sich beidseitig diffus ausbreitende, teils mehr milchglasartig trübe bis retikuläre Verdichtungen, teils mehr fleckige, schneeflockenartige Infiltrationen. Endzustand Wabenlunge bei Lungenfibrose.
- Lungenfunktionstests: Eingeschränkte Funktion im Sinne eines restriktiven Defektes.
- Hämosiderophagen im Sputum bei Lungenhämosiderose.
- Spezifische Antikörper und positiver Provokationstest, sensibilisierte T-Lymphozyten, Hypergammaglobulinämie bei allergischer Alveolitis. Umgebungsuntersuchung!
- Bronchoalveoläre Lavage (BAL) bei allerg. Alveolitis > 70% Lymphozyten.
- Lungenbiopsie in unklaren Fällen hilfreich.

Differentialdiagnose und andere Ursachen

- Interstitielle Pneumonien, miliare Tuberkulose.
- Mukoviszidose, kongenitale Lymphangiektasien der Lunge.
- Lungenödem, Schocklunge, Fettembolie.
- Rheumatoide Arthritis: Pneumonien mit Übergang in Fibrose.
- SLE: 20% pulmonale Beteiligung.
- Lungenbeteiligung bei anderen Kollagenosen.
- Sarkoidose, Histiozytose, Bestrahlungslunge u.a.

Therapie

- Entfernung aus Allergenmilieu bei exogen-allergischer Alveolitis.
- Einzelfälle von idiopathischen Lungenhämosiderosen bessern sich nach Gabe von Glukokortikoiden, Immunsuppressiva und Plasmapherese.

Pleuritis

Grundlagen

- **Definition:** Begleitentzündung der Pleura bei infektiösen Erkrankungen oder Trauma oder Tumoren, von der Lunge fortgeleitet oder Teil einer Polyserositis. Trockene und exsudative Formen, seröse oder eitrige Ergüsse.
- **Erreger:** Viren oder Bakterien wie bei Pneumonien. Bei Empyem meist Staphylokokken.
- **Symptome:** Zeichen der Grundkrankheit (Pneumonie etc.).
  - Pleuritis sicca: Schmerzhafte Atmung, gepreßter Husten, Auskultation mit in- und exspiratorischem Reibegeräusch (v.a. bei Lobärpneumonien).
  - Pleuritis exsudativa: Bei bakterieller Ursache schwere Krankheit.
  - Pleuritis purulenta mit Möglichkeit einer Ateminsuffizienz je nach Ausdehnung des Ergusses. Perkussion mit Dämpfung, Auskultation mit abgeschwächtem Atemgeräusch.
  - Pleuritis tuberculosa (s. S. 468).
- **Komplikationen:** Spannungspneumothorax (s. S. 242) (besonders bei Pleuritis purulenta) mit akuter Ateminsuffizienz und hypersonorem Klopfschall. Schwartenbildung.

Untersuchungen

- Blutbild und CRP, Leukozytose mit Linksverschiebung bei bakterieller Pleuritis.
- Tuberkulinprobe.
- Thoraxröntgen a.-p. und seitlich im Stehen bzw. Sitzen:
  - Bei Ergüssen mantelförmige Verbreiterung der Pleura bis homogene dreieckförmige Verschattung vom Zwerchfell kranialwärts.
  - Bei supradiaphragmalem Erguß Verschiebung des Flüssigkeitsspiegels in geänderter Position (z. B. Liegen).
  - Mediastinalverschiebung (Differentialdiagnose zur ausgedehnten Atelektase).
  - Bei Pneumothorax Kollaps der Lunge mit Pyothorax (Flüssigkeitsspiegel).
- Pleurapunktat: Zytologie, Bakteriologie (Tuberkulose bei serofibrinösem Erguß), Chemie (Eiweiß, Glukose, evtl. LDH).
- Ultraschall für gezielte Punktion bei gekammertem Erguß.

Differentialdiagnose (siehe auch Tabelle 30)

- Lobärpneumonien, Atelektasen, subphrenischer Abszeß, Lungenfehlbildungen.
- Transsudat bei Herzinsuffizienz (Eiweiß < 3 g/dl, LDH > 200 U), Eiweißmangel u. a.
- Hämatothorax (Trauma), Chylothorax (milchiger Erguß).
- Ergüsse bei Kollagenosen, Malignomen (Tumorzellen).

Therapie

- Antibiotika wie bei bakteriellen Pneumonien (s. S. 238).
- Eitrige Ergüsse entleeren mit Saugdrainage.
- Tuberkulose (s. S. 470).

Tabelle 30 Pleurapunktat: Analyse und Ursache, DD

Gesamteiweiß	< 3 g/dl	Transsudat
Spez. Gewicht	< 1016	(z. B. Herzinsuffizienz, Hypoproteinämie)
LDH	< 200/U	
Gesamteiweiß	> 3 g/dl	Exsudat
Spez. Gewicht	> 1016	(z. B. bei bakteriellen und viralen Pneumonien)
LDH	> 200/U	
Vorwiegend Lymphozyten		Tuberkulose, Tumor, Pneumonie unter antibiotischer Therapie
Vorwiegend Neutrophile		sterile Begleitergüsse bakterieller Pneumonien; Tbc im Anfangsstadium; Pleuraempyem
Maligne Zellen		Tumorinfiltration (z. B. Neuroblastom)
Erregernachweis (mikroskopisch; Kultur)		Infektion mit dem entsprechenden Erreger
Chylomikronen (Proteine 20–60 g/l, Fette 4–5 g/l)		Chylothorax

Pneumothorax

Grundlagen

- **Definition:** Eindringen von Luft in den Pleuraspalt entweder transthorakal oder durch eine Ruptur des Lungenparenchyms und der Pleura visceralis.
- **Ursachen:**
  - Banale Traumen mit oder ohne Rippenfraktur.
  - Iatrogene Läsion bei Subklaviakatheter oder Pleurapunktion, vor allem bei beatmeten Früh- bzw. Neugeborenen.
  - Drastische Druckerhöhung in den Alveolen mit Vorschädigung des Gewebes, z.B. Emphysemblasen, Bronchiektasen (im akuten Asthmaanfall, bei Mukoviszidose, bei beatmeten Patienten).
- **Formen und Symptome:**
  - Spontanpneumothorax meist ohne erkennbare Ursache, bei angeborenen Anomalien (Zysten), Emphysemblasen, Abszeßhöhlen (Staphylokokkenpneumonie): akuter intrathorakaler Schmerz, trockener Husten, bei großem Pneu Tachypnoe, Dyspnoe und Zyanose. Reduzierte Atemexkursionen auf der betroffenen Seite, hypersonorer Klopfschall, reduziertes bis aufgehobenes Atemgeräusch.
  - Spannungspneumothorax: Die in den Pleuraspalt eingedrungene Luft kann durch den Ventilmechanismus der Eintrittsstelle nicht wieder entweichen. Daher rapide zunehmender Pneumothorax mit Verdrängung des Mediastinums auf die kontralaterale Seite. Symptomatik wie bei Spontanpneumothorax, jedoch rascher, akute Dyspnoe und Tachykardie, Schocksymptomatik.

Untersuchungen

- Bei Schocksymptomatik Vitalparameter (Atemfrequenz, RR, Puls). Lokalisation rasch aufgrund klinischer Untersuchung feststellen (s.o.), sofort Röntgenthorax oder bei Neugeborenen Diaphanoskopie (helles Aufleuchten der betroffenen Seite im Vergleich zur gesunden).
  Keine Zeit mit unnötiger Diagnostik verlieren, sofort Drainage (s. S. 97).
- Röntgenthorax: Vermehrte Strahlentransparenz und aufgehobene Lungengefäßzeichnung im Bereich des Pneus.
  - Kleine Pneus oft mantelförmig um Lungenparenchym oder an der Lungenspitze.
  - Bei großen Pneus oder Spannungspneu Verdrängung des Mediastinums zur gesunden Seite.
  - Bei Durchleuchtung bei offenem Pneu paradoxe Atemexkursionen auf der betroffenen Seite, Pendelbewegungen des Mediastinums.
- Abklärung der Grunderkrankung, Staphylokokkenpneumonie (s.S. 238), Mukoviszidose (s.S. 245), Asthma (s.S. 233).

Therapie

- Bei kleinem symptomarmem Pneumothorax Abwarten auf spontane Zurückbildung innerhalb 2–3 Tagen, Atemluft mit O_2 anreichern, Hustenstöße und körperliche Belastung vermeiden.
- Bei Schocksymptomatik Notfallpunktion mit Braunüle mit aufgestecktem Dreiwegehahn oder eingeschnittenem Fingerling (s. S. 97) (Ventilmechanismus). Weiterversorgung mit Bülau-Drainage, Überwachung auf Intensivstation.
- Bei Spannungspneumothorax oder großem Pneumothorax ohne Schocksymptomatik Bülau-Saugdrainage anlegen (s. S. 98), Überwachung auf der Intensivstation und Röntgenkontrolle nach 6 Std. Ziehen der Drainage nach Verkleben der Pleurablätter.
- Bei rezidivierendem Spontanpneumothorax Thorakotomie, Versuch der Verklebung.
- Therapie der Grunderkrankung siehe einschlägige Kapitel.
- Nach Spontanpneumothorax keine schweren körperlichen Belastungen für mehrere Monate.

Mukoviszidose (zystische Fibrose)

Grundlagen

- **Definition:** Autosomal rezessiv vererbte Stoffwechselstörung (Chromosom 7). Abnorme Zusammensetzung der Sekrete der exokrinen Drüsen, Erhöhung von Natrium und Chlorid im Schweiß, erhöhte Viskosität der Sekrete der mukösen Drüsen. Dadurch Fibrose und zystische Degeneration des Pankreas mit Maldigestion. Verlegung der Bronchioli, obstruktives Emphysem, chronische Infektion (vorwiegend Staphylococcus aureus und Pseudomonas), Bronchiektasien.
- **Symptome:** Bei 10% Mekoniumileus des Neugeborenen. Meist im Säuglingsalter beginnend mit pertussiformem, chronisch werdendem Husten, zähes, eitriges Sputum, Emphysemthorax, permanent feuchte mittel- bis grobblasige RG, zunehmende Lungen-und Rechtsherzinsuffizienz, Entwicklung von Asthma bronchiale, Gedeihstörung, Wachstumsverzögerung, massige, fettig glänzende stinkende Durchfälle, großes Abdomen.
- **Komplikationen:** Eiweißmangel, Hypovitaminosen (A, D, E, K), rezidivierende Pneumonien (Erreger: Haemophilus influenzae, Pseudomonas aeruginosa, Staphylokokken), Bronchiektasien. Lungenblutungen, Pneumothorax. Cor pulmonale, Myokardfibrose. Leberzirrhose, Rektumprolaps, intestinale Obstruktionen, Diabetes mellitus. Salzverlustsyndrom, chronische Sinusitis, Polyposis nasi, Thoraxdeformierungen.

Untersuchungen

- Beim Neugeborenen immunreaktives Trypsin (IRT) im Blut erhöht (Neugeborenenscreening).
- Genetische zyto- bzw. molekularbiologische Untersuchung (Bestimmung der Deletion).
- Schweißelektrolyte mittels Pilocarpiniontophorese: Chlor > 60 mval/l.
- Blutbild (Anämieneigung, Leukozytose bei Infekt), Blutgasanalyse.
- Im Serum: Eiweiß, Ca, P, alkalische Phosphatase, Blutzucker, Natrium, Kalium, Chloride, Quick-Wert, Leberenzyme, (Leberzirrhose?), Eisen, quantitative Immunglobuline (bei Diagnose und Kontrollen). Bei pathol. Glukosetoleranz HbA_1-Kontrollen.
- Im Stuhl: Steatorrhö, Chymotrypsin erniedrigt (3 Stühle untersuchen).
- Thoraxröntgen: Zunehmende fleckig-streifige Verschattungen, Verdichtungen der Hili, abwechselnd Atelektasen und emphysematöse Bezirke, Bronchiektasien, Pneumonien?
- Nasennebenhöhlenröntgen: Chronische Verschattung?
- Bakteriologie des Sputums mit Antibiogramm, Rachenabstrich.
- Lungenfunktionsprüfungen: Wiederholt, mit Inhalation eines β-Mimetikums zur Verifizierung eines Asthma bronchiale.

Differentialdiagnose

- Chronische progrediente Lungenerkrankungen verschiedener Genese.
- Maldigestion bzw. Malabsorptionssyndrome.
- Shwachman-Syndrom, exokrine Pankreasinsuffizienz anderer Genese.

Therapie

- Regelmäßige Kontrollen an spezialisierten Zentren, Kontrolle des Gewichts (Normogramm), Erreger im Sputum mit Antibiogramm (alle 3 Mon.), Röntgenthorax (alle 2 Jahre), Lungenfunktion, Leberwerte, Gerinnung, HbA_1 1–2 x / Jahr bei Jugendlichen.
- Schulung der Eltern und Kinder durch Thoraxphysikotherapeuten in passender Technik zur Sekretdrainage.
- Antibiotika bei bronchialer Infektion entsprechend Antibiogramm (parenteral und/oder oral), s. S. 499, Mukolytika (Acetylcystein, 3 x 50–200 mg) oral oder inhalativ.
- Hochkalorische Kost, Kochsalzsubstitution, ausreichende Eiweißzufuhr.
- Pankreasfermente als magensaftresistent mikroverkapseltes Präparat (Kreon, Panzytrat) vor und zu jeder Mahlzeit, Dosis von Gewichtszunahme und Effekt auf Durchfälle abhängig (Dauertherapie!).
- Polyvitaminpräparate (Dauertherapie).
- Impfprophylaxe: vor allem auch BCG, Pertussis, Masern, Grippe.
- Dosierter Sport zur Kräftigung der Atemmuskulatur (Feriencamps).
- Behandlung der verschiedenen Komplikationen.
- Lungen- oder Herz-Lungen-Transplantation in Einzelfällen.

Prognose

- Erreichen des Erwachsenenalters in 80% bei optimaler Betreuung (mittlere Lebenserwartung heute bei 30 Jahren).

Umstellung des fetalen Kreislaufs

- Im fetalen Kreislauf fließt das in der Plazenta oxygenierte Blut über die Umbilikalvene an der Leber vorbei in die V. cava inferior und den rechten Vorhof.
- Ein Drittel des Blutes geht über das Foramen ovale in den linken Vorhof, linken Ventrikel und die Aorta, zwei Drittel gehen mit dem venösen Blut aus dem rechten Vorhof in den rechten Vetrikel und in die A. pulmonalis.
- Von dort fließt es weiter über den offenen Ductus Botalli in die Aorta descendens.
- Der Lungengefäßwiderstand ist sehr hoch, daher perfundieren nur 7% des Blutes die Lunge.
- Mit Einsetzen der Atmung füllt sich die Lunge mit Luft, die Lungengefäße werden durch die Freisetzung vasoaktiver Substanzen und Oxygenierung des Blutes erweitert, der Widerstand der Lungengefäße sinkt. Der Druck im rechten Ventrikel und im rechten Vorhof sinkt, das Segel des Foramen ovale legt sich an und verschließt es. Durch Änderung der Druckverhältnisse kommt es zur Strömungsumkehr im Ductus Botalli, der sich kontrahiert und obliteriert.
- Persistierender fetaler Kreislauf s. S. 593.

Angeborene Herzfehler

I. Herzfehler mit überwiegendem Links-rechts-Shunt (ohne Zyanose):
  1. Ventikelseptumdefekt (30–42%)
  2. persistierender Ductus arteriosus Botalli (8%)
  3. Vorhofseptumdefekt (11%)
     a) vom Sekundumtyp
     b) partieller und totaler Atrioventrikularkanal
  4. totale Lungenvenenfehlmündung (1%)
  5. aortopulmonales Fenster (1%)

II. Herzfehler mit überwiegendem Rechts-links-Shunt (mit Zyanose):
  1. Fallot-Gruppe
     a) Fallot-Tetralogie (3,6–6%)
     b) Pulmonalatresie (1–2%)
  2. Komplette Transposition der großen Gefäße (5%)
  3. Ursprung beider großen Arterien aus dem rechten Ventrikel (Double outlet)
  4. Truncus arteriosus communis (1%)
  5. singulärer Ventrikel mit/ohne korrigierende Transposition der großen Gefäße (L-TGA)
  6. Trikuspidalatresie (1%)
  7. Ebstein-Anomalie

III. Herzfehler ohne Shunt:
  1. valvuläre Pulmonalstenose (8%)
  2. valvuläre Aortenstenose (4–5%)
  3. Aortenisthmusstenose (5–7%)
  4. Aortenbogenfehlbildungen (1%)

Grundlagen

- 30% der angeborenen Herzfehler, oft kombiniert. In 70% Defekt des membranösen Anteils.
- **Formen:** Verschiedene große Defekte an verschiedenen Stellen. Bei größeren Defekten Links-rechts-Shunt mit Druck- und Volumenüberlastung des re. Herzens, Volumenüberlastung des li. Herzens, pulmonale Hypertonie.
- **Symptome:** Bei kleinen Defekten wenig Symptome, bei großen Defekten Entwicklung einer globalen Herzinsuffizienz (s.S. 272) ohne Zyanose, Gedeihstörung, Infektanfälligkeit meist ab dem 3. Lebensmonat, bereits ab dem 1. Lebensmonat möglich.
  Herzbefund: Pansystolisches Geräusch (kleinere Defekte oft lauter) und Schwirren parasternal links 3.–4. ICR und Herzspitze, eventuell diastolisches Rumpeln an Herzspitze (Shuntvolumen). Hebender Spitzenstoß.
- **Komplikationen:** Dystrophie, Endokarditis.
  Evtl. Eisenmenger-Physiologie mit vorübergehender trügerischer Besserung, aber mit Zyanose, bei fehlender Operation. S. S. 251.

Untersuchungen

- Röntgenaufnahme des Herzens: Anfangs Linksherz, später beidseitige Vergrößerung, vermehrte Lungendurchblutung. Pulmonalissegment prominent.
- EKG: Links-, später biventrikuläre Hypertrophie, bei pulmonaler Hypertonie rechtsventrikuläre Hypertrophie. Vorhofüberlastung links.
- Echokardiographie: Defekt und kombinierte Fehlbildung nachweisbar, Shunt mittels Doppler-Echographie.
- Herzkatheter: Zur Operationsindikation teilweise nötig. Messung des Shuntvolumens.

Differentialdiagnose

- Akzidentelles Geräusch.
- Atrioventrikularkanal, evtl. Truncus arteriosus.

Therapie

- Herzinsuffizienz.
- Herzversagen mit Diuretika (s.S. 272) und Digitalis (s.S. 273).
- Bei kleinen Defekten Abwarten auf spontanen Verschluß oder Verkleinerung unter kardiologischer Überwachung.
- Bei Gewichtsstillstand erhöhte Kalorienzufuhr, ggf. mittels semielementarer Sondenzusatznahrung.
- Operativer Defektverschluß bei Gewichtsstillstand, therapieresistenter Herzinsuffizienz und pulmonaler Hypertonie. Frühzeitige Diagnose!
- Antibiotikaprophylaxe bei operativen Eingriffen (Zahn etc.) (s.S. 497).
- Eisenmenger-Reaktion s.S. 252.

Prognose

- 30–70% Spontanverschluß bis zum 8. Lebensjahr. 5% Operationsmortalität.

Vorhofseptumdefekt (ASD)

Grundlagen

- 5–10% der angeborenen Herzfehler. Kleine Defekte ohne hämodynamischen Effekt. Größere Defekte mit Links-rechts-Shunt, Rechtsherzüberlastung und vermehrter Lungendurchblutung.
- **Formen:**
  - Ostium-secundum-Typ: Zentrale Lage des Defekts. (ASD II)
  - Ostium-primum-Typ: Defekt am unteren Rand (ASD I), meist kombiniert mit Mitralklappenspalt (= partieller AV-Kanal).
  - Sinus-venosus-Defekt: Unter Mündung der V. cava sup., Kombination mit Lungenvenenfehlmündung.
- **Symptome:** Meist gering, Belastungsdyspnoe, Palpitationen, gel. Rhythmusstörungen, Infektneigung.
  Auskultationsbefund: Fixierte Spaltung des 2. Tons, systolisches Auswurfgeräusch parasternal links 2.–3. ICR und oben mit Ausstrahlung in den Rücken (relative Pulmonalstenose). ASD macht selbst kein Geräusch. Evtl. Diastolikum (vermehrter Trikuspidalstrom). Bei Primumtyp gelegentlich pansystolisches Decrescendo über Herzspitze (Mitralklappenspalte).
- **Komplikationen:** Rechtsherzinsuffizienz ohne Zyanose, erst beim Erwachsenen.

Untersuchungen

- Röntgenaufnahme des Herzens: Fallweise rechtsbetonte Herzvergrößerung, prominente Pulmonalis, vermehrte Lungendurchblutung.
- EKG: Ostium-secundum- und Sinus-venosus-Typ: Rechtslage, zum Teil AV-Block I. Grades, P-dextrocardiale oder sinistrocardiale, inkompletter Rechtsschenkelblock. Rechtshypertrophie: rsR‹ in AVR und rechtspräkordial, tiefe S in I und linkspräkordial.
  Ostium-primum-Typ: Linkslage bis überdrehter Linkstyp, sonst wie oben.
- Echokardiographie: Defekt und kombinierte Fehlbildungen nachweisbar, Shunt mittels Doppler-Echographie.
- Herzkatheter: bei großen Shunts, zur Stellung der Operationsindikation.

Differentialdiagnose

- Partieller Atrioventrikularkanal (Primumdefekt mit Spalt im anterioren Mitralsegel).

Therapie

- Operativer Verschluß von jedem großen bis mittelgroßen Defekt. In Zukunft auch Schirmimplantation bei geeigneten Defekttypen in allen Altersstufen.

Prognose

- Sehr gut.

Grundlagen

- **Synonyma:** Persistierender (patent) ductus arteriosus (PDA), offener Ductus Botalli.
- Offengebliebene Verbindung zwischen Aorta und Pulmonalis, die sich normalerweise in der 1. Lebenswoche verschließt. Zeichen der Unreife bei Frühgeborenen, später Spontanverschluß häufig. Bei reifen Neugeborenen Anomalie, die sich selten spontan verschließt.
- **Folgen:** Zuerst Links-rechts-Shunt, später infolge pulmonaler Hypertension Shuntumkehr. Häufige Kombination mit anderen Herzfehlern.
- **Symptome:** Abhängigkeit von Größe des Ductus. Dyspnoe, Herzinsuffizienz (s. S. 272), Gedeihstörung, Infektneigung. Klassisches Bild: Azyanotisch, Pulsus celer et altus besonders über A. femoralis, hohe Blutdruckamplitude. Wenn hämodynamisch unwirksam, nur Herzgeräusch (häufig inkonstantes Systolikum), in typischen Fällen kontinuierliches systolisches Crescendo plus diastolisches Decrescendo-Geräusch („Maschinengeräusch") links infraklavikulär, oft nach dorsal fortgeleitet, evtl. mit Schwirren.
- **Komplikationen:** Herzinsuffizienz und Lungenödem bei Neugeborenen. Bakterielle Endokarditis.

Untersuchungen

- Röntgen-Herzfernaufnahme: Linksherzvergrößerung, vermehrte Lungendurchblutung. Pulmonalissegment vergrößert.
- EKG: Links- bzw. Rechtsherzhypertrophie bei pulmonaler Hypertonie je nach Shuntrichtung.
- 2-D-Echokardiographie: Duktusnachweis, mit Farbdoppler Shuntnachweis.

Differentialdiagnose

- Bei Neugeborenen Atemnotsyndrom anderer Ursache.
- Aortopulmonales Fenster, Ventrikelseptumdefekt mit Aorteninsuffizienz, perforiertes Sinus-Valsalvae-Aneurysma, arteriovenöse Fisteln.
- Systolisch-diastolisches Geräusch bei Perikarditis.

Therapie

- Frühgeborene: Primärer Versuch mit Indometacin 0,2 mg/kg i. v., 3mal alle 8 Std. (alle 12 Std. in der 1. Lebenswoche) (Kontraindikation: Niereninsuffizienz, Thrombozytopenie, Hirnblutung, Sepsis). Bei Versagen frühzeitiger operativer Verschluß.
- Supportive Maßnahmen: Flüssigkeitsrestriktion, Diuretika, O_2 bei HK $< 45\%$: Transfusion.
- Bei Neugeborenen fallweise Intensivtherapie.
- Ältere Kinder: Duktusdurchtrennung oder Rashkind-Schirmchen (Implantat) mittels Herzkatheter.

Prognose

- Ausgezeichnet.

Lungenvenenfehlmündung

Grundlagen

- **Formen:**
  - Partielle Lungenfehlmündung in den rechten Vorhof oder in eine Systemvene kommt isoliert ganz selten vor, fast immer mit Vorhofseptumdefekt kombiniert.
  - Bei der totalen Lungenvenenfehlmündung gibt es die suprakardiale, kardiale und infrakardiale Form, je nachdem, ob der gesammelte Lungenvenenblutfluß in die V. cava superior, in das re. Atrium oder in die V. cava inferior fehlmündet. Führt zu vermehrter Lungendurchblutung. Im Fall von Venenstenosen besteht ein verminderter Lungenblutstrom.
  - Sonderform: Scimitar-Syndrom mit Verbindung einer Lungenvene zur V. cava inferior.
- **Symptome:** Bei partieller Form meist nur unspezifisches Herzgeräusch, 2/6 Systolikum, mitunter Diastolikum, fixierte Spaltung des 2. Herztons. Bei totaler Form mit obstruierten Lungenvenen treten schwere Zyanose und Atemnotsyndrom in der 1. Lebenswoche auf. Bei unbehindertem Blutfluß der Lungenvenen leichte Zyanose, kardiale Dystrophie und Herzinsuffizienzzeichen.
- **Komplikationen:** Abhängig vom Typ frühes oder späteres Rechtsherzversagen und pulmonale Hypertonie. Dystrophie. Hepatomegalie.

Untersuchungen

- Röntgen-Herzfernaufnahme: Meist Rechtsherzvergrößerung und vermehrte pulmonale Gefäßzeichnung. Bei Obstruktion der Lungenvenen normales Herz und hilifugale retikuläre Zeichnung, evtl. Lungenödem. Bei suprakardialer Form „Schneemannfigur".
- EKG: meist Rechtsherzhypertrophie P-dextrocardiale.
- Echokardiographie mit Doppler: Direkter Nachweis der Fehlmündung. Volumenüberlastung rechts, kleiner linker Ventrikel.
- Herzkatheter mit selektiver Angiographie meistens nötig.

Differentialdiagnose

- Vorhofseptumdefekt.
- Atemnotsyndrom anderer Ursache.

Therapie

- Frühzeitige operative Totalkorrektur.

Prognose

- Partielle Form: Sehr gut.
- Totale Form mit Venenobstruktion: Letalität > 30%.

Grundlagen

- **Definition:** Erhöhter Druck im Pulmonalarteriensystem.
- **Formen:**
  - Primäre pulmonale Hypertonie: Progressive Lungengefäßerkrankung mit Zunahme der Muskelmasse der Lungengefäße und vorzeitiger Gefäßsklerose bei sonst anatomisch normalem Herzen.
  - Sekundäre pulmonale Hypertonie: Pulmonaler Hochdruck durch primäre Herzfehler, bedingt durch Druck- und Volumenbelastung des rechten Herzens infolge Links-rechts-Shunt (Ductus persistens, großer Ventrikelseptumdefekt, Truncus communis, singulärer Ventrikel) oder durch pulmonalvenöse Obstruktion (totale Lungenvenenfehlmündung).
- **Symptome:**
  - Primäre pulmonale Hypertonie: Meist kardiale Dekompensation, Leistungseinschränkung, evtl. Zyanose, wenn sich Pulmonalisdruck dem Systemdruck nähert bzw. Trikuspidalinsuffizienz auftritt.
  - Sekundäre pulmonale Hypertonie: Zunächst bei Shunt-Vitien mit Links-rechts-Shunt kardiale Dekompensation, in fortgeschrittenen Stadien Zyanose, wenn pulmonaler Widerstand den Gefäßwiderstand übersteigt.
  - Auskultation: Das Herzgeräusch des primär bestehenden Herzfehlers wird leiser, der 2. Herzton wird laut und knallend. Leises Systolikum, bei sich entwickelnden Pulmonalisinsuffizienz: Diastolikum.
- **Komplikation:** Kardiale Dekompensation, Eisenmenger-Physiologie, Shuntumkehr von Links-rechts-Shunt in Rechts-links-Shunt, wenn der Lungengefäßwiderstand den Widerstand im Systemkreislauf übersteigt, folgt eine irreversible Konstriktion der Lungengefäße.

Untersuchungen

- EGK: Zunehmende Rechtsherzhypertrophie.
- Thoraxröntgen:
  - Primäre pulmonale Hypertonie: Normale Lungendurchblutung.
  - Sekundäre pulmonale Hypertonie: Entsprechend dem zugrundeliegenden Herzfehler. Mit einsetzender Eisenmenger-Reaktion Rückgang der Herzvergrößerung, prominente A. pulmonalis. Bei Eisenmenger-Physiologie gelegentlich hiläre Gefäßabbrüche mit verminderter peripherer Lungendurchblutung.
- Echokardiographie: Herzfehler, Shunt, Kontraktilität.
- Herzkatheterismus (cave erhöhtes Risiko), evtl. mit Hyperoxie-Test: Messung der Abnahme des pulmonalarteriellen Drucks unter Atmung von 100% O_2 zur Differenzierung einer fixierten Eisenmenger-Physiologie von nicht fixierter sekundärer pulmonalen Hypertonie (Operationsindikation!).
- Blutgasanalyse: P_{aO_2} vermindert (< 50 mmHg), P_{aCO_2} erhöht.

Differentialdiagnose

- Angeborene Herzfehler.
- Dekompensierte Lungen- oder Herzerkrankungen.
- Mukoviszidose, Asthma.

Therapie

- Intensivüberwachung mit O_2-Gabe.
- Primäre pulmonale Hypertonie: Versuch, den pulmonalen Gefäßwiderstand mit Kalziumantagonisten (Nifedipin, Verapamil) zu senken.
- Sekundäre pulmonale Hypertonie: Korrektur des Herzfehlers möglichst früh, Banding der Pulmunalarterie. Bei Eisenmenger-Physiologie keine Therapie möglich (Operation kontraindiziert!). Besserung der Symptomatik durch nächtliche O_2 -Gabe, evtl. Versuch mit Kalziumantagonisten, Digitalisierung s. S. 273. Thromboseprophylaxe ASS 5 – 10 mg/kg/Tag, Vitamin-K – Antagonisten.

Prognose

- Primäre pulmonale Hypertonie: 80 – 90 % Überlebensrate.

Grundlagen

- **Definition:** Kombination von hohem Ventrikelseptumdefekt, Pulmonalstenose (evtl. Atresie), reitender Aorta, Hypertrophie des rechten Ventrikels. Rechts-links-Shunt. Blut aus beiden Kammern fließt in die Aorta. Verminderte Lungendurchblutung.
- **Symptome:** Zyanose oft erst ab dem 1. Lebensjahr mit Verstärkung bei Anstrengung, Trinkschwierigkeiten, Gedeihstörung, Leistungsverminderung, typische Kauerstellung, zunehmende Trommelschlegelfinger, Uhrglasnägel.
  Herzbefund: Verschieden lautes systolisches Stenosegeräusch im 2.–4. ICR parasternal links, meist ohne Schwirren. Zweiter Herzton laut, nicht gespalten.
- **Komplikationen:** Hypoxische Anfälle meist morgens (akute schwere Zyanose, Dyspnoe, Bewußtlosigkeit, Azidose, ggf. Krämpfe und Schreien), Enzephalomalazie. Keine Herzinsuffizienz.

Untersuchungen

- Blutbild: Polyzythämie, Eisenmangel.
- Sauerstoffsättigung: Zyanose bei SO_2 unter 78%.
- Röntgen-Herzfernaufnahme: Abgerundete, angehobene Herzspitze („Holzschuhherz"), betonte Herztaille, verminderte Lungendurchblutung.
- EKG: Rechtslage, Rechtsherzhypertrophie.
- Echokardiographie: Nachweis des hochsitzenden VSD, der Infundibulumstenose und der reitenden Aorta.
- Herzkatheter und Angiographie: Zur Operationsindikation.

Differentialdiagnose

- Pulmonalstenose, Pulmonalatresie.
- Andere zyanotische Herzfehler.

Therapie

- Hypoxischer Anfall: Lagerung in Hockerstellung, Sauerstoffgabe Propranolol 0,1 mg/kg i.v., evtl. Morphinsulfat 0,1 mg/kg, Natriumbikarbonat 1 mval/kg, reichlich Flüssigkeit (Glukose-Elektrolylösung i.v.).
- Palliativoperationen: Modifizierte Blalock-Taussig-Anastomose (zwischen A. subclavia und A. pulmonalis) ab Neugeborenenalter.
- Gezielte Korrekturoperation bei geeigneter Anatomie ab 6. Monat.
- Endokarditisprophylaxe (s. S. 497).

Prognose

- Operierte Patienten erreichen in 90% das Erwachsenenalter.

Syndrom des hypoplastischen linken Ventrikels

Grundlagen

- **Definition** und **Folgen:** Konnatale Hypoplasie des linken Ventrikels und der Aorta (Atresie-Stenose der Aortenklappe), meist mit Mitralstenose oder -hypoplasie. Blut fließt vom linken in den rechten Vorhof und über den Ductus arteriosus in den Systemkreislauf. Dadurch Hyperperfusion der Lunge und pulmonale Hypertonie.
- **Epidemiologie:** 60% Knaben, häufigste kardiale Todesursache im 1. Lebensjahr.
- **Symptome:** Bei Geburt meist unauffällig, gewöhnlich in der 1. Lebenswoche rascher Verfall, blaßgraue Zyanose, Tachykardie, Pulslosigkeit, RR erniedrigt, metabolische Azidose.
- **Komplikationen:** Nach Verschluß des Ductus arteriosus unbeeinflußbarer Schock mit Hypoxie, Azidose, Multiorganversagen, Sepsis.

Untersuchungen

- Röntgen-Herzfernaufnahme: Kardiomegalie, vermehrte Lungendurchblutung. Lungenstauung.
- EKG: Rechtstyp, 90% rechtsventrikuläre Hypertrophie, 40% verminderte linksventrikuläre Ausschläge (kleine R-Amplitude linkspräkordial).
- 2-D-Echokardiographie: Nachweis der Hypoplasien, mit Doppler-Echographie systolischer Rechts-links-Flow und diastolischer Links-rechts-Flow.
- Großer rechter Ventrikel, A. pulmonalis dilatiert.

Differentialdiagnose

- Atemnotsyndrom des Neugeborenen anderer Ursache, s. S. 589.
- Sepsis des Neugeborenen, s. S. 172 und 458.
- Laktatazidose des Neugeborenen, s. S. 175.
- Metabolische Azidose.

Therapie

- Mit wenigen Ausnahmen nur symptomatisch, keine lebenserhaltende Maßnahmen angezeigt.
- Offenhalten des Ductus arteriosus mit Prostaglandin E_1 0,05 – 0,1 µg/kg/Min., nach 15 Min. Reduktion um 10 – 20% in zweistündlichen Abständen. Minimaldosis 0,001 – 0,005 µg/kg/Min. Voraussetzung: Geplante Operation.
- Herztransplantation und gezielte Palliativeingriffe an einzelnen Zentren (Anastomose zwischen A. pulmonalis und Aorta nach Norwood in Einzelfällen).

Prognose

- Im allgemeinen infaust.

Grundlagen

- **Definition** und **Folgen:** Atresie der Trikuspidalklappe mit rudimentärem rechtem Ventrikel. Lebensfähigkeit nur mit ASD oder VSD. Venöses Blut strömt vom rechten in den linken Vorhof, dadurch Linksherzüberlastung. Je weniger Lungendurchfluß (vermindert nur bei zusätzlicher Pulmonalstenose oder obstruierendem VSD), desto mehr Zyanose, Herzinsuffizienz.
- **Symptome:** Meist von Geburt an Zyanose. Pulsierende Halsvenen, präsystolische Leberpulsation. Herzgeräusche entsprechend der Zusatzfehlbildungen.
- **Komplikationen:** Bei Kombination mit Transposition pulmonaler Hochdruck und frühe Herzinsuffizienz, Dystrophie, Embolien.

Untersuchungen

- Blutbild: Polyzythämie (O_2-Sättigung reduziert).
- Herzfernaufnahme: Relativ normale Herzgröße, prominente V. cava, vergrößerter rechter Vorhof. Meist verminderte Lungendurchblutung.
- EKG: Überdrehter Linkstyp, Linksherzhypertrophie (fehlendes altersphysiologisches Rechtsherz). P-dextrocardiale.
- Echokardiographie: Atresie und Zusatzfehlbildungen sowie Überdehnung des rechten Vorhofs und des linken Ventrikels erkennbar. Shunts mittels Doppler-Sonographie.
- Herzkatheter und Angiographie: Zur Operationsindikation.

Differentialdiagnose

- Andere zyanotische Herzfehler (s. S. 246).
- Atemnotsyndrom des Neugeborenen (s. S. 589).

Therapie

- Herzinsuffizienz mit O_2, Digitalis, Diuretika (s. S. 272).
- Palliative Ballon-Atrioseptostomie als Notfalleingriff. Weitere Palliativeingriffe je nach Zyanose: Modifizierte Blalock-Taussig-Anastomose im Neugeborenenalter, ab dem 6. Monat evtl. bidirektionale Glenn-Anastomose (zwischen rechter A. pulmonalis und V. cava superior, bei verminderter Lungendurchblutung). Banding bei vermehrter Lungendurchblutung.
- Korrektur ab 2. Lebensjahr nach Fontan (Conduit zwischen rechtem Vorhof und rechter A. pulmonalis).

Prognose

- Nach Operation signifikante Lebensverlängerung.

Transposition der großen Arterien (TGA)

Grundlagen

- **Definition** und **Folgen:** Die normalerweise hintereinander geschalteten Kreisläufe sind infolge des vertauschten Abgangs von Aorta und A. pulmonalis parallel geschaltet. Leben ist nur möglich durch Kreislaufverbindungen über ASD oder VSD oder Ductus arteriosus. Kombinationen mit anderen Vitien (Pulmonalstenose u. a.).
- **Symptome:** In 100% Zyanose und Dyspnoe in der ersten Lebenswoche, rasche Rechtsherzinsuffizienzzeichen.
  Herzbefund: Bei 50% kein Geräusch, sonst meist uncharakteristisches Systolikum links parasternal Mitte, je nach begleitenden Vitien. Oft deutlich hyperaktiver rechter Ventrikel.
- **Komplikationen:** Frühzeitiger kardialer Schock, therapieresistente Hypoxämie und Azidose.

Untersuchungen

- Herzfernaufnahme: Meist vergrößertes Herz mit liegender Eiform, Gefäßband schmal, Lungengefäßzeichnung von Lungendurchblutung abhängig.
- EKG: Pathologisches Rechtsherz, bei VSD: Biventrikuläre Hypertrophie.
- Echokardiographie: Erkennbare Transposition.
- Herzkatheter und Angiographie: Zum Nachweis von komplexen Herzfehlern und für palliative Notfall-Atrioseptostomie.

Differentialdiagnose

- Atemnotsyndrom des Neugeborenen (s. S. 589).
- Andere zyanotische Herzfehler (s. S. 246).
- Persistierende fetale Zirkulation (s. S. 593).

Therapie

- Offenhalten des Ductus arteriosus mit Prostaglandin E_1 bis zur Operation, Behandlung der Herzinsuffizienz (s. S. 272).
- Ballonatrioseptostomie als palliative Notfallmaßnahme mittels Herzkatheterismus.
- Arterielle Switch-Operation nach Jatene, wenn möglich mit vollständiger Korrektur in den ersten 2 Lebenswochen.
- Alternativoperationen: Mustard-Operation und Senning-Operation (funktionsgerechte Kanalisation der arteriellen und venösen Blutströme auf Vorhofebene).
- Endokarditisprophylaxe.

Prognose

- Ohne Palliativmaßnahmen 90% Letalität im 1. Lebensjahr, mit Palliativoperationen 70% Überleben, mit vollständiger Korrektur > 90%. Postoperative Komplikationen: Sick-Sinus-Syndrom, Pulmonalvenenstenose, Trikuspidalinsuffizienz u. a.

Grundlagen

- **Definition:** Ein Hauptarterienstamm, meist drei Klappen und hoher VSD. Mischblut aus beiden Ventrikeln.
- **Formen:**
  - Typ I: Gemeinsamer Pulmonalisabgang vom Trunkus.
  - Typ II: Getrennter Abgang der oft stenosierten Pulmonalisäste von Trunkushinterwand.
  - Typ III: Seitlicher Abgang der manchmal stenosierten Pulmonalisäste.
  - Typ IV: Pulmonalis fehlt, Blutversorgung der Lunge mittels Bronchialarterien aus Aorta.
- **Symptome:** Meist frühe Zyanose und Dyspnoe. Pulsus celer et altus, hebende Pulsationen über dem ges. Präkardium. Herz: Kontinuierliches rauhes holosystolisches Geräusch links- und rechtssternal im 2. – 3. ICR, evtl. diastolisches Decrescendo (Klappeninsuffizienz).
- **Komplikationen:** Herzinsuffizienz, pulmonale Hypertension, Dystrophie.

Untersuchungen

- Blutbild (Polyglobulie).
- O_2-Sättigung vermindert (BGA).
- Herzfernaufnahme: Kardiomegalie und meist vermehrte (selten verminderte) Lungendurchblutung.
- EKG: Rechtsherz, kombinierte Hypertrophie, P-dextrocardiale.
- Echokardiographie: Trunkus erkennbar, Blutfluß mit Doppler-Sonographie.
- Herzkatheter mit Angiographie: Zur Operationsindikation.

Differentialdiagnose

- Pseudotrunkus: Pulmonalatresie mit großem VSD.
- Großer VSD (s. S. 247), großer Ductus arteriosus persistens (s. S. 249).
- Andere zyanotische Herzfehler (s. S. 246).
- Atemnotsyndrom des Neugeborenen (s. S. 589).

Therapie

- Herzinsuffizienz s. S. 272.
- Evtl. zuerst Banding der Pulmonalarterien.
- Rastelli-Operation: VSD-Verschluß, Einsetzen des Trunkus in den linken Ventrikel, Pulmonalis-Conduit mit Kunstklappen und Anastomose mit Pulmonalisästen, die vom Trunkus getrennt werden.

Prognose

- Ca. 11 % Letalität nach operativer Korrektur.

Valvuläre Pulmonalstenose

Grundlagen

- **Formen:**
  - Kritische valvuläre Pulmonalstenose des Neugeborenen mit Rechts-links-Shunt auf Vorhofebene (Zyanose!).
  - Valvuläre Pulmonalstenose des älteren Kindes ohne Zyanose.
- **Symptome:**
  - Leichte Formen asymptomatisch. Nur bei der sog. kritischen Pulmonalstenose (PST) Herzinsuffizienz bereits im Neugeborenenalter bei gleichzeitiger Trikuspidalinsuffizienz. Sonst meist im 2.–3. Lebensjahr Beginn mit Anstrengungsdyspnoe.
  - Bei schwerer Stenose: Ruhedyspnoe, Rechtsherzinsuffizienz, Zyanose.
  - Herzbefund: Hebender Spitzenstoß, Schwirren im 2. ICR parasternal links bzw. Jugulum. Zweiter Herzton fixiert gespalten. Verschieden lautes systolisches Stenosegeräusch im 2. ICR parasternal links mit Fortleitung in den Rükken. Je höhergradig die Stenose, desto später in der Systole Geräuschbeginn / -maximum.
- **Komplikationen:** Herzinsuffizienz bei kritischer PST des Neugeborenen.

Untersuchungen

- Röntgen-Herzfernaufnahme: Erweiterter Pulmonalisstamm, Herzgröße meist normal, außer bei Dekompensation. Lungendurchblutung normal bis vermindert.
- EKG: Rechtsherzhypertrophie, häufig inkompletter RSB.
- Echokardiographie: Sichtbare Stenose, konzentrische Rechtsherzhypertrophie, Funktion und Shunt mittels Doppler-Echographie.
- Herzkatheter: Abklärung des Druckgradienten und zusätzlicher Mißbildungen.

Differentialdiagnose

- Supravalvuläre PST z. B. bei Rubella-Syndrom.
- Multiple periphere Pulmonalstenosen, häufig kombiniert mit anderen Vitien (supravalvuläre Aortenstenose).
- Subvalvuläre Stenose (Infundibulumstenose des rechten Ventrikels, z. B. bei Morbus Fallot).
- Pulmonalisatresie: Hypoplasie des rechten Ventrikels, Hypertrophie des rechten Vorhofs und des linken Ventrikels infolge Rechts-links-Shunt. Symptome ab Neugeborenenperiode mit Zyanose und Herzinsuffizienz. Verminderte Lungendurchblutung.

Therapie und Prognose

- Herzinsuffizienz s. S. 272.
- Ballondilatation oder Valvulotomie über Herzkatheter bei systolischem Druckgradienten über 50 mmHg.
- Extreme PST: Prostaglandin E_1 zur Offenhaltung des Ductus arteriosus. Valvotomie mit oder ohne Blalock-Taussig-Anastomose (Verbindung rechte A. subclavia mit A. pulmonalis) beim Neugeborenen.
- Endokarditisprophylaxe s. S. 497.
- Prognose nach operativer Korrektur gut, die postoperative Pulmonalisinsuffizienz wird meist gut toleriert.

Grundlagen

- **Definition** und **Folgen:** Verdickung, Versteifung oder Verschmelzung der Aortenklappen mit Stenose und konzentrischer Hypertrophie des linken Ventrikels. Poststenotisch niedriger aortaler und koronarer Druck, was zu Koronarinsuffizienz und frühzeitiger Myokardschädigung führt.
- **Formen:**
  - Leichte Stenose (Druckgradient < 50 mmHg),
  - mittelschwere Stenose (Druckgradient 50 – 80 mmHg),
  - schwere Stenose (Druckgradient > 80 mmHg),
  - kritische Stenose bei Neugeborenen.
- **Symptome:** Kritische Aortenstenose des Neugeborenen mit globalem Herzversagen in den ersten Lebenswochen. Bei älteren Kindern häufig Zufallsbefund ohne Beeinträchtigung. Später: Belastungsdyspnoe, Stenokardien, Synkopen, Rhythmusstörungen.
  Herzbefund: Hebender Herzspitzenstoß, Schwirren im Jugulum, evtl. 2. ICR rechts. Frühsystolischer Klick (PM an Spitze), rauhes systolisches Stenosegeräusch (bis 5/6) mit Punctum maximum (PM) im Jugulum und 2. ICR beiderseits. Fortleitung in die Karotiden.
- **Komplikationen:** Frühe globale Herzinsuffizienz bei kritischer Aortenstenose des Neugeborenen.

Untersuchungen

- Röntgen-Herzfernaufnahme: Linksbetonung des Herzens.
- EKG: Linksherzhypertrophie, Störung der Erregungsrückbildung, P-sinistrocardiale.
- Echokardiographie: Sichtbare Stenose, konzentrische Linksherzhypertrophie. „Domstellung" der Aortenklappe.
  Funktion mittels Farbdoppler-Echographie (Druckdifferenzbestimmung).

Differentialdiagnose

- Subvalvuläre Aortenstenose (fibrös, membranös, muskulär).
- Supravalvuläre Aortenstenose mit mutliplen peripheren Pulmonalstenosen, geistige Retardierung, elfen- oder koboldartiges Gesicht (Williams-Beuren-Syndrom) (s. S. 144).
- Hypertrophe obstruktive Kardiomyopathie mit funktioneller Stenose (s. S. 270).

Therapie

- Bei Herzvergrößerung Digitalisierung (s. S. 273); nicht bei hypertropher obstruktiver Kardiomyopathie.
- Ballondilatation oder Valvulotomie (Herz-Lungen-Maschine) bei Druckgradienten über 70 – 80 mmHg, später häufiger künstlicher Klappenersatz nötig.

Prognose

- Nach Valvulotomie häufig Aorteninsuffizienz und Restgradient. Letalitätsrisiko der Operation bei kritischer Aortenstenose des Neugeborenen zwischen 10 und 50 %.

Aortenisthmusstenose

Grundlagen

- **Definition:** Stenose der Aorta descendens nach Abgang der li. A. subclavia
- **Formen:**
  - Präduktale Form: Ductus art. pers. über 1 – 2 Wo., häufig postnatale Dekompensation (= infantile Form).
  - Postduktale Form: Bedingt pränatale Kollaterale (= adulte Form) über A. mammaria int. und Interkostalarterien.
  - Kombinationen mit PDA, VSD, Aortenstenose, Transposition, Double-outlet-Ventrikel, Trikuspidalatresie.
- **Symptome:**
  - Präduktale Form: Rechts- und Linksherzdekompensation zwischen 1. und 4. Woche, Dyspnoe, Tachypnoe, Trinkfaulheit, Ödeme, zyanotische untere Körperhälfte. Systolisches Stenosegeräusch, betonter 2. Herzton.
  - Postduktale Form: Oft asymptomatisch bis zur 2. Dekade. Systolikum linksparavertebral (Stenose) und 3. – 4. ICR li. parasternal, systolisch-diastolische Geräusche (Kollaterale).
  - Pulse: Schwach oder fehlend über der A. femoralis und A. dorsalis pedis.
  - RR: Hypertension obere Extremität (evtl.) Unterschied zwischen rechts und links), RR-Gradient zwischen oberer und unterer Extremität.
- **Komplikationen:** Frühzeitige Arteriosklerose, evtl. Hirnblutung.

Untersuchungen

- Röntgen-Herzfernaufnahme: Fallweise Kardiomegalie (LVH) und Lungenstauung beim Säugling. Ab der 2. Dekade Usuren im mittleren Drittel der 4. – 8. Rippe (Kollateralkreislauf).
- EKG: Linksherzhypertrophie bei postduktaler Form.
- Echokardiographie: Stenosenachweis, Druckgradientenbestimmung.
- Herzkatheter: Für Ballondilatation, Angiokardiographie in unklaren Fällen.

Differentialdiagnose

- Andere Ursachen der Herzinsuffizienz s. S. 272.

Therapie

- Präduktale Form: Herzinsuffizienz (s. S. 272). Prostaglandin E_1 (0,01 – 0,1 µg/kg/Min.). Offenhalten des Ductus. Frühzeitige Operation mit End-zu-End-Anastomose oder Subklaviaplastik plus Duktusligatur.
- Postduktale Form: Operative Resektion der Stenose und Anastomose oder Ballondilatation (native und postoperative Stenose).
- Endokarditisprophylaxe s. S. 497.

Prognose

- 90 % gute Resultate bei einfacher Stenose. Postoperative Restenosen und Aneurysmen sind möglich.

Grundlagen

➤ **Definition** und **Ursachen:** Störungen der Reizbildung oder Reizleitung bei Vagotonie, kardiale Schädigung bei Hypoxie (besonders bei Reanimation), Herzfehler (besonders Herzklappenfehler), infektiös und medikamentös toxisch (z. B. Viren, Digitalis), Exsikkose, Hypokaliämie, Hyperkalzämie, endokrine Störungen (z.B. Hyperthyreose), kreisende Erregungsleitung bei Präexzitationssyndromen (WPW- und LGL- Syndrom), angeboren (z.B. AV – Block), nach Operationen.

➤ **Formen:**

- *Sinusarrhythmie:*
  - Respiratorische Arrhythmie: Anstieg der Pulsfrequenz bei Inspiration, verstärkt in Rekonvaleszenzphasen, kein Krankheitswert.
  - Sinusbradykardie unter 60/min,
  - Sinustachykardie über 180/min.
- *Vorhofarrhythmie:*
  - Paroxysmale supraventrikuläre Tachykardie: Anfallsweises Herzjagen mit Frequenzen zwischen 180 und 300/min in allen Altersstufen auftretend; alle Vorhoferregungen werden auf die Kammern übertragen.
    Dauer zwischen 1 Min bis mehrere Tage, bei Anhalten über Stunden Symptomatik (s. unter Tachykardie).
    Auftreten vom Säuglingsalter bis zum Erwachsenenalter.
  - Extrasystolen: Abnorme Reizbildung in den Vorhöfen mit deformierter P-Welle und verkürzter PQ-Zeit, normaler folgender QRS-Komplex. Häufig ohne organische Herzerkrankung bei niedriger Pulsfrequenz, vegetativ labilen Kindern, bei Infektionserkrankungen.
  - Vorhofflattern (200 – 300/min) ähnliche Symptomatik wie paroxysmale supraventrikuläre Tachykardie, ebenfalls anfallsweises Auftreten.
    Im EKG typische „Sägezahnwellen“, 2 : 1 – 4 : 1-Überleitung auf Kammern.
  - Vorhofflimmern (> 300/min) Flimmern der Grundlinie im EKG, keine P-Wellen mehr abgrenzbar, unregelmäßige Überleitung auf die Kammern. Pulsdefizit peripher wegen mangelnder Füllung bei Ventrikelkontraktion. Beide Vorhofarrhythmien treten bei rheumatischer und infektiöser Karditis auf, bei Mitralstenose und ASD.
  - Präexzitationssyndrome: Akzessorisches Muskelbündel mit beschleunigter Erregungsleitung zwischen Vorhöfen und Kammer, wodurch es zur kreisenden Erregungsleitung kommen kann. Verkürzung der PQ-Zeit im anfallsfreien Zustand bei LGL-Syndrom, zusätzliche Deltawelle zu Beginn des QRS-Komplexes beim WPW-Syndrom. Auftreten und Symptomatik der Anfälle wie bei paroxysmaler supraventrikulärer Tachykardie.
- *AV-Knoten-Arrhythmie:* Symptome siehe unten unter Bradykardie
  - AV – Block I. Grades: Verlängerte PQ-Zeit, durch Vagotonie, Digitalis.
  - AV - Block II. Grades: a) Typ Wenckebach: zunehmende PQ-Zeit-Verlängerung bis zum Ausfall der Überleitung auf die Kammern (Ausfall des QRS-Komplexes im EKG).
    b) Typ Mobitz: PQ-Zeit-Verlängerung mit Ausfall der Kammerüberleitung (QRS-Komplex) in konstantem Rhythmus (2 : 1 – 4 : 1).
  - AV - Block III. Grades: Vollständige Unabhängigkeit der Vorhof- und Kammeraktionen, beruht meist auf angeborenem Defekt des His-Bündels.

- *Kammerarrhythmie:*
  - *Tachykardie* (150 – 200/min), im EKG P-Wellen unabhängig von den meist deformierten QRS-Komplexen. Meist bei angeborenen Vitien, verlängertem QT-Syndrom (Jervell-Lange-Nielsen-Syndrom, Romano-Ward-Syndrom). Symptome s. unter Tachykardie.
    Übergang in Kammerflattern und -flimmern möglich, vor allem postoperativ, bei Digitalisintoxikation, Elektrolytstörungen, Myokardiopathien. Symptome: Kreislaufstillstand (s. S. 522).
  - *Ventrikuläre Extrasystolen:* Monotope VES (gleichmäßig deformierter QRS-Komplex) meist klinisch unbedeutend, Polytope VES (ungleichmäßig deformierte QRS-Komplexe) und höhergradige VES (Bigemini, Couplets, Salven, R- auf- T-Phänomen) bei Myokarderkrankungen, infolge fortgeschrittener chronischer Erkrankungen oder entzündlicher Erkrankungen. Symptome: Palpitationen, Herzinsuffizienz.

➤ **Symptome:** Bradykardie oder Tachykardie, unregelmäßiger Puls bzw. Herzton. Bei Tachykardie über 180/min. Blässe, kalter Schweiß, Trinkunlust, Unruhe, Erbrechen beim Säugling.
Beim älteren Kind häufig klinisch stumm, sonst Blässe, kalter Schweiß, Synkopen, Palpitationen, Thoraxschmerzen, Pulsationen, nächtliches Wasserlassen, Herzinsuffizienz.
Bei Bradykardie unter 40/min. (beim Säugling unter 60/min.) Adams-Stokes-Anfälle.

➤ **Komplikationen:** Herzinsuffizienz (Hepatomegalie, Zyanose, Dyspnoe), Hypoxämie, Schock.

Untersuchungen:

➤ Labor: BB, CRP, Elektrolyte, Mg, CK-MB, BZ, Blutgasanalyse.
➤ RR – Überwachung, Puls - Überwachung.
➤ EKG:

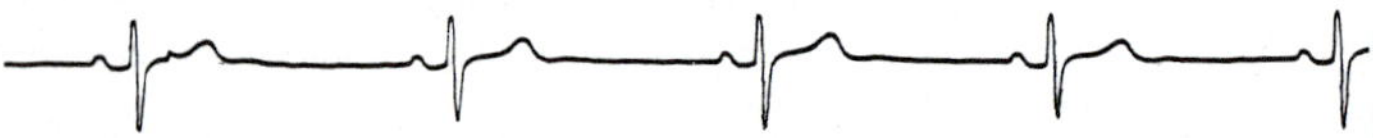

Sinusbradykardie

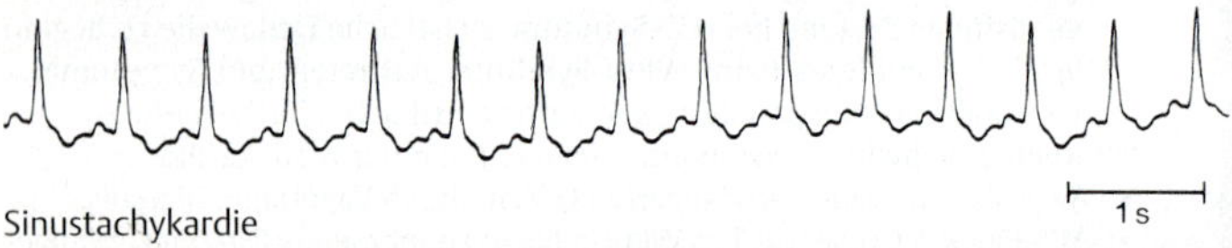

Sinustachykardie

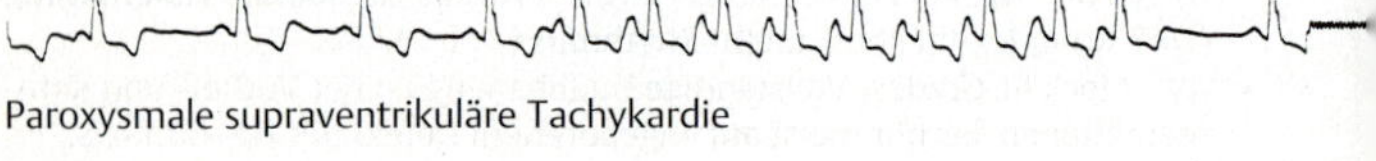

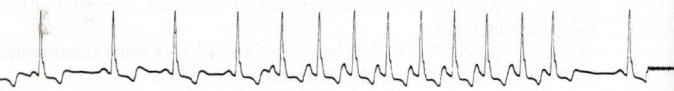

Paroxysmale supraventrikuläre Tachykardie

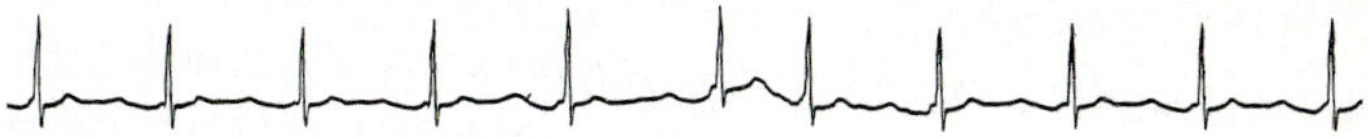

Supraventrikuläre ES

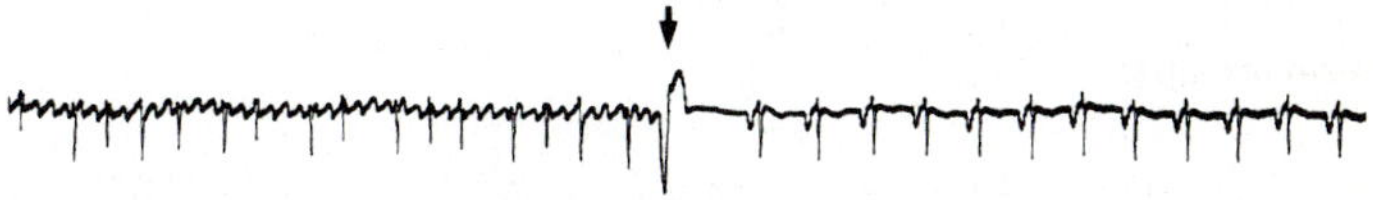

Vorhofflimmern mit wechselnder Überleitung und spontaner Kardioversion nach VES

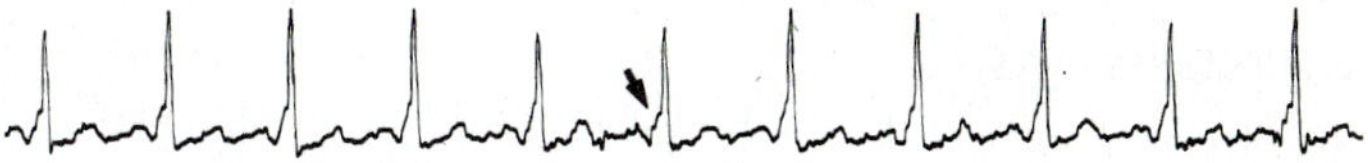

WPV-Syndrom mit Deltawelle

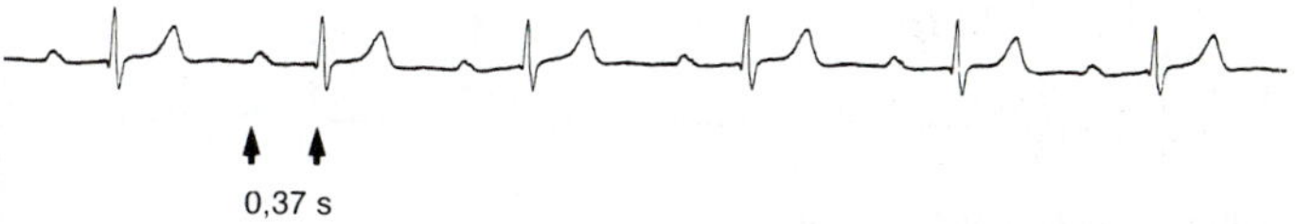

AV-Block I°

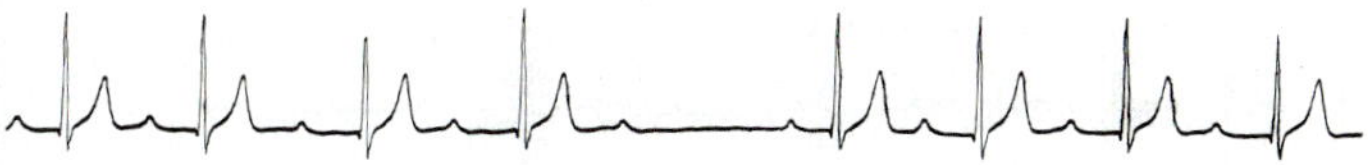

AV-Block II° – Typ Wenckebach

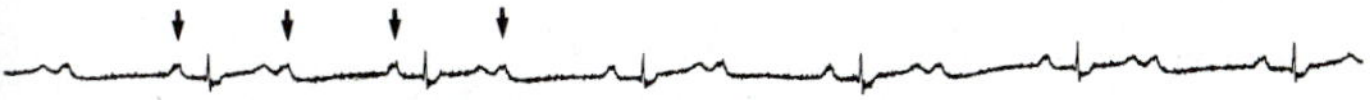

AV-Block II° – Typ Mobitz 2 : 1-Überleitung

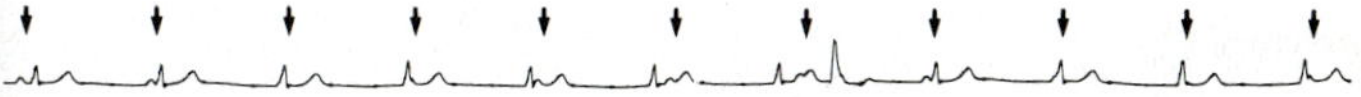

AV-Block III°

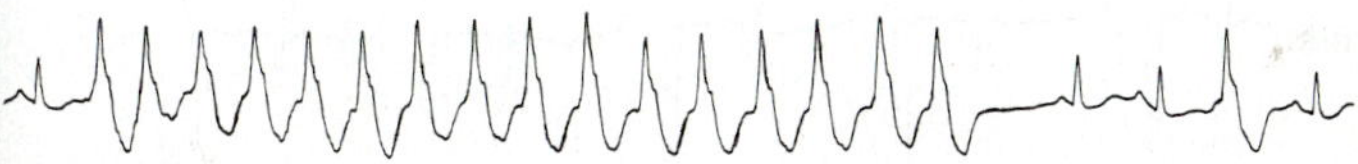

Kammertachykardie

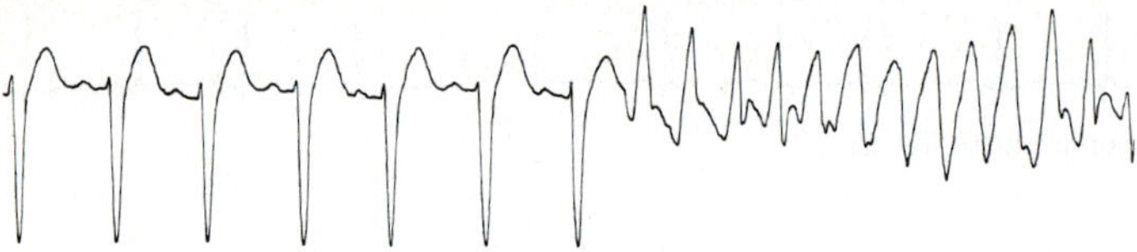

Kammerflattern

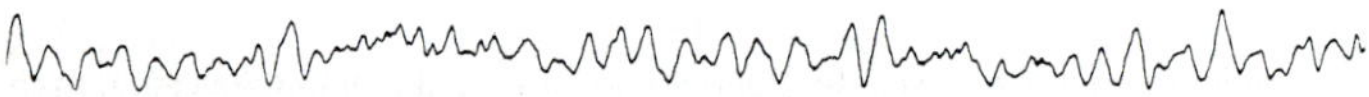

Kammerflimmern

Ventrikuläre ES (VES)

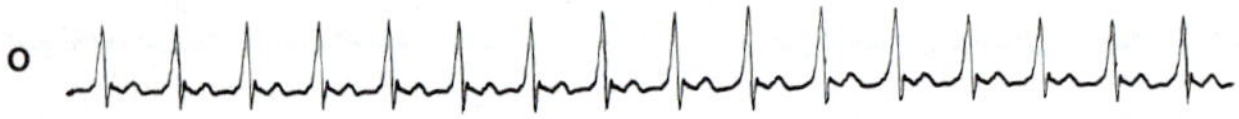

keine VES

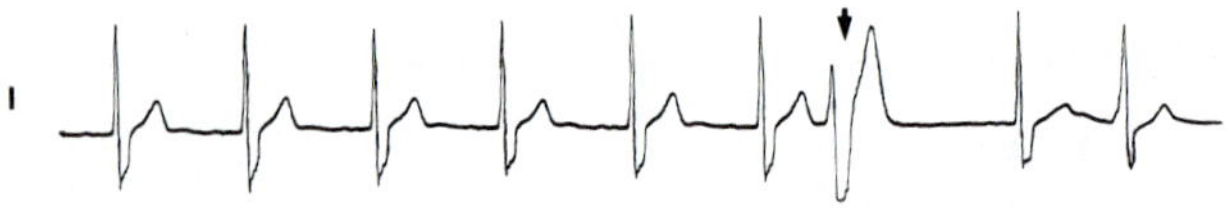

seltene monotope VES (< 30/h)

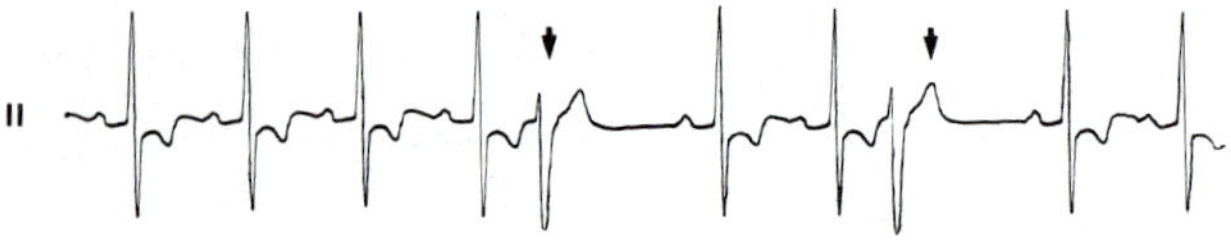

häufige monotope VES (> 30/h)

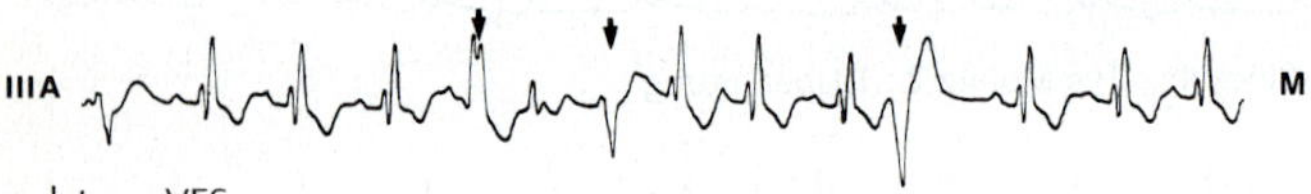

polytope VES

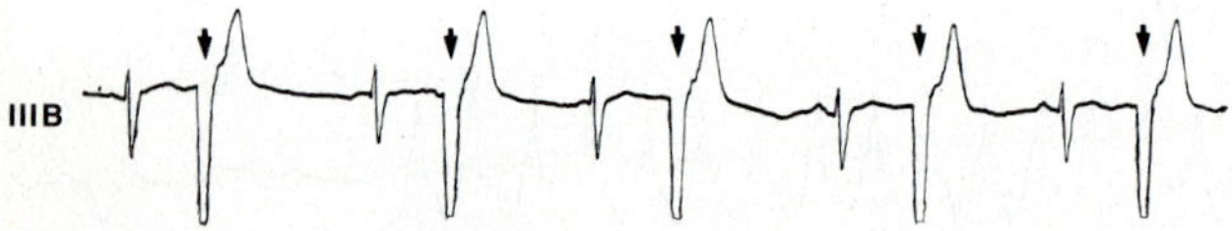

Bigemini

IVA
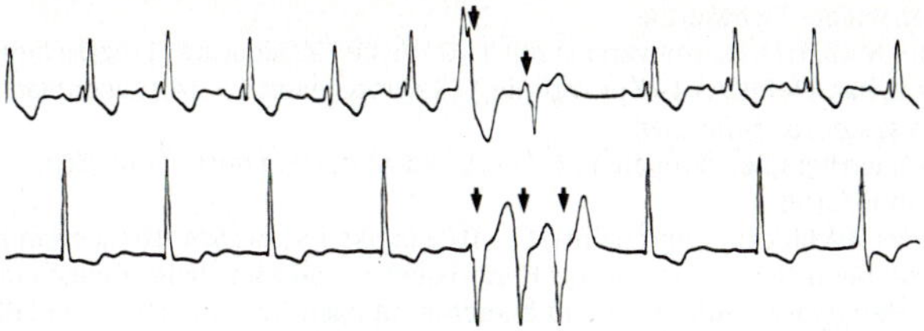
IVB

Couplet

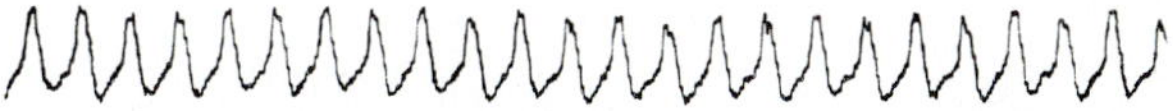

Salven, ventr. Tachykardie

V
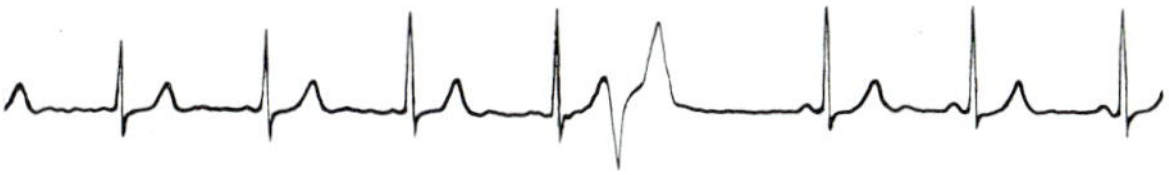

R-auf-T-Phänomen

Abb. 42

- Belastungs-EKG: Meist Verschwinden von funktionellen Extrasystolen unter Belastung.
- Langzeit-EKG.
- Echokardiographie zur Abklärung von Vitien, Tumor, organischen Herzerkrankungen.

Therapie

- Paroxysmale supraventrikuläre Tachykardie beim Säugling:
  - Anfallsunterbrechung mit (1.) Eisbeutel auf Gesicht oder (2.) Adenosin 0,1 mg/kg als Initialbolus max. 0,3 mg/kg möglich über Vene re. Arm oder Kopf, (3.) Propafenon 0,5 – 1 mg/kg i. v., (4.) Digoxin, (5.) Elektrische Kardioversion.
  - Dauerprophylaxe mit Digitalis, Kalziumantagonisten, z. B. Verapamil 3 – 5 mg/kg p.o. oder β-Blocker, z. B. Propranolol 1 – 5 mg/kg/Tag p.o.
- Paroxysmale supraventrikuläre Tachykardie des Schulkindes.
  - (1.) Valsalva- bzw. Tauchversuch, Pressen, Eiswasser, kein Bulbusdruck! (2.) Kalziumantagonisten s. o., (3.) β-Blocker s. o., kein Digoxin.
  - Dauertherapie mit Kalziumantagonisten (s. o.),β-Blocker s. o. oder Propafenon (s. o.).
- Bei WPW-Syndrom ohne Digoxin, sonst wie oben.

- Ventrikuläre Tachykardie:
  - Im Notfall: (1.) Kardioversion mit 1 – 2 Ws/kg, (2.) Lidocain (1 mg/kg langsam i. v., dann Infusion 4 – 7 μg/kg/min.). (3.) Propafenon s. o., (4.) Kalziumantagonist s. o., (5.) β-Blocker.
  - Dauertherapie: Propafenon (s. o.), Kalziumantagonist, β-Blocker, (s. o.), Amiodaron.
- Totaler AV-Block: Orciprenalin 0,01 – 0,03 mg/kg i. v., s.c. Schrittmacherimplantation beim Neugeborenen mit Herzfrequenz < 50/Min., beim Neugeborenen mit Herzfehler < 40/Min., beim älteren Kind nach 1. Adams-Stokes-Anfall, bei Herzfrequenz 40 beim Schulkind, 50 beim Kleinkind.

Grundlagen

- **Definition:** Isolierte oder kombinierte Entzündung des Endokards, Myokards und Perikards.
- **Ursachen:**
  - Endokarditis: Vorwiegend bei Immunsuppression und zentralem Venenkatheter, durch Staphylo-, Streptokokken, v.a. Streptococcus viridans und gramnegative Keime, Pilze. Rheumatisches Fieber kommt in Mitteleuropa nur noch selten vor.
  - Myokarditis: Meist Viren (beim Säugling Coxsackie-Infektion, sonst Influenza, Enteroviren u. a.), selten Rickettsien, Borrelien, Protozoen, Pilze u. a. Parasiten und toxisch-allergisch bei Kollagenose und Kawasaki-Syndrom, Sepsis, Scharlach, rheumatisches Fieber, Diphtherie-Toxin.
  - Perikarditis: Bei verschiedenen viralen Infektionskrankheiten, peri- und postinfektiös, bei Postkardiotomiesyndrom, selten bakteriell (Staphylokokken, Hämophilus, Meningokokken), evtl. fortgeleitet von Myokard, Pleura und Lunge.
- **Symptome:**
  - Bei Endokarditis: Fieber, Tachykardie, Petechien, Herzgeräusch, embolische Phänomene. Herzgeräusche anfangs untypisch.
  - Bei Myokarditis: Tachykardie, Rhythmusstörungen, Extrasystolie, evtl. Hepatomegalie, Zyanose, Dyspnoe.
  - Bei Perikarditis: präkardiale Schmerzen, Tachykardie, Reibegeräusche (P. sicca), evtl. Zyanose, Dyspnoe, Hepatomegalie.
- **Komplikationen:**
  - Bei Endokarditis Mitral- und Trikuspidalinsuffizienz, Herdnephritis.
  - Bei Myokarditis Herzinsuffizienz (Ödeme, Hepatomegalie, Zyanose, Dyspnoe, Lungenödem). Schock.
  - Bei Pericarditis exsudativa Einflußstauung bis Herztamponade.

Untersuchungen

- Blutbild, Leukozytose, BSG, CRP erhöht.
- Serum: CPK, Transferasen und LDH fallweise erhöht bei Myokarditis, AK gegen Sarkolemm u. Myolemm erhöht.
- Röntgen: Dilatation des Herzens, Boxbeutel-Herz bei Carditis exsudativa. Lungenstauung möglich.
- Echokardiographie: Dilatation, Perikarderguß bei Perikarditis, verminderte ventrikuläre Kontraktilität, Vegetationen an den Klappen, Klappeninsuffizienz mit Farbdoppler bei Endokarditis.
- EKG: Myokarditis mit QT-Verlängerung, T-Abflachung und linksthorakal negativ, fallweise Extrasystolie. Pericarditis exsudativa mit Niedervoltage.
- Blutkultur, Antikörpernachweis und Rheumafaktor positiv bei Endokarditis, AST, Bakterienkultur aus Perikarderguß.

Endokarditis, Myokarditis, Perikarditis

Differentialdiagnose

- Akzidentelles Herzgeräusch: Lageabhängig, „Baßgeigenton", weich, nicht fortgeleitet, wechselnd bei Kontrolle.
- Nicht entzündliche Kardiomyopathien.
- Dekompensiertes Vitium cordis congenitum.
- Cor pulmonale.

Therapie

- Bettruhe, je nach klinischer Ausprägung: Intensivüberwachung.
- Endokarditis:
  - Bei akutem Verlauf: Nach Abnahme der Blutkulturen sofort Antibiotika (vor Erhalt des Antibiogramms) mit Ampicillin + Gentamicin + Flucloxacillin, bei Penicillinallergie: Cefotaxim + Gentamicin. Dosierung s. S. 500. Antibiotika entsprechend Keimnachweis bzw. Antimykotika (s. S. 500).
  - Beseitigen der Ursache (Katheter).
  - Bei Klappenbefall und Therapieresistenz später Klappenersatz.
- Myokarditis: Bei kardialer Dekompensation Digitalis und Diuretika, Bettruhe! Antipyretika. Evtl. Herzrhythmusstörungen behandeln (s. S. 265). Bei Fortschreiten: Kortikosteroide, evtl. Azathioprin, evtl. Herztransplantation.
- Perikarditis: Antipyretika. Bei drohender Tamponade chirurgische Perikarddrainage, evtl. Notfallpunktion und Spülkatheter. Adäquate Antibiotika. Behandlung der Grunderkrankung.

Endokarditisprophylaxe

- **Indikation:**
  - Alle angeborenen Herzvitien vor und nach Operation. (Ausnahmen: Mitralklappenprolaps, hypertrophe obstruktive Kardiomyopathie).
  - Intensivierte Prophylaxe bei Zustand nach bakterieller Endokarditis, aortopulmonalen Shunts und Zustand nach Implantation künstlicher Herzklappen.
- **Allgemeines:**
  - Regelmäßige zahnärztliche Kontrollen.
  - Konsequente Abklärung aller fieberhaften und infektiösen Erkrankungen (Erregernachweis!) und Therapie (z. B. Antibiose über mindestens 10 Tage).
- **Durchführung:**
  - Bei invasiven Untersuchungen und Eingriffen der Bauchhöhle:
    Einmalig Ampicillin 50 mg/kg i. v. 30 – 60 Min. zuvor, bei intensivierter Prophylaxe Kombination mit Gentamicin 2 mg/kg i. v. 60 Min. zuvor und 8 Std. nach Eingriff. Bei Penicillinallergie Ersatz des Ampicillins durch Vancomycin 20 mg/kg i. v.
  - Bei Eingriffen im Mund- und Rachenraum:
    Einmalig Penicillin 50 000 E/kg per os 30 – 60 Min. zuvor, bei intensivierter Prophylaxe Penicillin 50 000 E/kg i. v. in Kombination mit Gentamicin 2 mg/kg i. v. 60 Min. zuvor und 8 Std. nach Eingriff.
  - Bei Penicillinallergie Ersatz des Penicillins durch Clindamycin 15 mg/kg.
  - Bei Eingriffen an der Haut: Einmalig Flucloxacillin 50 mg/kg per os oder i. v. 30 – 60 min zuvor, bei intensivierter Prophylaxe in Kombination mit Gentamicin 2 mg/kg i. v. 60 Min. zuvor und 8 Std. nach Eingriff. Bei Penicillinallergie Ersatz des Penicillins durch Clindamycin 15 mg/kg.

Prognose

- Bakterielle Endokarditis 30% Letalität.
- Myokarditis: Fallweise dilatative Kardiomyopathie. Coxsackie-Myokarditis des Säuglings 50% Letalität, später ca. 10%. Späte akute Todesfälle nach Belastung.
- Perikarditis: Meist gut.

Kardiomyopathien

Grundlagen

- **Definition:** Strukturelle und/oder funktionelle Störung des Ventrikelmyokards.
- **Formen:**
  - Primäre Kardiomyopathie: Idiopathische dilatative Kardiomyopathie, Endokardfibroelastose (meist im 1. Lebensjahr), hypertrophe Kardiomyopathie (manchmal autosomal dominant), hypertroph-obstruktive Kardiomyopathie (autosomal dominant), muskuläre Subaortenstenose (asymmetrische Septumhypertrophie).
  - Sekundäre Kardiomyopathie: Zustand nach Myokarditis, Fetopathia diabetica, Speicherkrankheiten (Glykogenosen, Mukopolysaccharidose, Sphingolipidose), Carnitin-Mangel, Kollagenosen, Kawasaki-Syndrom, Myopathien, Friedreich-Ataxie, medikamentös (Adriamycin u. a.), chemisch toxisch (Anthrazykline).
- **Symptome:** Dilatative Kardiomyopathie: Kardiale Dekompensation. Hypertroph-obstruktive Kardiomyopathie: Gelegentlich Synkopen, Leistungsverminderung. Herzbefund: Verschiedene Herzgeräusche, meist systolisches Decrescendo (Mitralinsuffizienz).
- **Komplikationen:** Herzinsuffizienz (Ödeme, Hepatomegalie), Arrhythmien, Lungenödem (Schock), plötzlich unerwarteter Tod, vor allem bei Thromboembolien.

Untersuchungen

- Röntgen-Herzfernaufnahme: Meist Kardiomegalie und vermehrte Lungengefäßzeichnung.
- Echokardiographie: Dilatation bei dilatativer Kardiomyopathie oder Wandverdickungen, Septumverdickungen bei hypertroph-obstruktiver Kardiomyopathie; verminderte Auswurfleistung mittels Doppler-Echographie.
- EKG: Meist linksventrikuläre Hypertrophie mit ST-T-Wellen-Abnormitäten, evtl. Arrhythmien.
- In besonderen Fällen Myokardbiopsie.

Differentialdiagnose

- Myokarditis.
- Dekompensiertes Vitium cordis congenitum.
- Bland-White-Garland-Syndrom (infarktähnliches EKG).

Therapie

- Dilatative Kardiomyopathie: Wie bei Herzinsuffizienz (s. S. 272), Angiotensin-converting-enzyme-Antagonisten, Kalziumantagonisten, ASS 5 – 10 mg/kg/Tag, evtl. Herztransplantation.
- Hypertrophe Kardiomyopathie: β-Blocker oder Kalziumantagonisten (s. S. 265) oder evtl. chirurgische Teilresektion, Mitralklappenersatz.
  Bei Vorhofflimmern Antiarrythmika (s. S. 265), ASS 5 mg/kg/Tag.

Prognose

- Dilatative Kardiomyopathie und Endokardfibroelastose: in der Mehrzahl tödlich innerhalb des ersten Lebensjahres.
- Hypertrophe Kardiomyopathie: die Hälfte endet tödlich.

Herzinsuffizienz

Grundlagen

- **Definition:** Unvermögen, den Kreislauf ausreichend mit Blut zu versorgen.
- **Vorkommen:** 90% innerhalb des 1. Lebensjahres, fast immer kombinierte Links- und Rechtsherzinsuffizienz.
- **Ursachen:**
  - Beim Säugling: In den meisten Fällen angeborene Herzfehler. Selten Myokarditis (meist viral), Kardiomyopathie und Fibroelastose des linken Ventrikels, paroxysmale supraventrikuläre Tachykardie. Zustand nach perinataler Asphyxie, Hypothyreose.
  - Beim Schulkind / Jugendlichen: Volumenüberlastung, Anämie, Sepsis, Pneumonie, Karditis, Kardiomyopathie, Rhythmusstörungen, chronische pulmonale oder arterielle Hypertonie, Hyperthyreose, Kawasaki-Syndrom.
- **Symptome:** Tachykardie, schlechtes Gedeihen, Gewichtsstillstand (kardiale Dystrophie infolge vermehrten Energieverbrauchs durch vermehrte Herztätigkeit und meist vermehrte Atmung, mangelnde Kalorienzufuhr wegen Trinkschwierigkeiten), rezidivierende Infekte.
  Hauptsymptome der Linksinsuffizienz: Dys- und Tachypnoe (infolge pulmonalvenöser Stauung), Blässe, Schwitzen, Infekte.
  Auskultation: feuchte RG, Husten.
  Hauptsymptome der Rechtsinsuffizienz: Ödeme (beim Säugling oft als Hand- und Fußrückenödem, gelegentlich Lidödeme), Hepatomegalie.
- **Komplikationen:** Hypoxämie, kardiogener Schock (s. S. 543), Lungenödem und Multiorganversagen.

Untersuchungen

- RR: Hyper- / Hypotonie.
- Blutbild: Anämie, Polyzythämie, Entzündungszeichen (BSG ↑, CRP ↑).
- Blutgasanalyse: Fallweise P_{O_2} erniedrigt, P_{CO_2} erhöht, respiratorische und metabolische Azidose.
- Serum: Verdünnungshyponatriämie, Hyperkaliämie, bei Nierenschädigung Kreatinin ↑, HST ↑, Transferasen bei Myokarditis erhöht.
- Herzfernaufnahme mit Herz- und Lungenbeurteilung: Kardiomegalie, vermehrte Lungengefäßzeichnung.
- 2-D-Echokardiographie, evtl. Farbdoppler-Sonographie: Verminderte Kontraktilität und Auswurfleistung. Vitium? Kardiomyopathie?
- EKG: Beurteilung der Myokardiopathie oder Hypertrophie, Rhythmusstörungen?

Therapie

- Bettruhe, ggf. Flüssigkeitsbilanz und Intensivüberwachung.
- Sauerstoff und Oberkörper hochlagern („Herzsessel" für Säuglinge).
- Digitalisierung mit β-Methyl-Digoxin (Lanitop), s. Tab. 31.
- Bei Digitalistherapie regelmäßige Kontrolle des Spiegels, K, Na, Ca.
- Diuretika:
  - Furosemid: bei akuter HI 0,5 – 1 mg/kg i.v. oder 2 mg/kg per os, bei chronischer HI 1 – 5 mg/kg/Tag.
  - Spironolacton 4 – 5 mg/kg/Tag i.v. oder per os 2 – 3 mg/kg/Tag (kaliumsparend).

Tabelle 31 Digitalisierung mit β-Methyl-Digoxin (Lanitop)

Alter	**Sättigung** i. v.	p. os	**Erhaltung** i. v.	p. os
Neugeborene bis 2 Wochen Frühgeborene Small for date	0,04 mg/kg	3 Tr./kg	0,01 mg/kg	3/4 Tr./kg
Reife Neugeborene 2.–4. Woche	0,05 mg/kg	4 Tr./kg	0,01 mg/kg	3/4 Tr./kg
Säuglinge Kleinkinder Schulkinder bis 30 kg	0,05 mg/kg	4 Tr./kg	0,008 mg/kg	2/3 Tr./kg
Schulkinder ab 30 kg	0,04 mg/kg	3 Tr./kg	0,006 mg/kg	1/2 Tr./kg

Grundlagen

➤ **Definition:** Systolischer oder/und diastolischer Blutdruckwert über der 95. Perzentile der Altersnorm (Abb. 43).

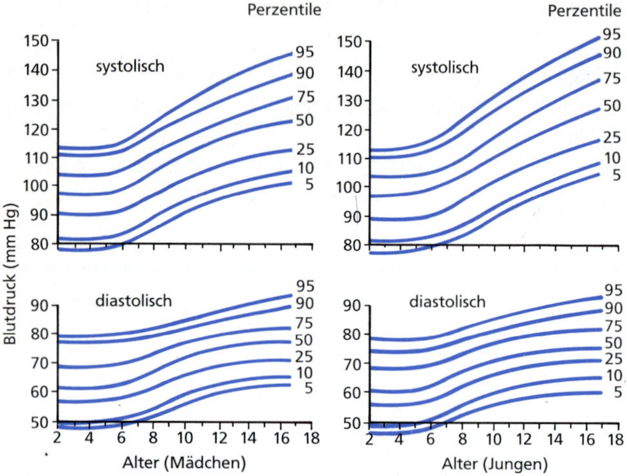

Abb. 43 Perzentilenkurven des Blutdrucks in Abhängigkeit vom Lebensalter

➤ **Häufigkeit:** Kinder 2%, Adoleszente 5 – 7%.

➤ **Formen:** Essentieller Hochdruck, häufig familiärer, kardialer Hochdruck (Aortenisthmusstenose: RR Beine < Arme), renovaskulärer und renoparenchymatöser Hochdruck (Arterienstenose, Nierenfehlbildungen, chronische GN), hormoneller H. (AGS, Phäochromozytom, Neuroblastom, Hyperthyreose u. a.), zentrale H. (bei Hirndruck).

➤ **Symptome:** Fallweise symptomlos, Gedeihstörung, Unruhe, Blässe, Kopfschmerzen, Schwindel, Erbrechen, Nasenbluten, Sehstörung, Zeichen der Grundkrankheit.

➤ **Komplikationen:** Herzinsuffizienz. Hypertensive Krise mit Kopfschmerzen, Sehstörungen, Bewußtseinsstörung, neurologische Ausfälle, Krampfanfälle, Lungenödem sowie RR-Werte:
- Bei Kindern unter 7 Jahre: > 160/110 mmHg.
- Bei Kindern über 7 Jahre: > 180/120 mmHg.
- Bei Jugendlichen: > 200/120 mmHg.

Untersuchungen

- Blutdruck beider Arme und Beine. Wiederholte Messung, Kind in Ruhe, geeichter RR-Apparat in Herzhöhe, Manschettenbreite deckt zwei Drittel des Oberarms. Stenosegeräusche?, Femoralispulse?, Körpergewicht, -größe.
- Blutbild, Harnstatus, Elektrolyte, Nierenfunktionen s. S. 54, BZ.
- EKG, 2-D-Echokardiographie und Röntgen-Herzfernaufnahme (Hypertrophiezeichen? Rippenusuren?)
- Fundus hypertonicus (enggestellte Gefäße mit Blässe, Blutungen).
- Sonographie der Nieren und des Retroperitoneums, weitere renale Abklärung, Doppler-Sonographie der Nierenarterien.
- Evtl. Angiographie mit seitengetrennter Renin-Angiotensin-Bestimmung.
- MR des Gehirns bei Enzephalopathie.
- Ggf. Hormonbestimmungen (Kortikosteroide, Katecholamine), s. S. 62 T_3, T_4, TSH.

Therapie

- Grundkrankheit behandeln, salzarme Kost, Ruhe, ggf. Gewichtsreduktion.
- Medikamentöser Stufenplan bei leichteren Symptomen:
  - Hydrochlorothiazid 2 mg/kg/Tag oder Furosemid 2 – 3 mg/kg/Tag, mit Aldactone 2 – 3 mg/kg/Tag.
  - β-Rezeptoren-Blocker, z. B. Propranolol 1 – 5 mg/kg/Tag.
  - Vasodilatatoren: z. B. Dihydralazin, 0,5 – 3 mg/kg oder Minoxidil 0,1 – 1 mg/kg/Tag.
  - Kalziumantagonisten: Nifedipin 0,2 – 0,5 mg/kg/Tag.
  - ACE-Hemmung. Captopril 0,5 – 2 mg/kg/Tag.
- Hypertone Krise: Ziel: RR-Senkung innerhalb 1 Std. um ca. 25 %. Intensivüberwachung, kontinuierliche, nichtinvasive RR-Messung
  - Initial: Nifedipin (Adalat) 0,3 – 0,5 mg/kg; Kapsel (= 4 mg) zerbeißen lassen! Bei Säuglingen und Kleinkindern Kapselinhalt in den Mund träufeln, evtl. Wiederholung mit gleicher Dosis nach 15 – 30 Min.
    Bei fehlendem Erfolg von Nifedipin:
  - 2 – 6 mg/kg Diazoxid i. v. als Bolus (Hypertonalum) evtl. nach 5 Min. wiederholen.
  - Bei gleichzeitiger Tachykardie 2 µg/kg Clonidin (z. B. Catapresan) i. v.; evtl. alle 30 Min. wiederholen. Maximaldosis 6 µg/kg.
  - Bei Überwässerung oder drohendem Lungenödem 0,2 – 0,4 mg/kg Furosemid (z. B. Lasix) i. v.
  - Dauerinfusion mit 0,5 – 10 µg/kg/Min. Nitroprussid-Natrium (z. B. Nipruss); RR titrieren, Nebenwirkungen beachten.
  - Dauerinfusion mit Urapidil (Ebrantil); initial 20 – 40 µg/kg/Min., nach 15 Min. auf 2 – 4 µg/kg/Min. reduzieren, RR titrieren.
- Genaue Überwachung, Nebenwirkungen beachten!
- Ggf. Operation der Nierenarterienstenose bzw. Aortenisthmusstenose.

Prognose

- Konstanter diastolischer Hochdruck über 120 mmHg: 50 % Todesfälle in 10 Jahren.

Orthostasesyndrom

Grundlagen

- **Definition:** Organminderdurchblutung bei Lagewechsel durch Kreislaufdysregulation vor allem in der Pubertät und bei großen, asthenischen Kindern.
- **Symptome:** Schwindelgefühl, gelegentlich mit Übelkeit, Blässe, Synkopen, Flimmern vor den Augen. Häufig andere vegetative Symptome (rezidivierende Kopfschmerzen u. a.).

Untersuchungen

- Blutbild (DD Anämie), Elektrolyte in Serum und Harn, Cortisontagesprofil und -ausscheidung bei Verdacht auf Morbus Addison (s. S. 421), BZ.
- Schellong-Test: Messung von Pulsfrequenz und RR nach 15 Min. Liegen, sofort nach Aufstehen nach 1, 3, 5 und 10 Min. im Stehen und in anschließender Liegephase alle 2 Min. Auswertung (s. S. 42).

Differentialdiagnose

- Morbus Addison s. S. 421.
- Angeborene oder erworbene Herzerkrankungen.
- Hypoglykämie.

Therapie

- Dauertherapie: Sport, Wechselduschen, Trockenbürstungen, langsames Aufstehen.
- Falls keine Besserung: Dihydroergotamin 2 x 1 mg, Etilefrin.
- Synkope: Beine hochlagern, evtl. Effortil-Tropfen (5 – 20 Tr.).

Grundlagen

- Rezidivierende Infektionen sind besonders im Kleinkindesalter (6–8/Jahr) häufig, primäre Immundefekte sind selten.
- Für rezidivierende Infekte ohne Immundefizienz sprechen
  - monotope Infektionen (z. B. rezidivierende Otitis) und normales Gedeihen.
- Begünstigende Konditionen sind
  - somatische Grundkrankheiten z. B. Adenoide, Allergien,
  - Mukoviszidose,
  - Immobiles-Zilien-Syndrom,
  - Harnwegsfehlbildungen u. a.
  - Alter (z. B. häufige Expositionen im Kindergarten).
- Für Immundefizienzen sprechen
  - familiäre Häufung,
  - Konsanguinität der Eltern,
  - rezidivierende polytope und schwere Infektionen,
  - unklare infektiöse Dermatiden,
  - chronische mukokutane Candidiasis,
  - hypoplast. Tonsillen, LK und Thymus trotz Infekten,
  - unklare Arthritiden und Autoimmunerkrankungen,
  - therapieresistente und rezidivierende Infektionen mit denselben Erregern,
  - atypische Erreger (Pneumocystis carinii, Candida),
  - opportunistische Keime (Staphylokokken), Dystrophie,
  - typische Begleitkrankheiten (s. dort).

Untersuchungen

- Stufendiagnostik:
  - Monotope Infektionen: Organdiagnostik. Erregernachweis.
  - Polytope Infektionen: Immundiagnostik (s. S. 48) mit Familienuntersuchung.

Therapie

- Rezidivierende Infekte ohne Immundefizienz: Gezielte Behandlung der Grundkrankheit und des Krankheitserregers. Keine Immunglobuline. Kuren am Meer oder im Gebirge.
- Rezidivierende Infektionen mit Immundefizienz: Siehe jeweilige Krankheitsformen.

B-Lymphozyten-Defekte

Grundlagen

- B-Lymphozyten reifen nach Antigenkontakt unter dem Einfluß von Interleukin 1 (aus Makrophagen), 2 und 4 (aus aktivierten T-Helferlymphozyten) zu Plasmazellen, die spezifisches Immunglobulin bilden. Defekte können angeboren (primär) oder erworben (sekundär) sein und machen 50–75% der Immundefizienzen aus.
- **Formen:**
  - Angeboren sind:
    - Agammaglobulinämie (infantil X-chromosomal rezessiv, Morbus Bruton);
    - A. mit Wachstumshormonmangel;
    - A. autosomal rezessiv;
    - selektiver Immunglobulinmangel, am häufigsten IgA-Mangel,
    - IgG-Subklassendefekte,
    - transiente Hypogammaglobulinämie des Säuglings;
    - die Hyper-IgM-Agammaglobulinämie (nur IgM-AK werden produziert, nicht IgG und IgA).
  - Erworben sind Hypogammaglobulinämien bei Thymom, Protein-loosing enteropathy, nephrotischem Syndrom und Chemotherapie.
- **Symptome:** Beginn meist im zweiten Lebenshalbjahr (Wegfall der mütterlichen Leihimmunität) mit rezidivierenden bakteriellen *polytopen* Infektionen (Pneumonie, Otitis, Meningitis u. a.). Zöliakieähnliche Durchfälle mit Lambliasis bei IgA-Mangel ($< 0{,}5$ mg/l). Bei Morbus Bruton nur Knaben befallen, Infektionen (s. o.) ab 6. Lebensmonat.

Untersuchungen

- Rationeller Untersuchungsgang, s. S. 48.
- Erregernachweis.
- Immunglobuline quantitativ (IgA, IgM, IgG, IgE), wenn normal: IgG-Subklassen bestimmen. Altersnormwerte beachten.
- AB0-Isoagglutinine.
- Antikörperanstieg nach Impfungen (z. B. Tetanus, HiB) fehlt.

Therapie

- Möglichst Schutz vor potentieller Infektionsgefahr.
- Keine Lebendimpfstoffe.
- Gezielte Antibiotikatherapie. Evtl. Langzeitprophylaxe mit Cotrimoxazol 2,5–3 mg/kg KG. Häufig kombinierte antimykotische Behandlung notwendig.
- Immunglobulin intravenös (nicht intramuskulär). Dosis: 0,3 g/kg KG alle 3–4 Wochen. Serumspiegel über 2 g/l halten.
- Bei IgA-Mangel ist diese Therapie kontraindiziert (Gefahr der Anaphylaxie), außer bei Kombination mit IgG-Mangel.
  Bei transitorischer Hypogammaglobulinämie Immunglobuline nur in Phasen vermehrter bakterieller Infekte.
- Bei sekundären Formen Grundkrankheit behandeln.

Grundlagen

- T-Lymphozyten-Defekte haben wegen der Regulatorfunktion der T-Helfer-, T-Suppressorzellen und der von ihnen produzierten Interleukine meistens auch Funktionsstörungen der B-Lymphozyten zur Folge. Dadurch entstehen in unterschiedlicher Ausprägung Defekte der Immunmodulation (Interleukine, Interferon, MIF u. a.) und der Effektorzellen (zytotoxische T-Lymphozyten, Natural-Killer-Zellen u. a.) und der Immunglobulinsynthese. Sie sind selten angeboren, häufig erworben.
- **Formen:**
  - Primäre:
    - Common variable immunodeficiency mit vorwiegendem Antikörpermangel oder zellvermittelter Immundefizienz,
    - schwere kombinierte Immundefizienzen (Swiss type, retikuläre Dysgenesie),
    - Adenosindeaminase-Defekt,
    - Purinnukleosid-Phosphorylase-Defekt,
    - HLA-Expressionsdefekt,
    - biotinabhängiger Karboxylasedefekt,
    - chronische Mononukleose (Purtillo-Syndrom).
    - Syndrome: Wiskott-Aldrich-Syndrom (Ekzeme, Hautblutungen, Infekte), Di-George-Syndrom (Thymusaplasie, Gesichtsdysmorphien, Herzgefäßfehlbildungen, Hypoparathyreoidismus und hypokalzämische Tetanie), Ataxia teleangiectatica (Teleangiektasien, progrediente zerebelläre Ataxie), Albinismus, Acrodermatitis enteropathica (Zinkresorptionsdefekt), Hiob-Syndrom (Hyper-IgE-Syndrom, rote Haare, grobes Gesicht, kalte Staphylokokkenabszesse), Transcobalamin-II-Mangel.
  - Sekundäre: Streßinduzierte T-Zell-Defekte (nach Operation, Trauma, Verbrennung, psychisch), Proteinmalnutrition, Zinkmangel, Virusinfekte (Masern, HIV-Infektion u. a.), zytostatische Chemotherapie, Radiotherapie, Kortikosteroide, maligne Lymphome, Autoimmunerkrankung, Urämie, Asplenie und Milzverlust (Anfälligkeit gegen Polysaccharidantigene kapselbildender Erreger, vor allem Pneumokokken, Meningokokken).
- **Symptome:** Bereits in den ersten Lebenswochen beginnende schwere, chronisch-rezidivierende Infektionen mit Viren (Zytomegalie, Epstein Barr, Herpes) und Protozoen, Pneumocystis carinii), Pilzen und Bakterien, chronische Dermatitiden, Hautabszesse, Durchfälle, Dystrophie und spezifische Hinweise auf Syndrome (s. o.). Bei fehlender Milz foudroyante Sepsis mit Pneumokokken (50%) und anderen kapselbildenden Bakterien (Overwhelming Post Splenectomy Infection = Postsplenektomie-Sepsis).

Untersuchungen

- Blutbild: Lymphopenie unter 1000/mm^3 verdächtig. Manchmal Granulozytopenie, aplastische Anämie (bei retikulärer Dysgenesie), Thrombozytopenie (bei Wiskott-Aldrich), Eosinophilie (bei Hiob-Syndrom).
- Erregernachweis.
- Antikörpernachweis (wie bei B-Zell-Defekt).
- Intrakutantests (Multitest), T-Zell-Anteil (Oberflächen-Marker-Bestimmung), T-Zell-Stimulationen und Spezialtests (HLA-Antigen u. a.) s. S. 49.
- Gezielte Untersuchungen bei Syndromverdacht (s. o.).

Prophylaxe und Therapie

- Möglichst Schutz vor Infektionen, evtl. keimfreie Pflege in Isoliereinheit mit Laminar airflow.
- Keine Lebendimpfstoffe.
- Gewissenhafte antiseptische Hautpflege (z. B. Betaisodona) und Mundpflege.
- Prophylaxe mit Cotrimoxazol oder Pentamidin-Aerosol gegen Pneumocystis-Infektion, Aciclovir lokal und systemisch (250 mg/m^2) gegen Herpes-simplex- und Varicella-Zoster-Viren, Antimykotika lokal und systemisch (Ketoconazol, Miconazol).
- Gezielte Therapie mit Antibiotika und Antimykotika (Ketoconazol 3 – 6 mg/kg KG 1 x täglich per os oder Miconazol 15 – 30 mg/kg 1 x täglich als Kurzinfusion, Amphotericin B 0,6 mg/kg KG/Tag i. v. durch 1 – 4 Std. mit einschleichenden Dosen von 0,2 mg/kg/Tag und allmählicher Steigerung) und Virostatika: Aciclovir 3 x 30 mg/kg/Tag oral oder i. v. gegen Herpes, Ganciclovir 7,5 mg/kg/Tag i. v. gegen Zytomegalie, Retrovir 250 mg oral 6 x täglich gegen HIV-Infektion.
- Immunglobuline i. v.: Siehe B-Zell-Defekt, S. 278.
- Bluttransfusionen (virusfrei) nur nach vorheriger Bestrahlung des Blutes mit 3000 Rad wegen Gefahr der Graft versus host reaction.
- Knochenmarktransplantation mit Mark von möglichst HLA-identischem Spender ist bei schweren Formen die Therapie der Wahl.
- Bei Milzverlust: Wenn möglich Vakzine gegen Pneumokokken und Meningokokken vor Splenektomie. Nach Traumen Erhaltung der Milz bzw. Zurücklassen größerer Fragmente. Penicillinprophylaxe mindestens bis zum 6. Lebensjahr, bei jedem Infekt Breitbandantibiotika zur Verhinderung der Postsplenektomiesepsis (50% Letalität).

Grundlagen

- Durch Opsonisation mit Komplement und anderen Serumfaktoren wird Antigen an Phagozyten, Granulozyten und Makrophagen gebunden, phagozytiert und entweder den Lymphozyten zur spezifischen Immunabwehr präsentiert oder unspezifisch eliminiert. Diese Vorgänge können durch Zellmangel oder Defekte der Chemotaxis, der Phagozytose und des intrazellulären „Killings" gestört sein.
- **Formen:** Septische Granulomatose (X-chromosomal und autosomal rezessiv mit granulomartigen Infiltraten in Haut und Organen); Adhäsionsproteinmangel (verzögerter Nabelschnurabfall); Chediak-Higashi-Syndrom (okulokutaner Albinismus, Riesengranula); Hiob-Syndrom (Hyper-IgE-Syndrom); schwerer Glukose-6-Phosphat-Dehydrogenase-Mangel (chronische hämolytische Anämie).
- **Symptome:** Frühzeitige bakterielle und Pilzinfektionen (Omphalitis, Abszesse in Haut, Lunge und anderen Organen, Lymphadenitiden, Osteomyelitis u.a.).
- Spezifische Symptome (s.o.).

Untersuchungen

- Blutbild und Knochenmark: z.B. Riesengranula in myelopoetischen Zellen, Neutropenie u.a.
- Antigennachweis.
- NBT-Test: Screening auf septische Granulomatose (normal > 50% formazanpositive Zellen).
- Spezifische Tests in Speziallabors.

Differentialdiagnose

- Neutropenien und Agranulozytosen (s. S. 303),
- andere Immundefizienzen.

Therapie

- Möglichst Schutz vor Infektionen.
- Antiseptische Haut- und Schleimhautpflege.
- Cotrimoxazolprophylaxe bzw. Interferon-γ besonders bei septischer Granulomatose wirksam.
- Keine Lebendimpfstoffe.
- Gezielte Antibiotika- und Antimykotikatherapie. Rifampicin, Clindamycin, Vancomycin und Phosphomycin töten Staphylokokken intrazellulär ab.
- Knochenmarktransplantation in schweren Fällen nach T-Zell-Depletion in Spezialzentren.

Komplementdefekte

Grundlagen

- Die Komplementkomponenten werden über C1 auf dem klassischen Weg von Immunkomplexen aktiviert, oder mit C3 von Endotoxinen. Sie töten Bakterien und greifen in den Entzündungsvorgang und in die Immunmodulation ein. Komplementmangel kann angeboren und erworben sein.
- **Formen:**
  - Angeboren ist Mangel an C1 bis C9, C1-Inhibitor-Mangel und Moleküldefekte.
  - Erworben sind Krankheiten mit Immunkomplexbildung.
- **Symptome:** Rezidivierende bakterielle Infekte meist nach dem ersten Lebensjahr, vorwiegend durch Pneumokokken, Meningokokken und Neisserien sowie Neigung zu Autoimmunerkrankungen (SLE u. a.). Rezidivierende angioneurotische Ödeme, auch im Larynxbereich bei C1-Inhibitor-Mangel.

Untersuchungen

- Blutbild.
- Erregernachweis.
- Funktioneller Globaltest des gesamthämolytischen Komplements CH50 und der Alternative-Pathway-Lyse AP50. Wenn vermindert, Bestimmung der Einzelkomponenten in Speziallabors.
- C1-Esterase-Inhibitor-Bestimmung.

Differentialdiagnose

- Andere Immundefekte.
- Kollagenosen.

Therapie

- Bei C1-Inaktivator-Defekt Konzentrat von C1-Inaktivator 500 – 1000 E. i. v., besonders vor Operationen und anderen Streßsituationen. Als Dauertherapie Danazol (Androgen).
- Frischplasma bei Komplementdefekten.
- Antibiotikaprophylaxe: Bei C5-C9-Mangel mit Penicillin, bei den anderen Formen mit Co-trimoxazol.
- Gezielte Antibiotikatherapie.

Immunglobuline

- Spezifische Antikörper und Hyperimmunglobuline als Prophylaxe oder Therapie gegen verschiedene Infektionskrankheiten (s. dort).
- Sepsis des Neugeborenen: 0,2 g/kg i. v. Immunglobulin.
- Antikörpermangelsyndrom: Immunglobuline i. v. (s. 280).
- Hochdosierte IgG-Gabe: 7 S-Immunglobuline (400 mg/kg/Tag x 5 i. v. (oder 2 g/kg i. v. einmalig) bei Autoimmun-Thrombozytopenie, Kawasaki-Syndrom, Landry-Syndrom, s. Paralyse u. a. (s. dort).

Immunsuppressiva

- Kortikosteroide: 2 mg/kg/Tag bei Nephrose, Allergien und Autoimmunerkrankungen (s. dort).
- Zytostatika: Cyclophosphamid 1 – 2 mg/kg/Tag bei therapieresistenter Nephrose, Azathioprin oder 6-Mercaptopurin 1 – 2 mg/kg/Tag bei therapieresistenter Nephrose und Morbus Crohn, Methotrexat 5 mg/m^2KO/Woche bei schwerer rheumatoider Arthritis (s. dort).
- Cyclosporin A: 5 – 10 mg/kg/Tag mit Einstellung des Blutspiegels auf 100 – 200 ng/ml, z. B. nach Transplantation und bei verschiedenen Autoimmunerkrankungen (s. dort).
- Antilymphozytenglobulin (ALG) bzw. Antithymozytenglobulin (ATH): Bei aplastischer Anämie, bei GVDH.
- Antilymphozytäre Antikörper (monoklonale Antikörper).

Immunmodulation

- Interferon-α: $5 – 6 \times 10^6$ IE/m^2 s.c. oder i.m. bei Autoimmunerkrankungen, großen Hämangiomen.
- Thymushormone.
- Interleukin-P2-Rezeptor-Antikörper: Bei aplastischer Anämie.

Andere Maßnahmen

- Desensibilisierung (s. S. 288).
- Impfungen (s. S. 495).
- Knochenmarktransplantation (s. S. 338).
- Transplantation von fetalem Thymus.
- Thymektomie: Bei Myasthenia gravis.
- Plasmapherese: z. B. bei Immunkomplexkrankheit.

Atopiesyndrom

Grundlagen

- **Definition:** Übergeordneter Begriff für Asthma bronchiale (s. S. 232), allergische Rhinokonjunktivitis, IgE-vermittelte Urtikaria, atopische Dermatitis, Quincke-Ödem, Alveolitis (s. S. 239), allergische Gastroenteritis.
- **Folgen:** Genetisch bedingte gesteigerte Bereitschaft zur IgE-Antikörperbildung bei T-Lymphozyten-Schwäche und zur Sensibilisierung auf natürlich vorkommende nutritiv oder inhalativ aufgenommene Umweltantigene.
- Allergische Reaktionsarten: s. Tabelle 32

Tabelle 32 Allergische Reaktionsarten

Reaktionstyp	Sofortreaktion anaphylaktischer Typ I	Sofortreaktion zytotoxischer Typ II	Sofortreaktion Arhus-Typ (Typ III)	Spättypreaktion
klinische Erscheinungsform	anaphylakt. Schock, Urtikaria, Quincke-Ödem, Rhinitis allergica, allerg. Asthma bronchiale	hämolyt. Anämie, Granulozytopenie, Thrombozytopenie	Serumkrankheit, allerg. Vaskulitis	Infektionsallergie, Kontaktdermatitis, Photoallergie, Transplantatabstoßung
Antigene	Proteine, an Proteine gekoppelte kleinmolekulare Substanzen, Substanzen aus Bakterien, Viren, Parasiten und saprophytären Pilzen, seltener auch kleinmolekulare Stoffe.			
				kleinmolekulare Stoffe (Chemikalien) Transplantate
Antikörper bzw. Immunzellen	IgE IgG	IgG IgM	IgG IgM	T-Lymphozyten
Hautreaktion bei Intradermaltest	urtikarielle Sofortreaktion (Max. nach 15 Min.)		Erythem, Schwellung (Max. nach 4–6 Std.)	verzögerte, infiltrativ entzündliche Reaktion (Max. nach 24–72 Std.)

- **Allergene:**
  - Inhalationsallergene: Blütenpollen (vorwiegend Baumblüte im Frühjahr, Wiesengräser und -blumen vom April bis September), Schimmelsporen, Fäzes der Hausstaubmilbe, Tierepithelien (Hunde, Pferde, Hausvögel), Katzenspeichel auf Haaren.

- Nahrungsmitteleiweiße: Ei, Kuhmilch, Soja, Fisch, Getreide, Nüsse, Schokolade, Hülsenfrüchte, Zitrusfrüchte, Tomaten, Erdbeeren, Konservierungsmittel, Farbstoffe.
- Medikamente: Seren, Penicillin, Sulfonamide, Aspirin, Diuretika, Opioide, Röntgenkontrastmittel, Jod u. a.
- Insektengifte bei Bienen und Wespen.

➤ **Erkrankungsrisiko:** Gesamtrisiko 5–15%, bei positiver Anamnese beider Eltern 40–60% (bei gleicher Manifestation 60–80%), bei einem Elternteil 25–40%, bei einem Geschwister 25–35%.

➤ **Symptome:** Einzelne oder kombinierte Organmanifestationen:

Atopische Dermatitis

➤ Synonyma: atopisches endogenes Ekzem, Neurodermitis (s. S. 510).

➤ **Formen:**
- Infantile Form beginnt nach dem dritten Lebensmonat. Starker Juckreiz besonders beim Schwitzen und durch Irritation (Schafwolle, grober Stoff, Waschmittel). Scharf begrenzte konfluierende, erythematöse Herde mit Schuppung und Krusten an Wangen, Ellbeugen, Kniekehlen, behaartem Kopf („Milchschorf") und Windelbereich. – Abheilung im 2. Lebensjahr oder Ausbreitung auf Rumpf und Streckseiten der Extremitäten (s. auch Farbtafel 13).
- Juvenile Form: Im Bereich der Beugen der großen Gelenke, des Nackens, der Fußrücken und der Hände derbe, trockene lichenifizierte Haut.
- Adulte Form: Exsudation und lichenifizierte Ekzeme an Stamm und Gesicht. Minimalvarianten sind allgemein trockene Haut (Xerose), Rhagaden (besonders am Ohrläppchenansatz und Lippen), periorales „Leckekzem", pergamentartige Verdünnung der Haut mit Einrissen an Fußsohlen (Atopia feet syndrome) und Pityriasis alba faciei.

➤ **Komplikationen:** Eczema herpeticatum, bakterielle Hautinfektionen, Molluscum contagiosum, Pilze.

Allergische Rhinokonjunktivitis

➤ **Symptome:** Jucken, Brennen, Niesattacken, wäßriger Rhinorrhö. Konjunktivitis.

➤ **Ursache:** am häufigsten durch Inhalationsallergene ausgelöst.

Urtikaria

➤ **Definition:** Häufig IgE-unabhängige (pseudoallergische) durch Mastzellmediatoren (Histamin, Bradykinin, Prostaglandine) ausgelöste, oberflächliche Quaddelbildung.

➤ **Ursachen:** Neben den obengenannten Allergenen auch Infektionserkrankungen (Hepatitis, Mononukleose, Coxsackie, Würmer, Candida u. a.), Kollagenosen, Malignome, Menses, Kälte, Sonne, mechanische Reizung (Urticaria factitia) und genetische Disposition.

➤ **Symptome:** Hellrote, flache erhabene, juckende, scharf begrenzte Effloreszenzen der Haut und Schleimhäute, maximale Dauer der Erkrankung 4–6 Wochen.

➤ **Komplikationen:** Übelkeit, Durchfall, Bronchospasmus, anaphylaktoider Schock.

Anaphylaxie

- **Definition:** IgE-vermittelte Typ 1 – Allergie.
- **Ursache:** auslösende Allergene sind Arzneimittel, Nahrungsmittel, Insektengifte.
- **Symptomatik:** je schneller, desto schlimmer.
- **Formen:** Einteilung in Schweregrade I – IV (n. Ring u. Meßmer 1972).
  - Grad I: Urtikaria, Flush, Juckreiz.
  - Grad II: Zusätzlich Nausea, Bronchospasmus, Tachykardie und Hypotension.
  - Grad III: Zusätzlich Erbrechen und Defäkation, Zyanose, Schock.
  - Grad IV: Zusätzlich Atem- und Kreislaufstillstand.

Arzneimittelallergie

- **Ursache:** Alle vier Reaktionsarten möglich.
- Symptome: unterschiedlichste Hautreaktionen: erythematöse, urtikarielle, makulopapulöse u. a. Ausschläge, Ekzeme.
- **Formen:**
  - Schwerste Reaktionsform: medikamentöses Lyell-Syndrom: Initial fleckig-disseminiertes Erythem, übergehend in große, schlaffe Blasen mit flächenhafter Ablösung der Epidermis mit schwerem toxischem AZ.
  - Serumkrankheit: 7 – 12 Tage nach Applikation Fieber, Arthralgien, Urtikaria, Lymphknotenschwellungen, Vaskulitis.
  - Außerdem Arzneifieber, Blässe, Blutungen, Hepatopathie, Nephropathien.
- **Komplikationen:** Anaphylaktischer Schock.

Nahrungsmittelallergien:

- **Ursache:** Alle Reaktionsformen möglich, Begünstigung der Luftwegs- und Darminfektionen. Kuhmilchintoleranz s. S. 202.
- **Symptome:**
  - Haut (33 %): Atopische Dermatitis, Urtikaria, Juckreiz.
  - Gastrointestinal (88 %): Durchfall, Erbrechen, Tenesmen, Blut im Stuhl.
  - Atemwege (31 %): Rhinitis, Asthma, chron. Husten,
  - Blut: Anämie, Thrombozytopenische Purpura
  - ZNS: Migräne, Irritabilität, Hyperaktivität, Konzentrationsschwäche.
  - Anaphylaktischer Schock.

Untersuchungen

- Anamnese (Exposition bei Inhalationsallergenen, Nahrungsmittelaufnahme, Medikamente, Insektenstiche) und Klinik (Symptome s. o.).
- Blutbild: Eosinophilie nicht obligat, hämolytische, sideropenische Anämie bei Nahrungsmittelallergien, hämolytische Anämie mit Neutro- und Thrombozytopenie bei Arzneimittelallergien.
- Bei Verdacht auf Organbeteiligung bei Arzneimittelallergien Kreatinin, Harnstoff, Elektrolyte, GOT, GPT, GGT, LDH, CHE, Eiweißelektrophorese, Gerinnung.
- Gesamt-IgE: meist erhöht (beachte altersabhängige Normalwerte), bei Urtikaria oft nicht erhöht, Nabelschnur – IgE > 1,0 IU/l bedeutet erhöhtes Risiko.
- Prick-Test (s. S. 49) bei Verdacht auf Inhalationsallergie, Verdacht auf Penicillin-Allergie, Nahrungsmittelallergien.

- Intrakutantest (s. S. 49) bei Verdacht auf Insektengiftallergien.
- RAST (s. S. 49) unter 4 Jahren, bei Verdacht auf Kuhmilchintoleranz, Penicillin-, ACTH- und Insulin-Intoleranz.
- Basophilendegranulationstest bei Anaphylaxie und Arzneimittelallergien.
- Expositionstest (s. S. 49) unter klinischer Beobachung nach Allergenkarenz, nicht bei schweren Reaktionen.
- Spezielle Diagnostik bei Asthma bronchiale (s. S. 232), Kuhmilchallergie (s. S. 202).

Differentialdiagnosen

- Bei der atopischen Dermatitis: Dermatitis seborrhoides (s. S. 509), Skabies (s. S. 515), Windeldermatitis (s. S. 509).
- Bei Urtikaria: Angioödeme (tiefer gelegen), Urticaria pigmentosa (systemische Mastozytose), Vaskulitis (s. S. 291), pseudoallergische Reaktionen.
- Bei Anaphylaxie: pseudoallergische Reaktionen, Vaskulitiden.
- Bei Arzneimittelallergien: Intoleranz (ASS) oder Nebenwirkungen (Amoxycillin-Exanthem), Idiosynkrasie (Überempfindlichkeit bei gen. Deviationen, z. B. Glukose-6-Phosphat-Dehydrogenase-Mangel), Dermatosen, Kollagenosen, Infektionen (Masern, Scharlach, Röteln u. a.), Staphylokokken-Lyell-Syndrom (s. S. 172).
- Bei Nahrungsmittelallergien: Pseudoallergische Reaktionen bei Salyzilaten, Konservierungs- und Farbstoffen. Malabsorptionssyndrome (s. S. 114), seborrhoische Dermatitis, Acrodermatitis enteropathica.

Therapie

- Sehr ausführliches ärztliches Gespräch!
- **Allergenkarenz:**
  - Bei speziellen bekannten Nahrungsmittelallergien (Nüsse, Erdbeeren) der entsprechenden Allergene, bei unbekanntem Allergen oligoantigene Eliminationsdiät, d. h. Weglassen der potentiellen Allergene über max. 4 Wochen (cave Mangelernährung).
  - Bei bekannter Tierhaarallergie keine Tiere im Haushalt, Vermeiden von Besuchen in Wohnungen, in denen Tiere gehalten werden.
  - Bei Hausstaubmilbenallergie: Antiallergiematratze und synthetisches Oberbett. Waschen und Lüften der Betten, häufiger Entstauben des Zimmers, möglichst Entfernung von Teppichböden.
  - Bei eindeutiger Medikamentenallergie Allergiepaß ausstellen.
- **Bei atopischer Dermatitis:** (s. S. 510).
  - Hautpflege: Regelmäßig ohne Unterbrechung mehrmals täglich wirkstofffreie Fettsalben auftragen, besonders nach dem Waschen und Baden; rückfettende Badezusätze und alkalifreie Seifen verwenden, Haut beim Trocknen nicht reiben. Kleidung: Keine Schafwolle oder grobe Fasern, sondern 100% Baumwolle ohne Waschmittelrückstände, schweißsaugendes Material.
  - Kortikosteroidsalben nur kurzzeitig bei akuten Schüben, nicht im Gesicht, anschließend Übergang zu Fettsalben bzw. -cremes.
    Keine Heublumen, keine Kamille
  - Klimakuren (vorsichtig UV-Licht).
  - Antihistaminika: Dimentinden (Fenistil), Clemastin (Tavegil), Chlorphenamin 0,1 mg/kg 4x/Tag, oder das weniger sedierende Terfenadin (Teldane).

- **Bei allergischer Rhinitis:** Abschwellende Nasentropfen, maximal 7 Tage, nicht sedierende Antihistaminika, nasaler Chromoglycin-Spray. Subkutane Hyposensibilisierung in schweren Fällen.
- **Bei nachgewiesenen Inhalationsallergen** und starker Symptomatik: Hyposensibilisierung, s.c. Injektion des Allergens in steigenden Mengen soll zu Toleranz führen. Nicht bei Kindern unter 6 Jahren, Immundefekten, Autoimmungerkrankungen, Krampfleiden, breitem Allergenspektrum, akutem Infekt, akuter allerg. Reaktion.
  CAVE: anaphylaktischer Schock, Patienten nach Injektion 30 Min. überwachen.
- **Bei Urtikaria:** Orales Anthistaminikum (s. o.), in schweren Fällen Adrenalin (Suprarenin 1 : 1000, 10fach verdünnt, 0,1 ml/kg s.c., evtl. Prednisolon. Bei Allgemeinsymptomen Therapie s. bei Anaphylaxie.
- **Bei Anaphylaxie:**
  - Allergeneliminierung.
  - Grad I und II: i.v. Verweilkanüle anlegen, Suprarenin (Adrenalin) 1 : 1000, 10fach verdünnt, davon 0,1 ml/kg i.v., Infusion mit physiologischer NaCl-Lösung, evtl. Antihistaminika (z.B. Diphenhydramin 1 mg/kg i.v.), evtl. Salbutamol-Inhalationen bei Bronchospasmus.
  - Grad III: Adrenalin wie oben, Volumensubstitution mit physiologischer NaCl-Lösung, Prednisolon i.v. beim Säugling 50 – 100 mg, Kleinkind 100 – 250 mg, Schulkind 250 – 500 – 1000 mg. Falls notwendig Beatmung und Intensivüberwachung.
- **Bei Insektengift** mit schweren respiratorischen und kardiovaskulären Erscheinungen: Subkutane Hyposensibilisierung für 3 – 5 Jahre, bis spezifische IgG-Antikörper persistieren und IgE-Antikörper verschwinden.
  - Notfallset permanent mitführen.
  - Das Notfallset muß enthalten: Adrenalin – Medihaler, bei Kleinkindern 2 – 3 Hübe, Schulkindern 4 – 5 Hübe, Dosis kann nach 10 Min. einmal wiederholt werden. Zusätzlich flüssiges Antihistaminikum, z.B. Dimentinden (Fenistil) 20 Tr. Kleinkinder, 40 – 60 Tr. Schulkinder), und flüssiges Steroid z.B. Celestamine N.
- Allergiepaß ausstellen.
- Bei Nahrungs- und Arzneimittelallergien s. Allergenkarenz und Anaphylaxie (bei entsprechender Symptomatik).

Prophylaxe

- Bei belastender Anamnese: Stillen für 4 – 6 Monate, besonders kein „Zufüttern“ kleiner Milchmengen mit Kuhmilchprotein. Evtl. hypoallergene Diät in den ersten Lebenswochen oder Hydrolysate. Zitrusfrüchte, Fisch, Ei erst nach dem 9. Lebensmonat. Allergenarme Umgebung (Rauchverbot, keine Haustiere, Vermeiden von Teppichen und Teppichböden. Geeignete Matratze und Bettwäsche).
- Frühzeitige Weichenstellung für Berufswahl: Kein Staub (Bäcker! Schreiner!), keine Tierhaare, kein Labor, wenig Schwitzen.

Prognose

- Besserungstendenz mit der Pubertät bei zwei Drittel der Fälle.

Grundlagen

- Durch Autoimmunkörper meist nach Virusinfektionen hervorgerufene chronische Entzündungen des Bindegewebes, Fibrinoideinlagen und Nekrose der kleinen Arterien und Arteriolen mit Immunkomplexablagerungen. SLE auch durch Medikamente (Antikonvulsiva, Antibiotika, Antiarrhythmika, Antirheumatika) hervorgerufen.
- **Formen:** Systemischer Lupus erythematodes (SLE), Dermatomyositis, Sklerodermie, Periarteriitis nodosa, Sharp-Syndrom.
- **Symptome:**
  - *Lupus erythematodes:* Vorwiegend bei Mädchen, häufig akut beginnende, wandernde Gelenkschmerzen, Fieber und schmetterlingsförmige ödematöse Rötung über Nasenwurzel und Wangen, z. T. mit Schuppung und Ulzera. Neugeborenen-SLE durch Übertragung von der erkrankten Mutter.
  - *Dermatomyositis:* Wochenlange Müdigkeit, manchmal Fieber, dann Ödem und Lilaverfärbung der Augenlider, papulöse Hautveränderungen über Fingerknöchel, Ellbogen und Knien mit Narbenbildung, makulopapulöse Rötung des Nasenrückens, der Wangen und der Brust, Kalzinose der Haut und Faszien, Muskelschwäche beim Laufen, Treppensteigen, Aufstehen und Armheben, watschelnder Gang, oft Muskelschmerz, Gelenkschmerzen in 25 % (Synovitis).
  - *Sklerodermie:* Lokalisierte Form als ovale oder lineare Hautatrophien, zunächst rötlich, dann weißblau durchschimmernd mit violettem Rand, lokalisiert am Rumpf, Extremitäten, Gesicht („Säbelhieb"). Generalisierte Form mit Raynaud-Phänomen (intermittierende Blässe und Zyanose der Finger und Zehen). Nach Monaten schmerzhafte Ödeme an Finger und Zehen, später atrophische, pergamentartige, glänzende Haut, Atrophie der perioralen Gesichtshaut, übergreifend auf den Rumpf. Gelenkschmerzen.
  - *Sharp-Syndrom* (mixed connective tissue disease): Mischung von Symptomen der genannten Kollagenosen.
- **Komplikationen:**
  - *Bei SLE*: hämolytische Anämie, Thrombozytopenie, Raynaud-Phänomen, Nephritis, Polyserositis (Pleuritis, Perikarditis), Vaskulitis, ZNS-Störungen, Lymphadenopathie, Hepatosplenomegalie, Peri- und Endokarditis.
  - *Bei Dermatomyositis:* Schluckbeschwerden und gastroösophagealer Reflux, interstitielle Lungenfibrose.
  - *Bei Sklerodermie:* interstitielle Lungenfibrose, Myokardfibrose, ischämische Nierennekrose, Schluckstörung, Darmhypotonie.

Diagnose

- **SLE:** Antinukleäre Antikörper, besonders gegen doppelsträngige DNA- und SM-Antigene, LE-Zell-Phänomen heute weniger bedeutend. In 30% positive Rheumafaktoren, Panzytopenie, positiver Coombs-Test. CRP und BSG obligat erhöht. Bei Nierenbeteiligung Hämaturie, Proteinurie, Harnstoff und Kreatinin erhöht, Komplement C_3 und C_4 vermindert.
  Hautbiopsie.
- **Dermatomyositis:** CPK, LDH, SGOT und Aldolase erhöht, Kreatinin und Myoglobin im Harn in akuten Phasen vermehrt. Antinukleäre Antikörper in 15 %, keine doppelsträngigen Antikörper. EMG: kurzdauernde, polyphasische Einheiten, Fibrillationen u. a. Muskelbiopsie in Zweifelsfällen.

➤ **Sklerodermie:** Antinukleäre Antikörper und Rheumafaktoren häufig erhöht. Hautbiopsie
➤ **Sharp-Syndrom:** Autoantikörper gegen Ribonukleoproteid, keine antinukleären Antikörper. Bei eosinophiler Fasziitis Bluteosinophilie und typische Biopsie.

Differentialdiagnose

➤ Juvenile chronische Polyarthritis mit antinukleären Antikörpern (Anti-DNA-negativ).
➤ Chronisch verlaufende postinfektiöse Arthritiden.
➤ Myositiden anderer Ursache (Viren etc.).
➤ Vaskulitiden s. S. 291.

Therapie

➤ SLE: Prednison 2 mg/kg/Tag mit Dosisreduktion bei Abnehmen der Symptome. Bei Nebenwirkungen oder Ineffektivität Cyclophosphamid 1 – 2 mg/kg/Tag oder Azathioprin 2 – 3 mg/kg/Tag unter Blutbildkontrollen (Gesamtleukozyten nicht unter 2000/mm^3.
➤ Dermatomyositis: Prednison 1 – 3 mg/kg, evtl. in Kombination mit Azetylsalizylsäure. Immunsuppression in schweren Fällen. Physiotherapie, Ergotherapie.
➤ Sklerodermie: Physio- und Ergotherapie, Kälteschutz.

Prognose

➤ SLE: 70% Überlebende nach 10 Jahren, ungünstig bei diffus proliferativer Nephritis.
➤ Dermatomyositis: 80 – 90% völlige Erholung.
➤ Sklerodermie: Lokalisierte Form gut, generalisierte Form 35% Überlebende nach 7 Jahren.

Grundlagen

- Zusammenfassender Begriff für Purpura Schoenlein-Henoch, Periarteriitis nodosa und Kawasaki-Syndrom. Fieberhafte systemische Vaskulitiden unterschiedlicher Genese.
- **Ursachen:** Durch Immunkomplexe und Komplementaktivierung nach Infekten der oberen Luftwege (Viren, Streptokokken) bei Purpura Schoenlein-Henoch. Durch Infektionen wie Hepatitis B, EBV oder Zytomegalie mit Autoantikörperbildung und Ablagerung in den kleinen und mittleren Arterien. Nicht geklärte Genese bei Kawasaki-Syndrom.
- **Symptome**
  - *Purpura Schönlein-Henoch:* Fieber und Müdigkeit, multiforme und urtikarielle Effloreszenzen mit petechialen Blutungen, manchmal Kokardenbildung, vorwiegend am Gesäß und an gelenknahen Bereichen der unteren Extremitäten. Meist schmerzhafte Gelenkschwellung, vor allem der Sprunggelenke. Häufig kolikartige Bauchschmerzen. Erbrechen und blutige Stühle. Verlauf in mehreren Schüben über Wochen (s. auch Farbtafel 13).
  - *Periarteriitis nodosa:* Beginn mit Fieber, Gewichtsverlust, Gelenk-, Muskel- und Bauchschmerzen. In 50% schmerzhaft gerötete Knoten, manchmal makulopapulöses Exanthem.
  - *Kawasaki-Syndrom:* fünf der folgenden Kriterien sind beweisend:
    - Fieber über mehr als 5 Tage, kein Ansprechen auf Antibiose,
    - beidseitige Konjunktivitis,
    - trockene, rote, gesprungene Lippen, Lacklippen, Erdbeerzunge,
    - diffuses Erythem der Schleimhäute,
    - Erythem der Hand- und Fußsohlen, indurierte Ödeme an Händen und Füßen, membranöse Schuppung der Fingerspitzen (s. auch Farbtafel 11),
    - polymorphes flüchtiges Exanthem vorwiegend am Stamm,
    - akute nichteitrige zervikale Lymphknotenschwellung ($>$ 1,5 cm Durchmesser).

  Atypische Verlaufsformen relativ häufig.
- **Komplikationen**
  - *Bei Purpura Schoenlein-Henoch:* Glomerulonephritis (30%), fallweise rasch fortschreitende Niereninsuffizienz. Invagination. Hodenblutungen; Meningismus, Paresen, Krämpfe, Koma, Thrombosen.
  - *Bei Periarteriitis nodosa:* Myokarditis, Perikarditis, Leberinfarkte, periphere Arterienverschlüsse.
  - *Bei Kawasaki-Syndrom:* Am bedeutendsten Pankarditis (50%) mit Koronaraneurysmen (30%) in der Rekonvaleszenzphase, mit Risiko zu Thrombosen, Infarkt, Ruptur, plötzlichem Tod (1%). Thrombozytose bis zu 1 Mill./mm^3. Seltener Pneumonitis, Tympanitis, Meningitis, Enteritis, Arthritis, Myositis, Zystitis, Hepatitis, Hydrops der Gallenblase, Enzephalopathie.

Untersuchungen

- BSG und CRP bei Kawasaki-Syndrom und Periarteriitis erhöht.
- Blutbild: Anämie und Leukozytose gel. Thrombozytose bei Kawasaki-Syndrom und Periarteriitis nodosa, normale Thrombozyten und Gerinnung bei Purpura Schoenlein-Henoch.
- Im Serum: Hypalbuminämie und gelegentlich positive Hepatitis B-AK bei Periarteriitis;
  GOT erhöht bei Kawasaki-Syndrom
  AST und Komplemente erhöht, Rheumaserologie negativ bei Purpura Schoenlein-Henoch.
- Harnbefund bei Purpura Schoenlein-Henoch und Periarteriitis: Proteinurie und Hämaturie (30%), Nierenbiopsie bei chron. Verlauf.
- EKG und Echo bei Kawasaki-Syndrom: Im EKG anfangs infarktähnlicher Verlauf, im Echokardiogramm myokardiale Funktionsstörungen, Perikarderguß, Koronaraneurysmen.
- Rumple-Leede-Test positiv bei Purpura Schoenlein-Henoch.

Differentialdiagnose

- Kollagenosen, andere Vaskulitiden wie Wegenersche Granulomatose, Takayasu-Syndrom.
- **Bei Kawasaki-Syndrom:** alle infektiösen Erkrankungen mit Fieber und Ausschlägen (Scharlach, Masern, Röteln, Mononukleose etc.), toxisches allergisches Exanthem (Medikamente).
- **Bei Purpura Schoenlein-Henoch:** Thrombozytopenische Purpura, Purpura simplex hereditaria. Vaskulitiden bei Kollagenosen und Morbus Crohn. Glomerulonephritis anderer Ursache. Meningokokkenmeningitiden mit Hautblutungen.
- **Bei Periarteriitis nodosa:** Myositiden und Arthritiden anderer Genese (viral). Mittelmeerfieber

Therapie

- **Kawasaki-Syndrom:**
  - Azetylsalizylsäure 100 mg/kg/Tag (Serumspiegel 15 – 25 mg/dl), nach Fieberabfall 30 mg/kg/Tag durch zwei Wochen, 5 mg/kg/Tag für 6 Wochen. Kardiales Monitoring.
  - Hochdosiertes Immunglobulin 400 mg/kg/Tag i. v. über vier Tage oder 2 g/kg einmalige Infusion.
  - Bei Koronaraneurysmen: Dauertherapie mit Azetylsalizylsäure 5 mg/kg/Tag und Dipyridamol. Große Aneurysmen: Heparinisierung, dann Dauertherapie und Kumarin.
- **Periarteriitis nodosa:** Prednison 2 – 3 mg/kg/Tag evtl. in Kombination mit Cyclophosphamid.
- **SLE:** Prednison 2 mg/kg/Tag mit Dosisreduktion bei Abnehmen der Symptome. Bei Nebenwirkungen oder Ineffektivität Cyclophosphamid 1 – 2 mg/kg/Tag oder Azathioprin 2 – 3 mg/kg/Tag unter Blutbildkontrollen (Gesamtleukozyten nicht unter $2000/mm^3$).

- **Dermatomyositis:** Prednison 1 – 3 mg/kg, evtl. in Kombination mit Azetylsalizylsäure. Immunsuppression in schweren Fällen. Physiotherapie, Ergotherapie.
  - Sklerodermie: Physio- und Ergotherapie, Kälteschutz.
  - Periarteriitis nodosa: Prednison 2 – 3 mg/kg/Tag, evtl. in Kombination mit Cyclophosphamid.
- **Purpura Schoenlein-Henoch:**
  - Vorwiegend konservativ, Bettruhe!
  - Prednisolon 1 – 3 mg/kg/Tag bei schweren Schüben (besonders bei blutigen Stühlen).
  - Chronisch verlaufende Nephritis (s. S. 347).

Prognose

- **Kawasaki-Syndrom:** Gut seit Einführung der Immunglobulintherapie.
- **Periarteriitis nodosa:** Bei viszeralem Befall schlecht, Vollremissionen jedoch möglich.
- **Purpura Schoenlein-Henoch:** Gut, außer bei rasch progredienter Nephritis.

Eisenmangelanämie

Grundlagen

- **Definition:** Klinische, hämatologische Manifestation eines Eisenmangels.
- **Ursachen:**
  - Vorwiegend alimentär: Wegen weit verbreiteter eisenarmer Ernährung des Säuglings Manifestation nach Aufbrauchen der Eisenreserven meist im späteren Säuglings- und früheren Kleinkindesalter, v.a. bei lange gestillten Säuglingen ohne Beikost und bei rein vegetarischer Ernährung.
  - Eisenverlust: chronische und akute Blutungen.
  - Verminderte Reserven: Frühgeburt, prä-, intrapartale Blutverluste.
  - Verminderte Resorption: Chronische Darmerkrankungen, Malabsorption.
  - Gestörter Transport: Infektionen, Malignome.
- **Symptome:** Blässe, Müdigkeit, Appetitlosigkeit, Gedeihstörung, Rhagaden, Zungenatrophie, brüchige Haare und Nägel, Systolikum.
- **Komplikationen:** Hepatosplenomegalie, evtl. Herzinsuffizienz, Ödeme.

Untersuchungen

- Blutbild: Hypochrome Anämie: Hb und Hkt vermindert, Erythrozyten vermindert oder normal, MCH unter 27 pg, MCHC unter 30 g/dl, MCV unter 75fl. Mikrozytose, Anisozytose, Anulozytose, Poikilozytose. Retikulozyten nach Blutungen erhöht.
- Knochenmark (nur in Einzelfällen): gesteigerte Erythropoese.
- Serumeisen unter 30 µg/dl, Transferrinsättigung unter 16%, Ferritin unter 10 ng/ml.

Differentialdiagnose

- Sideroachrestische Anämie: Sideroblasten im Knochenmark.
- Thalassämie: Hb-Elektrophorese.
- Infektanämie und Tumoranämie: Ferritin vermehrt, Transferrin vermindert.
- Andere Anämien z. B. bei Endokrinopathien (s. S. 414 u. 421), Nierenerkrankungen (s. S. 354), chronischen Lebererkrankungen (s. S. 213).

Therapie und Prophylaxe

- **Prophylaxe:** Beim Säugling adäquate Beikost (Gemüse, Fleisch, besonders Leber, Vollkornbrei). Später gemischte Kost (s. S. 189/190). Frühgeborene und Neugeborene mit Anämie 1 mg/kg eines zweiwertigen Eisensalzes vom 3. bis 12. Lebensmonat.
- **Therapie:** 5 mg/kg Fe II/Tag für 3 Monate (Retikulozytenkrise nach 6 – 10 Tagen). Nebenwirkungen: Übelkeit, Durchfälle, Obstipation, Schwarzfärbung des Stuhls.
- **Therapieversager:** Zu kurze, zu niedrige Dosierung, falsche Diagnose, Malabsorption.
- Parenterale Fe-Therapie: Praktisch nicht indiziert.

Grundlagen

- Autosomal rezessiv vererbte Synthesedefekte oder Strukturanomalien des Hämoglobins. Dadurch verminderte Hb-Synthese, ineffektive Erythropoese und vermehrte Erythrozytensequestration (Hämolysen). Häufig in Mittelmeerländern und im Orient.
- **Formen:** α-, β- (γ- und δ-)Thalassämie je nach Betroffensein der Hb-Peptidkette. Sehr heterogene Manifestation.
- **Symptome:**
  - Thalassaemia major (homozygote β-Th. = Cooley-Anämie): Beginn im 3.–4. Lebensmonat mit Blässe, Ikterus, Hepatosplenomegalie, Dystrophie, Skelettveränderungen (Prominenz der Jochbeine, Zahnfehlstellungen im Oberkiefer).
  - Thalassaemia minor: Mit 3–10 Jahren, Blässe und Splenomegalie.
  - Thalassaemia minima (Deletion des α-Kettengens): Keine klinischen Symptome.
- **Komplikationen:** Hyperspleniesyndrom, Gallensteine, Infektanfälligkeit, Minderwuchs, sexuelle Retardierung.

Untersuchungen

- Blutbild: Thalassaemia major: Schwere hypochrome mikrozytäre Anämie mit Anisozytose, Poikilozytose, basophiler Punktierung und Schießscheiben-Erythrozyten mit Hämolyse (Retikulozyten und LDH erhöht). Geringere Ausprägung bei Thalassaemia minor.
- Hb-Elektrophorese: Erhöhung des Hb A_2 (α_2, δ_2) und des fetalen Hb (α_2, γ_2) bei β-Thalassämien.
- Serumeisen normal oder erhöht.
- Skelett-Röntgen: "Bürstenschädel".
- Abdomensonographie: Splenomegalie.

Differentialdiagnose

- Andere Hämoglobinopathien: Sichelzellanämie (Hb S), Hb H, Hb C, instabile Hämoglobine (Hb Köln, Hb Zürich u. a.), persistierendes fetales Hb u. a.
- Hämolytische Anämien, ineffektive Erythropoese.
- Eisenmangelanämie, sideroblastische Anämie.
- Infekt-Tumor-Anämie.
- Blutungsanämie.

Therapie und Prognose

- Thalassaemia major: Erythrozytenkonzentrate, damit Hb über 10 bleibt; plus Desferrioxamin 20 mg/kg/Tag subkutan als nächtliche Infusionen mittels Pumpe. 50 mg Vitamin C täglich oral, 1 mg Folsäure täglich oral. Knochenmarktransplantation.
- Splenektomie bei Hyperspleniesyndrom nach Pneumokokkenvakzine nach dem 5. Lebensjahr.
- Genetische Beratung.
- Prognose: Abhängig von Hämochromatose und Infektionen.

Megaloblastäre Anämien

Grundlagen

- **Definition:** Angeborene und erworbene Störungen des Vitamin-B_{12}- oder Folsäurestoffwechsels mit Blockierung der DNA-Synthese während der Hämopoese.
- **Formen:**
  - Angeborenes Fehlen des Intrinsic factor oder selektiver Resorptionsdefekt.
  - Erworben: Bei Vitamin-B_{12}- oder Folsäuremangel der Nahrung, Malabsorption (s. S. 114) (z. B. Sprue, Zöliakie). Fehlen des terminalen Ileums (Kurzdarmsyndrom), Medikamenten (Diphenylhydantoin, Phenobarbital, Phenylbutazon, Nitrofurantoin, Methotrexat); Befall mit Diphyllobothrium latum und "juvenile" perniziöse Anämie infolge Autoantikörper.
- **Symptome:** Blässe, Müdigkeit, Subikterus, geringe Hepatosplenomegalie, Schleimhautatrophie. Symptome der Grundkrankheit.
- **Komplikationen:** Neuropathie (Parästhesie, Ataxie, Hyporeflexie) bei Vitamin-B_{12} – Mangel

Untersuchungen

- Blutbild: Makro-/megalozytäre Anämie, Neutropenie mit hypersegmentierten Neutrophilen, mäßige Thrombozytopenie.
- Knochenmark: Gesteigerte megaloblastäre Erythropoese, Reifungsstörung der Hämopoese, Riesenstabkernige.
- LDH im Serum erhöht, Methylmalonsäure im Harn erhöht.
- Erniedrigung der Vitamin-B_{12}- oder Folsäurekonzentration.
- Schilling-Test: Pathologisch ($< 10\%$ ^{57}Co im Harn) bei Vitamin-B_{12}-Resorptionsstörung. Normalisierung nach Intrinsicfactor-Gabe bei IF-Mangel.
- Abklärung der Grundkrankheit.

Differentialdiagnose

- Hämolytische und dyserythropoetische Anämien (s. S. 299).
- Aplastische Anämien (s. S. 297).

Therapie

- Grundkrankheit behandeln.
- Vitamin-B_{12}-Mangel: 1000 µg Vitamin B_{12} i.m., Retikulozytenanstieg (erfolgt normalerweise 1 Woche nach Therapiebeginn), Erhaltungsdosis 100 µg i.m. monatlich.
- Folsäuremangel: 0,5 – 1,0 mg Folsäure/Tag oral oder 0,2 mg parenteral

Prognose

- Sehr gut.

Grundlagen

- **Definition:** Angeborene und erworbene Störung der Regeneration der Erythropoese, isoliert oder kombiniert (Panmyelopathie).
- **Formen:**
  - *Isolierte Erythropenie:* Kongenitale Blackfan-Diamond-Anämie, akute aregeneratorische, transiente Erythroblastopenie (meist Viren), aplastische Krise bei chronisch-hämolytischen Anämien (Parvoviren), außerdem bei Thymom, Infektionen, Urämie.
  - *Panmyelopathie:* Idiopathisch, konstitutionelle Fanconi-Anämie (s. S. 137), toxisch (Benzol, Strahlen, Zytostatika, Chloramphenicol, Sulfonamide, Co-trimoxazol, Hydantoin, ASS, Thyreostatika, Gold, Aminophenazon u. a.), postinfektiös (Hepatitis u. a.), bei Leukämien, Neoplasien, Speicherkrankheiten, Morbus Abt-Letterer-Siwe, Myelofibrose, Hypothyreose.
- **Symptome:** Blässe, Müdigkeit, bei Panmyelopathien dazu Blutungsneigung, mit Petechien, Hämatome, Zahnfleisch- und Nasenbluten, ulzerierende Schleimhautentzündungen, septisches Fieber, Durchfälle, evtl. Splenomegalie. Bei Fanconi-Anämie Hyperpigmentation, Minderwuchs, Daumenhypoplasie, andere Skelettanomalien, Mikrozephalie, Hypogenitalismus, Nierenfehlbildungen u. a.
- **Komplikationen:** Bei Panmyelopathie gefährliche Blutungen, bedrohliche Infektionen (Sepsis, Pneumonie u. a.).

Untersuchungen

- Blutbild: Bei Erythropenien: Normochrome Anämie und verminderte Retikulozyten, bei Blackfan-Diamond-Anämie ab dem 1. Lebensjahr, bei akuter aregeneratorischer Erythroblastopenie und aplastischen Krisen transitorischer Verlauf. Bei Panmyelopathie dazu Thrombozytopenie und Neutropenie (unter 1000/mm^3) oder Agranulozytose (unter 500/mm^3). Bei Fanconi-Anämie Panzytopenie meist erst ab dem 6. Lebensjahr.
- Knochenmark: Hypoplasie der Erythropoese bei Blackfan-Diamond und transitorischer Erythroplastopenie. Reifungsstopp mit zahlreichen Riesen-Erythroblasten bei aplastischer Krise. Panmyelopathie mit leerem Mark (oft besser Knochenmarkbiopsie) bzw. Zeichen der Grundkrankheit (Leukämie, Knochenmarkmetastasen, Speicherzellen). Bei Fanconi-Anämie anfangs Hypoplasie und Megaloblastose.
- Serum: Eisen oft erhöht, fetales Hämoglobin kann erhöht sein (prognostisch günstig), Erythropoetin vermehrt.
- Chromosomenbrüchigkeit bei Fanconi-Anämie.
- Befunde der Grundkrankheit, HLA-Typisierung.

Differentialdiagnose

- Dyserythropoetische Anämien Typ I, II, III.
- Andere normochrome Anämie (Infektanämie, hämolytische Anämie).
- Thrombozytopenien.
- Neutropenie und Agranulozytosen.

Therapie

- Erythrozytenkonzentrat, ab Hämoglobin unter 6 g%.
- Behandlung der Grundkrankheit (Infektion etc.).
- Eliminierung etwaiger Noxen.
- Blackfan-Diamond-Anämie: Bei zwei Drittel Effekt auf Prednisolon 3 – 5 mg/ kg/ Tag. Nach wiederholten Bluttransfusionen Hämosideroseprophylaxe mit Desferal (s. S. 295). Splenektomie bei Hypersplenismus, evtl. Erythropoetin.
- Aplastische Krisen mit Erythrozytenkonzentraten, Folsäure, Vitamin B_{12}.
- Idiopathische und toxische Panmyelopathien: Sorgfältige Hygiene, ggf. sterile Einheit. Für den Notfall Erythrozyten-, Leukozyten-, Thrombozytenkonzentrate, (ab Thrombozyten < 20000) gezielte Antibiotika, Dekontamination. Androgene (Nandrolondecanoat 1 – 1,5 mg/kg/Woche i.m.), evtl. Antithymozytenglobulin, Antilymphozytenglobulin, hochdosiert Methylprednisolon, Interleukine.
- Knochenmarktransplantation mit HLA-identischem Spender bei schweren Formen (Retikulozyten unter 1‰, Thrombozyten unter 20000/mm^3 und hypozelluläres Knochenmark mit Lymphozyten über 70%). Vorher möglichst wenig Bluttransfusionen.

Prognose

- Blackfan-Diamond-Anämie: Überleben 70 – 80%.
- Chronische Panmyelopathien: Mit Knochenmarktransplantation > 60%, ohne ca. 20% Überleben.
- Transiente Erythroblastopenie: 100% Heilung.

Grundlagen

- **Definition:** Angeborene und erworbene Erkrankungen unterschiedlicher Ursache mit vermehrtem Abbau der Erythrozyten im RES.
- **Formen:**
  - *Intraerythrozytäre Störungen:* Sphärozytose (autosomal dominant), Elliptozytose, Stomatozytose, Akanthozytose, Pyknozytose, Hämoglobinopathien (s. S. 301), familiäre nicht sphärozytäre hämolytische Anämie (Enzymdefekte: X-chromosomal rezessiver Glukose-6-Phosphat-Dehydrogenase-Mangel (über 150 Typen), Pyruvatkinase-, Glutathionreduktasemangel u. a.).
  - *Extraerythrozytäre Störungen:* Isoimmunhämolytische Anämie (Transfusion, Blutgr.-Unverträglichkeit), autoimmunhämolytische Anämie (Wärme-, Kälteantikörper), medikamentös immunhämolytische Anämie (Penicillin, Cephalosporine, INH, PAS, Phenacetin, Aminophenazon, Sulfonamide u. a.), infektiös toxische (nach EBV, CMV, Hepatitis B und bakteriellen Infektionen), chemische, mechanische, thermische, osmotische hämolytische Anämie, Vitamin-E-Mangel (Frühgeborene), hämolytisch-urämisches Syndrom (s. S. 302).
  - *Kombinierte Formen:* Paroxysmale nächtliche Hämoglobinurie.
- **Symptome:** Blässe, Ikterus, Splenomegalie (nicht obligat), können bereits im Neugeborenenalter beginnen (Icterus praecox, gravis, prolongatus s. S. 165).
  - Chronisch-rezidivierende Verläufe bei Membrandefekten, am häufigsten Sphärozytose, Enzymdefekten und autoimmunhämolytischen Anämien, hämolytische Krisen mit Übelkeit, Bauchschmerzen, Fieber.
  - Akute Verläufe vorwiegend bei immunhämolytischen Anämien nach Transfusionszwischenfällen, Infekten mit Influenza, Pneumokokken, Mononukleose, Mykoplasma, Kollagenosen und Medikamenten.
    Akrozyanose bei Kälteagglutininen, fallweise schwarzer Harn. Blutgruppenunverträglichkeit der Neugeborenen (s. S. 168), hämolytisch-urämisches Syndrom (s. S. 302), Hämoglobinopathien (s. S. 301).
- **Komplikationen:**
  - Bei akuten Verläufen krisenhafte intravasale Hämolyse (z. B. Transfusionszwischenfälle, neuraminidaseinduzierte Hämolyse, G-6-PDH-Mangel u. a.), Dyspnoe, Schock, Lungenödem, Nierenversagen, Verbrauchskoagulopathie.
  - Bei chronischen Verläufen Gallensteine, aplastische Krisen.

Untersuchungen

- Blutbild: Meist normochrome Anämie (hypochrom bei kombiniertem Eisenmangel), erhöhtes MCV bei Sphärozytose.
  Im Ausstrich Normoblasten, spezifische Erythrozytenveränderungen, z. B. Mikrosphärozyten, Elliptozyten, Stomatozyten, Akanthozyten, bei akuter intravasaler Hämolyse Fragmentozyten, bei Glukose-6-Phosphat-Dehydrogenase-Mangel Korbzellen und Pyknozyten. Häufig Polychromasie, Anisozytose, Poikilozytose, gelegentlich basophile Tüpfelung. Retikulozyten erhöht, bei akuten Verläufen manchmal Thrombozytopenien. Bei Neugeborenen: Erythroblasten erhöht.
- Hämoglobinurie bei akuter Hämolyse.
- Im Serum: Indirektes Bilirubin und LDH erhöht, Haptoglobin vermindert.
- Heinz-Innenkörper bei toxischer Hämolyse und instabilen Hämoglobinen.
- Osmotische Resistenz vermindert bei Sphärozytose, Elliptozytose u. a., normal bei Enzymdefekten.

- Hämoglobinelektrophorese: s. S. 50.
- Coombs-Test positiv, gelegentlich auch negativ (bei iso- und autoimmunhämolytischer Anämie).
- Knochenmark (in unklaren Fällen): gesteigerte Erythropoese.
- Bestimmung der Erythrozytenenzyme, in Risikopopulationen (Mittelmeer) G-6-PDH-Spot-Test.
- Säure-Lyse-Test bei paroxysmaler nächtlicher Hämoglobinurie.

Differentialdiagnose

- Kongenitale dyserythropoetische Anämien (Typ I, II, III, im Knochenmark Erythroblasten mit Kariorhexis und Mehrkernigkeit) und andere Anämien mit ineffektiver Erythropoese.
- Andere normochrome Anämien z. B. Infekt- und Tumoranämie, renale Anämie, bei chronischen Lebererkrankungen.
- Splenomegalien anderer Ursache.

Therapie

- Grundkrankheit (z. B. Infektion, Verbrennung u. a.) behandeln.
- Vermeidung oxidativer Substanzen bei drogensensiblen Enzymdefekten (z. B. Fava-Bohnen und Sulfonamide bei G-6-PDH-Mangel), Absetzen fakultativ-toxischer Medikamente.
- Beseitigung anderer potentieller Noxen.
- Bei immunhämolytischen Anämien Prednisolon, anfangs 4–6 mg/kg, dann 2 mg/kg/Tag mit allmählichem Ausschleichen (Hb über 8 mg%). Heparinisierung. Fallweise Kombination mit Azathioprin bei chronischer autoimmunhämolytischer Anämie (ab Hämoglobin unter 6 mg%).
- Erythrozytenkonzentrate im Notfall, Ausnahmen bei Thalassämie und Hämoglobinopathien. Bei autoimmunhämolytischen Anämien sehr vorsichtige Transfusion gewaschener Erythrozyten. Bei wiederholt notwendigen Bluttransfusionen Desferrioxamin-Behandlung (s. S. 295) zur Prophylaxe der Hämochromatose.
- Bei bedrohlicher intravasaler Hämolyse Blutaustausch oder Plasmapherese.
- Splenektomie bei Sphärozytose, Pyruvatkinasemangel und chronischer autoimmunhämolytischer Anämie mit hämolytischen und aplastischen Krisen, wenn möglich erst nach dem 6. Lebensjahr. Präoperative Impfung mit Pneumokokkenvakzinen. Antibiotikaprophylaxe nach Splenektomie (s. S. 497).
- Thalassämie (s. S. 295), Hämoglobinopathien (s. S. 301) hämolytisch-urämisches Syndrom (s. S. 302), Morbus haemolyticus neonatorum (s. S. 168).

Prognose

- Sphärozytose nach Splenektomie meist klinisch ohne Befund, Pyruvatkinasemangel gebessert, Gefahr der Postsplenektomiesepsis! Autoimmunhämolytische Anämie meist mit selbstlimitierendem Verlauf, Splenektomie erfolgreich in Abhängigkeit vom Antikörpertyp.
- Tödliche Verläufe bei Transfusionszwischenfällen, neuraminidaseinduzierter intravasaler Hämolyse.
- Hämoglobinopathie, Thalassämie.

Grundlagen

- **Definition:** Autosomal dominant vererbte Strukturanomalien des Globinanteils, die unterschiedliche Veränderungen der Hämoglobinfunktion bewirken.
- **Formen:** Über 200 Varianten: Hb S (Sichelzellenanämie), Hb C (erhöhte Aggregation), ca. 50 instabile Hämoglobine, z. B. Hb Köln, Hb Zürich u. a. (erhöhte Präzipitation), Hb M (interne Oxidation des Fe II), u. a. (meist gestörte O_2-Affinität).
- **Symptome:** Bei homozygoter Sichelzellenanämie (Hb S) ab 6. Monat Blässe, Ikterus, heftige Schmerzen und Schwellungen an Hand und Füßen, später Knochen und Abdomen, (Gefäßverschlußkrisen) Splenomegalie. Leichte Verläufe bei heterozygoten Formen. Vorkommen v.a. im Mittelmeerraum.
  Instabile Hämoglobine meist mit Zeichen der intravasalen Hämolyse, Hb M unter anderem mit Zyanosekrisen.
- **Komplikationen:** Bei Hb S bedrohliche Anämien, Schock, septische Infektionen (Autosplenektomie durch Infarkte).

Untersuchungen

- Blutbild: Krisen hämolytischer Anämien, am stärksten bei Hb S. Polyzythämie bei Hb M mit gestörter O_2-Affinität. Heinz-Innenkörper bei instabilen Hämoglobinen mit Azetylphenylhydrazin-Test, Sichelzellbildung mit Na-Hyposulfat bei Hb S.
- Hb-Elektrophorese: Typische Bandenverschiebungen (Hb S, C, D, E). Bei instabilem Hb unterschiedliche Präzipitate erst nach Erhitzen.
- Met-Hb-Erhöhung bei Hb M u. a.
- O_2-Dissoziationskurven: Rechts- und Linksverschiebungen.

Differentialdiagnose

- Thalassämien.
- Persistierendes Hb F.
- Hämolytische Anämien anderer Ursache (s. S. 299).

Therapie

- Sichelzellenanämie: Während Krisen Azetylsalizylsäure, Opiatanalgetika, Antibiotika, Natriumbikarbonat, reichlich Flüssigkeit, Erythrozytenkonzentrate, fallweise Hämodilution.
- Instabiles Hämoglobin: Besserung durch Splenektomie nur bei mäßiggradigen hämolytischen Anämien.

Prognose

- Relativ hohe Mortalität bei homozygoter Sichelzellenanämie.

Hämolytisch-urämisches Syndrom (HUS)

Grundlagen

- **Definition:** Gehört zu den extraerythrozitären Formen der hämolytischen Anämien (s. S. 299).
- **Ätiologie:** unklar (teilweise Störung des Prostaglandinstoffwechsels) – häufig nach Infektionen (häufig gastrointestinal, Escherichia coli, Shigellen), manchmal endemisch bei genetischer Prädisposition – mit Plättchenaggregation und Thrombozytopenie, Fibrinbildung in der renalen Mikrozirkulation, mit Erythrozytendestruktion, intravasaler Hämolyse und thrombotischer Schädigung der Glomerula.
- **Epidemiologie:** Altersgipfel zwischen 2. und 5. Lebensjahr.
- **Symptome:** Meist 2–5 Tage nach Gastroenteritis akute Blässe, geringer Ikterus, Hepatosplenomegalie, petechiale Blutungen, evtl. Meläna, Oligurie mit blutigem Harn bis Anurie, Ödeme, RR-Erhöhung. Schwere und milde Verläufe.
- **Komplikationen:** Irreversibles Nierenversagen, Elektrolytentgleisungen, neurologische Herdzeichen, Krämpfe, Koma.

Untersuchungen

- Blutbild: Thrombozytopenie, hämolytische Anämie mit typischen Fragmentozyten (Burr cells, Eierschalenformen). Retikulozyten erhöht.
- Harn: Hämaturie, Albuminurie, evtl. Zylindrurie, Hämoglobinurie.
- Serum: Erhöhung von Harnstoff, Kreatinin, meist metabolische Azidose, Hyperkaliämie, Hypokalzämie, Hypo- oder Hypernatriämie. Komplement C3 vermindert.
- Gerinnungsstatus normal, AT-III-Verminderung.
- Stuhl: Escherichia coli, O 157:H7 in 50% nachweisbar.

Differentialdiagnose

- Schwere hämolytische Krisen anderer Ursache.
- Akute Glomerulonephritiden.

Therapie

- Flüssigkeitsrestriktion (außer bei Hypovolämie) auf 400 ml/m^2 KO/Tag mit genauer Elektrolytbilanz und Flüssigkeitsbilanz und Behandlung der metabolischen Azidose.
- Blutdrucksenkung s. S. 274. Furosemid 4–5 mg/kg/Tag.
- Erythrozytenkonzentrat bei Hämatokrit unter 18%, Thrombozytenkonzentrat bei Blutungen. Antithrombin III.
- Hämodialyse oder Peritonealdialyse bei Nierenversagen, prolongierter Azidose und neurologischen Symptomen.
- Plasmapherese zur Entfernung einer schädlichen Noxe bzw. Zufuhr fehlender Prostaglandine.

Prognose

- Akute Phase unter symptomatischen Maßnahmen gut, gelegentlich chronisches Nierenversagen.

Grundlagen

- **Definition:** Angeborene und erworbene Erkrankungen infolge verminderter Bildung oder vermehrten Abbaus von Granulozyten bzw. fehlerhafter Verteilung.
- **Formen:**
  - Angeboren: Infantile Agranulozytose (Morbus Kostmann), zyklische Neutropenie, Shwachman-Syndrom (mit Pankreasinsuffizienz und metaphysärer Dysostose), konstitutionelle Neutropenie mit Lymphozytose des Kleinkindes.
  - Erworben: Isolierte Neutropenien nach ionisierenden Strahlen, Zytostatika, Chemikalien (Benzol u. a.), Medikamenten (toxisch oder allergisch nach Analgetika (z. B. Phenylbutazon, Pyrazolone), Antibiotika (z. B. Penicillin, Sulfonamide), Tuberkulostatika u. a.) und Infektionen (Typhus, Masern, Exanthema subitum, Röteln, Hepatitis u. a.) oder kombiniert mit aplastischen Anämien, Leukämien (s. S. 307), megaloblastären Anämien (s. S. 296), Dysgammaglobulinämie (s. S. 278) oder Hyperspleniesyndrom. Bei Neugeborenen mit Sepsis gramnegativer Bakterien oder nach Schock.
    Pseudoneutropenie (marginaler Pool).
- **Symptome:** Fieber, ulzerierende Schleimhautentzündungen, nekrotisierende Angina, Durchfälle, Erbrechen, regionale Lymphadenitis, gelegentlich kalte Abszesse, evtl. Hepatosplenomegalie. Symptome der Grundkrankheit (Leukämie u. a.).
- **Komplikationen:** Septische Zustände, bakterielle und Pilzinfektionen innerer Organe (Pneumonien u. a.), chronische Gingivitis.

Untersuchungen

- Blutbild: Neutropenie bei absoluter Neutrophilenzahl unter $1000/mm^3$, Agranulozytose unter $500/mm^3$.
- Erregernachweis: Bakterien, Pilze, im Rachenabstrich oder Blutkultur (bei Sepsis), Antikörper.
- Knochenmark: Reifungsstopp oder Hyperplasie der Myelopoese. Bei Hyperplasie Hydrokortisontest.
- Adrenalinstimulationstest: Normalisierung bei Pseudoneutropenie.
- Erhöhte Harn-Muramidase bei vermehrter Destruktion.
- Serum: Je nach Organbefall.
- Spezifische Tests: Rebuck-Hautfenster (Testung der Leukozytenmigration in künstlichem Hautdefekt), Funktionstests (s. S. 50), evtl. Knochenmarkkulturen (Colony stimulating factor u. a.).
- Immunglobuline (häufig Kombination mit Dysgammaglobulinämien).
- Abdomensonographie: Splenomegalie?

Differentialdiagnose

- Angeborene Leukozytenanomalien (Pelger-Huet, Alder, Steinbrinck u. a.).
- Funktionsdefekte der Granulozyten (s. S. 281).
- Immundefizienzen anderer Ursache.

Therapie

- Sorgfältige Hygiene, evtl. Dekontamination und sterile Einheit.
- Entfernung bzw. Absetzen der Noxe.
- Pilzprophylaxe mit Nystatin-Suspension 3 – 6 x 1 ml, ggf. Therapie mit Amphotericin B.
- Bei bakteriellen Infektionen Breitbandantibiotika: z. B. Imipenem zu Beginn, dann gezielt nach Antibiogramm, bis Erregerkulturen negativ, Fieberfreiheit und Neutrophile über $500/mm^3$. Evtl. Substitution von 7 S – IgG (200 mg/kg) bei niedrigem IgG-Serumspiegel (meist erhöht).
- Virale Infekte:
  - Bei Varizellen, Herpes zoster / simplex: Aciclovir 30 mg/kg/d in 3 Einzeldosen über 10 Tage.
  - Bei Verdacht auf systemische CMV-Infektion: CMV-Hyperimmunglobulin + Ganciclovir.
- Stammzellstimulation mit GCSF (z. B. Neupogen 5 µg/kg) bei erworbenen Neutropenien.
- Leukozytenkonzentrate (1 Einheit) bei Therapieresistenz.
- Knochenmarktransplantation (s. S. 337).

Prognose

- Tödliche Verläufe nur bei persistierender schwerer Agranulozytose.

Grundlagen

- **Definition:** Klonale neoplastische Transformation der hämatopoetischen Stammzellen mit häufigem Übergang in eine Leukämie. Bei myeloproliferativen Syndromen unkontrollierte Proliferation reifer Zellen, bei myelodysplastischen Syndromen Dysplasie und Zytopenie der Hämatopoese, häufig entwickelt sich eine akute Leukämie.
- **Formen und Symptome:**
  - Myeloproliferative Syndrome:
    - CML (s. S. 310).
    - Polycythaemia vera: Vermehrung aller Zellen im peripheren Blutbild, Polyglobulie, Plethora, Neugeborene hochrot, verlängerte Rekapillarisierungszeit, Zyanose, Schwindel, Kopfschmerzen, Sehstörungen, Thrombozytose mit Thromboembolien, Hypersplenie.
    - Essentielle Thrombozytose: seltene isolierte Proliferation der Thrombozyten.
    - Myelofibrose: primäre oder sekundäre (bei entzündlichen oder malignen Erkrankungen des Knochenmarks) Bindegewebsvermehrung im KM, Hepatosplenomegalie bei extramedullärer Hämatopoese, Anämie, Klinik vom Ausmaß der Resthämatopoese abhängig.
  - Myelodysplastisches Syndrom: Präleukämie, refraktäre Anämie: Anämie, Granulozytopenie und Thrombozytopenie, Klinik siehe entsprechende Kapitel.

Untersuchungen

- Blutbild:
  - Polyglobulie, Thrombozytose ($> 500\,000/mm^3$) bei Polyzythämie.
  - Anämie, Leukozytose, Poikilozytose, Anisozytose, Normoblasten, Vorstufen der Granulozyten und Riesenthrombozyten im peripheren Blut bei Myelofibrose.
  - Anämie, (Ringsideroblasten, makrozytäre Erythrozyten) Granulozytopenie (wenig granulierte und segmentierte Gr.), Thrombozytopenie (Makrothrombozyten) bei myelodysplastischen Syndromen.
- Erythropoetin im Harn vermindert bei Polyzythämie (DD zu Polyglobulie anderer Genese).
- Knochenmarkbiopsie:
  - Große Zelldichte, vor allem Megakaryozyten bei Polyzythämie,
  - isolierte Vermehrung der Megakaryozyten bei essentieller Thrombozytose,
  - Bindegewebsfaservermehrung bei Myelofibrose,
  - hyperzelluläres Mark mit Mikromegakaryozyten bei Myelodysplasie.
- Abdomensonographie: Splenomegalie, Hepatosplenomegalie.
- Molekularbiologische Methoden.

Differentialdiagnosen

- Bei Polyzythämie: Polyglobulien anderer Genese: Relative Polyglobulie bei Dehydration, bei Neugeborenen, bei Herz- oder Lungenerkrankungen (O_2-Mangel induziert), bei Nierenerkrankungen, paraneoplastisch bei Nierenkarziom, Hepatom, zerebrale Angiome.

- Bei Thrombozythämie passagere Thrombozytose z. B. bei Rekonvaleszenz nach Infekten (z. B. Rotaviren), bei hämolytischer Anämie, nach Splenektomie, chronisch-entzündlichen Darmerkrankungen (s. S. 210), Malignomen, bei Neugeborenen drogenabhängiger Mütter.
- Splenomegalie bei Infektionen (CMV, EBV, Toxoplasmose, Hepatitis, Sepsis, Endokarditis, Leptospiren u. a.), bei Leukämien (s. S. 307 – S. 310), Morbus Hodgkin, Non-Hodgkin, Hystiocytosis X, bei hämolytischen Anämien (s. S. 299), Speicherkrankheiten (s. S. 451), Kollagenosen (s. S. 289), portaler Stauung bei Milzvenen- oder Pfortaderthrombose, Leberzirrhose und Herzinsuffizienz, Milzabszessen, -zysten, -hämatomen (nach Trauma).

Therapie

- Bei Polyzythämie: Aderlässe bis HKt < 50 Vol-%, bei Therapieversagen myelosuppressive Therapie mit Busulfan oder Chlorambucil.
- Bei primärer Myelofibrose keine Therapie außer Splenektomie bei extrem großer Milz oder Schmerzen. Bei sekundären Formen Behandlung der Grunderkrankung.
- Bei Myelodysplasie; Zytostatika erst im Stadium der manifesten Leukämie, Knochenmarktransplantation.

Prognose

- Bei allen obengenannten Erkrankungen schlecht.

Grundlagen

- **Definition:** Generalisierte, neoplastische, lymphoproliferative Erkrankung, die 82% der Leukämieformen beim Kind ausmacht.
- **Formen:** Eine Klassifizierung erfolgt gewöhnlich mit morphologischen, zytochemischen und immunologischen Methoden, wonach sich die Hauptformen unterscheiden lassen, z. B. Common-ALL, B-Zell-ALL, Prä-B-ALL und T-Zell-ALL.
- **Symptome:** Anfangs uncharakteristisch: Blässe, Müdigkeit, Appetitlosigkeit, Gewichtsverlust, Beinschmerzen, Fieber, rezidivierende Infekte, dann in sehr unterschiedlicher Kombination oder einzeln vorkommende Blutungsneigung, Lymphknotenschwellungen (meist generalisiert), Hepatosplenomegalie, zunehmende Blässe.
- **Besondere Verlaufsformen und Komplikationen:** Häufig rheumatoide Verlaufsform mit Gelenkschmerzen, bakterielle Infektionen, Sepsis, mediastinale Tumoren, Nephromegalie, Hodentumor, Meningeosis leucaemica mit Kopfschmerz, Sehstörung, Hirnnervenparesen, Übelkeit und Erbrechen.
  Selten: Mikulicz-Syndrom: leukämische Infiltration von Tränen und Speicheldrüsen.

Untersuchungen

- Blutbild: Meist Neutropenie und Vorherrschen von Lymphoblasten (können auch fehlen), bei 25% Leukozytose ($> 30\,000/mm^3$), Anämie, Thrombozytopenie.
- Knochenmark: Blasten meist 50–95% der Zellen (spärlich basophiles Plasma oder nacktkernige Zelle, rund, evtl. gebuchtet, lockeres, grobscholliges Chromatin, oft undeutliche Nukleolen), zytologische Klassifikation L_1-L_3 nach FAB.
- Zytochemie: PAS-Positivität (nicht pathognomonisch), saure Phosphatase positiv (T-ALL), Peroxidase negativ (im Gegensatz zu AML).
- Immunologische Klassifizierung mit monoklonalen Antikörpern.
- Prognostische Risikobewertung: „High-risk-ALL" bei Organomegalie, Thymustumor, Leukozytenwerte $> 25\,000/mm^3$, initiale Meningeosis.
- Thoraxröntgen: Evtl. Mediastinaltumor.
  - EKG.
  - Sonographie: Splenomegalie, LK, Organinfiltrate.
- Gezieltes Skelettröntgen: Evtl. Osteolysen, submetaphysäre Aufhellungsbänder.
- Fallweise Knochenszintigraphie: „Perthes"-ähnlicher Indikator-Speicherdefekt.
- Liquor, Fundi, CT (bei speziellem Organbefall).
- Leberwerte, Elektrolyte, Harnsäure, Kreatinin, Gerinnung. LDH, BSG.
- Virologie, Bakteriologie, bei Infekten Blutkultur, Pilznachweis.
- Molekularbiologische Methoden zum Nachweis zytogenetischer Veränderungen in den Leukämiezellen (Primärdiagnose und Therapiemonitoring einer minimal residual disease).

Akute lymphatische Leukämie (ALL)

Differentialdiagnose

- Mononucleosis infectiosa, Tuberkulose.
- Bakterielle Infektionen (Sepsis, Angina u. a.).
- Rheumatisches Fieber, rheumatoide Arthritis, Kollagenosen.
- Morbus Perthes, Osteomyelitis, Osteosarkom „ Ewing-Sarkom.
- Anämien verschiedener Genese.
- Agranulozytosen und Panzytopenien.
- Thrombozytopenische Purpura.
- Hepatopathien, Speicherkrankheiten.
- Myeloische Leukämien.
- Non-Hodgkin- und Hodgkin-Lymphome.
- Neuroblastome, besonders Stadium IV.
- ZNS-Affektionen (Tumor, Enzephalitis u. a.).

Therapie

- Entsprechend dem Risikoindex und der Leukämieform werden unterschiedlich aggressive Therapieprotokolle verwendet. Durchführung an spezialisierten Zentren. Studienzentrale für multizentrische Studien: MH Hannover, KK Hamburg (Bundesrepublik Deutschland), St.-Anna-Kinderspital Wien (Österreich), SPOG/KK Bern (Schweiz).
- Grundlage der Behandlung ist eine mehrwöchige intensive Induktionstherapie mittels Polychemotherapie (z. B. Prednisolon, Vincristin, Daunorubicin, L-Asparaginase, Cyclophosphamid, Cytosinarabinosid u. a.). Gleichzeitig oder anschließend ZNS-Bestrahlung (außer bei low risk) und Methotrexat intrathekal. Anschließend an Induktionstherapie Konsolidierungsphase (z. B. hochdosiertes Methotrexat, Thioguanin u. a.). Danach Dauertherapie (meist mit Methotrexat und Mercaptopurin).
- Allgemeine und supportive Therapiemaßnahmen (s. S. 337).
- Dauer der Therapie in der Regel zwei Jahre.
- Bei Rezidiv Wechseln des Chemotherapieprotokolls, ggf. allogene Knochenmarktransplantation.

Prognose

- Ohne Therapie infaust, mit neueren Protokollen Heilungsrate im Mittel bei 70%.
- Prognostisch schlechtes Zeichen: zu geringe Blastenreduktion auf Prednison bzw. Blastenpersistenz nach Chemotherapie. Erstrezidiv innerhalb 18 Monate nach Diagnosestellung.

Grundlagen

- **Definition:** Generalisierte, neoplastisch-proliferative, von myelopoetischen Zellen ausgehende Erkrankung, die 16% der Leukämieformen beim Kind ausmacht.
- **Formen:** Mittels zytochemischer und immunologischer Methoden Differenzierung in akute myeloblastische, Promyelozyten-, myelomonozytäre, Monozyten- und Erythroleukämien.
- **Symptome:** Im wesentlichen wie bei ALL, Infiltration mit „Hyperplasie" des Zahnfleischs häufig.
- Besondere Verlaufsformen und Komplikationen: Angeborene Leukämie (besonders bei Morbus Down), Hautinfiltrationen bei Säuglingen. Seltene Chlorome (meist im Skelettbereich), Präleukämien, im übrigen wie bei ALL.

Untersuchungen

- Blutbild: Meist Neutropenie mit Blasten und Promyelozyten im Ausstrich, Anämie, Thrombozytopenie.
- Knochenmark: Meist uniformes Bild von überwuchernden Myeloblasten (breiteres basophiles Plasma mit Granula, grobscholliger, vielgestaltiger Kern mit deutlichen Nukleolen, Auer-Stäbchen sind beweisend!) oder an differenzierte myeloische Vorstufen erinnernde Blasten. Zytologische Klassifikation $M_1 - M_6$ nach FAB.
- Zytochemie: Peroxidasepositiv sind akute myeoloblastische und myelomonozytäre Leukämien, Alpha-Naphthyl-Azetat-Esterase-positiv sind Monozytenleukämien.
- Immunologische Differenzierung.
- Thoraxröntgen, EKG.
- Liquor, Fundi, Abdomensonographie (s. ALL, S. 308).
- Skelett-Röntgen, CT bei speziellem Organbefall.
- Serumchemie, Gerinnung, Virologie, Bakteriologie, Blutkultur, Pilznachweis bei Infekten.
- Molkularbiologische Methoden (s. ALL).

Differentialdiagnose

- Leukämoide Reaktion bei Neugeborenen besonders mit Morbus Down und bei septischen Prozessen.
- Im übrigen ähnlich wie bei ALL.
- Studienzentralen in KK Münster, KK Jena (Bundesrepublik Deutschland), St.-Anna-Kinderspital Wien (Österreich), SPOG/KK Bern (Schweiz).

Therapie

- Grundsätzliches Vorgehen wie bei ALL mit ähnlichen Zytostatika.
- In Remission Knochenmarktransplantation wenn möglich (s. S. 337).
- Allgemein und supportive Maßnahmen (s. S. 337).

Prognose

- Ohne Therapie infaust, mit neueren Protokollen Heilung im Mittel ca. 40%, mit Knochenmarktransplantation 50–70%.

Chronisch-myeloische Leukämie (CML)

Grundlagen

- **Definition:** Unkontrollierte Wucherung der myeloischen Zellreihe, macht 2% der Leukämieformen beim Kind aus.
- **Formen:** Juveniler Typ beim Kleinkind, adulter Typ bei 10 bis 15jährigen mit Philadelphia-Chromosom.
- **Symptome:** Schleichender Beginn, zunehmende Blässe, ausgeprägte Splenomegalie, vor allem bei adultem Typ wechselnde Hepatomegalie. Beim juvenilen Typ außerdem generalisierte Lymphknotenschwellung und gelbbraune Hautinfiltrate sowie Hautblutungen.
- **Komplikationen:**
  - Stärkere Infektionsneigung beim juvenilen Typ. Akzelerierte Phase der adulten CML: Knochenschmerzen, Leukozytose >50000, Thrombozytose >50000, Anämie 5% Blasten im peripheren Blut.
  - Terminale Blastenkrise der adulten CML: Umschlagen in ALL, AML, 20% Blasten im peripheren Blut, 50% in KM, extranodulärer Organbefall (meningeal, LK).

Untersuchungen

- Blutbild: Leukozyten beim adulten Typ meist über 100000/mm³, beim juvenilen Typ unter 100000/mm³, myeloische Vorstufen. Myeloblastenschub im terminalen Stadium. Anämie, Thrombozytopenie beim juvenilen Typ.
- Knochenmark: Hyperplasie der Myelopoese, keine Blasten (DD: ALL, AML).
- Alkalische Leukozytenphosphatase erniedrigt bei adultem Typ.
- Philadelphia-Chromosom bei adultem Typ mit zytogenetischen und molekularbiologischen Methoden.
- Fetales Hämoglobin erhöht beim juvenilen Typ.

Differentialdiagnose

- Leukämoide Reaktionen (alkalische Leukozytenphosphatase erhöht).

Therapie

- Adulte CML: Remissionsinduktion mit Busulfan.
- Juvenile CML: Remissionsinduktion mit Purinethol bzw. mit Behandlungsprotokollen der AML.
- Knochenmarktransplantation (s. S. 337).

Prognose

- Mittlere Überlebenszeit bei adulter CML 3–4 Jahre, deutlich kürzer bei juveniler CML. Heilungschance mit Knochenmarktransplantation.

Grundlagen

- Thromozytopenien:
  - *Definition:* Angeborene und erworbene Verminderung der Thrombozyten im Blut infolge verminderter Bildung oder vermehrten Abbaus.
  - *Formen:*
    - Angeboren (sehr selten): Fanconi-Anämie, Radiusaplasiesyndrom, Wiskott-Aldrich-Syndrom, Amegakaryozytose. Bei Neugeborenen diaplazentar übertragene AK der Mutter bei mütterlichem ITP oder AK gegen kindliche Thrombozyten.
    - Erworben (häufig): Im Rahmen von Panzytopenien (Leukämie, aplastische Anämie, Hypersplenismus u.a.), Strahlenschäden, chemische und medikamentöse Intoxikation (Sulfonamide, Zytostatika u.a.), septische Infektionen, Malignome, disseminierte intravasale Gerinnung, Verbrauchskoagulopathien.
    - Am häufigsten sind die idiopathischen thrombozytopenischen (ITP) Purpuraformen infolge von Autoimmunprozessen, meist während oder nach Virusinfektionen, auch bei SLE.
- Thrombozytopathien:
  - *Definition:* Angeborene oder erworbene Störungen der Thrombozytenfunktionen.
  - *Formen:*
    - Angeborene Formen (selten): Bernard-Soulier-Syndrom (autosomal rezessiv), Thrombasthenie Glanzmann (autosomal rezessiv), ADP-Speicherungsdefekt, Prostaglandinsynthesestörungen, Rezeptordefekte etc.
    - Erworben (häufig) bei Urämie, Leberzirrhose, Autoimmunkrankheiten, myeloproliferativen Krankheiten und Medikamenten (besonders Azetylsalizylsäure, Penicillin, Dextran).
- **Symptome:** Bei Thrombozytopenien erst ab Thrombozyten < 20000. Petechiale Blutungen an Haut und Schleimhäuten, besonders an abhängigen Körperpartien (thrombozytopenischer Blutungstyp). Vermehrte traumatische Hämatome, Nasenbluten (s. auch Farbtafel 14).
  - Akute postinfektiöse ITP meist 1–2 Wochen nach viralem Infekt der oberen Luftwege, Röteln, Varizellen, infektiöser Mononukleose, Zytomegalie u.a.
  - Chronische ITP (Morbus Werlhof) verläuft mit bis zu jahrelangen Schüben (meist selbstlimitierend).
  - Symptome anderer Grundkrankheiten (Leukämie, Hypersplenismus u.a.).
- **Komplikationen:** Magen-Darm-Blutungen, Hämaturien, meningeale und andere Blutungen bis zur Unstillbarkeit.

Untersuchungen

- Kapillarresistenz mit Rumpel-Leede pathologisch.
- Blutbild: Thrombozytopenie, bei Thrombozytopathien Thrombozytenzahl meist normal, Riesenplättchen bei Bernard-Soulier-Syndrom.
- Globaler Gerinnungsstatus: Blutungszeit verlängert, Prothrombinzeit, PTT, Thrombinzeit, normal (außer bei Verbrauchskoagulopathie).
- Knochenmark: Amegakaryozytäre Formen bzw. Megakaryozyten vermehrt bei ITP.
- Urin: Hämaturie.
- AK-Nachweis bei ITP.

Differentialdiagnose

- Koagulopathien (anderer Blutungstyp, s. S. 313).
- Vasopathien (Morbus Schönlein-Henoch u. a.), s. S. 291.
- **Willebrand-Erkrankung:** Verminderung des Willebrand-Faktors (bildet Komplex mit Faktor VIII), dadurch gestörte Thrombozytenaggregation bei normalen Thrombozyten. Vererbung autosomal dominant und rezessiv. Häufigste angeborene Gerinnungsstörung! Symptome wie bei Thrombozytopenie. Untersuchungen: Wichtigster Suchtest Blutungszeit verlängert. Bei leichten Formen durch Globaltests (PTT etc.) nicht mit Sicherheit auszuschließen. Bestimmung des Willebrand-Faktors, des Ristocetin-Cofaktors, der Thrombozytenretention etc.
  Therapie: DDAVP (Vasopressin-Analogon), bei schweren Formen Willebrand-Faktor oder Kryopräzipitate.

Therapie

- Absetzen des toxischen Agens, Grundkrankheit behandeln.
- Lokale Tamponaden (z. B. Nase, kleine Wunden) und Hämostyptika, Elektrokoagulation.
- Thrombozytenkonzentrate bei gefährlichen Blutungen vorwiegend gastrointestinal und zerebral und vordringlichen Operationen.
- Bei ITP: Meist keine Therapie erforderlich. Bei Blutungen Prednisolon initial 3 mg/kg/24 Std., dann 1 mg/kg/Tag durch 2 – 3 Wochen. Bei fehlendem Anstieg Prednisolon weiter jeden 2. Tag 1 mg/kg und Steigerung abhängig von Blutungsneigung. In resistenten Fällen hochdosiertes intravenöses Immunglobulin 0,4 g/kg i. v. durch fünf Tage. Splenektomie erst nach jahrelangem Verlauf, vorher Pneumokokkenvakzine. Immunsuppressiva bei weiterer Therapieresistenz.
- Verbrauchskoagulopathie: s. S. 316.
- Ovulationshemmer bei Menorrhagien.

Prognose

- Selten tödliches Verbluten. Akute ITP heilt in 50% nach 4 – 8 Wochen, in 90% bis nach 12 Monaten aus. Nach Splenektomie Gefahr der Postsplenektomiesepsis.
- Bei Thrombozytopathien gut.

Grundlagen

- Angeborene Koagulopathie infolge Mangels an Gerinnungsfaktor VIII (Hämophilie A) oder IX (Hämophilie B). Beide sind X-chromosomal rezessiv vererbt (Abb. 44). Blutungsursache ist eine mangelnde Fibrinbildung infolge Störung des endogenen Prothrombin-Aktivator-Systems.

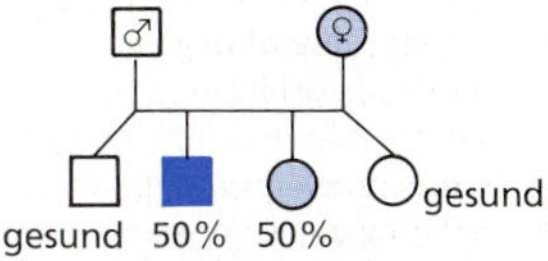

Abb. 44 Stammbaum bei Hämophilie

- **Formen:** 85% Hämophilie A, 15% Hämophilie B. Schweregrad je nach Faktor. Restaktivität: 0–1% schwer, 1–5% mittelschwer, 5–15% leicht, 15–35% Subhämophilie.
- **Symptome:** Beginn ab dem 3.–6. Lebensmonat. „Hämophiler" Blutungstyp mit traumatischen flächenhaften Hämatomen und Suffusionen, Blutungen in tiefe Weichteile, Muskel und Gelenke bei schweren und mittelschweren Formen. Nachblutungen nach Operationen oder Traumen. Nasen- und Zahnwechselblutungen. Seltener sind Hämaturien und intrakranielle und intraabdominelle Blutungen mit Meläna. Leichte Blutungen bei Konduktorinnen möglich.
- **Komplikationen:** Hämarthrosen mit Kontrakturen, Lähmungen, Ischämie u.a. schwere Blutungen. HIV-Positivität nach Behandlung mit früheren Faktor-Konzentraten, Zytomegalie, Hepatitis (daher nur virusinaktivierte Konzentrate verwenden!). Hemmkörperhämophilie (nach Substitution AK-Bildung gegen Gerinnungsfaktor, schwere hämorrhagische Diathese).

Untersuchungen

- Blutbild: Thrombozyten normal, außer bei kombinierten hämorrhagischen Diathesen. Blutungsanämien.
- Globaler Gerinnungsstatus bei Koagulopathie (außer Fibrinogenmangel): Blutungszeit, Thrombinzeit, Fibrinogen und Kapillarresistenz normal, PTT verlängert.
- Faktoren VIII oder IX vermindert.

Differentialdiagnose

- Andere angeborene Koagulopathien: Einzelbestimmung der Faktoren II, V, VII, X, XI, XIII. Afibrinogenämie (Faktor I) beginnt häufig mit Nabelblutungen.
- Erworbene Koagulopathien, s. S. 315, und kombinierte hämorrhagische Diathesen (DIC u. a.).
- Vasopathien s. S. 291.
- Thrombozytopenien, -pathien, s. S. 311.
- Willebrand-Syndrom: Fehlen des Willebrand-Faktors s. S. 312.

- Hämaturie anderer Genese.
- Arthritis, Osteomyelitis.
- Trauma verschiedener Lokalisation ohne hämorrhagische Diathese.
- Tumoren, ALL, AML, CML.
- Bei Blutungen in M. iliopsoas: Appendizitis.
- Urin: Hämaturie.

Therapie

- Lokale Blutstillung, z.B. mit Tamponade, Eisbeutel, Fibrinkleber und bei Schleimhautblutungen zusätzlich Epsilonaminokapronsäure oral 200 mg/kg, dann 6 stündlich 100 mg/kg für 2–5 Tage (außer bei Hämaturie).
- Schmerzbekämpfung: Keine Azetylsalizylsäure!
- Achtung auf Kompartmentsyndrom bei Muskelblutungen!
- Faktoren-Konzentrate i.v. bei schweren und mittelschweren Formen. Indikationen zur Akutbehandlung sind jede stärkere Blutung und präoperative Vorbereitung. 2 Einheiten/kg KG Faktor VIII und 1 Einheit/kg KG Faktor IX heben die Konzentration im Plasma um 1%. Bei leichteren Blutungen genügt ein Blutspiegel von 20% über 24–72 Stunden, bei einer mittelschweren Blutung und kleineren Operationen ca. 30% über 3–4 Tage, bei schweren Blutungen und mittleren Operationen ca. 50% über 4–14 Tage, bei großen Operationen 50–100% über 2–3 Wochen bis zur endgültigen Wundheilung.
  Indikation zur begrenzten Dauertherapie bei rezidivierenden Blutungen (besonders Gelenke und Muskeln) mit 12 E/kg Faktor VIII 3mal/Woche bzw. 30 Einheiten Faktor IX 1mal/Woche.
  Training der Eltern zur selbständigen Infusionstherapie zu Hause und auf Reisen.
- Hepatitis-B-Schutzimpfung (s. S. 495).
- Physikotherapie unter Substitution, nur kurzzeitige Ruhigstellung.
- Aufklärung der Jugendlichen über Infektionsgefahren bei Sexualkontakt mit gesundem Partner bei entsprechender Infektion (HIV, Hepatitis B).
- Gute interdisziplinäre Zusammenarbeit.
- Frühzeitige heilpädagogische Beeinflussung der Lebensführung und Berufsberatung, enger Kontakt mit Familien bzw. den Selbsthilfegruppen.
- Hemmkörperhämophilie gegen Faktor VIII: Aktivierte Prothrombinkomplex-Konzentrate, hochdosierte Faktortherapie zur Hemmkörpersuppression.
- Hämophilenpaß immer mit sich führen.

Prognose

- Durchschnittliche Lebenserwartung bei konsequenter Therapie und HIV-Negativität.

Grundlagen

- **Definition:** Mangel an Gerinnungsfaktoren (besonders II, VII, IX, X, Antithrombin III).
- **Vorkommen:** Bei Leberzellschädigungen, Leberunreife der Frühgeborenen, Vitamin-K-Mangel, Kumarinbehandlung, Malabsorption (z. B. Zöliakie), parenterale Ernährung.
  Zusätzlicher Mangel an Faktor I und V bei schweren Leberparenchymschädigungen.
  Latente Blutungsneigung bei Abfall der Faktoren unter 40%, manifeste Blutungen meist unter 10%.
- **Symptome:** „Hämophiler" Blutungstyp (s. S. 313) an Haut, Schleimhäuten und Weichteilen, Nachblutungen, Meläna. Symptome der Grundkrankheiten.
- **Komplikationen:** Schwere Blutverluste.

Untersuchungen

- Blutbild: Thrombozyten normal (außer schwerer Leberschaden), Blutungsanämien.
- Globaler Gerinnungsstatus: Meist verlängerte Prothrombinzeit und PTT, evtl. Fibrinogen vermindert.
- Faktorenanalyse.
- Bei Vitamin-K-Mangel: Koller-Test mit 5 mg Vitamin K i.m., führt zum Anstieg der Prothrombinzeit (außer bei schwerem Leberschaden).
- Leberfunktionstests.
- Grundkrankheit abklären, z. B. Malabsorption bei Zöliakie, Mukoviszidose u. a., Leberzirrhose u. a.

Differentialdiagnose

- Angeborene Koagulopathien (s. S. 313), DD wie dort.
- L-Asparaginase-Behandlung (Fibrinogensynthese gehemmt).
- Verbrauchskoagulopathie (s. S. 316).

Therapie

- Bei Vitamin-K-Mangel: Vitamin K_1 (Konakion) je nach Alter 1 – 10 mg i.v. bei akuter Krankheit, sonst per os.
- Behandlung der Grundkrankheit.
- Für Akutfälle (Hirnblutungen): Prothrombinkomplexkonzentrat. Bei Leberschäden Vorsicht vor DIC und Thrombosen, daher evtl. Fresh frozen plasma.
- Vitamin-K-Prophylaxe des Neugeborenen s. S. 12.

Prognose

- Abhängig vom Therapieerfolg der Grundkrankheit.

DIC, Verbrauchskoagulopathie

Grundlagen

- **Definition:** Die disseminierte intravasale Gerinnung (DIC) ist eine multifaktoriell ausgelöste Aktivierung des exogenen und/oder endogenen Gerinnungssystems mit folgender Mikrothrombosierung der Blutendstrombahn und überschießendem Verbrauch an Thrombozyten und Gerinnungsfaktoren, oft verstärkt durch Plasminaktivierung mit zusätzlichem Abbau der Faktoren I, V, VIII, XII und Antithrombin-III-Mangel.
- **Auslösende Ursachen:** Fortgeschrittener Schock versch. Ursache, sept. Infektionen, bes. Endotoxine gramneg. Bakterien (Waterhouse-Friderichsen-Syndrom, Hypoxämie, Azidose, thermische Schäden, Riesenhämangiom, Promyelozytenleukämie, Nierenvenenthrombose u. a.
  - *Bei Neugeborenen:* Abruptio placentae, Asphyxie (s. S. 588), Mekoniumaspiration (s. S. 541), Atemnotsyndrom (s. S. 589), kongenitale, zyanot. Vitien (s. S. 246), nekrotisierende Enterokolitis (s. S. 172).
- **Symptome:** Blutungen vom thrombozytopenischen und hämophilen Typ, Funktionsausfall der durch Mikrothrombosierung geschädigten Organe (Leber, Nieren, Nebennieren usw.).
  - Sonderformen:
    - Bei Purpura fulminans im Anschluß an exanthematische Krankheiten großflächige Hautblutungen mit ausgedehnten Nekrosen.
    - Bei Waterhouse-Friderichsen-Syndrom während Meningokokkensepsis großflächige Mikrothrombosen der Haut, intravitale Totenflecken sowie Schock (Nebennierenblutung), Krämpfe.
- **Komplikationen:** Irreversibler Schock.

Untersuchungen

- Blutbild: Je nach Grundleiden (Sepsis u. a., s. S. 458), Thrombozytopenie.
- Gerinnung: Verlängerung von PT, PTT, TZ durch Verminderung von Faktor I, II, V, VIII, XIII und Antithrombin III. Fibrinspaltprodukte erhöht.
- Befunde der Grundkrankheit (Bakteriologie, Leberwerte u. a.).
- BGA, Elektrolyte, harnpflichtige Substanzen.

Differentialdiagnose

- Kombinierte erworbene hämorrhagische Diathesen anderer Art (s. S. 315).
- Vasopathien (s. S. 291).
- Thromozytopenien, -pathien (s. S. 311).

Therapie und Prognose

- Schockbehandlung (s. S. 543), Azidosetherapie (s. S. 583), O_2.
- Behandlung der Grundkrankheit (Meningitis u. a.).
- Antithrombin III (10 E/kg KG erhöhen den Blutspiegel um ca. 15%) und Low-dose-Heparinisierung 100 E/kg über 24 Std. (gesteigerte Thrombinbildung durchbrechen) unter TZ-Kontrolle.
- Zufuhr gerinnungsfördernder Substanzen erst nach Behandlung des gesteigerten Umsatzes: Thrombozytenkonzentrat. Fibrinogen 100 mg/kg.
- **Prognose:** Letalität hoch.

Grundlagen

- **Definition:** Ätiologisch ungeklärte maligne Erkrankung des lymphatischen Systems.
- **Epidemiologie:** Auftreten nach dem 4. Lebensjahr mit Häufigkeitsgipfel nach dem 16. Lebensjahr. Knaben : Mädchen = 3 : 1. Vorkommen im gesamten RES.
- **Symptome:**
  - In 80% tastbare, indolente Lymphknotenpakete („Nüsse im Sack"), meist zervikal, sowie axillär, selten inguinal. Manchmal Hepatosplenomegalie.
  - Allgemeinsymptome: Fieber (meist uncharakteristisch, selten Pel-Epstein-Kurve), Nachtschweiß, Hautjucken, Gewichtsabnahme > 10%.
- **Komplikationen:** Erhöhte Infektanfälligkeit.
  Beim mediastinalem Befall Reizhusten, Dyspnoe, bei abdominellem Befall Bauchschmerzen.

Untersuchungen

- Klinisches Staging nach der Ann-Arbor-Klassifikation in Stadium I–IV entsprechend der Progression:

Tabelle 33 Klinische Stadieneinteilung (Ann-Arbor-Klassifikation, 1971)

I	Befall einer einzelnen Lymphknotenregion (I) oder eines einzelnen extralymphatischen Organs oder Gebietes (I_E).
II	Befall von 2 oder mehr Lymphknotenregionen auf gleicher Seite des Zwerchfells (II) oder lokalisierter Befall extralymphatischer Organe oder Gebiete und einer oder mehrerer Lymphknotengruppen auf der gleichen Seite des Zwerchfells (II_E).
III	Befall von Lymphknotenregionen auf beiden Seiten des Zwerchfells (III), welcher begleitet werden kann von lokalisierten extralymphatischem Organ- und Gewebebefall (III_E) oder Milzbefall (III_S) oder beiden (III_{ES}).
IV	Diffuser oder disseminierter Befall von einem oder mehreren extralymphatischen Organen oder Gebieten mit oder ohne Befall von Lymphknoten.

Unterteilung der Stadien in A oder B.
A: bei Fehlen definierter Allgemein-Symptome
B: bei Vorliegen von Allgemeinsymptomen: unerklärlicher Gewichtsverlust > 10% in den letzten 6 Monaten, unerklärtes Fieber mit Temperaturen > 38 °C, Nachtschweiß.

- Selektive Laparotomie (ohne Splenektomie) nur bei Verdacht auf intraabdominellen Befall (Sonographie und/oder CT). Hinweise sind:
  - Fragliche oder eindeutige Vergrößerung abdomineller LK,
  - Herde in Milz oder Leber,
  - Eindeutige Vergrößerung der Milz.
- Blutbild, BSG, Anämie, Lymphozytose
- Serum: Gesamteiweiß, Elektrophorese, Leberenzyme, Kreatinin, Harnsäure ↑, LDH ↑, Elektrolyte, Eisen erniedrigt, Kupfer erhöht.
- Thoraxröntgen (polyzyklisch begrenzter Mediastinaltumor)

Hodgkin-Lymphom (Lymphogranulomatose)

- Abdominelle Sonographie
- Evtl. CT der befallenen Region.
- Störung der zellulären Immunität in höheren Stadien.
- Serologie: EBV, Zytomegalie, Toxoplasmose u. a.
- Biopsie eines befallenen LK oder Organs und histologisches Grading (lymphozytenreicher, nodulär-sklerosierender, Mischtyp, lymphozytenarmer Typ), Nachweis von Hodgkin- und Sternberg-Zellen.
- Knochenmarkbiopsie (s. S. 95) zur Abklärung des Stadiums ausgenommen bei definitivem Stadium I oder II.

Differentialdiagnose

- Alle Lymphadenopathien benigner und maligner Art. DD s. S. 52.
- Jede ungeklärte Lymphknotenschwellung erfordert Biopsie nach spätestens drei Wochen.

Therapie

- Kombinierte Polychemotherapie und Radiotherapie in Abhängigkeit vom Stadium an spezialisierten Zentren. Studienzentralen KK Münster (Bundesrepublik Deutschland).
- Beginn mit Zytostatikakombinationen (z. B. COPP-Schema: Cyclophosphamid, Oncovin, Prednisolon, Procarbazin).
- Anschließend 25 – 35 Gy Radiotherapie auf befallene Lymphknoten.
- Allgemeine und supportive Maßnahmen, s. S. 337.

Prognose

- Stad. I und II 95 % rezidivfreie Überlebensrate über 5 Jahre.
- Stad. III und IV 80 % rezidivfreie Überlebensrate über 5 Jahre.

Grundlagen

- **Definition:** Maligne lymphoblastische Erkrankung mit früher Neigung zu leukämischer Disseminierung und ZNS-Befall (Leukämie bei > 25% Blasten im Knochenmark). Erhöhte Disposition bei angeborenen Immundefekten.
- **Formen:** Klassifikation nach morphologischen, funktionellen und immunologischen Kriterien, z.B. Kiel-Klassifikation in niedrig maligne und hochmaligne Lymphome. Im Kindesalter fast nur hochmaligne NHL, klassifiziert in B-, Non-B- und T-NHL.
- **Symptome:** Rasch wachsende, indolente, meist verbackene periphere Lymphknoten. Fallweise Dyspnoe und Zyanose bei mediastinalem Befall (meist T-NHL), Bauchschmerzen und Obstipation bei abdominellem Befall (meist B-NHL), Knochenschmerzen und Schwellungen je nach Manifestation.
- **Komplikationen:** Akutes Abdomen bei ileozäkaler Invagination, Erstickungsanfälle, Urämie, Meningeosis mit Hirndruckzeichen.

Untersuchungen

- Klinisches Staging nach Murphy in Stadium I – IV.

Tabelle 34 Stadien der Non-Hodgkin-Lymphome

Stadium I	Einzelne nodale/extranodale Tumoren ohne lokale Ausbreitung Ausnahme: mediastinale und/oder abdominale und/oder epidurale Lokalisation
Stadium II	Mehrere nodale und/oder extranodale Tumoren auf derselben Seite des Zwerchfells mit/ohne lokale Ausbreitung. Ausnahmen: mediastinale, ausgedehnte abdominale und/oder epidurale Lokalisation
Stadium II-R (reseziert)	Abdominaler Tumor makroskopisch entfernt
Stadium II-NR (nicht reseziert)	Abdominaler Tumor makroskopisch unvollständig oder nicht reseziert
Stadium III	Tumoren ober- und unterhalb des Zwerchfells, alle thorakalen (Mediastinum, Pleura, Thymus), alle epiduralen, alle ausgedehnten abdominalen Tumoren
Stadium IV	Gemischter Primärbefall des Knochenmarks, ZNS und/oder Skeletts (multifokal) unabhängig von allen anderen Lokalisationen

- Blutbild, Harn, Knochenmark, BSG, Liquor, Fundi.
- Serum wie bei Hodgkin-Lymphom.
- Biopsie: Histologische Klassifizierung (s. oben), Histologie und Zytologie aus Pleuraerguß / Aszites.
- Immunologische Klassifizierung in B-T-O-Typ.
- Röntgen: Thorax und Skelett (evtl. Szintigraphie), Sonographie des Abdomens, evtl. CT der befallenen Region, EKG u. a.
- Bakteriologie, Virologie, Immundiagnostik (wie Hodgkin-Lymphom).

Non-Hodgkin-Lymphom

Differentialdiagnose

- Alle Lymphadenopathien benigner und maligner Art.
  Jede ungeklärte Lymphknotenschwellung erfordert Biopsie nach spätestens drei Wochen.
- Weiteres siehe akute lymphatische Leukämie.

Therapie

- Abhängig vom Zelltyp und Stadium Polychemotherapie (bis zu 10 Zytostatika und ZNS-Bestrahlung im Prinzip ähnlich wie bei Leukämien). Fallweise lokale Radiotherapie bis 30 Gy. (Studienzentralen für multizentrische Studien MH Hannover [Bundesrepublik Deutschland], St.-Anna-Kinderspital Wien [Österreich], SPOG/KK Bern [Schweiz].)
- Allgemeine und supportive Maßnahmen s. S. 337.
- Cave Zellzerfallssyndrom.

Prognose

- Abhängig von Zelltyp und Stadium. Stadium I 90% rezidivfreies Überleben, im Mittel ca. 70% 5-Jahres-Heilungen. Prognostisch ungünstig: B-Zell-Lymphom im Bauchraum, hier in Stadium III/IV 50% 5-Jahres-Heilungen.

Grundlagen

- **Definition:** Erkrankungen mit ungehemmter histiozytärer Proliferation.
- **Formen und Symptome:**
  - Eosinophiles Granulom (uni und multilokuläre Histiozytose), oft zufällig entdeckte Knochendefekte.
  - Morbus Hand-Schüller-Christian (chronisch-disseminierte H.): bei Kleinkindern Exophthalmus, multiple Knochenherde, Diabetes insipidus plus chronische Granulome an Zahnfleisch, Gehörgang, Vulva u. a.
  - Morbus Abt-Letterer-Siwe: Bei Säuglingen und Kleinkindern Fieber, braungelbliche Hautinfiltrate, schuppend-nässende Ekzeme, Petechien, Lymphadenopathie, Hepatosplenomegalie, Knochendefekte.
- **Komplikationen:** Diabetes insipidus, diffuse pulmonale Infiltration, Infektneigung, Frakturen, evtl. mit Querschnittparesen, Minderwuchs, Gebißdefekte, Hörstörung u. a.

Untersuchungen

- Skelett-Röntgen: Wie ausgestanzt aussehende Knochendefekte bei eosinophilem Granulom, Landkartenschädel bei Morbus Hand-Schüller-Christian. Eventuell CT des Gehirns, Gesamtknochenszintigraphie.
- Blutbild, Anämie und Thrombopenie bei Morbus Abt-Letterer-Siwe. Knochenmark (evtl. Panzytopenie).
- Laborwerte: Elektrolyte, Osmolalität in Harn und Serum.
- Biopsie der Hautinfiltrate: Histiozytäre Infiltrate, elektronenmikroskopisch Bierbeck-Granula.

Differentialdiagnose

- Benigne und maligne Lymphknotenerkrankungen, Leukämien.
- Chronische granulomatöse Weichteilentzündungen, Sarkome.
- Knochentumoren, Osteomyelitis, Hirntumoren.
- Seborrhoische Dermatitis und Ekzeme bei M.A.L.S.
- Maligne Histiozytose, virusassoziiertes hämophagozytisches Syndrom bei Fehlen von Haut- und Knochenläsionen.

Therapie

- Lokalisierte eosinophile Granulome: Kürettage, bei ungünstiger Lokalisation Radiotherapie 6 – 10 Gy.
- Disseminierte und progrediente Formen: Chemotherapie (verschiedene Protokolle, z. B. mit Prednisolon, Vincristin, 6-Mercaptopurin, Methotrexat, evtl. VP-16 u. a.). Studienzentrale St.-Anna-Kinderspital Wien (Österreich).
- Diabetes insipidus s. S. 413.

Prognose

- Solitäre Knochenläsionen durchweg gut, im übrigen im Mittel Heilung 70 %, bei Alter unter drei Jahren 50 %.

Hirntumoren

Grundlagen

- Intrakraniell oder intraspinal gelegene heterogene Gruppe von Tumoren unterschiedlicher Malignität. Größte Tumorgruppe beim Kind (20%), alle Altersgruppen betreffend, auch konnatal vorkommend.
- **Formen:** Gliome (meist Astrozytom, 48%), Medulloblastome (17%), Ependymome (13%), Kraniopharyngeome (6%), Pinealome/Dysgerminome (6%), Teratome/Dermoide (6%), andere (Meningeome, Hypophysenadenome u. a.).
- **Lokalisation:** zwei Drittel liegen infratentoriell (Medulloblastome, Astrozytome u. a.), ein Drittel supratentoriell (Kraniopharyngeome, Großhirnhemisphärentumoren, Optikusgliome, Pinealistumoren u. a.).
- **Symptome:** Häufig Kopfschmerzen und Krampfanfälle erste Symptomatik. Hirndruckzeichen (Kopfschmerzen, Nüchternerbrechen [!], Berührungsempfindlichkeit, Gefühlslabilität, Bewußtseinstrübung, Sehstörung, Bell-Phänomen, Abduzens-, Fazialisparese), neurologische Herdsymptome je nach Lokalisation. Siehe Tab. 35.

Tabelle 35 Lokalisation und Symptome von Hirntumoren (nach Illing, Spranger)

Lokalisation	Symptome	Tumorart
Infratentoriell (überwiegend Kleinhirn)	früh Hirndruckzeichen, muskuläre Hypotonie, Ataxie, Intentionstremor, Dysdiadochokinese und andere Bewegungsstörungen, evtl. Nystagmus (oft horizontal), skandierende Sprache	Medulloblastom, Spongioblastom (= Kleinhirnastrozytom), Hämangioblastom
Hirnstamm (Pons, Medulla oblongata, 4. Ventrikel, Mittelhirn)	Hirndruckzeichen eher später, alternierende Hemiplegie (Hirnnervenlähmung auf Tumorseite, spastische Extremitätenparese auf Gegenseite), je nach Hirnnervengruppe von oben nach unten Augenmuskellähmungen, Gesichtslähmungen, Schluckstörungen; Hypo-/Hyperkinese/Ataxie; Verstimmungen, Depression	Spongioblastom, Astrozytom, diffuse Gliome, seltener andere
Dienzephalon (Hypothalamus, Chiasma)	Gesichtsfeldausfälle, Störungen der Wasser- und Temperaturregulation, Gedeih- und Wachstumsstörung, Schlafstörungen	Spongioblastom, Kraniopharyngeom, Hypophysenadenom
Supratentoriell (Großhirn, Seitenventrikel, Meningen)	Arm/Gesichtsbetonte kontralaterale Hemiparese, primär fokale Epilepsie, psychoorganische Störungen, kontralaterale sensible Ausfälle, Gesichtsfeldausfälle (homonym im kontralateralen Gesichtsfeld), Sprachstörungen	Astrozytom, Spongioblastom, Meningeom, selten andere; in den Ventrikeln Ependymom, Plexuspapillom; Meningen: Medulloblastom, selten andere

Evtl. neurohormonale Störungen. Ggf. dienzephales Abmagerungssyndrom.
- **Komplikationen:** Koma, Krämpfe, Abtropfmetastasen in das Rückenmark, Hirnstammeinklemmung (s. S. 566), Atemlähmung.

Untersuchungen

- Kompletter neurologischer Status (s. S. 56). Herdsyndrom, Hirnnervenausfälle, Meningismus (u. a. Hirndruckzeichen).
- Fundi: Stauungspapille.
- Schädelröntgen (a.-p. u. seitlich): gelegentlich vermehrte Impressionen, klaffende Nähte, Sellaausweitung, ggf. Verkalkungen.
- Sonogramm besonders bei offener Fontanelle oder durch Nähte.
- CT des Schädels mit Kontrastmittel, evtl. MR.
- EEG: Herdzeichen bei Großhirntumoren.
- LP: Nur bei fehlendem Hirndruck! Evtl. Tumorzellen.
- Tumormarker.
- Hormonstatus bei Befall von Hypophyse und Dienzephalon.
- Stereotaktische Tumorbiopsie bei primär inoperablem Tumor.

Differentialdiagnose

- Blutungen, Abszesse.
- Chronische Meningitis.
- Hydrozephalus.
- SSPE.

Therapie

- Wenn möglich primäre Radikaloperation mit mikroneurochirurgischen und Laser-Methoden, fallweise Gamma-Knife. Sonst multimodales Vorgehen mit zytostatischer und/oder radiologischer Vorbehandlung und Sekundäroperation, an spezialisierten Zentren (Studienzentrale KK Graz [Österreich]).
- Chemotherapie (z. B. CCNU, BCNU, Vincristin, Procarbazin, Cisplatin, hochdosiertes und intrathekales Methotrexat). Empfindlich sind Medulloblastome, Ependymome und Pinealoblastome.
- Radiotherapie mit Linearbeschleuniger oder mit Telekobalt: Die maximale Gesamtdosis beträgt 50 – 60 Gy in 7 – 8 Wochen, bei Kindern unter 4 Jahren nur 40 Gy. Empfindlich sind Medulloblastome, Ependymome, Kraniopharyngeome, Pinealome u. a.
- Symptomatische Hirndruckbehandlung (s. S. 360), evtl. Liquorshunt-Operation (Vorsicht bei tumorkontaminiertem Liquor).
- Hormonsubstitution nach Kraniopharyngeomtherapie mit Adiuretin, Cortisol, HGH u. a. je nach Hormonausfall. Exakte Flüssigkeits- und Elektrolytkontrolle, Osmolalität in Serum, Harn.
- Supportive Therapie s. S. 337.

Prognose

- Medulloblastome ca. 40 % Überleben nach 8 Jahren, Astrozytome ca. 75 %, Hirnstammtumoren ca. 10 %, Kraniopharnygeome 70 – 80 %.
- Je älter die Kinder bei Diagnosestellung, desto besser die Prognose.

Retinoblastom

Grundlagen

- Maligner neuroektodermaler Tumor der Netzhaut. Vorkommen 60% unilateral, 40% bilateral, in 5 – 10% familiär (autosomal dominant, in 2% Deletion am Chromosom 13). Altersgipfel unilateral zwei Jahre, bilateral ein Jahr.
- **Symptome:** Gelblichweißer Reflex hinter der Pupille mit Visusverlust („amaurotisches Katzenauge"), Strabismus, entzündetes, schmerzendes Auge.
- **Komplikationen:** Protrusio bulbi, Visusverlust, Glaukom, Infiltration des Subarachnoidalraums, des ZNS. Hämatogene Metastasierung (Knochenmark, Leber u. a.), Neigung zu Sekundärmalignomen (Osteosarkom, Pinealom u. a.).

Untersuchungen

- Ophthalmologische Untersuchungen (Augenspiegel, Spaltlampe).
- Klinische Stadieneinteilung nach Reese in Stadium I – V (nach solitären bzw. multiplen Tumoren und Tumorgröße).
- Blutbild, Knochenmark, Liquor.
- Schädel-Röntgen, Sonographie, Schädel-CT, evtl. Knochenszintigraphie.
- Histologische Diagnose.

Differentialdiagnose

- Fehlbildungen des Auges, Phakomatosen.
- Entzündungen des Auges, Katarakte, Blutungen.
- Andere Tumoren, Rhabdomyosarkom, Neuroblastom, Optikusgliom, Angiom, AML.
- Retrolentale Fibroplasie, Netzhautablösung.

Therapie

- Unilateraler Tumor: Enukleation, evtl. nur Kryo- oder Lichtkoagulation.
- Bilateraler Tumor meist asymmetrisch: Enukleation des schlechteren Auges, am besseren Auge evtl. Kryo- oder Lichtkoagulation. Bei extraokulärer Ausdehnung Radiotherapie 35 Gy, bei weiterer Ausdehnung und Fernmetastasen Polychemotherapie (z. B. Oncovin, Cyclophosphamid, Actinomycin D, Methotrexat).
- Genetische Beratung (40% Risiko bei positiver Familienanamnese).

Prognose

- Langzeitheilung im Mittel in 85%, ungünstig bei Fernmetastasen.
- Kontralateraler Tumor in 5% folgend, Sekundärmalignome besonders bei Behandlung bilateraler Tumoren bis zu 20%.
- Unbehandelt führt der Tumor frühzeitig zum Tod.

Grundlagen

- Maligner Tumor von embryonaler Bauart, ausgehend von Ganglienzellen des sympathischen Nervengewebes. Selten auch familiär und kongenital, zwei Drittel unter 4 Jahren.
- **Lokalisation:** Vorwiegend Nebennierenmark und sympathischer Grenzstrang vom Kopf bis ins Becken (60% intraabdominell, 15% intrathorakal, selten multilokulär).
- **Formen:** Unterschiedliche Ausreifungsgrade, Ganglioneurom, Ganglioneuroblastom, Sympathikogoniom. Histologisches Grading.
- **Symptome:** Sehr vielfältig je nach Lokalisation: Tast- bzw. sichtbarer derber Abdominaltumor; mediastinaler Tumor oft Zufallsbefund bzw. mit Stridor, Husten, Horner-Syndrom (Exophthalmus, Miosis, Ptosis). Zervikale Lymphknotenschwellungen, Querschnittssymptome bei sanduhrförmigem Einwachsen in den Wirbelkanal.
  Allgemeinsymptome bei fortgeschrittenem Stadium: Blässe, Gewichtsabnahme, Fieber, persistierende Durchfälle, paraneoplastisches Syndrom durch VIP, infantile myoklonische Enzephalopathie (dancing eyes and feet).
- **Metastasierung:** Frühzeitig in Knochen mit diffusen (wie rheumatischen) Knochenschmerzen, typische orbitale Ekchymose und Protrusio bulbi bei Schädelbefall sowie in Leber und Lymphknoten, selten in Lunge. Bei Säuglingen oft isolierte Metastasen (Stadium IV S) in Leber (Riesenleber, Typ Pepper), multiple Hautinfiltrationen (Typ Smith) oder Knochenmark (Typ Hutchinson).

Untersuchungen

- Klinisches Staging (gemäß INSS) je nach Progression in Stadium I – IV bzw. Stadium IV S.

Tabelle 36 Stadieneinteilung nach INSS (gekürzt)

Stadium I:	Lokalisierter Tumor mit makroskopisch kompletter Resektion (mit oder ohne mikroskopische Residuen). Ipsilaterale nicht am Tumor haftende Lymphknoten ohne Tumorzellen
Stadium II A:	Unilateraler lokalisierter Tumor mit makroskopisch inkompletter Resektion. Ipsilaterale nicht am Tumor haftende Lymphknoten ohne Tumorzellen
Stadium II B:	Lokalisierter makroskopisch komplett oder inkomplett resezierter Tumor. Ipsilaterale Lymphknoten mit, kontralaterale ohne Tumorzellen
Stadium III:	Nicht resezierbarer Tumor, überschreitet infiltrierend Mittellinie, mit und ohne regionalem Lymphknotenbefall oder lokalisierter unilateraler Tumor mit kontralateralem Lymphknotenbefall oder Mittellinientumor, nicht resezierbar, bilateral infiltrierend oder Lymphknotenbefall
Stadium IV:	Tumor mit Fernabsiedelungen in Lymphknoten, Knochen, Knochenmark, Leber und anderen Organen (außer wie bei IV S)
Stadium IV S:	Lokalisierter Primärtumor mit Fernabsiedelungen nur in Haut, Leber und/oder Knochenmark nur bei Säuglingen

Neuroblastom

- Blutbild: Normochrome Anämie, in fortgeschrittenem Stadium BSG erhöht.
- Knochenmarkpunktion: Fallweise Pseudorosetten.
- Serum: Harnstoff, Kreatinin, Leberwerte, Ferritin (erhöht), neuronspezifische Enolase (erhöht), Harnsäure.
- 24-Stunden-Harn: Katecholaminmetaboliten, vorwiegend Erhöhung der Vanillinmandelsäure und Homovanillinsäure, selten nur Dopamin.
- Thoraxröntgen a.-p. und seitlich: Tumor im hinteren oberen Mediastinum.
- Sonographie, Rö, CT, NMR des Abdomens: Häufig Verkalkungen im Tumor, sanduhrförmiges Einwachsen in den Spinalkanal.
- Skeletträntgen: „Mottenfraß"-Bilder.
- I.v. Pyelogramm: Verdrängung des nicht deformierten Nierenbeckenkelchsystems, Abflußstörung.
- Knochenszintigraphie, besonders Szintigramm mit ^{131}Jod-Metajodbenzylguanidin (^{131}J-MIBG).
- Histologie: Histochemisch neuronspezifische Enolase positiv. Malignitätsgrade (nach Hughes).
- Chromosomen der Tumorzellen: Deletion am Chromosom 1. Gentechnologie: N-Myc-Onkogene nachweisbar.
- Früherkennung mit Neuroblastom-Screening (Harn auf Filterpapier): Messung von Homovanillin- und Vanillinmandelsäure.

Differentialdiagnose

- Wilms-Tumor, Teratom retroperitoneal, Hepatoblastom, Phäochromozytom, AML.
- Rheumatoide Erkrankungen, besonders Morbus Still (s. S. 289).
- Persistierende Durchfälle.
- Ataxien und Opsomyoklonien anderer Art.

Therapie

- Abhängig vom Stadium und Malignitätsgrad. Unterschiedliche Protokolle mit multimodalem Einsatz von Operation, Radiotherapie und Chemotherapie (meist Cyclophosphamid, Vincristin, Adriamycin, DTIC, Cisplatin, VM26 und VP16). Studienzentralen Köln (Bundesrepublik Deutschland), St.-Anna-Kinderspital Wien (Österreich), SPOG/KK Bern (Schweiz).
- Bei Säuglingen unter drei Monaten Spontanremission möglich, daher Zuwarten, evtl. Cyclophosphamid und Vincristin in niedriger Dosis.
- Knochenmarktransplantation bei disseminierten Formen.
- Allgemeine und supportive Maßnahmen s. S. 337, besonders bei Komplikationen.
- Verlaufskontrollen mit Katecholaminbestimmungen aus dem Harn.

Prognose

- Langzeitheilungen von Stadium I – IV zwischen 100 und 30% (IV S ca. 70%).

Grundlagen

- Hochmaligner Mischtumor der Niere embryonaler Bauart (Nephroblastom). Selten familiär und konnatal vorkommend. Genetische Determinierung nach der 2-Mutationen-Theorie. 85% im Vorschulalter.
- **Formen:** Vom klassischen Wilms-Tumor mit unterschiedlichen Malignitätsgraden lassen sich abgrenzen das kongenitale mesoblastische (gutartig), das fetale rhabdomyomatöse, das rhabdomyosarkomatöse Nephroblastom mit tastbarer Schwellung (bösartig) u.a.
- **Symptome:** Meist schmerzloser Abdominaltumor (zunehmender Bauchumfang!), seltener Hämaturie, später Gewichtsabnahme. Bauchschmerzen, Obstipation. – Vorsichtige Palpation! - Fehlbildungen (10%), Aniridie, Hemihypertrophie, EMG-Syndrom u.a.
- **Metastasierung:** Lymphknoten hämotogen über V. renalis, V. cava in Lunge, Leber, Knochen, Gehirn.

Untersuchungen

- Körperliche Untersuchung mit *vorsichtiger* Palpation.
- Klinische Stadieneinteilung entsprechend der Progression (nach National-Wilms-Tumor Study) oder nach SIOP in Stadium I–V.
- Blutbild (Anämie), BSG erhöht, Knochenmark (Tumorzellen).

Tabelle 37 Stadieneinteilung nach SIOP (gekürzt)

Stadium I:	Tumor auf die Niere beschränkt und vollständig entfernt (intakte Kapsel, keine Biopsie, höchstens Infiltration in Nierenbecken)
Stadium II:	Tumorausdehnung über die Niere hinaus, jedoch vollständig entfernt (Kapsel durchbrochen, Lymphknotenmetastasen, Einbruch in Gefäße, Ureter, Peritoneum)
Stad*ium III:*	Unvollständige Tumorentfernung bei Fehlen hämatogener Metastasen (Biopsie vor Entfernung, Tumorruptur vor oder bei Operation, Metastasen in Peritoneum und nicht regionalen paraortalen Lymphknoten, Tumorthrombus in V. cava)
Stadium IV:	Fernmetastasen besonders in Lunge, Leber, Knochen, Gehirn
Stadium V:	Bilaterales Nephroblastom

- Harn: Evtl. Hämaturie, Tumorzellen.
- I.v. Pyelogramm: Meist bizarre Verformung, evtl. Erweiterung des Nierenbeckens, manchmal verzögerte Ausscheidung, auch stumme Niere, großer Nierenschatten.
- Sonographie, CT, evtl. MR des Abdomens, Kavographie (Tumoreinbruch).
- Thoraxröntgen und CT der Lunge.
- Szintigraphie: Skelett, Leber.
- Histologie mit Malignitätsgrading.

Wilms-Tumor (Nephroblastom)

Differentialdiagnose

- Neuroblastom, Teratom, Hypernephrom, Nierensarkom u.a. retroperitoneale Tumoren.
- Nierenzysten, polyzystische Nieren, Hydronephrose.

Therapie

- Abhängig vom Stadium unterschiedliche Protokolle mit multimodalem Einsatz von Operation, Radiotherapie und Chemotherapie (meist Actinomycin D, Vincristin, Adriamycin u.a.).
- Primäre Chemotherapie und anschließende Tumornephrektomie, anschließende Bestrahlung von Stadium, Histologie und Alter des Kindes abhängig.
- Studienzentralen Uni Hamburg (Bundesrepublik Deutschland), St.-Anna-Kinderspital Wien (Österreich), SPOG/KK Bern (Schweiz).
- Lungenbestrahlung mit 12 – 15 Gy bei disseminierten Metastasen.
- Allgemeine und supportive Maßnahmen s. S. 337.

Prognose

- Langzeitheilungen von Stadium I – IV zwischen 100 und 50%, bei rezidivfreien ÜL > 2 Jahre post Operationen Dauerheilung wahrscheinlich.

Grundlage

- Weichteilsarkom von embryonaler Bauart. Selten familiär und kongenital. Zwei Erkrankungsgipfel zwischen dem 3. und 5. und 13. und 18. Lebensjahr.
- **Lokalisation:** ein Drittel in der Orbita, ein Viertel im übrigen Kopfbereich (Nase, Pharynx, Mittelohr), ein Viertel im Urogenitalbereich und an Extremitäten und Stamm.
- **Formen:** Histologisch unterscheidbar sind das pleomorphe, embryonale, alveoläre und botryoide Rhabdomyosarkom.
- **Symptome:** Sehr variabel je nach Lokalisation: Exophthalmus, Bulbusverlagerung, verlegte Nasenatmung, Kieferschwellung, Hörstörung, Weichteilschwellungen verschiedener Lokalisation, Hämaturie, Dysurie, Vaginal-„Polyp“, Vaginalblutungen u. a.
- **Metastasen:** Penetration in das Schädelinnere mit neurologischer Symptomatik bzw. in die Beckenorgane. Fernmetastasen (hämatogen und lymphogen) in Lunge und Knochen.

Untersuchungen

- Klinische Stadieneinteilung je nach Progression in Stadium I–IV (nach Intergroup Rhabdomyosarcoma Study), neuerdings Stadieneinteilung nach Cooperative Weichteilsarkomstudie.

Tabelle 38 Stadieneinteilung

Stadium I:	Tumor komplett entfernt (makroskopisch und mikroskopisch), regionale Lymphknoten nicht befallen
Stadium II A:	Tumor makroskopisch entfernt, mikroskopische Reste, regionale Lymphknoten nicht befallen
Stadium II B:	Tumor makroskopisch entfernt, mikroskopisch frei oder noch Tumorreste vorhanden, regionale Lymphknoten befallen und entfernt
Stadium III:	Inkomplette Resektion mit makroskopischen Tumorresten, mit oder ohne regionalen Lymphknotenbefall. Maligner Erguß in einer unmittelbar dem Tumor benachbarten Körperhöhle vorhanden
Stadium IV:	Fernmetastasen bei Erkrankungsbeginn nachweisbar (einschließlich Lymphknotenmetastasen jenseits der regionalen Stationen)

- Blutbild, Harn, (Hämaturie, Tumorzellen), Knochenmark.
- Serum: Leber- und Nierenfunktion, Harnsäure.
- Röntgen je nach Lokalisation: Schädel, i. v. Pyelogramm, Thorax.
- CT bzw. MR je nach Lokalisation: Schädel, Becken u. a.
- Szintigramm: Skelett, Leber.
- Evtl. gynäkologischer Status, Zystoskopie.
- HNO-Status u. a.
- Histologie und Enzymhistochemie (Desmin pos.).

Differentialdiagnose

- Andere Weichteiltumoren (Lipome, Fibrome u. a.).
- Retinoblastom, Neuroblastom, Leukämie, Osteosarkom.
- Entzündungen (Otitis, Osteomyelitis, Zystitis u. a.).
- Vaginalblutungen anderer Genese.

Therapie

- Abhängig von Lokalisation und Stadium unterschiedliche Protokolle mit multimodalem Einsatz von Operation, Radiotherapie und Chemotherapie (meist Vincristin, Cyclophosphamid, Adriamycin, Actinomycin D, Cisplatin, Ifosphamid u. a.). Studienzentralen Olga H. Stuttgart (Bundesrepublik Deutschland), St.-Anna-Kinderspital Wien (Österreich), SPOG/KK Bern (Schweiz).
- Allgemeine und supportive Maßnahmen (s. S. 337).

Prognose

- Langzeitheilungen von Stadium I – IV zwischen 80 und 20%.
- Schlecht bei großen Tumoren und früher Metastasierung.

Grundlagen

- Benigne und maligne Keimzelltumoren dysontogenetischen Ursprungs mit Anteilen aller drei Keimblätter.
- **Lokalisation:** Ca. 50% sakrokokzygeal, 20% im Ovar, seltener Mediastinum, Hoden, Retroperitoneum, ZNS.
- **Formen:** Benigne Teratome verschiedener Reifegrade und maligne Teratome ohne und mit embryonalem Karzinom oder Dottersacktumor.
  Sakrokokzygeale Tumoren sind bei Geburt immer gutartig, nach drei Monaten zu zwei Drittel maligne!
- **Symptome:** Je nach Lokalisation sichtbarer derber Tumor, meistens im Steißbereich (präsakrale Anteile, daher rektale Untersuchung!), Bauchschmerzen, tastbarer Bauchtumor, Atemobstruktionen u. a.
- **Metastasen:** Lymphknoten, Lunge, Leber, Knochen.

Untersuchungen

- Klinisches Staging bei gonadalen Tumoren (s. S. 332).
- Blutbild, Harn, Thoraxröntgen (Mediastinaltumor ?).
- Sonographie des Abdomens, CT, Skelettszintigraphie, evtl. Angiographie.
- Tumormarker für Malignität: β-HCG und α_1-Fetoprotein (korreliert mit Dottersackanteilen) erhöht.
- Histologie.

Differentialdiagnose

- Sakrale Meningozele.
- Andere gonadale Tumoren.
- Andere mediastinale Tumoren (Lymphom, Neuroblastom, Thymus). Teratom und Dermoidzysten liegen im vorderen Mediastinum.

Therapie

- Operation bei gutartigem und lokalisiertem Teratom.
- Bei malignen Teratomen in Abhängigkeit vom Ausbreitungsgrad multimodaler Einsatz von Operation und Chemotherapie (meist Vincristin, Bleomycin, Adriamycin, Actinomycin D, Cyclophosphamid und Cisplatin u. a.).
- Strahlentherapie weniger wirksam.
- Allgemeine und supportive Maßnahmen (s. S. 337).
- Verlaufskontrollen mit Tumormarkern.

Prognose

- Langzeitheilungen je nach Malignität und Ausbreitungsgrad zwischen 100 und 70%.

Gonadentumoren

Grundlagen

- Gutartige und maligne Tumoren der Ovarien und der Hoden. Erhöhtes Malignomrisiko in dysgenetischen Gonaden oder maldeszendierten Hoden.
- **Formen:**
  - Im Ovar benigne Zysten und Teratome, maligne Teratome, Dottersacktumoren, embryonale Karzinome, Chorionkarzinome, Granulosazelltumoren und Thekazelltumoren (hormonell aktiv), Arrhenoblastome u. a.
  - Im Hoden benigne und maligne Teratome, Dysgerminome, embryonales Karzinom, Chorionkarzinom, Leydig-Zell-Tumoren (hormonell aktiv), Androblastome, Sertoli-Zell-Tumoren u. a.
- **Symptome:**
  - Ovarialtumoren mit Bauchschmerzen (heftig bei Stieldrehung), tastbarer Tumor (rektaler Befund!), evtl. Pubertas praecox bei hormonell aktiven Tumoren und evtl. bei Ovarialzysten.
  - Hodentumoren mit sicht- und tastbarer, meist schmerzloser derber Schwellung, Pseudopubertas praecox bei Leydig-Zell-Tumor.
- **Metastasen:** Lymphknoten, Lunge, Leber u. a., vor allem bei Dysgerminom und embryonalem Karzinom.

Untersuchungen

- Klinische Stadieneinteilung der Ovarialtumoren nach FIGO (Féderation Internationale de Gynécologie et d'Obstétrique) in Stadium I – IV, der Hodentumoren:

Tabelle 39 Stadieneinteilung nach FIGO (gekürzt)

Stadium I:	Tumor auf Ovarien begrenzt:
Stadium I a:	Tumor auf ein Ovar begrenzt, Kapsel intakt
Stadium I b:	Tumor auf beide Ovarien begrenzt, Kapsel intakt
Stadium I c:	Tumor auf ein oder beide Ovarien begrenzt, Kapselruptur, Tumor an Ovaroberfläche, Tumorzellen in Aszites
Stadium II:	Tumorbefall eines oder beider Ovarien in pelviner Ausbreitung:
Stadium II a:	Ausbreitung oder Implantant nur an Uterus oder Tuben
Stadium II b:	Ausbreitung auf andere Beckenorgane
Stadium II c:	Ausbreitung im Becken, Tumorzellen in Aszites
Stadium III:	Tumorbefall der Ovarien mit Peritonealmetastasen außerhalb des Beckens und/oder regionalen Lymphknotenmetastasen
Stadium III a:	Mikroskopisch Peritonealmetastasen außerhalb des Beckens
Stadium III b:	Makroskopisch Peritonealmetastasen bis 2 cm
Stadium III c:	Peritonealmetastasen > 2 cm oder regionale Lymphknotenmetastasen
Stadium IV:	Fernmetastasen (außer Peritonealmetastasen)

Tabelle 40 Stadieneinteilung der Hodentumoren (gekürzt)

Stadium I:	Keine Metastasen
Stadium I a:	Tumor auf Hoden und Nebenorgane beschränkt
Stadium I b:	Tumor mit Infiltration des Samenstranges oder in kryptorchem Hoden
Stadium I c:	Tumor infiltriert Skrotalhaut oder transskrotale Operation
Stadium II:	Lymphknotenmetastasen innerhalb des Zwerchfells
Stadium II a:	Alle Lymphknoten über 2 cm
Stadium II b:	Mindestens ein Lymphknoten 2–5 cm
Stadium II c:	Retroperitoneale Lymphknoten über 5 cm
Stadium II d:	Palpabler, abdomineller oder fixierter inguinaler Tumor
Stadium III:	Mediastinale und/oder supraklavikuläre Lymphknotenmetastasen
Stadium III a:	Mediastinale und/oder supraklavikuläre Lymphknotenmetastasen ohne Fernmetastasen
Stadium III b:	Fernmetastasen nur in Lunge (< 5 Knoten pro Lunge < 2 cm)
Stadium III c:	< 5 Knoten - Lunge oder 1 Knoten < 2 cm
Stadium IV:	Generalisiert: Metastasen in Leber, Knochen, ZNS oder persistierende positive Tumormarker

- Blutbild, Harn, Thoraxröntgen.
- Serum: Leber- und Nierenparameter, Harnsäure.
- Sonographie, CT, evtl. MR des Abdomens, ggf. i. v. Pyelogramm.
- α_1-Fetoprotein und β-HCG s. Teratom, S. 331.
- Sexualhormonanalysen.
- Histologische Differenzierung.

Differentialdiagnose

- Ovar: Adnexitis, Stieldrehungen, Appendizitis, andere Tumoren im kleinen Becken (Rhabdomyosarkome u. a.).
- Hoden: Orchitis, Hydrozele, Hodentorsion, Leukämie.

Therapie

- Je nach Tumorart und Progression unterschiedliche Protokolle mit multimodalem Einsatz von Operation (Salpingoovarektomie bzw. Orchidektomie), Radiotherapie und Polychemotherapie (z. B. Bleomycin, Vinblastin, Adriamycin, Cyclophosphamid, Methotrexat, Cisplatin, VP 16, Ifosfamid u. a.). Teratom s. S. 331.
- Allgemeine und supportive Maßnahmen s. S. 337.

Prognose

- Langzeitheilung je nach Stadium und Tumor zwischen 85 und 0%.

Hepatoblastom

Grundlagen

- Maligner epithelialer Tumor embryonaler Bauart. Vorkommen vorwiegend in den ersten drei Lebensjahren.
- **Formen:** Epithelialer und epithelial mesenchymaler Typ.
- **Symptome:** Meist zufällig auffallende, große, derbe Leber, Vorwölbung des Abdomens, Appetitlosigkeit, Erbrechen, evtl. Pseudopubertas praecox.
- **Metastasen:** Lymphknoten, Lunge, Knochen.

Untersuchungen

- Klinische Stadieneinteilung I–IV je nach Progression.
- Blutbild: Gelegentlich Erythrozytose und Thrombozytose.
- Serum: Leberwerte (meist normal), häufig Hyperkalzämie, Hypophosphatämie, Hyperglykämie.
- α_1-Fetoprotein erhöht. Verlaufskontrollen!
- Sonographie, CT, Szintigraphie der Leber.
- Angiographie, evtl. Kavographie; Gefäßversorgung für Operationsstrategie essentiell.
- Thorax- und Skelettröntgen.
- Histologie zur Diagnosesicherung.

Differentialdiagnose

- Benigne Lebertumoren, Adenome, Hämangiome, infantiles Hämangioendotheliom.
- Andere Lebermalignome: Hepatozelluläres Karzinom, Mesenchymom, Sarkom, Angiosarkom u. a.
- Lebermetastasen: Besonders Neuroblastom (Typ Pepper), Wilms-Tumor, Rhabdomyosarkom, Histiocytosis X u. a.
- Speicherkrankheiten, kongenitale Fibrose, Abszeß.
- Lebervenenthrombose.

Therapie

- Präoperative Chemotherapie, primäre Resektion bei wahrscheinlicher Operabilität und Nachbehandlung mit Polychemotherapie (z. B. Vincristin, Cyclophosphamid, 5-Fluorouracil u. a.). Sonst Versuch der Tumorverkleinerung mit zusätzlich Cisplatin, Adriamycin u. a., evtl. mittels selektiver intraarterieller Perfusion und anschließender Operation (erweiterte Resektion bis vier Fünftel des Lebergewebes möglich infolge Nachbildung der Leber auf normale Größe). Evtl. Lebertransplantation.
- Postoperative Komplikationen: Gerinnungsstörungen, Hypoglykämie, Hypoproteinämie u. a.

Prognose

- Langzeitüberleben ca. 70 %.

Grundlagen

- Maligne Tumoren der Knochenzellen, vorwiegend an Metaphysen langer Röhrenknochen entstehend. Vorkommen meist 2. Lebensjahrzehnt.
- **Formen:** Osteoblastische, osteoklastische, chondroblastische und fibroblastische Tumorformen.
- **Symptome:** In Wochen bis Monaten entstehende, häufig schmerzhafte (häufig nachts) Schwellungen an entsprechender Knochenpartie, oft nach geringem Trauma entdeckt. Haut über Schwellung kann ödematös, gerötet oder livide verfärbt sein, Functio laesa möglich.
- **Metastasen:** (hämatogen) vorwiegend Lungen, übriges Skelett.

Untersuchungen

- Blutbild: Oft Leukozytose. BSR oft erhöht.
- Serum: Ca, Ph, alk. Phosphatase (erhöht = ungünstige Prognose).
- Skelettröntgen: Kortikalis und Mark befallen, Kontinuitätsunterbrechung der Kortikalis, Periost erscheint meist abgehoben und gegen Weichteile hin durchgewachsen. Osteoklastische neben osteoblastischen Zonen, evtl. Spikulabildung, kalkdichte Muster in den Weichteilgeweben (Sonnenstrahlenphänomen).
- CT, MR, Angiographie zur Feststellung der intramedullären Ausdehnung. Gesamtskelettszintigraphie (erhöhter Speicherfaktor).
- Metastasensuche (Thoraxröntgen, Thorax-CT).
- Offene Knochenbiopsie (Achtung auf Lokalisation des Hautschnitts). Histologie: Osteoidnachweis entscheidend.

Differentialdiagnose

- Benigne Knochentumoren, Osteochondrom, Zysten, Fibrome u. a.
- Andere maligne Tumoren: Chondrosarkom, Fibrosarkom, Ewing-Sarkom, Langerhans-Zell-Tumor, Metastasen.
- Fibröse Dysplasie, Hyperparathyreoidismus, Exostosen.
- Traumen (Kallus), Osteomyelitis, Myositis ossificans.

Therapie

- Primäre Chemotherapie (Kombinationen mit Vincristin, Cyclophosphamid, Adriamycin, hochdosiert Methotrexat und nachfolgender Leukovorin-Rescue, Cisplatin u. a.). Entsprechend der histologischen Devitalisierung Einteilung in weiteres Protokoll. Studienzentrale in Unik. Hamburg (Bundesrepublik Deutschland).
- Operation: Amputation, wenn möglich En-bloc-Resektion mit Endoprothesen, Umkehrplastik u. a. Resektion der Lungenmetastasen.
- Allgemeine und supportive Maßnahmen (s. S. 337).

Prognose

- Langzeitüberleben zwischen 50 und 75%.
- Schlechte Prognose bei primär großem Tumor und schlechtem Ansprechen auf präoperative Chemotherapie.

Ewing-Sarkom

Grundlagen

- Hochmalignes Rundzellsarkom (ausgehend vom Bindegewebe des Knochenmarks), das vorwiegend im Skelettsystem auftritt und besonders Schulkinder betrifft (10 – 15 Jahre).
- **Lokalisation:** An allen Skeletteilen möglich, zwei Drittel an unterer Extremität und Beckengürtel, vor allem Diaphysen langer Röhrenknochen und flache Knochen (z. B. Skapula, Rippen).
- **Symptome:** Wochen- bis monatelange Anamnese mit meist intermittierend schmerzhaften Schwellungen an entsprechenden Knochenpartien, Functio laesa der angrenzenden Gelenke, gelegentlich Fieber.
- **Metastasen:** (Hämatogen) vorwiegend Lunge, auch Lymphknoten, Knochenmark, Leber, ZNS.

Untersuchungen

- Blutbild (oft Anämien und Leukozytose), BSR meist erhöht.
- Serum: Kalzium, Phosphat, alkalische Phosphatase, Leberwerte, Nierenfunktion, Harnsäure.
- Skeletröntgen: Vorwiegend osteolytische Läsionen, zwiebelschalenartige periostale Reaktionen.
- CT des Skeletts und des Thorax, evtl. MR.
- Ganzkörperskelettszintigraphie, Angiographie.
- Offene Knochenbiopsie (Achtung auf Lokalisation des Hautschnitts). Histologie: „Kleine runde blaue Zellen".
- Knochenmark, Liquor.
- Molekularbiologischer Nachweis der Translokation 11 – 22.

Differentialdiagnose

- Leukämien, maligne Lymphome, Osteosarkom, Chondrosarkom, Fibrosarkom, Askin-Tumor, Metastasen (besonders Neuroblastom).
- Osteomyelitis, Trauma.

Therapie

- Kombinierter Einsatz von Chemotherapie (Kombinationen von Vincristin, Actinomycin D, Cyclophosphamid, Adriamycin, Ifosfamid u. a.) und Radiotherapie bis maximale Tumorreduktion, dann möglichst Radikaloperation (evtl. En-bloc-Resektion mit Endoprothesen). Bestrahlung der Lungenmetastasen. Studienzentrale KK Münster (Bundesrepublik Deutschland).
- Allgemeine und supportive Maßnahmen s. S. 337.

Prognose

- Langzeitheilungen im Mittel ca. 60 %.
- Größe des Primärtumors und Ausmaß der Metastierung bestimmen die Prognose.

Grundlagen

- Die Malignombehandlung sollte durch Experten im interdisziplinären Team durchgeführt werden. Kinder, Eltern, Schwestern und Ärzte bilden eine Gemeinschaft, unterstützt durch Lehrer, Psychologen, Geistliche und Therapeuten. Das ärztliche Expertenteam besteht im engeren aus Kinderonkologen, Chirurgen, Radiologen, Radiotherapeuten und Pathologen. Enger Kontakt muß bestehen zum Hausarzt, zu einschlägigen Laboratorien, zur Transfusionsmedizin, Mikrobiologie und verschiedenen Konsiliarii.
- Die meisten multizentrischen prospektiven randomisierten Studien erarbeiten Therapieprotokolle, richten sich individuell nach Art und Stadium des Malignoms. Tumoren erhalten vorwiegend eine multimodale Therapie, bestehend aus Operation, Radiotherapie und Polychemotherapie. Aktuelle Therapieschemata werden von den Gesellschaften und Arbeitsgruppen für pädiatrische Onkologie und Hämatologie erarbeitet.
- Insgesamt sind 60 bis 70% der Malignome beim Kind heilbar.

Chirurgie

- Die Radikaloperation ist bei lokalisierten Tumoren prognostisch am effektivsten, in fortgeschrittenen Stadien kann nach Chemotherapie die Second- look-Operation inklusive Metastasenentfernung erfolgreich sein.
- Verstümmelte Eingriffe können meistens vermieden werden.

Radiotherapie

- Die Bestrahlungsplanung wird mittels computergesteuerten Berechnungen festgelegt. Angewandt werden Telekobaltstrahlen, Betatron und Linearbeschleuniger.
- Bei strahlensensiblen Tumoren erfolgt der Einsatz primär kurativ, wenn möglich gemeinsam mit Chemotherapie und Chirurgie.
- Bei akuten Leukämien wird eine prophylaktische Schädelbestrahlung durchgeführt.
- Radiotherapie kann als Nebenwirkungen Erbrechen, Enteritiden, Schleimhautulzera, Dermatitiden, Wachstumsstörungen und Knochenmarksschäden verursachen. 6–7 Wochen nach Schädelbestrahlungen kann das Apathiesyndrom (Lethargie, Spielunlust, vermehrtes Schlafen, Fieber, Appetitlosigkeit) auftreten.

Chemotherapie

- Meinst kombinierter Einsatz der Zytostatika je nach Tumorempfindlichkeit. Etwa 30 wirksame Substanzen sind im Einsatz. Nebenwirkungen sind die Regel, vor allem im Magen-Darm-Trakt (Übelkeit, Erbrechen, Schleimhautulzera), an der Haut (Haarausfall) und im Knochenmark (Myelosuppression), da die möglichst vollständige Vernichtung der Malignomzellen angestrebt wird. Dennoch zieht die Therapie auf die Vermeidung irreversibler Schäden bei optimalem Effekt hin.

- Einige Substanzen haben spezifische Nebenwirkungen:
  - Kortikosteroide: Cushing-Syndrom, gastrointestinale Ulzera, Hypertonie, Osteoporose, Depression oder Euphorie, Natriumretention, Kaliumverlust u.a.
  - Vincristin: Periphere Neuropathie, Obstipation, evtl. Ileus, Krämpfe.
  - Adriamycin, Daunorubicin: Kardiotoxizität akut und chronisch.
  - Cyclophosphamid: Hämorrhagische Zystitis, Tubulopathien, Schädigung der Spermatogenese.
  - Ifosfamid: Besonders Nephrotoxizität, Neurotoxizität.
  - Actinomycin D: Leberschäden (z.B. Venous occlusive disease), besonders starke gastroinestinale Störungen.
  - Methotrexat: Mukositis, Dermatitis, (Lichtexposition) Leber und Nierenschäden, Enzephalopathien, Pneumonitis (besonders nach hochdosierter M.-Therapie).
  - Cytosin-Arabinosid: Besonders Schleimhautschäden, Darmwandnekrosen, Leberschäden, Erytheme, Fieber, rheumatoide Beschwerden.
  - VP 16 (Etoposid): Anaphylaxie, Hypotonie, periphere Neuropathie, Cholestase.
  - L-Asparaginase: Allergien (Erythem, Bronchospasmus, anaphylaktischer Schock), Leber- und Pankreasschäden, Gerinnungsstörungen, Enzephalopathie.
- Zubereitung der Injektionen und Infusionen unter Laminar air flow, Schutzmaßnahmen für das Personal beachten (Handschuhe, Mundschutz, Mantel). Vermeidung von Paravasaten, Bevorzugung von Dauer-Verweilkatheter-Systemen (Broviac/Hickmann oder Port-A-Cath).

Knochenmarktransplantation

- Sie kommt bei prognostisch von vornherein ungünstigen Malignomen in Frage. Sie wird autolog (Remissionsmark des Patienten) oder allogen (HLA-kompatibler Spender) nach subletaler Tumortherapie angewandt.
- Indikationen: Aplastische Anämie, ALL, AML, CML, myeloproliferative Erkrankungen, NHL im Stadium III und IV, Tumorrezidive.
- Durchführung:
  - Allogen mit HLA-identischem Spendermark (25% Kompatibilität der Geschwister, sonst Eltern, geringere Chance bei Nichtverwandten über Spenderbanken).
  - Autolog mit Knochenmark des Patienten nach der 1. Remission, evtl. In-vitro-Behandlung mit Antikörpern oder Zytostatika und Kryopräservierung.
- Durchführung:
  - Vorbereitung (Konditionierung) des Patienten mit Cyclophosphamid-Chemotherapie und/oder Ganzkörperbestrahlung zur Zerstörung der malignen Zellen im Knochenmark sowie der Zerstörung des Immunsystems zur Vermeidung der Transplantatabstoßung.
  - Mehrfache Knochenmarkpunktion des Spenders in Vollnarkose, das Knochenmark wird den Patienten intravenös verabreicht. Die Stammzellen siedeln sich in der Knochenmark-Matrix, Milz und Leber an und bilden dort neue Blutbildungsherde.

➤ Komplikationen:
  – Lebensgefährliche Infekte, deswegen Unterbringung in aseptischen Einheiten, Antibiotikaprophylaxe und -therapie siehe „Supportivtherapie".
  – Graft-versus-host-Reaktion: Prophylaxe mit Cyclosporin A.

Hyperthermie

➤ Sie wird vorwiegend als zellinaktivierender Zusatzeffekt bei Radio- oder Chemotherapie eingesetzt. Sie kann als Ganzkörperhyperthermie (bis 42,5°) oder als lokoregionale Hyperthermie (bis 45,5°) angewandt werden.

Supportivmaßnahmen

➤ Soweit als möglich „normales" Leben mit Kindergarten, Schule, Sport, Beruf. Möglichst kurze stationäre Aufenthalte mit Elternbegleitung bei kleinen Kindern.
➤ Psychische Betreuung von Kind und Familie in Krisensituationen und als Sterbehilfe.
➤ Ernährung: Keine „Krebsdiät", sondern ausgewogene vitamin- und eiweißreiche Kost. Bei Dystrophie oder Schleimhautschäden Zusatzernährung mit nährstoffdefinierten Formuladiäten oder parenteraler Zusatzernährung.
➤ Übelkeit und Erbrechen: Bereits als Prophylaxe im Rahmen von zytostatischen Regimen Ondasetron (Zofran) 5 mg/m^2 KO Kurzinfusion vor Chemotherapie, dann 4 mg alle 8 Std. oral.
➤ Infektionsprophylaxe (besonders bei Neutropenien < 1000/µl):
  – Mund-, Schleimhaut- und Afterpflege mit Betaisodonaspülungen, Lippenpflege mit Aciclovirsalbe gegen Herpesviren.
  – Darmdekontamination zur Vermeidung einer Sepsis durch Escherichia coli, Enterokokken oder Pseudomonaden mit Colistin 100 000 IE/kg/Tag alle 6 – 8 h.
  – Nystatin per os 2 – 6 ml 3 – 4mal täglich zur Prophylaxe von Pilzinfektionen.
  – Aciclovir p.o. 15 mg/kg/Tag gegen Herpesviren.
  – Sulfamethoxazol 5 mg/kg/Tag oder Co-trimoxazol gegen Pneumocystis-carinii-Infektionen.
  – Bei Varizellenkontakt Aciclovir und Varizellen-Hyperimmunglobulin.
➤ Impfungen: Keine Lebendimpfungen (s. S. 495) bei Immunsuppression. Bei Exposition Hepatitis-B- oder Varizellenimpfung angezeigt. Bei Infektionen entsprechendes Hyperimmunglobulin.
➤ Infektionstherapie: Sepsisgefahr bei Fieber über 38° und Neutropenie unter 500/µl.
  – Suche nach Infektionsherd und Erreger durch Blut- und Stuhlkulturen, Uricult, Abstriche Nasen-Rachen-Raum, infizierten Haut- oder Schleimhautdefekten, AK-Titer gegen Viren und Pilze, Röntgenthorax (s. S. 46).
  – Zunächst empirische Therapie mit einem Breitspektrumantibiotikum, z. B. Imipenem (Zienam 0,5 – 1 mg i. v. alle 6 – 8 Std.), Weiterbehandlung je nach Erreger und Antibiogramm.
  – Bei persistierendem Fieber Verdacht auf Pilzinfektion, Therapie mit liposomalem Amphotericin B i. v. (Dos. s. S. 500).

  - Bei Varizellen- und Herpes simplex / zoster Therapie mit Aciclovir 30 mg/kg/Tag in 3 Dosen i. v.
  - Bei CMV-Infektionen Hyperimmunglobulin und Ganciclovir 10 mg/kg/Tag in 2 Dosen.
- Blutersatz: Alle Blutprodukte bestrahlen (Gefahr der Graft-versus-host – Reaktion).
  - Gewaschene Erythrozytenkonzentrate bei Hb < 7 g%.
  - Thrombozytenkonzentrate bei Thrombozyten < 10 000/ µl und Blutungsneigung.
  - Granulozytenkoloniestimulierende Faktoren (GCSF) werden in zunehmendem Maße bereits als Prophylaxe und Therapie gegen Neutropenie eingesetzt (z. B. Neupogen 5 µg/kg).
- Akutes Zellzerfallssyndrom: Hyperurikämie mit der Gefahr einer Harnsäurenephropathie vor allem bei großen Tumormassen und ALL zu Anfang der Therapie.

  Vorbeugend wird bereits vor Therapiebeginn Allopurinol 10 mg/kg in 2 – 3 Dosen gegeben, 3000 – 5000 ml/m^2 KO/Tag Flüssigkeit zugeführt und der Harn mit Natriumbikarbonat alkalisiert.

  Cave Hyperkaliämie!

  Bei fortschreitender Oligurie bis Anurie Einsatz von Diuretika (s. S. 272), bei Therapieresistenz Hämodialyse.

Grundlagen

- Die Schmerzschwelle ist im Durchschnitt altersunabhängig. Die Qualität der Schmerzverarbeitung hängt von der kognitiven Entwicklung ab, das Schmerzschwellenniveau von subjektiven Faktoren (Angst, Erfahrung, Suggestion u. a.).
- Schmerzbeurteilung: Bei mangelnder Fähigkeit zur Verbalisation spricht nicht mehr sistierendes Weinen am ehesten für Schmerz. Ab dem 3. Lebensjahr kann die visuelle Smiley-Analog-Skala hilfreich sein (Abb. 45). Schmerz bei Kindern nie bagatellisieren (z. B. postoperativ)! Immer nach Ursachen suchen (Entzündung, Tumor, psychovegetativ u. a.).
- Behandlung der Grundkrankheit (Entzündung, Tumor u. a.).

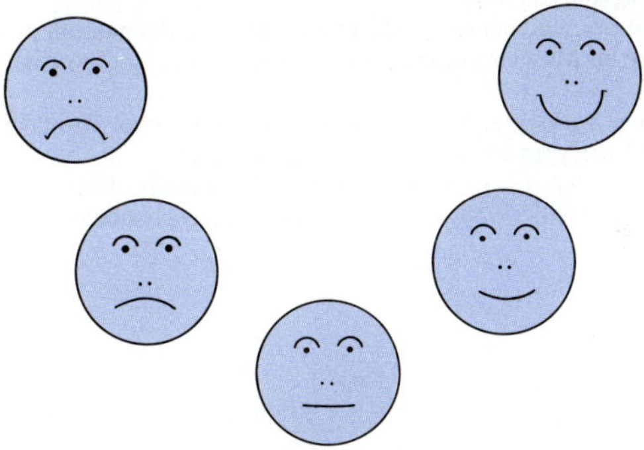

Abb. 45 Schmerzbeurteilung nach Smiley-Analog-Skala

Prinzipien der medikamentösen Schmerztherapie

- Soweit möglich: Ursache suchen.
- Möglichst kausal und spezifisch therapieren.
- Ausreichend hohe, angepaßte Dosierung.
- Regelmäßige Gabe nach Wirkdauer, nicht erst bei Wiederauftreten von Schmerzen.
- Orale Medikamentengabe parenteraler Applikation vorziehen.
- Stufenweiser Aufbau der Therapie:
  - Peripher wirkende Analgetika (z. B. Metamizol, Paracetamol).
  - Zentral schwach wirkende Analgetika (z. B. Codein, Tramadol).
  - Zentral stark wirkende Analgetika (z. B. Morphin, MST = Morphinsulfat-Retard Tabl.).

Therapiemaßnahmen

- Peripher wirksame Mittel:
  - Paracetamol 10 – 15 mg/kg/Dosis, 6 – 8 stündlich, oral oder als Supp., kontraindiziert bei Leberschaden.
  - Azetylsalizylsäure 10 mg/kg/Dosis, 4 – 6 stündlich oral oder als Supp., bei Langzeitanwendung Serumspiegel bestimmen (15 – 30 mg/dl), kontraindiziert bei Blutungsneigung und bek. Anaphylaxie.

- Metamizol 10–15 mg/kg/Dosis 6–8 stündlich oral, (Cave Kinder unter 1 Jahr); NW: Neutropenien.

➤ Schwach zentral wirksame Mittel:
  - Tramadol (Kinder über 1 Jahr): 0,5–1 mg/Dosis oral, als Supp. (in BRD) oder parenteral (i. m., s. c., langsam i. v.), 6–8 stündlich.
  - Pentazocin: 1 mg/kg/Dosis oral, als Supp. oder parenteral (i. m., s. c., 0,5 mg i. v.). 6–8 stündlich. Dextromoramid 2,5–5 mg/Dosis per os 4–8 stündlich.

➤ Stark zentral wirksame Mittel:
  - Morphinchlorid 0,1 mg/kg/Dosis s. c., i. m., i. v., 4–8 stündlich, auch als orales Retardpräparat 0,5–1 mg/kg alle 8 Std., oder
  - Pethidin-HCl 0,6–1,2 mg/kg/Dosis (Antagonist: Naloxon 5–10 mg/kg/Dosis i. m., i. v.).
  - Fentanyl 1–5 µg/kg = 0,2 ml/10 kg.

➤ Adjuvantien: Je nach Grundkrankheit und Schmerzursache Carbamazepin (bei Neuralgien), Lioresal (bei Muskelspasmen), Diazepam (zur Sedierung), Kortikosteroide u. a.

➤ Kombination peripher wirksamer Schmerzmittel z. B. Paracetamol 10 mg/kg, 3mal/Tag, Metamizol 10 mg/kg 5 x /Tag mit zentral wirksamen.

➤ Dauerinfusion von Morphin (i. v./s. c.) – Beginn mit 0,05 mg/kg/h - Dosiserhöhung bis zur Schmerzfreiheit. NW: diese ist mit Laxantien zu behandeln.

Grundlagen

- **Epidemiologie:** Angeborene Fehlbildungen bei 3% aller Neugeborenen, das sind 30% aller polygen vererbten Malformationen.
- **Fehlbildungen der Nieren:** Ein- oder beidseitige Agenesie (Oligohydramnion, Potter-Gesicht), Hypoplasie oder Dysplasie, Lageanomalien, Verschmelzungsnieren (z.B. Hufeisennieren), Doppelnieren, Zysten.
  Polyzystische Nierenerkrankung: Autosomal rezessiver infantiler Typ, autosomal dominanter adulter Typ, juvenile Nephronophthise.
- **Fehlbildungen der ableitenden Harnwege:** Stenosen der Ureteren und der Urethra. Ureterabgangsstenose, Megaureter, Ureterozele mit Ureterostiumstenose, ektope Uretereinmündung, Urethralklappen bei Knaben.
  Vesikoureteraler Reflux (Gradeinteilung s. Abb. 46).
  Blasenekstrophie, Prune-belly-Syndrom, Urachusfistel.
  Genitalanomalien.
- **Symptome:** Manchmal symptomlos, meist unspezifische oder lokalisierte Bauchschmerzen, Fieber, Erbrechen, Enuresis, tastbarer Tumor, schlechtes Gedeihen, Kleinwuchs, Zeichen der Niereninsuffizienz, äußere Fehlbildungen, evtl. Hochdruck. Familiäre Häufung, Harnwegsinfektion.
- **Komplikationen:** Refluxnephropathie, pyelonephritische Schrumpfniere. Urolithiasis, Hypertonie, Niereninsuffizienz.

Untersuchungen

- Harn: Menge, spezifisches Gewicht, Chemie und Sediment.
- Nierenfunktion (s. S. 54).
- Sonographie: Intrauterine Frühdiagnose und bei jedem Verdacht.
  - Bei Agenesie, Dystopie, Hufeisenniere: leere Nierenloge.
  - Bei Hypoplasie, juvenile Nephronophthise: kleine Niere (DD chron. Glomerulonephritis,Pyelonephritis).
  - Bei Doppel-, Verschmelzungs- und polyzystischen Nieren: große Niere, (DD akute GN, Pyelonephritis, Tumor, akutes Nierenversagen).
  - Bei ampullärem Nierenbecken, vesikoureteralem Reflux III°, Megaureter: Aufweitung des Nierenbeckens (DD zentrale Zysten, Diurese).
  - Stauung der Nierenbecken:
    - Grad I: Kelchgruppe gestaut, aber differenzierbar.
    - Grad II: Kelchgruppen nicht mehr sicher voneinander differenzierbar.
    - Grad III: Hydronephrose (Spätstadium „Sackniere").
  - Bei Polyzystischen Nieren, juveniler Nephronophthise, -dysplasie: Parenchymsaum verschmälert oder verbreitert (DD akutes Nierenversagen, chron. GN, PN).
- I.v. Pyelographie, Verlagerung, schwache Darstellung (polyzystische Nieren), oder Dysplasien des Nierenbeckens.
- Miktionszystourethrogramm: Vor allem Beurteilung des vesikoureteralen Refluxes (Gradeinteilung s. Abb. 46).
- Zystoskopie: z.B. Golflochostien bei vesikoureteralem Reflux.

Differentialdiagnose

- Zystitis mit sekundärem Reflux, primäre Urolithiasis (s. S. 353), Tumor (s. S. 327).

Therapie

- Behandlung des Harnwegsinfektes.
- Entlastung eines Harnrückstaus durch Katheterismus oder Pyelo- bzw. Ureterotomien.
- Operative Rekonstruktionen, z. B. konstanter Reflux ab Grad III – IV (s. S. 346).
- Evtl. Dialyse bzw. Nierentransplantation.

Grundlagen

- Obligat ist die Bakteriurie, meist kombiniert mit lokalen oder allgemeinen Entzündungszeichen.
- **Vorkommen:** bei 5% aller Mädchen und 1% aller Knaben.
- **Formen:** Urethritis, Zystitis, Pyelonephritis.
- **Pathogenese:** Multifaktoriell: Anatomische Besonderheit der kurzen Harnröhre bei Mädchen mit Keimaszension, Keiminvasion über Lymph- und Blutweg, Abflußstörungen bei Fehlbildung, Motilitätsstörungen.
  Bakterieneigenschaften mit besonderer Oberflächenaffinität zu Harntraktepithel. Begünstigende Faktoren wie hohe Östrogenspiegel, Verminderung bakterizider Schleimhautfaktoren, allgemeine Immunschwäche, Dauerkatheter.
- **Erreger:** 80% Escherichia coli, 10% Proteusarten, Enterokokken, Klebsiellen, Pseudomonas, Pilze u. a.
- **Symptome:** Meist uncharakteristisches Fieber, Erbrechen, Dyspepsie, Gedeihstörung. Bei Neugeborenen und Säuglingen zusätzlich Durchfälle, aufgetriebenes Abdomen, stinkender Urin mit Makrohämaturie. Bei größeren Kindern Flankenschmerz, Dysurie, Pollakisurie, Enuresis.
- **Komplikationen:** Pyelonephritische Narben (25% bei Erstdiagnose nach dem 1. Lebensjahr), Schrumpfniere, Hochdruck. Urosepsis des Säuglings, meist mit Ikterus.

Untersuchungen

- Grunduntersuchungen: Blutbild: Leukozytose, CRP erhöht (?), Harnstoff, Kreatinin erhöht (?), Harnstatus mit Kammerzählung, Bakteriennachweis, Sonographie.
- Folgende Kriterien sind maßgeblich für weiteres Vorgehen:
  - Verifizierung der Diagnose mit Harnbefund: Sorgfältige Reinigung für Spontanharn oder Harn aus Klebebeutel. Leukozytenzählung in Fuchs-Rosenthal-Kammer: Sicher pathologisch über 50/µl, Bakteriurie mit Uricult ab 10^5/ µl, ab 10^4 im Katheterharn oder jeder Bakteriennachweis nach Blasenpunktion.
  - Antibiotikaempfindlichkeit der Erreger.
  - Bestimmung der Infektionshöhe: Für Pyelonephritis sprechen Leukozytenzylinder im Harn oder die Kombination Fieber über 39,5 °C, BSR über 35 mm/ 1. Stunde, C-reaktives Protein über 20 µg/l und verminderte Konzentrationsfähigkeit der Niere oder pathologische Sonographie der Nieren (Stauung der Nierenbecken, bei chron. Pyelonephritis schmaler, gebuckelter Parenchymsaum).
  - Weitere Abklärung: Nach Sonographie zusätzlich Miktionszystourethrographie, außer bei älteren Mädchen nach einmaliger Zystitis. I.v. Pyelographie oder Isotopenuntersuchung je nach Erstbefunden.

Differentialdiagnose

- Harnverunreinigung infolge Vulvitis oder Balanitis.
- Abdominelle Beschwerden anderer Genese, z. B. Darminfekt.
- Sepsis anderer Genese, vor allem beim Säugling.
- Asymptomatische Bakteriurie.

Therapie

- Antibiotika: Entsprechend Erregerempfindlichkeit.
  - Beginn bei Säuglingen und in schweren Fällen (oral oder i. v.) mit Aminopenicillin 50 – 150 mg/kg KG/Tag, evtl. mit Clavulansäure 40 – 60 mg/kg/Tag. Bei Sepsis s. S. 458.
  - Bei größeren Kindern mit Nitrofurantoin 5 mg/kg/Tag oral oder Trimethoprim-Sulfomethoxazol 5 – 7 mg/kg/Tag.
  - Therapiedauer 5 – 14 Tage je nach Infektionsgrad.
  - Bei Rezidiv oder Fehlbildung (besonders Reflux) Langzeittherapie mit halber Dosis in einer abendlichen Gabe über mindestens 6 Monate, bzw. bis zum Verschwinden des Refluxes.
- Viel Flüssigkeit, Genital- und Analhygiene.
- Urinkontrolle 3 – 4 Tage nach Therapiebeginn sowie nach Therapieabschluß, bei Verdacht auf chron. Pyelonephritis oder vesikoureteralen Reflux alle 4 Wochen.
- Beseitigung eines Harnstaus (Katheter oder Stoma).
- Operative Korrektur von Fehlbildungen, z. B. chronischer Reflux ab Grad III im infektfreien Intervall (Abb. 46).

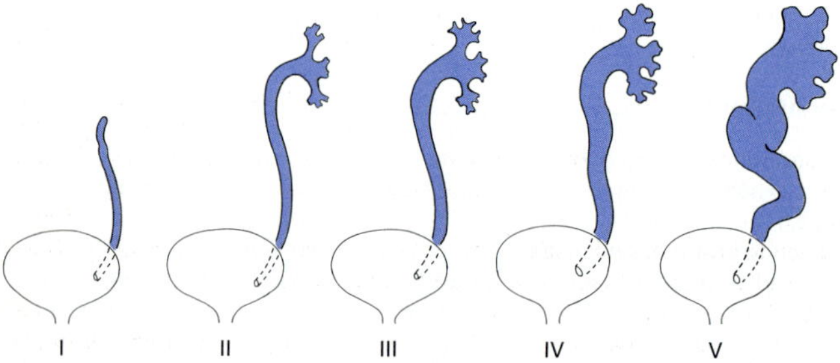

Abb. 46 Radiologische Gradeinteilung des vesikoureteralen Refluxes (nach K.H. Niesen): Stadium I – V richtet sich nach der Intensität des Kontrastmittelrefluxes.

- Postoperative Kontrolluntersuchungen mit Sonographie, Miktionsurogramm in vierteljährlichem Abstand.

Prophylaxe

- Pränatale Diagnose einer Fehlbildung und frühzeitige Korrektur.
- Harnuntersuchung bei jeder Krankheit.

Prognose

- Abhängig vom Zeitpunkt der Diagnose.

Grundlagen

- **Definition:** Entzündung der Glomeruli durch Ablagerung von Immunkomplexen oder Autoantikörpern oder Komplementaktivierung. Die Übergänge zum nephrotischen Syndrom (s. S. 349) sind fließend.
- **Formen:**
  - Akute Poststreptokokken-GN (β-hämolysierende Streptokokken, Immunkomplexe). Beginn 2 – 3 Wochen nach Streptokokkeninfekt (s. S. 460).
  - Chronische GN: Fokale und segmentale Glomerulosklerose, membranoproliferative GN (C_3-Ablagerung), membranöse GN (Immunkomplexe), Nephritiden bei LE, Purpura Schoenlein-Henoch, Goodpasture-Syndrom, IgA-Nephritis.
- **Symptome:** Meist Hämaturie, fakultativ Ödeme (besonders Lider), RR-Anstieg, evtl. Oligo- oder Anurie. Siehe auch Tab. 41
- **Komplikationen:** Urämie (akut oder chronisch), Herzinsuffizienz, Enzephalopathie mit erhöhtem Hirndruck (Erbrechen, Sehstörungen, Krampfanfälle),bei chronischen Formen Anämie, Minderwuchs, Osteopathie.

Untersuchungen

- Blutbild, BSG, Rachenabstrich (Streptokokken), bei Poststreptokokken GN: ASL, AST erhöht, C_3, C_4 erniedrigt.
- Harn: Erythrozyturie (mikro- oder makroskopisch), im Sediment Erythrozytenzylinder, granuläre Zylinder, Erythrozyten: Polymorphe Verformung bei glomerulärem Ursprung. Leukozyturie, Proteinurie $> 150\,mg/m^2$ KOF/Tag, Bilanz: $0 - 200\,ml/m^2$ KOF/Tag (Kontrolle!), spez. Gewicht, Urinkultur.
- Serum: Harnstoff, Kreatinin (mit Clearance), Elektrolyte, Komplement, Immunkomplexe, fallweise antinukleäre Antikörper (bei LE, IgA – GN), Immunglobuline α_1 - und γ-Fraktion erhöht, Albumin normal. Siehe auch Tab. 41
- Bei chronischen Verläufen Nierenpunktion und Histologie, besonders bei Therapieresistenz und großer Proteinurie, rapider Niereninsuffizienz, Systemerkrankungen, hämolytisch-urämischem Syndrom. Nicht bei Gerinnungsstörungen, Einzelniere, Verdacht auf Tumoren, Abszeß, Urämie.
- RR-Kontrollen, Fundi.
- Sonographie (große Nieren bei akuter GN, kleine Nieren bei chron. GN).

Tabelle 41

Symptome u. Laborbefunde	Glomerulonephritis	Nephrotisches Syndrom
Ödeme	fakultativ	meist massiv
RR	hyperton	normoton
Proteinurie	$> 6{,}0\,mg/m^2$ KO/h	$> 40\,mg/m^2$ KO/h
Zylindrurie	granuläre Zylinder	hyaline Zylinder
Globuline	$\alpha_1\uparrow, \gamma\uparrow$	$\alpha_2\uparrow, \beta\uparrow, \gamma$ normal bis $\downarrow$
Lipide	normal	$\uparrow$

Differentialdiagnose

- Toxische Formen (Vergiftungen, Virusinfektionen).
- Alport-Syndrom (autosomal dominant): mit Hörstörung, Augenanomalien.
- Hämaturie durch Harnwegserkrankungen (Steine, Fehlbildung, Gerinnungsstörung, Tumor, Harnwegsinfektion, Trauma u. a.).
- Hämolytisch-urämisches Syndrom.
- Hämoglobinurie: Akute Hämolyse verschiedener Ursache.

Therapie

- Penicillin 50000 E/kg/Tag bei Streptokokkeninfekt 10 Tage.
- Kohlenhydratreiche, eiweiß- und salzarme Diät, Bettruhe.
- Flüssigkeitsbilanz (Zufuhr: Harnmenge plus 400 ml/m^2 KO), Körpergewicht, 3 x RR.
- Bei Ödemen und Hypertonie: Diuretika (s. S. 272).
- Steroide und Immunsuppressiva bei chronischer GN mit Autoantikörpern oder Immunkomplexen.
- Bei Anurie Dialyse oder Hämofiltration, bei terminaler Niereninsuffizienz Hämodialyse und Transplantation (s. S. 355).

Prognose

- Gut bei akuter postinfektiöser GN.
- Schlecht bei fokal sklerosierender oder membranoproliferativer GN.

Grundlagen

- Besondere Erscheinungsform von Glomerulonephritiden mit massiver Proteinurie.
- **Formen:**
  - Primäre Formen: „Minimal-change"-Glomerulonephritis (80%), Verlust negativer Ladungen auf der Basalmembran, membranöse GN und membranoproliferative GN (s. S. 347).
  - Sekundäre Formen: Nach Lues, LE, Schwermetallen u. a. Kongenitales NS: Finnischer Typ, diffuse mesangiale Sklerose.
- **Symptome:** Anamnestisch Virusinfekt, meist massive Ödeme (Gesicht, Unterschenkel), Aszites, Skrotalödem, Oligurie, Durst, Müdigkeit (Pleuraerguß) (S. auch Tab. 41).
- **Komplikationen:** Infektneigung, besonders Pneumokokkenperitonitis. Hypovolämischer Schock, besonders bei Diarrhö. Thromboseneigung (AT-III-Mangel). Niereninsuffizienz bei chronischer GN. Krampfneigung.

Untersuchungen

- Harn: „Große" Proteinurie (> 40 mg/m²/Std., normal 4 – 6 mg/m²/Std.). Hyaline Zylinder, passagere Hämaturie, Leukozyturie, Oligurie (< 200 ml/m² KO/Tag).
- Serum: Hypoalbuminämie ($< 2{,}5$ g/dl), Hyponatriämie, evtl. Hypokaliämie, Hyperlipidämie, AT_3-Mangel. Kreatinin meist normal. BSG erhöht, Immunglobuline: α_2-, β-Globuline erhöht (s. auch Tab. 41), Harnstoff, Kreatinin.
- Nierenbiopsie bei häufigen Rezidiven und Non-Respondern nach 8 Wochen Therapie.

Differentialdiagnose

- Ödeme anderer Genese: kardial, hepatogen, resorptiver Eiweißmangel oder Malnutrition, exsudative Enteropathie, Quincke-Ödem, akute GN (s. S. 347).
- Lymphödeme (Turner-Syndrom, Milroy-Syndrom).

Therapie

- Prednisolon für 6 Wochen täglich 60 mg/m² KO, weitere 6 Wochen 40 mg/m² KO jeden 2. Tag. Tägliche Kontrolle des Morgenharns mit Albustix über zwei Jahre. Rezidivbehandlung: 60 mg/m² KO täglich bis Remission (= keine Proteinurie an drei folgenden Tagen), dann 40 mg/m² KO jeden 2. Tag für 4 Wochen.
- Cyclophosphamid 2 mg/kg/Tag bei Steroidresistenz (8 – 12 Wochen), bei frühen und häufigen Rezidiven.
- Cyclosporin A bei „Minimal-change"-GN und Steroidresistenz, bei frühen und häufigen Rezidiven.
- Flüssigkeitsbilanz (Zufuhr entspricht der Harnmenge), Körpergewicht.
- Kontrolle der Lungenauskultation (RG), Venenfüllung, RR, Dyspnoe bei Herzinsuffizienz.
- Diuretika (s. S. 272) bei großen Ödemen, Ateminsuffizienz, Lungenödem, Pleuraerguß.

- Vitaminreiche, salzarme, eiweißreiche Kost.
- Auf Kaliumbilanz achten (ohne Niereninsuffizienz Gefahr der Hypokaliämie).
- Albumingaben im Notfall, evtl. AT III i. v.
- Antihypertensive Therapie S. 274.
- Hb und Hkt zur Kontrolle der Thromboembolieneigung.
- Therapie eventueller begleitender Harnwegsinfekte (s. S. 345).

Prognose

- „Minimal-change"-GN: 85% steroidsensibel, gute Prognose auch nach mehreren Rezidiven.
- Steroid-Non-Responder meist aus der Gruppe der chronischen Nephritiden. Hier ist die Prognose eher ungünstig.

Grundlagen

- Isolierter oder kombinierter, angeborener oder erworbener Ausfall von Tubulusfunktionen.
- **Hereditäre Tubulopathien des proximalen Tubulus:**
  - *Isoliert*:
    - Phosphatdiabetes: Vitamin-D-resistente hypophosphatämische Spätrachitis mit Verbiegung der Beine nach Belastung.
    - Renale Glukosurie: Asymptomatische Glukosurie bei normalem BZ.
    - Zystinurie: Zystinsteine meist beidseitig.
    - Hartnup-Syndrom: Gestörter Aminosäuretransport, besonders Tryptophan mit pellagraähnlicher Haut, Ataxie, Retardierung.
    - Proximale tubuläre Azidose (Bikarbonatverlust): Erbrechen, Gedeihstörung, Dehydration, Polydipsie, Polyurie, Fieber. Hyperchlorämische Azidose, Harn-pH > 6.
  - *Kombiniert*: De-Toni-Debré-Fanconi-Syndrom: Gedeihstörung, Polyurie, hypophosphatämische, Vitamin-D-resistente Rachitis, Aminoazidurie, Phosphaturie, Glukosurie, Azidose; auch in Kombination mit okulozerebrorenalem Syndrom (Lowe-Syndrom) oder mit Zystinose: Lysosomaler Transportdefekt mit Zystinkristallen in Niere, Kornea, Knochenmark u. a.
- **Hereditäre Tubulopathien des distalen Tubulus:**
  - Distale tubuläre Azidose (Unfähigkeit der H^+-Ionen-Ausscheidung): Symptome wie proximale tubuläre Azidose plus Nephrokalzinose und Osteomalazie.
  - Diabetes insipidus renalis (X-chromosomal): ADH-Resistenz mit Polydipsie, Polyurie, Gedeihstörung, Fieber, hypernatriämischer Dehydration, tiefe Harn-, hohe Serumosmolalität.
  - Bartter-Syndrom: Polyurie, Polydipsie, Dyspepsie, hypochlorämische Alkalose, Hypokaliämie bei renalem Chloridverlust, evtl. Prostaglandinstoffwechselstörung.
- **Sekundäre Tubulopathien:** Meist kombinierte Ausfälle infolge angeborener Stoffwechselstörungen (Galaktosämie u. a.), chronischer Niereninsuffizienz, Vergiftungen mit Schwermetallen, Cisplatin-Therapie u. a.
- **Komplikationen:** Hypernatriämische Krämpfe und zerebrale Schädigung, Dehydration, Nephrokalzinose, chronische Niereninsuffizienz, plötzliche Todesfälle (Hypokaliämie).

Untersuchungen

- Blutbild, Hämatokrit.
- Serum: Natrium, Kalium, Chlorid, Blutgasanalyse, Blutzucker, Kalzium, Phosphat, Magnesium, alkalische Phosphatase erhöht bei Phosphatdiabetes, Kreatinin, Harnstoff.
- Harn: Glukose, Zystin, Aminosäuren, pH, Sediment.
  - PO_4-Clearance (normal 5 – 15 ml/Min./1,73 m^2, PO_4-Rückresorption (s. S. 54).
  - Screening-Tests auf Zystinurie (Nitroprussid-Test).
  - Hochspannungselektrophorese auf Aminosäuren.

- Bikarbonat-Titrationstest (1–2 mval/kg/Std.) für Schwellenwert der Bikarbonatausscheidung bei proximaler Azidose. Ammoniumchloridbelastungstest (25 mval/m^2 KO) bei distaler Azidose.
- Intranasaler Arginin-Vasopressin-Test (DDAVP-Test) bei Verdacht auf Diabetes insipidus renalis: Kein Anstieg der Harnosmolalität über 300 mosmol/l bzw. des Harn-pH über 1010. $\frac{U_{osmol}}{P_{osmol}} = < 1$.

➤ Ausschluß von Stoffwechselstörungen (Galaktosämie, Fruktoseintoleranz, Morbus Wilson, Glykogenosen u. a.). S. S. 64.
➤ Skeletröntgen: Rachitiszeichen oder Osteomalazie.
➤ Spaltlampenuntersuchung auf Zystineinlagerung, Kristalle in Knochenmark, Makrophagen unter Phasenmikroskop.
➤ Sonographie auf Urolithiasis, ggf. i. v. Pyelographie.
➤ Evtl. Giftnachweis im Harn, z. B. Quecksilber.

Therapie

➤ Distale tubuläre Azidose: Oral Natrium- oder Kaliumbikarbonat 1–3 mval/kg und Natrium- oder Kaliumzitrat 1–3 mval/kg/Tag zur Alkalisierung des Urins. Kalziumausscheidung unter 4 mval/kg/Tag halten.
➤ Proximale tubuläre Azidose: Bikarbonat oral 10–15 mval/kg/Tag, Besserung nach 2–3 Jahren möglich.
➤ Phosphatdiabetes: Vitamin D_3 800–4000 IE/kg/Tag, besser Calcitriol 0,25 µg/Tag, Kalium-Natrium-Hydrogen-Phosphat 1–3 g/Tag. Kalziumserumspiegel und Kalziumausscheidung alle 2–3 Monate kontrollieren, Phosphatspiegel im Serum > 3 mg/dl halten.
Orthopädische Maßnahmen.
➤ Zystinurie: Hohe Trinkmengen auch nachts von 2,5 l/m^2 KO/24 Std., Alkalisierung des Harns mit Natriumbikarbonat 1–2 mval/Tag (pH < 6,5).
➤ Zystinose: Therapie der proximalen Azidose und des Phosphatdiabetes (s. o.), keine Ascorbinsäure. Nierentransplantation.
➤ De-Toni-Debré-Fanconi-Syndrom: Azidose, Phosphatdiabetes (s. o.).
➤ Diabetes insipidus renalis: Salzarme Diät, reichlich Flüssigkeit, auch nachts. Besserung mit Indomethacin oder Hydrochlorthiazid.
➤ Bartter-Syndrom: KCl-Substitution 1–3 mval/kg/Tag, Indomethacin 2–4 mg/kg/Tag.

Prognose

➤ Isolierte Formen der tubulären Azidose und des Phosphatdiabetes gut bei optimaler Therapie, kombinierte Formen in Abhängigkeit von Grundleiden und der bereits vorhandenen Nierenschädigung.
➤ Zystinose führt zur Urämie vor der Pubertät.
➤ Bartter-Syndrom mit schlechter Prognose.
➤ Diabetes insipidus renalis relativ gut.
➤ Stoffwechselstörungen s. S. 436–457.
➤ Niereninsuffizienz s. S. 354.

Grundlagen

- Multifaktorielle, familiär gehäufte Steinbildung in den ableitenden Harnwegen.
- **Ursachen:** Häufiger Zusammenhang mit Immobilisierung, Dursten, Harnwegsfehlbildungen mit und ohne Harnwegsinfekten (ungefähr 70%), Hyperkalzurie, Zystinurie, seltener Stoffwechselanomalien und Diätfehler.
- **Formen:** Kalziumphosphat- und Magnesium-Ammonium-Phosphat-Steine (ca. 60%), Kalziumoxalatsteine (ca. 30%) infolge primärer Hyperoxalurie Typ I und II oder sekundär durch exzessive Aufnahme bzw. bei Kurzdarmsyndrom. Uratsteine (ungefähr 10%), idiopathisch oder sekundär bei Malignomtherapie. Zystinsteine infolge angeborener Zystin-, Lysin-, Arginin-und Ornithinurie, selten Xanthinsteine.
- **Symptome:** Koliken, Erbrechen, Hämaturie. Klopfschmerz im Nierenlager.
- **Komplikationen:** Miktionsstörungen, Harnrückstau, Hydronephrose, Infektionen, selten Urämie.

Untersuchungen

- Harn: Häufig Harnwegsinfekte, postglomeruläre Erythrozyturie, Harnkristalle.
- Serum: Harnstoff, Kreatinin, Kalzium, Phosphat, Harnsäure, Blutgasanalyse.
- 24-Stunden-Harn auf Ca^{2+} (pathologisch > 4 mg/kg KG/Tag), Zystin (Nitroprussidtest bzw. Hochspannungselektrophorese), Oxalsäure.
- Sonographie: Stein-Schallschatten ab 2 mm Durchmesser.
- Röntgen-Abdomenleeraufnahme: Nur kalkdichte Steine sichtbar.
- I.v. Pyelogramm, evtl. Miktionszystourethrographie: Kontrastmittelaussparungen, Nierenbeckenausgußsteine bei Zystinurie.
- Chemische Analyse bei Steinabgang (Harn filtrieren).
- Nachweis spezieller Stoffwechseldefekte bzw. Tubulopathien (s. S. 351).

Differentialdiagnose

- Alle Erkrankungen mit Nierenkoliken bzw. Hämaturie, auch Tumoren.
- Ureterstenosen, Ureterozele (chir. Therapie).
- Miktionshindernisse unterhalb der Blase (Blasenhalsstenosen, Urethralklappen), mit Polyurie, Dysurie mit schwachem Harnstrahl bei Miktionsdrang, vergößerte Blase, Restharn (Sonographie), häufiger HWI.

Therapie und Prophylaxe

- Bei kleineren Steinen (Uretersteine) spontaner Abgang durch forcierte Diurese, Bewegung und Gabe von Spasmolytika.
- Bei Koliken Spasmolytika, z. B. Buscopan supp. oder oral.
- Bei großen Steinen Lithotripsie, evtl. operativ entfernen.
- Reichlich Flüssigkeit als Prophylaxe auch nachts!, entsprechende Diät, Ansäuern des Harns bei Urat-und Zystinsteinen, Alkalisieren des Harns (pH > 6) bei Phosphat- und Oxalatsteinen. Bei primärer Oxalurie Vitamin B_6, bei Hyperurikämie Allopurinol.

Akute und chronische Niereninsuffizienz

Grundlagen

- **Formen:** Akut oder chronisch.
- **Akute Niereninsuffizienz:**
  - Ursachen
    - Prärenal (durch verminderte Perfusion bei Dehydration, Hypovolämie (s. S. 543) oder gefäßbedingt),
    - intrarenal (durch Gewebsschädigung bei Nephritis, tubulärer Nekrose, HUS, Gefäßschäden, bei Leukämie, Transplantatniere u. a.),
    - postrenal (Harnwegsobstruktionen s. S. 343 und 353).
  - Symptomatik durch Grunderkrankung bestimmt, Einschränkung der Nierenleistung, Oligurie – Anurie, gel. Polyurie, Anstieg der harnpflichtigen Substanzen, Schwindel, Übelkeit, Erbrechen, Durchfälle, Foetor uraemicus, Pruritus, Apathie, Bewußtseinstrübung, Krampfneigung, generalisierte Ödeme mit Herzinsuffizienz, Lungenödem, Hypertonie.
- **Chronische Niereninsuffizienz:**
  - Ursachen: 50% kongenital (Obstruktionen, Dysplasie, polyzystische Degeneration), 30% Glomerulonephritis, 20% verschiedenes (HUS, Venenthrombose, Tumoren).
  - Symptome: durch Grunderkrankung bestimmt, Polyurie aufgrund osmotischer Diurese bei Anstieg der harnpflichtigen Substanzen, terminale Oligurie.
  - Stadieneinteilung:
    - Latente NI (GFR 0,9 – 0,4 ml/Sek/m^2, Kreatinin < 2 mg%),
    - manifeste NI (GFR 0,4 – 0,2 ml/Sek/m^2, Kreatinin 2 – 5 mg%),
    - progressive NI (GFR 0,2 – 0,1 ml/Sek/m^2, Kreatinin 5 – 9 mg%),
    - terminale NI (GFR < 0,1 ml/Sek/m^2, Krea > 9 mg%).

Untersuchungen

- BB: Anämie mit niedrigem Hämatokrit.
- BGA: metabolische Azidose.
- Serum: Harnstoff und Kreatinin erhöht, Hyperkaliämie, Hypernatriämie, Hypokalzämie, Hyperphosphatämie, erhöhtes Renin und Parathormon. Bei chronischer NI: Fe und Ferritin ↓ .
- Harnstatus: Sediment, Kultur, Elektrolyte, Harnstoff, Kreatinin, Osmolaralität, Eiweiß. Sediment: renal bed. NI: Epithelzylinder.
- Abklärung der Grunderkrankung.
- Körpergewichtskontrollen, bei chron. NI auch Größe, RR-Kontrollen.
- EKG: Zeichen der Hyperkaliämie, bei chron NI auch der urämischen Perikarditis.
- Sonographie: Große Niere bei Akuter NI, Stein? Obstruktion? Veränderung des Nierenparenchyms bei chron. Nierenerkrankung.
- Ggf. i. v. Pyelogramm oder Miktionszystoureterogramm.
- Röntgenthorax (Lungenödem?), Röntgen der Handwurzel bei chron. NI zur Bestimmung der urämischen Osteopathie.
- Augenhintergrund (Stauungspapille?) und EEG bei Verdacht auf urämische Nephropathie.

Therapie

- Bei allen Formen des Nierenversagens Flüssigkeitsbilanzierung, Ein- und Ausfuhrkontrolle, RR-Kontrolle.
- Akute, prärenale Niereninsuffizienz: Therapie der Grunderkrankung, z. B. Rehydrierung (s. S. 548).
- **Akute intrarenale Niereninsuffizienz:**
  - Flüssigkeitszufuhr wird berechnet als Summe der Urinausscheidung und Erbrechen und Durchfall und des insensiblen Flüssigkeitsverlustes (400 ml/m^2 KO/24 Std. + 100 ml/1 Grad C Temperaturerhöhung > 38° C), bei Ödemen Restriktion um 0,5% des Körpergewichts.
  - Optimale Kalorienzufuhr, soweit als möglich oral, kohlenhydratreich, eiweißarm.
    Bei parenteraler Zufuhr L-Aminosäuren-Nieren-Lösung bis 1 g/kg KG/Tag, Intralipid 1 – 2 mg/kg/Tag, 20 – 50% Glukose über zentralen Venenkatheter,
  - Diuretika (Lasix 1 – 5 mg/kg/Tag) bei Normo-/ Hypervolämie.
  - Kalium- und Natriumrestriktion, bei Hyperkaliämie zwischen 5 und 7 mval/l Ionenaustauscher (Resonium A) rektal oder oral (1 g bindet 1 mmol K^+), über 7,5 mval/l Dialyse oder Hämofiltration. Bei K > 6 mmol/l Natriumbikarbonat mit Infusion 20% Glukoselösung (1 g/kg KG/h + 1 IE Altinsulin/ 4 g Glucose).
  - Azidosetherapie bei pH < 7,25, Hyperkaliämie, Hyperventilation.
  - Therapie der Komplikationen wie Infektionen oder Krämpfe.
  - Dialyse bei Na < 120 mval (zerebrale Syndrome, Enzephalopathie, Krämpfe) oder > 165 mval, K > 6 mmol, Harnstoff > 30 mmol/l, Kreatinin 8 – 12 mg%, pH < 7,2, Hyperhydration mit persistierendem Hypertonus (180/130 mm Hg) und Herzinsuffizienz, Enzephalopathie oder urämische Perikarditis.
  - Hypertonie (s. S. 274), Herzinsuffizienz (s. S. 272).
- **Akute postrenale Niereninsuffizienz:** Abflußhindernis beseitigen.
- **Chronische Niereninsuffizienz:**
  - Flüssigkeitszufuhr wie oben: evtl. Diuretika (Lasix 1 – 5 mg/kg).
  - Ernährung hochkalorisch (mindestens 75 Kalorien/kg/Tag). Proteinrestriktion auf 1 – 1,5 g/kg/Tag, kohlenhydratreich, fettreich mit vielfach ungesättigten Fettsäuren.
  - Natrium- und Kaliumrestriktion entsprechend den Laborwerten. In der Terminalphase K auf 40 – 80 mg/kg/Tag beschränken, Na (vor allem bei Ödemen und Hypertonie) auf 20 – 40 mg/kg/Tag,
  - Azidoseausgleich mit Natriumbikarbonat per os 1 – 3 mval/kg/Tag.
  - Bei Anämie Folsäure 1 – 2 mg/kg/Tag, evtl. Erythropoetin, dazu Multivitaminpräparat.
  - Prophylaxe und Therapie der renalen Osteodystrophie: Phosphatbinder, z. B. Aluminiumhydroxid oral 300 mg mit jeder Mahlzeit, außer bei hohen Aluminiumwerten, Kalziumpräparate 0,5 – 2 g/Tag, Vitamin D_3 500 – 2000 E/Tag oder 25 (OH) D_3 50 – 150 μg/Tag.
  - Hypertonie (s. S. 274), Herzinsuffizienz (s. S. 272).
  - Gute Hautpflege wegen Neigung zu Ausschlägen.
  - Medikamentendosierung entsprechend der Kreatininclearance!
- **Bei terminaler Niereninsuffizienz:** Peritonealdialyse oder Hämodialyse (s. o.) und Anmeldung zur Nierentransplantation.

Kontrollen

- Anthropometrische Maße, Blutbild, Ein-, Ausfuhr, Harnstatus, Harnstoff, Kreatinin, Natrium, Kalium, Magnesium, Kalzium, Phosphat, alkalische Phosphatase, Aluminium, Albumin, Blutgasanalyse.

Grundlagen

- Die Miktion wird autonom über sympathische Innervation des Blasensphinkters und parasympathische Innervation des M. detrusor vesicae sowie willentlich durch die Beckenbodenmuskulatur reguliert. Ca. 90% der Kinder werden bis zum 5. Lebensjahr rein, ca. 99% bis zum 14. Lebensjahr.
  Enuresis bedeutet Einnässen nach dem 5. Lebensjahr.
- **Formen:**
  - Primär: Urge-Syndrom mit unwiderstehlichem Harndrang, Lachinkontinenz, Kombination mit Fehlbildungen (dystoper Ureter) und (meist familiäre) Reifungsverzögerung.
  - Sekundäre Enuresis nach längerem trockenen Zeitraum: Harnwegsinfekt und verschiedene psychosoziale Ursachen (Angst, Streß, familiäre Probleme u. a.).
- **Symptome:** Hinweise auf organische Ursache: Enuresis diurna, Inkontinenz, Schmerzen, dünner Harnstrahl, Anstrengung bei Miktion u. a.
  Hinweise auf psychogene Ursache: Zusammenhänge mit Schule, Familienprobleme, Eifersucht, Hyperaktivität u. a.

Untersuchungen

- Grunduntersuchung: Anamnese! Klinischer Befund, Harnstatus, Sonographie (mit Restharnbestimmung).
- Bei Hinweis auf organische Ursache: I.v. Pyelogramm, Miktionszystoureterogramm u. a. je nach klinischem Befund.
- Bei Hinweis auf Miktionsfunktionsstörung (Sphinkter-Detrusor-Dyssynergie): Blasenmanometrie mit EMG des Beckenbodens.
- Bei Hinweis auf psychovegetative Störung: Psychodiagnostisches Erstgespräch (rezeptive Haltung!).

Therapie

- Bei Reifungsverzögerung: Heilpädagogische Förderung (spielerisches Training des Körperschemas mit Puppen und durch Imitation, kein Zwang zum „Topfsitzen“, loben!).
- Versuch mit Adiuretin bei mangelnder Konzentration des Nachtharns (< 1020 spez. Gewicht) bzw. nach Miktionsprotokoll (wenn Harnmenge tagsüber nicht größer als nachts), Dosis: 20 – 40 µg abends als Nasenspray oder Tabletten.
- Bei somatischer Ursache: Organische Störung behandeln (Harnwegsinfekt, Fehlbildung, Tumor, Diabetes u. a.).
- Bei psychogener Ursache: Familienbezogene Psychotherapie (verbale Suggestion mit Placebo, positive Verstärkung und Hebung des Selbstwertgefühls, kein Strafen, Milieuwechsel, Konfliktursachen beseitigen). Evtl. „Klingelmatte“ nachts in hartnäckigen Fällen.
- Keine Indikation für Imipramin.
- Prophylaxe: Kein zu frühes Sauberkeitstraining, Aufklärung der Eltern über normale Blasenreifung im frühen Kleinkindesalter.

Phakomatosen

Grundlagen

- Autosomal dominant vererbte Gewebsdysplasien an Haut, ZNS und anderen Organen mit z.T. tumorartigen Wucherungen (Hamartome). Hohe Penetranz, variable Expressivität. > 50% Spontanmutationen.
- **Formen und Symptome:**
  - *Neurofibromatose* (Recklinghausen): Typ I: Café-au-lait-Flecken (beweisend sind präpubertär 5 Flecken > 0,5 cm, postpubertär 6 Flecken > 1,5 cm Durchmesser) ossäre Dysplasien, später von jedem Nervengewebe ausgehende Tumoren möglich (Neurinome der Haut, Irisknötchen, Hirngliome u.a.), nicht selten mit mentaler Retardierung. Typ II: Akustikusneurinom. Typ III Mischform.
  - *Tuberöse Sklerose* (Bourneville-Pringle): Oft schon im 1. Lebensjahr linsengroße, lanzettförmige Hypopigmentierungen (amelanotische Nävi), epileptische Krampfanfälle (BNS-Krämpfe), oft psychomotorische Retardierung, meist ab Schulalter Adenomata sebacea (rotbräunliche oder livide Knötchen) auf Nasenrücken und Wangen, polyzystische Nierendegeneration, Rhabdomyome des Herzens.
  - *Enzephalofaziale Angiomatose* (Sturge-Weber): Einseitiger kongenitaler Naevus flammeus im Bereich des N. trigeminus, (fokale) Epilepsie ab 1. Lebensjahr, Entwicklungsverzögerung, evtl. Zerebralparese (spastische Hemiplegie). Glaukom, Angiomatose der zerebralen Venen meist einer Hemisphäre.
- **Komplikationen:** Viszerale und zerebrale Drucksymptome infolge Gewebswucherungen, Epilepsie, mannigfaltige Organdefizienzen (z.B. Augen, Herz, Nieren u.a.), maligne Entartung.

Untersuchungen

- Familienanamnese, ob Neurinome vorhanden.
- Haut: Amelanotische Nävi, oft nur im UV-Licht sichtbar.
- ZNS-Diagnostik: EEG, Sonographie, CT, evtl. MR und Angiographie (periventrikuläre, z.T. verkalkte Knoten bei tuberöser Sklerose. Angiome, Verkalkungen, Atrophie bei Sturge-Weber-Syndrom u.a.).
- Weitere Organdiagnostik (Augen, Herz, Nieren u.a.).
- Evtl. Tumorbiopsie.

Differentialdiagnose

- Andere ZNS-Tumoren.
- Solitäre Neurofibrome.
- Andere (kutaneomeningospinale) Angiomatosen.

Therapie

- Symptomatisch: z.B. Antiepileptika (s. S. 373), evtl. chirurgisch.

Prognose

- Abhängig von Ausdehnung und Wachstumsgeschwindigkeit, meist schlecht bei tuberöser Sklerose.

Grundlagen

- **Definition:** Unterhalb der dritten Altersperzentile liegender Kopfumfang.
- **Ursachen:**
  - Primäre Störung der neuronalen Proliferation aus angeborener Ursache, teils familiär, teils im Rahmen von Fehlbildungssyndromen (z. B. Trisomien, Sekkel-Syndrom, Dubowitz-Syndrom u. a.).
  - Sekundäre Störung des Hirnwachstums pränatal (Infektionen, Alkoholsyndrom, intrauterine Dystrophie u. a.), perinatal (Hypoxämie und Hirnblutung) und postnatal (Entzündungen, Traumen, Stoffwechselstörungen u. a.).
  - Prämature Kraniosynostosen isoliert oder bei Fehlbildungssyndromen (Morbus Crouzon, Morbus Apert u. a.).
- **Symptome:** Kleiner Hirnschädel symmetrisch ohne oder mit Gesichtsdysmorphie (bei Fehlbildungssyndromen) oder asymmetrisch bei Kraniosynostosen: Vorzeitiger Verschluß der Koronarnaht ist kombiniert mit Brachyzephalus (kurzer, breiter Schädel), der Sagittalnaht mit Dolichozephalus (langer Schädel), der Koronar- und Sagittalnaht mit Turrizephalus (Turmschädel), der Frontalnaht zu Trigonozephalus (dreieckige, spitze Stirn). Vorzeitiger Fontanellenschluß, vor 3. Lebensmonat.
- **Begleitsymptome oder Komplikationen:** Psychomotorischer Entwicklungsrückstand, Zerebralparese, Optikusatrophie.

Untersuchungen

- Schädelröntgen: z. B. prämature Synostosen.
- NMR: Hirnatrophie, Hydrocephalus internus-externus, Fehlbildungen, prämature Synostosen.
- Psychomotorische Entwicklungsdiagnostik (s. S. 18) mit Verlaufskontrollen.

Differentialdiagnose

- Kleiner Kopf bei proportioniertem Kleinwuchs.

Therapie

- Bei Kraniosynostosen operative Resektion der Synostose bis zu ausgedehnten Schädelrekonstruktionen.
- Abhängig von begleitender zerebraler Symptomatik: Physiotherapie, Ergotherapie, Heilpädagogik.

Prognose

- Oftmals mentale Retardierung, vor allem beim progredienten Mikrozephalus (Dezeleration des Kopfumfangs).
- Bei Kraniosynostosen gut, wenn rechtzeitige Operation (1. Lebenshalbjahr).

Hydrozephalus

Grundlagen

- Störung der Homöostase von Liquorproduktion (90% im Plexus choroideus der Seitenventrikel), Liquorfluß durch Ventrikel und Resorption (80% in Zysternen, 20% spinal).
- **Formen:**
  - Hydrocephalus hypersecretorius: selten, nur bei Plexuspapillom.
  - Hydrocephalus occlusus (ca. 70%): Infolge Obstruktion des Aquädukts oder der Foramina Luschkae und Magendii (Fehlbildungen, Chiari-Malformation, Dandy-Walker-Syndrom, Blutungen, Tumoren, Entzündungen).
  - Hydrocephalus communicans (ca. 30%): Nach Meningitis, Trauma, Hypoxie.
  - Hydrocephalus e vacuo bei Hirnatrophie.
- **Symptome:** Hirndrucksymptome (außer bei Hydrocephalus e vacuo), bei Säuglingen große gespannte Fontanelle, rasch zunehmender Kopfumfang, Sonnenuntergangsphänomen. Verzögerter Fontanellenschluß, nach dem 24.–27. Lebensmonat. Nach Fontanellenschluß Erbrechen, Kopfschmerz, Opisthotonus, Hirnnervenlähmung (N. abducens, N. opticus u. a.), Lernstörungen, Verhaltensauffälligkeiten, Koordinationsstörungen, Bewußtseinstrübung.
- **Komplikationen:** Zerebrale Bewegungsstörungen, bulbäre Symptome, Einklemmung des Hirnstamms.

Untersuchungen

- Augenfundus: Stauungspapille (fehlt oft bei Säuglingen).
- Sonographie als Screening.
- Schädelröntgen: Klaffende Nähte, Wolkenschädel u. a.
- CT: Ventrikelerweiterungen, Hirndruckzeichen u. a.
- Sehr vorsichtige Liquorpunktion (Einklemmungsgefahr) mit Gewinnung von einigen Tropfen Liquor (Meningitis).

Differentialdiagnose

- Subdurale Blutungen, Hygrom.
- Benigne familiäre Makrozephalie.
- Makrozephalus bei Syndromen (z. B. Sotos-Syndrom u. a.).

Therapie

- Bei Neugeborenen nach intraventrikulärer Blutung prophylaktische tägliche bis zweitägliche Lumbalpunktionen zur Druckentlastung.
- Operativer Liquor-Shunt (s. Abb. 47).
- Verlaufskontrollen bei Zustand nach Implantation eines Liquor-Shunts
  - Im ersten Lebensjahr monatliche Kopfumfangsmessung.
  - Halbjährliche klinische Verlaufskontrolle mit Überprüfung der Ventilfunktion (gute Komprimierbarkeit des peripheren Anteils, rasche Wiederauffüllung des zentralen Anteils, richtige Lage ohne Hinweise für peripheres Ödem oder Infektion des Shunts).
  - Halbjährliche neurologische Untersuchung und psychomotorische Entwicklungsdiagnostik, augenärztliche Kontrolle, EEG, Sonographie des Abdomens bei ventrikuloperitonealem Shunt.
  - Bei Verdacht auf Disconnection Röntgenkontrolle des Shunts und des Schädels.

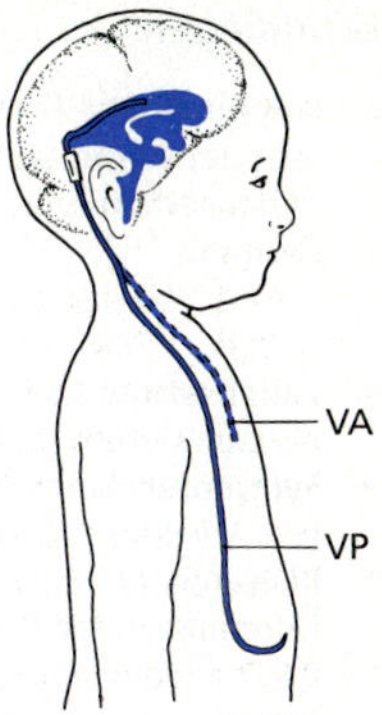

Abb. 47 Liquorableitungssysteme: VA = ventrikulo-arterialer Shunt, VP = ventrikuloperitonealer Shunt .

- Soziale Betreuung (Behindertenausweis, Schulung).
- Hinweis auf Arbeitsgemeinschaft Spina bifida und Hydrozephalus.

Prognose

- Im Grunde gut, eingeschränkt durch Shuntprobleme (Verlegung, Infektionen u. a.).

Spina bifida

Grundlagen

- Polygenetische Fehlbildung, fehlender Schluß des Neuralrohrs, der Hirnhäute oder der Wirbelsäule am 22. bis 24. Schwangerschaftstag. Trigger durch Folsäuremangel während der Schwangerschaft. Prävalenz ca. 1 : 1000.
- **Formen:**
  - Spina bifida occulta: Nur Wirbelbögen.
  - Spina bifida cystica: a) Meningozele (10%), b) Myelomeningozele (90%).
- **Lokalisation:** Meist lumbosakral, dorsal, jedoch in allen Abschnitten möglich bis zum Gehirn (Enzephalozele).
- **Symptome:** Spina bifida occulta und Meningozele meist ohne Folgeerscheinungen. Myelomeningozele bei Geburt mit Zystenhaut gedeckt oder fehlgebildetes Rückenmark freiliegend. Abhängig von der Höhe der Rückenmarkläsion schlaffe Lähmungen der Beine mit Fehlstellungen (Klumpfuß u. a.), sensible Ausfälle, Beckenbodenlähmung mit Harnträufeln und klaffendem Anus. In 90% der Myelomeningozelen entwickelt sich ein Hydrozephalus infolge der Chiari-Malformation (Medulla oblongata wird in das Foramen magnum gezogen). IQ im Mittel bei 80.
- **Komplikationen:** Kyphoskoliose, Hüftluxation, kontrakte Fehlstellungen der Beine. Spastischer Blasensphinkter führt zu Harnrückstau mit rezidivierenden Pyurien bis zur Hydronephrose, Analprolaps. Zunehmende psychomentale und sexuelle Probleme in der Adoleszenz.

Untersuchungen (Myelomeningozele)

- Pränatale Diagnose: Sonographie und α_1-Fetoprotein im Fruchtwasser.
- Genaue neurologische Untersuchung der unteren Extremitäten.
- Skelettröntgen: Schädel, Wirbelsäule, Hüften.
- Sonographie mit Verlaufskontrollen zur Erfassung des Hydrozephalus. MR des Rückenmarks und Gehirns.
- Miktionszystourethrographie und Blasenmanometrie.

Therapie

- Team aus Pädiater, Chirurg und Orthopäde.
- Operation der Spalte nach Geburt.
- Liquor-Shunt bei Hydrozephalus (s. S. 360).
- Regelmäßiger Blasenkatheterismus bei spastischem Sphinkter mit Restharn und Harnwegsinfekt (s. S. 345).
- Orthopädische Maßnahmen je nach Lähmungen, ggf. Psoasverlagerung nach Sharrard bei Hüftluxation.
- Physiotherapie (s. S. 364), Kontrakturvorbeugung, Schienenversorgung.
- Heilpädagogik, Ergotherapie (s. S. 184/185), psychische Unterstützung.

Prognose

- Abhängig von Komplikationen und Effizienz des Teams.
- Wiederholungsrisiko 5% nach einem erkrankten, 10 – 15% nach zwei erkrankten Geschwistern.

Grundlagen

- Bleibende, meist nicht fortschreitende Störung von Haltung und Bewegung infolge Schädigung des unreifen Gehirns. Hauptursachen sind prä- und perinatale Schäden (Hypoxie, Blutungen), Traumen, Entzündungen, degenerative Erkrankungen.
- **Formen:**
  - Spastische Parese: Pyramidenbahnläsion. Die spastische Hemiparese betrifft eine Körperhälfte, die spastische Diplegie die jeweiligen Extremitätenpaare (Beine meist stärker), die spastische Tetraplegie alle vier Extremitäten.
  - Dyskinesien (Choreoathetose) sind extrapyramidaler Ursache (meist Basalganglien).
  - Ataxie: Meist Kleinhirnläsion.
  - Minimale Zerebralparese.
- **Symptome:**
  - Bewegungsarmut und Muskelhypotonie (floppy infant), oft Vorläufer von spastischen Paresen.
  - Spastische Parese: Bewegungsarmut, spastische Hypertonie der Muskulatur mit Fehlhaltung entsprechend dem Überwiegen der stärkeren Muskeln, gesteigerte Reflexe, pathologische Reflexe (Babinski u.a.). Zusätzlich meist mentale Retardierung und Anfallsleiden.
  - Choreoathetose: Ungeordnete, paradoxe, rigide, fahrige, schraubenförmige Bewegungen, Grimassieren.
  - Ataxie: Gestörte Koordination, Adiadochokinese, gestörter Finger-Nasen- und Knie-Hacken-Versuch, Fallneigung, Intentionstremor.
- **Komplikationen:** Mentale Retardierung, Anfallsleiden, Verhaltensstörungen, bei höhergradiger CP. Sprachstörung, Eßstörung, gastroösophagealer Reflux, Gangstörung, Gelenkskontrakturen, Skoliose, sekundäre Hüftluxation, Spiel- und Arbeitsbeeinträchtigung bis -unfähigkeit bzw. Pflegebedürftigkeit.

Untersuchungen

- Sonographie bei offener Fontanelle: Läsionen verschiedener Natur.
- MR.
- EEG: Herdsymptome, Krampfpotentiale u. a.
- Weitere Untersuchungen abhängig von Grundkrankheit.

Differentialdiagnose

- Sog. „Minimale zerebrale Dysfunktion" (MCD): Ungeschicklichkeit, häufiges Stolpern, Unruhe, Fahrigkeit, gestörte Feinmotorik bei Handarbeit, Basteln, Schreiben, Zeichnen, Spielen. Hüpfen im Stand plump, stampfend, Hampelmann- und Scherensprung verspannt, Einbeinstand nach 6. Lebensjahr unsicher, Diadochokinese nach 6. Lebensjahr gestört, im Langsitz keine Beugung der Hüfte auf 90°, bei feinmotorischen Übungen Verkrampfung, Verspannung und starke Mitreaktionen der weniger benützten Extremitäten. Verschlechterung im Streß.
  Kombinationen mit Verhaltensstörungen im Sinne des Hyperaktivitätssyndroms und Lernschwierigkeiten bei häufig normaler Intelligenz.
- Myopathien.

Therapie

- **Physiotherapie** nach Bobath oder Vojta, der Mundmotorik nach Castillo-Morales u. a. (s. S. 182).
  - *Prinzip:*
    - Bahnung physiologischer Bewegungsmuster.
    - Frühbehandlung.
    - Physiologische motorische Entwicklung als Leitfaden.
  - *Nach Bobath:* Reflexhemmende Ausgangsstellungen als Grundlage zur Tonusnormalisierung sowie zur Fazilitation. Diese erfolgt von bestimmten Schlüsselpunkten aus, die erwünschte Reaktionen entsprechend der physiologischen kindlichen Entwicklung provozieren. Handling als Therapieeinstieg und Basis im täglichen Umgang mit dem Kind.
  - *Nach Vojta:* Es werden in passiv vorgegebenen Ausgangsstellungen durch dreidimensionalen Druck an 10 definierten Zonen artspezifische angeborene vegetative, sensorische und globale motorische Antworten vom ZNS abgerufen, die aufgrund adaptationsunfähiger propriozeptiver Reize beliebig provozierbar sind. Diese oftmalige aktive Wiederholung der Koordinationskomplexe soll zur Bahnung physiologischer Bewegungsmuster in der Spontanmotorik führen.
  - *Andere Therapiekonzepte:*
    - Propriozeptive neuromuskuläre Fazilitation (PNF).
    - Funktionelle Bewegungslehre (FBL).
  - *Zusatztherapie:*
    - Hippotherapie (Therapie mit und auf dem Pferd).
    - Therapeutisches Skifahren.
    - Therapeutisches Schwimmen.
    - Gruppentherapie für minimale zerebrale Dysfunktion.
- Ergotherapie für Feinmotorik (s. S. 184).
- Heilpädagogische Frühförderung der Gesamtpersönlichkeit mit Einbeziehung der Eltern (wenn möglich Heimfrühförderung) (s. S. 185).
- Neuro-Orthopädische Behelfe (Schuhe, Schienen, Gehhilfen, Sitzschalen, Gipse, Rollstuhl u. a.), evtl. Operationen (Tenotomien u. a.).
- Störungen der psychomotorischen Entwicklung s. S. 177 und der geistigen Behinderung s. S. 178.

Prognose

- Meist keine Restitutio ad integrum, jedoch funktionelle Besserung und Vermeidung von Kontrakturen in Abhängigkeit von der Frühzeitigkeit, Häufigkeit, Regelmäßigkeit und Dauer der Behandlungsmaßnahmen. Verschlechterung bei progredienten degenerativen Erkrankungen.

Grundlagen

- Zahlreiche Formen unterschiedlich vererbter dystoner Bewegungsstörungen infolge Degeneration der Basalganglien und anderer Hirnanteile.
- **Formen:** Chorea Huntington, Dystonia musculorum deformans, infantile neuroaxonale Dystrophie. Hallervorden-Spatz-Erkrankung.
- **Symptome:**
  - *Chorea Huntington:* Autosomal dominant, in 5% Beginn im Schulalter mit Hyperkinesie, Rigor, Anfällen, Retardierung. In 40% klassische Hyperkinesie und Choreoathetose.
  - *Dystonia musculorum deformans:* Autosomal rezessiv und dominant, in 60% Beginn unter 15 Jahren mit dystoner Gangstörung und abnormaler Fußstellung, später Torsionsspasmen des Rumpfs, evtl. segmentale Beschränkung.
  - *Infantile neuroaxonale Dystrophie:* Zwischen 2 Monaten und 6 Jahren beginnende unwillkürliche athetotische Bewegungen an Extremitäten, Hals und Rumpf, Sprachstörung, Pyramidenzeichen, progressive Demenz.
  - *Hallervorden-Spatz-Erkankung:* Autosomal dominant, Beginn mittlere bis späte Kindheit, progressive Demenz, Spastizität, Athetose.

Untersuchungen

- EEG: Allgemeinveränderungen, Krampfpotentiale.
- MR: Hirnatrophie, erweiterte Ventrikel, Herde.

Differentialdiagnose

- Zerebralparese anderer Ursachen (Folgen von Enzephalitis, Geburtstrauma u. a.): Nicht progredient.
- Morbus Krabbe (s. S. 450).
- Morbus Wilson: Coeruloplasmin erniedrigt, Kupfer im Harn erhöht (s. S. 455).
- Zeroidlipofuszinose: Anfälle, Demenz, visuell evozierte Potentiale pathologisch.
- Morbus Fahr: Verkalkungen im N. dentatus und N. lenticularis.

Therapie

- Symptomatisch gegen Rigor mit L-Dopa, gegen Hyperkinesie mit Phenothiazin.
- Anfälle: Antiepileptika (s. S. 375).
- Heilpädagogik, Physiotherapie u. a.

Prognose

- Progrediente Leiden. Nur bei Dystonia musculorum deformans nach 5 – 10 Jahren stationär.

Spinozerebelläre Heredoataxie (Friedreich)

Grundlagen

- Autosomal rezessiv vererbte Degeneration der spinalen Hinterstränge und anderer längerer Bahnen des Rückenmarks (Hinterhorn- und Vorderhornwurzel), der Purkinje-Zellen, der Hirnstammkerne und peripherer Nerven.
- **Symptome:** Zwischen 6. und 25. Lebensjahr beginnende progrediente Gang- und Rumpfataxie, Erlöschen der Muskeleigenreflexe, Babinski positiv. Störung des Lage- und Vibrationsempfindens (70%), Nystagmus, Kyphoskoliose (70%), „Friedreich-Fuß" (Hohlfuß mit Hammerzehe [ca. 50%]), Dysarthrie (skandierende Sprache, meist erst nach einigen Jahren).
- **Komplikationen:** Kardiomyopathie mit progredienter Herzinsuffizienz, Diabetes (10–23%), Seh- und Hörstörung, geistige Retardierung.

Untersuchungen

- EMG: Neurogene Läsionen.
- Nervenleitgeschwindigkeit: Motorisch normal, sensibel deutlich verlangsamt.
- EKG: Linksherzhypertrophie, Inversion der T-Welle.

Differentialdiagnose

- Hereditäre spastische Paraplegie.
- Olivopontozerebelläre Atrophie.
- Marinescu-Sjögren-Syndrom: Katarakt, Minderwuchs.
- Ataxia teleangiectatica.
- Atypische Heredoataxien mit Ophthalmoplegie, Optikusatrophie, Taubheit, Zehen- und Haaranomalien, Hypogonadismus u. a.
- Morbus Wilson (s. S. 455).
- Morbus Hallervorden-Spatz (s. S. 365).
- Dystonia musculorum deformans, G_{M2}-Gangliosidose u. a.
- Behr-Syndrom (Optikusatrophie, spastische Paraparese).

Therapie

- Prophylaxe der Kontrakturen und Fehlstellung mit Physiotherapie, orthopädische Versorgung.
- Fallweise Ergotherapie, Logopädie, Heilpädagogik (s. S. 182–185).
- Herzinsuffizienz s. S. 272.
- Diabetes s. S. 426.

Prognose

- Progressives Leiden, Tod zwischen 30. und 50. Lebensjahr, häufig infolge Herzversagens.

Grundlagen

- Meist autosomal rezessiv vererbte Degeneration der spinalen Vorderhornzellen mit Atrophie der motorischen Wurzeln, fortschreitende Muskelatrophie.
- **Formen:** Typ I: Akute infantile SMA (Werdnig-Hoffmann), Typ II: Intermediäre SMA, Typ III: Kugelberg-Welander (juvenil).
- **Symptome:**
  - Typ I: Beginn schon intrauterin (verminderte Kindesbewegungen) oder in den ersten 2 Lebensmonaten. Generalisierte Muskelhypotonie, verminderte Spontanmotorik, Liegen in Froschhaltung, Amimie, verzögerte motorische Entwicklung, leises Weinen, Areflexie, Faszikulationen der Zunge, Schaukelatmung, normale Intelligenz.
  - Typ II: Beginn zwischen 3. und 15. Lebensmonat, langsame Progredienz der Muskelschwäche, Faszikulationen, Skelettdeformierungen.
  - Typ III: Beginn zwischen 2. Lebensjahr und Erwachsenenalter, geringe Progredienz. Hypotonie und Atrophie der Hüftgürtel- und Oberschenkelmuskulatur.
- **Komplikationen:** Pneumonien, Ateminsuffizienz.

Untersuchungen

- EMG: Zeichen einer neurogenen Läsion (große, breite Einzelpotentiale, Fibrillationen).
- Nervenleitgeschwindigkeit: Normal.
- EEG, EKG, CPK, Liquor normal.
- Muskelbiopsie: Felderförmige Anordnung von atrophen und hypertrophen Muskelfasern.

Differentialdiagnose

- Myopathien: CPK, EMG, Muskelbiopsien u. a.
- Hereditäre sensomotorische Neuropathien (s. S. 368).
- Hypotone Zerebralparese nach Geburtstrauma u. a.
- Glykogenose Typ II.
- Arthrogrypose: Angeborene Kontrakturen, Muskelschwäche,Fehlstellungen der Gelenke infolge intrauterin wirksamer Defekte der Vorderhornzellen. Keine Progredienz.
- Hypomagnesiämie des Neugeborenen.
- Zellweger-Syndrom, Morbus Krabbe (Floppy-infant-Variante).
- Floppy baby unklarer Genese.
- Myatrophische Lateralsklerose: Kombination mit spastischer Spinalparalyse.

Therapie und Prognose

- Symptomatisch, Physiotherapie, s. S. 364.
- Bei Typ I durchschnittliche Überlebensdauer 6 Monate, sonst abhängig von Progredienz.

Hereditäre sensomotorische Neuropathien (HSMN)

Grundlagen

- Meist autosomal dominant vererbte Degeneration der peripheren Nerven ohne bekannte Pathogenese. Variable Expression.
- **Formen:** Typ I: Peroneusmuskelatrophie mit hypertrophischer Neuropathie (Charcot-Marie-Tooth), Typ II: Peroneusmuskelatrophie vom neuronalen Typ, Typ III: Hypertrophische Neuropathie (Déjerine-Sottas).
- **Symptome:**
  - Typ I: Ab 1. (2.) Dekade progrediente Muskelatrophie der unteren Extremitäten mit Hohlfuß und Storchenbeinen, später der oberen Extremitäten. Reflexverlust, Paresen. In < 5 % verdickte Nervenstränge tastbar.
  - Typ II: Asymmetrische Muskelatrophien und Paresen, ausgeprägte Faszikulationen, keine Nervenverdickung. Sensibilitätsstörungen.
  - Typ III: Ab Säuglingszeit Muskelhypotonie, statomotorische Retardierung, Muskelatrophie der Unterschenkel und Vorderarme, Sensibilitätsstörungen, verdickte Nervenstränge.

Untersuchungen

- EMG: Zeichen einer neurogenen Läsion.
- Nervenleitgeschwindigkeit der betroffenen Nerven verlangsamt (< 20 m/Sek.), gering bei Typ II.
- Suralisbiopsie: Vergrößerung der endoneuralen Fläche bei Typ I und III, nicht bei Typ II. Zwiebelschalenformation der Myelinscheiden bei Typ I und III. Reduktion der myelinisierten Fasern.

Differentialdiagnose

- Abetalipoproteinämie (Bassen-Kornzweig).
- Tangier-Krankheit: Alphalipoproteinmangel.
- Morbus Refsum (HSMN Typ IV): Phytansäure im Blut erhöht.
- Spinale Muskelatrophie (s. S. 367).
- Hereditäre sensorische Neuropathien (Typ I – IV), vorwiegend Sensibilitätsstörungen, weniger Paresen.

Therapie

- Physiotherapie.
- Evtl. orthopädische Korrekturen.

Prognose

- Keine Heilung, unterschiedlich rasche Bewegungsunfähigkeit je nach Typ, auch hohes Alter kann erreicht werden.

Grundlagen

- Sie können angeboren oder erworben, anatomisch oder funktionell bedingt sein, führen zu Durchblutungsstörungen des Gehirns (Hypoxämie oder Blutung).
- **Formen:** Migraine accompagnée (s. S. 370), Phakomatosen (s. S. 358), arteriovenöse Aneurysmen (häufig A. carotis, A. cerebri anterior und posterior), Hämangiome, Thromboembolien (septische Embolie, entzündliche Thrombose u. a.), Moya-Moya-Krankheit (progrediente Stenose des Circulus Willisii mit arteriellem Netzwerk der A. cerebri media).
- **Symptome:** Plötzlich auftretende, fokale oder halbseitige zerebrale Ausfälle (Lähmungen, Sprach-, Sehstörungen u. a.), evtl. Krampfanfälle, begleitet durch Kopfschmerzen, Bewußtlosigkeit. Bei Subarachnoidalblutung dramatisch akuter Beginn mit Meningismus, Fieber.
- **Komplikationen:** Hirnödem, Residualsymptome.

Untersuchungen

- CT oder MR: Zeichen eines ischämischen oder hämorrhagischen Infarktes.
- Subtraktionsangiographie: Stenosen, Verschlüsse, Aneurysmen, Rauchwolkenbild bei Moya-Moya u. a.
- Doppler-Sonographie.
- EEG.
- Abklärung einer Grundkrankheit: Herzfehler, Hochdruck, Endokarditis, Polyglobulie, Hyperlipidämie Typ II, Homozystinurie u. a.

Differentialdiagnose

- Epilepsie: Postiktale Lähmung.
- Trauma: Kontusionsherde, Blutungen, subdurales Hämatom (tage- bis wochenlanges Intervall nach Trauma, Anämie, Gedeihstörung, psychomotorische Retardierung), epidurales Hämatom meist aus A. meningea media (akuter Hirndruck, Bewußtlosigkeit, hämorrhagischer Schock bei NG).
- Enzephalitis: Foudroyante Herpesenzephalitis u. a.
- Vergiftungen.

Therapie

- Zuerst symptomatische Therapie des Hirnödems, des Krampfanfalls, der auslösenden Ursache (Sepsis, Hochdruck, Migräne usw.).
- Keine Antikoagulantien.
- Mikrochirurgische Behandlung (Aneurysmen, Hämangiome).
- Bei Residuen Rehabilitationsmaßnahmen (s. S. 185).

Prognose

- Abhängig von Grundkrankheit und Reversibilität.
- Aneurysmatische Blutungen sind in 10–30% tödlich.

Migräne

Grundlagen

- Familiär gehäufte rezidivierende Kopfschmerzen bei 4% der 7- bis 15jährigen. Zusammenhang mit Gefäßreaktionen bei Serotoninabfall. Auslöser: Streß, Schlafmangel, Nahrungsmittel (Weizenmehl, Zitrusfrüchte, Ei, Tee, Kaffee, Milch, Käse, Fleisch, Schokolade, Zucker u. a.).
- **Formen:** Klassische M., gewöhnliche M., komplizierte M. (Migraine accompagnée), Basilarismigräne, Cluster headache, benigner paroxysmaler Schwindel.
- **Symptome:**
  - Klassische Migräne: Mögliche vorangehende Aura mit Reizbarkeit, visuellen Symptomen.
    Rezidivierender, rasch zunehmender, quälender Kopfschmerz frontotemporal, seitenbetont, Flimmerskotome, Lichtscheu, Übelkeit, Erbrechen über Stunden bis Tage.
  - Komplizierte Migräne: Transitorische Hemiplegie, Ophthalmoplegie oder Ataxie (Parästhesien), Schwindel, Ohrensausen oder Bewußtseinstrübung. Deliranz, Amnesie.
  - Cluster headache: Kurze Attacken von einseitig periorbitalem Schmerz mit gleichzeitigem Tränenfluß, Rötung, Schwellung der Gesichtshälfte.
  - Benigner paroxysmaler Schwindel: Kleinkinder mit plötzlichem Schwindel, Blässe, Hinfallen, Nystagmus, ohne Schmerz.
- **Komplikationen:** Begleitende vegetative Dysregulationen (rezidivierender Bauchschmerz u. a.).

Untersuchungen

- Bei atypischen Formen: EEG (einseitige oder fokale paroxysmale Verlangsamung oder Dysrhythmien während der Attacke), CT (Ausschluß von Anfallsleiden und anderen hirnorganischen Erkrankungen).

Differentialdiagnose

- Zerebrovaskuläre Erkrankung.
- Posttraumatischer Kopfschmerz (Anamnese, EEG, CT).
- Okuläre Ursache (Refraktionsfehler).
- Anfallsleiden (evtl. 24-Stunden-EEG).
- Hirntumoren (CT oder MR).
- Psychogene Kopfschmerzen (anderer Schmerzcharakter).
- Sinusitis (Röntgen).
- Bluthochdruck s. S. 274, Orthostasesyndrom s. S. 276.

Therapie und Prognose

- Vermeidung von auslösenden Faktoren, evtl. Eliminationsdiät.
- Akutpharmaka: Salizylate, Paracetamol, Ergotaminpräparate (nicht bei komplizierter Migräne), Sumatriptan 1 × 100 mg bei Jugendlichen in sehr schweren Fällen.
- Prophylaxe: Dihydroergotamin 2 – 3 × 1 mg durch 6 – 12 Wochen oder Pizotifen 0,5 – 1,5 mg/Tag, Propranol 0,5 – 1 mg/kg in 1 – 2 Dosen pro Tag.
- Ggf. Psychotherapie.
- 1/3 Heilung, 1/3 Besserung, 1/3 keine Veränderung.

Grundlagen

- **Definition:** Neuroallergische Entzündung (Immunkomplexe) mit Demyelinisierung der Nervenwurzeln, in unterschiedlichem Ausmaß auch des Myelons und der peripheren Nerven.
- **Erreger:** Epstein-Barr-Virus, Coxsackie-, Influenza-, ECHO-, Zytomegalievirus, Mycoplasma pneumoniae, Borrelien u. a.
- **Symptome:** Meist 2–4 Wochen im Anschluß an Atemwegs- oder Darminfektion, annähernd symmetrische schlaffe Lähmung, beginnend an unteren Extremitäten, aufsteigend über Stamm an obere Extremitäten. Verlust der Sehnenreflexe, Sensibilitätsstörungen in Form von Taubheitsgefühl, Parästhesien, manchmal auch neuritische Schmerzen.
- **Komplikationen:** In 50% Mitbefall der Hirnnerven (Landry-Paralyse) mit Dysarthrie, Fazialisparese, Schluckstörungen, in 20% Lähmung der Atemmuskulatur.

Untersuchungen

- Liquor: Hohes Eiweiß (evtl. normal am Beginn) und normale Zellzahl (evtl. leichte Pleozytose am Beginn).
- Antikörpernachweis im Blut, Liquor, Borrelientiter in Blut und Liquor.
- Nervenleitgeschwindigkeit verlangsamt, ggf. anfangs normal.

Differentialdiagnose

- Poliomyelitis: Virusnachweis im Stuhl, Antikörper ohne Impfung, Pleozytose im Liquor.
- Akute transverse Myelitis u. a. Querschnittsformen.
- Botulismus: Toxinnachweis.
- Toxische Neuropathien: Blei, Thallium, Arsen, Quecksilber, Hexocarbon, Zytostatika u. a. sowie nach Diphtherie, Scharlach, Typhus.
- Porphyrie: Porphyrinnachweis.
- Periodische Paralyse, Tick-Paralyse.
- Hereditäre Neuropathien (s. S. 368).
- Spinaler Tumor.

Therapie

- Kortikosteroide bringen keinen Vorteil.
- Plasmapherese verkürzt Krankheit, ebenso hochdosierte Immunglobulintherapie 0,4 g/kg i. v. durch 5 Tage.
- Intensivmedizinische Überwachung und Therapie bei bulbärer Symptomatik und Atemlähmung.
- Borreliose s. S. 467.

Prognose

- Restitutio ad integrum in den meisten Fällen.

Periphere Fazialisparese

Grundlagen

- Die isolierte Fazialisparese, meist einseitig, auch Bell-Parese genannt, ist die häufigste Mononeuritis.
- **Ursache:** Verschiedene Viruserkrankungen (gelegentlich Herpes zoster), Borreliose, Geburtstrauma bei Neugeborenen.
- **Symptome:** Akut auftretende periphere Fazialislähmung aller Äste mit fehlendem Stirnrunzeln, fehlendem Lidschluß und Unbeweglichkeit des Mundwinkels, zusätzlich partielle Geschmacksstörung. Oft Schmerzen im Ohrbereich.

Untersuchungen

- Ausschluß einer Otitis bzw. Mastoiditis (evtl. Röntgenaufnahme nach Schüller-Stenvers).
- Liquor: Manchmal mononukleäre Pleozytose, dann in 50% Borreliose.

Differentialdiagnose

- Aplasie des M. depressor labii inferioris.
- Mastoiditis: Röntgenbefund.
- Tumoren im Kleinhirnbrückenwinkel oder Hirnstamm: CT, MR.
- Basale Meningitis und Meningeosis leucaemica.
- Teil einer Polyradikulitis oder des Fisher-Syndroms.
- Melkersson-Rosenthal-Syndrom: Gesichtsschwellung und Lingua plicata, häufig beidseitige Fazialislähmung.
- Hirnstammenzephalitis: Bulbäre Symptome.
- Schädelbasisfrakturen.
- Hirndrucksymptom bei Hydrozephalus.
- Zentrale Fazialisparese: Stirnast nicht betroffen.

Therapie

- Grundkrankheit, z. B. Antibiotika bei Borreliose (s. S. 467).
- Prednisolon oder operative Dekompression im Kindesalter nicht nötig.
- Tagsüber wiederholte Augensalbe, nachts Uhrglasverband über Auge zum Schutz vor Austrocknung.

Prognose

- Rückbildung in 80% innerhalb Wochen oder Monaten. Deutliche Restsymptome in ca. 5%.

Grundlagen

- Chronisches Anfallsleiden (0,5% der Bevölkerung), das durch jede Form einer funktionellen oder organischen Schädigung der Ganglienzellen des Gehirns ausgelöst werden kann und meistens mit plötzlicher Bewußtlosigkeit und abnormen motorischen Phänomenen einhergeht. Pathogenetisch handelt es sich um abnorme synchrone Entladungen von Ganglienzellgruppen. Bei "genuinen" Epilepsien ist die Ursache unbekannt. Es besteht eine familiäre Häufung.
- **Formen und Symptome:**
  - *A. Fokale (partielle) Anfälle (lokal beginnend).*
    1. Einfache fokale Anfälle: Bewußtsein nicht gestört.
    a) Mit motorischen Symptomen: Auf einen Körperteil begrenzte klonische Zuckungen (z.B. Jackson-Epilepsie) oder tonische Wendung von Augen und Kopf (Adversivanfälle) oder Aphasien u.a. Postiktale Lähmung.
    b) Mit somatosensorischen Symptomen: Parästhesien oder optische, akustische, gustatorische oder olfaktorische Sensationen bzw. Halluzinationen.
    c) Mit autonomen Symptomen: Erbrechen, Inkontinenz u.a.
    d) Zusammengesetzte Formen.
    2. Komplexe fokale Anfälle: Mit Störung des Bewußtseins.
    a) Einfacher, fokaler Anfall mit Störung des Bewußtseins.
    b) Bewußtseins- oder Wahrnehmungsstörungen zu Beginn.
    c) Mit psychomotorischen Symptomen (Schläfenlappenepilepsie): Orale Automatismen, stereotype Bewegungen bis zu längeren Dämmerattacken mit scheinbar geordneten Bewegungen und nachfolgender Amnesie.
    d) Zusammengesetzte Formen.
    3. Sekundär generalisierende Grand-mal-Anfälle.
  - *B. Generalisierte Anfälle.*
    1. Absencen (Petit mal des Schulalters).
    a) Einfache Absencen: Wenige Sek. dauernde Bewußtseinsstörung mit starrem oder schläfrigem Blick und Innehalten der jeweiligen Tätigkeit. Amnesie und danach Fortsetzung der Tätigkeit (typische Schriftausfälle).
    b) Komplexe Absencen: Länger dauernd, in Kombination mit Myokloni, Automatismen, Retropulsion, Atonie.
    2. Myoklonische Anfälle (Impulsiv-Petit-mal): Meist im Jugendalter kurze, ruckartige, heftige, nicht rhythmische Zuckungen besonders an Nacken, Schultern, oberen Extremitäten. Häufig beim Aufwachen.
    3. BNS-Krämpfe (Blitz-Nick-Salaam-Krämpfe, infantiles spastisches West-Syndrom): Häufiges, blitzartiges Vor- und Seitlichwerfen der Arme mit Nicken des Kopfes und evtl. Zusammenzucken des ganzen Körpers. Häufiger Beginn 5.–6. LM.
    4. Tonisch-klonische Anfälle (Grand mal): Plötzliches Hinstürzen, generalisierter tonischer Krampf, anschließend klonische Zuckungen. Dauer mehrere Minuten. Postiktale Bewußtlosigkeit, Amnesie. Häufig Zungenbiß, Urin- und Stuhlabgang. Dauer > 1 Min.
    Es gibt auch nur tonische oder nur klonische Anfälle.
    5. Atonische Anfälle: Plötzliches Zusammensinken.
    6. Myoklonisch-astatische Epilepsie: Meist beim Kleinkind. Immer wieder Zusammensinken oder Sek. dauernde, verschieden lokalisierte myoklonische Zuckungen.
    7. Akinetische Anfälle: Bewegungsverlust ohne Atonie.
  - *C. Nicht klassifizierbare Anfälle.*

- **Komplikationen:** Status epilepticus: Petit-mal-Status bei Absencen (traumartiger Zustand), Grand-mal-Status (unaufhörlich rhythmische Zuckungen und Bewußtlosigkeit), hypoxische Gehirnschädigung. Plötzliche Todesfälle besonders im Schlaf. Mentaler Abbau vor allem beim *Lennox-Gastaut-Syndrom* (therapieresistente Mischung verschiedener Anfallsformen), bei BNS-Krämpfen und nach Status epilepticus.

Untersuchungen

- EEG: Krampfpotentiale (z. B. Spikes oder Spike-wave-Komplexe) im Anfall beweisend, eine Woche nach großen Anfällen oft ohne hypersynchrone Entladungen. In unklaren Fällen evtl. mehrfach oder 24-Stunden-EEG (s. S. 58, 59).
- Labor: Im Serum Kalzium, Phosphat, Magnesium, Harnstoff, Kreatinin, Natrium, Lebertransferasen, Blutzucker, Blutgasanalyse bei erstem Anfall.
- Liquor: Ausschluß einer entzündlichen ZNS-Krankheit.
- Abklärung eines kausalen Hirnleidens: RR, Schädelröntgen, Fundoskopie bei erstem Anfall, CT oder MR, Angiographie bei Verdacht auf vaskuläres Leiden, metabolische Tests bei Verdacht auf Stoffwechselleiden (s. S. 64).

Differentialdiagnose

- Gelegenheitskrämpfe:
  - Fieberkrämpfe (Infektkrämpfe): Bei 3 – 5 % aller Kleinkinder meist im Fieberanstieg. Komplizierte Infekt- bzw. Fieberkrämpfe sind fieberhaft induzierte Anfälle vor dem 6. Lebensmonat und nach dem 5. Lebensjahr, mehr als 1 Anfall/24 Std., mehr als 15 – 30 Min. und bei Familiarität, dabei Übergang in Epilepsie in 10 – 15 %.
  - Andere Gelegenheitskrämpfe: Meningoenzephalitis, Trauma, Hypoxie, Hypoglykämie, Elektrolytstörung, Vitamin-B_6-Mangel, Urämie, Vergiftungen u. a.
- Respiratorische Affektkrämpfe bei Schreck, Wut, Trotz.
- Zerstreutheit als Fehldeutung bei Absencen.
- Ohnmacht (orthostatische Dysregulation).
- Psychogene Anfälle: Hyperventilationstetanie und psychogene Bewußtseinsstörungen.
- Durchblutungsstörungen des Gehirns (Vitium cordis u. a.).
- Narkolepsie, Pickwick-Syndrom.
- Migraine accompagnée.
- Benigne Rolando-Epilepsie (im Schlaf), Rolando-Fokus im EEG.

Therapie

- **Allgemeinmaßnahmen:** Genaue Abklärung, möglichst freie, aber geregelte Lebensführung mit regelmäßigen Schlafgewohnheiten, Überbehütung soweit als möglich vermeiden, nur riskante Tätigkeiten (Schwimmen) unter Erwachsenenaufsicht, Fahrrad, Motorrad (nach dreijähriger Anfallsfreiheit).
- **Therapie des akuten Anfalls:**
  - Fieberkrampf: Diazepam rektal 5 mg (bei Kindern < 15 kg), 10 mg (bei Kindern > 15 kg) oder Clonazepam 0,05 – 0,1 mg/kg i. v. Antipyretische Medikamente (Paracetamol) bei Temperatur > 38,5 °C.
  - Grand-mal-Anfall: Diazepam rektal max. 20 mg, Sauerstoffzufuhr, 5 % Glukose-Elektrolytlösung i. v. oder Clonazepam i. v.
  - Petit-mal-Anfall: Clonazepam 0,05 – 0,1 mg/kg/i. v.

- **Therapie des Status epilepticus** (Dauer über 1/2 Std.) s. S. 564
- **Grundsätze der medikamentösen Dauertherapie:** Zuerst Beweis der Epilepsie (nicht bei sehr seltenen Anfällen oder nur pathologischem EEG). Wenn möglich Monotherapie und Einschleichen bis auf volle Dosis innerhalb von zwei Wochen. Therapiedauer drei Jahre nach letztem Anfall und EEG ohne Epilepsiepotentiale bzw. 5 Jahre nach letztem Anfall mit Epilepsiepotentialen. Psychosoziale Probleme beachten und Berufsberatung.
- **Antiepileptika:**
  - Bei primärem oder sekundärem Grand mal, einfachen und komplexen fokalen Anfällen sind
    - *Medikamente erster Wahl:* Valproinsäure 30–50 mg/kg/Tag, bei Kleinstkindern Carbamazepin 15–20 mg/kg/Tag oral, evtl. als Supp.
      Im allgemeinen Valproinsäure bei generalisierten Anfällen, Carbamazepin bei fokalen Anfällen besser wirksam.
    - *Medikamente zweiter Wahl sind:* Lamotrigin, sehr langsames Einschleichen auf Erhaltungsdosis (Monotherapie 2 × 2–10 mg/kg/Tag, bei Kombination ohne Valproat 2 × 1–7,5 mg/kg/Tag, mit Valproat 1 × 1–7 mg/kg/Tag). Phenytoin 4–8 mg/kg/Tag oder Clonazepam 0,1–0,3 mg/kg/Tag. Bei Therapieresistenz Versuch mit Vigabatrin mit 40 mg/kg/Tag beginnend, evtl. bis 80–100 mg/kg/Tag steigern, kann auch mit Valproinsäure kombiniert werden. Evtl. Phenobarbital 2–5 mg/kg/Tag.
  - Bei Absencen, Impulsiv-Petit-mal und myoklonisch-astatischen Anfällen
    - *Medikament erster Wahl:* Valproinsäure (s. o.) oder Ethosuximid 20–60 mg/kg/Tag.
    - *Medikament zweiter Wahl:* Lamotrigin, Clonazepam, Vigabatrin.
  - Bei BNS-Krämpfen ACTH-Kur (stationäre Behandlung!) plus Valproinsäure (s. o.), evtl. Vit. B_6, evtl. Vigabatrin, evtl. Clonazepam (s. o.).
- Nebenwirkungen der wichtigsten Antiepileptika:
  - Phenobarbital und Primidon: Müdigkeit, Anämie, Vit.-K-Mangel, Leberenzyminduktion (beschleunigter Abbau anderer Medikamente), Osteopathie.
  - Valproinsäure: Blutbildveränderungen, Leber- und Pankreastoxizität, Haarausfall, Erbrechen und Übelkeit.
  - Lamotrigin: Hautveränderungen bis Lyell-Syndrom.
  - Phenytoin: Gingivahyperpl., Exanth., Hirsutismus, Anämie, Osteopathie.
  - Carbamazepin: Leukopenie, Exantheme, Osteopathie.
  - Ethosuximid: Übelkeit, Erbrechen.
- **Kontrolluntersuchungen:** Regelmäßige Kontrollen, anfangs alle 2, später alle 4–6 Monate von Blutbild, Leberenzymen, Elektrolyten, Ca, AP, Phosphat, (Lipase und Amylase bei Valproinsäure).
- Drugmonitoring bei Barbituraten, Primidon, Valproinsäure, Phenytoin, Carbamazepin, Ethosuximid-Indikation in der Einstellphase, bei ungenügendem Erfolg, bei Nebenwirkungen und Verdacht auf toxische Spiegel, bei fehlender Compliance, bei Dosisänderung, bei Verdacht auf Änderung der Resorption (z. B. Enteritis) und bei Beginn einer Kombinationstherapie mit Interaktionen.
- Cave: Krampfschwellenerniedrigung durch Antipyretika (Novalgin), hochdosiertes Penicillin, Tuberkulostatika, Alkohol.

Prognose

- 60–70% Anfallsfreiheit. Ungünstig bei BNS-Krämpfen, myoklonisch-astatischen Anfällen und Übergang in ein Lennox-Gastaut-Syndrom.

Strukturell bedingte Myopathien

Grundlagen

- **Definition:** Kongenitale Myopathien mit histologischem Nachweis spezieller morphologischer Anomalien der Muskelfasern.
- **Formen:**
  - Central core disease (autosomal dominant),
  - Nemaline-Myopathie (autosomal dominant),
  - zentronukleäre Myopathie (heterogen vererbt),
  - mitochondriale Myopathien (autosomal rezessiv, maternal) u. a.
- **Symptome:** Meist im Säuglingsalter manifest, verspätete Statomotorik, „floppy infant", schmächtige Muskulatur, Hyporeflexie.
- **Komplikationen:** Maligne Hyperthermie bei Narkose, Atemwegsinfektionen, Schlafapnoesyndrom.

Untersuchungen

- Serumenzyme: CPK, Aldolase normal oder leicht erhöht.
- EMG der mittelschwer befallenen Muskeln: Normal oder myopathisches Muster.
- Muskelbiopsie: Lichtoptische und histochemische Untersuchungen, fallweise elektronenoptisch.
  - Central core disease: Zentrale eosinophile Fibrillen, fehlende oxidative und glykolytische Enzymaktivität.
  - Nemaline-Myopathie: Stäbchenförmige Strukturen.
  - Zentronukleäre Myopathie: Embryonale Myotuben.
  - Mitchondriale Myopathie: Abnorme Mitochondrien, Kombination mit Laktatazidose.

Differentialdiagnose

- Hypotone, zerebrale Bewegungsstörung.
- Glykogenose II, III, IV, V, VII, Zellweger-Syndrom.
- Mitochondriale Myopathien: Laktatazidose, z. T. Karnitinmangel.
- Entwicklungsdissoziation (Reifungsstörung): Transientes Floppy baby.
- Spinale Muskelatrophie.
- Kongenitale Muskeldystrophie.
- Periodische Lähmungen: Hypo-, Hyper-, Normokaliämie.
- Malnutrition, Vitamin-D-Mangel, Hypothyreose u. a.

Therapie

- Physiotherapie. Ergotherapie, Heilpädagogik, Frühförderung.
- Evtl. nachts Cuirass-Respirator zur Atemhilfe besonders bei Infektionen.

Prognose

- Abhängig vom Schweregrad, sehr geringe Progredienz.

Grundlagen

- **Definition:** Heterogene Gruppe von genetisch bedingten, degenerativen Erkrankungen der Skelettmuskulatur mit Progredienz. Folge gestörter Kalziumregulation der Muskelfasern.
- **Formen:** Morbus Duchenne (X-chromosomal rezessiv), Morbus Becker (X-chromosomal rezessiv), Rumpf-Gürtel-Muskeldystrophie (autosomal rezessiv), fazioskapulohumerale Muskeldystrophie (autosomal dominant), kongenitale Form (autosomal rezessiv) und andere seltenere Muskeldystrophien.
- **Symptome:** Außer bei kongenitaler Form meist nach dem 3. Lebensjahr beginnende Muskelschwäche und Ermüdbarkeit. Bei Morbus Duchenne (häufigste Form, 1 : 4000) watschelnder Gang, Fallneigung, Pseudohypertrophie der Wadenmuskulatur („Gnomenwaden"), Hyperlordose, typisches Hochklettern an sich selbst beim Aufstehen (Gowers-Zeichen), Spitzfußneigung. „Lose Schultern" und Scapulae alatae. Progredienz mit Gehverlust und Rollstuhlinvalidität zwischen dem 8. und 11. Lebensjahr.
  Bei Morbus Becker-Kiener späterer Beginn, langsamere Progredienz.
- **Komplikationen:** Myokardiopathie, Kontrakturen, maligne Hyperthermie, terminal Kachexie und Ateminsuffizienz.

Untersuchungen

- Serum-Kreatinphosphokinase (CPK, CK) stark vermehrt, bei Morbus Duchenne 10 – 40fach, Kreatinurie.
- EMG: Myopathisches Aktivitätsmuster.
- Muskelbiopsie: Faserdegeneration und Ersatz durch Binde- und Fettgewebe.
- EKG: Bei Morbus Duchenne abnormer RS-Quotient in V_1 und abnormes Q in V_6.

Differentialdiagnose

- Myositis, pseudomyopathische Polymyositis.
- Endokrinopathie (Hypo-/Hyperthyreose, Hyperparathyreoidismus, Diabetes).
- Kollagenosen.
- Enzymdefekte (Glykogenosen, mitochondriale Myopathie u. a.).
- Spinale und neuronale Muskelatrophien.

Therapie

- Prophylaxe: Genetische Beratung, Molekulargenetik.
- Keine kausale Therapie.
- Physiotherapie und orthopädische Stützbehelfe.
- Selbsthilfegruppen, Lebensberatung, psychische Unterstützung.

Prognose

- Unaufhaltsame Progredienz, Tod vor 20. Lebensjahr bei Morbus Duchenne; variable Lebenserwartung bei Morbus Becker, bei kongenitaler Muskeldystrophie z. T. schon Tod im 1. Lebensjahr.

Myotonia congenita (Thomsen)

Grundlagen

- **Definition:** Autosomal dominant vererbte Störung der Muskelerschlaffung am Ende einer willkürlichen Innervation infolge verminderter Permeabilität der Membran für Chloridionen.
- **Symptome:** Meist ab Kleinkindalter auffallende Versteifung der Muskulatur nach plötzlicher Bewegung (Händedruck, Augenschluß u.a.). Muskelhypotrophie in 25%. Muskeldelle nach Beklopfen (Zunge, Daumenballen). Keine Progredienz.
- **Komplikationen:** Milde Retardierung, maligne Hyperthermie bei Narkose.

Untersuchungen

- EMG: Spontane myotone Entladungen.
- Muskelbiopsie: Geringe Veränderungen im Gegensatz zu myotoner Dystrophie (Typ-I-Faseratrophie, zentrale Nuclei).

Differentialdiagnose

- Myotonia congenita Becker: Autosomal rezessiv.
- Paramyotonia congenita: Symptome nach Kälte.
- Dystrophia myotonica Curschmann-Steinert; Eulenburg-Batten: Muskelschwäche und -atrophie vorherrschend, Progredienz, Lokalisation vorwiegend Gesicht und periphere Extremitäten.
- Myotonia chondrodystrophica Schwartz-Jampel: Kleinwuchs, Skelettanomalien, Facies „eingefrorenes Lächeln“ u.a.

Therapie

- Bei starker Beeinträchtigung membranstabilisierende Medikamente (Mexiletin, Carbamazepin, s.S. 375).

Prognose

- Gut.

Grundlagen

- **Definition:** Störung der neuromuskulären Erregungsübertragung infolge Blokkade der postsynaptischen Azetylcholinrezeptoren durch Autoantikörper.
- **Formen:** Transitorisch neonatale Myasthenie infolge diaplazentaren Übertritts von Autoantikörpern von myasthenischen Müttern auf das Kind.
  Juvenile Myasthenie meist nach dem 10. Lebensjahr.
- **Symptome:** Bei Neugeborenen Hypotonie, Ptose, Trinkschwäche, Ateminsuffizienz.
  Bei älteren Kindern, vorwiegend bei Mädchen, abnorme Ermüdbarkeit der Muskulatur, zuerst der Augen-, Gesichts- und Schlundmuskulatur, später der Extremitäten.
- **Komplikationen:** Myasthenische Krisen mit Atemlähmung im Gefolge von Infektionen oder Streß.

Untersuchungen

- Antikörper gegen Azetylcholinrezeptor.
- EMG: Abnahme der Summenpotentiale bei wiederholter Reizung mit niederen Frequenzen („Myasthenietest").
- Edrophoniumchlorid-(Tensilon-)Test: Nur in Ausnahmefällen und Intubationsbereitschaft (kurzfristige Verbesserung der Muskelkraft).

Differentialdiagnose

- Kongenitale oder erbliche Myasthenie ohne Antikörper.
- Myopathien.
- Botulismus.
- Vergiftungen mit organischen Phosphaten.
- Periodische Lähmungen: Hypo-, Hyper-Normokaliämie.

Therapie

- Cholinergika: Pyridostigminbromid bei Säuglingen 4–10 mg, bei älteren Kindern 30 mg alle vier Stunden oral, Neostigminbromid bei Säuglingen 1–2 mg, bei älteren Kindern 7,5–10 mg alle vier Stunden oral. Behandlung nur durch Spezialisten, da sehr subtile Adjustierung nötig. Gefahr der Überdosierung, schwer unterscheidbar von Myastheniekrise.
- Kortikosteroide als Immunsuppression.
- Plasmapherese bei akuter Exazerbation.
- Thymektomie, wenn medikamentös nicht gut einstellbar bei juveniler Form.

Prognose

- 25% Remission innerhalb von zwei Jahren, häufige Rückfälle. Nach Thymektomie 80% Besserung.

Myositis

Grundlagen

- Meist virale Muskelentzündungen.
- **Erreger:** Coxsackie-, ECHO-, Influenzaviren, selten Bakterien (nach Verletzung) oder Parasiten (Trichinen, Zystizerken). Häufig nicht nachweisbar.
- **Symptome:** Akute, wenige Tage anhaltende Schmerzen und Schwäche einer Muskelgruppe bei meist viraler Grundkrankheit.

Untersuchungen

- Kreatinphosphokinase (CK) erhöht.
- Evtl. Muskelbiopsie: Entzündliche Infiltration. Bei Polymyositis zusätzlich Faseratrophie und Fasernekrosen.

Differentialdiagnose

- Polymyositis bzw. Dermatomyositis: Kollagenose mit diffusen Schmerzen, besonderer Mattigkeit und Lustlosigkeit. Hautveränderungen: Meist violettes Schmetterlingserythem des Gesichts und Ödeme an Streckseiten der Extremitäten und Finger, manchmal mit Kalkeinlagerungen. Komplikationen: Vaskulitis an Haut, Schleimhaut, Niere, Lunge, Herz und Arthritiden. Bioptische Diagnose.
- Toxische Myopathie: Vincristin, Alkohol, Drogen.
- Rhabdomyolyse und Myoglobinurie: Metabolisch (z.B. Coma diabeticum u.a.), Toxine, Ischämie.

Therapie

- Bettruhe.
- Bei Polymyositis Kortikosteroide 2–3 mg/kg/Tag für 6 Wochen, dann Erhaltungsdosis je nach Beschwerden für 2–3 Jahre.

Prognose

- Gut und meist ohne Folgen, in 90% auch bei Polymyositis.

Grundlagen

- **Definition:** Reaktive Bindungsstörung durch Mangel an kontinuierlicher, emotionaler Zuwendung, vor allem in den ersten Lebensjahren!
- **Belastungsfaktoren:** Chronische Vernachlässigung, permanente Aufsichtslosigkeit, ständiger Wechsel der Beziehungsperson, emotionsarmes Milieu, übermäßige Strenge und Bestrafungen, meist unvollständige oder zerbrochene Familien mit instabilen Erziehungsmustern.
- **Symptome:** Bei Säuglingen verminderte Reaktionen. Später Mangel an Bindungsfähigkeit, wechselhaft leicht verführbar, rastlos, distanzlos, aggressiv, oft oppositionell, oberflächliche, inkonstante Beziehungen.
- **Komplikationen:** Pflegemangel, Ernährungsprobleme, Unterernährung, Minderwuchs. Verwahrlosung mit dissozialem oder kriminellem Verhalten, frühe promiskuitive sexuelle Beziehungen.

Untersuchungen

- Psychodiagnostik (s. S. 61), insbesondere Entwicklungs-, Intelligenz- und prospektive Persönlichkeitstests.

Differentialdiagnose

- Hirnorganische Psychosyndrome (Enzephalitis, Trauma, Taubheit, Blindheit u. a.) mit Wesensveränderungen.
- Schizophrenie, affektive Psychosen.
- Intelligenzdefekte.
- Autismus.
- Hospitalismus.

Therapie

- Heilpädagogische Einzel- und Familientherapien (s. S. 185), wenn möglich Frühförderung.
- Heilpädagogische Pflegefamilien, später Wohngemeinschaften mit Psychotherapie (s. S. 185, 394).
- Evtl. vorübergehend heilpädagogischer Kindergarten oder Hort.
- Heimaufenthalte, wenn unbedingt notwendig.

Prognose

- Abhängig vom Alter, von der Akzeptanz der Therapie, von der Mitarbeit der Bezugspersonen und vom sozialen Umfeld.

Hyperkinesiesyndrom

Grundlagen

- Auch Aufmerksamkeitsdefizit-Hyperaktivitätssyndrom (ADHS) genannt. Möglich Hirnreifungsstörung (Frontalhirn) mit Unaufmerksamkeit, Impulsivität und Hyperaktivität, häufiger bei Knaben (9 : 1). Familiarität! Fallweise Zusammenhang mit Nahrungsmitteln (Zucker, Eiweiße u. a., nicht mit Phosphaten).
- **Belastungsfaktoren:** Leichte ZNS-Erkrankungen, Teilleistungsstörungen, Reizüberflutung, rigides Erziehungssystem.
- **Symptome:** Beginn im Kleinkindesalter, oft erst nach Einschulung manifest. Zappelige Unruhe, leicht ablenkbar, unaufmerksam, vorlaut, wenig ausdauernd, rasch wechselnd und unkonzentriert bei allen Tätigkeiten, unvorsichtige, überschießende Aktivitäten, stört andere, kann nicht zuhören, hält sich nicht an Regeln. Kognitive Leistungen meist durchschnittlich. Teilleistungsstörungen (z. B. Legasthenie).
- **Komplikationen:** Schulversagen, Überforderung von Eltern und Lehrern, oppositionelle und antisoziale Persönlichkeitsstörung in Jugend- und Erwachsenenalter, Tics, Kindesmißhandlung, Unfälle.

Untersuchungen

- Entwicklungsdiagnostik.
- Continous performance tests.
- Standardisierte Fragebögen (Conners).
- Tests auf Intelligenz und Teilleistungsstörungen.
- Ausschluß hirnorganischer Erkrankungen mittels EEG etc.

Differentialdiagnose

- Konstitutionelle, altersabhängige Überaktivität (temporär).
- Geistige Behinderung und schwere Entwicklungsstörung.
- Affektive Störungen.
- Psychogene Hyperkinesie (bei Scheidung etc.).

Therapie

- Psychostimulantien in speziellen schweren Fällen, Dextroamphetamin 0,1 – 0,5 mg/kg/Tag oder Methylphenidat 0,3 – 1 mg/kg/Tag (Suchtgefährdung unwahrscheinlich).
- Therapie der Teilleistungsstörung.
- Heilpädagogik, Verhaltens- und Familientherapie (s. S. 394), evtl. Klassenwechsel (als Unterstützung, nicht kausal).
- Individuelle Eliminationsdiät und enzympotenzierte Desensibilisierung (in Erprobung).

Prognose

- Bei einem Drittel der Patienten Symptome auch im Erwachsenenalter.

Grundlagen

- Durchschnittliches Schlafbedürfnis in den ersten Lebenswochen 16 – 18 Std., 2. Lebensjahr ca. 13 Std., 10. Lebensjahr ca. 9 – 10 Std., ab 7. Lebensjahr kein Mittagsschlaf.
- **Formen:**
  - *Akute temporäre Schlafstörungen:* Psychosozialer Streß, körperliche Sensationen (Schmerz, z. B. Otitis, Jucken, z. B. Skabies, Ekzem).
  - *Chronische Schlafstörungen:*
    - Dyssomnien, Insomnien: Ein- oder Durchschlafstörung, psychisch (besonders Depressionen), organisch (Enzephalopathien), Medikamente.
    - Hypersomnien: Exzessive Schläfrigkeit, Schlafattacken, z. B. Narkolepsie, Schlafapnoesyndrom, Medikamente.
  - *Störung des Schlaf-Wach-Rhythmus:*
    - Parasomnien: Angstträume mit Erwachen und Orientiertheit mit Angst.
    - Pavor nocturnus: Panikschrei, Desorientiertheit, Erregung, motorische Stereotypien, plötzliches Erwachen ohne Angst.
    - Somnambulismus: Wiederkehrende Episoden mit Verlassen des Bettes, ausdrucksloses Gesicht, retrograde Amnesie nach Erwachen.

Untersuchungen

- Suche nach psychischer, organischer oder medikamentöser Ursache bei Dyssomnien.

Differentialdiagnose

- Starke physiologische Schwankungsbreite des Schlafbedürfnisses.
- Psychomotorische Epilepsie, postiktaler Dämmerschlaf.
- Zerebrale Erkrankungen.

Therapie

- Beratung der Eltern:
  - Bei Ein- und Durchschlafstörungen im Kleinkindesalter Verhaltenstherapie:
    - Durchführung: Einschlafhilfen (Fläschchen, Stillen, Herumtragen) unmittelbar vor dem Zubettgehen abstellen, statt dessen Abendritual einführen, das Kind an die Situation, allein im Bett zu liegen, gewöhnen. Wenn das Kind weint, nach standartisierten, täglich länger werdenden Abständen (5 – 7 – 9 Min.) nach dem Kind schauen, es beruhigen, jedoch nicht aus dem Bett nehmen. Das Kind gewöhnt sich an das Einschlafen/Durchschlafen allein nach spätestens 8 Tagen.
    - Nächtliches Essen oder Trinken schrittweise innerhalb einer Woche abstellen.
  - Regelmäßige Schlafzeiten einhalten, Rhythmus des Kindes nicht durchbrechen.
  - Bei Kindern, die bereits aus dem Bett steigen können: Kind ins Bett bringen mit der Erklärung, daß es jetzt im Bett bleibt und daß die Tür offen bleibt, wenn es im Bett liegen bleibt. Nach 1 – 2 – 3 Min. (täglich länger werdende Abstände) wieder nachsehen.
  - Bei älteren Kindern ab 3 Jahren auch Belohnungsmethode.

- Behandlung der Grundkrankheit.
- Sedativa nur zur Durchbrechung eines Circulus vitiosus: Baldriantropfen, in schweren Fällen Nitrazepan 0,25 – 0,75 mg/kg/KG oral oder rektal.

Prognose

- Abhängig von Grundkrankheit bei Dyssomnien.
- Parasomnien dauern oft mehrere Jahre in wechselnden Perioden.

Somatisierungssyndrom (psychosomatische Störungen)

Grundlagen

- Meist im Schulalter beginnende, chronisch-rezidivierende, fluktuierende, vielgestaltige körperliche Beschwerden ohne primäre körperliche Störung. Familiäre Häufung, häufiger bei Mädchen.
- **Belastungsfaktoren:** Konstitutionelle vegetative Dysregulation, chronische psychosoziale Streßsituationen (Familie, Schule u. a.).
- **Symptome:**
  - Magen-Darm-Trakt: Erbrechen, Bauchschmerzen, Durchfall, Obstipation, Anorexie.
  - Menstruationsstörungen.
  - Harnwege: Miktionsschwierigkeiten, Schmerzen.
  - Thorax: Brustschmerzen, Herzklopfen, Hyperventilation.
  - Nervensystem: Kopfschmerzen, sensorische Störungen.
  - Kreislauf: Ohnmacht, exzessives Erröten.
  - Haut: Exzessives Schwitzen, Ekzeme.
  - Psychische Besonderheiten: Oft besonders brave, ehrgeizige, manchmal depressive Kinder.
- **Komplikationen:** Fixierte Somatisation (z.B. idiopathisches Megakolon u.a.), Leistungsbeeinträchtigung (Schulversagen u.a.).

Untersuchungen

- Gezielte Organuntersuchung, keine Schrotschußdiagnostik.
- Nondirektives Gespräch („peer interview“) s. S. 394.
- Persönlichkeitstests (s. S. 61).

Differentialdiagnose

- Organische Ursachen (z.B. Malabsorption, Tumor, Harnwegsinfekt, Karditis, Sehfehler u.a.).
- Konversionsstörungen: Hysteroide Episoden mit Konversionssymptomen (Stimmverlust, Taubheit, Blindheit, Lähmungen, Bewußtlosigkeitsanfälle u.a.).
- Panikstörung.
- Somatoforme Schmerzstörung.

Therapie

- Beratungsgespräch mit wiederholten Kontrollen: Angst nehmen und Selbstvertrauen stärken.
- Autogenes Training, evtl. Tanztherapie, Sport.
- Fallweise Familientherapie.
- Sparsame Unterstützung mit Medikamenten.
- Spezifische Krankheiten s. dort (Anorexia nervosa, chronische Obstipation, Migräne, Dysmenorrhö u.a.).

Prognose

- Bei 10 – 30% Übertragung ins Erwachsenenalter

Grundlagen

- Tiefgreifende Entwicklungsstörung mit Beeinträchtigung der zwischenmenschlichen Beziehungen, der Kommunikationsfähigkeit und der Phantasie. Beginn im Kleinkindesalter. Verschiedene Typen (Kanner, Asperger u. a.).
- **Belastungsfaktoren:** Prä-, peri- und postnatale Störungen, familiäre Häufung.
- **Symptome:** Fehlen oder Verlust der körperlichen Kontaktnahme, des Interesses für andere, des Blickkontakts, des Lächelns, des Nachahmens, der Teilnahme am Spielen, der verbalen oder nonverbalen Kommunikation. Stereotypien von Worten und Bewegungen, vorwiegend technische Manipulationen, monomane Beschäftigung, Ablehnung von Abwechslung und Lernangeboten, u.U. überraschende Fähigkeit in Einzelbereichen (bei Typ Asperger). Ängstliche Spannung, panikartige Reaktionen bei Abweichen von üblicher Ordnung, Ablehnung von Berührung, Übersensibilität gegen gewisse Geräusche, labile Stimmung, ggf. Selbstschädigung.
- **Komplikationen:** Später Depressionen, psychotische Zustände im Streß. Bei Typ Kanner Anfallsleiden.

Untersuchungen

- Entwicklungs- und Intelligenztests (meist IQ erniedrigt).
- Neurologische Abklärung, unter Umständen MR.
- Evtl. Chromosomenuntersuchungen (fragiles X-Syndrom).
- Evtl. Stoffwechseltests (Aminoazidurien u. a.).

Differentialdiagnose

- Geistige Behinderung, Hör-, Sprach- und Sehstörungen.
- Rett-Syndrom: Mädchen, Demenz, Ataxie, Waschbewegungen.
- Fragiles X-Syndrom, Stoffwechselstörungen.
- Zwangsstörung.
- Emotionale Deprivation.

Therapie

- Medikamentös: Naltrexansäure (bei Selbstschädigung): jeden 2. Tag 0,1 – 0,5 mg/kg/Tag, evtl. Priacetam (Encephabol) über Jahre.
- Heilpädagogik, Ergotherapie, Logopädie (s. S. 182 – 185).

Prognose

- Abhängig von IQ und Sprache. Störung bleibt erhalten, manchmal Besserung im 5. – 6. Lebensjahr, selten höhere Schule.
- Teilweise überraschende Kommunikationsfähigkeit über Schrift (gestützte Kommunkiation: „facilitated communication“). Dabei werden dann eine hochsensible Begutachtungsgabe und sehr differenziertes Sprachverständnis und Formulierungsfähigkeiten erkennbar.
- Kinder leiden an ihrer Isolation!

Grundlagen

- Manipulationen am eigenen Körper, die meist Ausdruck von Bedürfnisbefriedigung sind, die in einer konfliktreichen Umgebung nicht ausreichend gefunden wird, evtl. mit autoaggressiven Zügen.
- **Formen:**
  - Daumenlutschen (im ersten Lebensjahr physiologisch) als Ersatzbefriedigung.
  - Nägelbeißen als Ausdruck innerer Spannungen.
  - Haarausreißen durch Drehen und Rupfen mit stereotypischen Bewegungen, oft unbefriedigtes Zärtlichkeitsbedürfnis mit Autoaggression, auch bei geistiger Behinderung.
  - Genitale Manipulationen sind physiologisch, beunruhigen Eltern bei exzessiver Häufigkeit.
- **Komplikationen:** Bei Daumenlutschen Kieferveränderungen.

Untersuchungen

- Projektive und objektive Persönlichkeitstests bei ausgeprägten Formen.

Differentialdiagnose

- Tics: Rasche koordinierte unwillkürliche Bewegungen bei erhöhter Anspannung, oft durch Überforderung.
- Jaktationen: Stereotype rhythmische Bewegungen, meist beim Einschlafen. Wird als Selbstberuhigung gedeutet.
- Autismus mit Stereotypien.

Therapie

- In ausgeprägten Fällen Einzelpsychotherapien, Verhaltens- und ggf. Entspannungstherapie (s. S. 394).
- Evtl. Familientherapie (s. S. 394).

Prognose

- Gut.

Angstsyndrom

Grundlagen

- Die Abgrenzung zur normalen Angst ergibt sich durch übertriebene Intensität, Einschränkung der üblichen Aktivität und durch ungewöhnliche oder unrealistische Inhalte und Objekte der Angst. Normale Ängste sind das „Fremdeln“ (8-Monats-Angst), Trennungsangst (Kindergarten, Schule), Reifungsangst, Existenzangst (Jugendliche).
- **Belastungsfaktoren:** Veranlagung, Familienmilieu.
- **Formen und Symptome:**
  - Panikstörung: Plötzliche und unerwartete Attacke von intensiver Angst und Atemnot, starken vegetativen Symptomen, Schmerzen, starkem Unbehagen, Todesangst u.a.; teilweise mit Agoraphobie (Vermeidungsverhalten), z.B. Schulangst (Leistungsversagen, Kränkung). Häufig ängstliche Familien.
  - Phobien: Auf bestimmtes Objekt oder Situation gerichtete Angst, z.B. Tiere, Öffentlichkeit, Klaustrophobie, Schulphobie (Trennungsangst), evtl. mit folgendem Panikgefühl.
- **Komplikationen:** Leistungsbeeinträchtigung, Handlungsunfähigkeit, soziale Kontaktstörung, Somatisierung.

Untersuchungen

- Objektive oder projektive Persönlichkeitstests (s. S. 61).
- Konfrontation mit dem Angstauslöser.

Differentialdiagnose

- Körperliche Erkrankungen (Hypoglykämie, Hyperthyreose u.a.).
- Intoxikationen (Koffein, Aminophyllin, Amphetamin).
- Somatisierungssyndrome.
- Depression.
- Zwangsstörungen (mit phobischem Vermeiden von Situationen).
- Schizophrenie mit Wahnvorstellungen (Verfolgungen).
- Posttraumatische Belastungsstörungen nach Ereignissen (Trauma).
- Anpassungsstörungen mit ängstlicher Stimmung.

Therapie

- Panikstörungen: Spieltherapie (s. S. 394) mit Stärkung der Selbständigkeit und Selbstsicherheit. Medikamentös mit β-Blocker.
- Phobien: Verhaltenstherapie (s. S. 394) mit Desensibilisierung durch schrittweise Konfrontation. Bei Schulphobie (= Trennungsangst): Familientherapie mit Stärkung der Selbständigkeit (s. S. 394).

Prognose

- Gut bei ca. drei Viertel der Patienten.

Grundlagen

- Affektive Störungen mit unterschiedlich häufigen oder schweren depressiven Zuständen. Familiäre Häufung. Verhältnis Mädchen zu Knaben = 2 : 1 bei endogener Depression.
- **Formen:**
  - Große endogene Depression mit einer oder mehreren Episoden.
  - Dysthyme Störung mit depressiver Verstimmung über mindestens ein Jahr.
  - Übergänge zwischen beiden Formen.
- **Symptome:** Episoden depressiver Verstimmung mit Traurigkeit und Lustlosigkeit, bei Dysthymie meist chronisch bzw. täglich. Dazu Appetitlosigkeit oder übermäßiger Appetit, Schlaflosigkeit oder übermäßiges Schlafbedürfnis. Energielosigkeit, rasche Erschöpfbarkeit, niedriges Selbstwertgefühl, Konzentrations- und Entscheidungsschwierigkeiten, Hoffnungslosigkeit.
- **Komplikationen:** Interaktionsprobleme, Leistungsverminderung, Somatisierung, Drogensucht, präsuizidales Syndrom (Einengung des Sozialkontakts, der Leistungsfähigkeit, des Selbstwertgefühls, Selbstmordphantasien und Selbstaggression), Suizid.

Untersuchungen

- Diagnose durch Kinderpsychiater mittels Gespräch und psychologischer Tests (s. S. 61 und S. 390).

Differentialdiagnose

- Normale Stimmungsschwankungen.
- Sekundärer Typ der dysthymen Störungen bei Somatisierungssyndromen, körperlichen Krankheiten (Krebs u. a.), psychotropen Substanzen und psychischem Trauma (Todesfall u. a.).
- Angstsyndrom mit Depressionen.

Therapie

- Bei symptomatischen, sekundären und kurzzeitigen Formen Grundkrankheit behandeln und Psychotherapie (s. S. 394).
- Bei primären chronischen und schweren Formen: Kombination von Psychotherapie und Medikamenten, z. B. Fluoxetin 0,5 bis 1 mg/Tag über Monate, Überwachung durch Experten.

Prognose

- Endogene Depression: 90 % Remission nach 18 Monaten, 70 % Risiko einer weiteren Episode innerhalb von 5 Jahren.
- Dysthyme Störungen: 90 % Remission nach 6 [frac12] Jahren, manchmal später endogene Depression.

Verhaltens- und Persönlichkeitsstörungen bei Jugendlichen

Grundlagen

- Eine gestörte oder erschwerte Ichfindung im Zusammenhang mit Verwahrlosung oder starren Erziehungssystemen kann in der Phase der hormonellen Umstellung zu meist temporären Auffälligkeiten im Verhalten führen. Weitere Faktoren können genetische Veranlagung, psychomentale Entwicklungsstörungen, der sog. Generationenkonflikt, Beeinflussung durch Peer-Gruppe, Verführung, Mißbrauch und Mißhandlung sein, aber auch jedes andere starke emotionale Erlebnis (Liebeskummer, Unfall, Mißerfolg u. a.).
- **Formen und Symptome:** Aggressivität (Streitsucht, Wutausbrüche), asoziales Verhalten (Ablehnen der Schule, Stehlen u. a.), „neurotisches" Verhalten (Hysterie) oder übertriebene Schüchternheit (Minderwertigkeitsgefühl), Introvertiertheit (Mutismus, Ängstlichkeit, Bedrücktheit).
  Übermäßige Masturbation, Triebhaftigkeit, Perversionen (Transvestitismus, Transsexualismus, Päderastie), übermäßige Prüderie.
  Schlafstörungen (Insomnie oder Somnambulismus, s. S. 383). Eßstörungen (s. S. 392), hyperkinetisches Verhalten (s. S. 382), Tics, Einnässen, Einkoten (s. S. 357 und S. 117).
- **Komplikationen:** Delinquenz, Promiskuität, sexuell übertragene Infektionen, fixierte Persönlichkeitsstörungen, Kommunikationsunfähigkeit, Alkoholismus, Drogensucht, Depressionen, Suizid.

Untersuchungen

- Diagnostisches Gespräch zuerst mit Jugendlichen (peer interview): Grundeinstellung des Arztes: Einfühlung (Körpersprache beachten) – Verständnis (keine Überidentifikation) - Neutralität (keine Vorurteile) - Ehrlichkeit (Offenheit). Zuerst indirektes Interview über ubiquitäre Konfliktsituationen (Wahl von Freunden, Ausgehen, Gefühle, Schule, Beruf, Geld, Kleider, Fahrzeug, Sexualität, Rauchen, Alkohol, Drogen). Erst danach Übergehen auf das aktuelle Problem.
- Diagnostisches Gespräch mit (möglichst beiden) Eltern nach Einwilligung des Jugendlichen durch anderen Therapeuten: Dieselbe Art und Reihenfolge des Interviews, zuerst allgemeine Familienprobleme, dann gezieltes Eingehen auf das aktuelle Problem. Bereits versuchte Lösungen erfragen.
- Gespräch mit Patient und Eltern: Ergebnisbericht in verständlicher Sprache!
- Fallweise Psychodiagnostik (z. B. prospektive Tests, Neigungsstrukturtest zur Berufsfindung, für Teilleistungsstörungen, Intelligenztests u. a. (s. S. 61).

Differentialdiagnose

- Erschwerte Ichfindung mit psychopathischen Reaktionen ohne besondere Ursache.
- Psychosomatosen (s. S. 385).
- Psychosen (Schizophrenie, Manie, Depression).
- Affektive Störungen.
- Drogenabhängigkeit mit sekundären Verhaltensstörungen.
- Organisches Psychosyndrom (Epilepsie, Hirntumor, Stoffwechselstörungen u. a.).

Therapie

- Leichtere Störungen: Beratung des Patienten, der Eltern und anderer Bezugspersonen (z. B. Lehrer), einzeln oder in Gruppen. (Nondirektive Gesprächstherapie, Familientherapie) (s. S. 394). Dabei auf den positiven Seiten des Patienten aufbauen. Wiederholung der Konsultationen.
- Unterstützende Maßnahmen: Kreativ therapeutische Verfahren (Mal-, Musik-, Tanz-, Reittherapie), Sport, Jugendgruppen, Ferienlager u. a.
- Bei fehlendem Erfolg und schweren Störungen Psychotherapie (z. B. Individualpsychologie u. a.) bzw. selten medikamentöse Behandlung durch Experten.
- Evtl. heilpädagogische Pflegefamilien, Wohngemeinschaften, Heime.

Prognose

- Abhängigkeit von Akzeptanz der therapeutischen Begleitung, der Mitarbeit der Bezugspersonen, der Art der Störung, der genetischen Prädisposition, dem Entwicklungsstand und dem sozialen Umfeld. Die Schwere der psychopathischen Reaktion ist kein Gradmesser.

Anorexia nervosa

Grundlagen

- Pubertätsmagersucht, Knaben:Mädchen 1:9. Kommt meist bei angepaßten Musterkindern vor mit starkem Ehrgeiz und Fehleinschätzung sowie Angst vor der Realität. Störung des Loslösungsprozesses und der Ichfindung und gestörte Identifikation mit geliebten Familienmitgliedern (meist Mutter).
- **Symptome:** Ablehnung des Essens mit Gewichtsabnahme um mehr als 25% des Alters-Längensollgewichts, dennoch zwanghaftes Fixiertsein auf das Essen. Fehlende Krankheitseinsicht, gestörte körperliche Selbstwahrnehmung, Kontaktstörung, Leistungs- und Bewegungsdrang.
- **Komplikationen:** Obstipation, sekundäre Amenorrhö, Kachexie, Hypothermie, Hypotonie, Apathie, Bradykardie, Akrozyanose, selten Proteinmangel, Suizid.

Untersuchungen

- Familienanamnese, psychologischer Status.
- Gewichtskontrollen.
- Normierter Anorexie-Fragebogen.
- Blutbild, Harn mit spezifischem Gewicht.
- Serum: Elektrolyte, Harnstoff, Kreatinin, Eisen, Eiweiß, Glukose, evtl. β-Carotin.

Differentialdiagnose

- Anorektische Reaktion: Nach schwerer psychischer Belastung ohne extreme Magerkeit.
- Bulimie: Zwanghafte „Freßattacke“ mit anschließendem Erbrechen, abwechselnd mit strengem Fasten, Laxantia-Abusus.
- Endokrine Erkrankungen (Hypopituitarismus, Nebenniereninsuffizienz, Hyperthyreose).
- Hirntumoren (besonders Hypothalamusbereich).
- Malabsorptionssyndrom, Morbus Crohn.
- Schwere konsumptive Krankheiten.
- Psychosen.

Therapie

- Vertragliche Festlegung der Gewichtszunahme und des Zielgewichts mit dem Patienten. Bei weiterer Gewichtsabnahme Sondenernährung unter stationärer Kontrolle.
- Familientherapie: Aufklärung der Eltern und Versuch der Lösung rigider Systeme (s. S. 394).
- Psychotherapeutische Einzelgespräche: Stärkung der Autonomie des Kindes.

Prognose

- Ein Drittel heilt aus, ein Drittel zeigt deutliche Besserung mit mäßiggradigen Gewichtsproblemen, ein Drittel behält Symptome und Rückfälle.

Grundlagen

- **Definition:** Chemische Abhängigkeit von Alkohol und anderen psychoreaktiven Substanzen.
- **Substanzen:** Alkohol, Nikotin, Amphetamine, Cannabis (Marihuana, Haschisch), Cocain, Halluzinogene (LSD). Phencyclidinhydrochlorid (PCP), Sedativa (Barbiturate), Tranquilizer, Opiate (Heroin, Codein, Opium, Morphium). Kombination von zugelassenen Medikamenten mit psychotroper Wirkung, Schnüffeln flüchtiger Substanzen.
- **Risikofaktoren:** Betroffene Familienmitglieder und Freunde, Drogenmilieu, Verführung, psychische und mentale Probleme, Konflikte, Verwahrlosung, Isolierung.
- **Stadien:** 1. Experimentieren, 2. Wohlgefühl, 3. Eingefangensein von Wohlgefühl, 4. Normalgefühl nur unter Drogen.
- **Symptome der Intoxikation:**
  - Alkohol: Enthemmung, Rausch, verwaschene Sprache, Gangunsicherheit, Gesichtsrötung, Fötor.
  - Cocain, Amphetamine: Euphorie, Erregung, Größenwahn, Mydriasis u. a. sympathikotone Reaktionen, Halluzinationen.
  - Cannabis: Euphorie, Angst, Paranoia, gesteigerter Appetit, Mundtrockenheit.
  - LSD: Angst, Paranoia, Halluzinationen, Mydriasis u. a. sympathikotone Reaktionen, Tremor, Seh- und Koordinationsstörungen.
  - Opiate: Euphorie, Dysphorie, Apathie, Verlangsamung, Miosis, verwaschene Sprache.
- **Komplikationen:** Verlust der Schul- und Berufsfähigkeit, der sozialen Kontakte, der Wertmaßstäbe, der Selbstkontrolle, Polytoxikomanie, Abmagerung, Entzugssyndrom, Suizid, Hepatitis, AIDS, Delirium tremens, Demenz, tödliche Dosis.

Untersuchungen

- Vor diagnostischen Maßnahmen Vertrauen des Patienten gewinnen.
- Harnuntersuchung auf chemische Substanzen.

Differentialdiagnose

- Hirnorganische Erkrankungen, Anfälle.
- Psychopathien und affektive Störungen.
- Vergiftungen mit anderen Substanzen.

Therapie

- Bei Vergiftung: Glukoseinfusion bei Alkohol, Naloxon 0,4 mg i. v. bei Opiaten.
- Spezifische Maßnahmen: Psychotherapie und Entzugsmaßnahmen.
- Unterstützende Begleitung durch den behandelnden Arzt.

Prognose

- Um so ungünstiger, je später mit dem Entzug begonnen wird.

Therapie psychischer Störungen

Grundlagen

- Unter Psychotherapie wird die umfassende, bewußte und geplante Behandlung von psychosozial oder auch psychosomatisch bedingten Verhaltensstörungen und Leidenszuständen mit wissenschaftlich-psychotherapeutischen Methoden verstanden.
- Ziel der Psychotherapie ist es, bestehende Symptome zu mildern oder zu beseitigen, gestörte Verhaltensweisen und Einstellungen zu ändern und die Reifung, Entwicklung und Gesundheit des Behandelten zu fördern.
- Art, Schwere und Dauer der Störung determinieren die Wahl der psychotherapeutischen Methode.

Beratungsgespräch

- Unter Beratung wird eine problemzentrierte Anweisung oder Auskunft, in der der Berater verbal seine Erfahrung, sein Wissen zur Klärung bestimmter Fragen zur Verfügung stellt, verstanden, wobei von seiten des Beraters darauf zu achten ist, daß die Hilfesuchenden (Eltern, Kinder oder Jugendliche) die Mitteilungen auch verstehen und auf ihr Verhalten übertragen können.
- Der Berater bietet Hilfe bei der Herausarbeitung der Problemfragen und Festlegung der Beratungsziele, Hilfe beim Finden von Problemlösungswegen, ermutigt zur Durchführung von Problemlösungsschritten und überprüft die Beratungseffekte.

Psychotherapiemethoden

- **Familientherapie:**
  Darunter werden Behandlungsverfahren verstanden, welche die gesamte Familie in die Therapie mit einbezieht.
- **Paar- bzw. Elterntherapie:** Selektive Behandlung der Eltern, z.B. bei Partnerschaftsproblemen.
- **Spieltherapie:** Ist eine Behandlungsmethode für Kinder im Alter von ca. 2–12 Jahren, welche die Förderung vom seelischen Wachstumsprozeß im Sinne einer zunehmenden Selbstverwirklichung des Kindes ermöglichen soll.
- **Verhaltenstherapie:** Vor dem Hintergrund lerntheoretischer Erkenntnisse richtet die Verhaltenstherapie ihr Behandlungsziel auf den Abbau von Problemverhaltensweisen und den Aufbau von gewünschten Alternativverhaltensweisen.
- **Körpertherapien:** Darunter werden unterschiedliche Therapiemethoden verstanden, die über eine Sensibilisierung für das eigene körperliche Erleben, Entspannungsübungen, Beeinflussung der Atmung, Arbeit mit Vorstellungsbildern über den eigenen Körper auf das körperliche Erleben und im weiteren auf die psychische Verfassung und das Verhalten Einfluß zu nehmen versuchen, z.B. autogenes Training, Tanztherapie, katathymes Bilderleben, Eutonie u.a.
- **Psychotherapie bei Jugendlichen:** Darunter wird keine eigene elaborierte Psychotherapietechnik verstanden. In der Psychotherapie bei Jugendlichen kommen Elemente aus unterschiedlichen therapeutischen Schulen entsprechend den spezifischen Bedürfnissen des Jugendlichen und der aktuellen Konfliktsituation zur Anwendung.

- **Gruppenpsychotherapie:** Die Gruppenpsychotherapie soll es dem Klienten ermöglichen, seine Verhaltensprobleme und Bewältigungsstrategien mit anderen Menschen zu vergleichen und selbst aus der Sicht anderer Menschen erleben zu können und vor dem Hintergrund dieser Erfahrung neues Verhalten zu lernen, Probleme neu zu bewerten und tradierte Einstellungen zu relativieren.
- **Tiefenpsychologisch orientierte Psychotherapieverfahren:** Diese stehen in der Tradition der Schulengründer Freud, Adler und Jung, wobei für die Therapie des Kindes vor allem der psychoanalytische Ansatz verbunden mit dem Namen Anna Freud hervorzuheben ist. Die Therapietechnik orientiert sich an den Erkenntnissen der Psychoanalyse.
- **Suggestive Psychotherapieverfahren:** Hypnotherapie und autogenes Training werden vorwiegend in Ergänzung zu anderen Therapiemethoden angewandt.
- **Psychopharmaka:** Für extreme Belastungssituationen oder bei psychiatrischen Krankheiten mit zerebraler Dysfunktion; nur durch Experten zu verordnen.
- **Stationäre Behandlung:** Bei sozialer Gefährdung des Kindes bzw. der Umgebung.

Skelettdysplasien

Grundlagen

- **Definition:** Unterschiedlich vererbte, meist symmetrische, systemische Entwicklungsstörung des Knorpel-Knochen-Gewebes.
- **Formen:**
  - Epiphysäre Dysplasien, z. B. multiple epiphysäre Dysplasie.
  - Metaphysäre Dysplasien, z. B. Achondroplasie (s. S. 135).
  - Spondylometaphysäre und spondyloepiphysäre Dysplasien. Osteogenesis imperfecta (s. S. 135).
  - Asphyxierende Thoraxdysplasie.
  - Osteopetrose: Marmorknochenkrankheit, symmetrische Knochenbildungsstörung, häufige Frakturen, verkürzte Röhrenknochen, Epiphysenauftreibung.
  - Chondroektodermale Dysplasie (Ellis-van-Creveld-Syndrom) s. S. 138.
- **Symptome:** Meist dysproportionierter Minderwuchs, vor allem bei Mitbeteiligung der Wirbelsäule. Häufig Deformierungen der langen Röhrenknochen, Lordosen, Kyphoskoliosen, Gelenkfehlstellungen. Unterschiedliche krankheitsspezifische Manifestationen.
- **Komplikationen:** Respiratory distress syndrome und hypoxische Schlafepisoden in der Neugeborenenperiode bei asphyxierender Thoraxdysplasie. Begleitfehlbildungen (Auge, Herz, Urogenitaltrakt, Immunsystem u. a.), Hörstörung, häufig Otitiden, Arthritis, Arthrosen, Adipositas.
  Bei Osteopetrose Vermauerung der Markhöhlen, dadurch extramedulläre Blutbildung, Panmyelopathie.

Untersuchungen

- Komplettes Skeletträntgen:
  - Epiphysäre Dysplasie: Epiphysen abgeflacht, unregelmäßig konturiert, wabige Verdichtungen.
  - Metaphysäre Dysplasien: Metaphysen verdichtet, verbreitet, unregelmäßig begrenzt.
  - Spondyläre Mitbeteiligung: Dysplastische, abgeflachte Wirbelkörper, Fehlstellungen.
- Serum: Kalzium, Phosphat, alkalische Phosphatase, Thyroxin normal.
- Harn: Mukopolysaccharidnachweis negativ.
- Abklärung der Komplikationen, z. B. Blutbild bei Osteopetrose.

Differentialdiagnose

- Mukopolysaccharidosen (s. S. 453). Rachitis verschiedener Genese, Hypophosphatasie (s. S. 419). Hypothyreose (s. S. 414).

Therapie und Prognose

- Möglichst geringe statische Belastung der Gelenke, dennoch körperliche Betätigung (Schwimmen, Radfahren u. a.).
- Orthopädische Maßnahmen.
- Genetische Beratung, psychosoziale Unterstützung (Kleinwuchs).
- Behandl. der Komplikationen, Knochenmarktransplant. bei Osteopetrose.
- Quoad vitam gut, abhängig von Komplikationen.
- Endgröße meist unter 140 cm.

Grundlagen

- Häufigste angeborene Skelettfehlbildung, 2% aller Neugeborenen, 80% Mädchen, 20% familiär, Teil von Fehlbildungssyndromen.
- **Formen:** Dysplasie (Pfanne zu steil, flach, kranial ausgezogen), Subluxation (Hüftkopf noch teilweise in der Pfanne), Luxation (vollständig, selten schon bei der Geburt).
- **Symptome:**
  - Anamnestische Hinweise: Steißlage; familiäre Belastung, Schiefhals.
  - Unsichere Zeichen: Faltendifferenz an Oberschenkeln in Bauchlage, Abduktionshemmung, Watschelgang.
  - Sichere Zeichen: Ein- und Ausrenkphänomene („lockere Hüfte" = Palmenzeichen, Schnappphänomen = Ortolani-Zeichen) s. S. 7, Beinverkürzung = Bettmann-Zeichen (Kniestufe).
- **Komplikationen:** Luxationsperthes, sekundäre Koxarthrose.

Untersuchungen

- Hüftsonographie bei jedem Neugeborenen bzw. Sgl. bis 6. Lebenswoche. Anwendbarkeit bis 6. Lebensmonat, eingeschränkt bis zum ersten Lebensjahr. Typisierung nach Graf.
  - Morphologische Kriterien (s. Abb. 48):
    - Form des knöchernen Erkers.
    - Form, Größe, Echogenität des knorpeligen Erkers.
    - Position des Hüftkopfes.
  - Gradeinteilung (s. Tab. 42)

Tabelle 42 Hüftreifungsstörungen (Gradeinteilung nach R. Graf)

I a	Normalbefund (jedes Alter; eckiger knöcherner Erker) (Alphawinkel > 60°, Betawinkel < 55°)
I b	Normalbefund (leicht geschweifter oder stumpfer knöcherner Erker, gute knorpelige Überdeckung) (Alphawinkel > 60°, Betawinkel < 55°)
II a (+)	Physiologische Verknöcherungsverzögerung biszum 3. Lebensmonat (Kontrolle ohne Therapie)
II	(Alphawinkel 50° – 59°, Betawinkel > 55°)
II a (–)	Mit Reifungsdefizit (Kontrolle plus Therapie)
II b	Verknöcherungsverzögerung ab 4. Lebensmonat (Therapie und Kontrolle)
II g od. c	Gefährdete oder kritische Hüfte (jedes Lebensalter; dezentrierungsgefährdete Hüfte → Therapie)
D	Hüfte am Dezentrieren (jedes Lebensalter) (Alphawinkel 43° – 49°, Betawinkel > 77°)
III a	Dezentrierung ohne histologischen Umbau
III b	Dezentrierung mit histologischem Umbau
IV	Luxation

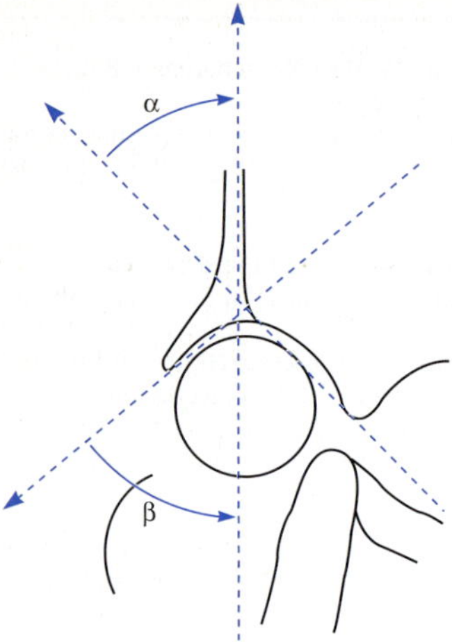

Abb. 48 Graphische Darstellung einer sonographisch normalen Hüfte mit Meßlinien. 1 Grundlinie, tangential vom knöchernen Pfannenerker entlang dem kranialen Anteil des Os ileum. 2 Pfannendachlinie, von der Y-Fuge zum knöchernen Pfannen-erker. Sie entspricht etwa der radiologischen Pfannendachlinie. 3 Ausstellungslinie, Verbindungslinie vom knöchernem Erker und Labrum acetabulare (durch die Mitte). Grundlinie und Pfannendachlinie bilden den Winkel α (sog. Knochenwinkel), Knorpelerkerlinie und Grundlinie den Winkel β (sog. Ausstellungswinkel) (nach Niessen).

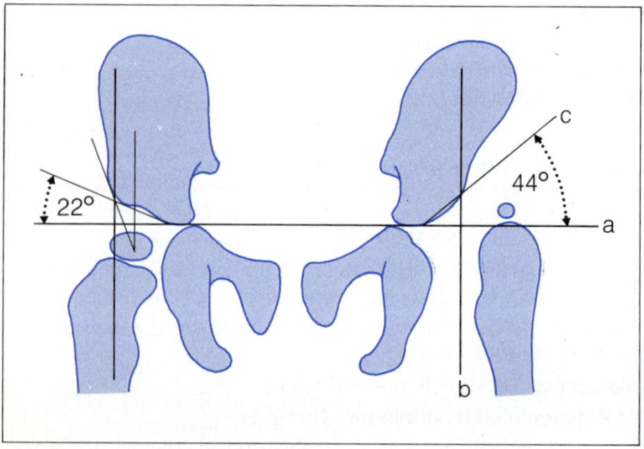

Abb. 49 Hilfslinien zur Beurteilung des Pfannendaches und der Stellung des proximalen Femurendes (aus Keller/Wiskott: Lehrbuch der Kinderheilkunde, 6. Aufl. Thieme, Stuttgart 1991).
a = Horizontale, durch die Y-Fuge (Hilgenreiner-Linie),
b = Senkrechte auf a, die durch die Spitze des Pfannendaches verläuft (Ombrédanne-Linie); der Hüftkopf sollte normalerweise im unteren inneren der durch die Linien a und b gebildeten Quadranten liegen.
c = Linie entlang des Pfannendaches. Der Winkel zwischen a und c ist der Pfannendach- oder AC-Winkel.

- Hüftröntgen (mit Gonadenschutz!) erst nach dem zweiten Lebensmonat beweisend: Beurteilung der Pfannendachwinkel, der Hilgenreiner-Horizontalen und des Ombrédanne-Lots.
- Arthrographie bei fraglicher Reposition, -hindernis.

Therapie

- Konservative Therapie:
  - Spreizhose oder Pavlik-Bandage bei allen Formen vor dem dritten Lebensmonat und bei Dysplasie bis zum 12. Lebensmonat.
  - Overheadextension zwecks konservativer Einrenkung und anschließend Beckengipsverband bei Subluxation und Typ IIc nach Graf nach dem dritten Lebensmonat.
- Operative Therapie: Bei nicht ausreichendem Erfolg konservativer Maßnahmen.

Prognose

- Volle Restitution bei Frühdiagnose und -therapie bis zum dritten Lebensmonat, Verschlechterung der Prognose mit zunehmendem Alter bei Behandlungsbeginn.

Fußdeformitäten

Grundlagen

- **Definitionen:** Fehlhaltungen sind aktiv oder passiv korrigierbar (z. B. Fehlhaltung bei Neugeborenen, Muskelimbalanzen bei Senk-Spreiz-Füßen), Fehlformen sind fixierte Fehlstellungen (z. B. Klumpfuß u. a.).
- **Formen:**
  - Angeborene: kongenitaler Klumpfuß, Sichelfuß, Plattfuß und Hohlfuß und angeborene ZNS-Erkrankungen.
  - Erworbene: lagebedingte Hakenfüße, Sichelfüße und Pedes adducti, statisch bedingte Knick-, Senk- und Spreizfüße, hypotone und spastische Lähmungen sowie posttraumatische Fehlstellungen.
- **Symptome:**
  - Fehlhaltung in Dorsalflexion bei Hakenfuß,
  - in Plantarflexion (Spitzfuß) bei Neuropathien,
  - in Varusstellung der Ferse bei Klumpfuß und Hohlfuß,
  - in Valgusstellung der Ferse bei Plattfuß und Knick-Senk-Fuß,
  - in Adduktion bei Sichelfuß (Pes adductus),
  - in Abduktion bei Flossenfuß,
  - in Supination bei Kletterfuß.
  - Kombinierte Fehlhaltungen: Klumpfuß (Pes equinovarus): Spitzfuß, Varus der Ferse, Adduktion und Supination.
  - Plattfuß: Valgus der Ferse, Abduktion und Pronation.
  - Hohlfuß: Varus der Ferse, verstärktes Längsgewölbe und Pronation.

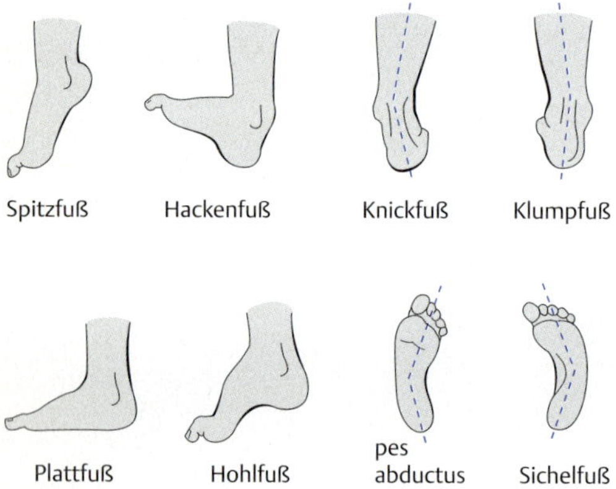

Abb. 50 Fußdeformitäten

Untersuchungen

- Neurologischer Status und Muskelkraft, Gangbild, Zehenspitzenstand, Beweglichkeit der Fußgelenke.
- Evtl. Grundkrankheit: Myopathie (s. S. 376 ff), Neuropathie (s. S. 363 ff).
- Röntgen a.-p. und seitlich bei ausgeprägten Formen, Therapieresistenz.

Differentialdiagnose

- Physiologischer kleinkindlicher Flachfuß bis 4. Lebensjahr.
- Physiologisch: Genua valga und konsekutive Fersenvalgusstellung.

Therapie

- Fehlformen: Frühest mögliche orthopädische Behandlung. Bei angeborenen Formen Physiotherapie bereits ab Neugeborenenalter, da sie nur in den ersten Lebenstagen noch korrigierbar sind. Später Einlagen, Schienen, Gipse und Operationen bei erfolgloser Physiotherapie (z. B. Hackenfuß, Pes equinovarus).
- Fehlhaltungen: Lagebedingte Fehlhaltungen bei Neugeborenen normalisieren sich meist selbst durch Strampeln, sie können unterstützt werden durch zartes Redressement und Lagewechsel. Bei statischen Muskelimbalanzen Barfußgehen und Fußgymnastik, bei stärkerer Muskelschwäche gut passender stützender Schuh mit Fersenkappe. Einlagen bei extremem Knickfuß nach dem 4. Lebensjahr.

Prognose

- Bei Fehlhaltungen gut, bei kombinierten Fehlformen (besonders Klumpfuß) selten völlige Restitution.

Haltungsstörungen

Grundlagen

- **Definition:** Angeborene oder erworbene Abweichungen von der normalen Körperhaltung, die vor allem den Schultergürtel, die Wirbelsäule, Beine und Füße (s. S. 400) betreffen.
- **Formen:** Angeboren sind Fußfehlstellungen (s. S. 400), Skoliosen und Schiefkopf bei Säuglingen. Erworben sind Haltungsfehler wie Rundrücken, Hyperlordose der LWS, Genua valga, Knick-Senk-Fuß.
  Fehlhaltungen sind aktiv und passiv korrigierbar, Fehlstellungen sind fixiert.

Wirbelsäulenhaltungsstörungen

- **Angeboren:**
  - Skoliosen (seitliche WS-Verkrümmung ohne strukturelle Schäden) bei Säuglingen. Auffallende Schräglage, meist großbogige C-förmige Skoliose, bei kurzbogiger S-Form weniger gute Prognose. Therapie: Bauchlage, Physiotherapie, gegensinnige Lagerung mit Aktivierung über konvexe Seite (akustische oder optische Reize), Kontrolluntersuchungen.
  - Skoliosen mit strukturellen Schäden, meist idiopathisch, als Begleitsymptom bei Neuropathien, Myopathien. ED häufig kurz vor oder in der Pubertät, unterschiedliche Progredienz, S-Form, C-Form oder doppelkurvige Skoliose, röntgenologische Bestimmung des Schweregrades durch Messung des Skoliosewinkels (s. Abb. 51):
    < 20° leicht, Therapie mit KG,
    20 – 50°, Therapie durch Korsette, die über 24 Std./Tag getragen werden müssen.
    > 50° Operationsindikation, Alter um das 14. Lebensjahr.

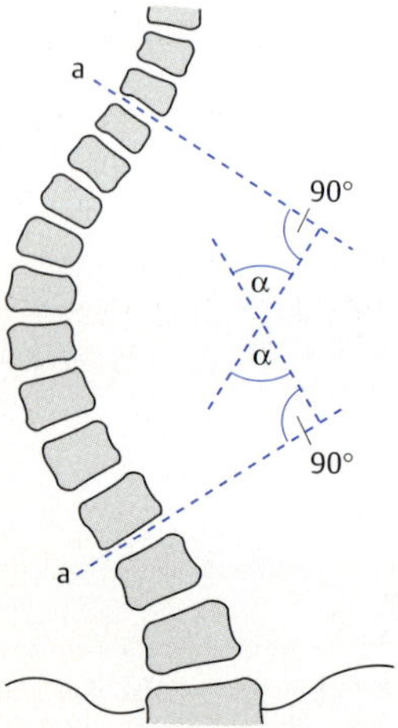

Abb. 51 Bestimmung des Skoliosewinkels

- Tortikollis bei Säuglingen (muskulärer Schiefhals), genetisch oder durch intrauterine Fehlhaltungen bedingt, Hämatom oder narbige Verkürzung des M. sternocleidomastoideus durch Geburtstrauma. Gesicht zur gesunden Seite gewendet, zur kranken geneigt. Schwellung oder derbe Vernarbung des M. sternocleidomastoideus tastbar.
  DD: Neuro- oder Myopathien, Mißbildungssyndrome (s. S. 131 ff). Therapie: Gegensinnige Lagerung, (s. o.), Physiotherapie. Bei Therapieresistenz Operation.
- Morbus Scheuermann (Kyphose mit strukturellen Schäden an Grund- und Deckplatten der WK).
  - Thorakale Form: Hohlrundrücken,
  - Thorakolumbale Form: Rundrücken,
  - Lumbale Form: Flachrücken.
  - ED meist in der Pubertät, häufig beschwerdefrei. Röntgenologischer Nachweis der Kyphose, Bandscheibenverschmälerung, Schmorlscher Knötchen und nicht klar abgrenzbaren Grund- und Deckplatten. Therapie je nach Schweregrad mit Physiotherapie, Schwimmen, Korsetts, Operationsindikation bei schweren, therapieresistenten Rückenschmerzen, neurologischen Ausfällen.

➤ **Erworben:**
- Rundrücken: vermehrte BWS-Kyphose mit Hängeschultern und Scapulae alatae. Häufig nach raschem Wachstum in der Pubertät. DD: Rachitis, Dystrophie, Fehlbildungen. Physiotherapie, Rückenschule (langsam aufbauendes aktives Training der Rücken- und Bauchmuskulatur), geeignete Sitzmöbel!
- Hyperlordose der LWS: Hohlkreuz mit Beckenkippung nach vorn und Flachrücken. Therapie s. o.

Beinachsenfehlstellungen

➤ Genua vara: bis zum 2. Lebensjahr physiologisch, Genua valga bis zum 6. Lebensjahr physiologisch bis max. 7 – 10°.
➤ Pathologisch bei großer Abweichung, Progredienz, Einseitigkeit, gleichzeitiger Adduktionskontraktur im Hüftgelenk oder Knickfüßen.
➤ DD: Rachitis, Vit.-D-resistente Rachitis, chronische Gelenkerkrankungen, Stoffwechselstörungen, Fehlbildungen.
➤ Untersuchung: Röntgendarstellung der Achsenabweichung, sekundärer degenerativer Veränderungen. Labor mit Kalzium, Phosphat, alk. Phosphatase zum Ausschluß einer Stoffwechselstörung.
➤ Therapie mit Einlagen: Innenranderhöhung bei Genu varum, Außenranderhöhung bei Genu valgum. Operationsindikation nur bei therapieresistenter, progredienter Deformation.

Aseptische Knochennekrosen

Grundlagen

- **Definition:** Durchblutungsstörungen in bestimmten Wachstumsphasen an verschiedenen Skeletteilen.
- **Formen:** Morbus Perthes (Femurkopf), Epiphysiolysis capitis femoris, Osteochondritis dissecans (meist Kniegelenk), Morbus Scheuermann (BWS, LWS), Morbus Osgood-Schlatter (Tibiaapophyse) u.a.
- **Symptome:**
  - *Morbus Perthes:* Hinken, belastungsabhängiger Schmerz in Hüft- und Kniegelenk, eingeschränkte Abduktion und Innenrotation. ED im 2.–9. Lebensjahr. In 10% beidseitige Manifestation.
  - *Epiphysiolysis capitis femoris:* Lösung der Femurkopfepiphyse mit Abgleiten nach medial, entweder akut mit Abreißen der Blutgefäße (cave Kopfnekrose), Notfall!, oder prolongiert über Wochen. In 50% Beidseitigkeit, Manifestation meist vor oder in der Pubertät. Bei prolongierter Form Hinken, Hüft- und Knieschmerz bei Belastung. Bein verkürzt, außenrotiert, Innenrotation behindert. Bei akuter Form plötzliche Unfähigkeit, das Hüftgelenk zu belasten, positives Drehmann-Zeichen (Außenrotation im Hüftgelenk bei Beugung im Kniegelenk).
  - *Osteochondritis dissecans:* Nekrotische Demarkierung einer Knochen-Knorpel-Scheibe aus einer Gelenkfläche, Bildung freier Gelenkkörper (Gelenkmaus). Manifestation vor allem bei Jugendlichen, an Knie, Ellbogen, Sprunggelenk. Belastungsabhängige Schmerzen, z.T. mit Einklemmungszeichen.
  - *Morbus Scheuermann:* Schmerzhafter, fixierter Rundrücken (s.S. 403).
  - *Morbus Osgood-Schlatter:* Belastungsabhängige Schmerzen an der Tibiaapophyse. Häufig bei sportlicher Überbelastung, ED 7.–14. Lebensjahr.
- **Komplikationen:** Irreversible Gelenkschäden, z.B. Impressionsfrakturen bei Morbus Perthes. Koxarthrose, Femurkopfnekrose bei Epiphysiolysis capitis femoris.

Untersuchungen

- Skeletttröntgen:
  - Bei Verdacht auf Morbus Perthes: Beckenübersicht und axiale Lauenstein-Aufnahme: Typischer Verlauf in 4 Stadien: Gelenkspaltverbreiterung und Abflachung der Kopfepiphyse, sklerotische Kopfnekrose, Fragmentation mit umschriebenen Verdichtungen und Aufhellungen, Reossifikation mit Verschmelzung der Fragmente und pilzförmiger Kopfdegeneration.
  - Bei Epiphysiolysis capitis femoris: Beckenübersicht und axiale Lauenstein-Aufnahme, Dislokation des Femurkopfes nach dorsokaudal.
  - Bei Osteochondritis dissecans: Gelenk a.-p. und seitlich: subchondrale schalenförmige Sklerosezone, Dissekat, begleitend Erguß und Synovialitis mit Schwellung.
  - Bei Morbus Osgood-Schlatter: Gelenk a.-p. und seitlich: aufgelockerte Apophyse, evtl. Sequester in der Patellarsehne.
- Sonographie zum Nachweis eines Ergusses.

- MRT: Frühdiagnose und Größenbestimmung der Kopfnekrose bei Morbus Perthes, Osteochondritis.
- Skelettszintigraphie: Verminderte Speicherung und stumme Zonen bei avaskulärem, nekrotischem Befund bei Morbus Perthes, Morbus Osgood-Schlatter, Osteochondritis.
- Arthroskopie: Beurteilung der Gelenkoberfläche, Erguß, Dissekat?, Operationsindikation.

Differentialdiagnose

- Arthritis: z.B. Coxitis fugax (nach viralem Infekt auftretende Entzündung der Hüftgelenkskapsel, sonographisch und röntgenologisch nachweisbarer Erguß, Abhebung der Kapsel. Punktion, Antibiose bei eitrigem Punktat, sonst rasche Besserung bei Bettruhe und Antiphlogistika).
- Osteomyelitis (Szintigraphie und Röntgen) s.S. 411, Bursitis.
- Trauma.
- Tumoren (s.S. 335 – 336).

Therapie

- Konservativ: Ruhigstellung und frühzeitige Entlastung, z.B. Thomas-Schiene bei Morbus Perthes.
- Kurze Ruhigstellung und lokale Antiphlogistika bei Morbus Osgood-Schlatter.
- Operativ: Umstellungsosteotomie bei Morbus Perthes. Reposition und Fixierung bei Epiphysiolyse, Fixierung frischer Osteochondroseherde.

Prognose

- Abhängig von Frühzeitigkeit der Therapie.

Rheumatisches Fieber

Grundlagen

- **Definition:** Infektionstoxische bzw. hyperergisch-allergische Entzündung des Mesenchyms vor allem der Gelenke (Polyarthritis), des Herzens (Karditis) und selten des Gehirns (Chorea minor) und der Haut (Erythema marginatum, stammbetont, zentripetale Ausbreitung, girlandenförmig) nach Infektion mit β-hämolysierenden Streptokokken der Gruppe A.
- **Symptome:** Bei Schulkindern 2–3 Wochen nach oft unbemerkter Streptokokkeninfektion Fieber über 39°, starke Schmerzen und Schwellung meist der großen Gelenke meist der unteren Extremitäten. Bei Myokarditis Tachykardie, Arrhythmie, Blässe, Müdigkeit. Auskultationsbefund bei Endokarditis: Meist Klappeninsuffizienzgeräusch über Mitralis und Aorta. Bei Chorea minor nach 2–3 Monaten Muskelschwäche, Choreoathetose mit schleudernden Bewegungen.
- **Komplikationen:** Herzinsuffizienz, Herzklappenfehler (Stenose oder kombiniert).

Untersuchungen

- Blutbild: Leukozytose mit Linksverschiebung.
- BSG und CRP stark erhöht. Antistreptolysintiter erhöht.
- Herz: Sonographie (z. B. Perikarderguß), Röntgen (z. B. Dilatation), EKG (PQ-Verlängerung).
- Diagnose mit Jones-Kriterien:
  - Hauptkriterien: Karditis, Polyarthritis, Chorea minor, Noduli rheumatici (indolente, harte, linsen- bis erbsengroße Knötchen an den Streckseiten der Extremitäten, entlang von langen Sehnen), Erythema anulare.
  - Nebenkriterien: Fieber, Gelenkschmerzen, anamnestisch rheumatisches Fieber, bestehendes Vitium, rezenter Streptokokkeninfekt, EKG-Veränderungen, Erhöhung von BSG, Leukozyten und CRP.
  - Mindestens zwei Hauptkriterien oder ein Haupt- und zwei Nebenkriterien sind für die Diagnose entscheidend.

Differentialdiagnose

- Reaktive Arthritiden (nach Salmonellen, Yersinien, Campylobacter, Borrelien, Chlamydien, Röteln u. a. Viren).
- Kollagenosen (s. S. 289), Morbus Crohn (s. S. 210), Colitis ulcerosa (s. S. 212), Kawasaki-Syndrom (s. S. 291).
- Septische Arthritis (Staphylokokken, Haemophilus influenzae), eitriges Gelenkpunktat mit Leukozytose $< 80\,000$, 75% Granulozyten, LDH > 200 U/l, Protein > 3 g/dl.
- Rheumatoide Arthritis (s. S. 408).
  (Kleinkinder, Perikarderguß, Augenbeteiligung).

Therapie

- Penicillin 1 Mill I.E./Tag über eine Woche.
- Azetylsalizylsäure 60–80 mg/kg/Tag für 6–8 Wochen, Bettruhe, bis Patient schmerzfrei.
- Bei Karditis Glukokortikoide 2 mg/kg/Tag für 4–6 Wochen.
- Rezidivprophylaxe mit Benzathin-Penicillinen 1,2 Mill. i.m. monatlich oder 2 × 200 000 IE Penicillin V oral über fünf Jahre (bei Karditis bis 20. Lebensjahr). Operative Eingriffe unter Penicillinschutz.
- Ggf. Therapie der Herzinsuffizienz und der Herzfehler (Ballonvalvulotomie, Klappenersatz).

Prognose

- Keine Folgeschäden an Gelenken und ZNS, Herzfehler in 30% nach Karditis.

Juvenile rheumatoide Arthritis (JRA)

Grundlagen

- Ätiologisch unklare, höchstwahrscheinlich auf autoimmunologischer Basis ablaufende chronische Gelenkentzündung. Familiäre Häufung und erhöhtes Risiko bei bestimmten HLA-Konstellationen (seropositive Polyarthritis: HLA-DR4, Oligoarthritis Typ I: HLA-DR5, 6, 8, seronegative Spondylarthritis: HLA-B 27). Möglicher Triggereffekt durch Infektionen (z. B. Parvovirus B19) mit nachfolgenden Autoimmunvorgängen, welche zu chronischer Synovitis, Knorpeldestruktion und extraartikulären Entzündungen führen.
- **Formen:** Systemische Verlaufsform (Morbus Still), seropositive chronische Polyarthritis (Rheumafaktor nachweisbar), seronegative chronische Polyarthritis (kein Rheumafaktor), Oligoarthritis Typ I (early onset, Alter 1 – 3 J.), Oligoarthritis Typ II (late onset, > 10 J.), juvenile Spondylarthritis, Morbus Bechterew.
- **Symptome:**
  - *Polyartikuläre Verlaufsform* (mehr als vier Gelenke): Symmetrischer Befall von großen und kleinen Gelenken. Häufig schleichender, seltener akuter Beginn mit Morgensteifigkeit, schmerzhafter Bewegungseinschränkung und zunehmender Gelenkschwellung. Lokalisation: Alle großen und kleinen Gelenke inklusive der Halswirbelsäule und des Kiefergelenks.
    - Die *rheumafaktornegative Polyarthritis* beginnt gleichmäßig verteilt über das gesamte Kindesalter und weist die typische kindliche Handskoliose (Ulnardeviation der Mittelhand, Radialdeviation in den Fingergrundgelenken) auf.
    - Die prognostisch ungünstigere *rheumafaktorpositive Polyarthritis* beginnt nach dem 8. Lebensjahr und verläuft ähnlich der seropositiven Polyarthritis des Erwachsenenalters. Neben Rheumaknoten in unterschiedlicher Lokalisation und Ausprägung kommt es zur typischen Erwachsenenhandskoliose (Radialdeviation der Mittelhand, Ulnardeviation in den Fingergrundgelenken). Es können schwere knöcherne Destruktionen und in seltenen Fällen auch eine immunkomplexmediierte rheumatoide Vaskulitis und Noduli rheumatici auftreten. Entwicklungen eines Sjögren- oder Felty-Syndroms werden beobachtet.
  - *Oligoartikuläre Arthritiden* (Befall von maximal 4 Gelenken):
    - Die *Oligoarthritis Typ I* beginnt meist vor dem 6. Lebensjahr, Mädchen sind häufiger betroffen als Jungen. Neben einer initialen Monoarthritis der Knie- und Sprunggelenke können nachfolgend auch kleine Gelenke befallen werden. Kiefergelenke, Schultern, Hüften und die Wirbelsäule sind fast nie betroffen. Bei 50% der Patienten auftretende, chronisch-rezidivierende Iridozyklitis. Diese besondere Form der Uveiitis anterior verläuft vorerst schleichend und kann durch Synechienbildung im Schlemm-Kanal ein die Sehkraft bedrohendes Engwinkelglaukom verursachen (nachfolgende Erblindung 15 – 20%).
    - Die *Oligoarthritis Typ II* tritt gehäuft bei Knaben nach dem 8. Lebensjahr auf, ca. 90% der Patienten sind HLA-B27-positiv. Nach einem Prodromalstadium mit unklaren Arthralgien kommt es bevorzugt zum Befall einzelner Zehengelenke und der Knie- und Sprunggelenke. Mehr als 50% weisen bevorzugt an der Ferse typische Sehnenansatzbeschwerden (Enthesopathien) auf. Später Entwicklung einer beidseitigen Sakroiliitis, welche manchmal in eine Spondylitis ankylosans (Morbus Bechterew) übergeht. Des weiteren kann eine gutartige Iridozyklitis auftreten (kein Engwinkelglaukom!).

- *Die systemische Verlaufsform (Still-Syndrom)* beginnt überwiegend im Kleinkindesalter, mit hohem Fieber von intermittierendem Typ und einem kleinfleckigen, zeitweise juckenden, flüchtigen Exanthem. Neben einer Hepatosplenomegalie mit generalisierter Lymphadenopathie kann eine Polyserositis (Pleuritis, Perikarditis) auftreten. Die polyarthritische Gelenkbeteiligung entwickelt sich erst allmählich nach den systemischen Symptomen.

➤ **Komplikationen:** Zunehmende Behinderung durch Gelenkfehlstellung, Versteifung, Wachstumsverzögerung, Sehstörung bis Erblindung, Amyloidose.

Untersuchungen

➤ Diagnostische Kriterien: Arthritis mindestens eines Gelenks vor dem 16. Lebensjahr, Dauer mindestens 3 Monate ohne Unterbrechung, Ausschluß von Kollagenosen und symptomatischen Arthropathien (infektiös, Malignome, Hämophilie u. a.).

➤ Blutbild: Septisch bei Morbus Still, normochrome Anämie bei polyartikulären Formen.

➤ Harn: Fallweise Proteinurie.

➤ BSG und CRP erhöht, Eisen vermindert, in Abhängigkeit von der Aktivität des Entzündungsprozesses.

➤ Rheumafaktor positiv bei schwerer verlaufenden polyartikulären Formen mit vorwiegendem Befall der kleinen Gelenke (Erwachsenentyp).

➤ Antinukleäre Antikörper positiv bei einem Teil der poly- und oligoartikulären Formen, negativ bei Morbus Bechterew und Morbus Still. DNA-Antikörper negativ.

➤ Regelmäßige Kontrollen der Augen mit Spaltlampe bei oligoartikulären Formen!

➤ HLA-Antigene: Gehäufte Assoziation mit DR4 bei polyartikulären Formen mit DR5, 6, 8 bei oligoartikulärer Form Typ I, mit B27 bei oligoartikulärer Form Typ II.

➤ Fallweise Punktion der Synovialflüssigkeit in unklaren Fällen mit unspezifischen Befunden: Synovialflüssigkeit trüb, stark vermehrte Granulozyten (bis $50\,000/mm^3$), Protein vermehrt, Komplement vermindert, Immunkomplexe.

➤ Ausschluß von Grundkrankheiten (s. u.).

➤ Röntgenaufnahmen: Weichteilschwellung, Erguß, Osteoporose als Frühzeichen, subchondrale Erosionen und Verengung des Gelenkspaltes, Geröllzysten bei fortgeschrittenen Formen, Achsenabweichung.

➤ Veränderungen der oberen Halswirbelsäule.

Differentialdiagnose

➤ Kollagenose (SLE, Dermatomyositis, Sklerodermie u. a.): DNA-Antikörper positiv (s. S. 289).

➤ Septische Arthritis, bakterielle Osteomyelitis (s. S. 411), Tuberkulose (s. S. 168), epiphysäre BCG-itis.

➤ Rheumatisches Fieber (s. S. 406).

➤ Postinfektiöse Arthritis (Yersiniose, Salmonellose, Borreliose, Röteln u. a. Viren, Pilze). Anaphylaktoide Purpura, Coxitis fugax.

➤ Immundefizienzen, Serumkrankheit (s. S. 284).

➤ Morbus Crohn (s. S. 210), Colitis ulcerosa (s. S. 212), Morbus Reiter, Psoriasis (s. S. 510).

- Morbus Perthes, Epiphysiolysis capitis femoris, Osteochondritis dissecans, Chondromalacia patellae (s. S. 404).
- Trauma, Gelenkblutung bei Gerinnungsstörungen.
- Leukämie (s. S. 307 ff), Knochen- und Knorpeltumoren (s. S. 335/336), Histiozytose (s. S. 321), Neuroblastom (s. S. 325).
- Psychosen, „Wachstumsschmerzen".

Therapie

- Therapeutisches Teamprogramm.
- Keine völlige Ruhigstellung, altersgemäße Bewegung ohne Belastung.
- Frühzeitig Nachtlager- und Redressionsschienen durch Ergotherapeuten.
- Physiotherapie mit gezielten Bewegungsübungen.
- Medikamente:
  - 1. Stufe: Antiphlogistika bei leichten Fällen:
    - 1. Wahl: Azetylsalizylsäure 40 – 80 mg/kg/Tag in 4 ED, therapeutischer Spiegel: 150 – 300 mg/dl.
    - 2. Wahl: Diclofenac 1 – 2 mg/kg/Tag in 3 ED oder Indometacin 2 – 3 mg/kg/Tag in 3 ED.
  - 2. Stufe:
    - Methotrexat (MTX): 5 – 15 mg/m^2 einmal wöchentlich bei Polyarthritis,
    - intraartikulär Steroide bei Oligoarthritis.
  - 3. Stufe: Kortikoide bei Morbus Still, (schwerer Verlaufsform), die durch Med. der 1. Stufe nicht therapierbar ist, Perikarditis.
    - Kortikoide: Prednisolon ca. 1 – 2 mg/kg/Tag, Cushing-Schwelle: 7,5 mg/m^2, Langzeitverwendung problematisch, nach Möglichkeit nur als Stoßtherapie.
    - Goldpräparate: Natriumaurothiomalat 1 mg/kg einmal wöchentlich sollte nur bei Nichtansprechen auf nichtsteroidale Antirheumatika und MTX verwendet werden.
    - Resochin und Penicillamin eher vermeiden.

Prognose

- 85 % verlaufen zufriedenstellend mit geringer Beeinträchtigung bis zum Erwachsenenalter. Risikofälle sind Kinder mit spätem Beginn, polyarthritischem Befall der Gelenke, der Hüftgelenke, frühen Skelettveränderungen, rheumatischen Knötchen, positivem Rheumafaktor und systemischen Manifestationen. Erblindung der betroffenen Augen in 30 %. Entscheidend ist ein klares Therapieprogramm mit einem gut funktionierenden Teammanagement.

Grundlagen

- **Pathogenese:** Hauptsächlich hämatogene Streuung von Bakterien in den Knochen.
- Erreger: 80% Staphylococcus aureus, daneben Streptokokken, Haemophilus influenzae, Escherichia coli, Proteus, Pseudomonas, Salmonellen u. a.
- **Formen:**
  - Säuglingsosteomyelitis bis zum 2. Lebensjahr: Primärer Herd in Epiphyse, die noch von der Metaphyse her mit Blut versorgt wird. Daher häufig Einbruch in das Gelenk.
  - Juvenile Osteomyelitis ab dem zweiten Lebensjahr bis zum Epiphysenschluß: Primärer Herd in Metaphyse, deren Blutversorgung von Epiphyse getrennt ist. Häufig Ausbildung einer Markphlegmone oder eines subperiostalen Abszesses.
- **Symptome:** Klopfender Schmerz, Schwellung, Rötung, Bewegungseinschränkung, Fieber in sehr unterschiedlicher Ausprägung. Beim Säugling manchmal auffallend wenig Allgemeinsymptome, häufig Gelenkschwellungen, bei großen Kindern öfter hochakuter septischer Verlauf.
- **Komplikationen:** Knochennekrosen, Sequester, Gelenkschäden, bis Versteifung, chronische Osteomyelitis, multiple Herde.

Untersuchungen

- Blutbild, CRP, BSG: Nicht immer signifikante Entzündungsreaktionen (Leukozytose mit Linksverschiebung). Leukozytenwert oft unter 10/nl.
- Skeletträntgen: Weichteilschwellung als Frühzeichen, osteolytische Herde mit periostaler Reaktion eher Spätzeichen.
- Skelettszintigraphie: Mehrspeicherung bei aktiver Entzündung oder Minderspeicherung bei Gefäßthrombose als Frühzeichen.
- Sonographie: periostale Abszesse mit periostalen Abhebungen.
- Erreger aus Blutkultur bzw. Abszeß vor Antibiotikatherapie.

Differentialdiagnose

- Trauma, infiziertes Hämatom.
- Knochentumor: Röntgenbild, evtl. Biopsie (s. S. 84); Hämoblastom;
- Arthritiden (s. S. 406 ff); Venenthrombosen.

Therapie und Prognose

- Antibiotika: Beginn mit intravenösen Gaben von Penicillin G 1 – 2 Mill.E/kg/Tag plus Oxacillin 20 mg/kg/Tag. Cave: bei Säuglingen, Kleinkindern bei stammnahem Sitz des Herdes gramnegative Erreger häufig dann zusätzlich Cefalosporin der 2. – 3. Generation (Cefotaxim, Ceftriaxon oder Cefotiam, Cefuroxim). Alternativ: Clindamycin 40 mg/kg/Tag in 3 ED. Therapiebeginn bei jedem Verdacht! Fortsetzung je nach Antibiogramm für 4 (– 6) Wochen i. v., bis zum Abklingen aller Entzündungszeichen.
- Ruhigstellung der Extremität.
- Operative Drainage und Spülung von Markphlegmonen und subperiostalen Abszessen sowie Punktionen von Gelenkergüssen.
- Restitutio ad integrum in ca. 80%.

Hypopituitarismus

Grundlagen

- Im Hypothalamus werden Releasing-Hormone (Growth-hormone-RH, Thyreotropin-RH, Corticotropin-RH, Gonadotropin-RH = LH-RH) und Inhibitoren gebildet, die auf den Hypophysenvorderlappen wirken. Durch Stimulation der entsprechenden hypophysären Hormone (Wachstumshormon, schilddrüsenstimulierendes Hormon bzw. Prolaktin, ACTH, LH und FSH) werden periphere Organe zur Endhormonsynthese angeregt (Somatomedin, T_3 und T_4, Androgene, Gluko- und Mineralokortikoide, Progesteron und Testosteron, Östrogene). Auf allen drei Ebenen können Störungen auftreten, die isolierte oder kombinierte Defekte verursachen können.
- **Ursachen:** Tumoren (Hypophyse, supraselIär, besonders Kraniopharyngeom), Trauma, Blutung, Infarkt, Neurofibromatose, Bestrahlung, isolierte angeborene Defekte (Wachstumshormonmangel, Kallmann-Syndrom u.a.), psychosoziale Deprivation.
- **Symptome:** Im Vordergrund steht meist der proportionierte Kleinwuchs (bei angeborenem Wachstumsmangel Abnahme der Wachstumsgeschwindigkeit mit dem 1. Lebensjahr), mit Puppengesicht, leichter Stammfettsucht, Akromikrie, normalem Kopfumfang, Neigung zu Hypoglykämie, später Ausbleiben der sexuellen Reifung. Visusstörung bei Tumor. Hypothyreose, sekundäre Nebennierenrindeninsuffizienz.

Untersuchungen

- Wachstumshormonspiegel mit Provokation durch Arginin 0,5 mg/kg oder Insulin 0,1 IE/kg KG (pathologisch < 5 mg/ml, partieller Mangel < 10). Bei fehlendem HGH-Anstieg GHRH-Stimulationstest.
- Hypophysenkombinationstest: TH-Stimulation (5 µg/kg i.v.) und Insulin (0,1 E/kg i.v.) (s. S. 62).
- Blutglukose, Na und K im Serum.
- Röntgen der Handwurzel (Reifungsrückstand), Schädel mit Sella-Zielaufnahme und CT der vorderen Schädelgrube (Tumor?), Gesichtsfelduntersuchung.

Differentialdiagnose

- Nicht hormonale Minderwuchsformen: Konstitutionell, Fehlbildungssyndrome, chronische Krankheiten, Skeletterkrankungen. (s. S. 396).
- Hormonelle Störungen: Morbus Addison (s. S. 421), Hypothyreose (s. S. 414).

Therapie

- Biosynthetisches Wachstumshormon 12 IE/m^2 KO/Woche s.c.
- Entsprechende Substitution eines kombinierten Hormonmangels.
- Tumoren: Operation, Kraniopharyngeom bestrahlen und Behandlung des Panhypopituitarismus, oft Kombination mit Diabetes insipidus (s. S. 413).

Grundlagen

- Mangel an antidiuretischem Hormon (ADH) mit verminderter Wasserrückresorption aus den Tubuli, infolge von Schäden an Osmorezeptoren, an ADH-Bindungszentren im Hypothalamus oder an Hypophysenhinterlappen (Speicherung) mit mangelnder Sekretion.
- **Ursachen:** Selten familiär autosomal dominant oder X-gebunden rezessiv, meist sporadisch idiopathisch (Autoimmunerkrankungen), Tumoren (60%, oft erst nach Jahren nachweisbar) (Histiozytose u. a.), Entzündungen, Traumen, Operationen (Kraniopharyngeom u. a.), Unreife bei Neugeborenen.
- **Symptome:** Meist plötzlich auftretende Polyurie, Polydipsie, Exsikkose, Obstipation, Gewichtsverlust, Fieber, Asthenie, Muskelhypotonie.
- **Komplikationen:** hypovolämischer Schock, Hyperpyrexie, Entwicklungsrückstand. Bei Tumoren evtl. Gesichtsfeldausfälle.

Untersuchungen

- Blutbild, Hämatokrit: Eindickung.
- Urin: Volumen über 100 ml/kg/Tag, spezifisches Gewicht 1001 – 1010, Osmolalität 50 – 200 mosmol/Tag (unter der Plasmaosmolalität).
- Plasmaosmolalität über 305 mosmol/l.
- Serum: Erhöhung von Na, K, Cl^-, Harnstoff, Eiweiß, Blutzucker normal, ADH ↓.
- Desaminovasopressin (DDAVP) intranasal (0,05 ml Minirin) führt zu promptem Anstieg der Harnosmolalität. Nur im Zweifelsfall Durstversuch (Überwachung!) (keine Harnkonzentrierung), evtl. ADH-Clearance in Spezialzentren.
- Rö-Schädel mit Sellazielaufnahme, CT, MRT bei Verdacht auf Tumor.

Differentialdiagnose

- Diabetes insipidus renalis (angeboren oder Nephropathie). Kein Ansprechen auf DDAVP-Test; Diabetes mellitus.
- Hypokalzämie, Hyperkalzurie. Niereninsuffizienz im Stadium der Polyurie.
- Psychogen, kein nächtliches Trinkbedürfnis, Harnkonzentrierung im Durstversuch.

Therapie

- Akut: Flüssigkeitsersatz mit Elektrolyterhaltungsdosen.
- Chronisch: Desaminovasopressin (DDAVP) einmal abends, beginnend mit 0,025 ml intranasal und Steigerung bis zum Effekt. Durchschnittliche Dosis bei 1 – 6 Jahren 0,05 ml/Tag, 6 – 10 Jahren 0,1 ml/Tag, bei über 10 Jahren 2 x 0,1 ml/Tag. Bei Säuglingen evtl. besser s. c. oder i. m. oder kürzer wirksames Lysin-Vasopressin abends.

Prognose

- Rückfälle bei kleinen Kindern durch ungleichmäßige Resorption (Schnupfen etc.), größere Kinder können bei intaktem Durstzentrum Flüssigkeitszufuhr selbst regulieren.

Hypothyreose

Grundlagen

- **Definition:** Unterfunktion der Schilddrüse.
- **Ursachen:** Entwicklungsstörungen (Aplasie und Hypoplasie, Ektopie), endemischer Kretinismus in Jodmangelgebieten, Enzymdefekte mit Hormonsynthesestörung, TSH- und TRH-Mangel, Thyreoiditis, z. B. Hashimoto (Autoimmunthyreoiditis), Endstadium der De-Quervain-Thyreoiditis, postoperativ, Thyreostatika.
- **Symptome:** Icterus prolongatus, Obstipation, evtl. nackte Trachea, Offenbleiben der kleinen Fontanelle, Trinkfaulheit, verlangsamte Bewegungen, Muskelhypotonie, verlangsamte Sehnenreflexe. Oft geringe Symptome innerhalb der ersten Lebensmonate. Später Myxödem mit groben Gesichtszügen, großer Zunge, heiserer Stimme, breiter Nasenwurzel, trockener, blasser pastöser Haut, struppigem Haar. Nabelhernie. Psychomotorischer Entwicklungsrückstand mit Kleinwuchs. Hypothermie.
- **Komplikationen:** Imbezillität, Myokardosen mit Kreislaufinsuffizienz, Ausbleiben der sexuellen Entwicklung.

Untersuchungen

- Neugeborenenscreening im Zusammenhang mit Guthrie-Test: Bestimmung des TSH (Erhöhung > 50 mE/l).
- Sonographie der Schilddrüse (Aplasie, Hypoplasie, Hashimoto-Thyreoiditis : diffuse Echoarmut).
- Röntgen: Knochenalter verzögert.
- Blutbild: Normochrome Anämie.
- EKG: „Low voltage“.
- Hormone: TSH (erhöht > 8 mE/l), T_4 (vermindert < 5 µg/dl), T_3 (vermindert < 100 ng/dl). TRH-Test bei latenter Hypothyreose (pathologischer Anstieg des TSH, verzögert bei hypophysären Formen). Jodausscheidung im Harn vermindert bei Kretinismus. Spezialtests bei Enzymdefekten, z. B. Perchlorattest, LSD-AK bei Hashimoto-Thyreoiditis (TAK, MAK).
- Schilddrüsenszintigraphie: Fehlende oder ektope Schilddrüse.

Differentialdiagnose

- Trisomie 21.
- Achondroplasie.
- Passagene Hypothyreose des Neugeborenen bei Jodmangel der Mutter.

Therapie

- Sofortige Hormongabe bei Verdacht nach Blutabnahme: L-Thyroxin oral 10 µg/kg/Tag. Dreimonatige Hormonkontrollen und Dosisanpassung nach Blutspiegel. (100 µg/m^2/Tag) Knochenalter und Wachstum sollen normal verlaufen. Entwicklungstests.
- Kontrollen der T_4 und TSH: 1. LM: wöchentlich / 2.–3. LM 14 tägig / dann monatlich, ab 6. LM alle 2 Mon. ab 4. Lebensjahr 6 monatlich.

Prognose

- Bei angeborener Hypothyreose um so besser, je früher Therapie einsetzt. IQ bleibt unter 55, wenn Therapiebeginn nach dem 6. Lebensmonat. Das Neugeborenenscreening sollte dies verhindern.

Hyperthyreose

Grundlagen

- **Definition:** Überfunktion der Schilddrüse, auch isolierte T_3 - Hyperthyreose möglich.
- **Ursachen:**
  - Diffuse Hyperthyreose bei Morbus Basedow (autoimmune Stimulation durch IgG-AK, auch diaplazentar v. Mutter auf Fetus übertragbar), passager bei akuter und subakuter (De-Quervain-) Thyreoiditis.
  - Lokal bei autonomem Adenom, hormonüberaktiven Malignomen.
- **Symptome:**
  - Nervosität, Hyperkinesie, feiner Tremor der Hände. Feuchte samtige Haut, Schwitzen, Wärmempfindlichkeit, Schlafstörungen, Gewichtsverlust bei gutem Appetit, Durchfälle, Tachykardie, Hypertonie mit hoher Amplitude, Konzentrationsstörungen.
  - Bei Morbus Basedow zusätzlich Exophthalmus, seltener Lidschlag und Zurückbleiben des Lides bei Blicksenkung (Merseburger Trias).
  - Bei Malignom vor allem Solitärknoten mit raschem Wachstum, derb-knotige unverschiebliche Struma, regionäre LK,
  - Heiserkeit bei Rekurrensparese.
- **Komplikationen:** Thyreotoxische Kriste mit zunehmender Herzinsuffizienz.

Untersuchungen

- T_3 (> 180 ng/dl) und T_4 (> 11,4 µg/dl) erhöht, bei isolierter T_3-Hyperthyreose nur T_3. TSH - basal erniedrigt, fehlender Anstieg im TRH - Test (s. S. 62).
  (Cave: Bei autonomen Adenom bis zum Stadium der Dekompensation Euthyreose, Nachweis nur szintigraphisch möglich.)
- SD - AK: MAK. TRAK, Nachweis bei Morbus Basedow.
- BSG und CRP erhöht bei Thyreoiditis, Blutbild mit Leukozytose bei akuter bakterieller Thyreoiditis, keine Leukozytose bei De-Quervain - Thyreoiditis.
- Sonographie:
  - Bei Morbus Basedow Vergrößerung mit diffuser Echoarmut,
  - bei Thyreoiditis echoarme Areale,
  - bei Adenom gut abgrenzbarer echoarmer bis echoreicher Herdbefund,
  - bei Malignomen echoarmer, unregelmäßig begrenzter Herd mit Infiltrationszeichen.
- Szintigraphie: Bei diffuser Hyperthyreose diffuse Mehrspeicherung, lokale Mehrspeicherung (heißer Knoten) bei autonomen Adenom, kalte Knoten sind malignomverdächtig, (→ Feinnadelpunktion).
- RR bei Hypertonus, EKG (Sinustachykardie, Rhythmusstörungen).

Differentialdiagnose

- Juvenile Struma: vorwiegend bei Mädchen, weiche diffus vergrößerte Schilddrüse mit verstärkten vegetativen Symptomen (Farbwechsel, Herzklopfen, Schwitzen, Nervosität). Meist normale Schilddrüsenparameter.
  - Therapie: im allgemeinen nur beruhigen, selten L-Thyroxin.
- Verstärkte vegetative Symptome oder Psychomatosen besonders in der Adoleszenz ohne Struma. Keine vermehrte Wärmeempfindlichkeit, keine Tachykardie im Schlaf.

Therapie

- Morbus Basedow: Thyreostatika, Propylthiouracil 5 – 10 mg/kg/Tag oder Methimazol 0,5 – 1 mg/kg/Tag. Nach den ersten Wochen meinst Hypothyreose → Komb. mit L-Thyroxin (s. S. 414). Cave NW: Agranulozytose, Hautreaktionen, Cholestase, daher Laborkontrollen von Blutbild, Leberwerten, T_3, T_4, TSH, TRAK jede Woche, nach 3 Monaten monatlich. Therapiedauer: 1 – 2 Jahre, Kontrollen alle 6 – 12 Wochen, bei Therapieresistenz: Operation.
- Bei Adenomen Enukleation operativ, bei Malignomen Operation oder Radiojodtherapie bei disseminiertem Tumor.
- Bei ausgeprägter Tachykardie oder Rhythmusstörungen zusätzlich anfangs β-Blocker (Propranolol 1 mg/kg/Tag).
- Bei Augensymptomatik spezielle Behandlung in Augenklinik (Kortikoide).

Prognose

- Morbus Basedow oft lebenslange Erkrankung, bei autonomen Adenom häufig Rezidivfreiheit nach Operation.

Struma

Grundlagen

- **Definition:** Vergrößerung der Schilddrüse, symmetrisch oder einseitig, diffus oder knotig.
- **Vorkommen:** bei Euthyreose, bei Hypothyreose s. S. 414, bei Hyperthyreose s. S. 416.
- **Ursachen:** Neugeborenenstruma (Jodmangel der Mutter), Struma bei Jodfehlverwertung (autosomal rezessiv vererbt, Hypothyreose, Kretinismus, Minderwuchs, Myxödem), endemische Struma (euthyreot) in Gegenden mit jodarmem Wasser, Struma juvenilis vor allem bei Mädchen (euthyreot), Thyreoiditis akut (meist bakteriell, Staphylokokken, Streptokokken, Pneumokokken, Escherichia coli) oder subakut (De-Quervain, vermutlich durch Viren bedingt), Hashimoto-Thyreoiditis s. S. 414, Schilddrüsenmalignome.
- **Symptome: Stadieneinteilung:**
  - Grad I: Struma tastbar, I a nicht sichtbar, I b bei rekliniertem Kopf sichtbar, evtl. Knoten.
  - Grad II: Struma sichtbar.
  - Grad III: Große Struma mit Enge- und Kloßgefühl, Schluckbeschwerden, Stridor bei Anstrengung oder in Ruhe.
  - *Bei Thyreoiditis* schmerzhafte Struma, bei De-Quervain - Thyreoiditis starkes allgemeines Krankheitsgefühl, bei akuter Thyreoiditis Fieber, generalisierte Entzündungszeichen, regionäre LK-Schwellung.
  - *Bei Malignomen* schnelles Wachstum, asymmetrisch, derbe, unebene, nicht gegen die Unterlage verschiebliche Vergrößerung, regionäre LK-Schwellung und Rekurrensparese (Heiserkeit) möglich.

Untersuchungen

- T_3, T_4, TSH bei euthyreoter Struma im Normbereich, bei Funktionsstörungen.
- Sonographie: Differenzierung zwischen diffuser und knotiger Struma, regressive Veränderungen, Zysten, bei Hypo- und Hyperthyreosen. Feinnadelpunktion bei auffälligen Befunden.
- Thyreoiditiden und Malignome s. S. 416.

Therapie

- Jodsalz und Meeresfisch empfehlen.
- Jodsubstitution bei euthyreoter Jodmangelstruma: 50 µg/Tag bis zum 2. LM, 100 µg/Tag bis z. 6. LJ, 150 µg/Tag bis z. 12. LJ, ab 12. LJ 200 µg/d. Bei ausbleibendem Therapieerfolg nach $^1/_2$ – 1 Jahr (Rückgang der Struma um 30 %) zusätzlich 50 – 150 µg/Tag L-Thyroxin.
- Bei Hypothyreose s. S. 414.
- Akute Thyreoiditis: Therapie nach Antibiogramm, bei subakuter Thyreoiditis ASS, bei schwerem Verlauf Kortikoide.
- Bei Hyperthyreose s. S. 417.

Prognose

- Bei benigner Struma gut.

Grundlagen

- **Definition und Folgen:**
  - *Unterfunktion:* verminderte Bildung von Parathormon mit konsekutiver verminderter Kalziumresorption im Darm, Reabsorption in der Niere und verminderter Phosphatausscheidung.
  - *Überfunktion:* vermehrte Bildung von Parathormon mit vermehrter Reabsorption von Kalzium und vermehrter Phosphatausscheidung.
- **Formen:**
  - *Unterfunktion* transitorisch bei Neugeborenenen, idiopathisch (Hypoplasie der Epithelkörperchen), genetisch (Ringchromosom 18) bei Di-George-Syndrom. Autoimmunerkrankung mit AK gegen Nebenschilddrüsen, häufig in Kombination mit Morbus Addison (AK geg. NNR), Diabetes mellitus und Autoimmunthyreoiditis (Schmidt-Syndrom) gelegentlich mit mukokutaner Candidiasis. Zustand nach Operation oder Bestrahlung einer Schilddrüsenerkrankung, Pseudohypoparathyreoidismus (Martin-Albright-Syndrom) bei Endorganresistenz (Nierentubuli).
  - *Überfunktion:* primär durch Hyperplasie (meist familiär), Adenom oder Karzinom, autonomer H. infolge gestörter Rückkopplung zwischen Serumkalziumspiegel und Nebenschilddrüse. Sekundär: Hyperplasie bei erniedrigtem Serumkalzium, z.B. bei Niereninsuffizienz oder alimentärem Vitamin-D-Mangel.
- **Symptome**:
  - *Hypoparathyreoidismus:* Hypokalzämie mit Tetanie und Krampfanfällen, Entwicklungsverzögerung, Zahnanomalien, brüchige Nägel mit Querrillen, Haarausfall, Katarakt, EKG-Veränderungen (s.u.), bei Pseudohypoparathyreoidismus geistige Retardierung, Minderwuchs, Osteodystrophie, Adipositas.
  - *Hyperparathyreoidismus:* Hyperkalzämie mit Übelkeit, Erbrechen, Gewichtsverlust, Hypertonie, psychische Veränderungen, Hyperkalzurie mit Polydipsie, -urie, Nephrokalzinose und -lithiasis (Koliken), Knochenschmerzen bei Demineralisierung des Skeletts (Klassisch: Stein-, Bein - Magenpein).
  - *Bei sekundärem Hyperparathyreoidismus:* renale Osteopathie mit Minderwuchs.
- **Komplikationen:** Bei Hyperparathyreoidismus Kardiomyopathie, Herzstillstand, bei Hypoparathyreoidismus hyperkalzämische Krisen.

Untersuchungen

- **Serum:**
  - *Hypoparathyreoidismus:* Kalzium erniedrigt, Phosphat erhöht, Parathormon erniedrigt, AP normal bis niedrig. Bei NG oft Magnesium erniedrigt.
    DD Pseudoh.: Parathormon im Normbereich.
  - *Hyperparathyreoidismus:* Kalzium erhöht, Phosphat erniedrigt, Parathormon erhöht, Hyperchlorämie. Kreatinin, Hst, Na, K zum Ausschluß einer Niereninsuffizienz. Vit. D erniedrigt bei alimentärem Vitamin-D-Mangel.
- **Harn:**
  - *Hypoparathyreoidismus:* Kalzium, Phosphat und Phosphatclearance sowie c-AMP vermindert.
  - *Hyperparathyreoidismus:* Kalzium, c-AMP vermehrt.

- **Bei Hypoparathyreoidismus:**
  - Ellsworth-Howard-Test: Phosphatausscheidung steigt nach 200 IE Parathormon bis auf das Zehnfache an. Nach Injektion von 0,5 µg/kg/Min PTH Anstieg von c-AMP in Serum und Harn um ein Vielfaches, dagegen kein Anstieg von c-AMP bei Pseudohypoparathyreoidismus.
  - Antikörper gegen Nebenschilddrüsen u.a. endokrine Organe (s.o.) bei Schmidt-Syndrom.
- **Bei Hyperparathyreoidismus:**
  - Nierensonographie, i.v.-Pyelogramm bei Verdacht auf Nephrolithiasis.
  - Skeletträntgen: Osteoporose bei Hypoparathyreoidismus, bei Pseudohypoparathyreoidismus Brachymetakarpie, Demineralisierung und Skelettdeformitäten
    bei Hyperparathyreoidismus: Demineralisation und zystische Läsionen, evtl. renale Rachitis.
  - EKG: Veränderungen durch Hypokalzämie (ST- und QT-Zeitverlängerung), bzw. durch Hyperkalzämie (QT-Zeitverkürzung, negatives T in II und III).

Differentialdiagnose

- Andere Krampfanfälle (Hypoglykämie, Epilepsie u.a.), Hyperventilationstetanie.
- Hypokalzurische Hyperkalzämie (autosomal dominant): normales Parathormon, fehlende klinische Symptomatik.

Therapie

- **Hypoparathyreoidismus:**
  - Neugeborene und akute Tetaniekrämpfe: 2 ml/kg Kalziumglukobionat 10% langsam i.v., kurzfristige Kalziumkontrollen, dazu orale Kalziumzufuhr.
  - Idiopathischer und autoimmuner Hypoparathyreoidismus: Dauertherapie mit Kalzium 1 g/Tag mit Dihydrotachysterol 0,25 – 0,75 mg/Tag oder Calcitriol (1,25-Dihydroxy-Vitamin D) 0,03 ng/kg/Tag. Aussetzen, wenn Harnkalzium > 6 mg/kg/Tag oder Serumkalzium > 10,5 mg/dl oder Kalzium-Kreatinin-Ratio im Harn 0,3. Mit niedriger Dosis wiederbeginnen (Dihydrotachysterol hält sich 10 – 14 Tage im Blut).
    - Komplikationen: Hyperkalzämie behandeln mit NaCl-Infusionen plus Furosemid 1 mg/kg 3 – 4 x täglich, evtl. Calcitonin 4 – 10 MRC-E/kg 3 – 4 stündlich und Prednisolon 1 – 2 mg/kg/Tag.
- **Hyperparathyreoidismus:** Operative Entfernung von Adenomen, bzw. Hyperplasien.

Grundlagen

- **Definition:** Unterfunktion der Nebennierenrinde mit verminderter Bildung der Glukokortikoide und Mineralokortikoide. Primäre NNR-Insuffizienz: Defekt der NNR, Sekundäre NNR-Insuffizienz: Defekt zentral.
- **Formen:** Kongenitale Nebennierenhypoplasie (X-chromosomal rezessive zytomegale Form, autosomal rezessive „Miniaturform", Kombination mit Anenzephalie), familiäre Glukokortikoidinsuffizienz (autosomal rezessiver Rezeptordefekt), Salzverlustsyndrom bei AGS (s. S. 423), Adrenoleukodystrophie (X-chromosomal rezessiv), (s. S. 456), Autoimmunadrenalitis. Schmidt-Syndrom mit Hypoparathyreoidismus u. a. s. S. 419, Nebennierenapoplexie, tumoröse Infiltration, tuberkulöse Destruktion, Hypophyseninsuffizienz, nach Steroidlangzeittherapie.
- **Symptome:** Beim Neugeborenen Trinkschwäche, Lethargie, Anorexie, gußartiges Erbrechen, fehlendes Gedeihen, Hyperpigmentation. Bei späterem Auftreten Müdigkeit, Adynamie, Gewichtsverlust, Erbrechen, Durchfall, Hypotonie, Bradykardie, Schwitzen, Blässe, Heißhunger, Muskelschlaffheit, Hyperpigmentation (besonders Beugefalten). Assoziierte Symptome der Grundkrankheit.
- **Komplikationen:** Exsikkose, Schock, Addison-Krise, Waterhouse-Friderichsen-Syndrom bei Meningokokkensepsis, Ausbleiben der Pubertät, Wesensveränderungen.

Untersuchungen

- Blutbild: Eosinophilie und relative Neutropenie, Anämie.
- Im Serum Na^+ vermindert, K^+ erhöht, hypochlorämische Azidose, Hypoglykämie.
- Harn: 17-Hydroxysteroide $< 3\ mg/m^2$ KO/Tag. Na^+ vermehrt, K^+ vermindert.
- Plasmacortisol, -aldosteron niedrig, ACTH bei primärer NNR-Insuffizienz erhöht, bei sekundärer erniedrigt.
- ACTH-Test: a) Synacten i. v. 0,25 mg/1,73 m^2 KO: fehlender Plasmacortisol-anstieg nach 30 und 60 Min. (nicht bei sekundärer Nebennierenrindeninsuffizienz), b) Synacten-Depot i. m. 1 mg/1,73 m^2 KO an drei Tagen: fehlender Anstieg von 17-Hydroxy- und 17-Ketosteroiden im Harn.
- Metopirontest (s. S. 62): Bei primärer NNR-Insuffizienz hohe basale und stimulierte ACTH-Werte und Substanz S, bei sekundärer NNR-Insuffizienz kein Anstieg von ACTH, Substanz S und 11-Desoxycorticosteron.
- Sonographie, evtl. CT der Nebennieren (Agenesie, Tumor).
- Grundkrankheit abklären: Tbc, AGS, peroxisomale Krankheit, Autoimmunerkrankung, ACTH-Mangel.

Differentialdiagnose

- Erbrechen anderer Ursache, besonders Pylorusstenose.
- Bartter-Syndrom (Defekt der Natriumrückresorption), Schwartz-Bartter-Syndrom (inadäquate ADH-Sekretion), mit Krämpfen, Adynamie, Ödeme, Oligurie, Hyponatriämie, Hypokaliämie, hypoosmolares Serum, hypoosmolarer Harn (bei Neugeborenen Auftreten nach Asphyxie, Hirnblutung, Meningitis, Enzephalitis),
- AGS s. S. 423.
- Myopathie s. S. 378).
- Hypotonie anderer Ursache (s. S. 276).

Addison-Syndrom

Therapie

- Schockbekämpfung, s. S. 543. Kombination mit Hydrocortison 25 – 50 mg i.v. bzw. 125 mg/m^2 KO/Tag plus Mineralokortikoide (s. unten).
- Flüssigkeits- und Elektrolytausgleich (s. S. 548).
- Korrektur der Hypoglykämie, s. S. 426.
- Erhaltungssubstitution mit Hydrocortison 15 – 20 mg/m^2 KO/Tag, fallweise plus Fludrocortison 0,05 – 0,1 mg/m^2 KO/Tag, im Streß bis zu dreifacher Dosis (bei Infektion etc.). Richtparameter sind normales Wachstum und Knochenalter. Mitgabe eines Notfallpasses. Cave falsches Absetzen der Langzeittherapie (Addison-Krise).

Prognose

- Gut bei subtilen Kontrollen und Dosisadaptierung in Streßsituationen.

Grundlagen

- **Definition:** Autosomal rezessiv vererbte Enzymdefekte der Nebennierenrindenhormonsynthese mit unterschiedlichem Schweregrad.
- **Folgen:** Verminderte Cortisolproduktion führt über negativen Feedback zu vermehrter ACTH-Ausschüttung mit folgender Nebennierenhyperplasie und meist gesteigerter (selten verminderter) Androgensynthese. Vermehrung des Desoxycorticosterons erzeugt Hochdruck. Kombination mit Aldosteronsynthesedefekt führt zu Salzverlustsyndrom.
- **Formen:** s. Tab. 43

Tabelle 43 Formen des adrenogenitalen Syndroms

Defekt	Genitalien weiblich	 männlich	Komplikationen
21-Hydroxylase (85%)	virilisiert	virilisiert	Salzverlust bei $^2/_3$
11β-Hydroxylase (10%)	virilisiert	virilisiert	Hochdruck
3β-Dehydrogenase	wenig virilisiert	inkomplett maskulinisiert	Salzverlust
20,22-Desmolase	normal	inkomplett masklulinisiert	Salzverlust
17-Hydroxylase	normal	inkomplett maskulinisiert	Hochdruck

- **Symptome:**
  - Schwere Formen mit Addison-ähnlichem Bild bei Neugeborenen. Äußerliche Virilisierung bei Mädchen meist mit Klitorishypertrophie, selten mit Übergängen bis Prader V (Pseudohermaphroditismus femininus s. S. 431), bei Knaben langsame Penisvergrößerung. Vorzeitige Schambehaarung und beschleunigtes Wachstum (Pseudopubertas praecox) mit vorzeitigem Epiphysenschluß und letztlich Kleinwuchs. Selten Pseudohermaphroditismus masculinus.
  - Bei Salzverlust Trinkschwäche, Anorexie, Erbrechen, Exsikkose.
  - Fallweise Hochdruck.
- **Komplikationen:** Addison-Krise in Streßsituationen (Infekte u. a.), Hypoglykämie, Schock, hyperkaliämische Herzrhythmusstörungen, ausbleibende Brustentwicklung und Menarche bei Mädchen.

Untersuchungen

- Serumelektrolyte: Bei Salzverlust Natrium vermindert, Kalium vermehrt, im Harn Chloridausscheidung vermehrt (trotz niedrigen Chlorids im Serum). Bei 11β-Hydroxylase-Defekt Hypernatriämie.
- Blutgasanalyse: Metabolische Azidose.
- Blutzucker: Hypoglykämie bei Neugeborenen.
- Hormonmetaboliten im Harn und Serum (s. Tab. 44).

Adrenogenitales Syndrom

Tabelle 44 Hormonmetaboliten bei verschiedenen Enzymdefekten bei AGS

Enzymdefekte	Hormonmetaboliten im Harn	im Serum
21-Hydroxylase	17-Ketosteroide vermehrt Pregnantriol vermehrt	17-OH-Progesteron vermehrt
11β-Hydroxylase	17-Ketosteroide vermehrt Pregnantriol vermehrt	11-Desoxycortisolmetaboliten vermehrt
3β-Dehydrogenase	17-Ketosteroide normal oder vermehrt	Dehydroepiandrosteron vermehrt
20,22-Desmolase	17-Ketosteroide normal oder vermehrt	
17-Hydroxylase	Pregnantriol vermehrt	

- Handwurzelröntgen: Skelettalterbestimmung, beschleunigtes Knochenalter bei Pubertas praecox.
- Geschwisteruntersuchung: HLA-B-Locus auf Chromosom 6.
- Heterozygotensuche: 17-OH-Progesteron nach ACTH-Test (s. S. 62).

Differentialdiagnose

- Große Klitoris bei Frühgeborenen.
- Hypertrophische Pylorusstenose (s. S. 197).
- Pseudohermaphroditismus anderer Genese (s. S. 431).
- Pubertas praecox anderer Genese (s. S. 434).
- Addison-Syndrom anderer Genese (s. S. 421).

Therapie

- Notfall: Schocktherapie und Elektrolytausgleich. Hydrocortison 3 x 5 mg/kg/Tag bei Neugeborenen, sonst bis 150 mg/m²/Tag plus Mineralokortikoide (s. unten). Bei Hypoglykämie 10% Glukoselösung i. v.
- Erhaltungstherapie: Hydrocortison 15 --20 mg/m²/Tag, meist in Kombination mit Fludrocortison 0,05 – 0,1 mg/Tag, ggf. mit Zusatz von 2 – 4 g oralem NaCl zur Nahrung. Individuelle Einstellung. Im Streß (Infektionen etc.) bis dreifache Dosiserhöhung.
- Kontrolle des Wachstums, Knochenalters und der 17-Ketosteroide im Harn in 3 – 4-Monats-Abständen, evtl. 17-OH-Progesteron im Serum.
- Operative Korrektur der Virilisierung beim Mädchen.

Prognose

- Abhängig von Schwere und Art des Enzymdefekts, meist normale Entwicklung bei guter Einstellung. Schlechte Prognose bei 20,22-Desmolase-Defekt.

Grundlagen

- **Definition:** Krankheitsbild mit Erhöhung des Cortisols im Serum.
- **Ursachen:**
  - ACTH unabhängig: Iatrogen (Kortikoidtherapie), Tumoren (Adenome, Karzinom).
  - ACTH-abhängig: Meist beidseitige Nebennierenhyperplasie bei Hypophysentumoren, iatrogen (ACTH-Therapie).
- **Symptome:** Oft Kleinwuchs, generalisierte oder Stammfettsucht mit Mondgesicht und Büffelnacken, Striae rubrae, Hypertonie, gerötete Haut, Hirsutismus, Akne. Deutliche Virilisierung bei NN-Tumor.
- **Komplikationen:** Glukoseintoleranz, gestörte Wundheilung, Osteoporose, Infektneigung, Nierensteine, Thrombosen.

Untersuchungen

- Blutbild: Polyzythämie, Eosinophilopenie,
- Harn: Zeitweise Glukosurie.
- Blutglukose: erhöht, meist Glukosetoleranztest pathologisch. Serumnatrium erhöht. Serumkalium vermindert.
- Plasmacortisol: Meist fehlende Tagesrhythmik, Tagesprofil s. S. 62.
- Im 24-Stunden-Harn 17-Hydroxysteroide und freies Cortisol erhöht.
- ACTH erniedrigt bei Adenom oder Tumor der NNR. ACTH erhöht bei Tumoren der Hypophyse.
- Handwurzelröntgen: Knochenalter evtl. verzögert, ggf. Osteoporose.
- Dexamethasonsuppressionstest (Kurztest meist ausreichend): Bei Hyperplasie Suppression mit hoher Dosis möglich, bei malignen NNR-Tumoren keine Suppression.
- Sonographie, CT des Abdomens, evtl. CT des Schädels.
- Fallweise Suche nach ektopen CRF- und ACTH-produzierenden Tumoren (z. B. Bronchialkarzinom).

Differentialdiagnose

- Konstitutionelle Adipositas (dabei praktisch nie Kleinwuchs!).
- Fehlbildungssyndrome: Morbus Fröhlich, Morbus Prader-Willi, Morbus Laurence-Moon-Bardet-Biedl.
- Morbus Conn (Aldosteronprod. Nebennierenrindentumor): Hypertonie, K $\downarrow$, Na $\uparrow$, keine Adipositas.

Therapie

- Iatrogene Formen: Dosisreduzierung des Cortisols, wenn möglich unter 0,5 mg/kg/Tag, außer bei vitaler Indikation (Leukämie u. a.).
- Operative Behandlung von Hyperplasie und Tumoren.

Prognose

- Sehr gut bei Adenomen, schlecht bei Karzinomen.
- Bei beidseitiger Hyperplasie Nebennierenrindeninsuffizienz nach Adrenalektomie.

Diabetes mellitus Typ I

Grundlagen

- **Definition:** Schädigung der B-Zellen des Pankreas vermutlich durch Autoimmunprozeß bei Assoziation mit HLA-DR3 und/oder -DR4 und nach viralen Infekten (Mumps, EBV, Coxsackie). Daraus resultieren der Insulinmangel mit Energiestoffwechselstörung (verminderte Verwertung von Glukose mit Hyperglykämie, vermehrte Lipolyse mit Ketoazidose u.a.).
- **Symptome:** Vorwiegend im Kindes- und Jugendalter meist nach Streß oder Infekt akut auftretende Polyurie, Nykturie, evtl. Enuresis, Polydipsie, Polyphagie, dennoch Abmagerung, Müdigkeit, Leistungsverminderung, gerötetes Gesicht.
- **Komplikationen:** Präkoma bzw. Koma (oft klinische Erstmanifestation) (s.S. 580), Ketoazidose mit Exsikkose, Schock, azidotische Atmung, Azetongeruch, Erbrechen Bauchweh, bakterielle Hautinfektionen. Hypoglykämie (s. S. 438) bei BZ < 50 mg/dl bei zu hoher Insulininjektion, ausgelassener Mahlzeit oder ungewohnter körperlicher Belastung. Hypoglykämisches Koma s.S. 429.
- **Spätkomplikationen:** Mikroangiopathien (Retinopathie, Nephropathie, Neuropathie). Lipodystrophie, Mauriac-Syndrom (mit Adipositas, Wachstumsverzögerung, Hepatomegalie (bei schlechter Einstellung).

Untersuchungen

- Harn: Glukosurie, Azetonurie. Albuminurie bei Nephropathie.
- Blutglukose > 200 mg/dl bis über 1000 mg/dl, pathol. BZ-Tagesprofil: Nüchtern-BZ, 11.00 Uhr und 15.00 Uhr BZ.
- Blutbild und Hämatokrit (erhöht), HbA_{1c} (Aussage über die BZ-Einstellung der letzten drei Monate).
- Metabolische Azidose.
- Serum: Verminderung von Na, K, Cl, Ca, P, Erhöhung von Harnstoff, Kreatinin. Osmolalität erhöht.
- Insulin, C-Peptid, Insulinantikörper, Virusserologie.
- Augenuntersuchungen, Nierenfunktionen, neurolog. Untersuchung.
- Oraler Glukosebelastungstest: Zur Differenzierung eines Diabetes mellitus Typ I von Typ II und Typ MODY:
  - Durchführung: Belastung mit 1,75 g/kg KG Glukose (max. 100 g) und Bestimmung von BZ und Insulin zu Beginn, nach 30, 60, 120 und 180 Min.
  - Beurteilung: maximale Normalwerte BZ: nüchtern 90 mg/dl, nach 30 Min. 150 mg/dl, nach 60 Min. 120 mg/dl, nach 180 Min. 80 mg/dl.
    - Bei Typ I kein oder protrahierter und minimaler Anstieg des Insulins bei erhöhten BZ-Werten.
    - Bei Typ II überschießender Anstieg des Insulins bei erhöhten BZ-Werten.
    - Bei Typ MODY verzögerter Anstieg des Insulins bei erhöhten BZ-Werten.

Differentialdiagnose

- Diabetes mellitus Typ II nicht insulinabhängig, im Gegensatz zu Typ I. Eher selten, z.B. bei Adipositas permagna. Therapie durch Gewichtsreduktion, Diabetesdiät (s.u.) und Stoffwechselkontrollen. Nur bei therapieresistenten Fällen Einsatz oraler Antidiabetika (Sulfonylharnstoff).
- Maturity onset diabetes in the young (MODY) = Typ III: leichte, nicht insulinabhängige Form, genetisch stark determiniert. Therapie durch Diabetes- Diät.

- Syndrome: Prader-Willi-Labhart-Syndrom, Turner-Syndrom u. a.
- Sekundär: Mukoviszidose, Hämosiderose, Cushing.
- Glukosetoleranzstörung, Schwangerschaftsdiabetes.
- Diabetes insipidus mit Polydipsie, -urie s. S. 413.

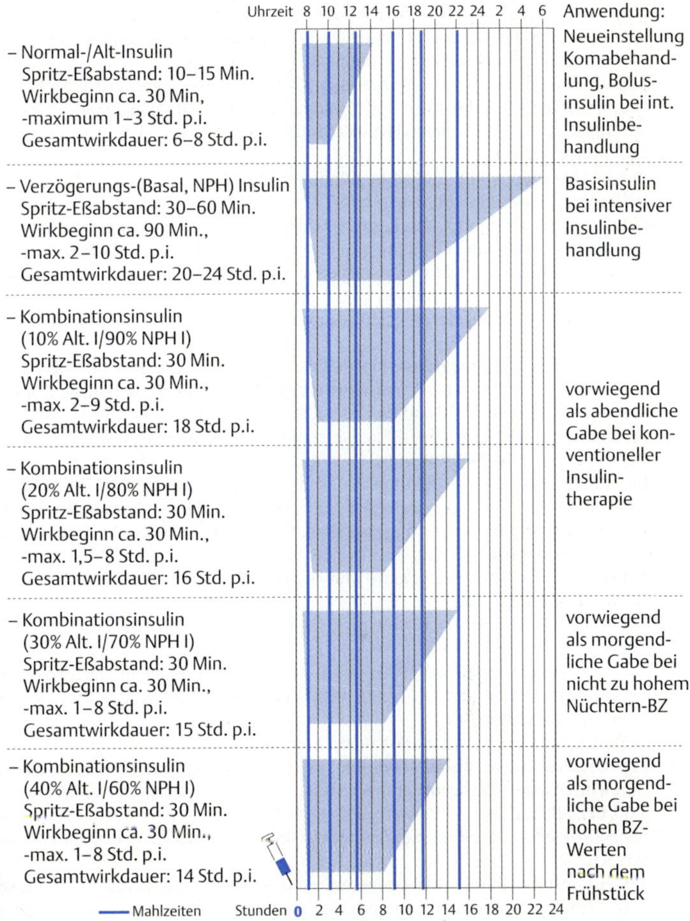

Abb. 52 Schematische Übersicht der gebräuchlichen Mischinsuline

Therapie

- **Insuline:** s. S. 427.
- **Koma bzw. Ketoazidose** (pH < 7,2): Schocktherapie mit Humanalbumin 5% und NaCl 0,9%, danach Flüssigkeitsersatz zuerst mit NaCl 0,9% in der ersten Stunde 20 ml/kg (= 600 ml/m^2), dann 3000 – 3500 ml/m^2/24 Std., Rehydrierung innerhalb 48 Std. Ab einem Glukosewert unter 250 mg/dl übergehen auf Glukose 5% mit Elektrolytzusatz entsprechend den anfangs einstündigen Laborkontrollen, nach Normalisierung 3 stündliche Kontrolle.
  Kalium-Phosphatzusatz 0,1 – 0,2 mval/kg/Std. nach Einsetzen der Diurese. Natriumbikarbonat nur bei pH < 7,0 (!) und normalem K mit langsamem Azidoseausgleich (Cave: Hirnödem, Hypokaliämie), Dosis: 0,1 x Basenexzess x kg KG = mmol $NaHCO_3$.
  Insulin (Normalinsulin): Sofort beginnen mit 0,1 IE/kg/Std. i. v. mittels Pumpe, bis Normalisierung des Blutzuckers (80 – 120 mg/dl) innerhalb 12 Std. unter anfangs stündlicher Blutglukosekontrolle zumindest solange Ketonurie besteht. Ständige Überwachung der Vitalparameter: RR, Puls, Atmung, EKG-Monitoring, Flüssigkeitsbilanz mittels Blasenkatheter. BGA 1 – 3 stündlich, Urin (Glukosurie?).
  Ernährung: Nach Ende der Infusionstherapie anfangs fettarme Schonkost, dann Diabetesdiät.
- **Ohne Koma bzw. Ketoazidose:** Normalinsulin s. c. 0,2 bis 0,5 IE/kg initial, dann alle 4 – 6 Std. 0,2 E/kg s. c. bis Normalisierung. Hafer-Apfel-Kost, danach Diabetesdiät (s. u.). Rasche Dosisanpassung nach BZ-Kontrolle.
- **Erhaltungstherapie:** Ab 2. – 4. Tag Umstellung auf Kombinationstherapie mit Depot-(Verzögerungs-)Insulin ca. $^2/_3$ und Normal-(Alt-)Insulin ca. $^1/_3$, (fertige Mischinsuline s. S. 427), subkutan in Bauchhaut, Oberschenkel oder Oberarme.
  - Dosis 1 – 1,2 IE/kg/Tag, oder Berechnung der Dosis aus der Summe der Altinsulineinheiten am ersten Tag (bei Kindern < 30 kg senkt 1 IE Normalinsulin den BZ um etwa 100 mg%, ab 50 kg um etwa 30 mg%).
  - Etwa 70% der Dosis morgens 30 Min. vor dem Frühstück, etwa 30% der Dosis vor dem Abendessen.
  - Kaliumsubstitution nach Blutspiegel, initial dreistündliche, dann tägliche Kontrollen.
  - BZ-Kontrollen initial stündlich, am 2. – 4. Tag dreistündlich, danach vor den Hauptmahlzeiten und um 22.00, 24.00 und 3.00 Uhr, bis eine befriedigende Einstellung erreicht ist.
    Harnkontrollen, sollen glukose- und azetonfrei sein.
- **Intensivierte „Basis-Bolus"-Therapie:** mit Verwendung eines Pens evtl. später. Durch intensivierte Insulintherapie exaktere BZ-Einstellung, größerer Freiheitsgrad bezüglich Diät und Essenszeiten. Gute Compliance ist jedoch Voraussetzung, für kleinere Kinder sind die mehrfachen BZ-Kontrollen pro Tag nicht erträglich.
  - Depotinsulin abends, 40% der gesamten Insulinmenge, evtl. auch Verteilung auf 2malige Injektionen, morgens und abends.
  - Altinsulinbolus zeitlich und in der Dosierung den Mahlzeiten angepaßt, immer jeweils neu bestimmen. Morgens 2 IE/BE, mittags 1 – 1,5 IE/BE, abends 1 – 1,5 IE/BE.
  - Fakultativ Insulinpumpentherapie bei Jugendlichen, wird nur in Zentren durchgeführt.

➤ **Cave:**
- Somogyi-Effekt: meist morgendliche Nüchternhyperglykämie nach vorausgegangener Hypoglykämie (meist Überdosierung der abendlichen Insulingabe) in der Nacht, durch reaktive Hyperadrenalinämie. → BZ-Bestimmung nachts, abendliche Insulindosis vermindern.
- Dawn-Phänomen: Bei konstanter Insulinzufuhr Hyperglykämie in den frühen Morgenstunden aufgrund eines erniedrigten Insulinspiegels. → Aufteilung der abendlichen Insulindosis, den Verzögerungsanteil erst gegen 23.00 Uhr spritzen.
- Bei älteren Kindern mit geringer Azidose häufig nach einigen Tagen wieder sinkender Insulinbedarf (manchmal auch vollständiger Verzicht auf Insulin möglich). → BZ-Kontrollen und Reduktion der Insulindosis um 10% / Tag.
- Hypoglykämien: Kind und Eltern müssen über Symptomatik (s. S. 438) und Verhalten aufgeklärt sein (daß sie sofort Traubenzucker zuführen müssen, bzw. bei schwerer Symptomatik $^{1}/_{2}$ – 1 Amp. Glukagon injizieren müssen. Bei Bewußtseinsverlust oder Krampfanfall den Notarzt rufen (20% Glukose i.v. und 5% Glukoseinfusion).

➤ **Schulung** für Patient und Eltern hinsichtlich a) Erkrankung (Art, Ursache, Prognose), b) Selbstkontrolle: Blutzuckertests mit Heimgeräten 2 – 3mal/Tag, Harnzucker und Azeton 3mal/Tag, c) Insulininjektion durch Patient oder Eltern, d) Therapieanpassung (z. B. Nachspritzen bei BZ nüchtern > 120 mg/dl), bzw. Umstellung der Insulindosis oder Mischung durch Arzt, e) sorgfältiges Protokollieren der Selbstkontrolle, f) Symptome und Vorgehen bei Hypoglykämie (s. o.).

➤ Supervision in Spezialambulanzen.

➤ Stoffwechselkontrolle mittels HbA_{1c} (optimal unter 7,5%).

➤ **Diät:** Schulung durch Experten (!); regelmäßig drei kleinere Hauptmahlzeiten und drei Zwischenmahlzeiten zu möglichst konstanten Zeiten bei konventioneller Insulintherapie. Kohlenhydratzufuhr mittels Berechnung anhand von Austauschtabellen konstant halten. Altersentsprechende Kalorienzufuhr, Anpassung an körperliche Anstrengung. Anhaltspunkte s. Tab. 45, 46 und 47.

➤ Regelmäßig körperliche Betätigung, auch Sport, mit Anpassung der Diät bzw. der Insulindosis. Immer Traubenzuckertabletten mit sich führen (Frühbehandlung einer Hypoglykämie).

➤ Regelmäßige Schulungskurse, z. B. Ferienlager.

➤ Berufsberatung, Information an Lehrer.

➤ Für pädagogische, psychologische und soziale Probleme, die besonders im Jugendalter auftreten, Kooperation mit Experten.

Tabelle 45 Verteilung der Gesamt-BE auf die einzelnen Mahlzeiten

1. Frühstück	15 – 20%
2. Frühstück	ca. 15%
Mittagessen	20 – 25%
Nachmittagssnack	ca. 10%
Abendessen	15 – 20%
Spätmahlzeit	ca. 15%

Vor kurzer körperlicher Belastung rasch resorbierbare KH bereithalten („Sport-BE"), z. B. in Form von Fruchtsaft-Trinkpäckchen

Diabetes mellitus Typ I

Tabelle 46 Täglicher Kalorienbedarf/kg Sollgewicht (Anhaltswerte)

Alter (Jahre)	Mädchen (kcal)	(kJ)	Jungen (kcal)	(kJ)
1 – 3	90	380	90	380
4 – 6	80	335	80	335
7 – 9	65	270	65	270
10 – 12	50	210	60	251
13 – 15	45	190	50	210

Tabelle 47 Nahrungszusammensetzung

	% der Kalorien	kcal/g	kJ/g
Kohlenhydrate	40 – 50	4	16,7
Fett	30 – 35	9	37,7
Eiweiß	15 – 20	4	16,7

Prognose

- Abhängig von der Güte der Stoffwechsellage. Lebenserwartung derzeit um 15 – 20 Jahre gegenüber Normalbevölkerung vermindert. 20 Jahre nach Krankheitsbeginn 80 % beginnende Retinopathie, 20 % Proteinurie.

Grundlagen

- Abhängig von Geschlechtschromosomen differenzieren sich im 2. bis 3. Lunarmonat die undifferenzierten Gonaden zu Hoden oder Ovar. Unter dem Einfluß des fetalen Hodens entwickelt sich das männliche Genitale, andernfalls immer ein weibliches Genitale bzw. Streaks.
- **Formen:**
  - Abnorme Gonadendifferenzierung:
    - Äußerlich männlich: Klinefelter-Syndrom (XXY u. a.), Anorchie (Untergang der Hoden nach 3. Lunarmonat).
    - Äußerlich weiblich: Gonadendysgenesie (XO-Turner-Syndrom).
    - Äußerlich Intersex: Gemischte asymmetrische Gonadendysgenesie (XO/XY = echter Hermaphroditismus).
  - Pseudohermaphroditismus masculinus (= abnorme Genitalentwicklung bei normalem XY-Karyotyp und normalen Hoden):
    - Äußerlich männlich: Oviduktpersistenz.
    - Äußerlich weiblich: Testikuläre Feminisierung (Resistenz der Androgenrezeptoren).
    - Äußerlich Intersex: Testosteronsynthesestörung bei angeborenem Defekt der 20,22-Desmolase, 3-β-Dehydrogenase, 17-Hydroxylase, 17-Reduktase, Lemli-Smith-Opitz-Syndrom, Ullrich-Feichtinger-Syndrom, Trisomie 13.
  - Pseudohermaphroditismus feminimus (= abnormale Genitalentwicklung bei normalem XX-Karyotyp und normalen Ovarien):
    - Äußerlich männlich oder Intersex: Kongenitales adrenogenitales Syndrom, transplazentare Virilisierung (Hormongaben, androgener Tumor in der Schwangerschaft), Urogenitalmißbildungen.

Untersuchungen

- Anamnese (Familie, Medikamente).
- Status: Klinik, Entwicklung, Genitalien (Stadium nach Prader s. S. 432) (Abb. 53).
- Rektaluntersuchung, Vaginalsondierung, Kolposkopie.
- Sonographie, Genitourographie.
- Chromosomale Geschlechtsbestimmung (Karyotyp).
- Hormonuntersuchungen für Gonadenfunktion, s. S. 62, für AGS s. S. 62.
- Evtl. Laparoskopie und Gonadenbiopsie.

Therapie

- So früh wie möglich eindeutige und unwiderrufliche Geschlechtszuordnung, am besten vor dem zweiten Lebensjahr. Die Wahl des Geschlechts hängt zuerst von der Beschaffenheit des äußeren Genitales ab und bei späterer Diagnose von der Geschlechtsrolle, mit der sich Kinder identifiziert haben.
- Bei intersexuellem Genitale operative Korrektur zugunsten des klinisch vorherrschenden Bildes. Fallweise Hodenprothesen.
- Therapie der Hormonstörung: AGS: s. S. 424 Hypogonadismus ab Pubertät bei Mädchen mit konjugierten Östrogenen 0,3 mg/Tag, bei Knaben mit Testosteronenanthat 100 – 200 mg i. m. alle 2 – 4 Wochen. Kontrolle des Wachstums und der Hormonspiegel.

Intersexformen

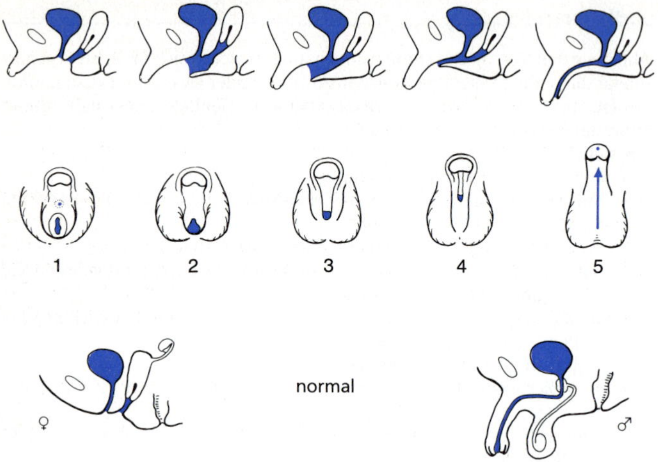

Abb. 53 Intersexuelles äußeres Genitale: Typus 1 – 5 (nach A. Prader)

- Psychologische Unterstützung.
- Achtung auf Neigung zu malignen Gonadentumoren bei Oviduktpersistenz, testikulärer Feminisierung (Entfernung der überflüssigen bzw. insuffizienten Gonaden).

Grundlagen

- **Ursachen:** Intrauterine hormonelle Insuffizienz, testikuläre Dysgenesie oder suprafasziale Verlagerung (73%).
- **Symptome:** Ein- oder beidseitig leeres kleines Skrotum, nicht tastbarer (Kryptorchismus) oder im Leistenkanal tastbarer Hoden (Retentio testis). Gleithoden: Ein retinierter Hoden schnellt nach aktiver Skrotalverlagerung wieder zurück.
- **Komplikationen:** Durch unphysiologische Druck- und Temperaturverhältnisse Hemmung des Tubuluswachstums, Atrophie der Leydig-Zellen, Bildungsstörung der Spermatogonien (vorwiegend nach dem ersten Lebensjahr). Infertilität bei unbehandeltem Maldeszensus (einseitig 30%, beidseitig 70%). Erhöhtes Risiko für Hodentorsion, Traumatisierung und maligne Entartung. Später psychosexuelle Störungen.

Untersuchungen

- Exakte Technik: Zuerst im Stehen Prüfung auf Inguinalhernie, dann in Hockstellung Ausstreifen des Leistenkanals nach mediokaudal und mit anderer Hand Versuch, den Hoden zu fassen und ins Skrotum zu ziehen.
- Bei Kryptorchismus Sonographie.
- Bei Anorchie Testosteronbestimmung nach HCG-Stimulation.
- Bei intersexuellem Genitale Chromosomentest und Laparoskopie.

Differentialdiagnose

- Anorchie: Fehlbildung oder intrauterine Nekrose.
- Pendelhoden: Verstärkter Kremasterreflex (keine Therapie).
- Hodenektopie: Fehlerhafter Deszensus (Oberschenkel u.a.).
- Sekundärer Hodenhochstand nach Hernienoperation.

Therapie

- Hormone: Frühestens nach dem 3. Monat, im allgemeinen nach Beendigung des 1. Lebensjahres zuerst LH-RH-Nasenspray (Kryptocur): 3 x täglich 1 Hub (0,2 mg) jeweils in jedes Nasenloch für vier Wochen. Bei fehlendem Erfolg (ca. 50%) HCG-Injektionen bei Säuglingen 2 x 250 E HCG i.m./Woche, bei Kleinkindern 2 x 500 E, bei Schulkindern 2 x 1000 E für fünf Wochen. Erfolgsbeurteilung sechs Wochen nach Therapie. Cave: Relaps.
- Operation: Bei fehlendem konservativem Erfolg möglichst im 2. Lebensjahr, primär bei Kombination mit Leistenbruch und Ektopien.

Pubertas praecox, Pseudopubertas praecox

Grundlagen

- **Definition:** Vorzeitiges Auftreten sekundärer Geschlechtsmerkmale; bei Mädchen vor dem 8. Lebensjahr, bei Knaben vor dem 9. Lebensjahr.
- **Formen:**
  - Komplette, echte P. p. (Gonadotropine erhöht durch Hirntumoren, Hirnfehlbildungen, Phakomatosen, idiopathisch, familiär, Hypothyreose, exogene Hormonzufuhr).
  - Pseudopubertas praecox (AGS s. S. 423, androgen- oder östrogenaktive Nebennieren- oder Gonadentumoren, bei McCune-Albright-Syndrom).
  - Inkomplette P.p.
- **Symptome:** Bei kompletter und Pseudo-P.p. vorzeitiges Auftreten der Brustentwicklung, Pubes- und Axillarbehaarung, der Menses, des Penis- und Hodenwachstums (s. S. 17) und des Wachstumsschubs, Akne.
  Bei inkompletter P.p. entweder nur prämature Adrenarche bzw. Pubarche oder nur vorzeitige Thelarche (Brustvergrößerung) (mono- oder bilateral mit später normaler Pubertät).
  Symptome der Grundkrankheit.

Untersuchungen

- Komplette und Pseudopubertas praecox: Familienanamnese, Knochenalter (Rö li. Hand), Schädelröntgen und CT (zentraler Tu?), Sonographie und evtl. CT des Abdomens zum Ausschluß eines hormonproduzierenden peripheren Tumors, Fundi, evtl. EEG. Hormone: LH, FSH, Östrogene, Testosteron, Dehydroepiandrosteron, β-HCG im Serum, 17-Ketosteroide im Harn. LH und FSH bei echter P.p. mit LHRH stimulierbar, bei Pseudo-P.p. nicht stimulierbar.
- Prämature Thelarche: Knochenalter, Sonographie der Ovarien und des Uterus. Hormone: Östradiol im Serum.
- Vorzeitige Adrenarche/Pubarche: Hormone: Dehydroepiandrosteron, Androstendion, Testosteron, 17-Hydroxyprogesteron im Serum erhöht im Vergleich zu Altersnorm.

Differentialdiagnose

- Gynäkomastie: Klinefelter-Syndrom, feminisierende Tumoren, Hepatopathie, physiologisch, Medikamente (Hormone, Digitalis, Isoniazid u. a.).

Therapie

- Ursache (Tumor, Hydrozephalus, AGS) behandeln. Evtl. Gabe eines LH-Releasing-Hormon-Analogons (Buserelin), bei idiopathischer echter P.p.

Grundlagen

- Sexualhygiene ist die Grundlage für ein vernünftiges Sexualverhalten der Jugendlichen, um Krankheiten, ungewollten Schwangerschaften, Infektionen und späteren Sexualstörungen vorzubeugen. Ein früher Beginn der Hygiene ist wegen der Akzeleration der kindlichen Entwicklung und der freizügigen Einstellung zur Sexualität wichtig. Ca. 30% der Jugendlichen ab 16 Jahren haben Geschlechtsverkehr.

Körperhygiene

- Tägliches Waschen der Schamgegend, keine stark parfümierten Seifen, keine Scheidenspülungen, Haut trocken halten. Bei Knaben Präputiumsack mit Wasser reinigen.
- Waschlappen und Tücher sauberhalten und nicht gemeinsam benützen.
- Absonderungen (Blut u. a.) mit saugfähigen Einlagen auffangen, keine lose Watte oder Zellstoff.
- Nach Stuhlgang bei Mädchen von vorn nach hinten wischen, keine Verunreinigung der Scheide.
- Unterwäsche aus Baumwolle, nicht aus synthetischen Fasern, oft wechseln.

Aufklärung durch den Arzt

- Vermittlung biologischer Grundlagen der Fortpflanzung, des Geschlechtsverkehrs, der Konzeption und Schwangerschaft sowie der Risiken für Jugendliche.
- Ausreichende Aufklärung erfolgt selten durch Eltern oder durch Lehrer. Günstig sind Gruppen gleichen Geschlechts, adäquates Bildmaterial, Verständnis, Erfahrung, Verantwortungsbewußtsein und Humor des Arztes.
- Berücksichtigung des sozialen Umfelds und Respektieren des religiösen Hintergrunds.
- Glaubwürdige Lebensberatung über Voraussetzungen für tragfähige intime Partnerschaftsbeziehungen, über Partnerwahl, Risikogruppen für HIV-Infektionen.

Kontrazeption

- Forderungen: Praktikabel, sicher, reversibel, akzeptabel.
- Verordnung nur nach Anamnese, Untersuchung und ausführlichem Gespräch mit erfahrenem Arzt.
- Kondom und Ovula: Weniger sicher als Pille.
- Pille: z. B. Trigynon, Gynovin. – „Minipille“ unsicher.
- „Pille danach“ nach ungeschütztem Sexualkontakt.
- Kein völlig sicherer Schutz gegen HIV-Infektion möglich beim Geschlechtsverkehr. Verminderung des Ansteckungsrisikos durch Kondome.

Rachitis

Grundlagen

- **Ursache:** Mangelnde Einlagerung von Kalzium, Phosphat und Magnesium in das Osteoid infolge Mangels an Vitamin D oder Phosphat oder bei Vitamin-D-Stoffwechselstörungen.
- Folgen: Führt bei jungen Kindern zu rachitischen Metaphysenveränderungen, bei älteren Kindern zu Osteomalazie.
- **Formen:**
  - Vitamin-D-Mangel-Rachitis infolge verminderter Zufuhr bei üblicher Brustmilch- oder Kunstmilchernährung oder bei mangelnder Umwandlung des Prävitamins in der Haut, besonders bei Frühgeborenen, oder bei Malabsorption (z. B. Zöliakie, CF, Gallengangsatresie).
  - Phosphatmangelrachitis z. B. bei Frühgeborenen.
  - Vitamin-D-resistente Rachitis bei renalen tubulären Funktionsstörungen. Störungen der 1,25-Dihydroxycholecalciferol-Bildung als angeborener Defekt, bei antikonvulsiver Therapie und bei chronischer Niereninsuffizienz, Fanconi-Syndrom s. S. 137
- **Symptome:** Kraniotabes, „Quadratschädel", verzögerter Fontanellenschluß, Auftreibung der Rippen („Rosenkranz") und anderer Metaphysen, z. B. am distalen Radius oder an den Malleoli, Rippendeformierungen, Muskelhypotonie, Froschbauch, Schwitzen, motorische Retardierung, bei Kleinkindern verbogene Beine, verzögerter Zahndurchbruch, Zahnschmelzdefekte.
- **Komplikationen:**
  - Hypokalzämische Tetanie mit Karpopedalspasmen, auch tonisch-klonische Krämpfe, Laryngo- und Bronchospasmus, u. a. in der Heilungsphase.
  - Kardiomyopathie.
  - Später Geburtshindernis durch enges Becken.
  - Neigung zu Karies.

Untersuchungen

- Serum und Harn: Typisch sind niedriges Phosphat, normales Kalzium und erhöhte alkalische Phosphatase im Serum, verminderte Kalziumausscheidung im Harn. Hypokalzämie meist bei verstärkter endogener Vitamin-D-Bildung in der Haut und verstärktem Kalziumeinbau, z. B. im Frühjahr.
  Generalisierte Aminoazidurie möglich. Tubulopathien s. S. 351.
- Skeletträntgen: Metaphysäre Becherung, Auftreibung und Auszipfelung, besonders typisch am distalen Radius (Handwurzelröntgen). Allgemeine Hypodensität der Knochen.

Differentialdiagnose

- Hypophosphatasie, Pseudohypophosphatasie. Pseudohypoparathyreoidismus s. S. 419.
- Metaphysäre Dysostosen. Tumorrachitis, magnesiumabhängige Rachitis, primärer Hyperparathyreoidismus.

Therapie und Prophylaxe

- Bei Vitamin-D-Mangel 5000 IE oral täglich für 4–5 Wochen (Kontrolle der alkalischen Phosphatase), evtl. Resorptionsstörung behandeln. Zusätzlich Kalzium oral.
- Bei Phosphatmangel 50 mg/kg/Tag Natriumhydrogenphosphat.
- Tubulopathien s. S. 351.
- Bei renaler und Vitamin-D-resistenter Rachitis 20–80 mg/kg/Tag 1,25 Dihydroxycholecalciferol.
- Prophylaxe: Alle Neugeborenen 400–500 IE oral, täglich während des 1. Lebensjahres bzw. über den 2. Winter hinweg.

Prognose

- Unbehandelt bleibende Knochendeformierungen.

Hypoglykämien

Grundlagen

- **Ursachen:** Hypoglykämien entstehen, wenn der Glukosebedarf größer ist als der aus Resorption, Glykogenabbau und Glukoneogenese mögliche Nachschub. Hormonelle Regulatoren sind Insulin, Glukagon, Cortisol, HGH und Adrenalin. Der Glukosebedarf des Kindes ist etwa doppelt so hoch wie der des Erwachsenen.
- **Folgen:** Sie betreffen das kindliche Gehirn in besonderem Maße. Besonders anfällig sind Neugeborene wegen der besonders geringen Glykogenreserven.
- **Formen:**
  - *Neonatal* bei Frühgeburt, Small for date babies, Toxikose der Mutter, Diabetes der Mutter, zerebraler Schädigung, Asphyxie, Nebennierenblutung, Hypothermie, Erythroblastose, Galaktosämie, Ahornsirupkrankheit.
  - *Postneonatal* aus vielfältigen, genetischen oder erworbenen Ursachen.
    - 1. Hyperinsulinismus: bei Nesidioblastose (inklusive leuzinsensitiver Hypoglykämien), Inselzelladenom, Wiedemann-Beckwith-Syndrom (Exomphalos-Makroglossie-Gigantismus-Syndrom), akzidenteller Insulinüberdosis.
    - 2. Ketotische Hypoglykämien mit
      a) erhöhtem Laktatspiegel im Plasma wie Glykogenose Typ I s. S. 446, Defekten der Glukoneogenese s. S. 441 und organischen Azidurien (s. S. 443);
      b) mit normalem Plasmalaktat wie Glykogenosen Typ III und VI, Glykogensynthasedefekt bzw. endokrinen Störungen, verursacht durch Hypopituitarismus, Mangel von Wachstumshormon oder ACTH, Störungen der Nebennierenfunktion, Glukagonmangel, aus idiopathischer Ursache oder bei emotionalem Streß.
      3. Normoinsulinämische, nonketotische Hypoglykämie: Defekte des Intermediärstoffwechsels wie Glutarazidurie Typ II, Defekt der HMG-CoA-Lyase, Dikarboxylurien, systemischer Karnitinmangel; idiopathisches hypoketotisches-hypoglykämisches Syndrom.
      4. Versagen der Leberfunktion: (neonatale) Hepatitis (s. S. 484), Fruktoseintoleranz (s. S. 441), Galaktosämie (s. S. 440), Tyrosinose.
  - *Weitere:* toxische Hypoglykämien (Alkohol, Salizylat, Tolbutamid); bei Tumoren (Sarkome, Wilms-Tumor, Hepatoblastom); bei ZNS-Schädigung (Tumoren, Blutung, Thalamusläsion, Fehlbildungssyndrome).
- **Symptome:**
  - Bei Neugeborenen: Unruhe, unspezifisches Zittern, Schreckhaftigkeit, Apnoen, Hypotonie, Krämpfe (Blutglukose meist <30 mg/dl, bei Frühgeborenen <20 mg/dl). Meist Früh- oder Mangelgeburten. Bei insuffizient behandeltem mütterlichem Diabetes große schwere adipöse Kinder (Geburtsgewicht >4000 g). Symptome des Grundleidens.
  - Bei älteren Kindern: Blässe, Schwäche, Schwitzen, Übelkeit, Tachykardie, Kopfschmerzen, Sehstörungen, Verwirrtheit, Bewußtseinstrübung, Krämpfe. Blutglukose meist <40 mg/dl. Symptome des Grundleidens.
- **Komplikationen:** Hirnschädigungen, Retardierung, Epilepsie. Hypoglykämisches Koma s. S. 429.

Untersuchungen

- Blutglukose und Tagesprofile (s. S. 426). Screening mit Glukoseteststreifen. Normwerte s. S. 426.
- Gezielte anamnestische Hinweise: Familienanamnese, Abhängigkeit von Mahlzeiten und Fasten, Altersdisposition, Tageszeit (Nüchtern-H.), Vorkrankheiten (Diabetes u. a.).
- Metabolische Abklärung: Selektives Screening auf Amino- und Organo-azidopathien (s. S. 443), Laktat in Plasma und Harn (Achtung auf Artefakte durch Krampfanfälle und/oder Unruhe bei der Blutabnahme!!), Karnitin im Plasma, Tests auf Galaktosämie und Fruktoseintoleranz.
- Endokrine Abklärung: Dreitägige kohlenhydratreiche Diät mit Glukosetagesprofil, dann nach nächtlichem Fasten Glukosetoleranztest (s. S. 439) mit Bestimmungen der Glukose und des Insulins im Serum: Niedrige Nüchternwerte von Glukose und hoher Insulinspiegel sowie abrupter Abfall der Glukose während Toleranztests sprechen für Hyperinsulinismus (s. o.). Evtl. Glukagontoleranztest (Fasten 4 – 10 Std. bei Säuglingen, max 24 Std. bei Kindern) → BZ-Bestimmung → 0,1 mg/kg Glukagon i. m., bzw. 0,03 mg/kg i. v. → BZ nach 5, 15, 30, 45, 60, 90, 120 Min.): fehlender Glukoseanstieg bei Störung der Glukoneogenese bei Glykogenosen und ketotischer Hypoglykämie.
- Nüchternabnahmen des Cortisols, HGH, T_4, TSH, Adrenalin und der Blutgaswerte.
- Spezifische Toleranztests:
  - Fastentests (max 4 – 10 Std. bei Säuglingen, max. 24 Std. bei Kindern) zum Nachweis einer Laktaterhöhung,
  - ketogene Diät (Hypoglykämie, erhöhte freie Fettsäuren und Ketonurie bei ketotischen Hypoglykämieformen),
  - Leuzinbelastung: 150 mg/kg oral, vorher nüchtern BZ (Hypoglykämie bei leuzinsensibler Hypoglykämie und Hyperinsulinismus).

Differentialdiagnose

- Alle Krankheiten mit Bewußtseinsstörung und Krämpfen.

Therapie

- Akuttherapie mit 0,5 – 1 g/kg KG Glukose i. v., danach 10 – 15 % Glukoseinfusion (wegen Gegenregulation). Stündliches Glukosemonitoring. Bei Versagen Glukagon 0,3 mg/kg viermal täglich bzw. Prednisolon 2 – 5 mg/kg/Tag. Bei Neugeborenen galaktose- und fruktosefreie und proteinarme Diät bis Diagnose bekannt. Bei Persistenz Diazoxide 12 mg/kg/Tag oder HGH 2 mg/m^2/Tag, evtl. subtotale Pankreatektomie bei Nesidioblastose und Insellzelladenom.
- Diäten: Häufige Kohlehydratmahlzeiten bei allen Formen, fettarm bei ketotischer Hypoglykämien, proteinarm bei leuzinsensiblen Hypoglykämien. Galaktosämie, Fruktoseintoleranz, Glykogenosen u. a. Stoffwechselstörungen s. dort.
- Bei idiopathischen Formen evtl. Prednisolon-Langzeitgaben (1 mg/kg/Tag).

Prognose

- Bei persistierenden Hypoglykämien hohes Risiko für Hirnschädigung, bes. unter 6 Lebensmonaten.

Galaktosämie

Grundlagen

- Galaktoseintoleranz, sie kann als Folge von drei autosomal rezessiv vererbten Enzymdefekten des Galaktosestoffwechsels mit variabler klinischer Relevanz auftreten.
- **Formen:**
  - Defekt der Galaktokinase: milder Verlauf; Entwicklung von Katarakten; selten.
  - Defekte der Galaktose-4-Epimerase: symptomfrei bis intermediärer Verlauf; selten, Enzymmangel auf Erythrozyten und Leukozyten beschränkt.
  - Defekt der Galaktose-1-Phosphat-Uridyltransferase (schwerer bis intermediärer Verlauf) Schäden von Hirn, Leber und Niere. Häufigkeit 1 : 40 000.
- **Symptome:** Meist bei Neugeborenen, mit Beginn der Milchernährung: Erbrechen, Durchfall, Ikterus, hämolytische Anämie, Hepatomegalie, evtl. Krämpfe und Hypoglykämiezeichen, Gedeihstörungen.
- **Komplikationen:** Katarakt, Hirnschädigung mit Retardierung, Sprachstörung, Tremor, Ataxie, Leberzirrhose, tubuläres Fanconi-Syndrom. Neigung zu Escherichia-coli-Sepsis, Ovarialinsuffizienz, akute Leberinsuffizienz.

Untersuchungen

- Neugeborenenscreening (meist mikrobiologische Hemmtests) (s. S. 64).
- Bei klinischem Verdacht: Blutglukose (ketotisch mit erhöhtem Laktat), im Serum Leber- und Nierenfunktionswerte; reduzierende Substanzen und/oder Galaktose im Harn.
- Beutler-Fluoreszenztest in Erythrozyten.
- Enzymnachweis in Erythrozyten von Patienten und fraglich Heterozygoten.

Differentialdiagnose

- Neugeborenensepsis (s. S. 142 und 458).
- Hepatopathie verschiedener Genese (s. S. 123).
- Hypoglykämien verschiedener Genese (s. S. 438).

Therapie

- Bei ersten Verdachtssymptomen galaktosefreie Ernährung (keine Milchprodukte!), evtl. Blutaustausch.
- Lebenslange Diät (Soja-Milch, später milchfreie Produkte).
- Einstellung der Galaktose-1-Phosphat-Konzentration in Erythrozyten unter 3 mg/dl.
- Heterozygote Frauen: Diät während der Schwangerschaft.
- Bei Epimerasemangel völlige Galaktosekarenz schädlich: geringe, subtoxische Mengen verabreichen!

Prognose

- Ohne Therapie meist Tod innerhalb der ersten Monate, bei rechtzeitig durchgeführter Diät annähernd normale Entwicklung.

Grundlagen

- **Pathogenese:** Angeborene Fruktoseintoleranz wird durch einen autosomal rezessiven Defekt der in Leber, Niere und Dünndarm vorkommenden Fruktose-1-Phosphat-Aldolase verursacht: Der Anstau von Fruktose-1-Phosphat führt zur Schädigung von Leber und Niere. Durch eine Blockade der Glykogenolyse und Glukoneogenese kommt es, speziell nach Fruktoseaufnahme (Umstellung auf teiladaptierte Milchen), zu Hypoglykämieattacken.
- **Symptome:** Auffallende Abneigung gegen Süßspeisen. Nach Zufuhr von saccharose- und fruktosehaltiger Nahrung Erbrechen, Ikterus, Hepatomegalie, Durchfall, Symptome der Hypoglykämie, Blutungen, Aszites. Ohne Therapie Tod durch Leberversagen. Bei Nierenbeteiligung: Proteinurie, Aminosäuren erhöht.
- **Komplikationen:** Hirnschädigung durch Hypoglykämien, Streßulkus, Leberzirrhose, Tubolopathie.

Untersuchungen

- Leber- und Nierenfunktionswerte, Serumglukose (Hypoglykämie).
- Monosaccharide im Harn zum Nachweis einer Fruktosurie, Proteinurie.
- Aminosäuren im Harn zum Nachweis von Hyperaminoazidurie oder einer Erhöhung von Tyrosin und Methionin.
- Intravenöser Fruktosetoleranztest (200 mg/kg KG i.v.) nach Fruktosekarenz (Verdacht auf Fruktoseintoleranz bei Abfall der Glukose und des Phosphats, Anstieg von Harnsäure und Magnesium im Serum).
- Nachweis des Enzymdefekts im Leberpunktat, evtl. in der Dünndarmschleimhaut.

Differentialdiagnose

- Hepatopathie (z.B. Hepatitis, Lebertumor, Glykogenose Typ I).
- Hypoglykämie verschiedener Genese (s. dort).
- Fruktose-1,6-Diphosphatase-Mangel (ketoazidotische Hypoglykämiekrisen, Laktatazidose).
- Galaktosämie (genaue Nahrungsanamnese).
- Tyrosinämie: Ebenfalls Hypoglykämie, Hepatomegalie und Aminoazidurie.
- Wilson-Erkrankung.

Therapie

- Entfernung von Fruktose und Saccharose aus der Nahrung (Obst, Kartoffeln, Karotten). Vitamin-C-Substitution.

Prognose

- Unter sorgfältiger Diät normale Entwicklung. Auffallend gesunde Zähne.

Phenylketonurie (PKU) und Hyperphenylalaninämie

Grundlagen

- Autosomal rezessiv vererbte Störungen der Umwandlung von Phenylalanin (Phe) in Tyrosin (Häufigkeit 1 : 1 000 000).
- **Ursachen:**
  - Defekt der Phenylalaninhydroxylase (Häufigkeit 1 : 7000);
    a) „klassische" PKU (Phe > 15 mg/dl),
    b) milde bis symptomfreie „Hyperphenylalaninämie" (Phe 2 – 15 mg/dl).
  - Defekte im Stoffwechsel des beteiligten Coenzyms Tetrahydrobiopterin (THB), der Dihydrobiopterin-Reduktase bzw. der Biosynthese von Biopterin.
- **Symptome:** Stark variabel, bei klassischer PKU meist ab dem 2. Trimenon zunehmende psychomotorische Retardierung mit Unruhe, Dyskinesien, Hyperreflexie bis Tetraspastik, Krämpfen, Sprachstörungen. Im „klassischen" Fall IQ unter 50. Blaue Augen, blonde Haare und Pigmentarmut, mäuseartiger Körpergeruch.
- **Komplikationen:** Ekzemneigung, autistische oder schizoide Psychopathien, maternale PKU (Schädigung gesunder Feten durch Hyperphenylalaninämie der Mutter).

Untersuchungen

- Im Normalfall durch zentral organisiertes Neugeborenenscreening (s. S. 64), im positiven Fall weitere Schritte:
- Quantitative Bestimmung des Phenylalanins (normal < 1 mg/dl) im Serum.
- Oraler THB-Test (Tetrahydrobiopterintest) zum Ausschluß von Coenzymdefekten. Bei Coenzymdefekt Absinken des Phenylalanins im Serum.
- Messung von Enzymaktivitäten (Leberbiopsien), Pterinmetaboliten in Gewebe und Körperflüssigkeiten.
- Molekularbiologische Charakterisierung (Mutationstyp etc.) und Nachweis von Heterozygoten.
- Bei akutem klinischem Verdacht:
  Windelprobe: Geruch nach Mäuseharn, Grünfärbung mit Eisenchlorid oder mit Phenistix-Stäbchen.
- Screening nach Amino- und Organoazidopathien im Harn (s. S. 443).

Differentialdiagnose

- Andere Stoffwechselstörungen mit Neuropathien (s. S. 450 – 453).

Therapie und Prognose

- Behandlungsbeginn in den ersten beiden Lebensmonaten oder bei Erhöhung des Phe über 10 mg/dl durch phenylanalinarme Diät (40 – 80 mg/kg/Tag bei normalem Gesamteiweiß) Einstellung zwischen 5 und 8 mg/dl Serum, Therapiedauer bis 14. Lebensjahr, je nach Phenylanalinspiegel.
- Maternale PKU: Diät bereits vor Konzeption und während der Schwangerschaft, sonst fetale Fehlbildungen (Mikrozephalie, Herz, Skelett, Augen) meist unabhängig von der Verlaufsform!
- Hinweis auf Selbsthilfegruppen.
- annähernd normale Entwicklung mit adäquater Diät.

Grundlagen

- Organoazidopathien (Häufigkeit > 1 : 9000) und Aminoazidopathien (Häufigkeit ca. 1 : 5000) sind die häufigsten lebensbedrohlichen Stoffwechselerkrankungen der Neonatalperiode. Durch ca. 60 vorwiegend autosomal rezessiv vererbte Enzymdefekte kommt es zur meist akuten Zellschädigung durch toxische Stoffwechselprodukte („organische Säuren", Zwischenprodukte des Amin-, Cholesterin-, Eiweiß-, Fettsäure-, Kohlenhydrat- und Energiestoffwechsels).
- **Formen:** z. B. im Abbau von aromatischen (Tyrosinose, Phenylketonurie u. a.) oder verzweigtkettigen Aminosäuren (Ahornsiruperkrankung, Methylmalonazidämie, Propionazidämie, Isovalerianazidämie), von Fettsäuren (Defekte mitochondrialer Azyl-CoA-Dehydrogenasen), im Pyruvatstoffwechsel (Laktatazidurien) und der Glukoneogenese (Karboxylasemangel u. a.).
- **Leitsymptome:**
  - Beim Neugeborenen meist nach kurzem symptomfreiem Intervall vertiefte Atmung, Myoklonien und/oder zerebrale Krampfanfälle, Hirnventrikelblutung beim Reifgeborenen, Muskelhypotonie-Lethargie-Koma, Trinkunlust/dauerndes Erbrechen, inspiratorischer Stridor, Erbrechen, Trinkschwäche, evtl. Mikrozephalie, zerebrale Bewegungsstörungen, Krämpfe, Hepatopathie, Wachstumsstillstand, maggiartiger Geruch bei Ahornsiruperkrankung.
  - Beim älteren Kind: progrediente Entwicklungsretardierung, Verlust erworbener Fähigkeiten, Gedeihstörung, Debilität, Sprachentwicklungsverzögerung, Infektanfälligkeit, intermittierende Krisen besonders bei Infekten, neurologische Auffälligkeiten (Hypotonie/Hypertonie/Athetose /Ataxie), Myoklonien und/oder zerebrale Anfälle, Makrocephalus/Hydrocephalus e vacuo, rezidivierendes Fieber (mit Ataxie), Organvergrößerungen (Leber, Milz), Skelettveränderungen (Rachitis), renale Symptome (Polyurie/Polydipsie) Tubulopathien mit Glukosurie und Aminozidurie, erythematöse Hautveränderungen.
- **Komplikationen:** Psychomotorischer Entwicklungsrückstand durch Leukodystrophie, plötzlicher Tod des Säuglings oder Kleinkindes, akutes Leberversagen, Verschlechterung bei Infekten, Tod in der irreversiblen Azidose.

Untersuchungen

- Blutgase, Elektrolyte: Nachweis einer metabolischen Azidose bzw. einer erhöhten Anionenlücke (> 20 mval/l).
- Blutzucker, Ketonkörper, Laktat, Ammoniak.
- Blutbild: Thrombozytopenie, Neutrozytopenie.
- Qualitatives und/oder quantitatives Aminosäuremuster im Harn: Defektspezifische (Valin, Leuzin, Lysin u. a.) oder typische sekundäre Veränderung (Glyzin, Alanin u. a.).
- Orotsäure im Harn, Karnitin im Serum, Laktat im Liquor.
- Organische Säuren im Harn: Nachweis spezifischer Metabolitmuster.
- Spezielle Metaboliten, z. B. Sukzinylazeton bei Tyrosinose, Hexanoylglyzin bei mitochondrialen β-Oxidationsdefekten.
- In-vivo-Belastungstests (Fasten, Glukose, Eiweiß, Phenylpropionsäure etc.).
- Enzymdiagnostik in Fibroblasten oder Biopsien (z. B. Leber).

Differentialdiagnose

- Klinisch keine klare Abgrenzung zu Harnstoffzyklusdefekten und Störungen im Stoffwechsel von Peroxisomen, Mitochondrien bzw. Aminosäuren und Kohlenhydraten.
- Hypoglykämien und Hyperammonämien (s. S. 438 und 445).
- Schwere Erkrankungen z. B. Sepsis, Morbus Reye u. a. (s. S. 214).
- Zerebrale Erkrankungen anderer Genese.
- Plötzlicher Kindstod (s. S. 585).

Therapie

- Entgiftung mit Hämofiltration (CAVH) oder Peritonealdialyse.
- L-Carnitin.
- Diät mit Reduktion der Vorläufer für die jeweils toxischen Metaboliten; Gesamteiweißzufuhr maximal 1,2 g/kg/Tag.
- Cofaktoren (z. B. Biotin, Thiamin bei Karboxylasemangel).
- Verlaufskontrolle der Hauptmetabolite.

Prognose

- Bei rechtzeitiger Erkennung und gezielter Therapie (s. o.) normale Entwicklung möglich. Starke individuelle Variationen der Ansprechbarkeit.

Grundlagen

- Das beim Abbau der Aminosäuren anfallende Ammoniak wird im Harnstoffzyklus in fünf enzymatisch gesteuerten Schritten zu Harnstoff umgewandelt. Verminderte Kapazitäten der Ammoniakentgiftung führen bei Eiweißzufuhr zur Hyperammonämie, die für das Gehirn toxisch ist.
- **Formen:**
  - Enzymdefekte im Harnstoffzyklus: Karbamylphosphatsynthetase (autosomal rezessiv = a.r.), Ornithintranskarbamylase (OTC; X-chrom.), Zitrullinämie (a.r.), Argininsukzinaturie (a.r.), Argininämie (a.r.), N-Azetylglutamatsynthetasemangel (a.r.);
  - organische Azidurien (Propionazidämie, Methylmalonazidämie u.a., durch Inaktivierung der Karbamylphosphatsynthetase);
  - bei lysinurischer Proteinintoleranz;
  - „HHH"-Syndrom (Hyperornithinämie-Hyperammonämie-Homozitrullinämie) u.a.;
  - nicht genetisch, bei transienter neonataler Hyperammonämie, perinataler Asphyxie, Frühgeborenen und/oder schwer kranken Neugeborenen, akuter und chronischer Lebererkrankung, Reye-Syndrom, Valproattherapie u. dgl., Systemerkrankungen (Schock, Kreislaufversagen etc.).
- **Symptome:** Nach Eiweißmahlzeit beim Neugeborenen oder nach Abstillen Trinkschwäche, Erbrechen, Hypotonie, Bewußtseinsstörung bis Koma, Krämpfe. Entwicklungsstillstand, Hepatomegalie.
- **Komplikationen:** Zerebrale Schädigung mit psychomotorischer Retardierung, Verschlechterung bei Infekten, Tod im Koma.

Untersuchungen

- Ammoniak im Plasma über 58 µmol/l (frisches Plasma!).
- Orotsäure bei Harnstoffzyklusdefekt, speziell bei OTC-Mangel, erhöht, normal bei Organoazidurien (z.B. Propionsäureazidurie).
- Aminosäuremuster im Harn: z.B. Zitrullin, Arginin etc.
- Organische Säuren im Harn, speziell bei normaler Orotsäure.
- Enzyme in Erythrozyten, Leberbiopsien (OTC) oder Fibroblasten (org. Azidurien).

Therapie

- Stopp der Eiweißzufuhr bei akuter Krise.
- Dialyse oder Hämofiltration bei Koma (kein Blut).
- Bei Defekten des Harnstoffzyklus: Na-Benzoat 250–500 mg/kg/Tag bei organischen Azidurien: s. S. 443.
- Spezielle, proteinarme Diät mit essentiellen Aminosäuren.

Prognose

- Abhängig vom raschen Ergebnis der biochemischen Diagnostik, der Schwere des Enzymdefektes und frühzeitiger Behandlung.

Glykogenosen

Grundlagen

- Pathologische Speicherung von Glykogen in Leber und/oder Muskel durch autosomal rezessive vererbte Enzymdefekte. Ausnahme Typ VI a: X-chromosomal rezessiv.
- **Formen:**
  - Typ I a (v. Gierke; Glukose-6-Phosphatase) Speicherorgan: Leber und Niere.
  - Typ I b (Glukose-6-Phosphat-Translokase) Speicherorgan: Leber und Niere.
  - Typ II (Pompe; α1,4-Glukosidase) Speicherung lysosomal in allen Geweben, vor allem Herz, Muskel, ZNS, Leber, Granulozyten.
  - Typ III (Cori; Amylo-1,6-Glukosidase) Speicherorgan: Leber, Herz, Muskel, Blutzellen.
  - Typ IV (Andersen, Branching enzyme) Speicherorgan: Leber.
  - Typ V (Mc Ardle; Phosphorylase) Speicherorgan: Muskel.
  - Typ VI, VI a (Hers; Phosphorylase) Speicherorgan: Leber.
  - Typ VII (Tarui; Phosphofruktokinase) Speicherorgan: Muskel, Erythrozyten.
  - Typ 0 (Lewis; Glykogensynthetase) Speicherorgan: Leber.
  - Typ VIII-XI (verschiedene seltene Enzymdefekte).
- **Symptome:**
  - Typ I a: Beim Neugeborenen Hepatomegalie, Nierenvergrößerung, schwere Nüchternhypoglykämien mit Laktat- und Ketoazidose, später: Puppengesicht, Kleinwuchs, Adipositas, Xanthelasmen, Hyperlipidämie, Hyperurikämie, Hypoglykämien und Thrombozytenfunktionsstörungen mit Blutungen.
  - Typ I b: Wie Typ I a, mit Infektanfälligkeit bei Neutrozytopenie.
  - Typ II: Kardiomegalie, progressive Muskelhypotonie, Makroglossie, Hepatomegalie, bei juveniler Form keine Kardiomegalie, vorwiegend Muskelhypotonie.
  - Typ III: Ähnlich Typ I a, jedoch leichter, mit Muskelhypotonie und Kardiomegalie.
  - Typ IV: Leberzirrhose, Splenomegalie.
  - Typ V: Muskelhypotonie, rasche Ermüdbarkeit, Krämpfe nach Anstrengungen, Myoglobinurien.
  - Typ VI, VI a: Hepatomegalie, Hypoglykämie.
  - Typ VII: wie Typ V.
  - Typ 0: Hypoglykämieneigung mit Ketoazidose, Gedeihstörungen.
  - Typ VIII-XI: vorwiegend Hepatomegalie und Hypoglykämien.
- **Komplikationen:** Hirnschädigung durch Hypoglykämien, Gicht, Fanconi-Tubulopathie, Lebertumoren bei Typ I.

Untersuchungen

- Nüchternhypoglykämie bei Typ I und III.
- Hyperurikämie, Hyperlipidämie bei Typ I.
- Myoglobinurie bei Typ V.
- Laktatazidose, Laktatverminderung nach Glukosegabe bei Typ I, Pyruvatazidose.
- Glukagonbelastung (s. S. 439) pathologisch bei Typ I und III.
- Nachweis des Enzymdefektes in Leukozyten bei Typ II, IV, in Erythrozyten bei Typ III, VI/VIa, VII.

- Leberbiopsien: Unbedingt nötig bei Typ I (Achtung: Biopsie nicht tieffrieren!), evtl. zur Messung des Leberglykogens (> 6 g/100 g bei Typ I, II, III, IV, V).
- Fehlen der Laktatbildung nach Muskelarbeit bei Typ V.
- Muskelbiopsie bei Typ II, V, VII; Enzymbestimmung, Glykogen.
- Pränatale Diagnostik bei Typ II und IV durch Enzymbestimmung in Amnionzellkultur. Bei Typ II auch elektronenmikroskopischer Nachweis von abnormalen Lysosomen in Amnionzellen.
- Abdomensonographie: Hepatomegalie (s. o.), Nierenvergrößerung bei Typ I.

Differentialdiagnose

- Hepatomegalie mit und ohne Hypoglykämie anderer Genese (Galaktosämie u. a.). S. S. 123.
- Myopathien (s. S. 376).
- Hypertrophische Kardiomyopathie anderer Genese (z. B. G_{M1}-Gangliosidose, org. Azidurien) bei Typ II.

Therapie

- Typ I, III: Häufige Mahlzeiten, reich an Maltodextrin und ungekochter Maisstärke, nachts kontinuierliche Sondenernährung mit Glukose. Keine Galaktose oder Fruktose. Natriumbikarbonat, Allopurinol, evtl. Lebertransplantation.
- Typ II: Keine kausale Therapie bekannt.
- Typ IV: Organtransplantation.

Prognose

- Gut bei den Typen I, III, V und VI bis X, ungünstig bei Typ II und IV, Tod in den ersten Lebensjahren.

Familiäre Hyperlipoproteinämien

Grundlagen

- Lipoproteine sind membranartige Komplexe aus lipophilen Apolipoproteinen und Phospholipiden, die in ihrem Inneren hydrophobe Triglyzeride und Cholesterinester enthalten und diese im wäßrigen Milieu des Blutes transportieren. Unterschieden werden die Lipoproteine durch elektrophoretische Aufteilung (nach Protein- bzw. Fettgehalt) in Chylomikronen, Very-low-density-Lipoproteine (VLDL), Low-density-L. (LDL), High-density-L. (HDL).
- **Formen:** Die biochemischen Ursachen der Hyper- und Dyslipoproteinämien sind komplex und bisher nur zum Teil geklärt. Phänotypisch können nach Frederickson in der Lipoproteinelektrophorese fünf Typen unterschieden werden. Im Kindesalter werden meist nur Typ I und II manifest.
  - Typ I: Autosomal rezessiv vererbter Lipoproteinlipasedefekt mit verzögerter Auflösung der deutlich erhöhten Chylomikronen und hohen Triglyzeriden.
  - Typ II: Autosomal dominant vererbter LDL-Rezeptordefekt mit enthemmter Cholesterinsynthese und erhöhtem LDL (Typ IIa) oder VLDL (Typ IIb) bei normalem HDL.
  - Typ III: Dysbetalipoproteinämie, erhöhtes Cholesterin und Triglyzeride.
  - Typ IV Autosomal dominant vererbt (Manifestation bei Erwachsenen) VLDL und Triglyzeride erhöht, HDL vermindert.
  - Typ V Triglyzeride, Chylomikronen und VLDL erhöht.
- **Symptome:** Typ I: Eruptive Xanthome, Koliken, Hepatosplenomegalie, Retinaeinlagerungen.
  Typ II: Eltern haben frühen Herzinfarkt. Homozygote mit frühen Xanthomen an Sehnen und Extremitätenstreckseiten. Arcus corneae. Angina pectoris und Herzinfarkte vor dem 20. Lebensjahr.
  Typ III: Xanthome, Ateriosklerose, Koronararteriosklerose.
  Typ IV: Koronararteriosklerose.
  Typ V: Xanthome, Retinaeinlagerungen, Pankreatitis, Hyperinsulinismus, Koronararteriosklerose.
- **Komplikationen:** Arteriosklerose bei Typ II, III.

Untersuchungen

- Trübes Nüchternplasma spricht für Typ I (vermehrte Chylomikronen).
- Serumcholesterin (normal bis 225 mg/dl nach dem ersten Lebensjahr), deutlich erhöht bei Typ II und III, Serumtriglyzeride (normal bis 135 mg/dl), deutlich erhöht bei Typ I, II, IV und V.
- Lipoproteinelektrophorese: Unterscheidung in Typ I bis V.
  - Typ I: Chylomikronen erhöht, LDL und HDL erniedrigt.
  - Typ II: LDL erhöht, HDL normal bis niedrig.
  - Typ III: LDL und VLDL erhöht, HDL normal.
  - Typ IV: VLDL erhöht, LDL und HDL normal.
  - Typ V: Chylomikronen und VLDL erhöht, LDL normal, HDL erniedrigt.
- Augenhintergrunduntersuchung bei Verdacht auf Typ I und V.

Differentialdiagnose

- Morbus Tangier: Strukturdefekt des Apolipoproteins mit Cholesterinspeicherung im RES (gelborange Tonsillen, Schaumzellen im Knochenmark).
- Sekundäre Hyperlipoproteinämie bei Diabetes, Fettsucht, Hypothyreose, Lupus erythematodes, Morbus Cushing, Nephropathien, Hepatopathien, Pankreatitis, Anabolika, Östrogenen, β-Blockern u. a.

Therapie

- Typ I: Fettarme Diät mit mittelkettigen Triglyzeriden (Ceres-Produkte). Saccharose ersetzen durch Stärke. Parenterale Substitution von Vitamin A, D, E und K.
- Typ II: Energiearme, cholesterinarme Diät mit mehrfach ungesättigten Fettsäuren (Becel-Produkte). Zuckerreduktion bei Typ IIb. Evtl. Cholestyramin oder β-Sitosterin. Substitution von Vitamin A, D, E und K.
- Bei Typ III-V: Diät.

Prognose

- Gut bei Typ I, fraglich bei Typ II.

Sphingolipidosen

Grundlagen

- Genetische Defekte des lysosomalen Abbaus von Sphingolipiden. Inaktivität eines Enzyms oder eines für den Abbau des Lipids erforderlichen Zusatzfaktors („Aktivators") führt zur Akkumulation in stoffwechselaktiven Geweben. Bevorzugt betroffene Organe sind das Gehirn, Leber, Milz und Niere und das retikuloendotheliale System.
- **Formen:** Je nach Spezifität des defekten Enzyms und des vorwiegend gespeicherten Materials.
  - Ganglioside: G_{M1}-Gangliosidose, G_{M2}-Gangliosidosen (Morbus Tay-Sachs und Morbus Sandhoff).
  - Sulfatide: Metachromatische Leukodystrophie, Mukosulfatidose,
  - neutrale Glykosphingolipide: Morbus Krabbe, Morbus Gaucher (Typ I und II), Morbus Fabry.
  - Sphingomyelin: Morbus Niemann-Pick (Typen a bis d).
  - Zeramid: (Morbus Farber).
- **Symptome:**
  - *Allgemeines:* Auch innerhalb eines Enzymdefekts heterogener Verlauf, der von konnatalen Formen (mit Hydrops fetalis) bis zu Erwachsenenformen („multiple Sklerose", „Schizophrenie"), reichen kann. Wichtig ist der Nachweis einer Progredienz (z. B. Entwicklungsknick, Verlernen erworbener Fähigkeiten). Hauptsymptome, meist die einer neurodegenerativen Erkrankung oder viszeralen Speicherung. Wichtig sind auch verschiedene typische Schlüsselsymptome wie z. B. „cherry-red-spots" am Augenhintergrund, Hydrops fetalis, Speicherzellen im Knochenmark u. a. Vom praktischen Standpunkt nach folgenden Kriterien zu beurteilen:
  - *Neurodegenerative Erkrankung mit dem Bild des Untergangs grauer Nervensubstanz* (psychomentale Regression, Krampfanfälle, Dezerebration):
    - G_{M1} - Gangliosidose:
      a) Infantiler Typ (Manifestation bei Geburt): Trinkfaulheit, Dysmorphie mit Hepatosplenomegalie, hypertropher Kardiomyopathie, Dysostosen, cherry red spots.
      b) Juveniler Typ (ab 1 J.): Ataxie, psychomotorischer Entwicklungsrückstand ab 1 J., Demenz, keine Dysmorphie, milderer Verlauf als infantile Form.
      c) Adulter Typ (5 – 10 J.): zerebelläre Dysarthrie, Spastik, Ataxie, normale Intelligenz, keine Dysmorphie.
    - Morbus Tay-Sachs (vor allem bei Aschkenasimjuden) und Morbus Sandhoff: (3 – 6 Mon.): Makrozephalie, muskuläre Hypotonie, cherry red spots, zunehmende Erblindung, psychomotorischer Entwicklungsrückstand ab 1 J., Tetra-spastik.
  - *Zeichen eines Abbauprozesses der weißen Substanz* (progressiver Verlust erworbener psychomotorischer Fähigkeiten, Krämpfe):
    - Metachromatische Leukodystrophie
      a) Infantiler Typ (1 – 2 J.): Ataxie, muskuläre Hypotonie mit Unfähigkeit zu laufen, Demenz, Optikusatrophie mit Erblindung, Tetraparese
      b) Juveniler Typ (3 – 16 J.): Verhaltensänderung (auffällig konfus, bizarr), Ataxie, sonst wie infantile Form, nur langsamer.
      c) Adulter Typ (15 – 60 J.): Persönlichkeitsveränderungen, spastische Tetraparese, wie infantile Form, langsamerer Verlauf.
    - Morbus Krabbe (4 – 6 Mon.): muskuläre Übererregbarkeit, Blindheit.

- *Psychomentale Retardierung mit viszeraler Beteiligung:*
  - Morbus Gaucher:
    a) Infantiler Typ (3 – 18 Mon.): Hepatosplenomegalie, Neuropathien (Trismus, Strabismus, Retroflexion des Kopfes), Demenz, typische Speicherzellen im Knochenmark, neuronale Zerstörung im ZNS.
    b) Adulter Typ (1 – 70 J.): Hepatomegalie, osteoartikuläre Schmerzen, aseptische Knochennekrosen, Lungeninfiltration, Cor pulmonale, Pneumonien. Keine neuronale Beteiligung.
  - Morbus Niemann-Pick (Typ A erste Mon, Typ B – D 2 – 6 J.): Hepatosplenomegalie, Osteoporose, cherry red spot, psychomotorischer Abbau, Verhaltensänderungen bis Demenz, sea-blue histiocytes im Knochenmark, Ausnahme Typ B, keine neuronale Beteiligung, überwiegend pulmonale Infiltration, interstitielle Pneumonie.
  - Morbus Fabry (7 – 10 J): brennende Extremitätenschmerzen, Vasopathien, Angiokeratome, Kornealtrübung, Angina pectoris, Herzinfarkt, Anämie, später Niereninsuffizienz.
  - Morbus Farber (erste Mon.): Hepatosplenomegalie, Gelenkschwellungen, subkutane Schwellungen, Lipogranulome, pulmonale Komplikationen, bei 50 % psychomotorischer Abbau.

Untersuchungen

- Kirschroter Makulafleck („cherry red spot") bei Gangliosiden und Morbus Niemann-Pick.
- NMR: Demyelinisierungszeichen, EEG: z. B. Krampfherde bei allen Sphingolipidosen.
- Peripheres Blutbild: Lympho- und Monozyten mit typischen Vakuolen.
- Knochenmark: Histiozyten mit Speichermaterial, besonders bei Morbus Gaucher und Morbus Niemann-Pick.
- Liquoreiweiß erhöht bei Morbus Krabbe und metachromatischer Leukodystrophie.
- Ausscheidung von Sulfatiden bei metachromatischer Leukodystrophie.
- Elektronenoptischer Nachweis lysosomaler Lipidspeicherung (z. B. Haut-, Rektum-, Konjunktival-, evtl. Nervenbiopsien).
- Enzymnachweis in Leukozyten (10 ml Heparinblut) oder kultivierten Hautfibroblasten. Evtl. spezielle Abbauversuche, z. B. von Sulfatiden zum Nachweis von Aktivatordefekten.
- Abdomensonograpie: Hepatosplenomegalie bei Morbus Gaucher, G_{M1} - Gangliosidose, Morbus Niemann-Pick, Morbus Farber.
- Pränataler Nachweis des Enzymdefektes in Amnionzellen.

Differentialdiagnose

- Heteroglykanosen (Mukopolysaccharidosen, Mukolipidosen), Zellweger-Syndrom u. a.
- Heredodegenerative Hirnerkrankungen ohne lysosomale Speicherung.
- Adrenoleukodystrophie (s. S. 456).
- Krampfanfälle anderer Genese (s. S. 373).

Sphingolipidosen

Therapie

- Morbus Gaucher, viszerale Form: Enzymersatztherapie (Ceredase) möglich.
- Ansonsten genetische Beratung der betroffenen Familien (Heterozygoten-tests, pränatale Diagnostik; nur möglich, wenn Indexpatient enzymatisch genau definiert!!).

Prognose

- Bei therapierbaren Formen des Morbus Gaucher gut.
- Bei der infantilen Form des Morbus Gaucher, Morbus Farber, G_{M1} - Gangliosidose, G_{M2} - Gangliosidosen, Morbus Krabbe und Typ A und C der Morbus Niemann-Pick Lebenserwartung max. 2 – 3 Jahre.
- Bei der adulten Form der G_{M1} - Gangliosidose, Morbus Fabry, Metachromatische Leukodystrophie, Typ B und D des Morbus Niemann-Pick Lebenserwartung 20 – 30 Jahre.

Heteroglykanosen (Mukopolysaccharidosen, Mukolipidosen)

Grundlagen

- Lysosomale Abbaudefekte von komplexen Kohlenhydraten „Heteroglykanen", d. h. Glykoproteinen und Mukopolysacchariden. Mukopolysaccharidose Typ II (MPS II) wird X-chromosomal rezessiv, die anderen autosomal rezessiv vererbt.
- **Symptome:** Typisch ist eine Progredienz der Symptome innerhalb der ersten Lebensjahre. Schlüsselsymptome sind Kleinwuchs, Dysostosis multiplex, Gelenkkontrakturen, charakteristische Veränderungen von Wirbeln und Handskelett, Trübung der brechenden Medien (Hornhaut, Linse), Hirsutismus, Hepatosplenomegalie, typische Speicherzellen in Blutbild und Knochenmark. Psychomentale Retardierung nicht bei allen Formen. Neonatal bereits erkennbare Dysmorphie oder Hydrops fetalis ist nur bei den schwersten Verlaufsformen (Morbus Hurler, Mukolipidose II, Galaktosialidose, Sialidose, Sialinsäurespeichererkrankung) zu beobachten und ist kein typisches Symptom. Auch dysplastische (z. B. Lippen-Kiefer-Gaumen-Spalte) oder multiple Mißbildungen sind kein Hinweis auf diese Gruppe.
- **Formen:**
  - *Mukopolysaccharidosen (MPS);* typisches Bild bei
    - Typ I-H (Morbus Pfaundler-Hurler) mit dysproportioniertem Zwergwuchs, großem Kopf, verkürztem Rumpf, Gibbus, Gelenkversteifungen, massiv vergröbertem wulstigem Gesicht (Wasserspeier), Makroglossie, Trübung der Kornea, Taubheit, Kardiomyopathie, Krämpfen, Intelligenzdefekten;
    - Typ II (Morbus Hunter): Nur bei Knaben, ohne Kornealtrübung, geringere Ausprägung als Typ I, gelegentlich normale Intelligenz;
    - Typ VI (Morbus Maroteaux-Lamy): normale Intelligenz, starke Skelettdysplasie.

    Davon abweichend
    - Typ III (Morbus Sanfilippo): Dysmorphiezeichen schwach, dafür schwere psychomentale Retardierung mit charakteristischer Unruhe und Aggressivität am Beginn.
    - Typ IV (Morbus Morquio): Starke Skelettdeformitäten, schwache faziale Dysmorphie, normale Intelligenz.
    - Typ I-S (Morbus Scheie): Später Beginn, normale Intelligenz, Neigung zu Depressionen, Herzklappenfehler, steife Gelenke, starke Kornealtrübung. Hepatosplenomegalie.
  - *Defekte des Abbaus von Glykoproteinen-Mukolipidosen (ML):* mit stark an Mukopolysaccharidosen erinnernder Symptomatik: Sialidose Typ 2, Mukolipidose Typ II und III, Galaktosialidose; Fukosidose mit typischen Angiokeratomen und Hyperhydrose; Mannosidose mit typischer Dysostose und Linsentrübung.
- **Komplikationen:** Neurologische, psychische, orthopädische und kardiologische Probleme, vermehrte Infekte, Hypersplenismus.

Untersuchungen

- Blutbild: Vakuolisierung der Lymphozyten und vergröberte Granulation der Neutrophilen (Alder-Reilly-Gasser).

- Harn: Nachweis vermehrter MPS-Ausscheidung (quant. Bestimmung, Typisierung durch Elektrophorese) und Oligosacchariden. Bei ML Achtung: „MPS-Spottest“ nicht verläßlich!! Dermatansulfat und Heparansulfat bei Typ I + II, Dermatansulfat Typ I-S, Heparansulfat bei Typ III, Keratansulfat und Chondroitinsulfat bei Typ IV.
- Skeletträntgen: Unterschiedlich ausgeprägte Verschmälerung und Verformung der Wirbelkörper, Deformierung der Meta- und Epiphysen sowie der langen Röhrenknochen. Zuckerhutförmige Phalangen bei Typ I.
- Enzymnachweis in Serum (MPS II, VII, MLII, III), peripheren Leukozyten (10 ml Heparinblut) oder kultivierten Hautfibroblasten (Hautstanze in Kulturmedium) bei allen MPS.
- Heterozygotentests, speziell bei MPS II.
- Pränatale Diagnostik: Konzentration der Mukopolysaccharide in Amnionflüssigkeit.

Differentialdiagnosen

- Siehe oben.

Therapie

- Keine kausale Therapie, Knochenmarktransplantation fraglich. Psychische Unterstützung von Kind und Eltern, Selbsthilfegruppen, Heilpädagogik. Physiotherapie, Ergotherapie und orthopädische Maßnahmen.
- Genetische Beratung betroffener Familien (nur möglich bei exakt definiertem Enzymdefekt!).

Prognose

- Lebenserwartung ca. 10 – 20 Jahre, bei Typ I-S und IV normal.

Grundlagen

- Autosomal rezessive Störung des Kupferstoffwechsels (gestörte Coeruloplasminsynthese) mit abnormer Kupferspeicherung in Leber und Gehirn (Basalganglien).
- **Symptome:** Ab 4. – 6. Lebensjahr, meist in der Adoleszenz auftretende Hepatosplenomegalie, Ikterusschübe, grüngelber Kayser-Fleischer-Kornealring. Meist später Akinesie, Rigor, Tremor, Choreoathetose, Hypersalivation, Sprachstörung, psychotische Zustände, emotionale Labilität.
- **Komplikationen:** Leberzirrhose mit Aszites und Ösophagusvarizen oder Hepatitis mit akutem Leberversagen, hämolytische Krisen.

Untersuchungen

- Blutbild: evtl. hämolytische Anämie.
- Spaltlampenuntersuchung der Kornea.
- Coeruloplasminspiegel im Serum erniedrigt unter 12 µmol/l (manchmal Werte bis ca. 35 µmol/l).
- Kupfer im 24-Stunden-Harn erhöht über 100 µg.
- Leberbiopsie: Kupfer in Lebertrockengewicht über 200 µg/g.
- Inkorporation von ^{64}Cu in Coeruloplasmin.

Differentialdiagnose

- Akutes Leberversagen anderer Genese (Reye-Syndrom u. a.) s. S. 214.
- Hepatosplenomegalie anderer Natur (s. S. 123).
- Degenerative Erkrankungen des ZNS.

Therapie

- D-Penicillamin 0,5 – 2,0 g/Tag (Kupferausscheidung im Harn soll anfangs über 2 g/Tag sein).
- Kupferarme Diät. Bei Kupfergehalt des Leitungswassers über 0,1 mg/l Deionisierung des Wassers.
- Triäthylentetramin oder Zink bei Nebenwirkungen.

Prognose

- Mit Therapie gut, ohne Therapie versterben 90 % der Patienten vor dem 30., 25 – 33 % vor dem 15. Lebensjahr.

Adrenoleukodystrophie/Adrenomyeloneuropathie

Grundlagen

- Durch X-chromosomal rezessiv vererbten Funktionsdefekt der Peroxisomen können überlangkettige Fettsäuren nicht abgebaut werden und führen zu genereller Zellschädigung, vorwiegend in Nebennierenrinde und weißer Hirnsubstanz, aber auch in anderen Organen (Muskel, Leber).
- **Formen:**
  - Juvenile Form (Adrenoleukodystrophie; ALD).
  - Adulte Form (Adrenomyeloneuropathie; AMN).
- **Symptome:** Manchmal zuerst Symptome des Morbus Addison mit hyperpigmentierten Falten, dann in 40% progrediente zerebrale Bewegungsstörungen, psychomotorische Retardierung, Seh- und Hörverlust, Krämpfe. Bei Hemizygoten kann eine der multiplen Sklerose ähnliche Symptomatik auftreten.
- **Komplikationen:** Addison-Krisen, Pneumonien, progredienter Verlust der zerebralen Funktionen.

Untersuchungen

- Pathologischer ACTH-Test ohne Cortisolanstieg (s. S. 62).
- Vermehrung der überlangkettigen Fettsäuren und Phytansäure im Serum.
- In Fibroblastenkulturen überlangkettige Fettsäuren vermehrt.

Differentialdiagnose

- Morbus Addison anderer Ursache (s. S. 421).
- Degenerative Zerebralschädigung anderer Genese.

Therapie

- Addison-Behandlung (s. S. 422).
- Gammaglobuline.
- Erucasäurehaltige Diät zur Senkung der $C_{26:0}$-Fettsäuren möglich.
- Knochenmarktransplantation fraglich.

Prognose

- Therapie in Erprobung.

Zellweger-Syndrom und verw. peroxisomale Erkrankungen

Grundlagen

- Autosomal rezessiv vererbte Störungen der Peroxisomenfunktion, vorwiegend im Lipidstoffwechsel.
- **Formen:** Entweder genereller Defekt der Biogenese von Peroxisomen (Zellweger-Syndrom, neonatale Adrenoleukodystrophie, infantile Refsum-Erkrankung), multiple Enzymdefekte (rhizomele Form der Chondrodysplasia punctata) oder singuläre Enzymdefekte (Defekte des peroxisomalen Fettsäureabbaus, X-gebundene Adrenoleukodystrophie u. a.).
- **Symptome:**
  - Zellweger-Syndrom: Bereits im frühen Säuglingsalter kraniofaziale Dysmorphie mit hohem Stirnschädel, großer Fontanelle, flachen Orbitalrändern, breitem Nasensteg, Epikanthus, spitzem Gaumenbogen, Mikrognatie, Ohrdysplasie, neonatal vorhandene progrediente Muskelhypotonie, Hyporeflexie, Saugschwäche, Hepatosplenomegalie, polyzystische Nieren, Retardierung, Krämpfe, Augen-, Herz- und andere Fehlbildungen.
  - Andere Formen mit meist milderem Verlauf ähnlicher Symptomatik (z. B. Chondrodysplasia punctata (gekörnte Epiphysenverkalkungen, dysplastischer Zwergwuchs).
- **Komplikationen:** Wachstumsstillstand, Nierenversagen, Pneumonien, progressiver Verlust der Hirnfunktionen.

Untersuchungen

- Alle Erkrankungen können pränatal diagnostiziert werden.
- Pathologische Leber- und Nierenwerte.
- Sonographie: Polyzystische Nieren.
- Skeletträntgen: Gestippelte Knochenkerne, besonders Patella.
- Hypersiderinämie.
- Nachweis von Phytansäure und Pipecolinsäure im Harn und Serum.
- Vermehrung der überlangkettigen Fettsäuren im Serum.
- Fibroblastenkultur: subzelluläre Verteilung der Katalase, Messung von peroxisomaler Plasmalogensynthese und β-Oxidation.

Differentialdiagnose

- Warfarin-Embryopathie.
- Polyzystische Erkrankungen anderer Genese.
- Achondrodysplasie (s. S. 135).
- Myopathien (s. S. 376).
- Degenerative Hirnschädigung anderer Genese.

Therapie

- Keine.

Prognose

- Infaust, früher Tod.

Sepsis

Grundlagen

- **Definition:** Generalisierte hämatogene Infektion.
- **Vorkommen:**
  - beim Neugeborenen durch vaginale Besiedlung der Mutter mit B-Streptokokken, Escherichia coli, Staphylokokken, Haemophilus influenzae, Klebsiellen, mit oder ohne primärem Herd oder Organmanifestation: Omphalitis (Staph. aureus), Hautinfektionen (Staph. aureus, A-Streptokokken, Candida alb.), Konjunktivitis (Gonokokken, Herpes simplex), Harnwegsinfekte (Escherichia coli, Enterokokken), nekrotisierende Enterokolitis (Anaerobier, Enterokokken), Pneumonie (B-Streptokokken, Staph. aureus, Mykoplasmen).
  - Bei Kindern eher selten, meist durch Meningokokken, Pneumokokken, Haemophilus influenzae, Streptokokken, Escherichia coli, Salmonellen. Bei vorbestehenden Risikoerkrankungen auch opportunistische Keime (normal apathogen): angeborene Immunstörungen (alle Bakt., Mykobakterien, CMV, Herpes, Candida), AIDS (Zytomegalie, Candida, Mykoplasmen, Pneumocystis), Karzinome (alle Bakt., Pseudomonas, Escherichia coli) unter Chemotherapie (zusätzlich Viren wie CMV, Varizellen), nach Splenektomie (Pneumokokken), bei zentralen Kathetern und Operation (Staph. aureus und epidermidis, Candida alb.), Herzklappenersatz (Streptokokken), Harnwegsinfekte (Escherichia coli, Enterobacter).
- **Symptome:**
  - beim Neugeborenen anamnestisch vorzeitiger Blasensprung, grünliches, stinkendes Fruchtwasser, Amnioninfektionssyndrom, Fieber und Leukozytose der Mutter peripartal, Früh- oder Mangelgeborenes, Asphyxie, invasive Therapie mit Kathetern oder Intubation. Klinisch schlechter Allgemeinzustand mit Fieber und peripherer Hypothermie, blaß-marmorierte Haut, Hypotonie bis Schock, Tachypnoen, Apnoen mit Zyanose, zentrale Unruhe oder Lethargie, Somnolenz, Krampfanfälle, Trinkunlust, Erbrechen, Ikterus, Hepatosplenomegalie, Petechien und Pusteln (hämorrhagische Diathese).
  - Bei Kindern schlechter Allgemeinzustand, Fieber, Kreislaufzentralisation mit Kollaps und Schock, Somnolenz, gastrointestinale Symptome wie Erbrechen, Diarrhoe, Hepatosplenomegalie, hämorrhagische Diathese mit Petechien und Sugillationen, Exantheme.
- **Komplikationen:** Koma, Nierenversagen, Multiorganversagen bei DIC. Toxic-shock-Syndrom z. B. bei infiz. Tampons.

Untersuchungen

- BSG und CRP erhöht, Diff.BB (bei Neugeborenen häufig Leukopenie $< 7000/mm^3$, I.T.-Ration $> 0{,}2$, bei Kindern Leukozytose $> 20\,000/mm^3$ mit Linksverschiebung, Anämie und Thrombozytopenie $< 100\,000/mm^3$).
- bei Neugeborenen BGA (metabolische Azidose), Serum: Hyperglykämie, Hyponatriämie, Hypophosphatämie, Hyperbilirubinämie. Gerinnungsstatus mit AT III (Verbrauchskoagulopathie? s. S. 316).
- Keimnachweis: mehrfache Blutkulturen im Fieberanstieg aerob und anaerob mit Antibiogramm, je nach klinischem Verdacht Abstriche von Hautläsionen, Nabel, Ohren, Rachen, Kulturen aus Liquor, Stuhl, Urin, Sputum, Trachealsekret (Beatmung), Magensaft, entfernte Fremdkörper (Katheter etc.), Spülflüssigkeit d. Bronchiallavage bei Verdacht auf opportunistische Infektion mit Candida oder Cryptococcus.

- Serum und Liquor für Latextest (Pneumokokken, Streptokokken, Meningokokken, HIB).
- Röntgenthorax zum Nachweis oder Ausschluß einer pulmonalen Infiltration.

Differentialdiagnose

- Bei Neugeborenen: Atemnotsyndrom (s. S. 589), angeborene Herzfehler (s. S. 246), Stoffwechselstörung (s. S. 175), Blutung (zerebral, gastrointestinal).
- Bei Kindern andere fieberhafte Infektionen (viral, Typhus), Fieber bei Kollagenosen und rheumatoiden Erkrankungen, Malignomen, Intoxikationen.

Therapie

- Initiale Therapie (vor genauer Erregeridentifizierung) nach wahrscheinlichem Erreger (s. o.) ausrichten, meist Breitbandantibiose mit Cefotaxim 100–300 mg/kg/Tag mit Flucloxacillin 50–100 mg/kg/Tag oder mit Aminoglykosiden 3–4 mg/kg/Tag (cave Nephro- und Ototoxizität, Spiegelkontrollen1) i. v. in drei Einzeldosen; oder Cefotaxim 150–200 mg/kg/Tag und Piperacillin 150–300 mg/kg/Tag i. v. Bei Neugeborenen sollte wegen der Gefahr der Listerien- und der Enterokokken-Infektion Ampicillin hinzugefügt werden (siehe auch Infektionen der Neugeborenen).
- Bei bekanntem Erreger Therapie mit gezielt wirksamem Antibiotikum (s. einzelne Erreger, S. 499–S. 502) mindestens eine Woche über das Verschwinden der Krankheitssymptome hinaus.
- Bei Therapieresistenz bekteriologische Kontrolluntersuchungen, erneute Suche nach Infektionsherd, bei Umstellung von Kombinationstherapien immer erst ein Medikament ändern.
- Evt. Immunglobuline bei Pseudomonas, gramnegativen Keimen (z. B. bei Verbrennungen).
- Bei septischem Schock Intensivpflege mit Intubation und Kreislaufüberwachung, Infusionstherapie s. S. 543 (frühzeitig schon bei drohendem Schock bei Neugeborenen).
- Bei Blutungsneigung FFP 10 ml/kg, bei Thrombozytopenie vor allem bei Neugeborenen Thrombozytenkonzentrate, bei DIC Ersatz von AT III s. S. 316.
- Bei Verdacht auf opportunistische Infektion bei neutropenischen Patienten.
  - Bei pulmonaler Infektion initial i. v. 1. Wahl Ceftazidim 100–150 mg/kg/Tag in 3 ED und Vancomycin in altersentsprechender Dosis. 2. Wahl Imipenem (Zienam) oder Merpenem (Meronem) 60–80 mg/kg/Tag in 4 Einzeldosen und Rifampicin 10–15 mg/kg/Tag in 2 Einzeldosen, bei Therapieresistenz zusätzlich Amphotericin B 0,5 (–1–1,5) mg/kg/Tag i. v. (einschleichend dosieren) und Flucytosin 100–200 mg/kg/Tag, bei CMV-Nachweis Ganciclovir 10 mg/kg/Tag i. v. bis zu 20 mg/kg/Tag.
  - Bei gastrointestinalen Infekten und Leukopenie evtl. Co-Trimoxazol, Polymyxin B und Nystatin oral, bei Nachweis von Clostridium difficile Metronidazol oral oder Vancomycin oral. (Bei Neugeborenen ist C. difficile in der Regel nicht pathogen.)

Scharlach

Grundlagen

- **Erreger:** β-hämolysierende Streptokokken der Gruppe A. Übertragung durch Schmier- und Tröpfcheninfektion. Eintrittspforten sind Rachenschleimhaut oder Wunden. Erythrogene Enzyme sind für das Exanthem, den Verlauf und die typenspezifische Immunitätsbildung verantwortlich.
- **Inkubationszeit:** 2 – 7 Tage. Infektiosität ohne Therapie mehrere Wochen, mit Therapie 24 Std.
- **Symptome:** Akuter Beginn mit Fieber, Erbrechen, Kopf- und Halsschmerzen. Düsterrote Pharyngitis mit Einbeziehung der Tonsillen und des weichen Gaumens, scharfe Grenze zum blassen harten Gaumen. Lakunäre Beläge der Tonsillen, Schwellung der Kieferwinkellymphknoten. Zunge zuerst dick belegt, ab 2. Tag „Erdbeerzunge". Dichtes, rauhes, kleinstfleckiges Exanthem zuerst und am stärksten am Unterbauch und Schenkeldreieck, übergreifend auf Stamm, Flanken, Achselbeugen und Beugeseiten der Extremitäten. Periorale Blässe im fiebergeröteten Gesicht. Unbehandelt nach 7 – 10 Tagen groblamellöse Schuppung an Handteller und Fußsohlen. Wundscharlach: Exanthem breitet sich von einer Wunde aus (s. auch Farbtafel 6, 7).
- **Komplikationen:** Toxischer Scharlach (foudroyanter Verlauf mit Delirium, Krämpfen, Hautblutungen), Sepsis, Otitis media, Sinusitis, Peritonsillarabszeß, Pneumonie, Pleuritis, Myokarditis, Glomerulonephritis nach 2 – 6 Wochen, Erythema nodosum. Rheumatisches Fieber s. S. 406.

Diagnose

- Klinik! (Enanthem und Zunge, evtl. Exanthem).
- Nasen-Rachen-Abstrich: Streptokokkennachweis.
- BSG, CRP erhöht, BB (Leukozytose mit Linksverschiebung).
- ASL, ASO (Antistreptolysin 0) und Anti-DNAse Titeranstieg nach 8 Tagen.
- Urin- und Nierenwerte nach 14 Tagen: Mikrohämaturie? (Hinweis f. Glomerulonephritis).

Differentialdiagnose

- Staphylokokken-Scharlach.
- Allergisch-toxische skarlatiniforme Exantheme.
- Röteln, Masern, Exanthema subitum (DD Exanthem s. S. 67, Tab. 14).
- Kawasaki-Syndrom (s. S. 291).
- Morbus Pfeiffer (s. S. 486).

Therapie und Prognose

- Bettruhe während des Fiebers.
- Penicillin oral 100000 E/kg/Tag für zehn Tage, als Alternative Erythromycin 40 mg/kg/Tag. Isolierung bis 24 Std. nach Therapiebeginn.
- Prophylaxe der Kontaktpersonen: 5 Tage Penicillin oral oder Depot-Penicillin i. m.
- Im Todesfall Meldepflicht.
- Prognose mit rechtzeitiger Therapie ausgezeichnet.

Grundlagen

- **Erreger:** Corynebacterium diphtheriae, bildet Toxin, das zur Gewebsschädigung und Vergiftung des Körpers führt. Übertragung durch Schmier- und Tröpfcheninfektion, Eintritt durch Schleimhäute.
- **Inkubation:** 3 – 5 Tage.
- **Symptome:** Zuerst Fieber, Mattigkeit, Kopf-, Halsschmerzen. Dann verschiedene Lokalbefunde: Rachendiphtherie mit membranösen, weißen, festhaftenden Belägen der Tonsillen, evtl. übergreifend auf Gaumen und Pharynx, manchmal ausgeprägtes periglanduläres Ödem (Zäsarenhals). Nasendiphtherie mit Schleimhautbelägen und blutig serösem Schnupfen. Kehlkopfdiphtherie (echter Krupp) mit Heiserkeit, Husten, Aphonie, inspiratorischem Stridor, Schleimhautmembranen, Atemnot.
  Meist schwere toxische Allgemeinerscheinungen mit Haut- und Schleimhautblutungen.
- **Komplikationen:** Toxisch maligner Verlauf, Myokarditis mit Herzinsuffizienz, evtl. plötzlicher Herztod nach Wochen. Polyradikuloneuritis, Gaumensegelparese, Hirnnervenlähmungen, Phrenikusparese, Erstickung.

Diagnose

- Klinisches Bild! Abstrichergebnis nicht abwarten, kann negativ sein (außerdem Streptokokkennachweis in 30%). Abstrich am Rand oder unter den Belägen!
- Blutbild unspezifisch.

Differentialdiagnose

- Streptokokken- und Staphylokokkenangina (s. S. 222), infektiöse Mononukleose (s. S. 486), Peritonsillarabszeß (s. S. 222), Parotitis epidemica (s. S. 478).
- Agranulozytose (s. S. 303).
- Pseudokrupp, Grippekrupp, Epiglottitis (s. S. 224 und 575).

Therapie und Prognose

- Humanes Immunglobulin, wenn verfügbar!
- Antitoxin, wenn verfügbar humanes Antitoxin, sonst vom Pferd: Sensitivitätstestdosis 0,1 ml 1 : 100 verdünnt subkutan, bei Rötung innerhalb 20 Min. Desensibilisierungsversuch mit einschleichenden Dosen subkutan, zuletzt i. m. Gesamtdosis je nach Schwere zwischen 200 und 10 000 IE/kg/Tag i. m., bei hohen Dosen evtl. die Hälfte i. v.
- Penicillin G 600 000 IE. i. m. für 10 Tage (ggf. Erythromycin).
- Bettruhe ca. 6 Wochen, EKG-Kontrollen für sechs Wochen.
- Intubation bei Krupp und Intensivbetreuung.
- Aktive Immunisierung (Impfung) s. S. 495.
- Meldepflicht bei Erkrankung und Tod.
- Prognose: Letalität unter 1% bei Behandlung vom ersten Tag an, nach dem vierten Tag 20fach höher.

Pertussis

Grundlagen

- **Erreger:** Bordetella pertussis.
- **Epidemiologie:** Weltweite Verbreitung, in Europa seltener geworden. Betrifft alle Altersgruppen, besonders Neugeborene und Säuglinge sind gefährdet wegen fehlenden transplazentaren Schutzes. Übertragung durch direkten Kontakt, Tröpfcheninfektion. Inkubationszeit 7–14 Tage.
- **Symptome:** Die Krankheit läuft in drei Phasen ab.
  - Stadium catarrhale oder incrementi: 7–14 Tage unspezifischer Husten mit zunehmender Häufigkeit, Schnupfen, leichtes Fieber.
  - Stadium convulsivum: Typische Anfälle mit explosivem Stakkatohusten, mit folgendem langem stridorösem Inspirium, Zyanose, Wiederholung des Anfalls und Auswurf von zähem farblosem Schleim, vorwiegend nachts. Häufig Blutungen an Konjunktiven und im Gesicht. Bei Neugeborenen statt Husten bedrohliche Apnoeanfälle und Risiko für plötzlichen Tod. Dauer ca. vier Wochen.
  - Stadium decrementi: Allmähliches Abklingen. Interkurrente Infekte können Rezidiv oder sehr langes Kranksein bewirken.
- **Komplikationen:** Hypoxämie, Enzephalopathie, Krämpfe, Pneumonie, Bronchiektasen.

Untersuchungen

- Blutbild: Leukozyten bis über 30 000/mm^3 mit Lymphozytose über 60%.
- Erregernachweis (Kultur oder Immunfluoreszenz) unsicher im Nasenabstrich. Spezifische IgM-Antikörper.
- Thoraxröntgen: Zeltförmige zentrale Trübung bei Pertussispneumonie oder sekundär bakterielle bronchopneumonische Herde. Bronchiektasen können entstehen.

Differentialdiagnose

- Pertussissyndrom: Bordetella parapertussis, Adenoviren, Tuberkulose, RSV-Infektion, Pneumonien, Mukoviszidose, Fremdkörper, Hiluslymphknoten.

Therapie

- Prophylaxe siehe Impfplan. Hyperimmunglobulin ohne Effekt.
- Isolierung: Infektiosität ohne Antibiotika 3–4 Wochen bzw. eine Woche nach Antibiotikabeginn. Hospitalisierung im Säuglingsalter und bei Komplikationen.
- Erythromycin 40 mg/kg für 14 Tage. Keine Sedativa! Fakultativ Ampicillin oder Co-trimoxazol.
- Monitorüberwachung bei kleinen Säuglingen.
- Luftbefeuchtung. Sauerstoff bei Apnoe und Zyanose, evtl. Intensivbehandlung mit Beatmung.
- Bei schweren Hustenattacken evtl. Salbutamol (0,3–0,5 mg/kg/Tag p.o.) oder Kortikosteroide hochdosiert über mind. 5 Tage.

Prognose

- Gefährlich für junge Säuglinge (Enzephalopathie mit Defekten).

Grundlagen

- **Erreger:** Bartonella henselae, Übertragung durch Kratzverletzungen von gesunden Katzen, Hunden, Kaninchen u.a.
- **Inkubationszeit:** 3 – 20 Tage.
- **Symptome:** Zuerst im Bereich von Kratzspuren pustulöser Primäraffekt. 1 – 3 Wochen später regionale, mäßig schmerzhafte Lymphknotenschwellung bis Hühnereigröße, wochen- bis monatelange Persistenz, allmählich Einschmelzen, evtl. Fistelbildung (s. auch Farbtafel 9).
- **Komplikationen:** Selten Enzephalitis, okuloglanduläres Parinaud-Syndrom, osteolytische Herde.

Untersuchungen

- Blutbild: Anfangs Leukozytopenie, später Leukozytose mit Eosinophilie.
- Anamnese und klinisches Bild meist ausreichend.
- Hauttest (Hanger-Rose) nicht verläßlich.
- Evtl. Histologie: Riesenzellen, Tbc-ähnliches Bild.
- Ggf. Antikörpernachweis.

Differentialdiagnose

- Pyogene Lymphadenitis, Lymphadenitis bei Zytomegalie (außerdem Splenomegalie), EBV (s. S. 486) oder Röteln (nuchal betonte LK-Schwellung, Exanthem).
- Lymphome.
- Zervikale Mykobakterienadenitis.
- Tularämie u. a.
- Toxoplasmose (pränatale Inf. s. S. 147): Übertragung durch Katzen/Katzenkot, Haustiere und rohes Fleisch. Meist subklinischer Verlauf, sonst grippeähnlich, an Mononukleose erinnerndes Krankheitsbild mit generalisierter LK-schwellung, Fieber. Bei abwehrschwachen Patienten (Malignome s. S. 339, AIDS s. S. 487) ZNS-Befall, Pneumonie, Myokarditis, Chorioretinitis. IgM- und IgG-AK im Serum erhöht. Therapie: Pyrimethamin (Daraprim) 1 mg/kg/Tag und Sulfamid max. 4 g/kg/Tag über 2 – 4 Wochen.

Therapie

- Lymphknotenpunktion bei Einschmelzung.
- Lymphknotenexstirpation nur zum Ausschluß einer malignen Erkrankung.
- Versuch mit Rifampicin 20 mg/kg KG/Tag (2 Dosen). Evtl. auch Cotrimoxazol, Ciprofloxacin, Gentamicin.

Prognose

- Meist hartnäckige Lymphadenopathie, aber sehr gute Langzeitprognose.

Tetanus

Grundlagen

- **Erreger:** Clostridium tetani (Anaerobier). Übertragung durch Verschmutzung von Wunden. Bildung von Ektotoxin, das entlang der motorischen Nerven in das ZNS gelangt.
- **Inkubationszeit:** zwischen 4 und 15 Tage (bis Monate).
- **Symptome:** Zuerst Mattigkeit, Kopfschmerzen, Frösteln, Schweißausbrüche. Krämpfe, zuerst der mimischen Muskulatur als Trismus, Risus sardonicus, Opisthotonus, dann generalisierte tonische Muskelspasmen bis minutenlange, sehr schmerzhafte Körperstarre, ausgelöst durch jeglichen Reiz. Bewußtsein erhalten. Neugeborenentetanus bei Omphalitis s. S. 173 und 458.
- **Komplikationen:** Glottiskrampf mit Erstickung, Aspiration, Pneumonie, Wirbelkörperfrakturen.

Diagnose

- Klinisches Bild.

Differentialdiagnose

- Zerebrale Krämpfe bei Meningitis, Enzephalitis, Trauma u. a.
- Tetanie bei Ca-Mangel, Hyperventilation, Polio.

Therapie

- Wundtoilette.
- Tetanusimmunglobulin: Umspritzen der Wunde mit 2000 IE, intramuskulär initial 5000 bis 10000 IE, danach 3000 bis 5000 IE täglich.
- Penicillin G 1 Mill. IE/kg/Tag in vier bis sechs ED Kurzinfusionen über mind. 10 Tage.
- Intensivtherapie: Möglichste Reizabschirmung, Intubation oder Tracheostomie, Muskelrelaxierung mit maschineller Beatmung, Sedierung, Monitorisierung.
- Prophylaxe: Adäquate Wundversorgung. Aktive Schutzimpfung (s. S. 495). Impfschutz 10 Jahre, vor Ablauf sollte aufgefrischt werden. Bei Ungeimpften mit Wunden aktive und passive Simultanimpfung.
- Erkrankung und Tod meldepflichtig.

Prognose

- Letalität 3–30%, um so schlechter, je kürzer die Inkubationszeit. Erkrankung hinterläßt keine Immunität.

Grundlagen

- **Erreger:** Clostridium botulinum. Durch kontaminierte Speisen (meist Konserven) übertragener Anaerobier. Die relativ hitzebeständigen Sporen können in Konserven überleben und produzieren unter Luftabschluß reichlich Toxine. Diese hemmen periphere cholinerge Synapsen und führen innerhalb von Stunden zu Symptomen. Bei Säuglingen echte Infektion mit tagelanger Inkubationszeit.
- **Symptome:** Beim Säugling zuerst tagelang Obstipation, Muskelschwäche, Appetitlosigkeit, Erbrechen, Apathie, dann Hirnnervenlähmungen (Ptose, Augenmuskellähmungen, Schluckstörung, Fazialisschwäche), Reflexverlust.
- **Komplikationen:** Atemlähmung, unerwarteter plötzlicher Tod (wie SIDS).

Diagnose

- Toxinnachweis aus verdorbenen Lebensmitteln oder Mageninhalt, evtl. auch aus Harn oder Serum.
- EMG.

Differentialdiagnose

- Myasthenia gravis bei größeren Kindern (s. S. 379).
- Poliomyelitis, Polyradikulitis (s. S. 479).
- Sudden infant death syndrome (s. S. 585).

Therapie

- Magen- und Darmspülung.
- Versuch mit tierischem Antitoxin oder partieller Austauschtransfusion.
- Intensivüberwachung und -therapie.
- Verdacht, Erkrankung und Tod meldepflichtig.

Prognose

- Nahrungsmittelvergiftung des älteren Kindes mit 20% Letalität, bei Säuglingen 3% Letalität der diagnostizierten Fälle.

Salmonellenenteritis, Typhus, Paratyphus

Grundlagen

- **Erreger:** Bisher über 2000 verschiedene Salmonellentypen bekannt. Hauptsächlich Übertragung durch kontaminierte Speisen (bakterielle Lebensmittelvergiftung). Dosisabhängiges Angehen der Infektion.
- **Infektionsquellen:** Milch, Eier, Speiseeis, Mayonnaise, Geflügel (über Futtermittel), Fische, Austern, auch Trinkwasser.
- **Inkubationszeit:** Wenige Stunden bis wenige Tage.
- **Symptome:** Akute Gastroenterokolitis mit und ohne Fieber, manchmal blutige Stühle. Bei S. typhi/ paratyphi hohes Fieber, Bradykardie, initial Obstipation, gefolgt von Durchfällen, Apathie, Desorientiertheit, Splenomegalie, Bakteriämie, Roseolen (stammbetont), makulopapulöse Exantheme.
- **Komplikationen:** Bakteriämie, Sepsis, Meningitis, Osteomyelitis (bei Immunschwäche, bei Früh- und Neugeborenen, evtl. Säuglingen), Exsikkose, Toxikose. Stoffwechselentgleisung bei Diabetes.

Untersuchungen

- Bakteriennachweis aus Stuhl.
- Bei S. typhi/ paratyphi Erreger in den ersten 14 Tagen im Serum nachweisbar, danach AK-Nachweis (Widal-Reaktion) im Serum.
- Blutbild: Leukozytopenie < 3000 mit Linksverschiebung bei S. typhi / paratyphi.

Differentialdiagnose

- Alle Gastroenteritiden anderer Ursache vorwiegend durch Rotaviren und Adenoviren (s. S. 112). Echter Typhus und Paratyphus kommen in Mitteleuropa kaum vor.
- Yersinienenterokolitis: mit eher schleichendem Verlauf, Durchfälle, Bauchschmerzen, intestinalen LK-Schwellungen (Pseudoappendizitis), reaktiver Arthritis und Erythema nodosum.
- Campylobacter-Enterokoitis: ebenfalls häufig blutige Durchfälle.
- Selten Shigellosen, Amöbiasis, Enteritis durch pathogene Kolibakterien, u. a.
- Andere Nahrungsmittelintoxikationen, allergische Nahrungsmittelreaktionen s. S. 288.

Therapie

- Diätetische Maßnahmen der Gastroenteritis, ggf Flüssigkeits- und Elektrolytersatz.
- Primär kein Antibiotikum, nur bei Verdacht auf Typhus und Bakteriämie Ampicillin 100 – 200 mg/kg/Tag oder Co-trimoxazol. Dauerausscheider nicht behandeln.
- Bei sehr kranken Säuglingen < 6 Mo. Ampicillin.
- Sorgfältige Hygiene, Meldepflicht bei Erkrankung und Tod.

Prognose

- Im allgemeinen sehr gut.

Grundlagen

- **Erreger:** Borrelia Burgdorferi, eine von Zecken auf den Menschen übertragene Spirochäte.
- **Vorkommen:** in Lagen unter 1500 m ü. Msp.
- **Inkubationszeit:** Tage bis Monate, evtl. Jahre!
- **Symptome:** An der Haut Erythema (chronicum) migrans (ECM) am Ort des Zeckenbisses: Ringförmig erhabene Rötung mit Abblassen im Zentrum, Kombination mit Fieber, Müdigkeit, Kopfschmerzen, Arthralgien und regionaler Lymphknotenschwellung möglich.
- **Andere Manifestationen:**
  - Neuroborreliose: Beginn ab 4 Wochen nach Zeckenbiß: Am häufigsten aseptische Meningitis und Fazialisparese, seltener Enzephalitis, Chorea, zerebelläre Ataxie, Polyradikulitis, Myelitis.
  - Lyme-Arthritis rezidivierend meist Knie- und Sprunggelenk, Karditis, Konjunktivitis. Lymphadenosis benigna cutis (Bäfverstedt) (s. auch Farbtafel 8).
  - Acrodermatitis chronica atrophicans (selten).

Untersuchungen

- Blutbild unspezifisch.
- Spezifische IgM- und IgG-Antikörper, besonders bei fehlenden Hauterscheinungen hilfreich.
- Liquor bei Meningitis: Mononukleäre Pleozytose, Eiweiß erhöht, Glukose vermindert. Spezifische Antikörper, Erregernachweis im Frühstadium.
- EKG.

Differentialdiagnose

- Erysipel (Streptokokken) s. S. 513.
- Rückfallfieber (Borrelia recurrentis).
- Chronische Meningitiden: Enteroviren, Leptospiren, Tbc s. S. 483.
- Periphere Neuropathien anderer Genese (z. B. Mumps, Enteroviren).
- Multiple Sklerose.
- Juvenile rheumatoide Arthritis, reaktive Arthritiden (Yersinien, Salmonellen u. a.) s. S. 408.

Therapie

- Rasche Zeckenentfernung.
- Bei ECM Penicillin hochdosiert in 3–4 Dosen oral für mindestens 14 Tage. Bei Neuroborreliose und Lyme-Arthritis parenteral Penicillin G i. v. 400 000–500 000 IE/kg/Tag in 3–4 Dosen oder Ceftriaxon 50–100 mg/kg/Tag in 1–2 Dosen für mindestens 14 Tage.

Prognose

- Unter Therapie Restitutio ad integrum.

Tuberkulose

Grundlagen

- **Erreger:** Mycobacterium tuberculosis, Typus humanus, Übertragung durch erkrankte Kontaktpersonen, heute selten durch Tiere (kontaminierte Milch, Mycobacterium bovinum).
- **Inkubationszeit:** 4–6 Wochen. Eintrittspforte meist Atemwege, selten Darm.
- **Altersdisposition:** Säuglinge und Kleinkinder erkranken generalisiert (Meningitis, Miliartuberkulose), Adoleszente an Organtuberkulose.
- **Verlaufsformen:**
  - Erstinfektion (= primäre Infektion) in 95 % symptomlos abheilender intrathorakaler *Primärkomplex*. Dauer bis zur biologischen Abheilung ca. 3 Jahre, bei herabgesetzter Resistenz Exazerbation möglich. Bei Befall der Hiluslymphknoten Bronchialstenose oder Einbruch in Bronchialbaum mit bronchogener Streuung bzw. Einbruch in Blutbahn und *hämatogene Streuung* (Meningen u. a.).
  - Reinfektion (= postprimäre Infektion): meist durch Reaktivierung eines Primäherdes und/oder hämatogene Streuung in andere Organe.
  - Im Schulalter spezifische Pleuritis.
- **Symptome:**
  - Bei Erstinfektion meist pulmonaler Befall, fallweise subfebrile Temperaturen, Husten, Mattigkeit, Gewichtsabnahme, Nachtschweiß, evtl. Lungenbefund mit Dämpfung und abgeschwächtem Atemgeräusch, Dys- und Tachypnoe, häufig subklinisch; Kavernen und Pleuritis selten.
  - Bei gastrointestinalen Formen Durchfall, Verstopfung, Gewichtsabnahme.
  - Oberflächliche verbackene Lymphknoten (z. B. tonsillogen im Kieferwinkel mit Tendenz zur Einschmelzung und Fistelbildung) (s. auch Farbtafel 9).
- **Komplikationen:**
  - Bronchiale Obstruktion mit Atelektase (häufig Mittellappen). Progressive primäre Lungentuberkulose mit Kavernenbildung.
  - Bakterielle Superinfektion mit Staphylokokken, Klebsiellen, Anaerobiern.
  - Pleuritis tuberculosa.
  - Miliartuberkulose (meist hohes Fieber, Dyspnoe bei pulmonaler Manifestation, Meningitis, Hepatosplenomegalie).
  - Meningitis tuberculosa (meist allmählicher Beginn mit Hirndruckzeichen und Krämpfen, neurologischen Ausfällen bis Koma).
  - Skelettuberkulose: Meistens der Wirbelkörper (vorwiegend (Th12) mit Psoasabszeß (schmerzhafte Bewegungseinschränkung).
  - Renale Tuberkulose (selten beim Kind).
  - Bei gastrointestinaler Form Peritonitis, Aszites, Ileus. Tuberkulome in Chorioidea, Leber, Gehirn u. a. Erythema nodosum.
  - Erythema nodosum selten, in 40 % bei Yersiniose (s. Farbtafel 13).

Diagnose

- Tuberkulin-Hauttest qualitativ: z. B. Stempeltest mit 5 E PPD-Tuberkulin, abzulesen nach 48–72 Std., positiv bei Papel $\geq$ 2 mm Durchmesser. Relativ viele falsch positive und falsch negative Resultate, daher quantitativer Test bes. zur Fallfindung vorzuziehen.
- Tuberkulin-Hauttest quantitativ nach Mantoux mit 2 E PPD-Tuberkulin, abzulesen nach 72 Std.

Beurteilung:

Durchmesser	Dicke	ohne Kontakt	mit Kontakt
Bei Nicht-BCG-Geimpften			
≤ 5 mm	–	negativ	negativ, 2 Mon. INH, Ko.
6 – 10 mm	≥ 1 mm	fraglich, Ko. nach 1 – 2 Mon.	pos. prov., 2 Mo. INH, Ko.
≥ 11 mm	< 1 mm	fraglich, Ko. nach 1 – 2 Mon.	pos. prov., 2 Mo. INH, Ko.
≥ 11 mm	≥ 1 mm	positiv	positiv
≥ 15 mm	≥ 1 mm	eindeutige Infektion	
Bei BCG-Geimpften			
≥ 5 mm		negativ	negativ
6 – 10 mm	≤ 1 mm	fraglich, Ko. nach 1 – 2 Mon.	fraglich, Ko. nach 1 – 2 Mon.
≥ 11 mm	≥ 1 mm	fraglich, Ko. nach 1 – 2 Mon.	pos. prov., 2 Mon. INH, Ko.
≥ 15 mm	≥ 1 mm	positiv	positiv

Gelegentlich falsch negativer Test bei Anergie durch schweren Verlauf, Immunsuppression angeboren oder erworben (z. B. Masern).

- Isolierung der Bakterien mittels Direktnachweis oder Kultur aus Sputum, Magensaft (Nüchternsekret), Liquor, Lymphknoten, Aszites oder Biopsie. Molekularbiologischer Nachweis mittels PCR oder MTD-Test (ribosomale RNA).
- Thoraxröntgen: Primärherd (25% multiple) mit vergrößertem Hiluslymphknoten (nach Abheilung oft verkalkt. Fallweise mit ausgedehnter Bronchopneumonie oder Lobärpneumonie, Atelektasen, Pleuritis, Kavernen, Pneumothorax, miliare Herde.
- Meningitis: Liquor mit mittelgradiger Pleozytose (vorwiegend mononukleäre Zellen bis 500/mm^3, hohem Eiweiß (> 400 mg/dl), erniedrigter Glukose!, Spinngewebsgerinnsel nach längerem Stehen.
- Spondylitis: Destruktion und Kompression von Wirbelkörpern, Gibbus, Kyphose (Röntgen a.-p., seitlich).
- Biopsie (Lymphknoten u.a.): Herde mit Epitheloidzellen, Langerhans-Riesenzellen, zentraler käsiger Nekrose.
- Gerinnungsstatus, GOT, GPT, AP, LDH, Nierenwerte.

Differentialdiagnose

- Bakterielle und virale Pneumonien (s. S. 236).
- Fremdkörperaspiration (s. S. 540).
- Sarkoidose, selten bei Kindern.
- Mykosen (Blastomykose, Aspergillose, Kryptokokkose, Kokzidiomykose, Histoplasmose).
- Seröse Meningitiden mit chronischem Verlauf (z. B. Borreliose, Pilze) s. S. 481.
- Chronische Osteomyelitis.
- Chronisch verlaufende Lymphadenitis verschiedener Genese.

Therapie

- Bei Primärtuberkulose Kombination von Isoniazid (INH) 8 – 10 mg/kg/Tag oral mit Vit. B_6 (s. u.) und Rifampicin 10 – 20 mg/kg/Tag oral für 6 – 12 Monate.
- Bei progressiven und generalisierten Formen Dreierkombination mit zusätzlich Ethambutol 15 – 25 mg/kg/Tag oral für 9 – 12 Monate, ggf. bis 2 Jahre.
- Alternativmedikamente bei Resistenz: Pyrazinamid 30 – 40 mg/kg/Tag oral, Streptomycin 15 – 25 mg/kg/Tag i. m. bis 1 g, für 4 – 6 Wochen bei Meningitis, Miliartuberkulose und Pleuritis, evtl. Komb. mit Kortikosteroiden.
- Während der Therapie Kontrolle der Transaminasen (Anstieg!), Blutbild, und Nierenwerte (Hyperurikämie bei Pyrazinamid, Nierenwerte steigen unter Rifampicin und Streptomycin an).
  - Sonstige NW:
    - periphere Neuropathie bei INH,
    - Thrombopenie bei Rifampicin,
    - Arthralgien bei Pyrazinamid und Ethambutol.
    - Agranulozytosen bei INH und Streptomycin.
- Generalisationsprophylaxe bei ungeimpften asymptomatischen tuberkulinpositiven Kindern: Isoniazid 10 mg/kg/Tag für 6 – 12 Monate, Pyridoxin (Vitamin B_6) 25 – 50 mg/Tag, bei Tbc-Kontakt Isoniazid für 2 Monate und Kontrolle.
- Bei ungeimpften, asymptomatischen Kindern mit Tbc-Kontakt Isoniazid durch 2 Monate, dann Kontrolle.
- Subkutane BCG-Lymphadenitis: Lymphknotenexstirpation.
- Allgemeinmaßnahmen: Energiereiche Kost, Liegekuren.
- Isolierung bei offener Tuberkulose bis negative Kultur.
- Prävention: BCG-Impfung von Risikokindern bei Geburt (WHO-Empfehlung für generelle Impfung einer Population bei jährlichem Infektionsrisiko von 1‰). Familienuntersuchung bei Krankheitsfall.
  - Komplikationen: Lokale BCG-itis, Lymphadenitis, Osteomyelitis, sehr selten Generalisation bei Immundefizienz (SCID, AIDS u. a.).
- Meldepflicht bei Erkrankung und Tod.

Prognose

- Heilung bei rechtzeitiger und konsequenter Therapie, sonst Restschäden bei Meningitis-Tbc.

Grundlagen

- **Erreger:** Masernvirus aus der Gruppe der Paramyxoviren.
- **Inkubationszeit:** 13 Tage, 11 Tage bis zum Prodromalstadium.
- Übertragung durch Tröpfcheninfektion. Hohe Kontagiosität 3 Tage vor bis 3 Tage nach Beginn des Exanthems.
- **Symptome:** Prodromalstadium von ca. 3 Tagen mit uncharakteristischen katharrhalischen Symptomen wie Fieber, Rhinopharyngitis, Konjunktivitis, Tracheobronchitis. Koplik-Flecken („Kalkspritzer" auf fleckigem Enanthem der Wangenschleimhaut). Exanthem beginnt mit neuerlichem Fieber im Gesicht und hinter den Ohren. Effloreszenzen zuerst punktförmig, dann makulopapulös konfluierend, hellrot, dann evtl. bräunlich abblassend nach 4–7 Tagen. Polyadenopathie (s. auch Farbtafel 1).
- **Komplikationen:** Otitis, Pneumonie, Masernkrupp, Hämorrhagien, Appendizitis, Meningoenzephalitis (ca. 1 : 1000). Spätkomplikation subakut sklerosierende Panenzephalitis (SSPE).

Untersuchungen

- Meist klinisch erkennbar. Im Zweifelsfall Nachweis spezifischer IgM-Antikörper.
- Virales Blutbild (Leukozytopenie mit Lymphozytose).
- Liquor bei Enzephalitis: Mäßige mononukleäre Pleozytose, Eiweiß gering erhöht. Hohe IgG-Antikörper bei SSPE.

Differentialdiagnose

- Morbilliforme allergisch-toxische Exantheme.
- Scharlach: Effloreszenzen kleinstfleckig, nicht konfluierend, Prädilektionsstelle Unterbauch und Schenkeldreieck, Enanthem, Angina, keine Bronchitis, keine Konjunktivitis.
- Röteln, Exanthema subitum (s. dort) DD Exanthem s. S. 67, Tab. 14).

Therapie

- Symptomatisch: Bettruhe, evtl. verdunkeltes Zimmer, Antipyrese.
- Antibiotika bei Verdacht auf bakt. Superinfektion.
- Immunglobuline nur bei immunsupprimierten Patienten.
- Gezielte Therapie der Komplikationen.
- Prophylaxe: Aktive Impfung mit Lebendvakzinen zwischen 15. und 18. Lebensmonat und im Schulalter (siehe Impfpläne). Passive Impfung mit Immunglobulin 0,2 mg/kg KG bis zum 4. Tag nach Exposition bei Versäumen der Impfung nur bei gefährdeten Personen (chronisch Kranke, Immunsupprimierte).
- Im Todesfall Meldepflicht.

Prognose

- Ohne Komplikationen gut.
- Enzephalitis: 1/3 letal, 1/3 Residuen, 1/3 geheilt, SSPE immer letal.

Röteln

Grundlagen

- **Erreger:** Rötelnvirus aus der Gruppe der Togaviren, postnatal übertragen durch Tröpfcheninfektion. Eintrittspforte ist postnatal die Rachenschleimhaut.
- **Inkubationszeit:** 18 Tage. Manifestationsindex 30%. Kontagiös ab 1 Woche vor bis 5 Tage nach Exanthemausbruch.
- **Symptome:** Nach kurzen katarrhalischen Prodromi fein- bis mittelfleckiges, hellrotes, makulopapulöses, nicht konfluierendes Exanthem, beginnend hinter den Ohren, kraniokaudal über den ganzen Körper sich ausdehnend. Okzipitale und nuchale Lymphknotenschwellung, Milzvergrößerung (s. auch Farbtafel 1).
- **Komplikationen:** Arthritis, thrombozytopenische Purpura, selten Meningoenzephalitis. Rötelnembryopathie (s. S. 147).

Untersuchungen

- Blutbild: Leukozytopenie mit relativer Lymphozytose und Plasmazellen.
- Spezifische IgM-Antikörper bzw. vierfacher Anstieg des IgG-Titers in unklaren Fällen.

Differentialdiagnose

- Toxisch-allergisches rubeoliformes Exanthem (s. S. 68, Tab. 14).
- Masern (s. S. 471), Scharlach (s. S. 460), Exanthema subitum (s. S. 473) (s. auch S. 67, Tab. 14).
- Adenovirusinfektion, Mononukleose (s. S. 486), Toxoplasmose (s. S. 147 und 463).
- Mycoplasma-pneumoniae-Infektion.

Therapie

- Symptomatisch, z. B. Paracetamol, Salizylate.
- Isolierung bis Verschwinden des Exanthems.
- Prophylaxe: Aktive Schutzimpfung mit Lebendvakzinen zwischen 15. und 18. Lebensmonat und im Schulalter.
- Meldepflicht bei Embryopathie und Tod.

Prognose

- Gut bei postnataler Infektion, auch bei Komplikationen.
- Lebenslange Immunität.

Grundlagen

- **Erreger:** Humanes Herpesvirus Typ 6, übertragen von Patienten. Eintrittspforte ist der Respirationstrakt, Prädilektionsalter unter drei Jahren.
- **Inkubationszeit** 5 – 10 Tage, mäßige Kontagiosität.
- **Symptome:** Ohne Prodromi steiler Anstieg des Fiebers bis 40 °C und darüber, das kontinuierlich oder intermittierend bestehenbleibt und nach 3 – 4 Tagen kritisch abfällt. Begleiterscheinungen: Durchfall, Erbrechen, Lymphknotenvergrößerungen am Hals. Mit Fieberabfall schießt ein kleinfleckiges, blaßrötliches Exanthem am Stamm auf, breitet sich rasch über den ganzen Körper aus und verschwindet spätestens nach 2 Tagen (s. auch Farbtafel 2).
- **Komplikationen:** Häufig Fieberkrämpfe! Otitis media.

Untersuchungen

- Typischer Verlauf.
- Blutbild: Leukozytose während der Fieberphase, bei Exanthemausbruch Leukozytopenie und Lymphozytose bis 90 %.

Differentialdiagnose

- Während der Fieberphase: Rhinopharyngitis, Otitis (s. S. 220), Meningitis (s. S. 481), Harnwegsinfekt (s. S. 345).
- Exanthem: Röteln, Masern, Adenoviren (DD Exanthem s. S. 67, Tab. 14).

Therapie

- Symptomatisch: Z.B. Paracetamol, Salizylate, bei Fieberkrampf (s. S. 373).

Prognose

- Heilung.

Erythema infectiosum (Ringelröteln)

Grundlagen

- **Erreger:** Humanes Parvovirus B19, übertragen von Patienten, Eintrittspforte ist der Respirationstrakt.
- **Inkubationszeit:** Ca. 18 Tage bis Exanthem. Kontagiosität ab einer Woche nach Infektion bis Ausbruch des Exanthems.
- **Symptome:** Manchmal Prodromi: Eine Woche nach Infektion Fieber, Kopfschmerz, Myalgien. Nach Intervall Exanthem in drei Phasen: Zuerst erysipelartige Rötung an Wangen, schmetterlingsartige Ausbreitung. Danach makulopapulöses Exanthem am Stamm, am Gesäß und an den Extremitäten, zuerst diskret, bald girlandenförmiges Muster, das über ein bis mehrere Wochen in wechselndem Ausmaß bestehenbleiben kann (stärker bei Temperaturwechsel und mechanischem Reiz), periodisches Abblassen und Neuentstehen (s. auch Farbtafel 2).
- **Komplikationen:** Arthritis, aplastische Krise bei verschiedenen angeborenen und erworbenen hämolytischen Anämien (meist ohne typisches Erythem), selten anaphylaktoide Purpura, Enzephalitis.
- In der Schwangerschaft: fetale Anämie, Hydrops, Abortgefahr.

Untersuchungen

- Blutbild: Leukopenie mit Eosinophilie.
- Spezifische IgM-Antikörper.
- Virusnachweis aus dem Blut möglich.

Differentialdiagnose

- Scharlach, Röteln, Enteroviren (DD Exanthem s. S. 67, Tab. 14).
- Kollagenosen (s. S. 289).
- Toxisch-allergisches Exanthem, Erythema exsudativum multiforme (s. S. 512).
- Erythema anulare bei Rheumatismus (s. S. 406).

Therapie

- Symptomatisch: z. B. Paracetamol, Salizylate, Antipruriginosa (Antihistaminika, s. S. 287).
- Erythrozytenkonzentrat bei aplastischer Krise.

Prognose

- Heilung bei postnataler Infektion.

Grundlagen

- **Erreger:** HSV 1 (Infektionen oberhalb der Gürtellinie) und HSV 2 (Neugeboreneninfektion bei der Geburt durch Herpes genitalis der Mutter).
- **Übertragung:** durch direkten Kontakt, Tröpfchen, Sekrete). Eintrittspforte sind ektodermale Zellen, Transport über sensible Nerven zu Spinalganglien, dort Virus latent. Exazerbation durch Streß, UV-Bestrahlung, Fieber, Immunsuppression u. a.
- **Formen und Symptome:**
  - Herpes simplex der Haut (H. labialis, facialis): In Gruppen stehende Papeln, die zu konfluierenden Bläschen werden (s. auch Farbtafel 4).
  - Gingivostomatitis herpetica (aphthosa): Hohes Fieber, Rötung der Mundschleimhaut, Bläschen, die rasch platzen und schmerzhafte weißlich belegte Schleimhautulzera ergeben (Aphthen). Essensverweigerung, fötider Mundgeruch, Lymphadenitis colli. Abheilung nach 8 – 10 Tagen.
  - Keratokonjunktivitis: Bei Kindern sehr selten.
  - Vulvovaginitis: Fieber, Bläschen, Geschwüre, Lymphadenitis.
- **Komplikationen:** Bakterielle Superinfektion, Erblindung, Erythema exsudativum multiforme, Ekzema herpeticatum (auf dem Boden einer atopischen Dermatitis), rekurrierende HSV-Infektionen. Meningoenzephalitis (meist ohne Hauterscheinungen). Herpes simplex generalisatus, bei Immunsupprimierten septische Verläufe mit interstitieller Pneumonie, Hepatitis, Ösophagitis u. a.

Untersuchungen

- Spezifische Antikörper, Virus-DNA-Nachweis mittels Polymerase-Kettenreaktion im Liquor, Rachenabstrich, Bläschenpunktat, evtl. Gewebsbiopsien.
- Serologie: KBR-Bindungsreaktion im Serum, Liquor.

Differentialdiagnose

- Herpes zoster (s. S. 477), Impetigo contagiosa (s. S. 513).
- Herpangina (Coxsackie-Virus A): Tonsillen, weicher Gaumen.
- Andere Keratokonjunktivitis (Adenoviren).
- Andere Genitalentzündungen.

Therapie

- Lokale Infektion: Aciclovir-Salbe oder -Lösung, Spülungen, evtl. Lokalanästhetika (Oxybuprocain 1 %).
- Allgemeine Infektion (Ekzema herpeticatum, Meningitis, Sepsis): Aciclovir 50 mg/kg/Tag oral bzw. 30 mg/kg/Tag in 3 ED i. v. Antipyretika über 5 – 10 Tage.
- Prophylaxe mit Aciclovir bei Immunsuppression.

Prognose

- Lebensbedrohlich sind die Enzephalitis (10 – 20 % letal, 60 % Restschäden) und generalisierte Organinfektionen unter Immunsuppression.

Varizellen (Windpocken)

Grundlagen

- **Erreger:** Varicella-Zoster-Virus (humanes Herpesvirus 3), übertragen von Patienten mit Varizellen oder Herpes zoster, auf Luftweg auch über weite Distanzen. Eintrittspforte ist postnatal der Nasopharyngealraum.
- **Inkubationszeit:** 14 oder 21 Tage. Kontagiosität 1 – 2 Tage vor Exanthem bis Eintrocknung der letzten Blase.
- **Symptome:** Beginn mit Fieber, Mattigkeit, Kopfschmerz, manchmal flüchtiger skarlatiniformer Varizellen-Rash. Charakteristische Effloreszenzen: Zarte, verschieden große bis linsengroße, anfangs mit heller Flüssigkeit gefüllte, auch gekammerte Bläschen auf gerötetem Grund, die rasch eintrocknen, verkrusten und abfallen. Lokalisation am ganzen Körper (initial am Stamm, dann Ausbreitung auf Gesicht), auch am behaarten Kopf, Genitale und Schleimhäute, dort rasche Bildung von Aphthen. Verlauf in Schüben evtl. mit Fieberanstieg, Nebeneinander von Bläschen und Krusten (Sternenhimmel). Meist starker Juckreiz (s. auch Farbtafel 3).
- **Komplikationen:** Bakterielle Superinfektion mit Narbenbildung, hämorrhagische Bläschen bei Thrombozytopenie. Meningoenzephalomyelitis, zerebelläre Ataxie, Nephritis, Myokarditis, Arthritis. Bei Immundefizienz septische lebensbedrohliche Verläufe, Hepatitis, interstitielle Pneumonie, Bildung von ektymaartigen Geschwüren. Reye-Syndrom unter Salizylattherapie.

Untersuchungen

- Klinisches Bild, evtl. spezifische IgM-Antikörper, IgG-Antikörper, 4facher Titeranstieg in der KBR.

Differentialdiagnose

- Disseminierter Herpes simplex.
- Insektenstiche, Strophulus infantum (Prurigo simplex) (Farbtafel 12).
- Hand-Mund-Fuß-Krankheit (Farbtafel 4, 5), Gianotti-Crosti-Syndrom.
- Pocken (Variola).

Therapie

- Antipruriginöse Lotionen. Keine Salizylate!
- Bei Immundefizienz (z. B. Chemotherapie bei Malignomen) bei schweren Verläufen und bei Komplikationen Aciclovir 30 mg/kg/Tag i. v. oder 150 mg/kg/Tag oral in drei Dosen (Alternative Valciclovir) für 7 Tage evtl. kombiniert mit Varicella-Zoster-Immunglobulin i. v.
- Prävention: Aktive Lebendschutzimpfung innerhalb 72 Std. nach Exposition, Aciclovir (s. oben). Isolierung in Schleusenzimmern.
- Bei bakterieller Superinfektion (meist Staphylokokken) Oxacillin 60 – 100 mg/kg/Tag i. v. in 3 Dosen.

Prognose

- Letalität unter Immunsuppression möglich.
- Lebenslange Immunität (nicht gegen Herpes zoster).

Grundlagen

- **Erreger:** Humanes Herpesvirus 3. Krankheit entsteht durch Reaktivierung der Viren, meist nach abgelaufenen Varizellen, oft bei immundefizienten Patienten (besonders unter Malignomtherapie). Viren wandern sensorischen Nerven entlang zur Haut.
- **Kontagiosität:** bis Eintrocknen der letzten Blase.
- **Symptome:** Meist streng einseitig auf ein oder mehrere Dermatome beschränkt, beginnend mit neuralgiformen Schmerzen und Sensibilitätsstörungen. Nach 3–4 Tagen Fieber und gruppenartig angeordnete Papeln, die sich in stecknadelkopfgroße, zuerst klare Bläschen, dann Pusteln verwandeln (s. auch Farbtafel 3, 4).
- **Komplikationen:** Herpes zoster generalisatus, Persistieren von Neuralgien, passagere periphere Lähmungen und Sensibilitätsstörungen. Enzephalitis, Herpes zoster ophthalmicus (Trig I), H. zoster oticus mit Fazialisparese.

Untersuchungen

- Klinisches Bild.
- Anstieg der IgG-Antikörper.

Differentialdiagnose

- Herpes simplex (s. S. 475).
- Gräserdermatitis, z. B. poison ivy.

Therapie

- Lokal Zink-Schüttelmixtur.
- Aciclovir: 30 mg/kg/Tag i. v. oder 150 mg/kg/Tag oral in drei Dosen (Alternative Valciclovir) durch 7 Tage.

Prognose

- Letalität vor allem bei Enzephalitis (bis 20%) und Wiederholungserkrankung unter Immunsuppression möglich.

Mumps (Parotitis epidemica)

Grundlagen

- **Erreger:** Mumps-Paramyxovirus. Übertragung von Patienten durch Tröpfcheninfektion. Eintrittspforte ist die Mundschleimhaut. 40% inapparente Infektion.
- **Inkubation:** 21 Tage. Kontagiosität 6 Tage vor bis 9 Tage nach Auftreten der Parotisschwellung.
- **Symptome:** Beginn meist mit schmerzhafter einseitiger Parotisschwellung, gespannter Haut, teigigem Ödem der Umgebung. Nach zwei bis maximal sieben Tagen folgt manchmal die andere Seite. Fieber, schmerzhaftes Kauen. Schwellung und Rötung des Orifiziums des Ductus parotideus. In 20% Befall der Glandulae submandibulares oder sublinguales (auch ohne Parotisschwellung).
- **Komplikationen:** Meningitis parotidea (meist in der ersten Woche nach Beginn, auch ohne Parotitis), Pankreatitis (10%), Orchitis, Ovariitis, selten Enzephalitis, Neuritiden des N. acusticus und N. facialis, Ataxie, Myelitis, Arthritis, Myokarditis.

Untersuchungen

- Spezifische Antikörper, IgM und IgG erhöht.
- Amylase im Serum und Harn erhöht (70%).
- Liquor: Meningitis serosa (auch ohne Meningitis-Symptome).

Differentialdiagnose

- Parotitis infolge Coxsackie-, Influenza-, Parainfluenzavirus.
- Eitrige Parotitis (Eiter ausdrückbar, Staphylokokken u. a.).
- Rekurrierende Sialoadenitis und Parotitis bei Duktus-Stein und Mikulicz-Syndrom.
- Parotitistumor, Lymphadenitis anderer Genese (s. S. 52).

Therapie

- Symptomatisch: Trockene Wärme, Bettruhe, Analgetika.
- Bei Orchitis Hoden hochbinden, Antiphlogistika.
- Pankreatitis (s. S. 216).
- Prophylaxe: Aktive Schutzimfpung (s. S. 495).

Prognose

- Meist Heilung, selten Taubheit (1‰ der Meningitiden) und Zweiterkrankung.
- Sterilität nach Orchitis bei 10%.

Grundlagen

- **Erreger:** Drei Serotypen des Poliovirus aus der Gruppe der Enteroviren. Übertragung durch Schmier- und Tröpfcheninfektion. Eintritt nach Vermehrung in Rachen und Magen-Darm-Trakt.
- **Inkubationszeit:** 1 – 2 Wochen. Erkrankung fast verschwunden in Industrieländern mit Schluckimpfung, noch häufig in Entwicklungsländern.
- **Symptome:** (in 90% inapparente Infektion ohne Symptomatik).
  - Initialstadium 2 – 3 Tage mit Fieber und katarrhalischen Erscheinungen.
  - Latenzstadium 1 – 3 Tage.
  - Präparalytisches Stadium mit Kopfschmerzen, neuerlichem Fieber und Zeichen der Meningitis. Bei 1% anschließend paralytisches Stadium mit akuten, asymmetrisch verteilten schlaffen Lähmungen, Schmerzen, Reflexverlusten, evtl. Blasenlähmung und Obstipation, Sensibilität erhalten. Bei spinaler Form Lähmungen meist an unteren Extremitäten, Rumpf und Zwerchfell, bei bulbopontiner Form Lähmungen des 10., 11. und 12. Hirnnervs.
- **Komplikationen:** Persistenz peripherer Lähmungen. Atemlähmung.

Untersuchungen

- Spezifische Antikörper, Anstieg nach 10 Tagen, evtl. Virusnachweis aus Stuhl, Rachenspülflüssigkeit.
- Im präparalytischen Stadium Meningitis serosa, Liquor: leichte Pleozytose, Eiweiß erhöht.

Differentialdiagnose

- Polyradikulitis (symmetrische Lähmungen) s. S. 371.
- Periphere Neuritiden.
- Andere Virusinfektionen mit seröser Meningitis und Lähmungen (besonders ECHO-, Coxsackie-Viren).
- Botulismus (s. S. 465), Rabies (Tollwut): Inkubationszeit 10 Tage bis Monate, Sensibilitätsstörungen, vegetative Störungen, Überempfindlichkeit akustisch, optisch, Schluckkrämpfe, paralyt. Stadium mit Meningitis.

Therapie

- Symptomatisch mit Bettruhe, Antipyrese.
- Lähmungen: Physikotherapie.
- Atemlähmung: Künstliche Beatmung über Tracheostoma, inadäquate Respiratortherapie führt zur Myokardschädigung.
- Prophylaxe: Aktive Schluckimpfung (s. S. 495).
- Meldepflicht bei Verdacht, Erkrankung und Tod.

Prognose

- Rückbildung der Lähmungen ist möglich.
- Lebenslange Immunität gegen den betreffenden Serotyp. Cave: keine Kreuz-Immunität, daher mehrfache Infektion möglich.

Frühsommermeningoenzephalitis

Grundlagen

- **Erreger:** Flavivirus, östlicher (Rußland) und westlicher Subtyp.
- **Übertragung:** meist durch Biß verschiedener Zecken, vor allem Ixodes ricinus. Verbreitung in verschiedenen Teilen Europas, meist in Biotopen mit 7° Jahresisotherme < 800 m. Infektionsalter selten bereits im ersten Lebensjahr. Jahresgipfel im Frühsommer.
- **Inkubationszeit:** 7 – 14 Tage.
- **Symptome:** Erste Phase uncharakteristisch mit Fieber und grippeähnlichen Symptomen. Nach 10 – 14 Tagen fieberfreiem Intervall folgt bei einem Drittel die zweite Phase mit neuerlichem Fieber und ZNS-Manifestationen: In ca. 45 % Meningitis mit typischen Symptomen, in ca. 45% Meningoenzephalitis mit Bewußtseinstrübung, neurologischen Ausfällen, Krämpfen und selten Psychosen, in ca. 10% Meningo(enzephalo)myelitis mit schlaffen Paresen, evtl. Bulbärparalyse.
- **Komplikationen:** Dauernde neurologische Störungen, Atemlähmung.

Untersuchungen

- Zeckennachweis nicht immer möglich.
- Blutbild: Erste Phase Leukopenie, zweite Phase mit Leukozytose.
- Liquor: Mononukleäre Pleozytose, Eiweißerhöhung.
- Spezifische IgM- und IgG-Antikörper aus Serum und Liquor.

Differentialdiagnose

- Akute ZNS-Entzündungen, besonders Borreliose (s. S. 467).

Therapie

- Zeckenentfernung nach Abtötung, z. B. mit Klebstoff oder durch Herausdrehen mit speziellem Instrument.
- Nur symptomatisch, keine Isolierung nötig.
- Passiv: Bei Ungeimpften 0,1 ml/kg FSME-Immunglobulin bis 48 Std. nach Zeckenstich, bei Zeckenstich nach Erstimpfung innerhalb von 5 Tagen.

Prophylaxe

- Aktiv: Ab 2. Lebensjahr Grundimmunisierung 3 x 0,5 ml. Impfschutz 3 – 5 Jahre.

Prognose

- Letalität für Westtyp 1 – 2%, für Osttyp ca. 30%.
- Restschäden in 6 – 40%.

Grundlagen

- Durch Viren, Bakterien, Pilze oder andere Erreger hervorgerufene Entzündung der Meningen, meist an der Gehirnoberfläche, selten in den Ventrikeln.
- **Erreger:**
  - Bei Neugeborenen vorherrschend Escherichia coli und B-Streptokokken, Hämophilus, selten Viren, auf Intensivstationen Hospitalismuskeime wie Pseudomonas, Staphylococcus aureus, Candida u. a.
  - Bei älteren Kindern vorwiegend Viren, am häufigsten Mumps, gefolgt von Enteroviren und Arboviren (FSME). Bakterielle Erreger meist Meningokokken, Haemophilus influenzae und Pneumokokken, seltener Listerien, Leptospiren, Borrelien, Salmonellen, Tuberkelbazillen.
- **Formen:**
  - *Meningitis serosa* wird hervorgerufen durch Viren, Listerien, Borrelien, Tuberkelbazillen, Pilze, Protozoen.
  - *Meningitis purulenta* durch Meningokokken, Haemophilus influenzae, Pneumokokken, Escherichia coli, Strepto- und Staphylokokken u. a. Die meisten Meningitiden sind hämatogen verursacht.
  - *Sekundäre Meningitiden* entstehen fortgeleitet vom Ohr, von den Nasennebenhöhlen, nach frontobasalen Frakturen (Pneumokokken), von einem Neuroporus aus, bei einem infizierten Shunt-System (Ventrikulitis, meist Staphylococcus epidermidis).
- **Symptome:**
  - *Meningitis purulenta:* Rascher Beginn mit Fieber, Erbrechen, Kopfschmerzen, Opisthotonus, Nackensteife, Kernig- und Brudzinski-Zeichen, vorgewölbte Fontanelle, Petechien. Je kleiner die Kinder, desto weniger ausgeprägt können die Zeichen sein.
  - *Meningitis serosa:* Symptome der Grundkrankheit, grippales Prodromalstadium, schleichender Beginn, Kopfschmerzen, Meningismus, Fieber. Neurologische Begleitsymptomatik.
- **Komplikationen:** Hautblutungen (s. auch Farbtafel 8), meist Meningokokken als petechiale Bakterienembolien oder als ausgedehnte intravasale Gerinnung mit Verbrauchskoagulopathie und Hautnekrosen mit und ohne Waterhouse-Friderichsen-Syndrom (Nebennierenhämorrhagie), irreversibler Schock. Meningoenzephalitis mit Krämpfen, Bewußtlosigkeit, Hirndrucksymptome mit Hirnnervenlähmungen, Einklemmungszeichen. Hydrozephalus, subdurale Effusionen, Hirnabszesse, bleibende zerebrale Schäden, Innenohrtaubheit, Epilepsie.

Untersuchungen

- Blutbild, CRP: Bakterielle bzw. virale Entzündungszeichen (BSG, BZ, Elektrolyte, Blutkultur, Virusserologie).
- Lumbalpunktion: Liquor bei:
  - Meningitis purulenta: Meist trübe Farbe, Zellzahl meist über $1000/mm^3$, polynukleäre Zellen (Granulozytose), evtl. sichtbare Bakterien, Eiweiß meist über 80 mg/dl, Lysozym erhöht, Glukose vermindert (unter die Hälfte der Blutglukosekonzentration).

- Meningitis serosa: Meist seidige Trübung, Zellzahl meist unter 1000/mm^3, mononukleäre Zellen (Lymphozyten:Granulozyten > 1 : 1), Eiweiß meist unter 80 mg/dl, Lysozym niedrig. Glukose meist über der Hälfte der Blutglukosekonzentration, dagegen erniedrigt bei Tuberkulose, Borreliose, Listeriose, Pilzinfektion.
- Erregernachweis im Liquor: Gram-Färbung (Meningokokken: gramnegative Diplokokken, Pneumonokokken: grampositive Diplokokken, Haemophilus influenzae: Gramnegative Stäbchen), Ziehl-Neelsen-Färbung bei Tbc, Bakterienkultur mit Antibiogramm. Spezifischer Antikörpernachweis bei seröser Meningitis, inklusive Tine-Test, Latex-Schnelltest bei bakterieller Meningitis, PCR bei Tbc, Herpes.

- Je nach Komplikationen: EEG, CT, Gerinnungsstatus u. a.
- Audiogramm: 6 Wochen nach eitriger Meningitis obligat.

Differentialdiagnose

- Enzephalitis: MR.
- Hirnblutung: MR, Liquor.
- Vergiftung: Giftnachweis, Liquor (Blei).
- Epileptischer Anfall: EEG, Liquor.
- Sonnenstich, Otitis media, Sinusitis etc. mit meningealer Reizung.

Therapie und Prognose

- Virale Meningitis: Bettruhe, unspezifische Maßnahmen (Paracetamol).
- Eitrige Meningitis bei Neugeborenen: Ampicillin 300 – 400 mg/kg/Tag i. v. plus Gentamycin 7,5 mg/kg/Tag i. v. (Spiegelkontrolle!) und Cefotaxim 150 – 200 mg/kg/Tag je in 3 ED i. v.
- Eitrige Meningitis bei älteren Kindern: Dexamethason 0,8 mg/kg/Tag in 2 ED, beginnend mit AB-Therapie für 4 Tage. Antibiotika: Beginn mit Cefotaxim 200 mg/kg/Tag in 3 ED oder Ceftriaxon 80 – 100 mg/kg/Tag in 1 ED. Nach Bekanntwerden des Erregers gezielte Weiterbehandlung.
- Bei schwersten Formen einschleichende Dosierung zur Vermeidung einer Herxheimer-Reaktion (s. S. 149). Liquorkontrolle nach 48 Std.
- Spezifische Formen (Tbc, Borreliose u. a.): Siehe dort.
- Intensivmedizinische Überwachung (mit täglicher neurologischer US, Bilanzierung, Nachpunktion nur bei Therapieresistenz und nach Therapiebeendigung bei NG) und Therapie des Fiebers, der Anfälle, des Schocks, der Verbrauchskoagulopathie, des Hirnödems u. a.
- Prophylaxe junger Kontaktpersonen bei Infektion mit Meningokokken und Haemophilus influenzae: Rifampicin 20 mg/kg durch 2 Tage bei Meningokokken, 4 Tage bei H. influenzae.
  Schutzimpfungen: Haemophilus influenzae und Meningokokken.
- Meldepflicht bei Erkrankung und Tod unabhängig vom Erreger.
- Prognose: Bei eitriger Meningitis: Letalität: Neugeborene 15 %, ältere Kinder 5 %. Residuen: Neugeborene 30 %, ältere Kinder 15 %, Hörstörung 10 %.

Grundlagen

- Vorwiegend durch Viren verursachte Entzündung des Hirngewebes, entweder primär oder postinfektiös (Immunkomplexe).
- **Formen:** Virusenzephalitis (Mumps, Masern, Röteln, Enteroviren, Herpes I, II, Arboviren, z. B. FSME, Rabies u. a.), bakterielle Meningoenzephalitis (s. S. 481), selten Befall durch Pilze, Protozoen, Zoonosen.
- **Symptome:** Meist zweiphasig, zuerst katarrhalische Zeichen, dann schweres Krankheitsbild mit hohem Fieber, Bewußtseinstrübung bis Koma, apathisch oder erethisch und Herdzeichen: Fokale oder sekundäre generalisierte Krämpfe, Lähmungen, Pyramidenbahnzeichen, vegetative Dysregulationen, Übelkeit und Erbrechen. Zeichen der Grundkrankheit. Ataxie mit Tremor und Nystagmus bei Kleinhirnbefall.
- **Komplikationen:** Hyperpyrexie, Status epilepticus, Hirnödem, zentrale Atemlähmung. Neurologische Residuen.

Untersuchungen

- Lumbalpunktion:
  - Liquor: Am Beginn manchmal bland, meist lymphozytäre (evtl. kurzzeitige granulozytäre) Pleozytose, Eiweißerhöhung, Zucker normal oder erhöht.
  - Virusnachweis im Liquor bei unklarer Grundkrankheit: Mittels DNA-Polymerase-Kettenreaktion, z. B. für Herpes simplex.
- Antikörpernachweis in Blut und ggf. Liquor (FSME u. a.), BB.
- MR: Herdförmige Signalhyperintensitäten.
- EEG: Anfangs meist temporookzipitale Verlangsamung.

Differentialdiagnose

- Epilepsie, Status epilepticus: Liquor, MR.
- Meningitis purulenta oder spezifische Form (Tbc u. a.).
- Vergiftungen (Schwermetalle, Pestizide).
- Hirnabszeß, Hirnblutung, Hirntumore: MR.

Therapie

- Bei jedem Verdacht auf unklare Enzephalitis Aciclovir (3 x 10 mg/kg/Tag i. v.), bei bewiesener Herpes-simplex-Enzephalitis für 21 Tage 80 – 100 mg/Tag i. v. in 3 Dosen.
- Intensivmedizinische Überwachung und Therapie des Hirnödems (s. S. 566), der Krämpfe (s. S. 373), des Fiebers (s. S. 494) u. a.
- Kontaktschutz von Neugeborenen und Immunsupprimierten.
- Meldepflicht bei Erkrankung und Tod unabhängig vom Erreger.

Prognose

- Abhängig vom Erreger, bei Herpes simplex Letalität mit Therapie 10 %, Residuen 70 %.

Hepatitis epidemica

Grundlagen

- **Erreger:** Hepatitis-A-Virus aus der Picornavirusgruppe. Übertragung über Trinkwasser, Nahrungsmittel und durch direkten Kontakt auf fäkal-oralem Weg. Erhöhtes Risiko bei Heimkindern, Kontaktpersonen, Reisenden in Endemiegebiete.
- **Inkubationszeit:** 15 – 45 Tage. Kontagiosität: Tage vor bis Wochen nach Krankheitsbeginn.
- **Symptome:** 2 – 78 Tage lang Prodromi mit Übelkeit, Müdigkeit, Anorexie, Bauchschmerzen, Fieber. Selten flüchtige Exantheme und Gelenkschmerzen. Dann Ikterus (anikterische Verläufe häufig bei jüngeren Kindern), dunkler Harn, helle Stühle, druckschmerzhafte Hepatomegalie und Polylymphadenopathie, seltener Splenomegalie.
- **Komplikationen:** Fulminante Verläufe mit Gerinnungsstörungen, Enzephalopathie und Leberkoma, cholostatische Verläufe, Thrombozytopenie, aplastische Anämie.

Untersuchungen

- Blutbild: Leukozytopenie, relative Lymphozytose, atypische Lymphozyten.
- Serum: Direkte Hyperbilirubinämie, Erhöhung der Transferasen bis 3000 U/l (GPT > GOT) und der GLDH, manchmal Erniedrigung der CHE. Nach 6 – 10 Wochen „biochemisches Rezidiv“ bei 20%, evtl. 3. Transferasenanstieg 2 – 3 Wochen später.
- Harn: Bilirubin und Urobilinogen vermehrt.
- Anti-HAV-IgM positiv (akute Infektion), Anstieg von Anti-HAV-IgG.
- Leberbiopsie nur bei chronischer Hepatitis (B, C, D u. a.) bzw. fulminantem Verlauf.

Differentialdiagnose

- **Hepatitis B:** Übertragung bei Geburt, durch direkten Kontakt und Blutprodukte. Erhöhtes Risiko für medizinisches Personal, Drogensüchtige, Dialysepatienten, bei Erkrankungen, bei denen Bluttransfusionen eingesetzt werden müssen. Heimkindern und Familienangehörige. Inkubationszeit 45 – 180 Tage. Nachweis durch HBsAg und Anti-Hbc IgM im Serum. Marker für Infektiosität HBeAg und HBV-DNA.
  - Komplikationen: Chronisch-aggressive Hepatitis, chronisch-persistierende Hepatitis, lebergesunde HBsAg-Träger (ohne Hepatitisanamnese), Gianotti-Crosti-Syndrom (papulöse Akrodermatitis), Zirrhose, Leberzellkarzinom (Differenzierung durch Leberbiopsie).
- **Hepatitis C:** Übertragung in 90% durch Transfusion. Inkubationszeit: 6 – 8 Wochen. Nachweis durch HCV-RNA im Serum, Diagnose oder Ausschluß der anderen Hepatitisformen.
  Komplikationen: Chronische Verläufe, Leberkarzinom.
- **Hepatitis D** (Delta-Hepatitis): Übertragung an Hep. B. gebunden. Bei chronischen Anti-Hbc-positiven HBsAg-Trägern führt Hepatitis-D-Superinfektion zu chronisch aktiver Hepatitis mit Übergang in Leberzirrhose. Nachweis durch Anti-HDV-IgM/-IgG.

- **Andere Virushepatitiden:** EBV, Zytomegalie, Coxsackie B, Herpes-, Adeno-, ECHO-Viren, Mumps, Masern, AIDS.
- **Autoimmunhepatitis:** (Sonderform der chronischen Hepatitis mit nicht organspezifischen Autoantikörpern: Häufig bei Mädchen, begleitet von Thyreoiditis, Lupus erythematodes, Arthritis, Nephritis u. a. Assoziation mit HLA_8und DR_3.
- Morbus Wilson (s. S. 455) u. a. Stoffwechselerkrankungen (Speicherkrankheiten, Mukoviszidose, α_1-Antitrypsin-Mangel (s. S. 121 u. a.) bei chronischem Verlauf.
- Leberabszeß, Amöbiasis, Leberegel, Echinokokken.
- Granulomatöse Hepatitis: Tuberkulose, Sarkoidose, Listeriose, Histoplasmose u. a.
- Medikamentöse und toxische Hepatopathien: Z.B. Antikonvulsiva, Paracetamol, Antibiotika, Anästhetika, Analgetika, Zytostatika, Radiotherapie, Amanita phalloides, Tetrachlorkohlenstoff.
- Cholangitis und Cholestasen (Fehlbildungen, Cholelithiasis, Tumoren, primäre sklerosierende Cholangitis: γ-GT und LPX erhöht, Sonographie, CT, Cholangiographie, evtl. Biopsie) s. S. 121.
- Hämolytische Anämie, familiäre Hyperbilirubinämie: Indirektes Bilirubin erhöht.

Therapie

- Symptomatisch mit Bettruhe und leichter Kost.
- Fulminante Verläufe mit Enzephalopathie (s. S. 215), Leberzirrhose (s. S. 213).
- Glukokortikoide bei autoimmunologischer Hepatitis, Interferon bei schwerer chronisch aktiver Hepatitis. Aciclovir bei Herpes hepatitis, Ganciclovir bei Zytomegalie.
- Prophylaxe: Hygienisches Verhalten besonders bei Auslandsreisen (Trinkwasser, Nahrungsmittel).
  - Bei Hepatitis A aktive Schutzimpfung und/oder Immunglobulin 0,02 bis 0,05 ml/kg i. m. (Schutz ca. 3 Monate).
  - Bei Hepatitis B aktive Schutzimpfung (Grundimmunisierung nach 3. Injektion, nach 3 – 5 Jahren Auffrischung je nach Titer) für Risikopersonen (Heimkinder, medizinisches Personal, maligne Erkrankungen, Hämodialyse, Transplantation, Familien mit HBsAg-Trägern), passive Immunisierung mit Hepatitis-B-Immunglobulin 0,05 – 0,5 ml/kg i. m., Neugeborene (s. S. 149).

Prognose

- Im allgemeinen Heilung. Keine chronischen Verläufe bei Hepatitis A. Übergang in Zirrhose bei chronischer aktiver Verlaufsform bei Hepatitis B und C möglich. Gesamtletalität bei Kindern 0,1 %.

Infektiöse Mononukleose (Pfeiffer-Drüsenfieber)

Grundlagen

- **Erreger:** Epstein-Barr-Virus (EBV) (= Humanes Herpesvirus 4). Übertragung durch Tröpfchen oder Speichelkontakt („kissing disease"). Eintrittspforte ist der Nasen-Rachen-Raum. Seltener Übertragung durch Bluttransfusion.
- **Inkubationszeit:** 5 – 7 Wochen.
- **Symptome:** Atypisches Krankheitsbild bei Säuglingen und Kleinkindern mit abdominellen Beschwerden und Infektzeichen des oberen Respirationstraktes. Typischer Krankheitsverlauf zwischen 15 und 25 Lebensjahren: Beginn mit uncharakteristischem Fieber, Müdigkeit, Kopf- und Halsschmerzen. Generalisierte Lymphknotenschwellung, am stärksten im Halsbereich. Weiche Splenomegalie, seltener Hepatomegalie. Angina lacunaris mit pseudomembranösen Belägen kann später auftreten. Manchmal flüchtiges Exanthem.
- **Komplikationen:** Generalisiertes morbilliformes Exanthem mit Fieber bis zum neunten Tag nach Beendigung einer Aminopenicillintherapie. Stenosierende Atemwegsbehinderung, rezidivierende Tonsillitis (häufig Streptokokken). Pneumonie (im Säuglingsalter chronische Verläufe), Myokarditis, Hepatitis (bis akute Leberdystrophie), Nephritis, Meningoenzephalitis, Polyradikulitis. Thrombozytopenie, hämolytische und aplastische Anämie. Burkitt-Lymphom vom afrikanischen Typ. Bei Milzvergrößerung > 500 g Gefahr der Ruptur.

Untersuchungen

- Blutbild: Initial Leukozytopenie, dann Leukozytose mit Lymphozytose mit monozytoiden Pfeiffer-Drüsenfieberzellen. Monospot-Schnelltest, bei kleinen Kindern oft negativ. Spezifische IgG- und IgM-Antikörper beweisend.
- Häufig erhöhte Lebertransferasen.

Differentialdiagnose

- Bakterielle und virale Tonsillitis verschiedener Genese (Diphtherie, Streptokokken, Adenoviren u. a.), s. S. 222.
- Toxoplasmose, Zytomegalie (s. S. 149), Leptospirose, Brucellose.
- Leukämie u. a. lymphoproliferative Erkrankungen (s. S. 307).

Therapie

- Symptomatisch, keine Aminopenicilline! (Ampicillinexanthem!) (s. auch Farbtafel 11). Bei Superinfektion an den Tonsillen Makrolidantibiotika.

Prognose

- Selten schwere und tödliche Verläufe, meist bei Immundefizienz nach Nierentransplantation.

Grundlagen

- **Erreger:** Human immundeficiency virus (Retrovirus). Postnatale Übertragung durch Geschlechtsverkehr über infiziertes Sperma oder durch infiziertes Blut und Blutderivate (Injektionen, Verletzungen, Transplantation). Risikogruppe: Drogensüchtige, Homosexuelle (früher Hämophilie). Viren siedeln sich in T-Helferzellen an, zerstören diese und bleiben lebenslang im Körper. Konnatale Infektion, Übertragung bei der Geburt von HIV-pos. Mutter 40–60%.
- **Verlauf und Symptome:**
  - Akutes Stadium I (Wochen nach Infektion): Mononukleoseartiges Bild, häufig subklinisch.
  - Stadium II: Asymptomatisch, Ak nachweisbar.
  - Monate bis Jahre danach Stadium III mit persistierender Lymphadenopathie, Splenomegalie.
  - Danach Stadium IV A (AIDS-related complex) mit Gewichtsverlust > 10%, Fieber, Nachtschweiß, Diarrhoe. Lymphozytäre interstitielle Pneumonie. Hämolytische Anämie, Thrombozytopenie, Immunkomplex-Glomerulonephritis.
  - Stadium IV B: 50% Befall des Nervensystems, subakute bis chronische Enzephalopathie mit Hirnatrophie und Demenz, Myelopathie mit Schwäche und Parästhesien der Beine, periphere Neuropathie, opportunistische Infektionen (zentrale Toxoplasmose) und ZNS-Lymphone.
  - Stadium IV C: Opportunistische Infektionen:
    Pneumocystis carinii (Pneumonie), Candidiasis (mukokutan, ösophageal, bronchopulmonal), Toxoplasmose (Pneumonie, ZNS), Kryptokokkose (Herdpneumonie, systemische Infektion), Salmonellen (Sepsis), Mycobacterium tuberculosis (pulmonaler Befall), Zytomegalie (Pneumonie, ZNS-Befall), Herpes zoster.
  - Stadium IV D: Malignome: Kaposi-Sarkom, mulitfokal (violette bis blaubraune Plaques oder Tumorknoten auf der Haut, vor allem an den Beinen und am Gaumen, auch Befall von Lymphknoten, GI-Trakt und Lunge möglich).
    ZNS-Lymphome
    Non-Hodgkin-Lymphome (B-Zell-Linie).

Untersuchungen

- HIV-Antikörper und Antigennachweis mit Western-Blot-Test. Nachweis drei Wochen bis 6 Monate nach Infektion.
- Bei AIDS-related complex: BB: Anämie, Leukozytopenie, Thrombozytopenie, T_4-Z. < 400/mcl, T_4-T_8-ratio (Helfer-/Suppressorzellen) < 1,2 (normal 2).
  Serum: IgG in der Eiweißelektrophorese erhöht, Transaminasen, LDH, AP, Nierenretentionswerte.
  Urinstatus (bei GN: Eiweiß erhöht).
  Verminderte Lymphozytenstimulierbarkeit, erhöhte Immunglobuline.
- Infektionsnachweis von Pneumozystis, Toxoplasmose, Herpes simplex, Zytomegalie, Candida, Aspergillus, Histoplasmose, Mykobakterien u. a.
- Abdomensonographie.
- Röntgenthorax (Pneumonie?).
- CT des Schädels bei Verdacht auf ZNS-Befall.

Acquired immune deficiency syndrome (AIDS)

Differentialdiagnose

- Lymphotrope Virusinfektionen (s. S. 463 und 486), maligne Lymphome (s. S. 317 ff).
- Andere angeborene oder erworbene Immundefizienzen (s. S. 277).

Therapie

- Azidothymidin (Retrovir), hochdosierte Immunglobuline.
- Gezielte Therapie der opportunistischen Infektionen (s. entsprechende Kapitel). Zum Beispiel mit Aciclovir, Ganciclovir, Mycostatin, Pyrimethamin, Cotrimazol.
- Bei HIV-Positivität Dauerprophylaxe gegen opportunistische Infektionen.
- Impfungen nur mit Totimpfstoffen.
- Aufklärungsprogramme in den Schulen („safer sex" – kein sicherer Schutz!).
- Bei konnataler Infektion nicht stillen, Isolierung nicht nötig.

Prognose

- Letztlich tödlich. Vertikale Transmission auf Neugeborene ca. 20%, bei Behandlung der Schwangeren mit Retrovir > 10%.

Grundlagen

- Durch den Biß der weiblichen Anophelesmücke auf den Menschen übertragene Plasmodieninfektion mit Befall von Leber, Milz und Erythrozyten. Hauptsächlich in tropischen und subtropischen Ländern, aber auch in der Türkei verbreitet. Durch Fernosttourismus wieder häufiger.
- **Formen und Erreger:**
  - Plasmodium falciparum: Malaria tropica (maligne Form, Inkubationszeit 7 – 20 Tage).
  - Plasmodium vivax und P. ovale : Malaria tertiana (benigne Form, Inkubationszeit 10 – 21 Tage).
  - Plasmodium malariae: Malaria quartana (benigne Form, Inkubationszeit 21 – 40 Tage).
- **Symptome:** Fieber mit Schüttelfrost, Kopf- und Gliederschmerzen, Bauchschmerzen, evtl. Ikterus und Diarrhoe, Hapatosplenomegalie. Hämolytische Anämie, Leukozytopenie, Thrombopenie. Malaria tropica verläuft besonders schwer, mit täglichen Fieberschüben und häufigen Komplikationen (s. u.), kann in wenigen Tagen zum Tod führen. Bei Malaria tertiana treten die charakteristischen Fieberschübe alle 48 Std. ein, bei Malaria quartana alle 72 Std., beide verlaufen leichter und protrahierter als Malaria tropica.
- **Komplikationen:** Vor allem während hämolytischer Krisen prärenales akutes Nierenversagen (s. S. 354), Enzephalitis, zerebrovaskuläre Mikroembolisierung mit Bewußtseinsstörungen, Koma, Schock, Myokarditis.

Untersuchungen

- BSG und CRP erhöht, Differentialblutbild: hämolytische Anämie, Leukozytopenie, Thrombopenie.
- Mikroskopischer Nachweis der Plasmodien im Blutausstrich oder „dicken Tropfen", alle 6 Std. über 24 Std. Für den „dicken Tropfen" 1 Tr. Kapillarblut auf einen Objektträger zu einer Fläche von 1 cm² verteilen (sollte noch durchsichtig sein), trocknen und nach Giemsa färben. Mikroskopisch in den Erythrozyten Nachweis der Plasmodien: halbmondförmig (P. falciparum), bandförmig (P. malariae), Tüpfelung (P. virax) oder ringförmige Jugendformen.
- AK-Nachweis erst eine Woche nach Krankheitsbeginn positiv. Anstieg nach 2 – 4 Wochen.

Differentialdiagnose

- Grippaler Infekt, Mononukleose (s. S. 486).
- Hepatitis (s. S. 484), Typhus abdominalis (s. S. 466), Leptospirose, Sepsis und Enzephalitis anderer Genese (s. S. 483).
- Akute Pyelonephritis (s. S. 345), akutes Nierenversagen anderer Genese (s. S. 354).

Therapie und Prophylaxe

Malariatherapie

Indikation	Medikament	Dosierung
Malaria tertiana	Chloroquin	Initial 10 mg Chloroquin Base/kg KG; 6, 24 und evtl. 48 Std. später je 5 mg Base/kg KG oral, i. m. od. als i. v. Infusion 2 – 4 Std.)
Malaria tropica	Mefloquin	Einmaldosis 25 mg/kg KG oral
	Halofantrin	8 mg/kg KG oral 3× im Abstand von je 6 Std., nach 7 Tagen wiederholen
	Chinin (Dihydrochlorid od. Sulfat)	10 mg Base/kg KG oral 3 × tägl. für 10 Tage
Schwere und komplizierte Malaria tropica	Chinin	Initial 20 mg Base/kg KG in 5%iger Dextrose-Infusion über 4 Std.; dann 10 mg/kg KG i. v. über 2 – 4 Std. alle 8 Std., bis orale Medikation möglich ist. Umstellung auf Mefloquin frühestens 12 Std. nach letzter Chiningabe
Rezidivprophylaxe bei Plasmodium vivax und P. ovale	Primaquin	0,25 mg/kg KG oral täglich für 14 Tage (cave: G6PD-Mangel)

Dosierungen der Chemoprophylaxe der Malaria

Substanz	Präparat	Dosierung
Chloroquin	Resochin	5 mg/kg KG der Base oral, einmal pro Woche
Proguanil	Paludrin	2 × 1,5 mg/kg KG oral, täglich
Mefloquin	Lariam	5 mg/kg KG pro Woche. Das entspricht: 15 – 19 kg: 1/4 Tbl., 20 – 29 kg: 1/2 Tbl., 30 – 45 kg: 3/4 Tbl., > 40 kg: 2 Tbl. pro Woche

Empfohlene Malaria-Medikamente nach Resistenzen

Zone	Charakteristika	Medikamente zur Vorbeugung	Nofall-medikation
A	Gebiete ohne Chloroquinresistenz oder	Chloroquin	keine
	ohne Plasmodium falciparum	keine	Chloroquin
B		Chloroquin + Proguanil	
	Gebiete mit Chloroquinresistenz	Chloroquin keine	Mefloquin
C	Gebiete mit hochgradiger Chloroquinresistenz oder Multiresistenzen	Mefloquin Chloroquin + Proguanil keine	keine Mefloquin

Prognose

- Malaria tropica in 5 % nach wenigen Tagen letal, Überleben abhängig von rascher Therapie und Ausmaß der Komplikationen. Nach Monaten - Jahren Heilung.
- Malaria tertiana Heilung nach etwa 3 Jahren möglich.
- Malaria quartana häufig lebenslang keine Heilung.

Wurmkrankheiten

Grundlagen

- In den gemäßigten Zonen werden am häufigsten Askariden und Oxyuren, selten Zestoden (Bandwurm), Larva migrans und Leberegel übertragen. Trichinellen kommen kaum noch vor.
- **Symptome:**
  - *Ascaris lumbricoides* (Spulwurm): Bauchschmerzen, Übelkeit, vorübergehender Husten (Larven durchdringen die Darmwand, befallen die Lunge), evtl. Urtikaria, selten mechanischer Ikterus, Ileus. Würmer im Stuhl bis 40 cm lang.
  - *Oxyuris vermicularis* (Madenwurm): Genitoanaler Juckreiz besonders nachts mit Schlafstörungen, manchmal Analekzem, Vulvovaginitis, Appendikopathie. Würmer im Stuhl bis 12 mm lang.
  - *Taenia saginata* (Rinderbandwurm): Symptomarm, Abmagerung. Wurm 5 – 10 m lang, Kopf mit 4 Saugnäpfen, längliche Proglottiden im Stuhl.
  - *Taenia solium* (Zystizerkose, Schweinebandwurm): Myalgien, neurologische Symptome. Wurm bis 3 m lang, Kopf mit 4 Saugnäpfen und 7 Hakenkränzen, kurze Proglottiden im Stuhl.
  - *Bothriocephalus latus* (Fischbandwurm): Gedeihstörung, Blässe. Wurm 15 – 20 m lang, Proglottiden im Stuhl.
  - *Echinococcus granulosus* (Hundebandwurm): Urtikaria, evtl. Fieber, Anaphylaxie. Hepatische, ggf. zerebrale, pulmonale und renale Infiltration mit Zystenbildung (typ. Tochterzysten).
  - *Larva migrans* (Toxocara canis und cati): Fieber, Gedeihstörung, Anämie, Irritabilität, Husten bis akute Asthmaanfälle, evtl. Sehstörungen, Augenschmerzen, Lymphadenopathie, Pruritus, Hepatosplenomegalie.
  - *Fasciola hepatis* (Leberegel): Fieber, Anorexie, Leberschmerzen, Hepatomegalie, Cholangitis, evtl. mechanischer Ikterus, Leberzirrhose.
  - *Echinococcus multilocularis* (Fuchsbandwurm): Multizystischer Leberbefall.

Untersuchungen

- Blutbild: Häufig Eosinophilie, besonders stark bei Toxocara. Perniziosiforme Anämie bei Bothriocephalus latus.
- Röntgen der Lunge: Flüchtiges Löfflersches eosinophiles Rundinfiltrat der Lunge bei Askariden.
- Abdomensonographie und ggf. CT bei Echinococcus granulosus (Hydatiden mit Tochterzysten), Echinococcus multilocularis (multizyst. Leberbefall), Larva migrans (Hepatosplenomegalie).
- Nachweis der Würmer makroskopisch (Askariden, Oxyuren, Proglottiden) und der Eier mikroskopisch im Stuhl (Abb. 54). Gewinnung von Oxyureneiern frühmorgens mit Cellophan-Klebestreifen vom ungereinigten Anus. Wurmeiernachweis: Stuhl mit Eosinlösung, bei 100 – 200 facher Vergrößerung.
- Serum: Je nach Organbefall, z. B. Leberfunktionen.
- Augenspiegelung: Chorioretinitis, Nachweis von Toxocara im Augenhintergrund.
- Antikörpernachweis: Bei Larva migrans, Bothriocephalus latus, Echinokokkus, Leberegel, evtl. Hauttests.
- Biopsie und Mikroskopie: z. B. Echinokokkus (Zysten nicht punktieren, in toto exstirpieren!), Larven bei Toxocara, Leberegel.

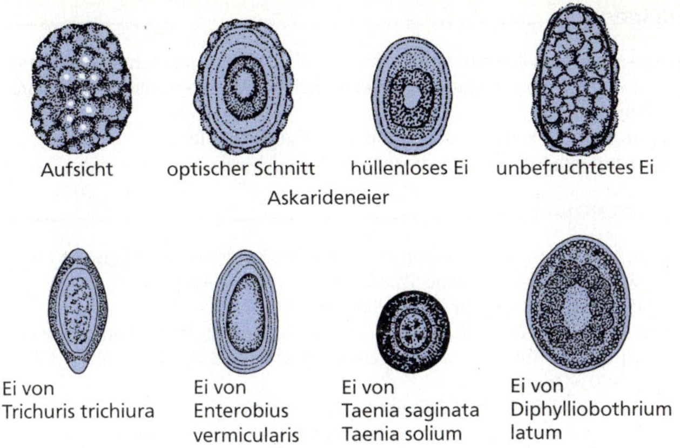

Abb. 54 Wurmeier unter dem Mikroskop (aus C. Simon)

Therapie

- Prophylaxe:
  - Durch die heute übliche Fleischbeschau (Tänien, Trichinellen u. a.). Rohe Früchte, Salat, Gemüse vor Verzehr reinigen.
  - Kein rohes Fleisch essen.
  - Haustiere entwurmen.
  - Hygienische Maßnahmen zur Unterbrechung der fäkaloralen Übertragung.
  - Bei Oxyuren Wäschewechsel nach Therapie der ganzen Familie.
- Askariden: Pyranthelpamoat 1 x 10 mg/kg oder Mebendazol 2 x 100 mg/Tag für 3 Tage.
- Oxyuren: Pyrviniumpamoat 1 x 5 mg/kg oder Pyranthelpamoat 1 x 10 mg/kg. Wiederholung nach 2 Wochen. Behandlung der ganzen Familie.
- Tänien und Bothriocephalus latus: Niclosamid 2 x 0,5 g an einem Tag, über dem 6. Lebensjahr 1 – 2 g. Bei Zystizerkose des Gehirns Praxiquantel 50 mg/kg/Tag für 14 Tage.
- Echinokokkus: Bei lokalisiertem E. granulosus chirurgische Exstirpation, bei E. multilocularis Versuch einer Langzeittherapie mit Mebendazol 50 mg/kg/Tag oder Albendazol 10 mg/kg/Tag.
- Larva migrans: Thiobendazol 2 x 25 mg/kg/Tag für 7 Tage oder Ketrazan 3 x2 mg/kg/Tag durch drei Wochen. Bei akutem Bronchospasmus Epinephrin (1 : 1000) 0,01 mg/kg/Tag, Salbutamol-Vernebelung, Aminophyllin 6 mg/kg Kurzinfusion, evtl. Prednisolon 2 mg/kg i. v.
- Fasciola hepatis: Praziquantel 25 mg/kg/Tag. Ggf. chirurgische Intervention.

Prognose

- Im allgemeinen gut bei rechtzeitiger Diagnose und Therapie.
- Manchmal Blindheit bei Larva migrans und fataler Ausgang bei Echinococcus multilocularis.

Fiebertherapie

Grundlagen

- Fieber ist meistens Zeichen einer Infektion, aber nicht immer. Stets nach Ursache suchen, besonders genau und unverzüglich bei Säuglingen unter 3 Monaten.
- Ursachen: s. S. 103.
- **Komplikationen:** Fieberkrampf, Exsikkose, Hyperpyrexie.
  Untersuchungen s. „Infektionsdiagnostik" S. 67.

Therapiemaßnahmen

- Abdecken bzw. Ausziehen des Kindes (fiebernde Kinder werden von den Eltern häufig warm eingehüllt). Keine Schwitzkuren wegen Hitzestau!
- Reichlich Flüssigkeitszufuhr (1/2 °C erhöht den Bedarf um 12 %).
- Die Notwendigkeit der Behandlung mit Medikamenten hängt von der Beeinträchtigung des Befindens ab. Im allgemeinen ist sie ab 39 °C, sicher ab 40 °C (Hyperpyrexie) indiziert.
- Am Beginn der fieberhaften Erkrankung Antipyretika:
  - Paracetamol 10 – 15 mg/kg/Dosis oral oder rektal evtl. alle vier Std. (nicht entzündungshemmend).
  - Azetylsalizylsäure 10 mg/kg/Dosis oral, ggf. alle vier Std. (entzündungshemmend).
  - Evtl. Metamizol 15 mg/kg/Dosis i. m. kurzzeitig als parenterale Alternative.
- Hyperpyrexie: Zusätzlich Chlorpromazin 0,1 – 0,5 mg/kg/Dosis i. m., evtl. alle vier Std. als Tabletten oder Supp. 1 mg/kg.
- Kühle Wickel (Waden, Arme, Fuß, Bauch) mit Wasser bei 20 °C (nur bei warmen Armen und Beinen), kein Alkohol, kein Eis. Essig hat keine Wirkung.
- Ursache behandeln.

Grundlagen

- Die von den Gesundheitsbehörden mitteleuropäischer Länder empfohlenen Impfpläne werden regelmäßig adaptiert und unterscheiden sich geringfügig bei den Indikationen und Impfterminen. Der vorliegende Text bezieht sich auf aktuelle österreichische Empfehlungen; Kurzfassung des Impfplanes für Deutschland siehe im Anhang.

Aktive Schutzimpfungen

- **Tuberkulose (BCG):** In der ersten Lebenswoche bei Neugeborenen mit erhöhtem Ansteckungsrisiko bzw. bei Neuerkrankungsrisiko einer Bevölkerung über 0,1‰ sowie in der Adoleszenz nach negativer Tuberkulinprobe. Impfung von 0,05 – 0,1 ml je nach Impfstoff und Alter des Impflings streng intrakutan.
- **Diphtherie- und Tetanus-Grundimmunisierung:** Mit Toxoidimpfstoff im 3, 4., 5. Lebensmonat 3mal in 4 wöchentl. Abstand und im 2. Lebensjahr (12. – 18. LM). Auffrischungen mit verminderter Di-Antigen-Komponente im 7. und 14. Lebensjahr, dann alle 10 Jahre.
- **Pertussis** (Totimpfstoff): Als Dreifachimpfung mit Diphtherie und Tetanus im 3., 4. und 5. Lebensmonat und im 2. Lebensjahr (12. – 18. LM).
- **Poliomyelitis:** Ab 4. Monat 2 – 3 Teilimpfungen oral (Lebendviren) im Abstand von 6 Wochen (oder 1. Impfung parenteral mit Totimpfstoff zur Vorbeugung der Impf-Poliomyelitis), Auffrischung oral im 2., 7. und 14. Lebensjahr, dann alle 10 Jahre.
- **Masern, Mumps und Röteln:** Ab 14. Lebensmonat, Lebendviren, Auffrischung im 6. oder 10. Lebensjahr. Kombinationsimpfung.
- **Frühsommermeningoenzephalitis (FSME):** In Endemiegebieten ("Naturherden") mit infizierten Zecken. Ab 2. Lebensjahr drei Teilimpfungen (inaktivierte Viren) im Abstand von 4 – 8 Wochen bzw. 3. Impfung in einem Jahr. Auffrischung alle 3 bis 5 Jahre.
- **Haemophilus influenzae B (HiB):** Konjugat aus Kapselpolysaccharid mit Dioder Tet-Toxoid bzw. Meningokokkenantigen. Impfung zugleich mit erster und dritter DPT-Impfung (8 Wochen Abstand) und Auffrischung mit 18 Mo. Derzeit noch getrennte Einstichstelle (Kombinationsimpfstoff in Erprobung). Keine Impfung nach dem 5. Lebensjahr bei immunkompetenten Kindern.
- **Influenza** (Spaltimpfstoff bzw. Subunit): Für ältere Menschen und chronisch Kranke jährlich im Herbst mit aktuellem Impfstoff.
- **Hepatitis B** (Totimpfstoff): Bei erhöhtem Risiko und negativen Antikörpern (Inkubation, Heimkinder, medizinische Berufe). Bei Neugeborenen Hbs-positiver Mütter aktive und passive Simultanimpfung am 1. Lebenstag und Auffrischung.
- **Pneumokokken** (Polysaccharid-Antigene): Bei Risikogruppen, z. B. nach, wenn möglich vor Splenektomie. Eine Injektion nach dem 2. Lebensjahr, Auffrischung erst nach 5 Jahren.
- **Meningokokken** (Polysaccharid-Antigene): In Endemiegebieten.
- **Tollwut** (Totimpfstoff): 7 Injektionen für beruflich Exponierte (Jäger, Tierärzte, Tierpräparatoren). Nach Verletzung aktive und passive Simultanimpfung.
- **Varizellen** (attenuierte Viren): Risikopatienten auch unter Immunsuppression zwei Injektionen mit 6 Wochen Abstand.
- **Hepatitis A, Gelbfieber, Cholera, Typhus:** Bei Auslandsreisen abhängig von Vorschriften des jeweiligen Landes. Malariaprophylaxe nicht vergessen!
- Lebendimpfstoff wird subkutan, inaktivierter Impfstoff intramuskulär verabreicht.

Komplikationen

- Möglich bei jeder Impfung. Es gibt hyperergische lokale Reaktionen, unspezifisches Fieber und spezifische Nebenerscheinungen, meist milde Symptome der entsprechenden Wildviruserkrankung. Sie sollten dokumentiert und den Gesundheitsämtern gemeldet werden. Gravierende Komplikationen sind bei Beachtung der Impfkontraindikationen sehr selten.
- Impfkontraindikationen: Grundsätzlich alle akuten Krankheiten und Schwangerschaft.
  Pertussis bei progredienten neurologischen Erkrankungen. Lebendviren und BCG bei Immunsuppression außer Varizellenimpfung.
  Bei HIV-positiven Patienten: Standardimpfplan bei Symptomlosigkeit, keine Lebendviren bei fortgeschrittener HIV-Infektion.
- Spezifische Impfschäden: BCG-itis: Lokale Entzündung, evtl. Fistelbildung, Lymphadenitis, Osteomyelitis oder disseminiert bei Immundefekt.
  Pertussis-Impfenzephalose 1 : 1 Mill.
  Impfpoliomyelitis.
- Kombinierte Impfung von Lebend- und Nichtlebendimpfstoffen möglich. Intervall von 4 Wochen, wenn nicht simultan geimpft wird.

Grundlagen

- Eine Chemoprophylaxe ist nur bei gezieltem Einsatz gegen den zu erwartenden Erreger erfolgreich. Ungezielte Prophylaxe schafft Erregerresistenz.
- Man unterscheidet eine Infektionsprophylaxe vor oder nach Exposition, eine Rezidiv- und Komplikationsprophylaxe. Es bestehen folgende Indikationen:

Infektionsprophylaxe

- Meningokokkenerkrankung in der Familie: An alle Kontaktpersonen Rifampicin 20 mg/kg 2mal täglich für 2 – 3 Tage.
- Haemophilus-influenzae-Typ-B-Erkrankungen: Bei Kindern unter 4 Jahren in der gleichen Familie Rifampicin an alle Kontaktpersonen 20 mg/kg in 1 ED für 4 Tage.
- Streptokokken der Gruppe A: Bei Epidemien mit Fällen von rheumatischem Fieber oder Nephritis, bei rheumatischem Fieber in der Familie und wiederholten Streptokokkeninfekten: Benzathinpenicillin 1,2 Mill. i. m. oder orales Penicillin 50 000 E/kg durch drei Tage.
- Pertussis: Bei inkubierten ungeimpften Säuglingen Erythromycin-estolat 30 mg/kg/Tag durch 14 Tage.
- Tuberkulose: Für tuberkulinnegative Kinder in Familien mit Fällen aktiver Tuberkulose: Isoniazid 4 – 8 mg/kg 1mal täglich für drei Monate. Wenn danach Tuberkulintest positiv, Therapie für neun Monate.

Komplikationsprophylaxe

- Pneumocystis-carinii-Infektionen: Bei immunsupprimierten Patienten und septischer Granulomatose Trimethoprim-Sulfamethoxazol 5 mg/kg/Tag bis zu 6 Monaten.
- Postsplenektomiesepsis meist durch Pneumokokken oder Haemophilus influenzae: Amoxicillin 100 mg/kg einmal täglich oder Penicillin V 20 000 E oral 2mal täglich oder Benzathin-Penicillin 50 000 Einheiten 1mal wöchentlich i. m. Dauerprophylaxe bis 6. Lebensjahr, dann evtl. nur in Phasen erhöhter Gefährdung.
- Sichelzellenanämie: Penicillin bis zum 6. Lebensjahr.
- Bei kongenitalen Vitien (besonders VSD) und nach Herzoperationen: Penicillin oder Erythromycin vor jedem operativen Eingriff mit möglicher Kontamination (Mundhöhle etc.).
- Nach Operationen und Traumen: Gezielte Prophylaxe gegen zu erwartenden Keim bei verschmutzten und kontaminierten Wunden und nach Darmperforation. Bei sauberen Wunden nur bei offenen Herzoperationen und Implantation von Kunststoff, nicht z. B. bei sterilen Knochenoperationen.
  - Bei verschmutzten Hautwunden Flucloxacillin 50 – 100 mg/kg/Tag i. v. gegen Staphylokokken,
  - im Bauchraum Ampicillin 50 – 100 mg/kg/Tag i. v. bzw. Mezlocillin 200 mg/kg/Tag i. v. plus Metronidazol 30 – 50 mg/kg/Tag i. v. bzw. Clindamycin 25 – 40 mg/kg/Tag i. v. gegen Escherichia coli und Anaerobier.
  - Bei Zahnextraktion Penicillin gegen Streptokokken.
  - Perioperative Antibiotikaprophylaxe wenn möglich zwei Std. vor bis maximal vier Std. nach der Operation.
- Keine Prophylaxe: Bei Verbrennungen, Virusinfektionen, zentralem Venenkatheter, künstlicher Beatmung.

Rezidivprophylaxe

- Rheumatisches Fieber: Benzathin-Penicillin 1,2 Mill. einmal im Monat i. m.
- Rezidivierende Otitis media: Amoxycillin oder Trimethoprim-Sulfamethoxazol (s. oben) für 3 – 6 Monate.
- Harnwegsinfektion: Bei rezidivierenden Infektionen, bei vesikoureteralem Reflux und nach Operationen Trimethoprim-Sulfamethoxazol 2,5 mg/kg/Tag per os oder Nitrofurantoin 2,5 – 5 mg/kg/Tag per os für 3 – 6 Monate.

Grundlagen

- **Grundsätzliche Überlegungen:** Besteht tatsächlich eine Indikation? Welcher Erreger kann vermutet werden (educated guess)? Welches Antibiotikum anwenden in Abhängigkeit von Art des Erregers, Ort der Infektion, Applikationsart, Dosis, Toxizität, Wirkungsspektrum, Wirkungsart, Wirkungsdauer?
- **Praktisches Vorgehen:** Wenn möglich Erregernachweis und Antibiogramm vor Therapie. Keine Überdosierungen, nicht zu kurz behandeln. Antiinfektiöse Monotherapie für die Mehrzahl der Infektionen ausreichend. Breitbandantibiotika oder Kombinationen bei schweren Infektionen, resistenten Erregern, besonders Problemkeimen bei Neugeborenen und Immunsuppression. Bei eingeschränkter Nierenfunktion Halbwertszeit berücksichtigen. Bei potentiell höherer Toxizität (Aminoglykoside, Chloramphenicol, Vancomycin) Monitoring des Blutspiegels. Probleme der Neugeborenen (s. S. 150, Tab. 22).

Antibiotika

Antivirale Therapie

Erreger	Medikament	Dosis mg/kg	ED
A Herpes simplex, B Varicella-Zoster-Virus	Aciclovir	85 oral, 15 i.v.* 150 oral, 30 i.v.	3
Zytomegalie	Ganciclovir	5 – 10 i.v.	3
RS-Viren	Ribavirin	Aerosol	
AIDS	Retrovir	2,5 i.v.	6

* bei Enzephalitis 90 – 100 mg/kg i.v.

Tabelle 48 Wahl des Antibiotikums

Erregerart	AB 1. Wahl	Dosis mg/kg/Tag	ED	AB 2. Wahl	Dosis mg/kg/Tag	ED
Anaerobier (allgem.)	Metronidazol	20 – 30 i.v., po	2 – 3	Clindamycin, Mezlocillin	30 – 40 po, 40 – 80 i.v. 200 – 300 i.v.	3 – 4 4
Actinomyces	Penicillin G	100 000 – 300 000 E i.v.	4 – 6	Tetracyclin, Sulfonamide	4 po 100 po	2 1
Aerobacter aerogenes	Aminoglykoside z. B. Gentamicin	4 – 7,5 i.v., i.m.	2 – 3	Mezlocillin, Cephalosporin III. Gen.	200 – 300 i.v. abh. von Substanz	4 2/3
Aspergillus	Amphotericin B	0,1 – 1,0 i.v.	1			
Bacteroides species	Penicillin G, Clindamycin	100 000 – 300 000 E i.v. 30 – 40 po, 40 – 80 i.v.	4 – 6 3 – 4	Metronidazol, Cefoxitin	20 – 30 i.v., po 50 – 100 i.v., i.m.	2 – 3 3
Bordetella pert.	Erythromycin	30 – 50 po, i.v.	2 – 4			
Borrelien	Penicillin V, Ceftriaxon	50 000 – 80 000 E po 60 – 100 i.v., i.m.	3 – 4 1 – 2	Erythromycin, Tetracyclin	30 – 50 po, i.v. 4 po	2 – 4 2
Candida albicans	Nystatin, Amphotericin B	0,5 – 1 ml po 0,1 – 1,0 i.v.	4 1	Ketoconazol, Flucytosin	2,5 – 5 po 50 – 150 i.v.	1 1
Chlamydien	Erythromycin	30 – 50 po, i.v.	2 – 4	Tetracycline	4 po	2
Clostridien	Antitoxin plus, Penicillin V	50 000 – 80 000 E po	3 – 4	Erythromycin	30 – 50 po, i.v.	2 – 4
Corynebact. diphth.	Antitoxin plus, Penicillin V	50 000 – 80 000 E po	3 – 4	Erythromycin	30 – 50 po, i.v.	2 – 4
Eschericia coli	Amoxicillin*, Ampicillin, TMP/SMZ	50 – 100 po/100 – 200 i.v. 100 – 300 i.v. 4 – 12 po	3 3 – 4 2	Aminoglykosid, Cephalosporin III. Gen.	4 – 7,5 i.v., i.m. abh. von Substanz	2 – 3 2/3

po = peroral, i.m. = intramuskulär, i.v. = intravenös, ED = Einzeldosen/d
* 30 – 50 mg mit Clavulansäure

Tabelle 48 (Fortsetzung)

Erregerart	AB 1. Wahl	Dosis mg/kg/Tag	ED	AB 2. Wahl	Dosis mg/kg/Tag	ED
Enterokokken	Ampicillin, Amoxicillin*	100–300 i.v. 50–100 po/100–200 i.v.	3–4 2–3	Vancomycin	20–40 i.v.	2–3
Francisella tular.	Penicillin V	50 000–80 000 E po	3–4	Erythromycin, Tetracyclin	30–50 po, i.v. 4 po	2–4 2
Haemophilus influenzae	Amoxicillin*, Ampicillin, Ceftriaxon	50–100 po/100–200 i.v. 100–300 i.v. 60–100 i.v., i.m.	3–4 3–4 1–2	Rifampicin Cefotaxim	10–20 po 100–200 in 3EZ	1
Klebsiellen	Aminoglykoside z. B. Gentamycin	4–7,5 i.v., i.m.	2–3	Mezlocillin, Cephalosporin III. Gen.	200–300 i.v. abh. von Substanz	4 2/3
Leptospiren	Penicillin	100 000 E/kg/Tag	4–6	Penicillin V	50 000–80 000 E po	3–4
Listeria monoc.	Amoxicillin*, Ampicillin, Tetracyclin	50–100 po/100–200 i.v. 100–300 i.v. 4 po	3 3–4 2	Aminoglykosid z. B. Gentamicin	4–7,5 i.v., i.m.	2–3
Mycoplasma pneum.	Erythromycin (Josamycin)	30–50 po, i.v.	2–4	Tetracyclin	4 po	2
Neisseria gonorrhoeae	Ceftriaxon, Penicillin G	50–80 i.v., i.m. 100 000–300 000 E i.v.	1–2 4–6	Ofloxacin	100–750 po	2
Neisseria mening.	Penicillin G	100 000–300 000 E i.v.	4–6	Amoxicillin*, Ampicillin, Ceftriaxon	50–100 po/100–200 i.v. 60–100 po/100–300 i.v. 50–80 i.v., i.m.	3 3–4 1–2

po = peroral, i.m. = intramuskulär, i.v. = intravenös, ED = Einzeldosen/d
* 30–50 mg mit Clavulansäure

Tabelle 48 (Fortsetzung)

Erregerart	AB 1. Wahl	Dosis mg/kg/Tag	ED	AB 2. Wahl	Dosis mg/kg/Tag	ED
Pneumokokken	Penicillin G	100 000 – 300 000 E i.v.	4 – 6	Amoxicillin*, Ampicillin, Ceftriaxon	50 – 100 po/100 – 200 i.v. 60 – 100 po/100 – 300 i.v. 60 – 100 i.v., i.m.	3 3 – 4 1 – 2
Proteus mirabilis	Amoxicillin*, Ampicillin, TMP/SMZ	50 – 100 po/100 – 200 i.v. 100 – 300 i.v. 4 – 12 po	3 3 – 4 2	Aminoglykosid, Cephalosporin III	4 – 7,5 i.v., i.m. abh. von Substanz	2 – 3 2/3
Pseudomonas aerug.	Azlocillin, Ceftazidim	200 – 300 i.v. 50 – 100 i.v., i.m.	3 – 4 2 – 3	Ticarcillin, Aminoglykosid, Imipenem	200 – 300 i.v. 4 – 7,5 i.v., i.m. 50 – 100 i.v.	2 – 3 2 – 3 4
Salmonella	Amoxicillin*, Ampicillin, TMP/SMZ	50 – 100 po/100 – 200 i.v. 60 – 100 po, 100 – 300 i.v. 4 – 12 po	3 3 – 4 2	Chloramphenicol, Ceftriaxon	50 – 100 po, i.v. 60 – 100 i.v., i.m.	4 1 – 2
Serratia	Aminoglykosid z. B. Gentamicin	4 – 7,5 i.v., i.m.	2 – 3	Mezlocillin, Cephalosporine II. Gen.	200 – 300 i.v. 50 – 100 i.v., i.m.	4 3 – 4
Staph. aureus	Oxacillin, Flucloxacillin	60 – 100 i.v., i.m. 30 – 100 po/100 – 200 i.v.	3 – 4 3 – 4	Clindamycin, Vancomycin, Fosfomycin	30 – 40 po/40 – 80 i.v. 20 – 40 i.v. 250 i.v.	3 2 – 3 2 – 3
Staph. epid.	wie S. aureus					
Streptokokken	Penicillin V, Penicillin G	50 000 – 80 000 E po 100 000 – 300 000 E i.v.	3 – 4 4 – 6	Erythromycin (Josamycin)	30 – 50 po, i.v.	2 – 4
Yersinien	Erythromycin	30 – 50 po, i.v.	2 – 4	Tetracyclin	4 po	2

Do = Dosis in mg/kg/d, po = peroral, i.m. = intramuskulär, i.v. = intravenös, ED = Einzeldosen/d
* 30 – 50 mg mit Clavulansäure

Grundlagen

- Bei 0,5% der Bevölkerung können Fehlbildungen isoliert oder als Teil von Fehlbildungssyndromen auftreten.
- **Formen und Symptome:**
  - Phakomatosen, s. S. 358, Epidermolysis, s. S. 504, Lymphhämangiome, s. S. 508, angeborene Stoffwechselerkrankungen, s. S. 442/448, 456.
  - Anhidrotische Ektodermalhypoplasie (x-chromosomal oder autosomal dominant): Fieber bei Anstrengung, kein Schwitzen, Hypotrichosis, fehlende Wimpern, Hypodontie, oft Hypoplasie der Brustdrüsen.
  - Aplasia cutis congenita: Narbig alopezische Herde im Bereich der behaarten Kopfhaut, meist okzipital bei Neugeborenen.
  - Progerie: Zwergwuchs, Akromikrie, ausgeprägte greisenhaft anmutende atrophische Haut, frühzeitige Arteriosklerose.
  - Cutis laxa (Ehlers-Danlos-Syndrom): überdehnbare und vulnerable Haut mit schlechter Heilungstendenz, Blutungsneigung, Überstreckbarkeit der Gelenke, Muskelhypotonie.
  - Incontinentia pigmenti (Bloch-Sulzberger, s. S. 139): Ab Geburt, meist bei Mädchen spritzerartige oder netzförmige graubraune Pigmentierungen, später streifig hyperkeratotisch, daneben schubartige Dermatitis, Herzfehler, Krämpfe, Katarakte, Zahnfehlbildungen.
  - Albinismus: Komplett oder inkomplett, auch zirkumskripte weiße Haut, mit und ohne Augensymptome, z. B. pigmentfreie rötliche Iris, horizontaler Nystagmus, mit und ohne Taubheit.
  - Nagel-Patella-Syndrom: Hypoplastische Nägel und Patella, evtl. iliakaler Knochensporn, Katarakte, Nephropathie, Hautanhängsel, Zysten und Fisteln.
  - Hypomelanosis Ito, Kinky-hair-Syndrom u. a.
  - Ichthyosis, Epidermolyse, Hämangiome.

Untersuchungen

- Komplette Abklärung etwaiger Syndrome oder zugrundeliegender Stoffwechselstörungen.
- In unklaren Fällen dermatologischer Konsiliarius.
- Ggf. Hautbiopsie und histologische Untersuchung.

Therapie

- Grundkrankheit z. B. bei Stoffwechselstörung.
- Ichthyosis, Epidermolyse, Hämangiome.

Prognose

- Abhängig von organischen Begleiterkrankungen.

Epidermolysis bullosa hereditaria

Grundlagen

- Angeborene, dominant oder rezessiv vererbte Defekte der Halbdesmosomen oder der Verankerungsfibrillen der Haut mit Blasenbildung nach mechanischer Reizung der Haut.
- **Formen:** EB I: Intraepidermale Blase → narbenlose Abheilung. EB II: Junktionale Blase → narbenlose Abheilung mit Atrophie, EB III: Dermale Blase → Narbenbildung.
- **Symptome:** Bereits ab Neugeborenenalter Blasenbildungen vorwiegend an mechanisch belasteteten Stellen wie Finger- und Zehengelenken, Fußsohlen und Handteller. Bei dystrophierenden Formen Entstehung von Hautatrophien, Narben, Kontrakturen und Keloiden. Fallweise Befall der Mund-, Kehlkopf- und Ösophagusschleimhaut, konjunktivale und korneale Erosionen. Klauenartige Sklerodaktylien, Onychodystrophien, Zahnanomalien, Skelettatrophien.
- **Komplikationen:** Bakterielle Superinfektionen, Schluckstörungen, Ösophagusstenose, Malnutrition, Anämien, Hautkarzinome.

Untersuchungen

- Elektronenmikroskopische Untersuchung zur Typisierung.

Differentialdiagnose

- Bullöses Pemphigoid: landkartenförmige Erytheme, in Gruppen stehende Bläschen an Haut und selten auch Schleimhaut; Pathogenese: fragliche Antikörper,
- Dermatitis herpetiformis Duhring, IgA-lineare Dermatose.
- Pemphigus syphiliticus (Spirochätennachweis).
- Dermatitis exfoliativa bei Neugeborenen bzw. SSS-Syndrom (bei exotoxinbildenden Staphylokokken).
- Lyell-Syndrom medikamentös- oder infektiös-toxischer Natur. Blasenbildung und Ablösung fast der gesamten Oberhaut, pos. Nikolski-Phänomen (Abstreichbarkeit der obersten Epidermisschicht durch seitlichen Druck, Akantholyse), meist mit Splenomegalie, ev. NNR-Nekrosen, Bronchopneumonie, toxischer Nephrose, Kardiomegalie (s. auch Farbtafel 10).
- Porphyrie mit Hidroa vacciniformis: Porphyrinurie.

Therapie

- Kausale Therapie nicht bekannt.
- Lindernde Maßnahmen: Schützende Verbände, Steroide umstritten, lokale Antibiotika, Versuch mit Phenytoin (Kollagenasehemmung) Retinoide.

Prognose

- Abhängig von der Form: Rezessive Formen meist schwer verlaufend; bei E.b.h. letalis wird meist nur das 1. Lebensjahr erreicht.

Grundlagen

- Angeborene diffuse Verhornungsstörung der Haut.
- **Formen:**
  - Ichthyosis vulgaris (autosomal dominanter Keratohyalindefekt).
  - X-chromosomale Ichthyose (Steroidsulfatasemangel).
  - Ichthyosis congenita (autosomal rezessiv) mit drei Schweregraden: (Riecke I = „Harlekinfetus", II = „Kollodiumbaby", III = Tardaform).
  - Ichthyosis bullosa mit Erythrodermie und Blasenbildung.
- **Symptome:**
  - I. vulgaris: Beginnt meist gegen Ende des 1. Lebensjahres mit Übergängen von trockener Haut bis generalisierter grauweißer bis schwärzlicher Schuppung mit Aussparung der großen Gelenkbeugen. Verstärkte Ausprägung bei X-chromosomaler Form.
  - I. congenita: Ab Geburt (außer Tardaform) diffuse glänzende Rötung und Schuppung der insgesamt verdickten rissigen Haut ohne Aussparungen, selten mit Blasenbildung.
- **Komplikationen:** Ichthyosis vulgaris oft kombiniert mit Neurodermitis, Ichthyosis congenita besonders gefährdet durch Sepsis.

Untersuchungen

- Elektronenmikroskopische Differenzierung.

Differentialdiagnose

- Ichthyosiforme Hautveränderungen bei Netherton-Syndrom (Bambushaare), Tay-Syndrom (mit Trichothiodystrophie), Sjögren-Larsson-Syndrom), (spastische Diplegie), Refsum-Syndrom (Phytansäure erhöht), Conradi-Syndrom (X-chromosomal dominante Chondrodysplasia punctata, Katarakte), Neutralfettspeicherkrankheit (Lipidvakuolen in Leukozyten).
- Palmar-Plantar-Keratosen, Follikularkeratosen.

Therapie

- Ichthyosis vulgaris: ureahaltige (10 – 20 %ig), in schweren Fällen milchsäurehaltige (5 %), oder salizylsäurehaltige (3 – 10 %) Cremen und Lotionen, evtl. nächtliche Plastikokklusionen mit Propylenglykol (40 – 60 %).
- I. congenita: Intensive Applikation ureahaltiger Lotionen, in schwersten Fällen kurzzeitig orales Retinoid. Sepsisbehandlung (s. S. 174).

Prognose

- Temporäre Besserung immer wieder möglich, Rückbildungstendenz auch bei Kollodiumbaby. Harlekinform meist nicht lebensfähig.

Albinismus

Grundlagen

- Angeborener partieller oder totaler Mangel an Tyrosinase mit Unfähigkeit der Umwandlung von Tyrosin in Melanin. Auch tyrosinasepositive Formen.
- **Formen:**
  - Albinismus totalis (autosomal rezessiv, selten dominant oder geschlechtsgebunden).
  - Albinismus circumscriptus oder Piebaldismus (immer autosomal dominant).
  - Albinismus solum bulbi, solum fundi (geschlechtsgebunden).
- **Symptome:**
  - Albinismus totalis mit milchweißer Haut, weißen bis blonden Haaren, rötlicher Iris, Photophobie, Horizontalnystagmus und oft Strabismus.
  - Albinismus circumscriptus: weißscheckige Haut, häufig mit weißer Stirnlocke, selten mit Taubstummheit, Blepharophimose, Dystrophie der unteren Tränenpunkte, Irishypoplasie.
- **Komplikationen:** Sekundäre Amblyopie, Verlust des binokulären Sehens. Hautkarzinome im Erwachsenenalter.

Untersuchungen

- Ophthalmologische Befunde: Verminderter Foveareflex, Fehlen des Retinapigments, Astigmatismus mit Refraktionsfehler.
- Evtl. Histologie und Elektronenmikroskopie.

Differentialdiagnose

- Syndrome mit Depigmentierungen: Phenylketonurie (s. S. 442), Sheehan-Syndrom, Chediak-Steinbrinck-Higashi-Syndrom, Waardenburg-Syndrom, Hypomelanosis Ito, Kinky-hair-Syndrom (Menkes) u. a.
- Tuberöse Sklerose: Blattförmiges Leukoderm, Hirnherde.
- Naevus depigmentosus: nicht erblich.
- Vitiligo: Erworbene Depigmentierungen mit Hyperpigmentierung der Ränder, perianogenitale Frühlokalisation.
- Pityriasis versicolor: Am oberen Stamm gelblich-bräunliche oder weißliche Flecken.

Therapie

- Lichtschutz der Haut und der Augen.
- Kosmetische Deckfarben bei Bedarf.
- Frühzeitige Refraktionsbehandlung zur Vermeidung von zusätzlicher Amblyopie, rechtzeitige Strabismusbehandlung.

Prognose

- Bleibende Augenfehler bei zu später Behandlung.
- Hautkrebsrisiko kann mit Hautschutz vermindert werden.

Grundlagen

- Meist auf Haut lokalisierte Mastzellinfiltrationen, solitäres Mastozytom (bräunliche Hauttumoren) oder disseminiert mit Histaminausschüttung nach mechanischer Hautreizung. Selten systemischer Befall innerer Organe.
- **Symptome:** Ab 1. Lebenshalbjahr gelbe oder rotbraune Papeln, vereinzelt oder über das ganze Integument verteilt, nach Reiben der Effloreszenzen starke urtikarielle Schwellung (Darier-Zeichen). In 10% systemische Mastozytose (meist nach dem 4. Lebensjahr) mit Befall innerer Organe, mit Vergrößerung der Lymphknoten, Leber und Milz sowie Knochenbefall, dazu Attacken von Hautrötung, Blutdruckabfall, Kopfweh, Tachykardie, Diarrhoe und Blutungsneigung.
- **Komplikationen:** Lebensbedrohliche systemische Erscheinungen, auch nach Gaben von Atropin, Codein, Morphin, Aspirin, Procain, Polymyxin B.

Untersuchungen

- Blutbild: häufig Eosinophilie.
- Sonographie innerer Organe (Hepatosplenomegalie, LK),
- Skeletröntgen.
- Hautbiopsie und histologische Untersuchung im Zweifelsfall (Mastzelltumoren, sonst hyperpigmentierte Epidermis mit reichlich Mastzellen in Stratum subpapillare).

Differentialdiagnose

- Café-au-lait-Flecken bei Morbus Recklinghausen Typ 1 (s. S. 358) oder Morbus Albright.
- Xeroderma pigmentosum: Autosomal rezessiv, UV-Überempfindlichkeit.
- Nävuszellnävi, Langerhans-Zell-Histiozytose (s. S. 321).
- Incontinentia pigmenti (s. S. 139).
- Juveniles Xanthogranulom, evtl. mit Organ- und Augenbefall (Glaukom, Blutung). Schubweise generalisierte makulopapulöse Hautinfiltrate mit Umwandlung in gelb-rot-braune Knoten und Rückbildung nach Monaten unter Verschorfung.

Therapie

- Vermeiden oben genannter Medikamente.
- Nur bei systemischen Symptomen: Chromoglykat oral oder Cimetidin 2 mg/kg/Tag plus H_1-Antihistamin.

Prognose

- Spontane Rückbildung der Hauterscheinungen innerhalb von Jahren in den allermeisten Fällen; dies um so sicherer, je früher die Krankheit beginnt

Hämangiome

Grundlagen

- Gefäßnävi infolge embryonaler Differenzierungsstörung im Stadium des undifferenzierten Netzwerkes.
- **Formen:** Planotuberöses H. capillare, nodöses H. cavernosum und Mischtypen. Vorkommen isoliert, multipel oder bei Syndromen (Kasabach-Merritt-Syndrom, Maffucci-Syndrom, Hippel-Lindau-Syndrom, Bean-Syndrom u. a.).
- **Symptome:** Bei ca. 10% aller Kinder während der ersten Lebenswoche manifest werdende blaurötliche Tumoren, die an allen Hautpartien und Organen auftreten können. Das H. capillare ist ein oberflächlicher, erdbeerartiger Blutschwamm, das H. cavernosum ein stärker erhabener und in die Tiefe reichender Tumor. Meist synchrones Mitwachsen, evtl. explosionsartige Proliferation. Meist im 12. Lebensmonat Regressionsphase (weißliche Epithelisierung und Spontanverkleinerung). Befunde der Syndrome.
- **Komplikationen**: Zerstörung von Strukturen, z. B. Gesicht, Hals und Mediastinalorgane (Schluck-, Atem-, Sehstörungen), Brust, Genitale. Blutungen (Arrosion, Verbrauchskoagulopathie).

Untersuchungen

- Blutbild: Thrombozyten vermindert bei Riesenhämangiomen.
- Ausdehnung mittels Sonographie, CT, evtl. MR.
- Sorgfältige Kontrolle der Wachstumstendenz, z. B. mit Photo.

Differentialdiagnose

- Arteriovenöse Fisteln (Angioma racemosum), isoliert oder bei Parkes-Weber-Syndrom.
- Naevus flammeus (Portwein-Nävus), isoliert, multipel, als kapilläre Angiektasie („Storchenbiß") oder bei Sturge-Weber-Syndrom, Klippel-Trenaunay-Syndrom, Louis-Bar-Syndrom.
- Lymphohämangiom (besonders im Parotisbereich).
- Bösartige Tumoren: malignes Hämangioendotheliom.

Therapie

- Bei Ausdehnung auf innere Organe: Prednisolon 2(–4) mg/kg/Tag für 4–6 Wochen und Reduktion auf minimale Wirkdosis bis Regressionsbeginn und/oder Interferon-α.
- Riesenhämangiom: Prednisolon und Operation.
- Risiko der kosmetischen Entstellung: Frühzeitige Exzision kleiner Hämangiome, sonst Argon-Laser-Therapie, fallweise Prednisolon oral (Stimulation der Spontanregression).
- Psychologische Begleitung.

Prognose

- Regression in 95% bis zum 7. Lebensjahr.

Grundlagen

- Ätiologisch unklare, im ersten Trimenon auftretende ekzemähnliche Effloreszenzen, vorwiegend an talgdrüsenreichen Körperpartien.
- **Symptome:** Zwischen 2. und 10. Lebenswoche meist an behaarter Kopfhaut beginnende fettige, gelbliche Schuppen („Gneis") mit Übergreifen auf Ohren, Augenbrauen und Nase. Auf den intertriginösen Hautpartien und im Windelbereich kleine bis großflächig polyzyklisch scharf begrenzte und konfluierende, gelbe bis rötliche schuppende Herde. Gewöhnlich kein Juckreiz (s. auch Farbtafel 12).
- **Komplikationen:** Generalisierung als Erythrodermia desquamativa Leiner (Rötung und Schuppung des gesamten Körpers). Im Windelbereich häufig Soordermatitis. Bakterielle Superinfektionen.

Untersuchungen

- Klinische Diagnose
- Fallweise gezielte Befunde zur Differentialdiagnose (s. u.).

Differentialdiagnose

- **Atopische Dermatitis** (s. S. 285 und 510): nach dem 3. Lebensmonat; Familienanamnese (Allergie, Atopie), Juckreiz, Erythem, Knötchen, Bläschen vorwiegend an Wangen, Stirn und Hals.
- **Windeldermatitis:** Rötung, Erosionen, Bläschen, Papeln. Ebenfalls sekundärer Soorbefall, häufig nach Fruchtsäften, Diarrhoe, Antibiotika.
- Soordermatitis: Candidanachweis (s. S. 516).
- Frühe Psoriasis: Spätere Rezidive.
- An Kopfhaut: Tinea capitis (Trichophytennachweis) s. S. 517.
- Langerhans-Zell-Histiozytose (Biopsie bei Therapieresistenz) s. S. 321.
- Physiologische Milien, Schuppung und Neugeborenenakne (infolge v. Schwangerschaftshormonen) in Gesicht und am Stamm.

Therapie

- Kopfhaut: Ablösen der Schuppen mit 3%igem Salizylöl.
- Übrige Haut: 0,5 – 1%ige Hydrocortison-Lotion.
- Bei Soor: Zusätzlich nystatin- oder miconazolhaltige Salbe oder Creme (s. S. 516).
- Windeldermatitis: Vermeidung okklusiver Höschen, häufiger Windelwechsel, steroidfreie Zinkschüttelmixtur oder -salben und häufiges Eincremen mit Babypflegesalben, ggf. Kombination mit Nystatin.

Prognose

- Abheilung innerhalb des 1. Lebensjahres.

Neurodermitis (atopische oder endogene Dermatitis)

Grundlagen

- Chronisch rezidivierendes Ekzem mit starkem Juckreiz, nach dem ersten Trimenon beginnend. Gehört zu den atopischen Erkrankungen (s. S. 285), häufig nach seborrhoischer Dermatitis (s. S. 509). Manifestation nach psychischer oder körperlicher Belastung, Infekten, Hautreizung und Nahrungsmittelallergenen (etwa 20%). Häufigste Dermatose des Kindesalters.
- **Symptome:** Makulopapulöses, nässendes Exanthem, mit Kratzeffekten und Krusten. Lichenifikation (Betonung der groben Felderung). Beim Säugling vorwiegend Gesicht und behaarter Kopf sowie Unterarme/ -schenkel betroffen (s. auch Farbtafel 13); nach dem ersten Lebensjahr sind vorwiegend Ellbeugen und Kniekehlen sowie Fuß-/Handrücken und Nacken Prädilektionsstellen. Haut insgesamt blaß, trocken und schuppend (Schweißentleerungsstörung) besonders an den Händen (Atopikerhände), weißer Dermographismus, Fehlen der lateralen Augenbrauen, doppelte Lidfalte.
- **Komplikationen:** Rhagaden perioral, am Ohrläppchen und plantar, bakterielle Superinfektion mit Impetiginisierung. Keime meist Staphylokokken, Streptokokken, Herpes-simplex-Virus mit Ausbreitung auf das gesamte Integument (Ekzema herpeticatum), Lymphknotenschwellungen.

Untersuchungen

- Klinische Diagnose, in der Anamnese familiäre Atopieneigung häufig.
- Blutbild (Eosinophilie, nicht obligat) bei bakterieller Superinfektion Leukozytose mit Linksverschiebung, im Serum evtl. IgE erhöht.
- negativer Dermographismus, d. h. nach Kratzen der Haut mit einem Stab Weißfärbung der Haut.
- Austesten bei Verdacht auf Nahrungsmittelallergien, cave RAST - Tests und Epikutantests häufig falsch positiv. (Am besten durch Mutter Reaktionen auf bestimmte Nahrungsmittel beobachten lassen).

Differentialdiagnose

- Kontaktekzem.
- Dermatitis seborrhoides im ersten Trimenon (s. S. 509), Windeldermatitis (Windelbereich von atopischer Dermatitis nicht betroffen).
- Soormykose (s. S. 516).
- Stoffwechselstörungen wie Phenylketonurie (s. S. 442), Wiskott-Aldrich-Syndrom (s. S. 140), Ahornsirupkrankheit (s. S. 443).
- **Psoriasis:** chronisch rezidivierende Dermatose mit geröteten, schuppenden Effloreszenzen. Beginnt meist erst in der Pubertät, durch Streß oder Infekte ausgelöst, relativ selten im Kindesalter. Prädilektionsstellen: Streckseiten der Extremitäten, Stirn-Haar-Grenze, Ohren, Anogenitalbereich, Nägel (Tüpfelnägel, Ölflecken). Exanthematische Form, mit disseminierten oder in Gruppen stehenden Papeln und generalisierter Schuppung. Pustulöse Form mit palmararer und plantarer Manifestation, Psoriasisarthropathie vor allem der kleinen Gelenke.

Therapie

- Prävention: Bei familiärer Belastung Nahrungsbeginn des Säuglings mit Muttermilch oder hypoallergenen Milchnahrungen.
- Hautreinigung: Mit nicht alkalischen, sondern neutralen oder leicht sauren Mitteln. Gut abtrocknen. Dann eincremen.
- Fettcremen (Linola Fett) und Ölbäder (Balneum Hermal, Töpfer Kinderbad), evtl. mit juckreizstillendem Zusatz (Polidocanol in Balneum Hermal plus). Besserung abhängig von Konsequenz und Häufigkeit der Hauteinfettung.
- Kortisoncremen nur im akuten Schub und bei erheblicher Beeinträchtigung: 1–2mal / Tag, z. B. Linola H, Vaspit, Volon A (stark wirksam).
- Im akuten Schub Antihistaminika z. B. Fenistil 1 Tr/kg/Tag oder Teldane.
- Bei bakterieller Superinfektion penicillasefestes Penicillin oder Erythromycin (s. S. 513), bei Ekzema herpeticatum Aciclovir 15–30 mg/kg/Tag i. v. in 3 ED.
- Vermeidung von Hautreizungen; auf synthetische Fasern sowie Wolle in der Wäsche verzichten, Baumwolle vorziehen. Kontakt mit Tierhaaren oder Inhalationsallergenen vermeiden.
- Bei Verdacht auf Nahrungsmittelallergien (Nüsse, Zitrusfrüchte) diese gezielt weglassen, sonst keine diätetischen Maßnahmen. Bei Diäten (Eliminations-, Rotationsdiät) auf ausgewogene Zusammensetzung bzw. Mangelerscheinungen achten!
- Klimakuren am Meer und im Hochgebirge. Psychische Einflüsse beachten.

Prognose

- Im Einzelfall unberechenbar. Verlauf in Schüben, vielfach Ausbleiben der Schübe ab der Pubertät. Hautempfindlichkeit bleibt erhalten.

Erythema exsudativum multiforme

Grundlagen

- Multikausale, unspezifische allergisch-toxische Hautreaktion. Knaben öfter betroffen.
- **Formen:** Major-Form meist nach Medikamenten (besonders Schlafmittel, Pyrazolone, Sulfonamide, Hydantoine, Penicilline).
  Minor-Form meist nach Viren (Herpes simplex, Epstein-Barr-Virus u. a.) und nach anderen Erregern (Yersinien, Mykoplasmen, Mykobakterien, Tbc, Histoplasmen).
- **Symptome:** Schubweises Auftreten von Kokarden (rötlicher Fleck mit Papel oder Blase im Zentrum) oder Girlanden. In schweren Fällen (Major-Form) erosive Läsionen an Mundschleimhaut und anogenital, Konjunktivitis sowie Allgemeinreaktionen (schlechter Zustand, Fieber, Myalgien) (s. auch Farbtafel 10).
- **Komplikationen:** Pluriorifizielle Ektodermose (Stevens-Johnson) mit besonders schwerem Verlauf, evtl. großflächige Ablösung der Schleimhäute, Hornhauttrübung, Hämorrhagien, bakterielle Superinfektionen.

Untersuchungen

- Gezielte Suche nach Auslösern, s. o.
- Hautbiopsie im Zweifelsfall.

Differentialdiagnose

- Urtikaria, s. S. 285.
- Andere medikamentös oder infektiös allergische Hautreaktionen (s. S. 280), Vaskulitiden.
- Lyell-Syndrom: Medikamentös oder infektiös toxisches „Syndrom der verbrühten Haut“ mit großflächiger Ablösung der Epidermis, Nikolski-Phänomen (s. S. 286).
- Dermatitis exfoliativa oder Staphylococcal scalded skin syndrome (SSS-Syndrom): Lyell-ähnliche Hautablösung bei Neugeborenen mit Staphylokokkeninfektionen (s. S. 172).

Therapie

- Absetzen der ursächlichen Noxe bzw. Behandlung der Infektion.
- Lokale und Allgemeinbehandlung wie bei Verbrennungen (s. S. 559). Bei Schleimhautbefall parenterale Ernährung und ophthalmologisches Konsilium.
- Überwachung und Therapie bakterieller Komplikationen.

Prognose

- In schweren Fällen wochenlange Krankheitsdauer, tödlicher Ausgang heute selten.

Grundlagen

- Durch Schmierinfektion bedingte Entzündungen der Haut evtl. mit Eiterbildung (Pyodermien). Disponierende Faktoren sind Virulenz der Erreger, mangelnde Hygiene, Abwehrschwäche.
- **Erreger:** Meist Staphylococcus aureus, Streptokokken, Haemophilus influenzae, auf Intensivstationen auch gramnegative Bakterien (Pseudomonas, Klebsiellen u. a.).
- **Formen und Symptome:**
  - *Impetigo contagiosa:* Oberflächliche Eiterblasen, rupturieren rasch, bilden honiggelbe Krusten.
  - *Impetigo bullosa* (bei Neugeborenen): Übergangsform zum SSS-Syndrom (Staphylococcal scalded-skin syndrome oder Dermatitis exfoliativa Ritter von Rittershain) mit diffusem Erythem und Ablösung der Haut, positivem Nikolski-Phänomen und toxischem AZ.
  - *Phlegmone:* In die Subkutis reichende Entzündung mit Abszeßbildung.
  - *Follikulitis:* Pustulöse Entzündung von Haarfollikeln, fallweise eitrige Entzündung der Umgebung (Furunkel).
  - *Schweißdrüsenabszeß:* Vorwiegend axillär derber entzündlicher Knoten mit eitriger Einschmelzung.
  - *Erysipel:* Flächenhafte, intensive, scharf abgesetzte ödematöse Rötung der Haut mit Fieber, Schüttelfrost (Streptokokken, Gruppe A).
- **Komplikationen:** Zellulitis, Sepsis, Osteomyelitis, Organabszesse, Narben.

Untersuchungen

- Blutbild (Leukozytose mit Linksverschiebung), Harn.
- Abstriche, Gram-Färbung, Kultur, fallweise Blutkultur.

Differentialdiagnose

- Mykosen.
- Kutane Leishmaniose
- Tuberkulose, BCG-itis.

Therapie

- Leichtere Formen: Allgemeine Hautpflege, lokales Antiseptikum (Salben, Bäder).
- Schwerere Formen bzw. Säuglinge und Kleinkinder:
  - Lokal wie oben, evtl. Spaltung eines Abszesses,
  - systemische Antibiotikatherapie: Bei Staphylodermien Flucloxacillin 100–200 mg/kg/Tag oral oder i. v. oder Clindamycin 30 mg/kg/Tag oral oder i. v.
  - Bei streptogenem Erysipel: Penicillin G 100 000 IE/kg/Tag i. v. durch 10 Tage.

Pediculosis

Grundlagen

- Befall und Hautreizung durch Läuse bei engem Körperkontakt und über Kleider.
- **Formen:**
  - Pediculosis capitis: Kopflaus.
  - Pediculosis pubis: Filzlaus, meist durch Geschlechtsverkehr übertragen.
- **Symptome:** Bei P. capitis vor allem am Haaransatz hinter den Ohren urtikarielle, stark juckende Papeln und Nissen an die Haare geklebt. Bei P. pubis Juckreiz und „taches bleues" im Bereich der Scham-, Achselhaare, evtl. auch Kopfhaare und Wimpern.
- **Komplikationen:** Bei P. capitis infolge Kratzen ekzemartige Veränderungen, Impetiginisierung, Verkrustung.

Untersuchungen

- Bei Pediculosis capitis: Nachweis von Nissen an den Haaren, selten Läuse zu finden (ca. 3 mm lang).
- Bei Pediculosis pubis: Nachweis von Nissen, Läuse am Haarschaft hautnahe (kleiner und breiter als P. capitis).

Differentialdiagnose

- Atopische Dermatitis (s. S. 510).

Therapie

- Hexachlorcyclohexan-(= Lindan) Gel oder Jacutin Gel oder Goldgeist forte in die Haare einreiben, nach 12 Std. abwaschen, Wiederholung nach 3–5 Tagen. Bei Säuglingen wegen Toxizität Benzylbenzoat vorziehen und Wiederholung nach 8 Tagen.
- Kontakt mit befallenen Personen meiden = Prophylaxe.
- Sanierung aller Kontaktpersonen, Reinigung der Kleider und Wäsche.

Grundlagen

- Weibliche Krätzmilben (Acarus hominis), graben Gänge in die Hornschicht der Haut und legen dort Eier ab. Übertragung durch engen Körperkontakt, Inkubationszeit 3 – 6 Wochen.
- **Symptome:** Unregelmäßig verlaufende, einige Millimeter lange Gänge in der Haut mit „Milbenhügel" am Ende. Lokalisation bei Säuglingen besonders Fußsohlen, Handteller, Fingerrücken, Ellbogen, Nates, Knöchel, auch Gesicht, Kopf, Nacken, Abdomen, bei größeren Kindern Fingerinnenseiten, Handgelenk palmar, Axilla, Genitale. Starker Juckreiz besonders in Bettwärme (s. auch Farbtafel 9).
- **Komplikationen:** Durch Kratzen Bildung von Papeln, Vesikeln, Krusten und Impetiginisierung. Postskabiöse Dermatitis und persistierende Papeln.

Untersuchungen

- Ein Tropfen Öl auf die befallene Haut, Abschaben eines Milbenhügels, einer Papel oder Vesikel und mikroskopische Untersuchung auf Milbe, Eier oder Milbenkot. Statt Öl auch Verwendung von Tesafilmstreifen.

Differentialdiagnose

- Atopische Dermatitis (s. S. 510).

Therapie

- Säuglinge: Crotamiton-Lotio am ganzen Körper auftragen, Wiederholung nach 24, 48, 72 Std., danach mit Seife baden.
- Kleinkinder bis drei Jahre: Mit Hexachlorcyclohexan (Lindan) oder Jacutin für vier Tage obere und untere Körperhälfte alternierend einreiben, jeweils nach drei Std. abwaschen. Wegen Toxizität bei dystrophen Kindern und Säuglingen als Alternative Benzylbenzoat.
- Kinder von 3 – 10 Jahren: An zwei Tagen Lindan einreiben und nach jeweils 3 Std. abwaschen.
- Ältere Kinder: Lindan an drei Tagen abends auftragen und morgens abwaschen.
- Reinigung der Kleider und Wäsche.
- Untersuchung und Mitbehandlung befallener Kontaktpersonen.
- Händewaschen verhindert Übertragung durch Pflegepersonen.

Soormykose (Kandidose, Moniliasis)

Grundlagen

- **Erreger:** Candida albicans in 90% aller Hautmykosen. Übertragung durch direkten Kontakt. Obligater Saprophyt, Krankheiten durch ungehemmte Vermehrung bei Störung der Immunität (Neugeborene, Gastroenteritis, Kortikosteroide, Antibiotika, Zytostatika, Mangelernährung, Diab. mell., HIV u. a.).
- **Krankheitsformen:**
  - Kutane Candidiasis: Vorwiegend bei Säuglingen, meist im Windelbereich und an intertriginösen Stellen, konfluierende papulovesikuläre, scharf-randige, entzündliche Effloreszenzen mit Schuppung häufig auf dem Boden einer Dermatitis seborrhoides und kombiniert mit Mundsoor (s. auch Farbtafel 8).
  - Schleimhautsoor: Mundschleimhaut mit fleckförmig konfluierenden abstreifbaren, weißlichen Belägen.
  - Ösophagitis mit Dysphagie und retrosternalen Schmerzen.
  - Vaginitis mit Juckreiz, Belägen und weißlichem, wäßrigem Ausfluß.
- **Komplikationen:** Systemische Candidiasis mit septischem Zustand, beidseitiger Pneumonie (Ateminsuffizienz mit geringem Auskultationsbefund), Hepatosplenomegalie, Meningitis, Nephritis.

Untersuchungen

- Mikroskopischer Nachweis in 10% Kaliumhydroxid.
- Kultur aus Blut, Harn, Liquor, Knochenmark bei Generalisation.

Differentialdiagnose

- Andere Candida-Spezies (C. tropicalis u. a.).
- Mukokutane Candidiasis mit Endokrinopathien (s. S. 412).
- Dermatitis seborrhoides.
- Immunsuppressiva mit anderen systemischen Infektionen.
- Neugeborenen-Exanthem (generalisiertes Erythem mit rotem Hof und Papeln. Heilt von selbst ab).

Therapie

- Kutane Form: Nystatin- oder Miconazol-Salbe und oral.
- Oropharyngeale Form: Nystatin 200 000 bis 500 000 E alle vier bis sechs Stunden oral.
- Vaginale Form: Nystatin-Ovula.
- Systemische Form: Lysosomales Amphotericin B 1–1,5 mg/kg/Tag (über 4–6 Std.) als Infusion für 4–6 Wochen oder Fluconazol.

Prognose

- Heilbar, außer bei schwerster Immunsuppression.

Grundlagen

- Infektionen der Haut durch keratophile Fadenpilze.
- **Formen und Symptome:**
  - *Tinea capitis* (Trichophyton mentagrophytes u.a.): honigwabenartiger Knoten und follikuläre Pusteln (Kerion Celsi) an behaarter Kopfhaut, Lymphadenitis.
  - *Favus* (Trichophyton Schönleinii): Multiple schildartige, gelbliche Krusten mit Alopezie
  - *Tinea faciei et corporis* (Trichophyton rubrum u.a.): Scharf begrenzte rote Herde mit Schuppung, periphere Ausbreitung, zentrale Abheilung. Lokalisation an Gesicht und Hals bzw. inguinal („Ekzema marginatum").
  - *Tinea pedis* (Trichophyton rubrum): Fußmykose mit interdigitaler Rötung, Mazeration, Schuppung, evtl. Hyperkeratose.
  - *Mikrosporie* (Microsporon audouinii u.a.): Kreisrunde, wie von Mehl bestäubte Alopezieherde, Haare brechen über Follikelöffnung ab („gemähte Wiese").
  - *Pityriasis versicolor* (Malassezia furfur): Gelblichbräunliche, auf gebräunter Haut eher weißliche kleieförmige schuppende Flecken am oberen Stamm.
- **Komplikationen:** Bakterielle Superinfektion.

Untersuchungen

- Mikroskopischer Nachweis an ausgezupften Haaren oder in Schuppen, mittels Kalilauge 10%-Tintengemisch (9 : 1) blau gefärbt.
- Pilzkultur.

Differentialdiagnose

- Atopische Dermatitis (s. S. 510).
- Soormykose (s. S. 516).

Therapie

- Oberflächliche Trichophytien und Mikrosporie: Lokal und evtl. innerlich Griseofulvin, fallweise Ketoconazol und ggf. Kombination mit lokalem Kortikosteroid.
- Tiefe Trichophytien: Zusätzlich warme Umschläge, evtl. Krusten lösen und lokales Antiseptikum, z. B. mit Rivanol 1 % Salizyl 3 % Vaseline. Haare epilieren. Betadin-Shampoo.
- Pityriasis versicolor: Körperdusche mit Selendisulfid.

Warzen

Grundlagen

- Durch verschiedene humane DNA-Papillom-Viren hervorgerufene Akanthome.
- **Formen und Symptome:**
  - *Verrucae vulgares:* Vorwiegend an Finger- und Handrücken, meist in Gruppen stehende, häufig erhabene derbe, rauhe Papillome.
  - *Verrucae plantares:* Meist einzelne druckschmerzhafte oder beetartige, nichterhabene, in die Haut eingedrückte Papillome an der Fußsohle.
  - *Verrucae planae juveniles:* Flache in Gruppen stehende Papeln vorwiegend in Gesicht, Hand- und Fingerrücken.
  - *Condylomata acuminata:* Meist perianal oder perigenital lokalisierte maulbeer- oder blumenkohlförmige Papillome. An sexuellen Mißbrauch denken!

Untersuchungen

- Im allgemeinen klinische Diagnose.

Differentialdiagnose

- An Füßen: Hühneraugen (Klavus) meist dorsal gelegen oder gewöhnliche Schwiele.
- Mollusca contagiosa (Quadervirus): Halbkugelige zentral gedellte Knötchen, hautfarben oder rötlichgelb.

Therapie

- Verrucae vulgares: Betupfen viermal täglich mit keratolytischen salizyl- und milchsäurehaltigen Lösungen. Suggestive Maßnahmen wirksam.
- Verrucae planae: Betupfen viermal täglich mit salizylsäurehaltiger Lösung oder Auftragen einmal täglich einer Retinol-A-Säure-haltigen Creme.
- Verrucae plantares pedis: Schützendes Lochpflaster um die Warze, auf die Warze 40% Salizylsäuresalbe, darüber Pflaster. Abends Fußbad mit Abschaben des mazerierten Gewebes (Bimsstein u. a.).
- Condylomata acuminata: Applikation einer podophyllin- und benzoesäurehaltigen Tinktur, Abwaschen nach 3 – 4 Std. Oft Lasertherapie nötig.

Prognose

- Spontanheilungen (außer bei Condylomata).

Grundlagen

- Haarverlust, der umschrieben und diffus sein kann.
- **Formen:**
  - Alopecia areata unbekannter Ursache (autoimmun?).
  - A. diffusa nach Infektionskrankheiten, Endokrinopathien oder iatrogen (Zytostatika, Vergiftungen).
- **Symptome:**
  - Alopecia areata: Runde, scharf begrenzte, haarlose Herde (sehr selten Alopecia totalis) mit erhaltenen Follikelmündungen.
  - Alopecia diffusa: Annähernd gleichmäßiger Haarverlust.

Untersuchungen

- Aufwendige Laboruntersuchungen nicht zielführend, außer bei Symptomen bzw. zur Differentialdiagnose einer Grundkrankheit.
- Serum: Eisen, T_3, T_4, TSH, Kalzium.

Differentialdiagnose

- Kongenitale Ursachen: Aplasia cutis, Nävi, ektodermale Dysplasie, verschiedene Syndrome, Haarschaftanomalien.
- Tinea capitis: Pilznachweis.
- „Liegeglatze" des Säuglings am Hinterkopf, öfter bei Rachitis.
- Trichotillomanie: Aktives Ausrupfen der Haare, psychische Ursache.
- Kindesmißhandlung: Andere Mißhandlungsspuren.
- Eisenmangel, Hypothyreose, Hypokalzämie.

Therapie

- „Fokalsanierung", Psychotherapie, Irritantien, Kortikosteroide ohne beweisbaren Effekt bzw. Placebo-Effekt, Zink p.o.
- Psychische Unterstützung und bei seltenem bleibendem Haarausfall Aussuchen einer vom Kind akzeptierten Perücke.

Prognose

- Hohe Tendenz zur Spontanremission bei erworbenen Formen.

Acrodermatitis enteropathica

Grundlagen

- Autosomal rezessiv vererbte Zinkresorptionsstörung mit den Folgen des Zinkmangels.
- **Symptome:** In den ersten Lebensjahren auftretende psoriasiforme, oft nässende, schuppende Hautläsionen in Mund-, Nasen-, Analgegend sowie an Fingern und Zehen, Hypotrichose, Nageldystrophien, chronische Durchfälle, Gedeihstörung.
- **Komplikationen:** Psychomotorische Retardierung, zelluläre Immundefizienz (besonders Pilzinfektionen).

Untersuchungen

- Zinkspiegel erniedrigt (< 30 µg/dl).

Differentialdiagnose

- Erworbener Zinkmangel (parenterale Ernährung, Kwashiorkor, Malabsorption).
- Seborrhoische Dermatitis (s. S. 509).
- Soordermatitis (s. S. 516).
- Gianotti-Crosti-Syndrom (vorübergehend, pathologische Leberwerte, Gesicht und Anus frei).

Therapie

- Orale Zinksubstitution: 0,5 – 1 mg/kg/Tag lebenslang.

Prognose

- Ohne Therapie Tod im Kleinkindesalter, mit Therapie normale Entwicklung.

Grundlagen

- **Ursache:** Veranlagung zu vermehrter Hornbildung im Follikelkanal, kombiniert mit gesteigerter Talgbildung durch Androgene in der Adoleszenz. Dies führt zur Bildung von Komedonen (Hornpfropf in der Talgdrüse). Propionibacterium acnes lebt von Fettzersetzung, Fettsäuren führen zur Entzündung.
- **Symptome:** Vorwiegend im Gesicht und an Schultern, meist multiple offene oder geschlossene Komedonen, entzündliche Papeln mit Talgpfropf, teils pustulös, teils abszendierend. Allgemein fettige Haut.
- **Komplikationen:** Sekundärinfektionen verschiedener Ausprägung, Acne conglobata (schwere Form mit konfluierenden Abszessen).
  Narben (bis zu Brücken- und Zipfelnarben) bzw. Acne excoriée des jeunes filles (bei zwanghaftem Ausdrücken).
  Psychische Beeinträchtigung.

Untersuchungen

- Typische Symptomatik, eventuell Erregernachweis.

Differentialdiagnose

- Acne infantilis: Exogen durch mangelnde Hautpflege oder zuviel Salben.
- Impetigo contagiosa.
- Medikamentenakne (Cortison, INH, Brom, Jod, Antiepileptika).

Therapie

- Prophylaxe: Normale Hygiene, nicht übertrieben waschen, keine Alkoholreinigung. Aufklärung, möglichst wenig drücken und kratzen. Sonne und Meerwasser.
- Leichte Formen: Schwefelsalben oder Vitamin-A-Säure als Gel 0,025% oder Creme 0,05% 1–2mal täglich (vorübergehende Hautreizung!). Evtl. Erythromycin lokal.
- Schwerere Formen: Vitamin-A-Säure und Benzylperoxid (zuerst 2,5%, später bis 10%) alternierend je 1xtgl.
- Schwerste Formen: Lokal wie oben, innerlich Tetracyclin (50–100 mg p.o.), fallweise 13-cis-Retinolsäure 0,5 mg/kg/Tag mehrere Wochen. Evtl. „Pille".

Prognose

- Meist Restitutio ad integrum nach Pubertät, evtl. bleibende Narben nach Abszedierung.

Vorbemerkung

- Bei Erwachsenen ist Kammerflimmern eine häufige Ursache des Herz-Kreislauf-Stillstandes. Im Gegensatz dazu ist im Kindesalter ein Herz- Kreislauf-Stillstand fast immer auf eine schwere Störung der Atmung zurückzuführen.
- Die respiratorische Störung mit Erschöpfung der Sauerstoffreserven hat bei Kindern bei Eintritt des Herz-Kreislauf-Stillstandes meist schon zu irreversiblen Schädigungen insbesondere des Gehirns geführt.
- Entsprechend ist die Prognose eines Kindes nach Reanimation durchschnittlich deutlich schlechter als die eines Erwachsenen.
- Eine wesentliche Ausnahme von dieser Regel sind Neu- und Frühgeborene, bei denen aufgrund einer kurzfristigen Hypoxämie wesentlich früher eine Bradykardie auftritt und Kinder nach Ertrinkungsunfällen, bei denen die meist rasche Abkühlung einen protektiven Effekt darstellt.
- Entsprechend gibt es bei der Reanimation altersabhängige Besonderheiten, die zu berücksichtigen sind. Noch wichtiger als bei Erwachsenen ist im Kindesalter die ausreichende Atmung (bzw. Beatmung) des Kindes bei Herz-Kreislauf-Stillstand zu sichern.

Vorgehen bei Kindern

- **A: Atemwege frei machen**
  - *Indikation*: immer gegeben bei jedem bewußtlosen Kind.
  - *Technik:*
    - Ohne Hilfsmittel: Mund mit Finger auswischen, Seitenlagerung.
    - Mit Absauger: Mund kurz aber effektiv absaugen, Nase absaugen.
    - Lagerung mit gestrecktem (nicht überstrecktem) Kopf, also Schnüffelhaltung.
    - Unterkiefer nach vorn schieben (Esmarch-Handgriff).
    - Sicherung der Atemwege mit Guedel-Tubus (oder Saffar-Tubus) nur bei bewußtlosem Kind ohne Abwehrreflexe (Gefahr: Erbrechen und Aspiration zu induzieren!).
    - Unter klinischen Bedingungen in der Regel Intubation (s.d.).
- **B: Beatmung:**
  - *Indikation*: Jede dekompensierte Ateminsuffizienz
  - *Technik:*
    - Ohne Hilfsmittel: Mund-zu-Mund-, Mund-zu-Nase Beatmung. Kriterium einer suffizienten Beatmung: Thorax muß sich heben und senken. Cave: Zu große Volumina führen zur Überblähung des Magens.
    - Mit Maske und Beatmungsbeutel: Geeignete Maske aussuchen (s.Tab. 49), die Mund und Nase umschließt. Daumen und Zeigefinger dienen zum Abdichten der Maske, Mittel-, Ring und Kleinfinger zum Anheben des Kinns. Immer höchstmögliche Sauerstoffkonzentration in Beatmungsbeutel einleiten.
      Wichtig: Sauerstoffreservoir am Beatmungsbeutel als Schlauch oder Beutel.

Beatmungsdruck: Kriterium einer ausreichenden Beatmung ist, daß Thorax sich hebt und senkt und Kind rosig(er) wird.
Faustregel: Kinderbeatmungsbeutel rasch komprimiert zwischen
1. Daumen und Zeigefinger = 10 cm H_2O.
2. Daumen und zwei Fingern = 20 cm H_2O.
3. Daumen und drein Fingern = 30 cm H_2O Druck.
Cave: zu hohe Beatmungsdrucke führen zum Übertritt von Luft in den Magen → Überblähung des Magens → Zwerchfellhochstand und Verschlechterung der Beatmung → Vorsichtige und langsame Inspiration (Dauer 1 – 1,5 Sek.) besonders bei Kleinkindern wichtig.

- Durch Intubation und Beatmungsbeutel: Die Intubation ist die sicherste Art der Beatmung. Andererseits erfordert sie eine umso grössere Übung je jünger das Kind ist. Dem Ungeübten wird deswegen von der Intubation in einer Notsituation eher abgeraten. Meist ist auch eine Maskenbeatmung ausreichend, bis die erforderliche Intubation unter optimalen Bedingungen durchgeführt werden kann.
- Analgosedierung: bei Reanimation und Herz-Kreislauf-Stillstand nicht erforderlich.
- Tubusgröße: Außendurchmesser des Tubus gleich Durchmesser des Kleinfingers des Kindes.
  oder: Innendurchmesser: Frühgeborene (2,0) – 2,5 – 3,0, Neugeborene und Säuglinge 3,5, ab 1 Jahr: Alter / 4 + 4.

Tabelle 49 Maskengröße, Länge (Nasensteg-Th 2) und Durchmesser des Tubus und Absauger.

Gewicht des Kindes	Maske Größe	Tubuslänge (cm)	Tubusgröße (mm) ID	Absauger Farbe
500	1	7,0	2,0	transparent
750	1	7,5	2,5	grün
1000	1 – 2	8,0	2,5	grün
1250	2	8,5	2,5	grün
1500	2	9,0	2,5	grün
1750	2	9,5	2,5	grün
2000	3	10,0	3,0	grün
2500	3	10,5	3,0	grün
3000	3	11,0	3,0	grün
3500	3	11,0	3,5	blau
4000	3	11,5	3,5	blau

Bis zur Tubusgröße von Innendurchmesser 6,5 – 7,0 ist meist kein Cuff erforderlich: Grund: Ringknorpel ist engste Stelle der kindlichen Atemwege.

– *Technik der Intubation:*
  1. Kind mit Maske und Sauerstoff beatmen bis ausreichende Sauerstoffsättigung und möglichst normale Herzfrequenz erreicht ist. Bei Herzstillstand soll die Herzdruckmassage für die Intubation höchstens 30 Sek. unterbrochen werden.

2. Rachen und Magen gut absaugen!
3. Kind lagern: Kopf in Schnüffelposition und in Mittellage
4. Tubus leicht anfeuchten, in ein Nasenloch senkrecht (!) und vorsichtig einführen und einige cm vorschieben
5. Laryngoskop in die linke Hand !

- *Im Neugeborenen- und Säuglingsalter:* Larynx mit *geradem Intubationsspatel* verwenden. Man erleichtert sich die Einstellung des Larynx besonders beim unreifen Frühgeborenen wenn der Larynxspatel zunächst tief eingeführt, dann in Griffrichtung (!) angehoben, nicht gehebelt (!!) und dann langsam zurückgezogen wird.
  Die Epiglottis kann beim Säugling mit dem geraden Spatel "aufgeladen" werden. Bei sehr unreifen Frühgeborenen gelingt dies meist nicht. Durch Druck von außen auf den Kehlkopf (Kleinfinger des Intubateurs oder zweiter Helfer) kann die Einstellung des Larynx erleichtert werden.
- *Im Kindesalter: gebogener Intubationsspatel.* Die Spitze liegt in der aryepiglottischen Falte. Beim Anheben des Spatels in Griffrichtung gelingt Einsicht in den Larynx.

7. Bei oraler Intubation wird Tubus mit Führungsdraht in den Larynx eingeschoben. Bei nasaler Intubation wird der Tubus mit der Magill-Zange gefaßt und in den Larynx eingeführt. Bleibt man mit der Tubusspitze im Larynxeingang hängen, gehts meist mit einer leichten Kopfneigung des Kindes oder Drehen des Tubus weiter.
   Der Tubus wird so tief eingeführt, bis die schwarze Markierung der Tubusspitze gerade eben noch sichtbar ist.
8. Tubus mit zwei Fingern an der Nasenwurzel festhalten und Laryngoskop vorsichtig entfernen.
9. Auskultation, ob Atemgeräusch über beiden Lungen gleichmässig laut und über dem Magen kaum hörbar ist (andernfalls ist der Tubus zu tief oder in den Ösophagus gerutscht. Bei korrekter Lage strömt Luft hörbar aus dem Tubus bei Thoraxkompression.
10. Markierung des Tubus an der Nasenspitze notieren

- *Vorteil der oralen Intubation* mit einem Führungsdraht gegenüber der nasalen ist die relativ einfachere Technik. Dagegen ist der Tubus nach oraler Intubation etwas schwieriger zu fixieren und disloziert entsprechend leichter.

➤ **C: Kardiale Funktion:**

- *Indikation zur Herzdruckmassage:* Extreme Bradykardie (ca. unter 40/min), Asystolie, elektromechanische Entkoppelung (normale Herzaktion aber Pulslosigkeit) oder Kammerflimmern (im Kindesalter selten) vor Defibrillation.
- *Technik:*
  - Druckpunkt ist etwa ein bis zwei cm unter der Intermammillarlinie auf dem Sternum. Beim Neugeborenen wird Thorax mit Händen umgriffen (Daumen auf Sternum), bei Säuglingen mit Zweifingermethode Kompession auf Thorax ausgeübt, im Kindesalter wie bei Erwachsenen mit Handballen Sternum eingedrückt.
    Frequenz: beim Säugling ca. 120/min, beim Kleinkind ca. 100/min.
    Eindrücktiefe: ca $^1/_3$ bis $^1/_2$ des sagittalen Thoraxdurchmessers.
  - Zyklus: Ca. 70% der Zeit soll auf die Kompression entfallen d. h. konsequente Kompression, kurz halten, schnell loslassen.

- Koordination mit Beatmung und ohne Intubation:
  Bei zwei Helfern:
  beim Neugeborenen 3 : 1 (3 mal Kompression 1 mal Beatmung) , beim Säugling / Kleinkind 5 : 1 (5 mal Kompression 1mal Beatmung).
  Laut zählen, sonst gelingt keine Koordination der zwei Helfer!
  Ohne Helfer: Rhythmus 15 : 2 (15 mal Kompression, 2 mal Beatmung).
- Koordination beim intubierten Kind nicht erforderlich, dann ununterbrochene Herzdruckmassage und Beatmung.

➤ **D: „Drogen", Medikamentöse Therapie.**

– *Applikation von Medikamenten:*
  - Intravenös in eine periphere Vene, z. B. Handrücken, Schläfe, V. jugularis externa etc.
  - Ein zentralvenöser Katheter (V. jugularis interior, V. subclavia) ist wegen der Komplikationsgefahren in einer Notfallsituation nicht indiziert und bleibt der klinischen Versorgung vorbehalten !
  - Intraossäre Applikation mit Knochenmarkpunktionsnadel ist einer intravenösen Applikation vor allem im Säuglings- und Kleinkindesalter gleichwertig.
    Technik: Punktion des Markraumes der proximalen medialen Tibia etwa 3 cm unterhalb der Tuberositas tibiae an der medialen planen Fläche der Tibia. Bei der Punktion bedeutet ein plötzlicher Widerstandsverlust *und* Aspiration von blutigem Mark den korrekten Sitz der Nadel (ausführliche Beschreibung der Technik S. 84).
  - Intratracheal (nur Adrenalin) ist möglich. Die Adrenalindosis soll dabei auf das Zehnfache erhöht und mit 2 – 5 ml 0,9 % NaCl-Lösung verdünnt werden.
  - Intrakardiale Applikation ist heute obsolet!

– *Adrenalin:*
  Indikation: Persistierende Bradykardie bzw. Asystolie trotz effektiver Beatmung.
  - Dosis: Standarddosis ist 0,01 mg/kg i.v. entsprechend 0,1 ml/kg der 1 : 10 000 Lösung (Handelsübliches Adrenalin ist 1 : 1000 verdünnt und wird also1 : 10 weiter verdünnt).
  - Wiederholung alle 3 (– 5) Min. Die Wiederholungsdosis kann sukkzessive bis auf das zehn- (bis 20)fache gesteigert werden also 0,1 (-0,2) mg / kg oder 1,0 (-0,0) ml/kg.
  - Unter klinischen Bedingungen evtl. 0,1 – 5 mg/kg/min.
  - Bedenke: Katecholamine nutzen wenig bei unterkühltem Kind unter 30° C rektaler Temperatur.

– *Natriumbikarbonat:*
  - Indikation: Nach 10 Min. Reanimation oder metabolischer Azidose und pH < 7,10 (7,0).
  - Dosis: 1 ml/kg der 1 molaren (8,4 %) Lösung.
    Bei Neugeborenen und Säuglingen wegen Hyperosmolariät und drohender Hirnblutung 1 : 1 mit Wasser (!) verdünnt.
  - Applikation: Langsam über 5 – 10 Min. i. v. über sicher intravasal liegende Kanüle oder intraossär.

- *Volumen:*
  Indikation: Volumenmangelschock oder z. B. septischer Schock.
  - Applikation: intravenös oder intraossär.
  - Dosis: 20 (–40) ml/kg in 20 (–40) Minuten bis periphere Zirkulation (Rekapillarisierungszeit < 3 Sek.) normalisiert ist.
  - Lösungen: Vollelektrolytlösung (z. B. Ringer-Laktat-Lösung oder 0,9 % NaCl-Lösung) oder Serum oder Plasmaexpander (z. B. HAES 10 %).
- *Andere Medikamente* sind in der Reanimation im Kindesalter fast nie erforderlich, es gibt jedoch einige Ausnahmen:
  - AV-Block II. und III. Grades, Bradykardie mit Hypotension nach Adrenalin: Atropin: Dosis: 0,01 mg/kg – 0,03 mg/kg = 0,02 – 0,06 ml/kg i. v. Intratracheale Applikation ist möglich.
  - Ventrikuläre hämodynamisch wirksame Extrasystolen, ventrikuläre Tachykardie:
    Lidocain 1 mg/kg i. v. , Wiederholungsdosis nach ca. 10 Min. 0,5 mg/kg i. v.
    Supraventrikuläre Tachykardie: Wenn vagale Stimulation wie Eisbeutel ins Gesicht, einseitige Stimulation des Karotissinus, Thoraxkompression etc. erfolglos: Adenosin (Adenocard) 0,1 mg/kg (bis max. 0,3 mg/kg) i. v. als Bolus möglichst vom rechten Arm aus.
  - Elektromechanische Entkoppelung, Hypokalzämie, Hyperkaliämie:
    Ca Cl_2 0,2 – 0,3 ml/kg (= 4 – 6 mg/kg) i. v. oder Kalziumglukonat 10 % 0,5 ml/kg i. v.

➤ **E: Elektrotherapie: Defibrillation und Kardioversion**
- *Indikation:* Kammerflimmern (im Kindesalter extrem selten!).
  Tachykarde Herzrhythmusstörung, die medikamentös nicht beherrschbar ist
- *Vorbereitung:* Gute Sauerstoffversorgung, Azidoseausgleich.
- *Applikation:* Bei Säuglingen kleine Säuglingselektroden.
  Schulkinder: wie bei Erwachsenen.
  Rechts parasternal unter Klavikula und über der Herzspitze im 5. ICR.
  Möglichst EKG-getriggert anwenden.
- *Dosis:* Initial 2 J (Wsec)/kg, Wiederholung 4 J/kg.

Indikation

- **Primäre Intubation:**
  - Mekonium- oder Blutaspiration,
  - Zwerchfellhernie,
  - Hydrops fetalis,
  - FG (27 SSW) in der Regel mit Tubus inkl. Adapter, um sofort postnatal Surfactant applizieren zu können.
- **Sonst nach Situation:**
  - CO_2-Retention > 60 mmHg trotz Maskenbeatmung oder CPAP.
  - Jeder schwere Schockzustand (Infektion, Volumenmangel).
  - FG < 29 SSW im Zweifel lieber früher intubieren und bald wieder extubieren.

Intubation

- **Technik der Intubation.** s. Reanimation von Kindern. Tubusgröße und -länge s. Tab. 49.
- **Probleme** bei Intubation:
  - Absaugen dauert zu lange.
  - Intubationsversuch bei Bradykardie oder zu starkem Sättigungsabfall abbrechen, dann Tubus nur ein wenig zurückziehen und über Rachentubus mit 100% O_2 bei verschlossener Nase und Mund beatmen.
  - Zuviel Aufmerksamkeit auf die Intubation, zuwenig auf das Kind.
  - Tubus wird zu tief geschoben (einseitige Belüftung des re. Hauptbronchus).
  - Tubus in Ösophagus (Bauch wird dick, Kind nicht rosig, sondern bradykard, Atemgeräusch über Magen > Lunge).

Herzdruckmassage

- Indikation: Wenn trotz ausreichender Beatmung das Neugeborene bradykard (unter 60/min bleibt).
  - Technik: s. unter Reanimation Kinder.

Medikamente und Infusionen

- **Infusion von 2 – 3 ml/kg/h Glukose 10%**
  - Grund: Jedes beeinträchtigte Neugeborene und alle Frühgeborenen sind durch Hypoglykämien gefährdet, wenn die kontinuierliche Glukosezufuhr unterbrochen wird. Deswegen muß bei der Erstversorgung jedes Frühgeborenen und jedes beeinträchtigten Neugeborenen noch im Kreißsaal eine Infusion gelegt werden.
- **Medikamente bei entsprechendem Bedarf:**
  - Serum 5%: Dosis 10 ml/kg i.v. in ca. 10 Min.
    - Indikation: Hypovolämie Schock etc.
  - Adrenalin: Dosis: 0,1 ml/kg i.v. der 1 : 10000 Lösung, d.h. Standardlösung (1 : 1000) 0,1 ml auf 1 ml verdünnt. Bei intratrachealer Applikation mit 1 – 2 ml verdünnen.
    - Indikation: Bradykardie trotz ausreichender Beatmung

- Phenobarbital: Dosis: 10 – 20 mg/kg i. v. d. h. 0,05 – 0,1 ml/kg langsam i. v.
  - Indikation: Krampfanfälle. Sehr selten zur Sedierung erforderlich.
  - Bedenke: Ein unter Beatmung unruhiges Kind hat meist Atemnot, d. h. Optimierung der Beatmung ist erforderlich, erst in zweiter Linie Sedierung des Kindes.
- Antibiotika: Dosis: z. B. Cefotaxim 50 mg/kg Initialdosis, später 100 mg/kg/Tag bei Meningitis 150 – 200 mg/kg/Tag, Alternative: Ampicillin 75 mg/kg Initialdosis, später 150 mg/kg/Tag, bei Meningitis 300 – 400 mg/kg/Tag.
  - Indikation: Möglichst frühzeitiger Beginn der antibiotischen Therapie bei klarem Hinweis auf intrauterine Infektion des Früh- oder Neugeborenen. Fortsetzung und Ergänzung der antibiotischen Therapie dann auf Station nach üblichem Schema.
- Naloxon: Dosis 0,1 mg/kg (0,25 ml/kg Narcanti) i. v., i. m.
  - Indikation: Atemdepression des Neugeborenen bei Applikation von Opiat (-derivaten) an die Mutter 3 Std. bis 30 Min. vor Entbindung.
  - Cave: Halbwertszeit kurz, deswegen evtl. Wiederholungsdosis erforderlich. Überwachung des Neugeborenen!

Dokumentation

- Von Apgar (s. S. 8).
- Nabelschnur ph-Wert, möglichst Nabelschnur-Hämatokrit.
- Von Dauer der Sauerstoffaplikation und Art der Beatmung.
- Von Herzfrequenz, Blutdruck und Temperatur, evtl. Blutzucker, Blutgase.
- Sauerstoffsättigung bei allen Frühgeborenen.
- Von zusätzlichen Medikamenten.

Vorbemerkung

- Eigentlich ist jeder Transport eines Neugeborenen, besonders aber eines Frühgeborenen nach der Geburt ein Anachronismus.
- Es bestehen klare Empfehlungen der Deutschen Gesellschaft für Perinatale Medizin, den postnatalen Transport eines Frühgeborenen durch Verlegung einer Mutter mit erkennbaren Risiken in ein Perinatalzentrum zu vermeiden. Zu diesen Risiken zählen:
  - Frühgeburt vor 32 SSW.
  - Drohende Zwillingsgeburt vor 35 SSW.
  - Mehrlingsschwangerschaften.
  - Bekannte Fehlbildungen und Erkrankungen des Fetus.
  - HELLP-Syndrom der Mutter.
  - Insulinpflichtiger Diabetes.
- Selbstverständlich sind nicht alle Risiken pränatal erkennbar, deswegen ist auch in Zukunft ein Neugeborenen-Notarztsystem flächendeckend erforderlich. Die Erstversorgung des Neugeborenen erfolgt durch den Neugeborenen-Notarzt nach den o.g. Regeln.

Transportregeln

- Schonendster Transport. Nicht Geschwindigkeit zählt, sondern schonender erschütterungsfreier Transport.
- Vordringliches Ziel ist Wärmeverluste zu vermeiden. Deswegen Transport im Inkubator, zugedeckt mit Fell oder Folie.
- Fortsetzung der Beatmung und Infusionstherapie wie nach Erstversorgung.
- Überwachung von EKG, Sauerstoffsättigung, evtl. transkutane P_{CO2}- und P_{O2}-Werte.
- Möglichkeit zur Notfallversorgung wie tracheales Absaugen, Intubation, Drainage eines Pneumothorax, medikamentöse Therapie und Infusionstherapie muß gesichert sein.

(nach der Stellungnahme des wissenschaftlichen Beirates der Bundesärztekammer 1991)

Definition:

- Der Hirntod ist der Tod des Menschen. Ein Hirntod liegt vor, wenn die Gesamtfunktion des Großhirns, des Kleinhirns und des Hirnstammes irreversibel erloschen ist, die Herz-Kreislauf-Funktion aber durch kontrollierte Beatmung noch aufrechterhalten ist.
- Der Todeszeitpunkt ist die Zeit, zu der der Hirntod endgültig festgestellt wird.

Diagnose

- Die Diagnose eines Hirntodes stützt sich auf drei Säulen:
  - Einhaltung der Voraussetzungen,
  - der Nachweis der klinischen Symptome wie Koma, Hirnstammareflexie und Atemstillstand,
  - Nachweis der Irreversibilität des Hirnfunktions-Verlustes.

Voraussetzungen

- Schwere primäre (z.B. Hirnverletzung) oder sekundäre Hirnschädigung (z.B. Hypoxie).
- Ausschluß von Intoxikation, neuromuskulärer Blockade, Unterkühlung (wichtig beim Ertrinkungsunfall!), endokrinem oder metabolischem Koma.

Bedingungen

- Übereinstimmende Feststellung und Dokumentation der Hirntodsymptome durch zwei Untersucher.
- Bei Gabe von Neuropsychopharmaka muß entweder der Abfall des Serumspiegels (z.B. Phenobarbital) nachgewiesen werden oder der zerebrale Zirkulationsstillstand nachgewiesen sein.
- Bei sekundärer Hirnschädigung muß ein Intervall von mindestens 6 Std. zwischen Beginn der Hirnschädigung und dem Nullinien-EEG eingehalten werden.

Klinische Symptome

- Diese Befunde müssen unabhängig voneinander von zwei Untersuchern dokumentiert werden:
  - Bewußtlosigkeit.
  - Lichtstarre, weite Pupillen.
  - Fehlen des okulozephalen Reflexes.
  - Fehlen des Kornealreflexes.
  - Fehlen von Reaktionen auf Schmerzen im Bereich des N. trigeminus.
  - Fehlen des Pharyngealreflexes.
  - Ausfall der Spontanatmung im Apnoetest (s.u.).

- **Apnoetest:**
  Nach einer Beatmung mit 100% Sauerstoff wird das Ventilationsvolumen so lange reduziert bis der P_{aCO2}-Wert mindestens 60 mmHg erreicht, anschließend erfolgt unter Sauerstoffinsufflation die Diskonnexion. Werden nach „angemessener Frist" keine Atemzüge beobachtet, ist der Ausfall der Spontanatmung erwiesen.

Ergänzende Untersuchungen

- **EEG:** Der Nachweis eines Null-Linien-EEG beweist den Hirntod bei Erwachsenen. Bei Kleinkindern muß das EEG nach 24, bei Neugeborenen nach 72 Std. wiederholt und erneut eine Null-Linie nachgewiesen werden, bevor vom Hirntod ausgegangen werden kann. Das EEG soll nach den Richtlinien der Deutschen EEG-Gesellschaft mit mindestens 8 EEG-Elektroden bei einem Mindestabstand von 10 cm durchgeführt werden.
- **Evozierte Potentiale:** Das Fehlen von frühen akustisch evozierten Potentialen wird bei Neugeborenen nicht als Hirntodkriterium akzeptiert.
- **Zerebraler Zirkulationsstillstand:** Dopplersonographisch müssen mindestens 2mal in 30 Min. Abstand biphasische, oszillierende Strömungen mit gleich ausgeprägter antero- und retrograder Komponente oder nur eine kleine frühsystolische Strömung < 50 cm/s ohne weitere systolische oder diastolische Signale gefunden werden, wenn von einem zerebralen Zirkulationsstillstand ausgegangen werden soll. Dieser Befund findet nur dann Berücksichtigung, wenn derselbe Untersucher vorher eindeutige Signale einer Perfusion dokumentiert hat. Diese Untersuchung kann bei Kindern < 6 Monaten nicht angewendet werden.
- **Zerebrale Perfusionsszintigraphie:** Keine Aktivität intrakraniell, bei normaler extrakranieller Aktivität nachweisbar. (Bei Nachweis eines zerebralen Zirkulationsstillstandes entfallen die Wartezeiten.)

Zeitdauer der Beobachtungen:

- Wenn keine „ergänzenden Untersuchungen" durchgeführt werden, müssen die „klinischen Symptome" bei Erwachsenen und älteren Kindern
  - nach primärer Hirnschädigung während mindestens zwölf Std.,
  - nach sekundärer Hirnschädigung während dreier Tage mehrmals übereinstimmend festgestellt werden, bis der Hirntod festgestellt werden kann.
- In allen Fällen mit primärer Hirnschädigung muß die Beobachtungszeit
  - bei Kleinkindern 24 Std.,
  - bei Neugeborenen, Säuglingen und Kleinkindern bis zum vollendeten zweiten Lebensjahr 72 Std. betragen.

Schlußfolgerung

- Erst mit der vollständigen Feststellung und Dokumentation der Kriterien des Hirntodes nach den klinischen Symptomen und/oder den ergänzenden Untersuchungen und der Einhaltung der Zeitdauer der Beobachtung kann der Tod festgestellt werden.

Vorbemerkung

- Die Beatmung ist eine der eingreifendsten Therapien, die eine hohe Anforderung an die Kompetenz des Anwenders stellt. Sie kann, richtig eingesetzt, lebensrettend sein, bei falscher Anwendung drohen aber vor allem beim Frühgeborenen monate- bis jahrelange Morbidität.
- Im Rahmen dieser Darstellung können nur die Grundprinzipien der Beatmung und der Beatmungs- und Monitortechnik dargestellt werden. Grundvoraussetzung für die Anwendung eines Respirators ist die exakte Kenntnis der Betriebsanleitung bzw. der speziellen Beatmungsmodalitäten.
- Wichtiger als die schematische Einstellung der Beatmung ist die intensive Beobachtung des beatmeten Patienten und die Beatmung nach den individuellen Bedürfnissen des Patienten einzustellen. Die optimale Einstellung der Beatmung wechselt unter Umständen rasch und muß deswegen ständig korrigiert werden.

Beatmung mit negativem Druck

- **Historie:** Die Beatmung hat mit der Verwendung der sog. eisernen Lunge begonnen. Der Patient wurde dabei in einen am Hals luftdicht abgeschlossenen Stahlzylinder gelegt, in dem periodisch ein negativer Druck aufgebaut wurde. Der negative Druck setzte sich auf die Lunge und Pleura des Patienten fort und führte zur passiven Inspiration. Angewandt wurde die Beatmung mit negativem Druck im großen Stil bei Patienten mit Atemlähmung durch Poliomyelitis.
- **Anwendung:** diese Form der Beatmung findet derzeit Anwendung bei zentraler alveolärer Hypoventilation mittels Curasse-Heimbeatmung.

Beatmung mit positivem Druck

- **Prinzip:** Bei dieser Beatmung wird vom Respirator ein positiver Druck aufgebaut, der sich über die Beatmungsschläuche und den Endotrachealtubus bis in die Alveolen fortpflanzt.
- **Voraussetzung:** in aller Regel die endotracheale Intubation. Bei Frühgeborenen und für einen CPAP (s. u.) bei älteren Kindern reicht dafür u. U. auch ein im Pharynx liegender Tubus oder eine Maske aus.
- **Anwendung:** diese Beatmung ist unter den verschiedensten Modifikationen heute Standard. Immer muß das Atemgas durch einen Befeuchtertopf auf die höchstmögliche Konzentration angefeuchtet werden.

Definitionen

- Folgende Abkürzungen/Definitionen sind gebräuchlich (siehe auch Abb. 55a):
  - Flow: Gasfluß in den Beatmungsschläuchen (in l/Min.)
  - T insp: Inspirationszeit (Sek.)
  - T exp: Exspirationszeit (Sek.)
  - PIP:Positive inspiratory pressure: Maximaler Beatmungsdruck (cm H_2O)
  - PEEP: Positive endexpiratory pressure: Druck im Tubus beim Ende der Exspiration (cm H_2O)

- MAD:Mittlerer Atemwegsdruck (cm H_2O) (engl. MAP mean airway pressure)
- Frequenz: Anzahl der Beatmungszüge (/Min..)
- F_{IO2}: Fraction of inspired oxygen - inspiratorische Sauerstoffkonzentration
- CPAP: Continuous positive airway pressure (cm H_2O) (s. Abb. 55b)
- IMV: intermittent mandatory ventilation (s. Abb. 55b)
- SIMV: Synchronized intermittent mandatory ventilation
- IPPV: intermittent positive pressure ventilation
- PSV: pressure support ventilation - druckunterstützte Beatmung

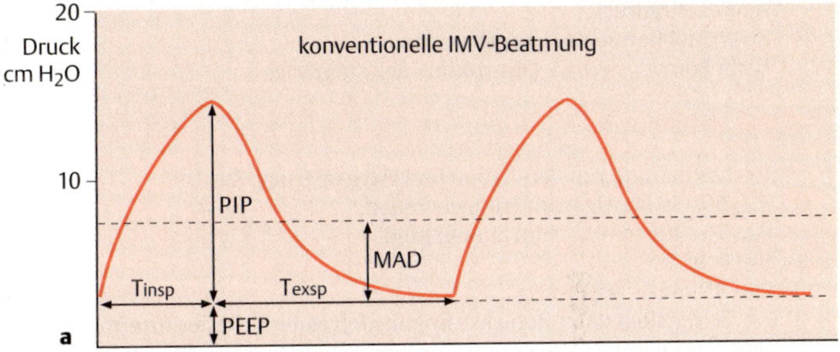

Abb. 55 a Konventionelle IMV-Beatmung

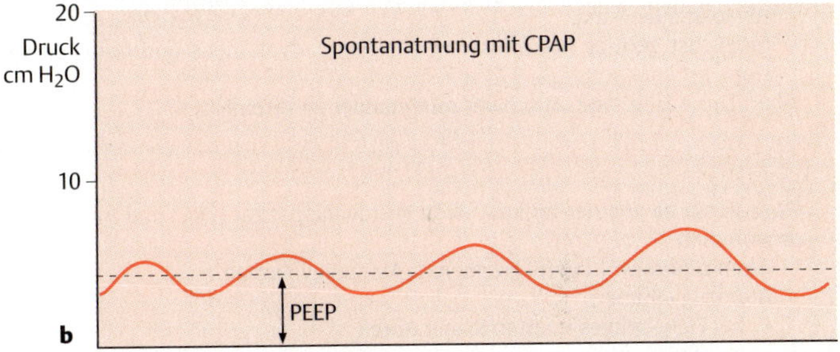

Abb. 55 b Spontanatmung mit CPAP

Indikation zur Beatmung

- Es gibt keine absolut gültigen Kriterien für eine Intubation und Beatmung. Die folgenden Kriterien sind nur ein Anhaltspunkt:
  - Unzureichende Spontatmung und/oder maximale Dyspnoe.
  - $F_{IO2} > 0{,}6$ bei Hypoxämie oder $P_{aO2} < 70$ mmHg.
  - $P_{aCO2} > 60$ mmHg bei akuter respiratorischer Insuffizienz.
  - Bei Frühgeborenen Apnoen länger als eine Stunde mit Bedarf zur Maskenbeatmung.
  - Jeder kardiovaskuläre Schock, der sich nicht sofort beheben läßt.
  - Akuter Hirndruck.
  - Zwerchfellhernie des Neugeborenen.
  - Nicht kompensierbare Obstruktion der Atemwege.

Ziel der Beatmung

- Aufrechterhaltung von Ventilation und Oxygenierung, Ziel ist:
  - P_{aO2} 50 – 70 mmHg beim Frühgeborenen.
  - P_{aO2} 70 – 100 mmHg beim älteren Kind.
  - $S_{aO2} > 95\%$.
  - P_{CO2} 35 – 45 (– 60) mmHg.
- Diese Ziele sollten unter Berücksichtigung folgender Kriterien erreicht werden:
  - Möglichst geringes Barotrauma für Lunge (also niedriger PIP).
  - Möglichst geringes Volutrauma für Lunge (also physiologisches Atemzugvolumen gleichmäßig in Lunge verteilt).
  - Möglichst $F_{IO2} < 0{,}4$, da höhere Konzentrationen über längere Zeit toxisch für Alveolarzellen sind.
  - Möglichst geringe Beeinflussung des Herzzeitvolumens und Gehirnperfusion.
- Aber: Diese Ziele sind oft schwer miteinander zu vereinbaren.

Steuerung von P_{CO2} und P_{O2}

- **P_{aCO2}** hängt ab von der funktionellen Residualkapazität (FRC) und Atemminutenvolumen.
  - Atemminutenvolumen = Frequenz x Atemzugvolumen.
  - Atemzugvolumen
    - bei Flow-zeitgesteuerten Respiratoren
      a) primär abhängig von PIP minus PEEP,
      b) sekundär von T insp. und T exp.
      bei langer T insp. dauert Inspirationsphase länger,
      bei zu kurzer T exp. Gefahr des inadvertent-PEEP.
      c) Hoher Flow begünstigt raschen Druckanstieg und Ventilation.
    - Bei volumengesteuerten Respiratoren abhängig vom eingestellten Atemzugsvolumen.
  - FRC hängt auch vom PEEP ab: verhindert Alveolarkollaps.
- **P_{aO2}** hängt ab von:
  - inspiratorischer Sauerstoffkonzentration (F_{IO2}).

- Mittlerem Atemwegsdruck (MAD) = Fläche unter der Druckkurve. MAD wird beeinflußt von (in abnehmender Wirksamkeit):
  - PEEP > lange Tinsp. > hohem PIP > hohem Flow > langem Plateau > kurzer T exp
  - aber (zu) hoher MAD reduziert u.U. Herzzeitvolumen und damit Sauerstofftransportkapazität.

➤ **Also:**
- Oxygenierung wird begünstigt durch:
  - lange Inspirationszeit,
  - hohen PEEP,
  - hohen PIP,
  - hohen F_{IO2}.
- Ventilation (C_{O2}) wird begünstigt durch:
  - hohen PIP,
  - hohe Atemfrequenz,
  - adäquaten PEEP,
  - adäquate Inspirationszeit,
  - nicht zu kurze Exspirationszeit.

Überwachung der Beatmung

➤ Kontrolle der richtigen Tubuslage:
- Auskultation ob beide Lungen gleichmäßig belüftet sind.
- Röntgenthorax nach Intubation: Spitze des Tubus bei Th2

➤ Kontrolle der Blutgase:
- Innerhalb spätestens 20 Min. nach Beginn oder Änderung der Beatmung.
- Goldstandard sind arterielle Blutgase (beim Frühgeborenen präduktal).
- Bei kapillärer Blutgasanalyse korrelieren bei Abnahme aus gut perfundierter Haut:
  - pH und P_{CO2} verläßlich mit arteriellen Werten,
  - P_{O2} ist gleich oder niedriger als P_{aO2}, korreliert also schlecht und ist nicht verläßlich.
- Transkutane Werte (tcP_{O2} und tcP_{CO2}) sollen mindestens 6–12 (–24) stündlich durch arterielle Blutgasanalyen kontrolliert werden.

Steuerung des Respirators

➤ Die verschiedenen Arten der Steuerungen der Beatmung haben Vor- und Nachteile. Deswegen gibt es keine „Patent"-Beatmung für jede Situation, d.h. für jeden Patienten, jede Lungenerkrankung und jedes Alter muß die ideale Lösung individuell gefunden werden. Es gibt eine Vielzahl verschiedener technischer Lösungen zur Steuerung einer Beatmungsmaschine. Die wichtigsten Unterscheidungsmerkmale sind die:
- *Beendigung der Inspirationsphase:*
  - Druckgesteuert: Inspiration wird beendet bei Erreichen eines bestimmten Beatmungsdrucks.
  - Volumengesteuert: Inspiration wird nach Applikation eines bestimmten Atemzugvolumens beendet.
  - Zeitgesteuert: Inspiration wird nach einer definierten Zeit beendet.

  - Flowbegrenzt: Inspiration wird nach Erreichen eines kritischen Flows beendet.
  - Mischung: Kombination verschiedener erwähnter Mechanismen, z. B.:
    a) Zeitgesteuert, flow- und drucklimitiert (häufig verwandt bei Beatmung von Frühgeborenen),
    b) Druck-, zeitgesteuert: Vorteil zum Ausgleich des Inspirationsvolumens in verschieden gut belüftete Lungenareale.
- *Beginn der Inspiration:*
  - Patientengesteuert (-getriggert) durch Registrierung:
    a) eines Druckabfalls im Atemkreislauf bei Inspiration,
    b) eines Flows im Tubus durch Hitzdraht,
    c) der Thoraxbewegung durch Druckkapsel,
    d) der Atembewegung durch Impedanzmessung.
  - Zeitgesteuert durch Respirator.
  - Mischung beider Prinzipien.
- *Verlauf des Inspirationsflows:*
  - Konstanter Flow,
  - Sinusförmiger Flow,
  - Dezelerierender Flow.

Alarme des Respirators

➤ Folgende Alarme sind für einen Respirator zu fordern:
- Stromausfall,
- Druckabfall in der Gaszufuhr,
- Überdruck in den Beatmungsschläuchen,
- Diskonnectionsalarm mit Druckabfall in den Beatmungsschläuchen,
- Sauerstoffkonzentration: hoch und niedrig.

➤ Folgende Alarme sind wünschenswert:
- Apnoealarm bei SIMV-Beatmung,
- Atemzugvolumen,
- Exspiratorisches Minutenvolumen.

Unkonventionelle Beatmung bei speziellen Indikationen

➤ **Inverse Ratio Ventilation:** Durch eine Verlängerung der Inspirationszeit über die Exspirationszeit hinaus wird der MAD und damit die funktionelle Residualkapazität erhöht. Dies führt bei schwerem ARDS zur Stabilisierung der Alveolen und damit zur Verbesserung der Oxygenierung. Voraussetzung ist eine gute Sedierung der Patienten.

➤ **Hochfrequenz-Oszillation (HFO):** Bei der HFO erfolgt die Ventilation mit Atemzugvolumina, die weit unter dem Volumen des Totraums von Tubus und Atemwegen liegen. Die Ventilation erfolgt wohl durch Konvektion und Diffusion des Atemgases. Die Oxygenierung wird durch einen hohen MAD und einen adäquaten F_{IO_2} erreicht. Die klassische Indikation der HFO ist die Beatmung eines Neugeborenen mit ARDS und Pneumothorax oder interstitiellem Emphysem. Auch das schwerwiegende ARDS ist heute eine akzeptierte Indikation für die HFO.

- **Biphasic Positive Airway Pressure BIPAP:** Druckkontrollierte, zeitgesteuerte Beatmung, bei der zwei verschiedene Niveaus eines kontinuierlichen positiven Atemwegsdruckes aufrechterhalten werden. Sowohl die Zeiten des hohen als auch des niedrigen Drucks und das Druckniveau können gesteuert werden. Der große Vorteil dieser Beatmung ist, daß jederzeit eine Spontanatmung des Patienten möglich ist. Von Vorteil ist diese Beatmung auch bei unterschiedlicher Belüftung verschiedener Lungenareale. Die Erfahrungen in der Pädiatrie mit BIPAP sind begrenzt.
- **Stickoxydbeatmung NO-Beatmung:** Die NO-Beatmung kann theoretisch mit jeder konventionellen Beatmung kombiniert werden. Es werden dabei dem Atemgas bis zu 50 ppm NO beigemischt. NO ist ein hochwirksamer Vasodilatator mit extrem geringer Halbwertszeit. Bei Inhalation von NO tritt der Effekt deswegen nur an den Pulmonalgefäßen, also ohne systemische Nebenwirkung ein. Abbau- und Nebenprodukte sind Methämoglobin, MO2, salpetrige Säure, Nitrite und Nitrosamine. Die Indikation zur NO-Beatmung beschränkt sich deswegen auf die pulmonale Hypertonie z. B. PFC-Syndrom.
- **Extrakorporale Membranoxygenierung (ECMO):** Bei schwersten lebensbedrohlichen Lungenerkrankungen wie schwerstes ARDS, evtl. Zwerchfellhernie, kann durch eine arteriovenöse oder venovenöse, extrakorporale Membran die Oxygenierung und die C_{O2}-Elimination künstlich erreicht werden. Dieses Verfahren ist derzeit ultima ratio bei Versagen jeder anderen Beatmungsmöglichkeit.
- **Liquid ventilation:** Die Liquid ventilation ist derzeit noch rein experimentell, könnte aber in wenigen Jahren praktische Bedeutung erlangen. Sie beruht auf der höchst effektiven Reduktion von Oberflächenspannungen (z. B. in einer atelektatischen Lunge eines Frühgeborenen) und der guten Löslichkeit von Sauerstoff in Perfluorcarbon. Im Experiment gelingt es durch Instillation von Perfluorcarbon in eine Lunge und Oxygenierung dieser Flüssigkeit Versuchstiere zu beatmen. Erste erfolgreiche Anwendung dieser Technik bei Frühgeborenen ist beschrieben.

Akutes Abdomen

Definition

- Unter dem Begriff eines „akuten Abdomens“ schließt man eine Vielzahl verschiedener Erkrankungen ein, die mit akutem Bauchschmerz einhergehen und vital bedrohlich sein können.

Anamnese

- Beginn und Dauer des Schmerzes.
- Schmerzcharakter kolikartig?, diffus?, falls Kind zu solchen Angaben in der Lage ist.
- Lokalisation des Schmerzes.
- Fieber seit wann, wie hoch.
- Stuhlgang, Konsistenz, Häufigkeit, Blutauflagerungen.
- Vorerkrankungen.

Differentialdiagnose

- Bei der Vielzahl der möglichen Ursachen kann hier nur eine Liste differentialdiagnostischer Möglichkeiten angegeben werden.
  - *Gastrointestinale Ursachen:*
    - Magenulkus (bei Kindern selten).
    - Duodenalatresie bei Neugeborenen.
    - Hypertrophische Pylorusstenose.
    - Treitzsche Hernie.
    - Volvulus.
    - Invagination.
    - Akute Appendizitis.
    - Inkarzerierte Hernie.
    - Zustand nach Fehlintubation eines beatmeten Kindes.
    - Fremdkörperaspiration.
    - Akute Pankreatitis.
    - Nekrotisierende Enterokolitis des Neugeborenen.
    - Peritonitis z. B. bei nephrotischem Syndrom oder Agammaglobulinämie oder nach Milzexstirpation.
  - *Genito-Renale Ursachen:*
    - Nephrolithiasis.
    - Tumoren.
    - Stielgedrehtes Ovar.
    - Rupturierte Extrauteringravidität bei Jugendlichen.
    - Hodentorsion.
    - Akuter Harnverhalt bei Fehlbildungen.
  - *Taumata:*
    - Magenruptur nach stumpfem Bauchtrauma.
    - Milzruptur.
    - Pankreaskontusion.
    - Leberruptur.
    - Nierenruptur.

- *Metabolische Ursachen:*
  - Diabetisches Koma.
  - Porphyrie.
  - Urämie.
- *Extraabdominale Ursachen:*
  - Herpes zoster.
  - Diskusprolaps.
  - Eosinophiles Granulom der Vertebra.
  - Koronare Ischämie (z. B. beim Kawasaki-Syndrom).
  - Pleuropneumonie.

Erstmaßnahmen:

- Möglichst schneller Transport in eine Kinderklinik mit kinderchirurgischer Versorgungsmöglichkeit.
- Einleitung vital notwendiger Erstmaßnahmen je nach Situation:
  - Legen einer Infusion.
  - Je nach Situation Sauerstoffgabe.
  - Analgetika, wenn die Diagnose eindeutig gestellt ist.
  - Bei Ileus Magensonde zum Absaugen des galligen Magensekrets.

Aspiration

Grundlagen

- **Definition:** Eindringen von Flüssigkeiten, Erbrochenem, Fremdkörpern über den Kehlkopf in die Trachea.
- **Epidemiologie:** Im ersten Lebensjahr treten Aspirationen, abgesehen vom Mekoniumaspiationssyndrom des Neugeborenen (s.dort) nur sehr selten auf.
- **Ursache:** Beim Kleinkind ist die Aspiration von Fremdkörpern wie Erdnüssen, Legobausteinen, Kieselsteinen typisch. Die Aspiration von Wasser beim Ertrinken (s.dort) beim Kleinkind wird eher überschätzt. Im Schulalter überwiegen Fremdkörper, die spielerisch im Mund bewegt werden und bei Ablenkung, Sturz etc. versehentlich aspiriert werden (z. B. Grashalme, Stifte, Nägel, Blasrohrerbsen, Füllfederkappen etc.).
- **Lokalisation:** Der aspirierte Fremdkörper findet sich meist in der Trachea oder im rechten Hauptbronchus.

Symptomatik

- Akute Hustenattacke ohne begleitenden Infekt der oberen Luftwege.
- Bitonaler Husten, Stridor, Dyspnoe, einseitig abgeschwächtes Atemgeräusch.
- Chronischer, über Wochen anhaltender Husten.
- Rezidivierende Pneumonien mit identischer Lokalisation.
- Im Röntgenbild: entweder Atelektase oder einseitig überblähte Lungenbezirke. Cave: das Röntgenbild in Inspiration beweist eine Aspiration häufig nicht. Etwas besser sind Exspirationsaufnahmen („air trapping").

Therapie:

- **Akute vital bedrohliche Aspiration:**
  - Reanimation nach den üblichen Kriterien (s.dort).
  - Fremdkörper vor dem Kehlkopf (z. B. Wurstzipfel, Münzen, Batterien, Fischgräten) können meist mit der Magill-Zange gefaßt und entfernt werden.
  - Obstruierende Fremdkörper in der Trachea evtl. durch die Beatmung den Fremdkörper in einen tieferen Bronchus verschieben und ihn später bronchoskopisch extrahieren.
  - Der Heimlichsche Handgriff: Umfassen des Thorax des Patienten von hinten und ruckartige Kompression - ist umstritten und evtl. durch Induktion von Erbrechen eher gefährlich!
- **Länger zurückliegende Aspiration eines Fremdkörpers:**
  - Behandlung der meist vorhandenen Pneumonie.
  - Geplante elektive bronchoskopische Entfernung des Fremdkörpers.
- **Mekoniumaspiration:** s. S. 541.

Komplikationen

- Vagale Synkope und Herzstillstand.
- Pneumonie, Verletzungen der Trachea bei der Extraktion des Fremdkörpers.

Grundlagen

- Etwa 5 % der Atemnotsyndrome werden durch eine Mekoniumaspiration verursacht, häufig bei übertragenen Neugeborenen.
- **Ursache:** Bei intrauteriner Hypoxie oder Azidose wird reflektorisch Mekonium abgesetzt, das durch vorzeitige „Atemzüge“ aspiriert wird.
- **Symptome:** Mekoniumhaltiges, grünliches Fruchtwasser. Grünliche Verfärbung von Nägeln, Haut und Nabelschnur.
  Hypoxämie, Zyanose, fehlende Spontanatmung oder Dyspnoe mit exspiratorischem Stöhnen, feuchte Rasselgeräusche bei der Auskultation. Bradykardie, muskuläre Hypotonie. Obstruktion der kleinen Bronchien mit Atelektasen und Emphysemblasen.
- **Komplikationen:** Pneumonie, Asphyxie s. S. 588.

Untersuchungen

- CTG silent mit Dezelerationen oder Tachycardie
- Azidose bei BGA (Nabelschnur und fetal)
- Pulsoxymetrie
- Thoraxröntgen: disseminierte Verdichtungen (Infiltrationen „Honigwabenlunge“, Atelektasen, Emphysemblasen) Pneumonie, PFC (s. S. 593).

Definitionen

- **Mekoniumaspiration:** grünes Fruchtwasser hinter der Stimmritze nachweisbar, ohne respiratorische Komplikationen.
- **Mekoniumaspirationssyndrom:** grünes, zumeist zähes Fruchtwasser mit/ohne Nachweis hinter der Stimmritze, jedoch mit Atemnotsyndrom aufgrund gemischt atelektatischer und obstruierter und überblähter Lungenbezirke, Obstruktionsemphysem, sowie „chemischer“ Pneumonie. Im Röntgenthorax: dichte, feinfleckige bis noduläre Lungeninfiltrate, z. T. überblähte Bezirke, abgeflachte Zwerchfelle.

Erstversorgung:

- Wenn möglich rechtzeitige und ausreichende Information durch den Geburtshelfer.
- Richtige Ausrüstung bereitstellen: Laryngoskop, starrer Absauger (z. B.Jankauer).
- Fruchtwasser absaugen, wenn Kopf geboren (erst Mund und Rachen, dann Nase).
- Stimmritze einstellen, möglichst vor dem ersten Atemzug.
- Tracheales Absaugen mit dem Jankauer. Vorsicht, Larynx nicht verletzen!!
- Vorgehen siehe Tab. 50.

Tabelle 50

Tracheal nichts abzusaugen	grünes FW tracheal abzusaugen	dickes, zähes, grünes FW tracheal abzusaugen
„nur" grünes FW	Mekoniumaspiration	Mekoniumaspirations-Syndrom
Weiteres Vorgehen:		
Kind gut adaptiert: Magen absaugen, nur Überwachung	nicht blähen, Intubation, gründlich absaugen (tracheal und Magen), Monitoring, wenn Kind stabil: Extubation, offene Magensonde, Überwachung bei instabilem Kind, kontrollierte Beatmung	nicht blähen, Intubation, Absaugen ohne Spülung, O_2-Gabe bei Zyanose, Beatmung, Lavage mit 0,45% NaCl, Magen absaugen, offene Magensonde, Monitoring

Weitere Versorgung bei manifestem Mekoniumaspirationssyndrom

- Röntgenthorax. (Zur Diagnosesicherung (s. unter Definition) und Verlaufskontrolle).
- Konventionelle Beatmung nach den üblichen Kriterien.
- Antibiotische Therapie wie bei einer Neugeborenensepsis (s. S. 172 und 458).
- Vorbereitung auf evtl. Pneu, ggf. oszillierende Beatmung.

Komplikationen

- Die wichtigsten Komplikationen des MAS sind Pneumothorax (s. auch S. 242) und PFC (s. auch S. 593).

Definition

- Unter einem Schock versteht man, unabhängig von der Ursache, eine Minderperfusion der Organe mit Mikrozirkulationsstörungen und damit unzureichender peripherer Sauerstoffversorgung.

Symptomatik

- Haut: blaß, kühl, marmoriert, zyanotische Akren und Lippen, Haut anfangs noch warm. Rekapillarisierungszeit > 3 sec.
- Herz-Kreislauf-System: Puls schnell, fadenförmig, frequent. Bei kardiogenem Schock und bei Neugeborenen häufig Bradykardien. Blutdruck zunächst normal, später verminderte Amplitude und folgend Hypotonie.
- Atmung: Dyspnoe, Apnoe, Schnappatmung.
- Niere: Oligurie < 1 ml/kg/h, später Anurie.
- Stoffwechsel: Hypoxämie, Hyperkapnie, Laktatazidose.

Schockphasen

- **1. Schockphase:** Makrozirkulationsstörung: Ausschüttung von Katecholaminen mit Steigerung der Herzfrequenz, Engstellung der Arteriolen und Venolen, damit Rekrutierung von Intravasalvolumen aus dem venösen System. Folge ist eine Stabilisierung des arteriellen Blutdrucks. Die Zentralisierung führt dazu, daß lebenswichtige Organe: Gehirn, Herz, ausreichend mit Blut versorgt werden, die Abdominalorgane aber minderversorgt werden.
- **2. Schockphase:** dekompensierter Schock mit Mikrozirkulationsstörungen. Zunahme der arteriovenösen Shunts, Entwicklung eines Lungenödems und ARDS.
- **3. Schockphase:** Irreversibler Schock mit Organausfall, z. B. ARDS, Schockniere, Schockleber, Schädigung des Intestinums, Tod.

Formen und Ursachen

- **Hypovolämischer Schock:**
  - *Definition:* Intravasalvolumen ist vermindert → verminderte Vorlast, verminderter ZVD, vermindertes Herzzeitvolumen.
  - *Ursachen:* akuter Blutverlust, Dehydration.
  - *Stadien:* bei Blutverlust
    - < 15 % Herzfrequenz erhöht, Blutdruck + Rekapillarisierungszeit normal.
    - 15 – 25 %: Tachykardie, Tachypnoe, Oligurie, Rekapilarisierungszeit ↑.
    - 25 – 35 %: zusätzlich Oligurie, Anurie, Somnolenz.
    - 35 – 50 % Koma, Bradykardie, leichenblasses Aussehen.
- **Kardiogener Schock:**
  - *Definition:* Verminderte Auswurfleistung des Herzens, Vorlasterhöhung und dabei systemischer Blutdruckabfall.
  - *Ursachen:* Folge von Hypoxie, Kardiomyopathie, Herzvitien, Rhythmusstörungen, koronare Herzkrankheit.

- **Anaphylaktischer Schock (s. auch S. 547):**
  - *Definition:* Blutdruckabfall durch systemische Anaphylaxie.
  - *Ursachen:*
    - IgE-vermittelte Reaktion auf Eiweiß.
    - Komplementaktivierung.
    - Mediatorenfreisetzung durch Substanzen wie Mannit, Kontrastmittel.
    - Aspirininduzierte Anaphylaxie.
- **Septischer Schock:**
  - *Definition:* Schockzustand ausgelöst im Rahmen und durch eine systemische Infektion mit Ausschüttung von erregertypischen Endotoxinen oder Exotoxinen.
  - *Ursache:* Sepsissyndrom.
  - *Stadien:*
    - Stadium I: Hyperdynam - kompensiert: Herzzeitvolumen und Herzfrequenz sind erhöht, Blutdruck normal, metabolische Azidose, die respiratorisch kompensiert ist.
    - Stadium II: Hyperdynam-dekompensiert:Zentralisation und Hypotension, metabolische Azidose, die nicht kompensiert ist. Anfangs Hyperglykämie, später Hypoglykämie.
    - Stadium III: hypodynames Stadium. Hypoxämie, Blutdruckabfall, Koma, Verbrauchskoagulopathie.

Therapieprinzipien für alle Schockformen

- Behandlung der Ursache des Schocks, Ausgleich des Volumenmangels, Sepsistherapie etc.
- Ausgleich einer evtl. vorliegenden Anämie mit Ziel Hämatokrit von 35 – 40%
- Ausgleich einer evtl. vorliegenden Hypoxämie durch O_2-Gabe.
  Effekt: pulmonale Vasodilatation
- Bei schwerem Schock, der nicht schnell reversibel erscheint: Intubation und Beatmung (s. S. 522). Grund: Bis zu 20 – 30% des Herzzeitvolumens sind für die Atemarbeit erforderlich.
- **Ausgleich von metabolischen Störungen:**
  - Ausgleich einer metabolischen Azidose ab einem BE von - 10 (andere Angaben - 6) durch $NaHCO_3$-Gabe: Formel 0,3 x kg KG x BE = ml $NaHCO_3$. In der Regel reicht es aus die Hälfte des errechneten Defizits auszugleichen, wenn die Ursache der metabolischen Azidose (Grundkrankheit) behandelt werden kann.
  - Ab einer Hypernatriämie von 150 mval/l oder schwer therapierbarer Hyperkapnie: Anstatt $NaHCO_3$ Tris 3 molar. Milliliter Tris = (BE x kg KG x 0,3) : 3. Es reicht in der Regel die Hälfte des Defizites auszugleichen. Vorsicht: Tris verursacht schwere Nekrosen bei paravasaler Applikation, deshalb nur in zentralen Venenkatheter applizieren!
  - Ausgleich von Hyper- bzw. Hypoglykämie.
- **Supportive Maßnahmen:**
  - Therapie der Verbrauchskoagulopathie mit:
    - AT III: 20 E/kg i. v. bzw. 1 E/kg erhöht Aktvität von AT III um 1%.
    - Heparin umstritten, wenn überhaupt: 400 E/kg/Tag.
    - Transfusion von Frischplasma.
    - Ultima ratio: Austauschtransfusion.

- Therapie der begleitenden Niereninsuffizienz:
  - Dopamin 2–4 µg/kg/min über zentralen Venenkatheter.
  - Strenge Bilanzierung zur Vermeidung von Ödemen.
  - Furosemid 1–2–(4) mg/kg ED. Aber Vorsicht: Lasix erzwingt Diurese auch bei Hypovolämie!
  - Evtl. Beschränkung der Eiweißzufuhr bei Retention harnpflichtiger Substanzen.
- Gabe von Steroiden (umstritten) z. B. Prednisolon 2 mg/kg/Tag oder Dexamethason 0,6 mg/kg/Tag.
  - Hypothetische Wirkungen von Steroiden: Blockierung der Entzündungsreaktionen (Zytokine), Hemmung der Granuolozytenaggregation, Reaktivierung adrenerger Rezeptoren.

➤ Prävention gastrointestinaler Blutungen.
➤ Gabe von Immunglobulinen: äußerst umstritten.
➤ Verbesserung der Herz-Kreislauf-Funktion durch Gabe von intravasalem Volumen:
- Physiologische NaCl-Lösung, Ringerlösung, Plasma oder Serum 5%.
- Dosis: 10–20 ml/kg in 30–60 Min.
- Die initiale Dosis muß bei protrahiertem Schock oft wiederholt werden.

➤ **Gabe von Katecholaminen:**
- *Dobutamin* 5–10–15 (–20) µg/kg/min DT. β-Rezeptor-Agonist wirkt über positive Inotropie, Anstieg des Herzzeitvolumens, Verbesserung des koronaren Blutflusses, Abfall des pulmonalen und systemischen Gefäßwiderstandes. Anstieg des myokardialen Sauerstoffbedarfs.
- *Dopamin* 1–2 –(4) µg/kg/min DT Anstieg der renalen, mesenterialen, zerebralen Durchblutung, Natriurese und verbesserte Urinausscheidung. 5–10 –(20) µg/kg/min DT: systemische, pulmonale und venöse Gefäßkonstriktion (ungünstig bei pulmonaler Hypertonie), Anstieg des myokardialen Sauerstoffverbrauchs.
- *Adrenalin:* 0,01–0,1–1 –(5) µg/kg/min DT. Indiziert bei myokardialer Insuffizienz und verminderter koronarer Perfusion → fördert die Kontraktilität, Schlagvolumen ohne Anstieg des pulmonalen oder systemischen Gefäßwiderstandes.
- *Noradrenalin:* 0,01–0,05 –0,1 µg/kg/min DT. Hauptindikation bei Schockzustand trotz ausreichender Volumensubstitution durch systemischen Gefäßwiderstand (z. B. bei septischem oder anaphylaktischem Schock). Weitere Indikation: pulmonale Hypertonie z. B. bei Zwerchfellhernie.
- *Enoximone:* Erfahrungen in der Pädiatrie sind eher spärlich. Indikationen können eine dilatative Kardiomyopathie oder die katecholaminrefraktäre Herzinsuffizienz mit geringem Auswurf sein.

Besonderheiten bei der Therapie spezieller Schockursachen

➤ Anaphylaktischer Schock: S. S. 547.
➤ Septischer Schock:
- Antibiotika möglichst gezielt, bei unbekanntem Erreger empirische Wahl breit wirkender Antibiotika: z. B. Cephalosporin der sog. 3. Generation + Aminoglykosid (+ Aminopenicillin bei Neugeborenen).
- Gabe von Volumen, 0,9% NaCl, Serum (Biseko) FFP, Blut.

  - Katecholamine Dopamin und Dobutamin (s. S. 594).
  - Beatmung.
  - Azidoseausgleich (s. S. 583).
  - Strenge Flüssigkeitsbilanzierung.
  - Behandlung der Verbrauchskoagulopathie (s. S. 315).
- Bei kardiogenem Schock Vorlastsenkung durch:
  - Furosemid 1 – 2 – (4) mg/kg ED.
  - Hämofiltration.
  - Evtl. Enoximone.
- Bei kardiogenem Schock Nachlastsenkung durch:
  - Natrium-Nitroprussid : 1 – 8 – (10) µg/kg/min DT.
  - Nitroglyzerin : 0,1 – 5 – (20) µg/kg/min DT. Cave: Kontraindikationen.

Prinzip

- Es gibt mehrere Möglichkeiten, wie ein anaphylaktischer Schock ausgelöst werden kann. Dazu zählen die IgE-vermittelte Reaktion bei z. B. Eiweißüberempfindlichkeit, die Aktivierung von Komplement, die Mediatorenfreisetzung aus Mastzellen und Basophilen sowie eine Reaktion auf Substanzen wie Aspirin, Lidocain etc.
- **Symptomatik:** Respiratorische Symptome wie Larynxödem mit Stridor und Dyspnoe, Bronchospasmus und Lungenödem, Kreislaufschock durch Vasodilatation stehen im Vordergrund. Daneben kommt es zu Juckreiz, Urtikaria und Ödemen.

Therapie:

- Patienten flach lagern, Kopftieflage, Beine erhöht.
- Bei Herz-Kreislauf-Stillstand Reanimation (s.dort).
- Möglichst rasch i. v. Zugang schaffen mit größtmöglicher Kanüle.
- Antigenzufuhr sofort unterbrechen, Stauschlauch proximal der Injektionsstelle.
- Bei Schock oder Bronchospasmus rasch Adrenalin s. c. 0,002 – 0,001 mg/kg oder intravenös 0,001 – 0,005 – max. 0,01 mg/kg.
- Sauerstoffgabe über Maske.
- Intubation und Beatmung je nach Situation.
- Volumengabe : z. B. Serum 5% (z. B. Biseko), Humanalbumin 5% 20 ml/kg/30 Min. evtl. wiederholt erforderlich.
- Steroide z. B. Solu-Decortin 2 – 5 – (20) mg/kg i. v.
- Antihistaminika Fenistil 0,1 – (0,5) mg/kg i. v. als ED.
- H_2-Blocker: Cimetidin 2,5 – 5 mg/kg i. v. als ED.

Nachsorge.

- Überwachung für einige Stunden.
- Klärung der Ursache der Anaphylaxie.
- Dann ggf. Allergiepaß ausstellen.

Dehydration

Prinzip

- Die akute Dehydration bedroht vor allem Neugeborene, Säuglinge und Kleinkinder, die täglich einen relativ großen Wasserumsatz haben und deswegen auf Wasserverluste (Erbrechen, Durchfall, Polyurie) oder verminderte Wasserzufuhr (Erbrechen, Trinkverweigerung) sehr rasch mit klinischen Symptomen reagieren.

Definition und Symptomatik je nach Wasserverlust

- **Leichte Dehydration** (5% Verlust des Körpergewichts):
  Die Kinder sind bei Bewußtsein, der Hautturgor ist (noch) normal, die Schleimhäute sind trocken, der Blutdruck normal, die Diurese nicht beeinträchtigt (normal 1 – 2 (– 3) ml/kg/h).
- **Mittlere Dehydration** (bis 10% des Körpergewichts):
  Die Kinder sind apathisch, der Hautturgor deutlich vermindert,die Schleimhäute trocken, die Augen tiefliegend. Es besteht eine Oligurie (Urin < 1 ml/kg/h).
- **Schwere Dehydration** (15 – 20% des Körpergewichts):
  Die Kinder sind komatös, sie haben stehende Hautfalten. Die Augen sind tief in die Orbita eingesunken. Sie zeigen die Symptome des Volumenmangelschocks (Tachykardie, Blutdruckabfall, schlechte Hautperfusion, Anurie).

Definition und Symptomatik je nach Natriumverlust

- **Isotone Dehydration:** Natriumkonzentration 135 – 145 mval/l
  Verlust von Wasser und Natrium im Verhältnis wie im Serum (z. B. Erbrechen, Durchfall).
- **Hypotone Dehydration:** Natrium < 130 mval/l
  Verlust von relativ mehr Natrium als Wasser (z. B.Polyurie bei Schocknieren).
- **Hypertone Dehydration:** Natrium > 150 mval/l
  Verlust von mehr Wasser als Natrium (z. B. Säuglinge mit Fieber, Hyperventilation, Toxikose, Diabetes mellitus).

Therapieprinzip

- Prinzip der Therapie der Dehydration ohne Schock ist der Ausgleich der Wasser und Elektrolytverluste innerhalb von spätestens 48 Std. Dabei soll bei einer hypernatriämischen Dehydration zur Vermeidung eines Hirnödems der Wasserverlust relativ langsam ausgeglichen werden, damit die Serumkonzentration von Natrium langsam absinkt (maximal 1 mval/l/h). Dies gelingt am besten mit einer oralen Rehydrationslösung.
- Für die Zusammensetzung dieser Lösung gibt es eine Empfehlung der ESPGAN (s. Tab. 51). Der Gehalt dieser Lösung an Natrium, Kalium, Chlorid und Bikarbonat orientiert sich an den Elektrolytverlusten bei Enteritiden durch Erreger (z. B.Rotaviren), die in Europa häufig sind. Cholera z. B. führt zu höheren Natriumverlusten, entsprechend enthält die für die Rehydration in den Tropen entwickelte sog. “WHO-Lösung“ mehr Natrium.

Therapie: Vorgehen

- Kind wiegen und Abschätzen des Gewichtsverlustes aufgrund Symptomen bzw. bekannten Gewichten.
- Bestimmen von Na, K, Cl, Gesamt-Eiweiß, evtl. Osmolarität im Serum.
- Versuch der mikrobiologischen Erregeridentifikation: z.B. Rotaviren, Adenoviren, Salmonellen, Shigellen, Yersinien, Campylobacter, Escherichia coli (EHEC, EPEC, EIEC etc.).
- Abschätzen der Wasserverluste über Stuhl.
- **Versuch der oralen Rehydration** durch orale Rehydrationslösung (Tab. 51).
  - Gewichtsverlust < 5% : 50 ml / kg / 6 Std.
  - Gewichtsverlust 5 – 10%: 100 ml / kg / 6 Std.
  - Bei persitierendem Erbrechen: Versuch mit Atosil 0,5 – 1 mg/kg i. v. alle 8 Std.
  - Gestillte Kinder weiter stillen lassen.
  - Nach 6 Std. Situation erneut evaluieren. Bei unvollständigem Gewichtsausgleich Fortsetzung der oralen Rehydration für weitere 4 – 6 Std. Andernfalls Realimentation.
- **Realimentation:** (s. auch S. 113)
  - Gestillte Säuglinge weiter stillen lassen.
  - Nichtgestillte Säuglinge < 6 Monate:
    - Gewohnte Milch auf 1/3 mit Wasser oder Karottensuppe verdünnen und innerhalb von 3 Tagen auf normale Konzentration steigern.
    - Oder: Verwendung einer laktosereduzierten Milch (früher als „Heilnahrung“ bezeichnet) für einige Tage, wird nur mehr selten empfohlen.
    - Kinder > 6 Monate: gewohnte Milchnahrung. Als Beikost polymere Kohlenhydrate wie Reis, Karotten, Kartoffeln, Banane etc. Langsamer Übergang auf normale Kost.
- **Bei Volumenmangelschock: parenterale Rehydration:**
  intravenöse Volumenapplikation (10 – 20 ml/kg NaCl 0,9% oder Ringer-Lösung oder Serum) bis Blutdruck, Herzfrequenz, Organ- und Hautperfusion wieder normal.
  - Danach entweder orale Rehydration s. o. oder parenterale Ausgleich des Basisbedarfs an Wasser und Elektrolyten + Gewichtsverluste des Körpergewichtes + anhaltende Verluste.
  - Praktisches Vorgehen: Infusion des errechneten Bedarfs bei
    - Isotoner Dehydration: 2 – 24 Std. 1/2 isotone Lösung, ab 24 Std. 1/3 isotone Lösung.
    - Hypotoner Dehydration: 2 – 24 Std. 0,9% NaCl -Lösung mit 5% Glukosezusatz.
    - Hypernatriämischer Dehydration: 2 – 24 Std. 1/2 isotone Lösung. Ab 24 Std. 1/3 isotone Lösung.
    - Cave: Natrium darf nur um 1 mval/l/h absinken ansonsten Hirnödemgefahr! Kalium auch bei Anurie früh zugeben, sonst Gefahr der Hypokaliämie.

Tabelle 51 Zusammensetzung oraler Rehydrationslösungen

	Präparate auf Glukosebasis							
	ESPGAN-Empfehlung	Elotrans (Fresenius, Deutschland)	GES 60 (Milupa, Deutschland)	Oralpädon 240 (Fresenius, Deutschland)	Humana Elektrolyt (Humana, Deutschland)	Saltadol (Lindopharm, Deutschland)	GES 45 (Milupa, Schweiz)	Normolyt (Gebro, Österreich)
		A	A	A	D	A	A	A
Natrium (mmol/l)	60	90	60	60	46	90	49	60
Kalium (mmol/l)	20	20	20	20	35	20	25	20
Chlorid (mmol/l)	≥ 25	80	50	60	45	80	25	50
Bikarbonat (mmol/l)	0	0	30	0	0	0	23	0
Zitrat (mmol/l)	10	10	0	10	12	10	9	10
Glukose (mmol/l)	74–111	111	110	90	100	111	109	111
(Glukose [g/l]	13,3–20,0	20,0	19,8	17,8	18,0)	20,0)	19,6	20,0
Osmolarität (mOsm/l)	200–250	311	270	240	215	331	298	251

Tabelle 51 (Fortsetzung)

	Präparate mit polymeren Kohlenhydraten				
	INFECTODYS-PEPT (Infectopharm, Deutschland)	**Reisschleim-Elektrolyt-Diät (Töpfer, Deutschland)**	**ORS 200 Karotten-Reisschleim (Hipp, Österreich)**	**RES 65 (Milupa, Österreich)**	
	A	**D**	**D**	**D**	
Natrium (mmol/l)	60	55	57	55	
Kalium (mmol/l)	20	30	22	35	
Chlorid (mmol/l)	45	60	45	55	
Bikarbonat (mmol/l)	0	25	0	0	
Zitrat (mmol/l)	10	0	5	10	
Kohlenhydrate (g/l)	28	46	42	51	
davon Glukose (mmol/l)	110	28	78	60	
(davon Glukose [g/l]	20	5,0	14,0	10,8)	A = Arzneimittel
Osmolarität (mOsm/l)	220	220	265	210	D = diätetisches Lebensmittel

Status asthmaticus

Definition:

- Zunehmende Atemnot mit exspiratorischem Stridor nach Ausschluß anderer Erkrankungen, die zur Ateminsuffizienz führen *und* keine Besserung der Atemnot trotz mehrfacher Inhalation von β_2-Mimetika *und* respiratorische Globalinsuffizienz: $P_{CO2} > 45-50$ mmHg, $P_{O2} < 50$ mmHg, pH unter 7,30.

Diagnostik

- EKG-Monitor, transkutane Sauerstoffsättigung und Intensivüberwachung.
- Blutgasanalyse, Elektrolyte und Gesamteiweiß.
- Blutbild, CRP, weitere Infektionsdiagnostik je nach Indikation.
- Röntgenthorax falls Verdacht auf pneumonische Infiltrate besteht.

Therapie:

- Es gibt zahlreiche Alternativen der Therapie eines Status asthmaticus. Sie besteht immer aus einer Kombination von Beruhigung des Patienten, Sauerstoffgabe, Broncholyse durch inhalative β_2-Mimetika, evtl. kombiniert mit intravenösen oder inhalativen Gaben von Glukokortikosteroiden, systemischer Gabe von Theophyllin, β_2-Mimetika, Sekretolyse mit Hydrierung des Patienten und Gabe von Sekretolytika sowie gegebenenfalls Azidoseausgleich und Beatmung.
- Im einzelnen sind je nach Verlauf indiziert:
  - Kind aufsitzen lassen.
  - Beruhigend auf Patient und Eltern einwirken!
  - Sauerstoff ca. 40% , d.h. 5–6 l über Trichter oder 1–2 l über Nasensonde.
  - Legen eines sicheren venösen Zugangs.
  - Infusion von ca. 120% des altersentsprechenden Tagesbedarfs als drittel-isotone Lösung mit 5% Glukosegehalt, Bilanzkontrolle!
  - Theophyllin 5–7 mg/kg i.v. in 20 Min., (cave: bei Vorbehandlung nur 3–5 mg/kg), danach 1 (-0,5) mg/kg/h als Dauerinfusion. Spiegelkontrolle z.B. nach 2, 8, 24 Std. gewünschter Spiegel 10 –20 µg/ml.
  - Inhalation von β_2-Mimetika:
    - z.B. Salbutamol 0,5% (Sultanol) 1–2 Tropfen/Lebensjahr bis max. 8 Tropfen in 2 ml 0,9% NaCl - Lösung (Pulskontrolle !);
    - oder: Fenoterolbromid 0, 1% (Berotec LS) 1–2 Tropfen/Lebensjahr (max. 10 Tropfen) in 2 ml 0,9% NaCl-Lösung (Pulskontrolle !);
    - evtl. Salbutamol oder Fenoterolbromid, gemischt mit Ipratropiumbromid (Atrovent) 1–2 Tropfen/Lebensjahr (max. 10 Tropfen).
      Wiederholung nach 10 Min., dann etwa alle 3–4 Std.
  - Parenterale Therapie mit β_2-Agonisten:
    - Terbutalin (Bricanyl) s.c. 0,005–0,01 mg/kg bis 8mal täglich i.v. initial 2 µg/kg, Dauerinfusion 4,5 µg/kg/h oder 0,2 µg/kg/min solange Puls < 200.
    - Fenoterol, Salbutamol, Repoterol sind Alternativen.
      Cave: gleichzeitige Gabe von β_2-Mimetika und Theophyllin verstärkt Nebenwirkungen.
  - Prednisolon initial bis zu 10 mg/kg, dann 1–2 mg/kg alle 6 Std.
  - Evtl. Glukokortikoid-Inhalation Beclomethason (Sanasthmyl), Budenosid (Pulmicort). Diese sind aber eher für die Langzeittherapie indiziert.
  - Sekretolytika: z.B. ACC 30 mg/kg/Tag in 2–3 ED i.v.

- Bikarbonat: falls pH < 7,20 und neg. BE > 5: halbes Defizit ausgleichen nach der Formel : 0,3 x BE x kg KG/2.
- Antibiotika bei zusätzlichem pneumonischem Infiltrat, Fieber, CRP-Anstieg. Cave: Erythromycin reduziert die Theophyllinclearance → Dosisreduktion erforderlich.
- Sedativa: Cave: Die Unruhe beim Status asthmaticus ist durch die Atemnot bedingt. Sedativa reduzieren evtl. den Atemantrieb → Dekompensation der Atmung. Deshalb Vorsicht! Evtl. sind indiziert: Promethazin (Atosil) 1 – 2 mg/kg KG i. m. oder i. v. oder Phenobarbital 5 – 10) mg/kg KG langsam i. v. oder i. m.
- Intubation und Beatmung bei dekompensierter Ateminsuffizienz.
  Indikation:
  • Klinische Erschöpfung.
  • Zyanose trotz Sauerstoffgabe.
  • Bewußtseinstrübung, Herzrhythmusstörung, Blutdruckabfall.
  • Blutgase: P_{aO2} < 60 mmHg trotz Sauerstoff > 40 %, P_{aCO2} > 60 mmHg, pH art. < 7,20.
  • Zu bedenken sind dabei:
  • Intubation möglichst in sitzender Position.
  • Kind vor Intubation möglichst gut oxygenieren.
  • Sicherer intravenöser Zugang.
  • Prämedikation wenn möglich: Atropin 0,01 mg/kg, Diazepam 0,2 – 0,4 mg/kg i. v., Ketamin (Ketanest) 2 – 5 mg/kg i. v. (günstige Wirkung, da broncholytischer Effekt).
  • Prinzip der Beatmung: Volumengesteuert oder druckkontrolliert, lange Exspirationszeiten, PEEP-Höhe muß individuell festgelegt werden. Sauerstoff nach Blutgasen. P_{aCO2} eher hohe Werte akzeptieren zur Minimierung des Baro- bzw. Volutraumas der Lunge. Evtl. Halothan-Narkose.

Vergiftungen

Vorbemerkungen

➤ Die häufigste Ursache von Vergiftungen im Kindesalter sind Ingestionsunfälle. Sie verlaufen zumeist harmlos. Die Gefahr einer Übertherapie ist deswegen immer gegeben. Aus diesem Grund sind Informationen über die Art der aufgenommenen Substanzen unerlässlich. Oft reicht es aus, das Kind nur gut zu beobachten.

Vergiftungszentralen

➤ Informationen über Vergiftungen sind erhältlich von:
- Beratungsstelle für Vergiftungserscheinungen
  Universitätskinderklinik
  Pulsstr. 3 – 7, 14059 Berlin, Tel. 0 30/1 92 40
- Universitätskinderklinik
  Mathildenstr. 1, 79106 Freiburg
  Tel. 0761 / 2704361
- Medizinische Klinik Rechts der Isar
  der Technischen Universität
  Ismaningerstr. 22, 81675 München
  Tel. 0 89/1 92 40
- Vergiftungsinformationszentrale Wien
  Währinger-Gürtel 18 – 20, 1090 Wien
  Allgemeines Krankenhaus
  Tel 02 22/43 43 43
- Toxikologisches Informationszentrum Zürich
  Klosbachstr. 107, 8030 Zürich
  Tel. 01/2 51 51 51

Vorgehen

➤ Es sind immer die Fragen zu beantworten:
- Welche Substanz wurde aufgenommen ?
- Wieviel ?
- Wann wurde die Substanz aufgenommen ?
- Wie hat die Ingestion stattgefunden ?
- Wie alt ist das Kind ?
- Wie schwer ist das Kind ?
- Hat das Kind erbrochen ?
- Welche Symptome sind aufgetreten ?

➤ Notfalldiagnostik: Klinische, einschließlich neurologische Untersuchung bei Verdacht auf Intoxikation Blutbild, BZ, BGA, Transaminasen, Elektrolyte, Laktat, evtl. Gerinnung. Zusatzuntersuchungen je nach Klinik und Art der Intoxikation.

➤ Sind Erbrechen oder Magenspülung (primäre Giftentfernung) kontraindiziert ? Gilt für:
- Bewußtseinsgestörte Patienten.
- Für ätzende Substanzen wie Säuren oder Laugen.
- Für Benzin oder organische Lösungsmittel (große Aspirationsgefahr!).
- Für alle Seifen und oberflächenaktiven Substanzen.

- Ist eine primäre Giftentfernung nicht erforderlich? Zum Beispiel bei:
  - Homöopathischen Pharmaka (aber cave: evtl. alkoholische Lösung).
  - Fluorhaltigen Präparate bis 100 mg Fluorid.
  - Vitaminen: Ausnahme Vitamin A bis 50 000 IE/kg, Vitamin D bis 50 000 IE/kg.
  - Ovulationshemmern bis 1 Monatspackung.
  - Flüssigkeiten in Beißringen.
  - Benzin 1 ml/kg.
  - Fingerfarben.
  - Lebensmittelfarben.
  - Eine altersbezogene Tagesdosis fast aller Pharmaka.
  - Codeinphosphat unter 2 mg/kg.
  - Zigaretten, Symptommaximum 2–3 Std. nach Aufnahme, danach keine Giftentfernung mehr sinnvoll. Vorher sind folgende Mengen tolerabel:
    - 0–1 Jahre weniger als $^1/_3$ Zigarette,
    - 1–4 Jahre weniger als $^1/_2$ Zigarette,
    - 4–12 Jahre weniger als $^3/_4$ Zigarette,
    - über 12 Jahre bis zu 1 Zigarette.

Primäre Giftentfernung

- Vorbemerkung: Falls eine primäre Giftentfernung notwendig ist, gibt es zwei Methoden: Erbrechen auslösen und Magenspülung; Erbrechen auslösen ist wesentlich effektiver, da der Dünndarm mitentleert wird.
- Immer an Asservierung (toxikologische Untersuchung von Harn, Blut, Magensaft) und Inspektion des gewonnenen „Materials“ denken.
- **Erbrechen auslösen:**
  - *Indikation:* bei Ingestion potentiell gefährlicher Giftstoffe.
  - *Kontraindikation:* bei Bewußtlosigkeit, Verätzung mit Säuren oder Laugen sowie schäumenden Substanzen und Säuglingen unter 6 Monaten.
  - *Vorgehen mit Ipecachuanhae Sirup:* (bei Kindern unter 10 kg immer, sonst meistens):
    - Kind < 2 Jahre: 20 ml mit 100–200 ml Tee.
    - Kind > 2 Jahre: 30 ml mit 100–200 ml Tee.
    - Erbrechen tritt meist innerhalb von 15–20 Min. ein.
    - Falls kein Erbrechen, evtl. noch einmal die Hälfte der angegebenen Dosis nachgeben.
  - *Vorgehen mit Apomorphin* (sofortige Magenentleerung erwünscht, Kind > 10 kg):
    - Zuerst Tee trinken lassen.
    - Apomorphin 0,1 mg/kg: + Novadral 0,3 mg/kg bei Kleinkindern. + Novadral 0,2 mg/kg bei Schulkindern.
      Vorsicht: Erbrechen tritt sofort ein, danach aber häufig ZNS-Depression mit tiefem Schlaf, Kreislaufdepression und Atemdepression.
      Antidot: Lorfan 0,02 mg/kg.
- **Magenspülung**
  - *Indikation:* bei bewußtlosem Kind.
  - *Vorgehen:*
    - Intubation mit blockbarem Tubus.
    - Kopf tief lagern, Körper auf die rechte Seite lagern.
    - Möglichst dicke (evtl. doppelläufige) Magensonde einführen.

- Magenspülung mit körperwarmer 0,9% NaCl-Lösung in Portionen von 5–10 ml/kg.
- Vor Beendigung der Magenspülung: Instillation von 0,5 g / kg Kohle und 0,5 g / kg Glaubersalz.
- Magenschlauch abgeklemmt herausziehen.
- Extubation nach üblichen Kriterien.

Verätzungen

➤ **Typische Symptome:**
- Ätzspuren in Mund und Rachen, können aber auch fehlen!
- Hypersalivation, Würgen, Erbrechen.
- Retrosternale und epigastrische Schmerzen.

➤ Behandelt werden alle Verätzungen durch Ingestion von:
- Säuren, z. B.: Salzsäure, Essigsäure, Ameisensäure (Entkalker z. B. Cillit), Klarspüler von Geschirrspülern (z. B. Somat Klarspüler, Calgonit etc.).
- Laugen, z. B. Rohrreiniger (Natronlauge), Reiniger von Geschirrspülern (z. B. Somat).

➤ **Maßnahmen:**
- Am Unfallort sofort Wasser (und sonst nichts) trinken lassen.
- Kein Erbrechen auslösen.
- Schmerzbehandlung und Sedierung, falls erforderlich.
- Schockbekämpfung, Azidoseausgleich.
- Ausschließlich parenterale Ernährung bis zum Ausschluß der Ösophagusverätzung.
- Prednison 3 mg/kg (umstritten).

➤ **Diagnostik und weiteres Vorgehen** je nach Befund in der Ösophagoskopie:
- Normale Ösophagusschleimhaut oder nur Rötung ohne Fibrinbeläge: keine weitere Therapie, Breinahrung, keine sauren Obstsäfte.
- Schleimhautulzera, Fibrinbeläge etc.:
  1. Weiter Prednison 2 mg/kg bis zur Abheilung der Ulzera (evtl. Wochen).
  2. Parenterale Ernährung.
  3. H_2-Blocker: Neutralisierung des Magensaftes : Cimetidin 20 mg/kg/Tag i. v.
  4. Evtl. Einlegen einer Ösophagussonde als Platzhalter.
  5. Keine frühe Bougierung.
- Ausgedehnte Nekrose von Ösophagus oder Magen: cave: Perforationsgefahr!
  1. Parenterale Ernährung.
  2. Oder Ernährung über Witzelfistel.
  3. Prednison 2 mg/kg/Tag.
  4. Antibiotische Therapie bei Mediastinitis.

Antidote

➤ **Wirkung:** binden Gift (z. B. Kohle) oder haben eine physiologische oder chemisch definierte Gegenwirkung.

➤ **Substanzen:** s. Tab. 52.

➤ **Dosierung:** s. Tab. 52.

Tabelle 52 Dosierungen und Indikationen der wichtigsten Antidote bei Vergiftungen im Kindesalter:

Vergiftungen:	**Antidot:**
Alkohol	Haldol, Naloxon
Alkylphosphate (E 605)	Atropin, Obidoximchlorid (Toxogonin)
Amphetamine	Valium, Propranolol
Atropin, Antihistaminika, Antiparkinsonmittel, Antidepressiva	Anticholum (Physostigmin)
Antikoagulantien	Vitamin K_1
Benzodiazepine	Flumazenil (Anexate)
β-Blocker	Orciprenalin oder Atropin, Glukagon
Botulismus	Botulismusantitoxin polyvalent
CO-Gas	Sauerstoff, hyperbare Sauerstoffbeatmung
Zyanide, Blausäure	4-DMAP, später Na-Thiosulfat
Digitalis	Digitalis-Antidot, Aktivkohle und Cholestyramin
Eisen	Desferal
Kupfer, Magnesium	D-Penicillamin
Nitrit (Methhämoglobin)	Methylenblau, Toluidinblau
Opiate	Naloxon
Paracetamaol	N-Acetylcystein
Thallium	Eisen (III) hexacyanoferrat (Thalli Heyl)
Dosierungen:	
Anticholinum (Physostigmin)	0,2 mg i.m., i.v., wiederholen alle 5 Min. bis Effekt, GEsamtdosis 2 mg
Atropin	Initialdosis 0,1 mg/kg i.v., wiederholen alle 10 – 30 Min. nach Effekt. Evtl. Dauerinfusion von 4 – 200 mg/h. Bis zu 500 mg/24 Std. können erforderlich sein.
Botulismus-Antitoxin	bei Erwachsenen bis zu 500 ml langsam i.v.
Desferal	oral undi.v. 20 mg/kg, evtl. wiederholen
Digitalis-Antitoxin	80 mg i.v. binden 1 mg Digoxin
4-DMAP (bei Zyaniden)	3 – 4 mg/kg i.v., dann 50 – 100 mg Natriumthiosulfat/kg
D-Penicillamin	initial 15 – 25 mg/kg i.v., dann dieselbe Dosis pro Tag in 4 ED
Eisen-(III)hexacyanoferrat	40 mg/kg p.o.
Flumazenil (Anexate)	0,01 – 0,3 (max. 1) mg/kg i.v.
Glukagon (bei β-Blocker)	0,05 mg/kg i.v. dann 0,07 mg/kg/h
Methylenblau 1%	1 – 2 mg/kg i.v.

Tabelle 52 (Fortsetzung)

Dosierungen:

N-Acetyl-Cystein	150 mg/kg oral, dann 300 mg/kg/Tag in 4 ED oder: 150 mg/kg in 5% Glukose über 15 Min., dann 50 mg/kg über 4 Std., dann 100 mg/kg über 20 Std.
Naloxon (Narcanti)	0,1 mg/kg i.v.
Natriumthiosulfat	50 – 100 mg/kg i.v.
Obidoxim (Toxogonin)	4 mg/kg i.v. ED, wiederholen nach 1 – 2 Std.
Orciprenalin (Alupent)	0,1 – 0,2 ml(!)/kg/ED = 50 – 10 μg/kg als ED
Toluidinblau	2 – 4 mg/kg streng i.v., nach 30 Min. wiederholen
Vitamin K	0,1 mg/kg langsam i.v.

Ursachen

- Verbrühungen (ca. 80% der Fälle):
  - Herabziehen heißer Flüssigkeiten.
  - Rückwärts Hineinfallen in heiße Flüssigkeiten.
- Verbrennungen (ca. 20% der Fälle):
  - Berühren heißer Gegenstände (Hände!).
  - Flammenverbrennungen (Spiel mit Feuer, Stichflammenverbrennung beim Grillen).

Pathophysiologische Prinzipien und Gradeinteilungen

- **Lokalschädigungen:** Verbrennungen 1. Grades: nur Epidermis betroffen.
  - Symptomatik: Rötung, trocken, schmerzhaft, Schuppung nach 5–10 Tagen.
  - Ursache: z. B. Sonne.
- **Verbrennungen 2. Grades:** Epidermis und Dermis (Korium) betroffen.
  a) oberflächlich.
  b) tief.
  - Symptomatik: Blasen, wenig feucht bis feucht, schmerzhaft.
  - Ursache: z. B. heißes Wasser.
- **Verbrennungen 3. Grades:** Epidermis, Dermis und subdermales Fettgewebe betroffen.
  - Symptomatik: Haut weißgrau bis verkohlt, trocken, schmerzarm, schmerzlos.
  - Ursache: z. B. Flammen.
- **Systemische Auswirkungen:**
  - Freisetzung von vasoaktiven Substanzen (z. B. Histamin). Diese bewirken eine erhöhte Kapillarwanddurchlässigkeit für Eiweiße und andere osmotisch wirkende Substanzen.
  - Bildung von "Toxinen", die schlecht definiert sind.
- **Folgen von Lokalschädigung und Fernwirkung:**
  - Großer Flüssigkeitsverlust - Gefahr des Kreislaufschocks:
    - Exsudation: 1,1 ml/%/kg/48 h; (0,7 ml/%/kg/24 h). (Wasser, Elektrolyte wie Serum, 4–5 g% Eiweiß).
    - Ödeme: 2 ml/%/kg/12–18 h. (Wasser, Elektrolyte wie Serum, Eiweiß 3–4,5 g%).
    - Erhöhte Verdunstung: 1,5 ml (0,7–2,6 ml) /%/kg/24 h. (Wasser).
    - *Gesamtverlust: 3,4 ml–5,3 ml/%/kg/24 h.*
- **Ausschüttung von Katecholaminen,** als Folge hiervon:
  - Tachykardie Blutdruckanstieg.
  - Hyperglykämie.
  - Fieber.
  - Gesteigerter Grundumsatz = erhöhter Energiebedarf.
  - Tachypnoe, evtl. Hyperventilation.
- **Erhöhte Infektionsanfälligkeit:**
  - durch Verlust der schützenden Haut.
  - Verlust von Immunglobulinen.
  - Abfall der Granulozyten und Hemmung der Phagozytose.

Verbrühungen und Verbrennungen

- **Blutbildveränderungen:**
  - Hämatokritanstieg, später -abfall.
  - Leukopenie, später Leukozytose mit Linksverschiebung.
  - Thrombozytopenie, später Thrombozytose.
- **Kalorienverluste** durch:
  - Eiweißverluste über die Haut.
  - Kataboler Stoffwechsel (erhöhter Abbau von Eiweiß und Fett).
  - Insuffiziente Glukoseausnutzung.
  - Gesteigerte Verdunstung.
- **Komplikationen** bei Verbrennungen:
  - Infektion der Wunden, Sepsis.
  - Herzinsuffizienz mit Lungenödem.
  - Respiratorische Insuffizienz (Schocklunge).
  - Hirnödem.
  - Magen-Darm-Blutungen.
  - Niereninsuffizienz.

Erste Hilfe bei Verbrennungen

- Rasche Beseitigung der Hitzeeinwirkung, kaltes Wasser (ca. 20 Grad C., 10–15 Min.), Entfernung der Kleidung.
- **Schmerzstillung:**
  - Dolantin: 1–(2) mg/kg KG;
  - Vorsicht: bei Säuglingen Atemdepression.
  - Evtl. + Neurocil oder Atosil 1 mg/kg KG.
  - Novalgin 0,05–0,1 ml /kg KG.
- **Abschätzen der Ausdehnung der Verbrennung:**
  - „Neunerregel":
    - Beim Erwachsenen: Kopf 9%, Rumpf 4 x 9%, obere Extremitäten je 9%, untere Extremität je 2 x 9%.
    - Beim Kind: Für jedes Lebensjahr unter 10 Jahren zum Kopf 1% hinzu und von den Beinen abziehen.
  - „Handflächenregel": Handfläche des Kindes einschl. der Finger : ca. 1%.
- **Konsequenz:** Bei Ausdehnung über 5% Kind in Kinderklinik einweisen! Bei Kleinkindern oder drittgradigen Verbrennungen auch bei geringerer Ausdehnung. Bei über 10% (15%) in ein Verbrennungszentrum!
- **Lokale Versorgung:** Sauberes Abdecken mit Metalline. Patient warm halten.
- **Infusion:** ersetzt werden muß: Wasser, Salz und Eiweiß; auf jeden Fall: Wasser und Salz!, auf Eiweiß kann (und soll in der Regel) während der ersten 12–24 Std. verzichtet werden.
  - Lösungen:
    - Ringer-Laktatlösung oder: NaCl 0,9% + Glukose 5% = 1 : 1
      oder: Ringer-Lösung + Glukose 5% 1 : 1 (Jonosteril Päd.III)
    - plus 15 mval Na-Bikarbonat pro 500 ml,
    - bei normaler Nierenfunktion: plus 5 mval KCl pro 500 ml.
    - Bei Schock aber: 5% Humanserum.
    - Infusionsgeschwindigkeit: Bei Schock: 20–40 ml/kg rasch einlaufen lassen, ohne Schock: 20 ml /kg/h.

Infusionstherapie in der Klinik

- **Prinzip:**
  - Während der ersten 24–48 Std. nach einer Verbrennung drohen vor allem Hypovolämie und Hyponatriämie!
  - Nach den ersten 36–72 Std. drohen vor allem Hypervolämie und Hypernatriämie!
  - Hypokaliämien sind häufiger als Hyperkaliämien!
  - Änderung des Infusionsprogramms sind die Regel!
  - Sehr häufige Kontrollen sind daher unumgänglich!
- **Infusionstherapie am 1. Tag:**
  - *Prinzip:* Ersetzt werden müssen die Verluste der Wundexsudation, des Ödems (das nicht vermieden werden kann!), der gesteigerten Verdunstung und die physiologischen Verluste über den Urin und die Perspiratio insensibilis.
  - *Kombinierte Verbrennungslösung:*
    (entspr.ca.0,7% NaCl, 0,25% Gluk.) bei Verbrennungen über 10%: NaCl 0,9% + Glukose 5%, 1:1, 500 ml, Natriumbicarbonat 8,4%, 15 ml, KCl 7,45% (2–4 mmol/kg/24 h), 5–10 mval = ml pro 500 ml (bei normaler Urinausscheidung).
  - *Gesamtmenge:*
    - Physiologischer Erhaltungsbedarf:
      bis 10 kg KG, 100 ml/kg
      bis 20 kg KG, 80 ml/kg
      bis 40 kg KG, 60 ml/kg
    - Zusätzlicher Bedarf:
      3–5 ml mal kg KG mal % verbrannter Körperoberfläche
    - Geschwindigkeit

Geschwindigkeit	Erste 4 Std.	erste 8 Std.	nächste 16 Std.
physiolog. Erhaltung	1/6	1/3	2/3
zusätzl. Bedarf:	1/3	1/2	1/2

    - Bei Oligurie (weniger als 1 ml/kg/h):
      1. Mehr Flüssigkeit, besonders wenn Hämatokrit hoch.
      2. Fast nie Lasix erforderlich !
- **Infusionstherapie nach den ersten 24 Std.:**
  - *Prinzip:* Es geht weniger Wasser und weniger Salz verloren, deshalb müssen Infusionsgeschwindigkeit und Salzkonzentration verringert werden.
  - *Infusionslösung:*
    (entspr. 0,3% NaCl + 5,0% Gluc., 2,0% Albumin):
    NaCl 0,9% + Glukose 5% = 1:2, 500 ml
    Natriumbicarbonat 8,4%, nicht mehr!
    Humanalbumin 20%, 50 ml (wichtig!)
    KCl 7,45% (2–4 mmol/kg/24 h), 10–15 mmol/500 ml
  - *Infusionsmenge:*
    - 2–3 ml/kg/% verbr. KO zusätzlich zum physiolog. Bedarf.
      + zusätzlich 1–2 ml/kg/% verbr. KO bei Lagerung im Clinitron.
      Bei Oligurie unter 1 ml/kg/h: Vorgehen wie am Tag 1. Kein Lasix !
- **Infusionstherapie ab dem dritten Tag:**
  - *Infusionslösung:* (NaCl 0,18%, + Glukose 5%)
    - NaCl 0,9% + Glukose 5% = 1:4, 500 ml
    - Humanalbumin 20% (nur bei niedrigem Gesamteiweiß), 50 ml
    - KCl 7,45% (3–4 mmol/kg/24 h), 10–15 ml

- *Infusionsmenge:*
  - 1 ml/kg/% verbrannte KO. zusätzlich zum physiologischen Bedarf + zusätzlich ca. 1 ml/kg/% verbr. KO bei Lagerung im Clinitron.
  - Bei Oligurie (weniger al 1 ml/kg/h):
    1. Kind darf nicht weiter zunehmen.
    2. Bei Hypernatriämie evtl. zusätzlich 5% Glukose.
    3. Bei Hypoproteinämie evtl. mehr Albumin 20%.
    4. Jetzt evtl. auch Lasix 0,5 – 1 mg/kg i. v.

➤ **Kontrollen der Infusionstherapie:**
- *Prinzip:* Besonders wichtig ab dem 3. Tag, da durch die Rückresorption der Ödeme Hypervolämie, Hypernatriämie, Lungenödem und Hirnödem drohen.
  - Urinausscheidung (1 – 2 ml/kg/h ist normal).
  - Bei schweren Verbrennungen Blasenkatheter und stdl. Kontrolle.
  - Sonst Kontrolle nach Portionen pro vergangene Stunden.
  - Spezifisches Gewicht im Urin.
  - Hämatokrit.
  - Serumelektrolyte, evtl. Serumosmolarität.
  - ZVD: Verlauf wichtiger als Absolutwert, tendiert zu Beginn eher zu niedrigen Werten.
  - Röntgenthorax, Herzgröße korreliert schwach mit zirkulierendem Blutvolumen.

Weitere Diagnostik und Überwachung

➤ Temperatur (liegt meist zwischen 38 und 39° C).
➤ Atemfrequenz.
➤ Respiratorische Situation (Röntgenthorax bei Verdacht auf ARDS).
➤ Blutgase möglichst transkutan + Pulsoxymetrie.
➤ Magenreflux, Stuhl, geblähtes Abdomen?
➤ Infektionsparameter, (CRP+Blutbild, Immunglobuline).
➤ Schmerzen, Sedierung.
➤ Unruhe des Kindes, höherer Sauerstoffbedarf kann auf Schocklunge und/oder Infektion deuten.
➤ Mäßige Hyperventilation (CO_2 um 30 kann normal sein).
➤ Am 1. – 2. Tag meist Leukopenie (aber auch Leukozytose möglich), spätere Leukopenie Hinweis auf Sepsis.

Weitere Maßnahmen bei Verbrennungen über 20% der KOF

➤ **Tag 1:**
- Wundabstriche und/oder Rachenabstrich.
- Immer Magensonde legen und offen lassen, da Subileus häufig.
- Cave: Verbrauchskoagulopathie: AT III bestimmen!
- Milch 8mal 10 – 20 ml frühzeitig beginnen.
- Nystatin (od. Ampho-Moronal) 1 ml/kg/Tag in 3 – 4 ED prophylaktisch.
- Tetanusimpfung simultan, falls kein Impfschutz.

- **Tag 2 + 3:**
  - Immunglobuline 6 – 8 ml/kg KG/Tag, Einlaufgeschwindigkeit 2 ml/min.! Täglich geben bzw. bis Serumspiegel über 600 mg/dl. Nicht obligat.
  - Bei Hinweis auf Verbrauchskoagulopathie wie Blutung, Abfall von Quick, Thrombozyten oder evtl Fibrinogen: AT III substituieren je nach Spiegel bis 70% oder blind: 20 – 30 IE/kg/Tag in 1 ED.
  - Patient darf insgesamt 10 – 15% an Gewicht zunehmen aber nicht mehr ab Tag 3.
  - Ab Tag 3 sind häufig Bluttransfusionen erforderlich, Hämatokrit über 30% halten.
- **Energiebedarf:** 1800 kal/m^2 gesamter KO plus 1300 kal/m^2 verbrannter Körperoberfläche. Sobald als möglich enterale Zufuhr.

Indikation zur Intubation und Beatmung

- Rauchinhalation.
- Verbrennungsödem im Halsbereich.
- Entwicklung eines ARDS.

Status epilepticus

Grundlagen

- **Definition:** Bei einem Status epilepticus krampft ein Kind länger als 20 – 30 Min. entweder kontinuierlich oder rezidivierend, ohne dazwischen das Bewußtsein wieder erlangt zu haben.
- **Formen:**
  - Generalisierter Status epilepticus, der als Grand-mal-Anfall oder nicht konvulsiv mit eingeschränktem Bewußtsein (Absencen) oder minimalen motorischen Phänomenen (Zucken der Augenlider) einhergehen kann.
  - Partieller Status epilepticus bei psychomotorischen Anfällen oder Jackson-Anfällen. Dieser ist im Kindesalter selten.
- **Folgen:** Der Status führt zu erhöhtem zerebralem Sauerstoffverbrauch, erhöhtem zerebralem Blutfluß, evtl. zur Hirndrucksteigerung und zur Laktatazidose. Nicht selten sind eine Hypotension, Fieber, Hyperkaliämie, Myoglobinurie. Als Folge der Ausschüttung von Katecholaminen findet sich häufig eine Leukozytose mit Linksverschiebung und Hyperglykämie.

Indikation zur Therapie

- Bei kurzzeitigem Krampfanfall unter 2 Min. oder bei einem postiktischen Dämmerzustand nach einem Anfall ist eine medikamentöse Intervention nicht erforderlich. Dies gilt für die meisten Infektkrämpfe.
- Ein zerebraler Krampfanfall über 2 Min. sollte dagegen zur Vermeidung der oben genannnte zerebralen Komplikationen unterbrochen werden.

Vorgehen und Therapie

- Kurzfristiger Anfall < 2 Min.:
  - Patient vor Selbstverletzung schützen.
  - ABC-Regeln der Reanimation, falls erforderlich (s. S. 522).
  - Prävention der Aspiration bei evtl. Erbrechen.
  - Kein Zungenkeil wegen Verletzungsgefahr.
  - Stabile Seitenlagerung.
- Status epilepticus oder längerer Krampfanfall:
  - Erstmaßnahme: Diazepam rektal: Neugeborene 5 mg, Säuglinge < 10 kg 5 (– 10) mg, Kleinkinder > 10 kg 10 mg.
  - Persistiert der Anfall:
    - Intravenösen Zugang legen.
    - Diazemuls 0,25 – 0,5 (– 1) mg Kg langsam i. v. über 5 (– 10) Min. Cave: Atemdepression für einige Minuten bei (zu) schneller Injektion.
    - Wiederholung dieser Dosis ist einmal möglich.
  - Alternativen bei weiter bestehendem Status epilepticus bei Neugeborenen und Säuglingen:
    - Phenobarbital (Luminal) initial 10 mg/kg i. v.
    - Weitere Dosen von 5 mg/kg i. v. bis 20 mg/kg Gesamtdosis im Abstand von 5 – 10 Minuten. Cave: Hypotension und Atemdepression.
  - Bei älteren Kindern:
    - Clonazepam (Rivotril) 0,05 – 0,2 mg/kg i. v. (kann wiederholt werden).
    - Phenytoin (Phenhydan. Epanutin, Zentropil) 5 – 10 mg/kg i. v. über 5 – 10 Min. initial bis zu Loading dose von 20 mg/kg am ersten Tag, dann 5 (– 10) mg/kg/Tag i. v., Cave : Blutdruckabfall und Bradykardie (!).

  - Ultima ratio: Thiopental (Trapanal) mit 2–5 mg/kg als ED i.v. anschließend evtl. Dauerinfusion von 2–5 (–10) mg/kg/h, oder Etomidat (Hypnomidate)
- Weitere Maßnahmen:
  - Sicherer intravenöser Zugang und Blutabnahme zur Bestimmung von Blutbild mit Differentialblutbild, Blutgasanalyse, Blutzucker, Elektrolyte mit Kalzium, Gerinnung, Medikamentenspiegel bei vorbestehender Medikation. Bei Fieber muß auch an eine Sepsis und Meningitis gedacht werden, also Blutkultur, CRP, in der Regel Lumbalpunktion.
  - Gabe von Sauerstoff.
  - Sicherung der Vitalparametern nach den ABC-Regeln.
  - Magensonde und Magen entleeren.
  - Bei Bedarf Intubation und Beatmung.
  - Korrektur von Azidose, Hypoglykämie, Elekrolytstörungen,
  - Monitoring: klinisch, Sauerstoffsättigung, Herzfrequenz, Atmung, Blutdruck, evtl. EEG.
  - Warum hat das Kind gekrampft? Genaue Anamnese, Kindesmißhandlung? Intoxikation? Zeichen für Hirndruck, Augenhintergrund.
  - Besteht Verdacht auf zerebrale Blutung: CCT.

Prognose

➤ Da ein zerebraler Krampfanfall und ein Status epilepticus letztlich immer nur ein Symptom einer zugrundeliegenden Störung oder Erkrankung ist, hängt die Prognose völlig von den Ursachen des Krampfanfalls ab.

Nachbehandlung, Nachbeobachtung:

➤ Hängt von der Ursache des Krampfanfalls ab. In aller Regel wird eine antikonvulsive Dauertherapie erforderlich sein (s. S. 374).

Schädel-Hirn-Trauma und Koma

Grundlagen

- **Definition:** Das Schädel-Hirn-Trauma ist Folge eines mechanischen Traumas auf den kindlichen Schädel mit folgender Schädigung des Knochens, der Gefäße oder des Parenchyms.
- **Epidemiologie:** Bei kindlichen Unfällen ist es eines der häufigsten Traumafolgen.
- **Prognose:** Das Ausmaß des Schädel-Hirn-Traumas bestimmt oft die Prognose eines Kindes nach Polytrauma.

Verletzungsmöglichkeiten

- **Schädelfraktur** der Kalotte oder der Schädelbasis. Diese ist nicht praediktiv für die Schwere der zerebralen Schädigung mit Hirnödem oder Blutung. (Insofern bestehen Diskussionen über die Notwendigkeit einer Röntgenaufnahme bei jedem kindlichen Schädeltrauma. S. auch unter Diagnostik.)
- **Blutungen** in Kopfhaut, subgaleatisch, subdural, subarachnoidal, parenchymatös, intraventrikulär. (Blutungen sind die wesentliche Indikation für bildgebende Diagnostik wie Sonographie, CCT oder evtl. Kernspinuntersuchungen (NMR)).
- **Parenchymatöse Verletzungen.** Bedingt durch die physikalischen Eigenschaften des Gehirns im Schädelinneren kommt es zur Verletzung unter der Stelle der Stoßeinwirkung und am gegenüberliegenden Pol (Coup und Contre-coup).
- Entwicklung eines posttraumatischen Hirnödems.

Ziel der Behandlung

- Aufrechterhaltung der Vitalparameter.
- Sicherung der adäquaten Hirnperfusion zur Optimierung des Sauerstoffangebots bei gleichzeitiger Reduktion des Sauerstoffverbrauchs des Gehirns.
- Pävention und Stillung einer intrakranialen Blutung zur Vermeidung zusätzlicher (oft druckbedingter) lokaler Perfusionsstörungen.
- Prävention von zerebralen Krampfanfällen.
- Schmerzlinderung.

Diagnostik

- **Beurteilung der Vitalparameter:**
  - Kreislauf: Blutdruck, Puls, Sauerstoffsättigung, ggf. ZVD, Perfusion der Haut, Urinausscheidung (normal 1 – 2 ml/kg/h).
  - Atmung: Atemfrequenz, Blutgase, Sauerstoffsättigung.
- **Neurologische Beurteilung:**
  - Glasgow-Coma-Scale für Kinder: s. Tab. 53
  - Reflexstatus: Muskeleigenreflexe, Pupillenreaktion, Kornealreflex, Hirnstammreflexe, Pyramidenbahnzeichen, Puppenaugenphänomen.
  - Spontanmotorik, Lähmungen, Tonus, Sensibilität, Hirnnerven, Meningismus.
  - EEG nach ca. 24 – 48 Std. sinnvoll.
- **Laboruntersuchungen:**
  - Blutbild, Elektrolyte, Blutzucker, Laktat, Transaminasen, Lipase, Harnstoff. Kreatinin, Osmolarität.
  - CK mit CK-MB, Gerinnung.
  - Evtl. Medikamentenspiegel.

Tabelle 53 Glasgow-Coma-Scale

Augenöffnen	4	Spontanes Augenöffnen	
	3	Augenöffnen auf Ansprache	
	2	Augenöffnen als Schmerzreaktion	
	1	kein Augenöffnen	
		> 24 Monate	**< 24 Monate**
Verbale Antworten	5	Sprache verständlich	normaler sprachlicher Kontakt
	4	verwirrt, desorientiert	inkonstanter Kontakt
	3	Sprache inadäquat	zeitweise erweckbar
	2	unverständliche Laute	nicxht erweckbar, Unruhe
	1	keine verbale Äußerung	Komatös, keine Kontakte
Motorische Antworten	5	prompte motorische Reaktion auf Aufforderung	
	4	gezielte Abwehr auf Schmerzreiz	
	3	ungezielte Abwehr auf Schmerzreiz	
	2	Extension aller vier Extremitäten auf Schmerzreiz	
	1	keine motorische Reaktion auf Schmerzreize	

➤ **Bildgebende Diagnostik:**
- Röntgenbild des Schädels: Trägt meist wenig zur Therapieplanung bei, da eine Schädelfraktur per se keiner speziellen Therapie bedarf. Ausnahme: Nachweis einer Stufenbildung der Kalotte.
- Sonographie: bei Säuglingen mit offener Fontanelle zum Ausschluß einer Blutung. Nachteil: subdurale temporale oder parietookzipitale Region schwer einsehbar.
- CCT zum Nachweis einer Blutung, Schädelfraktur mit Stufenbildung, Parenchymverletzung, Hirnödem.
- Augenfundus: Blutungen, Stauungspapillen.

Therapie:

➤ **Kreislauf:**
- Ziel ist die Aufrechterhaltung einer adäquaten Hirnperfusion. Diese wird durch die Differenz des mittleren arteriellen Blutdrucks (MAD) und des intrakraniellen Drucks (ICP) bestimmt : Zerebraler Perfusionsdruck = MAD - ICP. Gewünschter zerebraler Perfusionsdruck > 50 mmHg.
- Ausgleich einer Hypotension bei Volumenmangel durch Volumengabe.
- Aber: Frühzeitiger Einsatz von Katecholaminen nach Ausgleich der Hypovolämie, da zu hohe Volumengabe das Hirnödem verschlechtert.
- Behandlung eines evtl. möglichen Hypertonus.

➤ **Beatmung:**
- Intubation schonend, nach Entleerung des Magens unter guter Sedierung (s. S. 532).

- Bei fehlendem Hirndruck Ziel der Beatmung:
  - P_{aO2} 90 – 100 mmHg (also höher als beim anderen Indikationen).
  - P_{CO2} um 30 – 35 mmHg.
  - PEEP: eher niedrig, da sonst die Gefahr einer Beeinträchtigung des HZV besteht.

➤ **Hirndrucktherapie.**
- Monitoring:
  - Arterielle Blutdruckmessung.
  - ZVD (Ziel < 5 cm H_2O).
  - Strenge Bilanzierung.
  - Hirndruck mit epiduraler Schraube oder intraventrikulärem Katheter.
  - Optional: transvenöse O_2-Differenz, EEG-Dauerüberwachung, transkranielle Doppler-Untersuchung, akustisch oder optisch evozierte Potentiale.
- Lagerung mit Kopfhochlage ca. 30°, Kopf in Mittelstellung.
- Schonendste Pflege, tracheales Absaugen auf ein Minimum beschränken. Jede Manipulation kann zu lange anhaltenden Hirndruckspitzen führen.
- Infusionstherapie:
  - Ca. 70% des normalen Tagesbedarfs zunächst mit 0,9% NaCl-Lösung oder 5% Glukoselösung.
  - Ausgeglichene bis eher negative Bilanzierung mit Berücksichtigung der Perspiratio insensibilis, Urinproduktion von ca. 1 ml/kg/h anstreben, evtl. Furosemid 0,2 mg/kg/Dosis.
  - Bluttransfusion bei Hb < 8 mg/dl.
- Beatmung indiziert bei Glasgow-Coma-Scale < 8:
  - Hyperventilation mit P_{CO2} 28 – 32 mmHg,
  - angestrebter P_{O2} > 90 mm Hg,
  - möglichst niedriger PEEP (Ausnahme ARDS).
- Katecholamine, wenn Mitteldruck < 50er Perzentile der Altersnorm:
  - Dopamin 5 – 10 µg/kg/min.
  - Suprarenin 0,1 – 0,6 æg/kg/min.
  - Aber cave: Katecholamine erhöhen den Sauerstoffbedarf.
- Versuch Spitzen des Hirndrucks zu verhindern:
  - Mannitol 0,5 – 1 g/kg bei Bedarf oder alle 6 Std.
  - Thiopental mit 5 mg/kg/min (umstritten).
  - Schonendste Pflege!
- Analgosedierung /Relaxierung:
  - Opiate wie Morphin, Fentanyl 0,01 – 0,1 mg/kg i. v. als ED, 0,02 – 0,06 mg/kg/h als Dauerinfusion in Kombination mit
  - Midazolam (Dormicum) 0,1 – 0,2 mg/kg E.D., 0,05 – 0,1 – (0, 4) mg/kg/h.
  - Alternative: Thiopental (Trapanal) 2 – 5 mg/kg/h i. v. als Dauerinfusion.
  - Relaxierung mit Pancuronium oder Vercuronium nur im Ausnahmefall.
- Fiebersenkung: Ziel normale Körpertemperatur, Hypothermie ist noch umstritten:
  - Physikalisch durch Eisbeutel, Kühlmatten etc.
  - Paracetamol in altersentsprechender Dosierung.
  - Evtl. Novalgin oder lytischer Cocktail.

➤ **Ulkusprophylaxe:**
- Frühzeitige orale Ernährung mit Milch.
- Ulcogant, Ranitidin etc.

Tabelle 54 Differentialdiagnose Koma anderer Ursachen (nur Beispiele).

Form	Hinweisende Symptome	Differentialdiagnosen
Zerebrales Koma	Meningismus, Spastik, Hirnnervenausfall, Apnoen	Schädel-Hirn-Trauma, Blutungen, Tumoren, degenerative Erkrankungen, Leukodystrophie, Niemann-Pick-, Tay-Sachs-Erkrankung u. a.
Zerebrovaskuläres Koma	plötzlicher Bewußtseinsverlust, Anämie, Hämatokritabfall	Aneurysmablutung, Embolie, Thrombose, Vasospasmus
Postikterisches Koma	vorangegangener zerebraler Krampfanfall	Infektkrampf, alle zerebralen Kampfanfälle
Hyperpyrexie	Fieber über 40 °C, vorangegangene Isolation	Hitzschlag, Infektkrampf
Hypoxiebedingtes Koma	anfangs schlaffe, später spastische Paresen, Hypertonie, vegetative Symptome wie Schwitzen, Hypersalivation etc.	Zustand nach Herz-Kreislauf-Stillstand, Z. n. Reanimation, Herzrhythmusstörungen, pulmonale Ateminsuffizienz
Infektionsbedingtes Koma	meist langsames Eintrüben des Bewußtseins, vorher Fieber, Kopfschmerzen, Liquorveränderungen	Hirnabszeß, Meningitis, Enzephalitis, Botulismus, Mononukleose, SSPE, Tetanus u. v. a.
Stoffwechsel- oder endokrinologisch bedingtes Koma	Hypo- oder Hyperglykämie, Hypo- oder Hypernatriämie, Hyperosmolarität, Hypo- oder Hyperkalzämie, Ödeme, Dehydration, pathologische Ausscheidung von organischen oder Aminosäuren.	Diabetes mellitus, Diabetes insipidus, Addison-Krise, hypophysäre Insuffizienz, Wasserintoxikation, hyperpyretische Toxikose, Laktatazidosen, Aminosäurestoffwechselstörungen, Thyreotoxikose, Myxödem
Intoxikation	akzidentelle oder suizidale Ingestion von Drogen, Pharmaka, Miosis, arterielle Hypotonie, Mydriasis, Situation beim Auffinden des Kindes	Intoxikation durch Opiate, Barbiturate, Insektizide, Kohlenmonoxid, Alkohol, Klebstoffschnüffeln, Antikonvulsiva, Antihistaminika, Tetrachlorkohlenstoffe, Pilzvergiftungen etc.
Hepatisches Koma	Ikterus, Geruch, Aszites, Hepatosplenomegalie	Hepatitis, Tyrosinose, Hyperbilirubinämie durch Hämolyse, Leberinsuffizienz

- **Infektionsprophylaxe:** nur indiziert bei offener Schädelfraktur und/oder bei Polytrauma:
  - Cephalosporin der dritten Generation (z.B. Cefotaxim) 100 mg/kg/Tag in 3 ED.
  - Evtl. in Kombination mit lokaler Keimreduktion des Oropharynx mit Polymyxin, Gentamicin, Amphotericin B für wenige Tage.
  - Tetanusschutz kontrollieren und ggf. komplettieren.
- **Therapie von Krampfanfällen:** Phenytoin initial 3 – 5 mg/kg als ED am 1. Tag 3 bis 4mal wiederholen.
- Dexamethason (ist nach wie vor umstritten):
  - Akzeptierte Indikationen sind fokales Hirnödem und Rückenmarktrauma.
  - Dosierung bei SHT: Dexamethason 2 – 3 mg/kg/Tag in 4 ED für 2 – 3 Tage, bei Rückenmarktrauma Methylprednisolon 30 mg/kg initial, gefolgt von 5 mg/kg/h für insgesamt 24 Std. oder Dexamethason 6 mg/kg initial, gefolgt von 1 mg/kg/h für 24 Std.

Komplikationen und Nachbehandlung

- Hirntod, apallisches Syndrom für Monate, fokale neurologische Ausfälle und Krampfanfälle oder auch die vollkommene Restitution sind möglich.
- Nasenträufeln nach frontobasaler Fraktur spricht für Liquorrhö bei Liquorfistel, Gefahr der Pneumokokkenmeningitis, HNO-Konsilium, evtl. operativer Verschluß.
- Prädiktive Aussagen zur Prognose eines individuellen Patienten mit Schädel-Hirn-Trauma sind kaum möglich.
- Die nachfolgende Betreuung hängt von Art und Schwere der Schädigung ab. Die Qualität der Rehabilitationsmaßnahmen (siehe Physik- und Ergotherapie, Logopädie, Heilpädagogik) ist mitentscheidend für die Prognose.

Differentialdiagnose

- s. Tab. 54
  (*Synonym*: Battered child syndrome)

Definition

- Mißhandlung ist eine nicht zufällige, bewußte oder unbewußte gewaltsame körperliche und/oder seelische Schädigung, die in Familien oder Institutionen geschieht und die zu Verletzungen und/oder Entwicklungshemmungen oder sogar zum Tode führt und die damit das Wohl und die Rechte eines Kindes beeinträchtigt oder bedroht. Hohe Dunkelziffer bes. bei sexuellem Mißbrauch!
- Ursachen: Zusammenwirken der psychischen Grundhaltung der Erzieher (mangelnde Impuls- und Triebbeherrschung) mit belastender Familiensituation (Beziehungsstörung, Not) und Auslöser (schwieriges Kind. Streit u. a.).

Typische Symptomatik

- Hautverletzungen mit typischem Muster (z. B. Heizkörper).
- Hämatome oder Verletzungen an untypischen Körperstellen wie Gesicht, Ohrläppchen, Rücken, Gesäß, Innenseite der Oberschenkel (s. auch Farbtafel 15).
- Einrisse am Lippenbändchen (gewaltsame Flaschenernährung).
- Blutergüsse unterschiedlichen Alters (unterschiedlicher Färbung).
- Die Erklärung des Unfallmechanismus stimmt nicht mit den Verletzungen überein.
- Subdurale Hämatome und Blutungen am Augenhintergrund durch Einriß der Brückenvenen beim Schütteltrauma.
- Stumpfes Bauchtrauma ohne eindeutige und adäquate Verletzungsursache.
- Knochenbrüche ohne adäquates Trauma und verschiedenen Alters.
- Verbrühungen und Verbrennungen ohne adäquate Anamnese.
- Altersuntypische Vergiftungen (z. B. Tabletteningestion aus kindersicheren Packungen bei Kleinkindern).
- Bei Verletzungen im Genital- oder Analbereich ohne plausible Erklärung an sexuellen Mißbrauch denken.
- Sexuell übertragene Erkrankungen bei Kindern.
- Gedeihstörungen bei inadäquater Ernährung.

Untersuchungen

- Blutbild, Gerinnungsstatus.
- Sonographie, fallweise CT.
- Fundus: evtl. Netzhautblutungen.
- Röntgen: Frakturen, typisch sind metaphysäre Fragmentationen mit periostaler Hyperostose.
- Ganzkörper-Szintigraphie des Skeletts: Röntgennegative Mehrfachverletzungen.
- Fallweise gynäkologische Untersuchung.

Differentialdiagnose

- Unfall.
- Störung der Blutgerinnung, Vit.-C-Mangel.
- Rachitis, Osteogenesis imperfecta, Osteomyelitis, kortikale Hyperostose, Menkes-Syndrom.
- Gynäkologische Erkrankungen.

Intervention

- Ein vollständiges Konzept der Intervention bei Kindesmißhandlung vorzustellen würde den Rahmen dieser Darstellung sprengen.
- Wichtig ist in jedem Fall die fachübergreifende Kooperation von Kinderärzten, Psychologen, Sozialpädagogen und Sozialarbeitern.
- Die Prinzipien der derzeit gültigen Strategien der Problemlösung sind stichwortartig:
  - Klärung des Sachverhaltes durch:
    - Offenes Gespräch mit der Mutter und den Angehörigen.
    - Vermittlung von finanzieller, psychologischer, sozialpädagogischer Hilfe.
    - Das Prinzip Hilfe vor Strafe so lange wie möglich durchhalten.
    - Stärkung des Vertrauens und der Selbsteinschätzung der Mutter und der Angehörigen.
  - Einweisung des Kindes in eine Kinderklinik wegen:
    - Behandlungsindikation der Verletzungen.
    - Verbesserung der diagnostischen Möglichkeiten für das Kind und die Eltern-Kind-Interaktion.
    - Krisenintervention und Entlastung der Familien.
    - Prävention der Wiederholung.
  - Einleitung von Maßnahmen nach dem Kinder- und Jugendhilfegesetz wie:
    - Erziehungsberatung.
    - Soziale Gruppenarbeit.
    - Erziehungsbeistand, Betreuungshelfer.
    - Sozialpädagogische Familienhilfe.
    - Erziehung in einer Tagesgruppe.
    - Vollzeitpflege.
    - Heimerziehung oder betreute Wohnformen.
    - Intensive sozialpädagogische Einzelbetreuung.
  - Notfalls Intervention durch gerichtliche Schritte:
    - Einschränkung des elterlichen Sorgerechtes durch Vormundschaftsgericht, durch vorübergehenden Entzug des Aufenthaltsbestimmungsrechtes, durch freiwillige oder erzwungene Unterbringung in einer Pflegefamilie oder einem Heim oder einen vollständigen Entzug des elterlichen Sorgerechtes.
    - Strafrechtliche Verfolgung.

Prinzip

- **Epidemiologie:** Ertrinkungsunfälle im Kindesalter sind häufig. Das typische Alter ist 2–3 Jahre, Buben sind häufiger betroffen als Mädchen.
- **Erstmaßnahme:** Basis-Reanimation (s. S. 522) nach den üblichen Kriterien. Es gilt, daß ein ertrunkenes Kind erst dann tot ist, wenn es tot *und* warm ist. Reanimation also so lange fortsetzen, bis eine nomale Körpertemperatur erreicht ist.
- **Prognose:** Vor allem bei unterkühlten Kindern kann die Prognose auch bei lange andauerndem Herzstillstand erstaunlich gut sein.

Diagnostik

- Kind möglichst wenig belasten, deswegen Verzicht auf nicht absolut erforderliche Untersuchungen, z. B. Umintubation, Legen von zentralen Kathetern etc.
- Röntgenthorax.
- Arterieller Blutdruck ist wünschenswert.
- Arterielle Blutgase zur Steuerung der Beatmung.
- Labor: Blutbild, Elektrolyte, Laktat, Gerinnung, Blutzucker, Harnstoff, Kreatinin.

Therapie:

- Patient flach lagern, bis Blutdruck stabil und Organperfusion ausreichend erscheint, danach Oberkörper etwa 30° hochlagern, Kopf gerade, Abknicken der Halsvenen vermeiden.
- Ziel der Beatmung: P_{CO2} zwischen 30 und 35 mmHg, P_{O2} zwischen 100–150 mmHg. Druckkontrollierte Beatmung mit PEEP je nach Grad des ARDS, evtl. BIPAP-Beatmung.
- Absaugen und Manipulationen nur in tiefer Sedierung.
- Bei ARDS: umstritten ist die Gabe von Dexamethason 0,6 mg/kg in 3 ED für 4 Tage.
- Schocktherapie: Initial 10–20 ml/kg Serum (z. B. Biseko) in 30–60 Min.,
- danach : 20 ml/kg 0,9% NaCl in 30–60 Min.
- Temperaturkontrollen.
- Bei Körpertemperatur unter 30° C:
  - Kind warm zudecken.
  - Extremitäten wenig bewegen (führt unterkühltes Blut der Peripherie nach zentral).
  - Zuerst Erwärmung des Körperstammes durch:
    - Atemgas erwärmen auf 40° C.
    - angewärmte intravenöse Flüssigkeiten.
    - Spülen von Blase, Magen, Peritoneum mit 40° C, 0,9% NaCl-Lösung.
- Körpertemperatur über 30° C:
  - Meist ist kein weiteres aktives Erwärmen erforderlich.
  - Weitere Wärmeverluste vermeiden.
- Körpertemperatur über 38° C:
  - Vorsicht Fieber erhöht Sauerstoffbedarf auch und besonders des Gehirns.
  - Gabe von Paracetamol, evtl. lytischer Cocktail.
- Infusionstherapie bei stabilem Kreislauf, Blutdruck und Perfusion:
  - Nach Schocktherapie ca 30 ml/kg 0,9% NaCl.
  - ZVD (ohne Beatmung) von 5 cm H_2O anstreben. Mindestens 6-stündlich Bilanz!

- Urinausscheidung mit Blasenkatheter exakt registrieren. Gewünschte Urinproduktion ca. 2 ml/kg/h. Bei Oligurie trotz ausreichendem Blutdruck und Kreislaufverhältnissen evtl. Lasix 1 – 2 mg/kg/ED erwägen.
- Katecholamine: Vorsicht bei rektalen Temperaturen unter 30° C. Wirksamkeit dann umstritten, erhöhen u. U. den Sauerstoffbedarf des Myokards und sind damit kontraproduktiv.
  Über 30° C : Dobutamin: 10 – 20 mg/kg/min, Dopamin 4 – 20 mg/kg/min. Dosierung je nach gewünschtem Effekt.
- Analgosedierung: erst wenn der Kreislauf stabil ist bzw. wenn der Patient Schmerzreaktionen zeigt:
  - Fentanyl 2 – 4 (– 6) µg/kg/h als Dauerinfusion *und*
  - Thiopental 3 – 4 mg/kg/h *oder*
  - Midazolam (Dormicum) 0,1 – 0,2 (-0, 5) mg/kg/h als Dauerinfusion
  - oder Ketamin (Ketanest) 1 – 2 mg/kg/h.
- Bei Anämie unter Hb 10 g/dl Erythrozytenkonzentrat !0 ml/kg in 3 – 4 Std.
- Ulkusprophylaxe:
  - Frühzeitig Milch geben, evtl auch bei offener Magensonde.
  - Sucralfat (Ulcogant).
  - Evtl. Ranitidin (Sostril) oder Cimetidin (Tagamet).
- Antibiotika: Zur Prophylaxe von Pneumonien. Effekt nicht bewiesen, aber plausibel.
  Cephalosporin der zweiten Generation (z. B. Cefotiam, Cefamandol) 100 mg/kg in 3 ED bei Verdacht auf Anaerobierinfektion (eher unwahrscheinlich beim Ertrinkungsunfall), zusätzlich Clindamycin 40 mg/kg/Tag in 3 ED oder Metronidazol 20 mg/kg/Tag in 3 ED.
- Bei Hirnödem fallweise Hirndruckmessung (s. S. 568).

Grundlagen

- **Definition:** Akute entzündliche Infektion der Epiglottis mit Schwellung der Epiglottis und erheblicher Atemnot.
- **Erreger:** meist Haemophilus influenzae (s. auch S. 225), Staphylokokken, Streptokokken und Pneumokokken sind möglich.
- **Alter:** alle Alterstufen (auch Säuglinge) bis ca. 6–8 Jahre, selten Erwachsene, Altersgipfel 3. bis 7. Lebensjahr.

Symptomatik

- Plötzlich einsetzende erhebliche Atemnot.
- Inspiratorischer Stridor, Exspiration manchmal „schnarchend" bzw. „karchelnd".
- Bei Säuglingen manchmal Husten.
- Schlechter Allgemeinzustand, hohes Fieber über 39° C.
- Leise, kloßige Sprache, erhebliche Schluckbeschwerden, Speichelfluß.
- Ältere Kinder sitzen im Bett in Schnüffelhaltung.
- Ödem im Unterkieferbereich.
- Immer Lebensgefahr!

Diagnostik

- Cave: Erst nach Sicherung der Atemwege (Intubation) !!!!
- Racheninspektion: Epiglottis hochrot und geschwollen, evtl. kugelig prominent. Larynxeingang verdeckt.
- Blutbild, CRP, Blutkultur, Blutgasanalyse, Thoraxaufnahme, da oft Pneumonie assoziiert.
- Evtl. Lumbalpunktion falls klinisch kein Ausschluß einer Meningitis möglich ist.
- Rachenabstrich nach Intubation.

Therapie

- **Vor Aufnahme im Krankenhaus:**
  - Verzicht auf jede Racheninspektion, Blutabnahme, Injektion oder Sedierung!
  - Kind aufsitzen lassen.
  - Schonendster Transport in die nächste Kinderklinik in Bereitschaft zur Maskenbeatmung.
  - Bei Atemstillstand: Maskenbeatmung und Sauerstoffgabe, im Notfall transtracheale Kanülierung oder Koniotomie.
  - Zügiger sitzender Transport des Kindes in Intubationsbereitschaft mit Notarztwagen.
- **Auf der Intensivstation:**
  - In aller Regel ist Intubation durch den Erfahrensten erforderlich. Dazu: am besten Inhalationsnarkose (z. B. Halothan), Applikation von Atropin 0,01 mg/kg KG.
  - Dann i. v. Zugang.
  - Dann eigentliche Intubation mit um 1,0 kleineren Tubus als Alter entspricht (s. S. 522).
  - Bei Schock kontrollierte Beatmung, sonst Spontanatmung über Tubus meist möglich.

- Antibiotische Therapie: z. B. Cefotaxim 100 (– 200) mg/kg KG/Tag i. v. in 3 ED, oder Ampicillin 200 – 300 mg/kg KG/Tag in 3 D über 8 – 10 Tage oder Ceftriaxon 80 mg/kg KG/Tag i. v. in 1 D.
- Gute Sedierung z. B. mit Truxal 4 x 1 mg/kg.
- Extubation nach 24 bis spätestens 48 Std.

Umgebungsprophylaxe

➤ Ggf. Umgebungsprophylaxe bei Nachweis von H.influenzae mit Rifampicin. Durchführung: Alle Haushaltsmitglieder erhalten Rifampicin 20 mg/kg/Tag für 4 Tage, (max 600 mg), wenn ein Angehöriger unter 4 Jahre alt ist.

Prognose

➤ Gut bei rechtzeitiger Diagnose und Intubation.

Definition

- Serumkaliumwert unter 3,0 mmol/l.

Symptome

- Vor allem beim Neugeborenen treten die Symptome der Hypokaliämie relativ spät auf.
  - Apathie bis hin zum Koma, Areflexie.
  - Ileus.
  - Erniedrigte T-Welle im EKG, evtl. zusätzliche U-Welle, VES!, Bigeminus.

Diagnostik und Ursachen

- Verminderte Kaliumzufuhr: parenterale Ernährung, hohe Flüssigkeitsmengen, Berechnungsfehler.
- Erhöhte Verluste:
  - Diuretika, anderweitig gesteigerte Diurese.
  - Diarrhoe, Erbrechen, nekrotisierende Enterokolitis.
  - Endokrin: Thyreotoxikose, Hyperaldosteronismus.
  - Renale tubuläre Azidose, Bartter-Syndrom.
  - Metabolische Azidose Shift von Extrazellulärraum in Intrazellulärraum.

Therapie

- Substitution langsam!, Maximale Zufuhr: 0,5 mval/kg/Std. Cave: Herzrhythmusstörungen.
- Bei Hypokaliämie durch Diuretika kaliumsparende Diuretika: Aldactone.

Hyperkaliämie

Definition

- Serumkaliumwerte über 7,0 mmol/l. Vorsicht bei Kombination Hyperkaliämie-Hypokalzämie: Gefahr von schweren Rhythmusstörungen.

Symptome

- EKG: hohes T, wannenförmige ST-Strecke, QRS-Verbreiterung.
- Herzrhythmusstörungen bis hin zum Kammerflimmern, AV-Block.

Diagnostik und Ursachen

- Gesteigerte Zufuhr: z.B. Infusionsfehler.
- Verminderte Ausscheidung:
  - Niereninsuffizienz, renale tubuläre Azidose Typ IV.
  - Hypoaldosteronismus, Pseudohypoaldosteronismus.
  - Obstruktive Uropathie.
  - Medikamentös (Spironolacton).
  - Schwere diabetische Stoffwechsellage.
- Verschiebung in den Extrazellulärraum.
  - Azidose.
  - Katabole Stoffwechsellage.
  - Zellzerstörung (Hämolyse, Sepsis, NEC).

Therapie

- Natriumbikarbonat 8,4%: 1 – 2 mmol/kg über 10 – 15 Min. i. v. (nur unter EKG-Kontrolle);
  Faustregel: 1 mmol/kg Natriumbikarbonat senkt den K-Spiegel um 1 mmol/l (bei Niereninsuffizienz nicht wirksam), Gesamtkörperkalium wird nicht gesenkt, führt zu Umverteilung des Kaliums. Nur passagerer Effekt.
- Kalziumglukonat 10%: 0,5 ml/kg über 2 – 4 Min. i. v.
  - Bei Kalziumwerten unter 2 mmol/l zusätzlich Defizit ausgleichen.
  - Der erwünschte Kalziumwert liegt bei 3 mmol/l.
  - Kalziumgabe ist nur symptomatische Therapie zur Vermeidung von Herzrhythmusstörungen.
- Glukose-Insulin-Infusion: 0,2 bis 0,5 g/kg (= 2 – 5 ml 10% Lsg.) Glukose + 0,1 – 0,3 IE Insulin/kg über 15 – 30 Min. i. v., ggf. Wiederholung
  Effekt in 1 Std. ist transient.
- NaCl 0,9%: 10 ml/kg in 10 – 15 Min. i. v., oder: 2 ml/kg NaCl 5,8% (= 2 mval/kg) vor allem bei Hyponatriämie, zur *Notfallbehandlung* bei Rhythmusstörungen, nur transienter Effekt.
- Resonium-Austausch-Einlauf: 0,5 – 1 g/kg rektal mit viel Flüssigkeit verabreichen. Cave: Ileusgefahr. Oft verzögerte Wirkung, Effekt oft enttäuschend
- Peritonealdialyse, notfalls Blutaustauschtransfusion.

Definition

- Von einer Hypokalzämie ist auszugehen bei Serum-Kalzium-Werten unter 1,8 mmol/l, der Anteil an ionisiertem Ca wird durch pH und Gesamteiweißkonzentration mitbeeinflußt.

Symptome

- An eine Hypokalzämie ist zu denken bei Symptomen wie: Hyperexzitabilität, Apnoen, Irritabilität, Magen-Darm-Blutungen, Tremor, rezidivierendem Erbrechen, Krämpfen, Ileus, Tetanie, Krampfanfällen, Tachykardie, Tachypnoe, Laryngospasmus, Ödeme.

Diagnostik und Ursachen

- Bei früher Hypokalzämie (tritt in den ersten 48 Std. nach Geburt auf):
  - Asphyxie.
  - Frühgeburtlichkeit.
  - Schwere Sepsis.
  - Diabetische Mutter (zusätzlich Hyperphosphatämie).
  - Mütterlicher Hyperparathyreoidismus (zusätzlich Hyperphosphatämie).
- Bei später Hypokalzämie (tritt frühestens 24 Std nach Geburt auf):
  - Hohes Phosphatangebot.
  - Mütterlicher Vitamin-D-Mangel.
  - Hypomagnesiämie.
  - Primärer Hypoparathyreoidismus (z. B. bei Di-George-Syndrom).
  - Phototherapie mit Weißlicht.
- Bei älteren Kindern:
  - Alkalose, Bikarbonatinfusion.
  - Kurz nach Austauschtransfusion, später oft hohe Kalziumwerte.
  - Furosemidgaben.
  - Fettinfusion.
  - Frühspasmophilie, rachitogene Tetanie, Hyperparathyreoidismus.

Therapie

- **Leichte Form:**
  - Kalziumglukonat 10% 2 ml/kg p.o. alle 8 Std.,
  - oder Kalziumglukonat 10% 1 – 2 ml/kg über 15 – 30 Min. i.v.
  - Evtl. Magnesiumsubstitution.
- **Schwere Form:**
  - Kalziumglukonat 10% 1 – 2 ml/kg i.v. max. 1 ml/min.
  - Evtl. Magnesiumsubstitution.
- **Cave:**
  - Nekrosen bei Paravasaten.
  - Bei Gabe über Nabelvene Lebernekrose, Vasospasmen.
  - Schwerste Arrhythmien und AV-Überleitungsstörungen bis zum totalen AV-Block.
  - Besonders gefährdet sind Kinder unter Digitalis.

Coma diabeticum

Grundlagen

- Leider ist die Erstmanifestation eines Diabetes mellitus nicht selten ein Coma diabeticum.
- **Symptomatik:**Das Coma diabeticum kündigt sich an durch Polyurie, Durst, Übelkeit, Erbrechen, oft durch die Symptomatik eines akuten Abdomens mit Abwehrspannung, Exsikkose, später Dyspnoe und Kußmaulscher Atmung. Auch eine Temperaturinstabilität mit Fieber oder Hypothermie sind möglich.
- **Diagnose:** Sie wird gestellt durch den Nachweis der Hyperglykämie, der Ketoazidose, Glukosurie, Hyperkaliämie, meist Hyponatriämie und Hypophosphatämie.

Diagnostik bei Aufnahme

- Klinisch:
  - Blutdruck, Herzfrequenz , evtl. ZVD.
  - EKG-Monitorüberwachung, Pulsoxymetrie.
  - Gewicht.
  - Urinausscheidung, evtl. Blasenkatheter.
  - Temperatur.
- Laborchemisch:
  - Blutglukose, , Na, K, Cl, PO_4, Harnstoff, Kreatinin.
  - Blutgasanalyse.
  - Gesamteiweiß, Serumosmolarität.
  - Blutbild mit Hämatokrit.
  - Amylase.
  - Ggf. Insulin und C-Peptid, HbA_{1C}

Therapie

- **Prinzip:** Die Dehydration und Azidose bei bestehender Hyperosmolarität sollten zur Vermeidung eines Hirnödems langsam ausgeglichen werden. Mit Ausgleich der Azidose tritt das Kalium in die Zellen ein, es droht eine Hypokaliämie, deswegen ist eine frühzeitige Kaliumsubstitution erforderlich. Auf eine exakte Flüssigkeitsbilanzierung und häufige Kontrollen von Blutzucker, Na, K, Blutgasen, Hämatokrit und eine engmaschige Flüssigkeitsbilanzierung ist zu achten (siehe auch S. 428 mit Variationen in der praktischen Durchführung).
- **Vorklinische Therapie:**
  - 0,2 E Normalinsulin/kg i. v. (möglichst nicht s. c. - verzögerte Resorption).
  - 10 (–20) ml 0,9% NaCl / kg für die Transportzeit.
- **Phase I:** Schock- und Azidosetherapie, Dauer 1 Std.
  - 0,9% NaCl in einer Menge von 20 ml/kg i. v. - Menge der vorklinischen Therapie.
  - Azidoseausgleich nur bei pH < 7,0. Vorsicht: Azidose nur langsam mit $NaHCO_3$ über 1 – 2 Std. mindestens 1 : 1 verdünnt mit Wasser über einen Perfusor und nur zur Hälfte des errechneten Defizits ausgleichen: Formel: (BE x 0,3 x KG) : 2 = Defizit.

- **Phase II:** rasche Rehydration, Dauer 7 – 8 Std.:
  - Infusionsmengen:
    - 50% des physiologischen Erhaltungsbedarfs.
    - 50% des Flüssigkeitsdefizits. Dies beträgt bei einem diabetischen Koma mit hypovolämischem Schock meist (10 –) 15% des Körpergewichts.
    - Abzüglich Volumen der schon applizierten Mengen während der Schocktherapie.
  - Lösungen:
    - bei BZ > 300 mg/dl: 0,45% NaCl-Lösung,
    - bei BZ < 300 mg/dl : z.B. Lösung mit 0,45% NaCl + 2,5% Glukose,
    - plus zusätzlich jeweils 7,4% KCl (besser (KPO_4) 2 mval/kg/8 h.
- **Phase III:** langsame Rehydration über 16 Std.:
  - Infusionsmengen:
    - 50% des physiologischen Erhaltungsbedarfs.
    - 50% des errechneten Defizits.
  - Lösungen:
    - bei BZ > 300 mg/ dl 0,45% NaCl-Lösung,
    - bei BZ < 300 mg/dl sog. Drittellösung: $^2/_3$ 5% Glukose + $^1/_3$ 0,9% NaCl-Lösung,
    - zusätzlich 7,4% KCL 3 mval/kg/ 16 Std.
- **Nach 24 Std.: Erhaltungstherapie.**
  - Normale altersentsprechende Infusionsmengen.
  - Eher überdurchschnittliche Kaliumsubstitution : 4 mval/kg/Tag.
  - Oder Beginn der oralen Ernährung mit Orangensaft (Kalium!) und Suppe.
- **Insulintherapie:**
  - Infusionstherapie: 0,1 E/kg/h über Perfusor. (Dies geht auch ohne Albuminzusatz!). Ziel ist ein Abfall der Blutglukose um 50 – 60% in 4 – 5 Std.
  - Wenn Blutglukose normalisiert (< 180 mg/dl) 0,02 – 0,06 E/kg/ h.
  - Wenn Azidose ausgeglichen und Rehydration erfolgt (also meist am 2. Behandlungsstag): Beginn der s.c. Applikation mit 0,1 E/kg/h von Verzögerungs- und Normalinsulin als Kombination. Davon 2/3 morgens und $^1/_3$ abends.
- Danach Erstellung eines Diätplans und Einstellung des Diabetes s. S. 428.
- Kriterien für eine gute Einstellung:
  - Blutzucker unter 160 mg/dl.
  - Keine Glukoseausscheidung im Urin.
  - Keine Hypoglykämien.
  - Körpergewicht im Normbereich.
  - HbA_{1c} im Normbereich < 7%.

Kontrollen im Verlauf der Therapie eines diabetischen Komas

- Stündlich: Blutzucker, Na, K, Cl, Ca, Blutgase.
- 4 stündlich: PO_4, Osmolarität, Harnstoff, Kreatinin.
- Exakte Flüssigkeitsbilanzierung 4 stündlich.
- Glasgow-Coma-Scale bei bewußtseinsgetrübten Patienten.
- Blutdruck, Puls, Atmung, EKG-Monitor fortlaufend.

Komplikationen:

- Hirnödem bei Einlieferung vor allem bei einer Serumosmolarität > 350 mOsm/l, später vor allem bei zu rascher Rehydration mit hypoosmolaren Lösungen.
- Lungenödem, selten.
- Herzrhythmusstörungen vor allem bei Hypokaliämie, Hyperkaliämie oder Hypokalzämie.

Normalwerte im arteriellen Blut

- Diese gelten, abgesehen von der unmittelbaren postnatalen Zeit, über das ganze Kindesalter:
  - pH-Wert: 7,35 – 7,36
  - P_{CO2}: 35 – 45 mmHg
  - P_{O2}: 80 – 100 mmHg
  - HCO_3: 22 – 27 mmol/l
  - BE: – 2,5 – +2,5 mmol/l

Störungen und deren Kompensation

- Siehe Tab. 55

Tabelle 55 Störungen des Säurehaushalts und deren Kompensation.

Störung	Ursache	pH	P_{CO_2}	HCO_3	Kompensation
Respiratorische Azidose	P_{CO_2} ↑	↓	↑	n	HCO_3 ↑
Respiratorische Alkalose	P_{CO_2} ↓	↑	↓	n	HCO_3 ↓
Metabolische Azidose	HCO_3 ↓	↓	n	↓	CO_2 ↓
Metabolische Alkalose	HCO_3 ↑	↑	n	↑	CO_2 ↑

Begriffe

- Hypokapnie: $P_{CO2} < 35$ mm Hg
- Hyperkapnie: $P_{CO2} > 45$ mm Hg
- Hypokarbie: $HCO_3 < 21$ mmol/l
- Hyperkarbie: $HCO_3 > 28$ mmol/l

Ausgleich einer metabolischen Azidose oder metabolischen Alkalose

- **pH - Wert < 7,15 (7,10):**
  - Erst Ursache der Azidose (z. B. Volumenmangel) beseitigen,
  - dann bei Fortbestehen oder mangelhafter Kompensation : Gabe von $NaHCO_3$
  - Berechnung der Dosis bei metabolischer Azidose: ml $NaHO_3$ (8,4%) =
    - Basendefizit (BE) x kg x 0,3 Kinder, 0,5 Neugeborene, 0,6 Frühgeborene.
    - In der Regel reicht es aus die Hälfte des errechneten Defizits auszugleichen und den Restausgleich durch die Behandlung der Grundkrankheit zu erreichen.
    - $NaHCO_3$ hat eine Osmolarität von 1500 mOsm/ l, deswegen nur 1 : 1 oder 1 : 5 verdünnt applizieren.

- **pH - Wert > 7,65:**
  - Erst Grundkrankheit behandeln. Bei mangelnder Kompensation:
  - 21% L-Argininhydrochlorid-Lösung oder 18,2% Lysinhydrochloridlösung.
  - Berechnung der Dosis bei metabolischer Alkalose: 21 L-Arginin-HCl oder 18,2% Lysin- HCl
    - Basenüberschuß (BE) x kg x 0,3 Kinder, 0,5 Neugeborene, 0,6 Frühgeborene.

Ausgleich einer respiratorischen Azidose oder Alkalose

- Immer nur durch Beseitigung und Therapie der Atemstörung.
- Ausnahme: Dekompensierte respiratorische Azidose bei Asthma bronchiale. Hier kann es sinnvoll sein durch vorsichtigen Ausgleich der Azidose mit $NaHCO_3$ die Situation zu verbessern. Grund: wohl Verbesserung der Katecholaminwirkung.

Differentialdiagnose von Azidosen und Alkalosen

- Siehe Tab. 56

Tabelle 56 Ätiologische Differentialdiagnosen von Azidosen und Alkalosen

Respiratorische Azidose	**Respiratorische Alkalose**
Jedes Koma	Hyperventilation
ZNS-Schädigungen	Hypoxämie
Narkose, Opiate	ZNS-Schädigungen
Atemmuskellähmung	
Respiratorische Notfälle wie	
• Fremdkörper	
• Epiglottitis	
• Pseudokrupp	
• Asthma bronchiale	
• Pneumothorax	
Pneumonie, Bronchiolitis	
Lungenödem	
Metabolische Azidosen	**Metabolische Alkalosen**
Laktatazidosen	Überdosierung v. Bikarbonat
Ketoazidosen (Diabetes mellitus)	Erbrechen
Azidosen durch Bikarbonatverlust	Laxantienabusus
• renal	Hyperaldosteronismus
• gastrointestinal	
Niereninsuffizienz	
Hyperparathyreoidismus	
Morbus Addison	

Grundlagen

- **Definition:** Unerwarteter und plötzlicher Tod eines Säuglings (sehr selten eines Kleinkindes) ohne erkennbare Todesursache bei klinischer Untersuchung und Obduktion.
- **Synonyma:** Sudden infant death syndrome (SIDS), cot death, u. a.
- **Pathologisch-anatomische Klassifikation** des SID (Sudden infant death):
  - SID mit erklärbarer Todesursache: Mißbildungen, angeborene Stoffwechselstörungen, Infektionen, Unfälle, Kindestötung, Vergiftungen usw.
  - Klassische SIDS: Plötzlicher und aufgrund der Vorgeschichte unerwarteter Tod, nach vollständiger postmortaler Untersuchung keine Krankheitsbefunde (außer Petechien auf Thymus und Pleura, Hirnödem, zerebrale Gliavermehrung u. a. subtile Veränderungen).
  - Borderline-SIDS: Plötzlicher Säuglingstod mit einigen pathologischen Befunden (Otitis, Bronchitis, Enteritis u. a.), bei der Leichenöffnung oder weiteren Untersuchungen jedoch keine erklärbare Todesursache.
  - Nicht obduzierte Fälle von plötzlich verstorbenen Säuglingen.
- **Epidemiologie:** Häufigkeit 1–3‰ aller lebendgeborenen Säuglinge. Gipfel im 2.–4. Lebensmonat, Knaben:Mädchen = 2 : 1. Auftreten im Schlaf zu über 90%.
- Pathogenese: Nicht sicher bekannt, wahrscheinlich funktionelle Instabililtät autonomer Zentren (Atmung mit paradoxer Atemantwort, d. h. Suppression bei Hypoxie, Kreislauf mit verstärkten Bradykardien bei Apnoen u. a.), Dekompensation durch verschiedene Trigger (Infektion der Luftwege, besonders RS-Viren, mit zentralen und obstruktiven Apnoen, gastroösophagealer Reflux mit laryngealem Chemoreflex und Apnoen, zerebrale Krampfanfälle, Stoffwechselerkrankungen, Nikotin, Narkose, phenotiazinhaltige Fiebermittel u. a.).
- **Risikofaktoren:**
  - Junge Schwangere, kurze Schwangerschaftsintervalle, SIDS bei Geschwistern (?), Drogen- und Nikotinabusus in der Schwangerschaft.
  - Schwere Geburtskomplikationen besonders bei Frühgeburtlichkeit mit bronchopulmonaler Dysplasie.
  - Auftreten eines Sterbeanfalls, sog. Apparent life threatening event (ALTE = unerwarteter und plötzlicher Zustand mit Apnoe, Blässe und/oder Zyanose und Leblosigkeit).
  - Bauchlage im Schlaf, Rauchen in der Umgebung des Kindes, Trinkschwierigkeiten (Saug-Schluck-Atem-Koordinationsstörungen), gehäuftes Erbrechen, schrilles Schreien oder apathisches Verhalten.
  - Auffälligkeiten im Schlaf: > 15 Sek. verlängerte und gehäufte Schlafapnoen, auffallende Blässe oder Zyanose, starkes Schwitzen, erschwerte Erweckbarkeit.

Untersuchungen

- Polysomnographie:
  - Indikation bei ALTE, ungeklärten Zyanoseanfällen und Verdacht auf zentrale und obstruktive Schlafapnoen, evtl. bei Geschwistern von SIDS-Kindern. Erfassung von obstruktiven und zentralen Apnoen, Bradykardien und Hypoxämien.

   - Pathologische Kriterien bei 6-Stunden Nachtmessung: Zentrale Apnoe ≥ als 15 Sek., periodische Apnoen ≥ als 15%, gesamte Apnoedauer pro Meßzeit ≥ als 5 Sek./Min., obstruktive Apnoen 3 oder mehr ≥ 5 Sek., jede obstruktive Apnoe > 10 Sek., SaO_2 ≤ als 85% P_{O2} ≤ 40 mmHg, Herzfrequenz ≤ 80/min für mindestens 10 Sek. bzw. ≥ 30% unter der altersgemäßen mittleren Herzfrequenz. Pathologische Werte sind nicht pathognomonisch für SIDS, können jedoch als Risikofaktor gewertet werden.
- Weitere Untersuchungen je nach klinischer Symptomatik: Z.B. EKG (QT-Verlängerungssyndrom), EEG (zerebrale Anfälle), Ösophagus-pH-Metrie oder -Manometrie (gastroösophagealer Reflux), RS-Viren, Stoffwechseluntersuchungen (Hypoglykämien, Organoazidopathien, Carnitin-, Biotinidasemangel, MCAD) u.a.
- Nach SIDS Obduktion obligat: Klassifikation s.o.

Differentialdiagnose

- SID mit nachweisbarer Ursache (s. Klassifikation).

Prävention

- Informationsbroschüren für Eltern über Pflegeanleitungen und Vermeidung von Risikofaktoren.
- Beachtung der Risikofaktoren (s.o.).
- Stillen besonders im ersten Lebenshalbjahr.
- Subtile Behandlung und Überwachung von kranken Säuglingen (respiratorische Infekte, Obstrukion der Nasenatmung, Anfälle u.a.).
- Vermeiden von phenotiazinhaltigen Fiebermitteln.
- Bauchlage des Säuglings im Schlaf wenn möglich vermeiden.
- Bei nicht vermeidbarer Bauchlage keine weichen Schlafunterlagen (Polystyren, Schafwolle, weiche Kissen u.a.).
- Kein Überwärmen des Kindes (Zimmertemperatur bei 18,5° C, adäquate Kleidung und Bettwäsche).
- Bei gastroösophagealem Reflux.
- Kein Rauchen in der Umgebung des Kindes.
- Fernhalten des Säuglings von Aufregungen und Streß.
- Säugling möglichst nicht allein lassen.
- Häufiger Körperkontakt.
- Überwachung mit Heimmonitor: Zusammenhang zwischen ALTE, Schlafapnoen und SIDS ist noch nicht bewiesen, jedoch zahlreiche kasuistische Erfahrungen der rechtzeitigen Interventionsmöglichkeit bei bedrohlichen Apnoen.
   - *Indikationen:* ALTE, klinisch manifeste Schlafapnoen besonders bei symptomatischen Frühgeborenen mit rezidivierenden Apnoen und Bradykardien, fakultativ bei SIDS-Geschwistern, bei Säuglingen drogenabhängiger Mütter und bei pathologischer Polysomnographie.
- Behandlung einer evtl. Ursache.
- Schulung der Eltern in Reanimationsmaßnahmen. Psychische Unterstützung und Begleitung der Eltern.

- Wahl der Monitorart: Herz-Atem-Monitor bei obstruktiven Apnoen, Bradykardien, nach ALTE und bei symptomatischen Frühgeborenen. Atemmonitor bei reinen zentralen Apnoen. Möglichkeiten der Fehlalarme beachten.
- Aminophyllintherapie 3 x 3 mg/kg KG oral für 6 Wochen bei exzessiven zentralen Schlafapnoen mit Brachykardien und Hypoxämien.
- Nach SIDS Trauerarbeit mit Eltern.

Perinatale Asphyxie

Grundlagen

- **Definition:** Akuter, lebensbedrohlicher Sauerstoffmangel.
- **Ursachen:** Schockzustände der Mutter, akute Plazentainsuffizienz (Ablösung, massive Blutung), Nabelschnurkompression (Knoten, Vorfall), Geburtstraumen, persistierende fetale Zirkulation (s. S. 594), Lungenerkrankungen, mangelhafte, postpartale Reanimation: zentrale Atemantriebsstörungen, Hypovolämie, neuromuskuläre Erkrankungen.
- **Symptome:**
  - Intrauterine Asphyxie: Mekoniumhaltiges Fruchtwasser, pathologische Kardiotokographie bzw. Auskultationsbefund (Herzfrequenz < 120/Min. oder > 160/Min.), pH < 7,20 bei Mikroblutuntersuchung sub partu.
  - Neonatale Asphyxie: Apgar < 4 nach 1 Min. p. p., Apgar < 6 nach 5 Min. p. p., Herzfrequenz < 100/Min. oder > 160/Min. nach 2,5 Min. p. p. Keine oder ungenügende Spontanatmung mit Blässe oder Zyanose nach 5 Min. p. p., Fersen-pH < 7,15. Koma, Apathie, muskuläre Hypotonie, Oligo- Anurie, zunächst Hyperglykämie, dann Hypoglykämie.
- **Folgen:** Schock (cave Schocklunge, Schocknieren), Hirnödem, Atemlähmung, Krämpfe. Hypoxisch-ischämische Enzephalopathie mit Leukenzephalomalazie, Hirnatrophie, zerebrale Bewegungsstörungen, psychomotorische Retardierung.

Untersuchungen

- Die Reanimation darf durch keine Untersuchung verzögert werden.
- Blutbild.
- Kontinuierliche Blutdruckmessung.
- Blutgasanalyse mit P_{CO2} oder P_{O2} oder S_{O2}. 583
- Serum: Ca, P, Na, K, Mg, Blutglukose (Dextrostix), harnpflichtige Substanzen, Gerinnung.
- Kontrolle der Diurese (Katheter).
- Neurologische Untersuchung.
- Sonographie des Gehirns (fallweise CT, Doppler-Sonographie der Hirndurchblutung).
- Thoraxröntgen.
- Weitere Befunde in Abhängigkeit von klinischer Symptomatik.

Therapie

- Primäre Reanimation und Transport für sekundäre Reanimation und Intensivpflege s. S. 522.
  - Bei Aspiration rasches Absaugen.
  - Pufferung der Azidose zunächst blind 1 ml/kg 8,4% Natriumbicarbonat nach 10 Min. Reanimation.
- Frühzeitiger Beginn der Physiotherapie und interdisziplinärer Frühförderung bei Verdacht auf Bewegungs- oder Entwicklungsstörung, regelmäßige Kontrollen!

Prognose

- Abhängig von Schwere und Dauer des O_2-Mangels.

Ursachen

- Primärer Surfactant-Mangel vor allem bei Frühgeborenen < 33 SSW (50–80%) = Idiopathisches respiratory distress syndrome, IRDS.
- Sekundärer Surfactant-Mangel bei Schocklunge, Azidose, schweren Infektionen.
- Aspiration von Fruchtwasser oder Mekonium (s. S. 541).
- Fehlbildungen der Lunge (Lungenhypoplasie bei Oligohydramnion, Thoraxhypoplasie bei genetischen Fehlbildungen).
- Pneumonien, Lungenblutungen, Lungenödeme (bei Herzversagen).
- Pneumothorax, Pleuraergüsse, Zwerchfellhernie, Zwerchfellhochstand nach Phrenikusparese.
- Persistierende Fetale Zirkulation (PFC-Syndrom) s. S. 594.
- Sepsis s. S. 172 und 458.
- Hämatologische Störungen (Anämie, Polyglobulie).

Symptome

- Unmittelbar nach Geburt oder innerhalb von Stunden einsetzende Atemnot (Frequenz > 60/Min.).
- Zyanose.
- Einziehungen (interkostal, subkostal,xiphoidal, jugulär).
- Nasenflügeln.
- Exspiratorisches Stöhnen.
- Perkussion und Auskultation wenig hilfreich.
- Befunde der Grundkrankheit, z. B. Mekoniumaspiration mit grünlicher Verfärbung von Nägeln, Nabelschnur und Haut.
- Komplikationen: Hypoxämie, Öffnung des Ductus arteriosus, nekrotisierende Enterokolitis, Hirnblutung, Leukenzephalomalazie, zerebrale Bewegungsstörungen, psychomotorische Retardierung.

Untersuchungen

- Thoraxröntgen: Befunde des Grundleidens, z. B. Pneumonie, Blutung, Aspiration (verschieden große fleckige Infiltrate und Atelektasen, bei B-Streptokokken diffuse Trübung), Fehlbildungen (lobäres Emphysem, Zwerchfellhernie mit gashaltigem Darm im Thorax u. a.), PFC-Syndrom (normale Lunge). IRDS mit 4 Graden: Grad 1 mit retikulärgranulärem Muster, Grad 2 mit zusätzlichem Luftbronchogramm außerhalb des Herzschattens, Grad 3 mit zusätzlich ausgelöschter Herzgrenze, Grad 4 mit „weißer Lunge".
- Blutgasanalyse mit pH, P_{aCO2} und P_{aO2} und S_{O2} (respiratorische oder gemischte Azidose).
- Blutbild, CRP, Harn (Infektionszeichen u. a.).
- Sonographie des Herzens und des Gehirns (kongenitales Vitium, Ductus arteriosus persistens, Hirnblutung u. a.).
- Bei Infektzeichen Erregernachweis, z. B. Latex-Test auf hämolysierende B-Streptokokken, Kultur von Blut und Trachealsekret, spezifisches IgM nach intrauteriner Infektion.
- Serumkalzium, Phosphat, Natrium, Kalium, Magnesium, Blutglukose (Dextrostix).

Differentialdiagnose

- Die zahlreichen Ursachen für Atemnot müssen diagnostisch differenziert werden (s. Ursachen).

Therapie

- Prävention des IRDS: Fruchtwasserdiagnostik (Lezithin-Sphingomyelin-Ratio < 1,5 bedeutet Unreife) und Stimulation der Lungenreifung mittels Kortikosteroiden, evtl. plus Carnitin-Therapie der Mutter.
- Primäre Reanimation bei Bedarf (Asphyxie, Schock, Azidose etc.) und intratracheale Surfactant-Gabe 100 mg/kg bei IRDS. Folgegaben v. 50 mg/kg bei Bedarf, max. 200 mg.
- Infustionstherapie bei Hypovolämie (s. S. 543).
- Antibiotika (s. S. 172) bei Infektionszeichen.
- O_2-Gabe im Inkubator, bis O_2-Sättigung etwa 90% erreicht. Bei ungenügender Oxygenierung Intubation.
- Intubationsindikation und Beatmung mit positivem endexspiratorischem Druck (PEEP) bei zunehmender Dyspnoe infolge ungenügender Oxygenierung, Anstieg des P_{aCO2} über 70 mmHg, kapillärer pH < 7,20.
- Kontinuierliche Überwachung der O_2-Sättigung bzw. des P_{aO2} zur Prävention der Retinopathie (retrolentale Fibroplasie) bei Frühgeborenen.
- Begleitender Intensivtransport zur weiteren Betreuung an neonatologischer Station (s. S. 529), nach Möglichkeit durch geschultes Team.

Prognose

- Die Letalität liegt zwischen 10 und 15%, wobei die Hirnblutung in Korrelation mit der zunehmenden Unreife bei Frühgeborneen die Hauptursache darstellt.
- Beatmungskomplikationen: Pneumothorax 3 – 5%, bronchopulmonale Dysplasie 5 – 10%, Kathetersepsis ungefähr 5%, Retinopathia praematurorum < 1%.

Grundlagen

- **Ursachen:**
  - Blutungen durch vorzeitige Plazentalösung, Placenta praevia, Insertio velamentosa, Vorderwandplazenta, Sectio, Verletzung der Nabelschnur, Blutungen innerer Organe (intrakraniale, pulmonale B., Leber-, Milzruptur), Gerinnungsstörungen, Hämolyse (Blutgruppenunverträglichkeit, hämolytische Anämie).
  - Transfusionen: fetoplanzentar (Asphyxie, Abnabelung des Kindes oberhalb der Plazenta); fetomaternal, fetofetal (Gefäßanastomosen bei eineiigen Zwillingen).
- **Symptome:** Zyanose, Tachykardie, leise Herztöne.

Untersuchungen

- Blutdruckmessung.
- ZVD - Messung über Nabelvenenkatheter.
- BB, Gerinnung.
- Kontrolle der Diurese.
- Kleihauer-Betke-Test (Nachweis fetaler Erythrozyten im maternalen Blut).

Therapie

- Intensivpflege.
- Volumen- und evtl. Blutsubstitution.
- Cave DIC, Schockniere, Schocklunge (s. S. 543).

Hirnblutung bei Neugeborenen

Grundlagen

- Geburtstraumatische Blutungen (Falx- und Tentoriumrisse, subdurale Hämatome) manifestieren sich rasch. Hypoxische Blutungen (subependymale Blutung, z.B. bei Frühgeborenen bis zu 60%) treten meist mit einer Latenzzeit von 2–5 Tagen auf.
- **Stadien** der subependymalen Blutungen mittels Sonographie: Grad I: subependymal, Grad II: Ventrikeleinbruch ohne Ventrikelerweiterung, Grad III: Ventrikeleinbruch mit Erweiterung, Grad IV: zusätzlicher Parenchymeinbruch.
- **Symptome:** In Abhängigkeit vom Grad und Ort der Blutung Blässe, Unruhe oder Apathie, schrilles Schreien, Trinkunlust, Erbrechen, Tachykardie, Apnoen, Krämpfe, Opisthotonus, evtl. gespannte Fontanelle, Bewegungsstörungen.
- **Komplikationen:** Schock, metabolische Azidose, Koma, Hirnödem, Atemlähmung; posthämorrhagischer Hydrozephalus, Leukenzephalomalazie, zerebrale Bewegungsstörungen, psychomotorischer Entwicklungsrückstand, Epilepsie.

Untersuchungen

- Blutbild (Anämie, Leukozytose, Thrombozytopenie).
- Sonographie mit Gradeinteilung, evtl. CT, Fundi (Blutung).
- Gerinnungsstatus (angeborene Gerinnungsstörung, DIC).
- Blutgasanalyse mit arteriellem P_{O2}, Blutglukose, Kalzium, Phosphat, Magnesium, Natrium, Kalium.
- Liquor (Blutung).

Differentialdiagnose

- Sepsis, Meningoenzephalitis.
- Hypoxische Hirnschädigung bei perinataler Asphyxie.
- Angeborene Stoffwechselstörungen (s. S. 436), Hypoglykämie s. S. 438.
- Krämpfe anderer Genese (s. S. 373).
- Schock anderer Genese.

Therapie

- Intensivpflege auf neonatologischer Station mit kontinuierlichem kardiorespiratorischem Monitoring, fallweise Reanimation und künstliche Beatmung (s. S. 532).
- Bei Krämpfen Antikonvulsiva (s. S. 373). Schocktherapie (s. S. 543), Azidoseausgleich (s. S. 583).
- Möglichst schonendes Handling.
- Wiederholte vorsichtige Lumbalpunktionen schon ab dem 1. Tag der Diagnosestellung, falls es der Zustand erlaubt, als Prophylaxe gegen posthämorrhagischen Hydrozephalus. Regelmäßige sonographische Kontrolle. Bei kontinuierlicher Ventrikelerweiterung ventrikuloperitonealer Shunt.
- Frühzeitige Physiotherapie, Frühförderung, regelmäßige Kontrollen.

Prognose

- Schlechter bei niedrigem Geburtsgewicht und höherem Blutungsgrad, Letalität insgesamt ca. 5%.
- Zerebrale Bewegungsstörungen und psychosomatische Retardierung in ca. 15%.

Grundlagen

- Definition: PFC ist eine fehlende oder inkomplette postnatale Kreislaufumstellung infolge persistierender pulmonaler Hypertonie: dies führt zu einem Rechts-links-Shunt über den Ductus art., das Foramen ovale und zu intrapulmonalen Shunts. Betroffen sind oft reife Neugeborene, Kombination mit RDS bei Frühgeborenen ist möglich.
- **Auslösende Ursachen und Verlauf:**
  - *Primäre oder sekundäre Adaptationsstörungen:* Hypoxämie jeder Genese (Mekoniumaspiration, RDS, Pneumothorax, u. a.), Azidose, Hyperkapnie, Polyglobulie, Hypoglykämie, Sepsis, Streß (z. B. Schmerz, Kälte).
  - *Intrauterin erworbene Mediahypertrophie:* Prostaglandinsynthesehemmer (in utero), chronische intrauterine Hypoxämie und Azidose, Lithiumtherapie, idiopathisch. Protrahierter Verlauf ist möglich.
  - *Hypoplasie des pulmonalen Gefäßbettes:* Fehlbildungen, z. B. Zwerchfellhernie, Hydrops fetalis, Werdnig-Hoffmann-Syndrom, Phrenikusaplasie, Ahydramnion. Protrahierter Verlauf möglich.
- **Klinische Symptomatik und Diagnostik:**
  - *Zentrale Zyanose* sofort nach Geburt oder in den ersten Lebensstunden (-tagen), Dyspnoe, selten Hyperkapnie, RR eher niedrig. Oxygenierung unter erhöhtem F_{IO2} nicht deutlich besser (Hyperoxietest).
  - Bei vorwiegendem Rechts-links-Shunt über Duktus kann eine deutliche prä- und postduktale O_2-Sättigungsdifferenz (simultane Pulsoxymetrie) bestehen, die als Verlaufsparameter verwertbar ist.
  - Bei überwiegendem Rechts-links-Shunt auf Vorhofebene besteht nur eine geringe O_2-Differenz. In der Regel kein Herzgeräusch, ein Systolikum infolge Trikuspidalinsuffizienz ist möglich.

Untersuchungen

- **Röntgenthorax:** verminderte Lungenperfusion, oft nicht sehr auffällig. „Schlechtes Kind und relativ unauffälliger Thorax".
- **Echokardiographie:** Ausschluß zyanotischer Vitien, Beurteilung der Myokardfunktion. Großer re. Vorhof, evtl. verminderte Kontraktilität. Shunt auf Vorhof- und Duktusebene, Trikuspidalinsuffizienz, Blutfluß in der A. pulmonalis vermindert.
- **EKG:** keine typischen Veränderungen (wie z. B. Blockbild bei Epstein-Anomalie).

Differentialdiagnose

- Atemnotsyndrom, Sepsis, Pneumothorax.
- Vitium mit Rechts-links-Shunt.

Therapie

- **Prinzip:** Jede längere Zeit nach der Geburt persistierende Hypoxämie (z. B. bei „Nasse-Lunge-Syndrom") kann ein PFC auslösen, deshalb frühzeitige Intervention bei Hypoxämie zumindest durch Sauerstoffgabe.
- Alle diagnostischen Maßnahmen bedeuten Streß und können das PFC-Syndrom ungünstig beeinflußen!! Eine Verschlechterung kann bei PFC rasch erfolgen, eine Stabilisierung auch nach Beseitigen einer möglichen Ursache braucht dagegen in der Regel Zeit! Therapieversuche deshalb nicht zu rasch ändern.

Persistierender fetaler Kreislauf (PFC)

➤ **Maßnahmen:**

- *Symptomatische Behandlung* aller akuten Störungen.
- Analgosedierung: Morphin: 0,1 mg/kg als Bolus i. v., dann 0,005 – 0,01 mg/kg/h Dauerinfusion (beim spontan atmenden Kind beginnen mit 0,1 mg/kg Kurzinfusion über 30 Min.) Morphin senkt den Pulmonaliswiderstand bei älteren Patienten und senkt meßbar die Streßhormonspiegel bei Neugeborenen.
  - Nebenwirkungen: Atemdepression (cave beim nicht beatmeten Kind), negative Inotropie, Blasensphinkterspasmus, Darmmotilität. Bei Dauerinfusion in der Regel klinisch nicht relevant.
- *Azidoseausgleich:* Ein normaler pH ist Voraussetzung für eine gute kardiale Funktion sowie für eine gute Medikamentenwirkung (z. B. Katechloamine) und kann per se (Alkalisierung) bereits zu einer pulmonalen Vasodilatation führen.
- *RR-Normalisierung:* Rechts-links-Shunt ist abhängig von der Druckdifferenz zwischen beiden Kreisläufen. Bei pulmonaler Hypertonie ist ein hoher Systemdruck für eine Shuntumkehr erforderlich:
  - Volumensubstitution (ZVD?).
  - Dobutamin 5 – 20 µg/kg/min. evtl. Dopamin 5 – 20 µg/kg/min.,
  - evtl. Arterenol 0,5 – 2 – 4 µg/kg/min.

  Dopamin und Arterenol wirken stark vasokonstriktiv, auch in den Pulmonalgefäßen, Gabe möglichst über Cava inferior (Abfluß: re. Vorhof - F. ovale - Systemkreislauf)
- *Maschinelle Beatmung:*
  - Frühzeitig beginnen (SIMV-Beatmung), Dyspnoe ist relevanter Streß.
  - Kontinuierliche tcP_{O2}, tcP_{CO2} und S_{aO2} - Überwachung (evtl. prä- u. postduktal).
  - F_{IO2} nach Bedarf bis 1,0. Ziel: $P_{aO2} > 80$ mmHg, möglichst niedriger PEEP.
  - Mäßige Hyperventilation, P_{CO2} 25 – 30 mmHg (cave: P_{CO2} um 20 mmHg).
  - Bei Erfolg langsame (!) Reduktion der Beatmungsparameter und des F_{IO2} erst Druck reduzieren, ein hoher MAD kann das Schlagvolumen beeinträchtigen.
  - Erneute Verschlechterung ist bei raschen P_{O2} oder P_{CO2}- Schwankungen möglich.
- *Relaxierung,* falls erforderlich, zusätzlich zu Morphin z. B. Pancuronium 0,1 mg/kg i. v. nach Bedarf. Kein Phenobarbital bei hypoxämischen Kindern (schlecht steuerbar, erheblich negativ inotrop!).
- *Medikamentöse pulmonale Vasodilatation:*
  - Tolazolin (Priscol): wenn mit o. g. Maßnahmen kein Erfolg und kein zyanotisches Vitium vorliegt.
    a) Dosis: Initial Bolus 1 mg/kg in 5 – 10 Min. über obere Hohlvene (Abfluß: - re. Vorhof - re. Ventrikel - A. pulmonalis), evtl. wiederholen.
    b) Bei Erfolg Dauerinfusion mit 1 – 5 mg/kg/h.
    c) Akuter Blutdruckabfall möglich → kontiuierliche möglichst invasive RR-Messung! Volumen (Plasma, Blut) muß sofort verfügbar sein!
  - Prostacyclin (Flolan): Kein Bolus, Dauerinfusion über obere Hohlvene, Dosierung: 0,01 – 0,02 – 0,05 µg/kg/min. Nebenwirkungen wie bei Tolazolin möglich, wirkt manchmal auch, wenn Tolazolin erfolglos war. Langsame Reduktion (über 6 – 12 Std.) der Vasodilatatoren, falls $P_{aO2} > 70$ und $F_{IO2} < 0{,}50$.
- NO-Beatmung.
- Ultima ratio: ECMO, Austauschtransfusion.

Prognose:

- Die Prognose eines PFC ist in der Regel gut. Tod durch Hypoxämie vor allem bei PFC-Syndrom infolge Sepsis, Pneumothorax etc. ist möglich.

Ausrüstung für den Notfallkoffer: Medikamente

Pharmakon	Anzahl Packungen	Handelsname z. B.
Adrenalin-Dosier-Aerosol	1 Dosier-Sprühgerät	Adrenalin-Medihaler
Atropinsulfat 0,5 mg/1 ml	2 Amp.	Atropin 0,5 mg
Dexamethason 8 mg/ 40 mg/100 mg	je 1 Amp.	Fortecortin
Diazepam 10 mg/2 ml	3 Amp.	Diazepam 10 mg
Diazepam 10 mg rektal	1 Tube	Diazepam Desitin rectal tube
Dimetidenmaleat 4 mg/ 4 ml	1 Amp.	Fenistil
Epinephrin 1 mg/1 ml	4 Amp.	Suprarenin 1 : 1000
Epinephrin 1 mg/10 ml	2 Fertigspritzen	Mini-jet Adrenalin 1 : 10 000
Etomidat 20 mg/10 ml	3 Amp.	Etomidat-Lipuro/Hypno-midate
Furosemid 20 mg/2 ml	2 Amp.	Lasix 20 mg
Glukose 12,5 g/250 ml	1 Infusionsbeutel	Glukose 5%
Glukose-Monohydrat 55 g/ 100 ml	1 Injektionsflasche	Glukose 50%
Hautdesinfektion 250 ml	1 Sprayflasche	Kodan-Spray
Humanalbumin 20 g/ 100 ml	1 Infusionsflasche	Albumin 20%
Lidocain-HCl 100 mg/5 ml	1 Amp.	Xylocain 2%
Metamizol 500 mg/1 ml	1 Amp.	Novalgin Injektionslösung
Natriumbikarbonat 8,4%	3 Amp. à 20 ml	Natriumbikarbonat
Natriumchlorid 0,9%	1 Injektionsflasche 100 ml	Natriumchlorid 0,9%
Natriumchlorid 0,9%	1 Infusionsbeutel 250 ml	Natriumchlorid 0,9%
Nifedipin 10 ml/Kapsel	2 Kapseln	Nifehexal 10 mg
Phenobarbital 200 mg/1 ml	2 Amp.	Luminal 200 mg
Salbutamol-Dosier-Aerosol	1 Dosier-Sprühgerät	Sultanol Dosier-Aerosol
Serum 5%	2 Amp. 20 ml, 1 Infusionsflasche 50 ml	Biseko, Serumar
Teststreifen Glukose in Blut	1 Pck.	Haemo-Glukotest 20-800 R
Theophyllin 200 mg/10 ml	1 Amp.	Bronchoparat, Euphyllin
Tramadol 100 mg/2 ml	1 Amp.	Tramal 100 mg
Wasser steril	1 Infusionsflasche 100 ml	Aqua dest.

Ausrüstung für den Notfallkoffer: Geräte

Anzahl	Gerät
Je 2	Absaugkatheter flexibel Größe 6, 8, 12, 16 Charr Absaugkatheter starr (Jankauer)
2	Beatmungsbeutel für Säuglinge/ältere Kinder – Erwachsene mit Reservoirbeutel oder -schlauch
1	Sauerstoffverlängerungsschlauch
je 1	Beatmungsmasken der Größen 0, 1, 2, 3, 5
1	Blutdruckmeßgerät mit Manschetten 6, 9 und 14 cm
je 5	Verweilkanülen (z. B. Neoflon) 0,6, 0,8, 1,0 mm
2	Intraossärkanülen Gr. 16 – 3,0
2	Dreiwegehähne
je 2 Paar	Einmalhandschuhe, steril, Größe 6, 7 und 8
10	Kanülen 1,0
je 4	Spritzen, Größe 1 ml, 2 ml, 10 ml
1	Perfusorspritze 50 ml mit Leitung
1	Endotrachealtubus mit Cuff 7,0 mm
je 1	Endotrachealtubus 2,5, 3, 3,5, 4,5, 5 und 6
je 1	Führungsmandrin 5 mm und 3 mm für Tuben ab 3,0
je 1	McGill-Zange kleinste und mittlere Ausführung
je 1	Guedel-Tubus der Größe 2 und 3
je 1	Rolle Heftpflaster 1,25 und 2,5 cm
3	Holzspatel
2	Infusionsbestecke
1	Kleiderschere
1	Klemme, anatomisch
1 Packung	Kompressen 10 × 10 cm und 5 × 5 cm
1	Laryngoskopgriff
je 1	Laryngoskopspatel Größe 0 (gerade), 1, 2, 3 und 4 (gebogen)
1	Mundkeil
2	Mullbinden 8 cm
1	Taschenlampe
je 1	Stethoskop für Kinder und Erwachsene
4	Verschlußstopfen

Dosierung der wichtigsten Notfallmedikamente:

Adrenalin (Suprarenin)	0,002 – 0,001 mg/kg s.c. ED 0,001 – 0,01 – 0,05 mg/kg i.v. ED 0,01 – 0,1 mg/kg i.th. ED 0,01 – 5 μg/kg/min DT
Adenosin (Adenocard)	0,05 – 0,1 – 0,3 mg/kg i.v. ED
Atropin	0,01 – 0,03 mg/kg i.v./i.t. ED
Dexamethason	0,3 – 1 – 2 mg/kg ED, 6 mg/kg dann 1 mg/kg/h DT bei spinalem Trauma
Diazepam	0,2 – 1 mg/kg i.v. als E.D.
Fenistil	1 ml/10 kg langsam i.v.
Etomidat (Hypnomidate)	0,3 mg/kg i.v. ED
Furosemid (Lasix)	1 – 2(– 4) mg/kg ED
Glukose bei sympt. Hypoglykämie	1 – 2 ml Glukose 50% ED oder 2 – 5 ml/kg Glukose 20% i.v. ED
Glukagon	0,1 mg/kg s.c. oder i.m.
Ketamin (Ketanest)	1 – 5 mg/kg i.v., i.m. ED
Lidocain (Xylocain 2%)	1 – 2 mg/kg i.v., i.th. ED
Metamizol (Novalgin)	0,1 ml/kg i.v. ED
Midazolam (Dormicum)	0,1 – 0,2 mg/kg i.v. ED
Morphin	0,05 – 0,01 mg/kg i.v. ED
Natriumbikarbonat 8,4%	ml = (0,3 × kg KG × BE) : 2 1 ml/kg „blind" nach 10 Min. Reanimation
Nifedipin	0,05 – 0,5 – (1) mg/kg p.o. ED 0,5 – 1 – (4) μg/kg i.v. ED 0,2 – 0,5 – (1) μg/kg/min DT
Phenobarbital (Luminal)	10 mg/kg i.v. initial ED wiederholen nach ca. 10 Min. bei Indikation
Salbutamol Inhalation	0,1 – 0,15 mg/kg ED
Serum 5% (Biseko)	10 – 20 ml/kg/30 – 60 Min.
Theophyllin	3 – 6 mg/kg langsam i.v. ED
Tramadol (Tramal)	0,5 – 1 – 1,5 mg/kg i.v. ED
Vercuronium (Norcuron)	0,03 (NG) – 0,05 – 0,2 mg/kg ED

nach C. Simon: Pädiatrie, Lehrbuch der Kinderheilkunde

Parameter	Altersstufe	Neue Einheit (SI-Einheiten)	Konventionelle Einheit
Albumin	I II III	30–45 g/l 35–50 g/l 35–55 g/l	3,2–4,5 g/dl 3,5–5,0 g/dl 3,5–5,5 g/dl
Ammoniak	I II III	bis 150 μmol/l bis 80 μmol/l bis 50 μmol/l	bis 255 μg/dl bis 136 μg/dl bis 85 μg/dl
α-Amylase	I–III	bis 50 U/l	
Antithrombin	III	210–570 mg/l	21–57 mg/dl
α_1-Antitrypsin	I II III	2 –4 g/l 1,3–2,4 g/l 1,3–3,0 g/l	200–400 mg/dl 130–240 mg/dl 130–300 mg/dl
Antistaphylolysin	II III	bis 2 U/ml bis 4 U/ml	dito
Basenüberschuß	I II III	(–10)–(–2) mmol/l (– 7)–(–1) mmol/l (– 4)–(+2) mmol/l	(–10)–(–2) mval/l (– 7)–(–1) mval/l (–4)–(+2) mval/l
Bikarbonat, Standard-	II–III	21–25 mmol/l	21–25 mval/l
Bilirubin, Gesamt-	II–III	bis 21,5 μmol/l	bis 1,3 mg/dl
Blutkörperchensenkungsgeschwindigkeit	I II–III	bis 2 mm (1 Std.) bis 4 mm (2 Std.) bis 10 mm (1 Std.) bis 20 mm (2 Std.)	dito
Blutungszeit	I–III	2–7 Min.	dito
Blutzucker (Glukose)	I II III	2,4–3,4 mmol/l 2,8–5,6 mmol/l 3,3–5,6 mmol/l	44– 62 mg/dl 50–100 mg/dl 60–100 mg/dl
C_3-Komplement (β_1 C)	I–III	> 500 mg/l	> 50 mg/dl
Chlorid	I–III	95–110 mmol/l	95–110 mval/l

(Altersstufe I = 1. Monat, II = 2.–12. Monat, III = ab 2. Jahr)

Normalwerte im Blut nach Altersstufe

Parameter	Altersstufe	Neue Einheit (SI-Einheiten)	Konventionelle Einheit
Cholesterin, Gesamt-	I	bis 3,6 mmol/l	bis 139 mg/dl
	II – III	bis 6,2 mmol/l	bis 240 mg/dl
–, LDL	I	1,1 – 3,0 mmol/l	45 – 117 mg/dl
	II, III	1,5 – 5,6 mmol/l	60 – 217 mg/dl
–, HDL	I	0,34 – 1,37 mmol/l	13 – 53 mg/dl
	II, III	0,57 – 2,3 mmol/l	22 – 89 mg/dl
Cholinesterase	II – III	3,5 – 8,5 kU/l	3000 – 8000 U/l
C-reaktives Protein	I	< 17g/l	< 0,5 mg/dl
	II, III	< 9 g/l	
Eisen	I – III	7 – 33 μmol/l	40 – 184 μg/dl
Eisenbindungskapazität, totale	I	10 – 32 μmol/l	56 – 179 μg/dl
	II	31 – 46 μmol/l	174 – 258 μg/dl
	III	44 – 71 μmol/l	246 – 396 μg/dl
Eiweiß, Gesamt-	I	46 – 68 g/l	4,6 – 6,8 g/dl
	II	48 – 76 g/l	4,8 – 7,6 g/dl
	III	60 – 80 g/l	6,0 – 8,0 g/dl
Eiweißfraktionen	I – III		
Albumin		57 – 68%	dito
α_1-Globulin		1 – 6%	dito
α_2-Globulin		5 – 11%	dito
β-Globulin		7 – 13%	dito
γ-Globulin		10 – 18%	dito
Erythropoetin	II, III	< 5 – 20 U/l	dito
		5 – 18 U/l	dito
Ferritin	I	100 – 600 μg/l	10 – 60 μg/dl
	II	20 – 200 μg/l	2 – 20 μg/dl
	III	15 – 140 μg/l	1,5 – 14 μg/dl
α_1-Fetoprotein	I	< 100 mg/l	< 10 mg/dl
	II, III	< 0,03 mg/l	< 0,003 mg/dl
Fibrinogen	I	1,25 – 3,0 g/l	0,125 – 0,3 g/dl
	II – III	2 – 4 g/l	0,2 – 0,4 g/dl
Galaktose	I – III	< 0,4 mmol/l	< 7,4 mg/dl

(Altersstufe I = 1. Monat, II = 2. – 12. Monat, III = ab 2. Jahr)

Parameter	Altersstufe	Neue Einheit (SI-Einheiten)	Konventionelle Einheit
Gamma-Glutamyltranspeptidase (γ-GT)	I II III	bis 150 U/l bis 100 U/l bis 20 U/l	dito
Hämoglobin, Gesamt-	1.–4. Tag	10,2–13,2 mmol/l	16,2–21,2 g/dl
	1.–2. Woche	9,6–12,2 mmol/l	15,5–19,6 g/dl
	3.–4. Woche	7,8–10,7 mmol/l	12,6–17,2 g/dl
	5.–12. Woche	6,5–7,8 mmol/l	10,5–12,6 g/dl
	> 12 Wochen	6,8–8,9 mmol/l	11,0–14,4 g/dl
Hämoglobin, fetales (Hbf)	nach Geburt	70,0–95,0% des Gesamt-Hb	dito
	bis 2. Monat	11,0–33,0% des Gesamt-Hb	
	bis 12. Monat	0,2–12,0% des Gesamt-Hb	
	ab 2. Jahr	0 – 1,3% des Gesamt-Hb	
Hämoglobin A_{1c}	II, III	3–7% des Gesamt-Hb	
Haptoglobin	I II–III	0 –0,4 g/l 0,1–1,4 g/l	0– 40 mg/dl 10–140 mg/dl
Harnsäure	I–III	120–350 μmol/l	2–6 mg/dl
Harnstoff-N (BUN)	I–III	bis 7,1 mmol/l	bis 20 mg/dl
17-Hydroxyprogesteron	I	0,4–8,5 μmol/l	0,13–2,8 μg/l

(Altersstufe I = 1. Monat, II = 2.–12. Monat, III = ab 2. Jahr)

Normalwerte im Blut nach Altersstufe

Parameter	Altersstufe	Neue Einheit (SI-Einheiten)			Konventionelle Einheit
Immunglobuline		IgG (g/l)	IgM (g/l)	IgA (g/l)	
	1.–3. Monat	3,1– 5,5	0,2–0,4	0,1–0,3	dito
	4.–6. Monat	2,4– 6,1	0,3–0,6	0,1–0,5	dito
	7.–12. Monat	4,4– 8,8	0,3–0,7	0,2–0,6	dito
	2. Jahr	5,5– 9,7	0,3–0,7	0,3–0,7	dito
	3. Jahr	7,0–10,7	0,3–0,8	0,3–1,0	dito
	4.–5. Jahr	7,0–11,5	0,3–0,8	0,6–1,2	dito
	6.–8. Jahr	6,7–12,0	0,4–0,9	0,7–1,7	dito
	9.–14. Jahr	8,2–13,6	0,4–1,1	0,7–2,1	dito
Immunglobulin E	Neugeb.	bis 1,5 IU/ml			bis 3,6 ng/ml
	Säuglinge	bis 15 IU/ml			bis 36 ng/ml
	1–5 Jahre	bis 60 IU/ml			bis 144 ng/ml
	6–9 Jahre	bis 90 IU/ml			bis 216 ng/ml
	10–15 Jahre	bis 200 IU/ml			bis 480 ng/ml
Kalium	I	3,6–6,0 mmol/l			3,6–6,0 mval/l
	II	3,7–5,7 mmol/l			3,7–5,7 mval/l
	III	3,2–5,4 mmol/l			3,2–5,4 mval/l
Kalzium	I	1,75–2,7 mmol/l			7,0–10,8 mg/dl
	II–III	2,05–2,7 mmol/l			8,2–10,8 mg/dl
Kohlendioxyd (pCO_2)	I	3,7–6,0 kPa			28–45 mm Hg
	II	3,3–5,3 kPa			25–40 mm Hg
	III	4,2–6,2 kPa			32–47 mm Hg
Komplementfaktoren: Totale hämolytische Komplementaktivität (CH 50)	II, III	20–50 U/ml			

(Altersstufe I = 1. Monat, II = 2.–12. Monat, III = ab 2. Jahr)

Parameter	Altersstufe	Neue Einheit (SI-Einheiten)	Konventionelle Einheit
C 3	II III	0,6 – 1,5 g/l 0,8 – 1,7 g/l	
C 4	II III	0,05 – 0,3 g/l 0,1 – 0,4 g/l	
Kreatinin	I II – III	bis 106 µmol/l bis 88 µmol/l	bis 1,2 mg/dl bis 1,0 mg/dl
Kreatinkinase	I II – III	bis 500 U/l bis 90 U/l	} dito
Kupfer	I II III	2 – 10 µmol/l 4 – 24 µmol/l 10 – 24 µmol/l	12,7 – 63 µg/dl 25,4 – 152 µg/dl 66 – 152 µg/dl
Laktat (nüchtern)	I – III	0,6 – 2,4 mmol/l	5,7 – 22 mg/dl
Laktatdehydrogenase (LDH)	I II III	bis 800 U/l bis 500 U/l bis 300 U/l	} dito
Leuzinarylamidase (Leuzinaminopeptidase)	I – III	bis 31 U/l	
Lipase	I II, III	bis 80 U/l bis 115 U/l	} dito
Lipoproteinfraktionen	 I II III	α (g/l) β (g/l) 0,7 – 1,8 0,5 – 1,6 0,8 – 2,8 1,2 – 4,5 1,5 – 3,3 2,2 – 5,4	α (mg/dl) β (mg/dl) 70 – 180 50 – 160 80 – 280 120 – 450 150 – 330 220 – 540
Magnesium	I II III	0,7 – 1,5 mmol/l 0,7 – 1,0 mmol/l 0,5 – 1,25 mmol/l	1,7 – 3,7 mg/dl 1,7 – 2,5 mg/dl 1,2 – 3,1 mg/dl
Natrium	I – III	130 – 145 mmol/l	130 – 145 mval/l
Osmolalität	I II – III	260 – 295 mosmol/kg 275 – 295 mosmol/kg	} dito

(Altersstufe I = 1. Monat, II = 2. – 12. Monat, III = ab 2. Jahr)

Normalwerte im Blut nach Altersstufe

Parameter	Altersstufe	Neue Einheit (SI-Einheiten)	Konventionelle Einheit
pH	I II–III	7,29–7,39 7,33–7,42	
Phenylalanin	I–III	< 121 µmol/l	< 2 mg/dl
Phosphor, anorganischer	I II III	1,6–3,1 mmol/l 1,6–2,6 mmol/l 1,1–2,0 mmol/l	4,8–9,5 mg/dl 4,8–7,9 mg/dl 3,4–6,2 mg/dl
Phosphatase, alkalische	I II III Adoleszenz	bis 650 U/l bis 700 U/l bis 600 U/l bis 750 U/l	dito
Phosphatase, gesamte, saure	I II III	bis 60 U/l bis 35 U/l bis 30 U/l	dito
Pyruvat (nüchtern)	I–III	45–90 µmol/l	0,4–0,8 mg/dl
Renin	I, II	1,7–2,6 µg/l/Std.	
Sauerstoffsättigung	I–III	92–96%	dito
Sauerstoffspannung (pO_2)	I–III	11,3–13,3 kPa	85–100 mm Hg
Standardbikarbonat	I–III	21–25 mmol/l	21–25 mval/l

(Altersstufe I = 1. Monat, II = 2.–12. Monat, III = ab 2. Jahr)

Parameter	Altersstufe	Neue Einheit (SI-Einheiten)	Konventionelle Einheit
Thyroxin (T_4), Gesamt-	Geburt	12,7 (5,9–19,5) μg/dl	163 (75–251) nmol/l
	24–48 Std.	16,5 (11,7–21,3) μg/dl	212 (150–274) nmol/l
	7 Tage	14,1 (8,1–20,1) μg/dl	181 (100–259) nmol/l
	1–12 Mon.	10,8 (6,2–15,4) μg/dl	139 (78–199) nmol/l
	1– 6 Jahre	9,3 (5,3–13,3) μg/dl	120 (68–172) nmol/l
	7–12 Jahre	8,6 (4,8–12,4) μg/dl	111 (63–159) nmol/l
	13–17 Jahre	8,0 (4,2–48,0) μg/dl	103 (55–150) nmol/l
Thyreotropes Globulin (TSH)	5. Tag	0–10 mU/l	0–10 μU/ml
	II–III	0– 5 mU/l (basal)	0– 5 μU/ml (basal)
	II–III	5–25 mU/l (30′ nach TRH)	5–25 μU/ml (30′ nach TRH)
Transaminasen GOT	I	bis 39 U/l	dito
	II	bis 27 U/l	
	III	bis 22 U/l	
GPT	I–II	bis 34 U/l	dito
	III	bis 21 U/l	
Transferrin	I	1,0–2,5 g/l	100–250 mg/dl
	II–III	2,0–4,0 g/l	200–400 mg/dl
Transferrinsättigung	I	30–100%	dito
	II, III	10– 50%	
Triglyzeride	1. Woche	bis 3,0 mmol/l	bis 266 mg/dl
	II	bis 1,9 mmol/l	bis 168 mg/dl
	III	bis 1,8 mmol/l	bis 160 mg/dl
Vitamin A	bis 2 Jahre	0,3–2,0 μmol/l	8,6–57 μg/dl
	ab 2 Jahre	0,7–2,8 μmol/l	20 –80 μg/dl
Zink	III	9,8–16,8 μmol/l	64–110 μg/dl

(Altersstufe I = 1. Monat, II = 2.–12. Monat, III = ab 2. Jahr)

Normalwerte des roten Blutbildes

Normalwerte des roten Blutbildes

Alter	Erythrozyten Mill./μl	Retikulozyten ‰ Erys	Hämatokrit %	MCV μm^3	Hb_E = MCH pg	Hb_K = MCHC %
1. LT	5,5 (4,5–6,5)	42 (15–65)		106 (99–113)	35,5 (33–38)	33,5 (31,8–35,2)
5. LT	5,3 (4,4–6,1)	30 (10–50)	60 (58–62)			
7. LT	5,2 (4,4–5,9)	10 (5–15)		103 (96–110)	35,5 (33–38)	34,5 (32,8–36,2)
2. Wo.	5,0 (3,0–5,5)	8 (3–13)	55 (53–58)			
4. Wo.	4,7 (3,9–5,3)	8 (3–13)	44 (41–48)	100 (94–106)	33,5 (31,5–35,5)	34,2 (32,7–35,7)
2. Mon.	4,5 (3,7–5,0)	8 (3–15)	37 (34–39)			
3. Mon.	3,8 (3,2–4,3)	19 (10–35)	34 (30–37)	88 (82–94)	30,0 (28–32)	34,0 (32,2–35,7)
4. Mon.	3,9 (3,3–4,5)	10 (5–25)	35 (31–38)			
6. Mon.	4,2 (3,8–5,0)	8 (3–13)	37 (34–39)	77 (70–84	26,0 (23,5–28,5)	33,5 (31,5–35,5)
9. Mon.	4,8 (4,0–5,3)	8 (3–13)	36 (34–39)			
1 J.	4,9 (4,2–5,5)	8 (3–13)	37 (33–40)	73 (65–80)	23,5 (19,8–27,2)	32,5 (30,1–34,9)
2–6 J.	5,0 (4,3–5,5)	5 (1–13)	38 (34–41)	76 (68–84)	26,0 (23,0–29,0)	
7–12 J.	5,1 (4,5–5,5)	5 (1–13)	41 (37–43)	79 (71–87)	27,0 (24,0–30,0)	
13-17 J, m	5,4 (4,8–5,7)	5 (1–13)	44 (39–47)	78 (70–86)	28,0 (25,0–31,0)	
13-17 J, f	5,0 (4,3–5,5)	5 (1–15)	41 (36–44)	79 (71–87)	29,0 (26,0–32,0)	

MCV = Mittleres Volumen der einzelnen Erythrozyten
Hb_E = MCH = Mittlerer Hb-Gehalt der einzelnen Erythrozyten
HB_K = MCHC = Mittlere Hb-Konzentration der einzelnen Erythrozyten

Lebenstag = LT; Wochen = Wo.; Monate = Mon.; Jahre = J.; männlich = m; weiblich = f;

Normalwerte des weißen Blutbildes

Leukozyten	Erwachsene 4000–9000/µl		Kinder 8000–12 000/µl		Säuglinge 9000–15 000/µl	
	%	absolut	%	absolut	%	absolut
Granulozyten (Polymorphkernige)						
Neutrophile	55–70	2200–6300/µl	35–70	2800–8400/µl	25–65	2250–9750/µl
Stabkernige	3–5	120–450/µl	0–10	–1200/µl	0–10	–1500/µl
Segmentkernige	50–70	2000–6300/µl	25–65	2000–7800/µl	22–65	2250–9750/µl
Eosinophile	2–4	80–360/µl	1–5	80–600/µl	1–7	90–1050/µl
Basophile	0–1	–90/µl	0–1	–120/µl	0–2	–300/µl
Mononukleäre						
Monozyten	2–6	80–540/µl	1–6	80–720/µl	7–20	630–3000/µl
Lymphozyten	25–40	1000–3600/µl	25–50	2000–6000/µl	20–70	1800–10 500/µl
Thrombozyten	NG: 100–250 000/mm³; Ältere Kinder: 200–350 000/mm³					

Normalwerte im Urin nach Altersstufe

Erythrozyten Unzentrifugierter Mittelstrahlurin	0–5 μl
Eiweiß	
Alle Altersgruppen	150 mg/Tag · 1,73 m²
Harnmenge	
1– 2 Tage	30– 60 ml/24 Std.
3– 5 Tage	70– 250 ml/24 Std.
6–10 Tage	200– 300 ml/24 Std.
10 Tage bis 2 Monate	250– 450 ml/24 Std.
2 Monate bis 1 Jahr	400– 500 ml/24 Std.
1– 3 Jahre	500– 600 ml/24 Std.
4– 5 Jahre	600– 700 ml/24 Std.
6– 8 Jahre	700–1000 ml/24 Std.
9–14 Jahre	800–1400 ml/24 Std.
Homovanillinsäure	
3– 5 Jahre	bis 15,5 μg/mg Kreatinin bis 9,6 mmol/mol Kreatinin
6–10 Jahre	bis 11,5 μg/mg Kreatinin bis 7,1 mmol/mol Kreatinin
11–14 Jahre	bis 10,3 μg/mg Kreatinin bis 6,4 mmol/mol Kreatinin
Kalzium	
6–14 Jahre	116 (14–492) μmol Ca/mmol Kreatinin (Morgenurin) 201 (23–619) μmol Ca/mmol Kreatinin (2 Std. postprandial)
Katecholamine, Gesamt-	3–6 J. 5–26 μg/24 Std. oder 16–65 μmol/ml Kreatinin 6–10 J. 11–32 μg/24 Std. oder 20–54 μmol/ml Kreatinin
Keimzahl (im Mittelstrahlurin) Grenzbereich:	< 10 000/ml 10 000–100 000/ml
Kreatinin-Clearance, endogene	
1. bis 2. Lebenswoche	25–35 ml/Min. · 1,73 m²
3. Woche bis 2. Monat	25–55 ml/Min. · 1,73 m²
3. bis 12. Monat	35–80 ml/Min. · 1,73 m²
ältere Kinder	> 90 ml/Min. · 1,73 m²
Erwachsene ♂	140 (100–190) ml/Min. · 1,73 m²
Erwachsene ♀	135 (100–160) ml/Min. · 1,73 m²
Kupfer	5–120 μmol Cu/mol Kreatinin (= 3–67 μg Cu/g Kreatinin) im Morgenurin

Leukozyten		
Obere Normgrenze	10/μl	
Verdachtsbereich	10 – 50/μl	
Osmolalität		
Neugeborene	bis 600 mosmol/kg	
Säuglinge	bis 1000 mosmol/kg	
ältere Kinder	bis 1400 mosmol/kg	
pH		
Neugeborene	5,0 – 7,0	
ältere Kinder	5,0 – 6,5	
Phosphat, anorganisches		
6 – 10 Jahre	2,0 (1,4 – 2,6) mmol/dl Glomerulumfiltrat	
> 10 Jahre	1,8 (1,1 – 2,7) mmol/dl Glomerulumfiltrat	
6 – 12 Jahre 0,4 – 6,5 mmol PO_4/mmol Kreatinin (= 0,1 – 1,8 mg PO_4/mg Kreatinin)		
Spezifisches Gewicht		
Neugeborene	bis 1,015	
Säuglinge	bis 1,020	
ältere Kinder	bis 1,030	
Vanillinmandelsäure		
Säuglinge	0 – 6,0 μmol/24 Std.	0 – 1,2 mg/24 Std.
Kleinkinder	2,5 – 11,0 μmol/24 Std.	0,5 – 2,2 mg/24 Std.
Schulkinder	5 – 19 μmol/24 Std.	1,0 – 3,8 mg/24 Std.

Normalwerte im Liquor nach Altersstufen

Albumin	0,1 – 0,17 g/l 10 – 17 mg/dl
Eiweiß, Gesamt- nach der Geburt 1. Monat ab 2.Monat	 bis 1,0 g/l bis 100 (150) mg/dl bis 0,9 g/l bis 90 mg/dl bis 0,4 g/l bis 40 mg/dl
Glukose etwa 60% des Blutzuckers	2,2 – 3,9 mmol/l = 40 – 70 mg/dl
Immunglobuline	IgG 8 – 64 mg/l 0,8 – 6,4 mg/dl IgA 4 – 6 mg/l 0,4 – 0,6 mg/dl IgM 0 0
Zellzahl Neugeborene ältere Kinder	 bis 10 Zellen/μl bis 5 Zellen/μl

Wachstumskurven

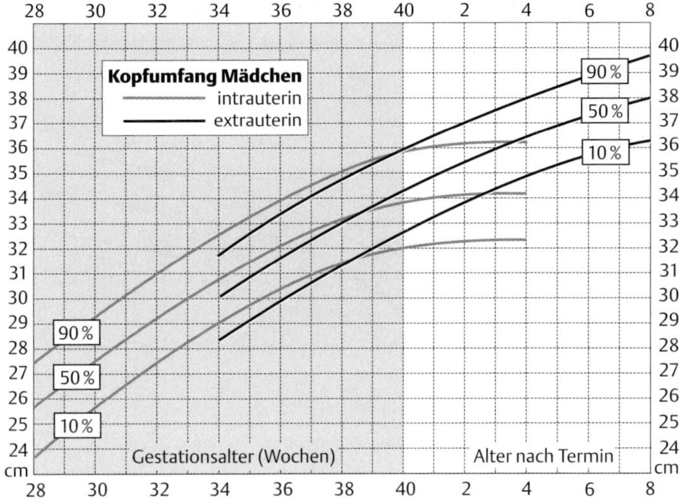

Kopfumfang (junge Säuglinge, Mädchen)

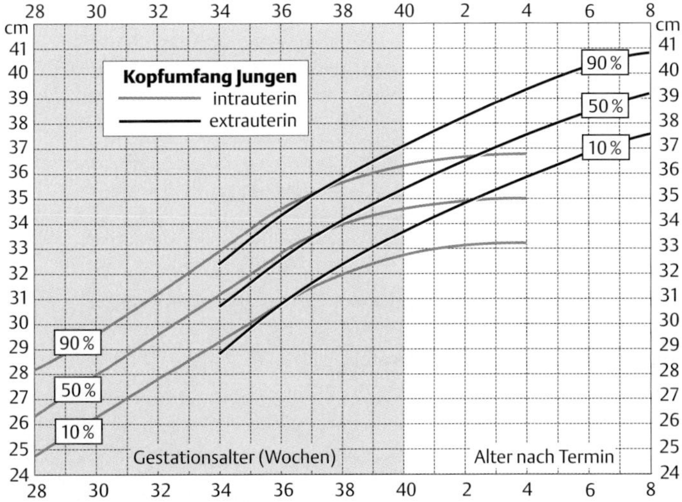

Kopfumfang (junge Säuglinge, Jungen)

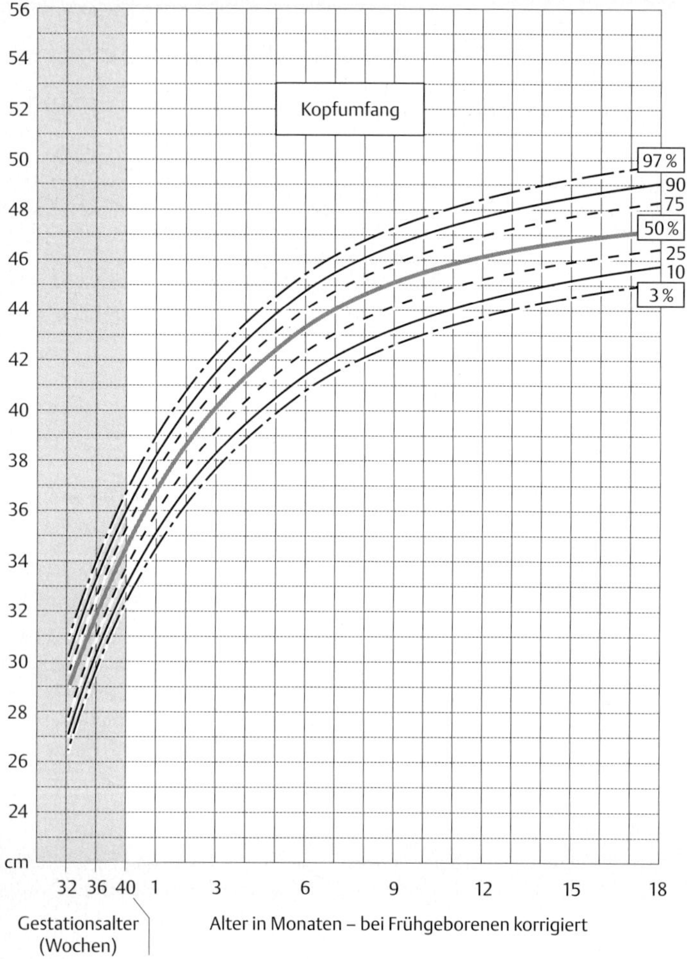

Kopfumfang Mädchen (bis 18 Monate)

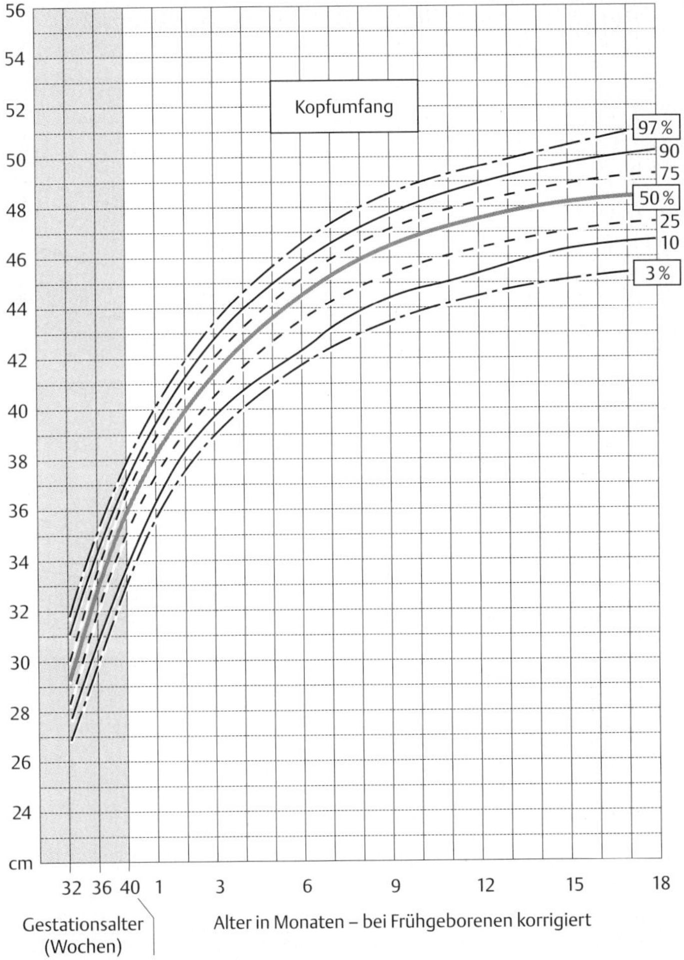

Kopfumfang Jungen (bis 18 Monate)

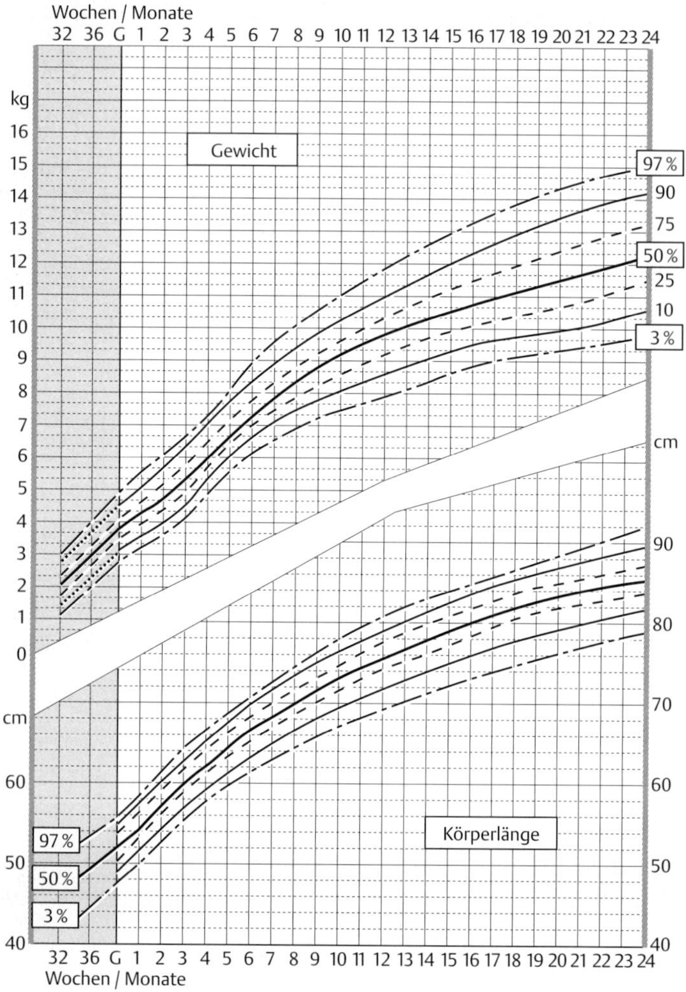

Somatogramm Mädchen bis 24 Monate

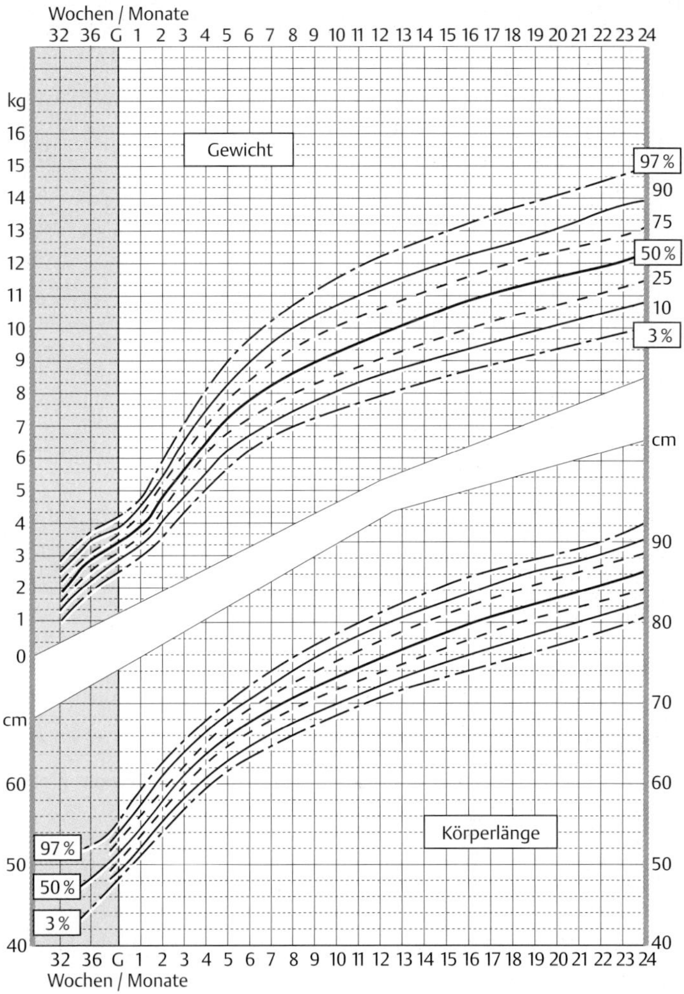

Somatogramm Jungen bis 24 Monate

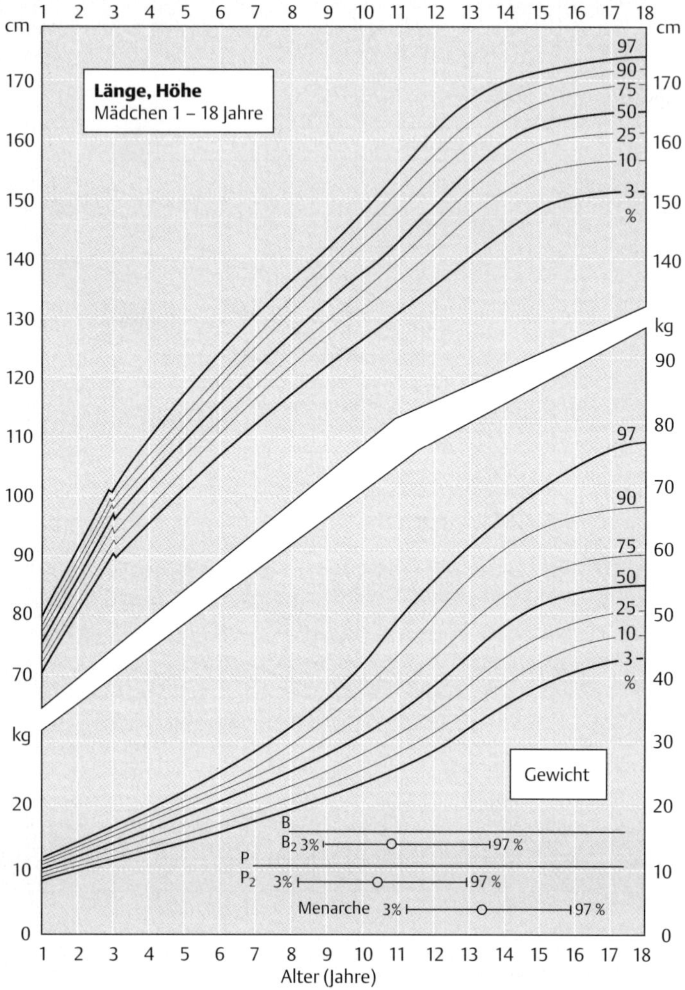

Länge, Höhe und Gewicht (Mädchen 1 – 18 Jahre)

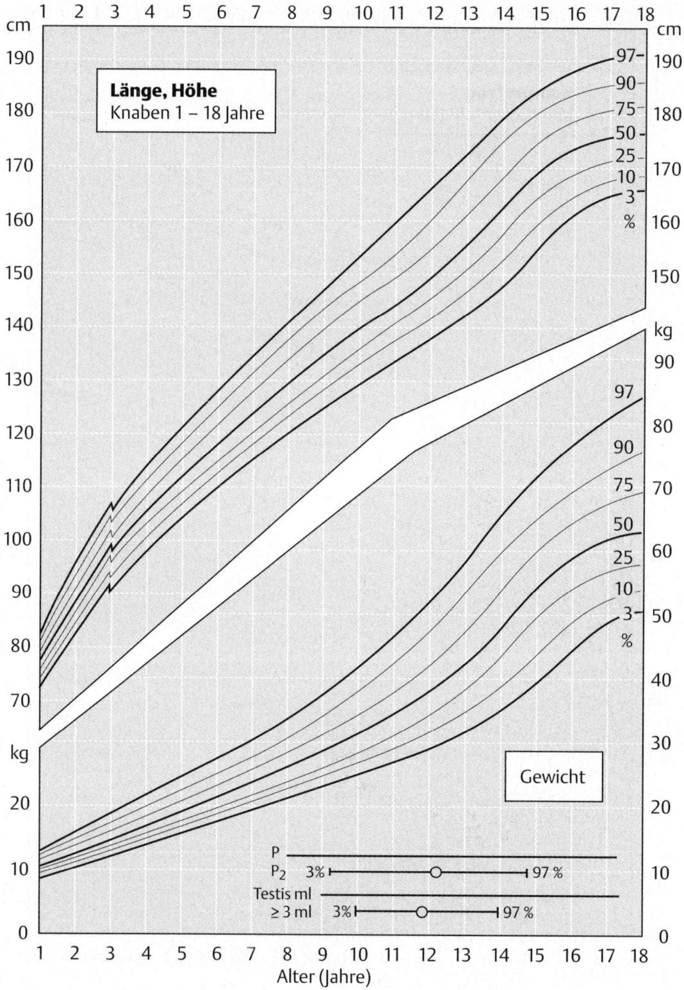

Länge, Höhe und Gewicht (Jungen 1 – 18 Jahre)

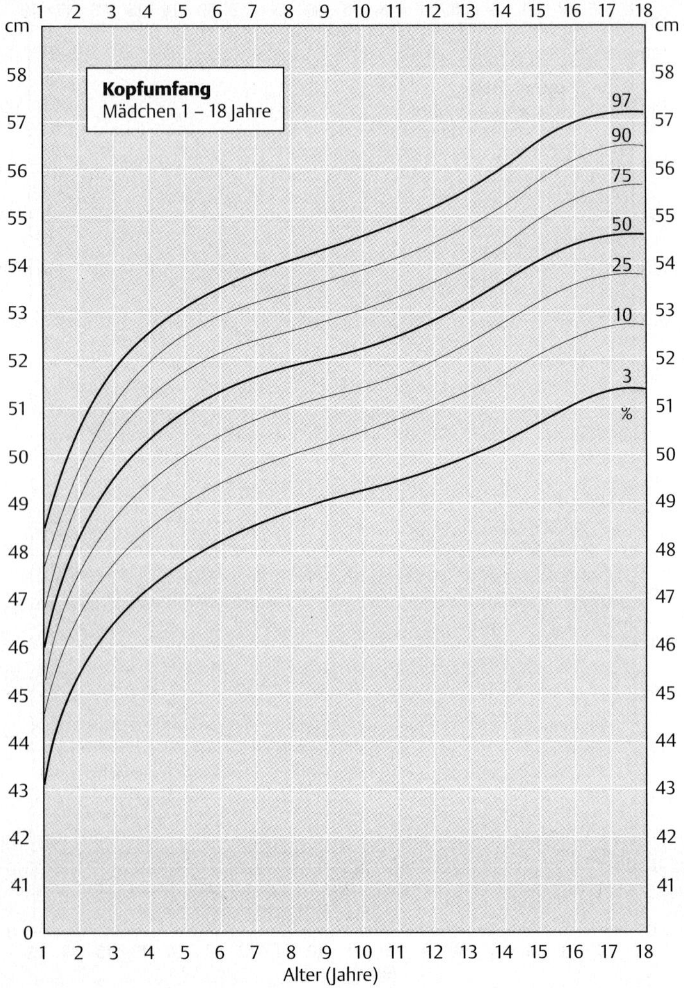

Kopfumfang (Mädchen 1 – 18 Jahre)

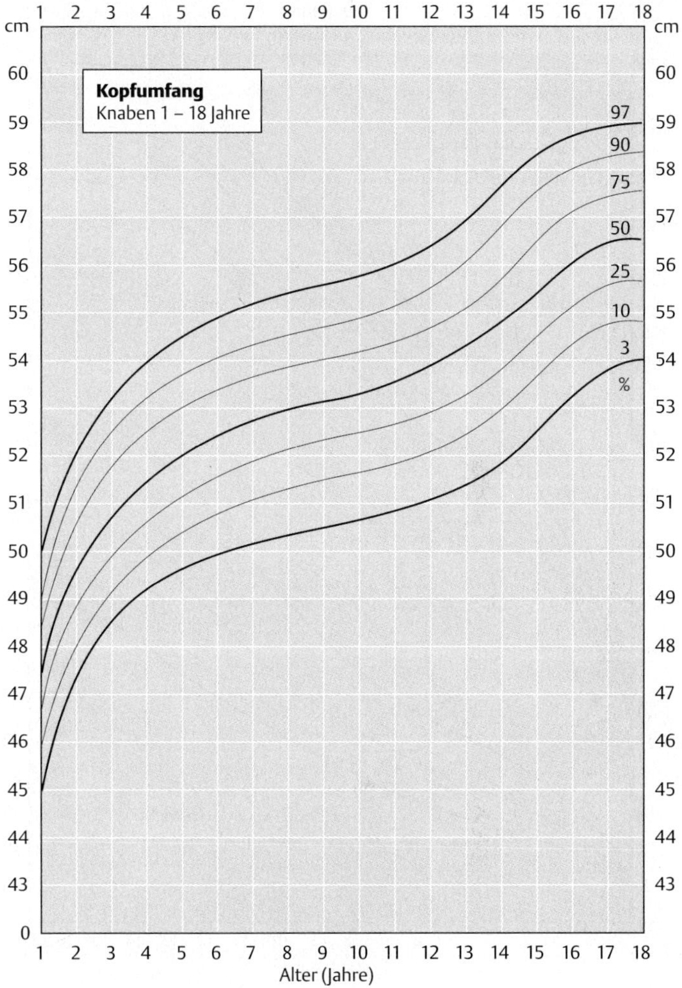

Kopfumfang (Jungen 1 – 18 Jahre)

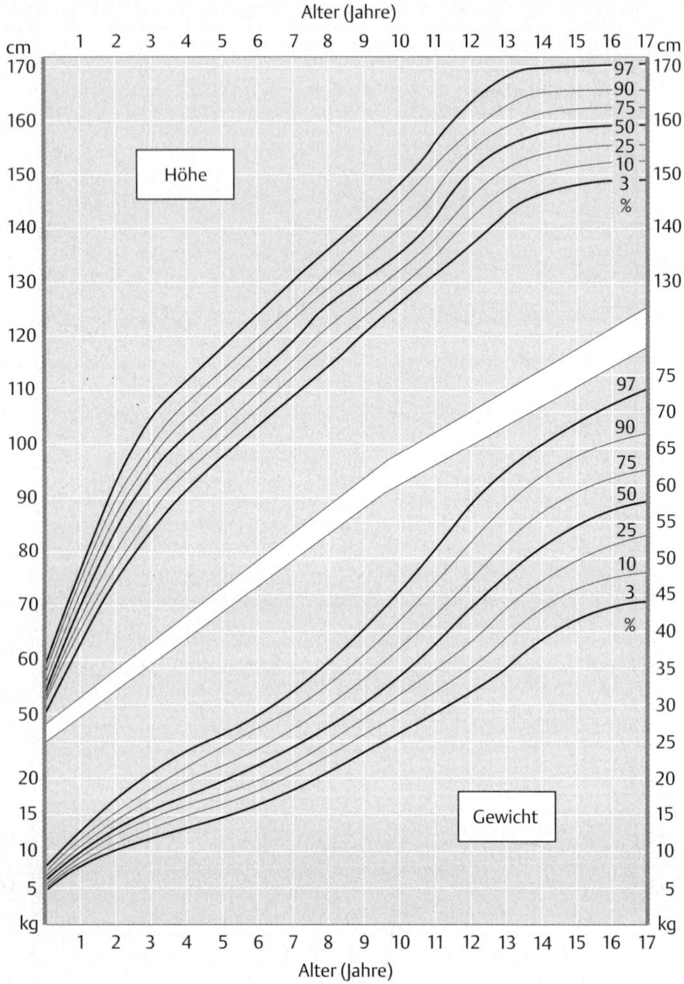

Somatogramm türkische Mädchen

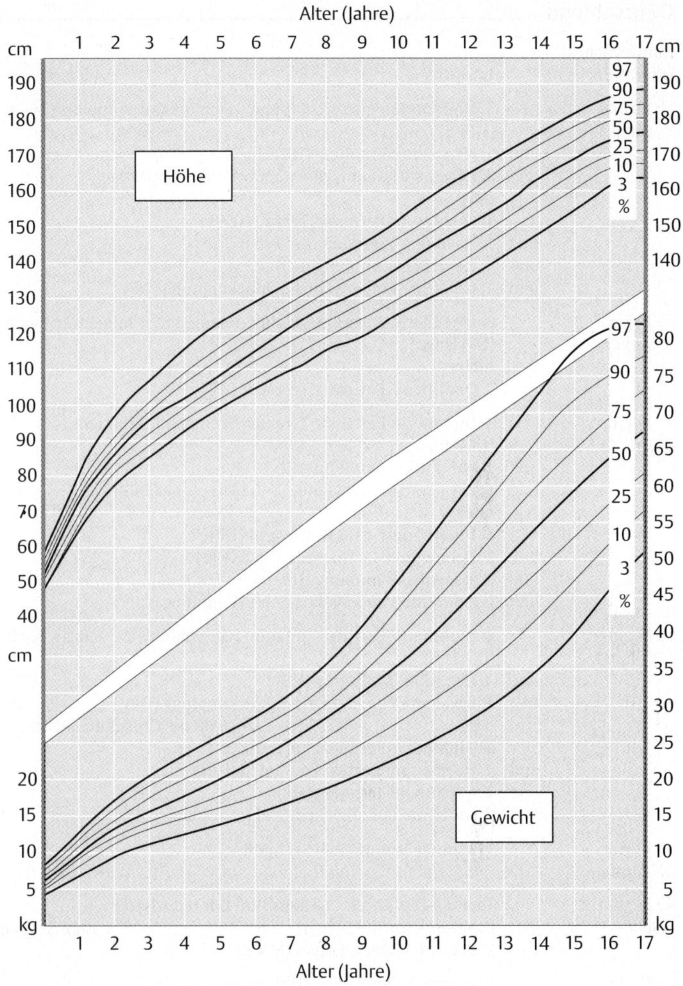

Somatogramm türkische Jungen

Deutschland

Empfohlenes Impfalter		Impfung	Anmerkungen
ab Beginn 3. Monat:		1. Diphtherie-Pertussis-Tetanus-Haemophilus influenzae Typ b (DPTHib)	
	und	1. Hepatitis-B-Impfung (HB)	
	und	1. trivalente Poliomyelitis-Schluckimpfung (OPV)	
		oder	
		1. Diphtherie-Pertussis-Tetanus (DPT)	
	und	1. Haemophilus influenzae Typ b (Hib)	
	und	1. Hepatitis-B-Impfung (HB)	
	und	1. trivalente Poliomyelitis-Schluckimpfung (OPV)	
ab Beginn 4. Monat:		2. Diphtherie-Pertussis-Tetanus-Haemophilus influenzae Typ b (DPTHib)	
		oder	
		2. Diphtherie-Pertussis-Tetanus (DPT)	
ab Beginn 5. Monat:		3. Diphtherie-Pertussis-Tetanus-Haemophilus influenzae Typ b (DPTHib)	
	und	2. Hepatitis-B-Impfung (HB)	
	und	2. trivalente Poliomyelitis-Schluckimpfung (OPV)	
		oder	
		3. Diphtherie-Pertussis-Tetanus (DPT)	
	und	2. Haemophilus influenzae Typ b (Hib)	
	und	2. Hepatitis-B-Impfung (HB)	
	und	2. trivalente Poliomyelitis-Schluckimpfung (OPV)	
ab Beginn 13. Monat:		4. Diphtherie-Pertussis-Tetanus-Haemophilus influenzae Typ b (DPTHib)	
	und	3. Hepatitis-B-Impfung (HB)	
	und	3. trivalente Poliomyelitis-Schluckimpfung (OPV)	
		oder	*Abschluß der Grundimmunisierung*
		4. Diphtherie-Pertussis-Tetanus (DPT)	
	und	3. Haemophilus influenzae Typ b (Hib)	
	und	3. Hepatitis-B-Impfung (HB)	
	und	3. trivalente Poliomyelitis-Schluckimpfung (OPV)	
ab Beginn 15. Monat:		1. Masern-Mumps-Röteln (MMR)	
ab Beginn 6. Jahr		Tetanus-Diphtherie (Td-Impfstoff mit reduziertem Diphtherietoxoid-Gehalt)	*1. Auffrischung*
		2. Masern-Mumps-Röteln (MMR)	
ab Beginn 10. Jahr:		trivalente Poliomyelitis-Schluckimpfung (OPV)	
11.–15. Jahr:		Tetanus-Diphtherie (TD)	*2. Auffrischimpfung*
		Hepatitis-B-Impfung	*Auffrischimpfung*
		Röteln (alle Mädchen, auch wenn bereits gegen Röteln geimpft)	
ab Beginn 13. Jahr:		Hepatitis-B-Impfung für ungeimpfte Jugendliche (Grundimmunisierung)	*Impfstoff für Erwachsene Impfschema: laut Hersteller*

Österreich

3. Lebensmonat:	erste Diphtherie-Pertussis-Tetanus (DPT) erste Haemophilus influenzae Typ B (HIB)
4. Lebensmonat:	zweite DPT allein, bei Verwendung einer Kombination DPT + zweite HIB
5. Lebensmonat:	dritte DPT und zweite HIB, bei Kombination dritte HIB, in begründeten Fällen kann statt DPT auch DT allein geimpft werden, in diesem Fall genügen zwei Teilimpfungen im Abstand von 4 Wochen
Ab dem vollendeten 3. Lebensmonat:	dreimal Polio oral im Mindestabstand von sechs Wochen zu den öffentlichen Impfterminen
Ab dem 12. Lebensmonat in Endemiegebieten:	erste FSME, zweite Teilimpfung nach vier Wochen, dritte nach einem Jahr
14. Lebensmonat:	Masern-Mumps-Röteln (MMR)
12.–18. Lebensmonat:	dritte HIB-Impfung oder je nach Impfstoff vierte HIB, zweckmäßig zugleich entweder mit vierter DPT oder MMR
7. Lebensjahr:	(Schuleintritt) – Diphtherie-Tetanus-Booster mit verringerter Di-Dosis = Td (Td reduct, Di-Te-Anatoxal „Berna" für Erwachsene) – vierte Polio oral – zweite Masern-Mumps-Röteln
13. Lebensjahr:	(nur Mädchen) Röteln-Impfung (bleibt vorläufig, außer wenn erwiesen, daß Seropositivität gegen Röteln vorliegt
15. Lebensjahr:	(Schulaustritt) – fünfte Polio oral – Td-Booster } weiterhin alle zehn Jahre

Impfpläne

Schweiz

erste 6 Monate:	3× Diphtherie, Starrkrampf, Keuchhusten DTP (Diphtherie, Tetanus, Pertussis)	(a Per)
	3× Kinderlähmung (Poliomyelitis)	Polio
	2–3× Haemophilus B (Hirnhautentzündung)	Hib
zweites Jahr:	Masern, Mumps, Röteln	M+M+R
	Haemophilus B	Hib
	Diphtherie, Starrkrampf, (Keuchhusten)	DI (a Per)
	Kinderlähmung	Polio
6–7 Jahre:	Diphtherie, Starrkrampf, (Keuchhusten)	DI (a Per)
	Kinderlähmung	Polio
	Masern, Mumps, Röteln, falls noch nicht	M+M+R
12–15 Jahre:	Diphtherie, Starrkrampf	dT
	Kinderlähmung	Polio
	Masern, Mumps, Röteln, falls noch nicht	M+M+R
Erwachsene:	Diphtherie, Starrkrampf alle 10 Jahre	dT
	Bei tetanusverdächtigen Verletzungen Auffrischung ab dem 5. Jahr nach der letzten Dosis	
	Röteln bei jungen Frauen individuell	R
	Kinderlähmung bei Auslandsreisen	Polio

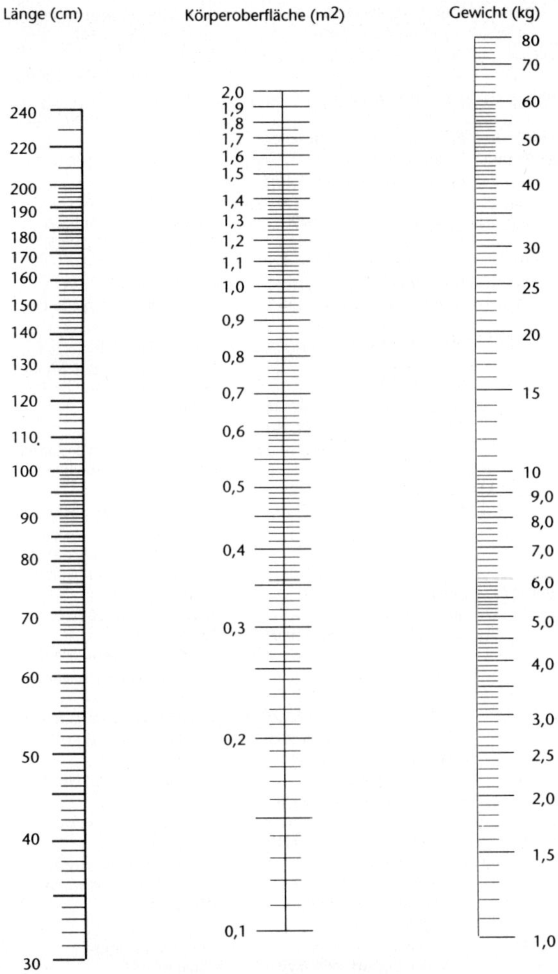

Nomogramm zur Berechnung der Körperoberfläche

A

C

E

F

G

I

M

O

P

S

T

U

V

W

X

Y

Z

Die fettgedruckten Zahlen bezeichnen die Haupttextstelle oder die Textstelle, an der ein Begriff definiert ist.